E. Kleihauer
unter Mitarbeit von E. Kohne
und A. E. Kulozik

Anomale Hämoglobine und Thalassämiesyndrome

Grundlagen und Klinik

Enno Kleihauer
unter Mitarbeit von Elisabeth Kohne
und Andreas E. Kulozik

Anomale Hämoglobine und Thalassämiesyndrome

Grundlagen und Klinik

ecomed

Hinweis:
Die Wiedergabe von Gebrauchsnamen, Handelsnamen, Warenbezeichnungen usw. in diesem Werk berechtigt auch ohne besondere Kennzeichnung nicht zu der Annahme, daß solche Namen im Sinne der Warenzeichen- und Markenschutzgesetzgebung als frei zu betrachten wären und daher von jedermann benutzt werden dürften. Medizin als Wissenschaft ist ständig im Fluß. Forschung und klinische Erfahrung erweitern unsere Kenntnisse, insbesondere was die Behandlung und die medikamentöse Therapie anbelangt. Soweit in diesem Werk eine Dosierung oder eine Applikation erwähnt wird, darf der Leser zwar darauf vertrauen, daß Autor und Verlag größte Mühe darauf verwandt haben, diese Angaben genau dem Wissensstand bei Fertigstellung des Werks anzupassen. Dennoch ist jeder Benutzer aufgefordert, die Beipackzettel der verwendeten Präparate zu prüfen, um in eigener Verantwortung festzustellen, ob die dort angegebenen Dosierungsempfehlungen oder die Kontraindikationen von der Angabe in diesem Buch abweichen. Eine solche Prüfung ist besonders wichtig bei selten verwendeten Präparaten oder solchen, die neu auf den Markt gebracht worden sind. Für etwaige inhaltliche Unrichtigkeiten des Buches übernehmen Herausgeber und Verlag keinerlei Verantwortung oder Haftung.

ecomed-Umweltinformation

Dieses Buch wurde auf chlor- und säurefrei gebleichtem Papier gedruckt.
Unsere Verlagsprodukte bestehen aus umweltfreundlichen und ressourcenschonenden Materialien.
Wir sind bemüht, die Umweltfreundlichkeit unserer Werke im Sinne wenig belastender Herstellverfahren der Ausgangsmaterialien sowie Verwendung ressourcenschonender Rohstoffe und einer umweltverträglichen Entsorgung ständig zu optimieren. Dabei sind wir bestrebt, die Qualität beizubehalten bzw. zu verbessern.
Schreiben Sie uns, wenn Sie hierzu Anregungen oder Fragen haben.

Die Deutsche Bibliothek – CIP-Einheitsaufnahme

Kleihauer, Enno:
Anomale Hämoglobine und Thalassämiesyndrome : Grundlagen und Klinik / Enno Kleihauer. Unter Mitarb. von Elisabeth Kohne und Andreas Kulozik. – Landsberg : ecomed, 1996
ISBN 3-609-62760-3

E. Kleihauer
unter Mitarbeit von E. Kohne und A. E. Kulozik
Anomale Hämoglobine und Thalassämiesyndrome
Grundlagen und Klinik

Rudolf-Diesel-Straße 3, 86899 Landsberg,
Telefon 0 81 91/1 25-0, Telefax 0 81 91/1 25-2 92, Telex 5 27 114 moind.

Satz: Bild & Satz Schiessel, 82284 Grafrath
Druck und Bindung: Druckerei Schoder, 86368 Gersthofen
Printed in Germany · 620760/6960755
ISBN 3-609-62760-3

Vorwort

In Deutschland wurden die ersten Hämoglobinanalysen zur Identifizierung von anomalen Blutfarbstoffvarianten und Thalassämiesyndromen von Klaus Betke 1959 in Freiburg an der dortigen Universitäts-Kinderklinik durchgeführt. Es ist ein unbestreitbarer Verdienst und Zeugnis seiner Weitsicht, daß er als klinischer Pädiater diese Entwicklung in Deutschland initiiert und gefördert hat.

Erst mit der Verbesserung der Kenntnisse über die Hämoglobinopathien und Thalassämiesyndrome und der zunehmenden Zahl diagnostizierter Patienten in der einheimischen Bevölkerung, insbesondere aber in den verschiedenen ethnischen Gruppen der Einwanderer aus dem Mittelmeerraum, dem Nahen Osten und aus Südostasien wurde auch bei uns die Bedeutung und Notwendigkeit einer medizinischen Versorgung der betroffenen Patienten erkannt. Eine direkte Folge des Bedarfs war das Angebot zahlreicher Laboratorien, Analysen des Hämoglobins durchzuführen. Diese an sich erfreuliche Entwicklung brachte aber auch Nachteile mit sich. Nach unseren Erfahrungen sind es vor allem unzureichende Kenntnisse über die Klinik und Pathophysiologie der anomalen Hämoglobine und Thalassämiesyndrome, aber auch methodische Mängel und fehlende Qualitätskontrollen, die nicht selten zu Fehlinterpretationen und damit zu Fehldiagnosen führen. Dieser unguten Entwicklung will dieses Buch entgegenwirken. Es ist gedacht für den Arzt am Krankenbett und im Laboratorium. Es soll Wissen vermitteln und bei der Diagnostik und Therapie der Erkrankungen des Hämoglobins helfen.

Dieses Buch wäre ohne viele Hilfen von verschiedenen Seiten nicht entstanden. Ein besonderer Dank gilt den Mitarbeitern im Hämoglobinlabor der Abteilung II der Universitäts-Kinderklinik und Poliklinik Ulm, Frau Glatzel, Frau Krause und Frau Mussotter. Ohne ihre hervorragende und langjährige technische Assistenz wären wir nicht allen klinischen und wissenschaftlichen Anforderungen gerecht geworden. Der Dank gilt weiterhin vielen Ärzten in Deutschland und den benachbarten Ländern für die Zusendung der zahlreichen Blutproben und der dazugehörigen hämatologischen Daten. Dadurch verfügen wir nicht nur über eine ansehnliche Sammlung von Hämoglobinvarianten, sondern wir haben dabei auch viel gelernt und Erfahrungen sammeln können.

Frau Eisenhofer, Frau Köhler und Frau Knopf haben in umsichtiger Weise die Texte und Tabellen geschrieben. Unschätzbar war die Hilfe von Frau Möbus. Sie hat zusätzlich bei der Durchsicht des Manuskriptes, bei den Korrekturen, bei der Sichtung der Literatur sowie bei der Gestaltung der Form sehr engagiert geholfen.

Dem Verlag gebührt Dank für die gute Kooperation sowie für die Bereitschaft und das Wagnis, dieses Buch zu verlegen.

Als Ergebnis einer erfreulichen Zusammenarbeit können wir ein gerade für die praktische Medizin wichtiges Standardwerk vorlegen.

Ulm, im September 1996 E. Kleihauer

Autoren

em. Prof. Dr. med. Enno Kleihauer
Universitätskinderklinik
Abt. Kinderheilkunde II
Prittwitzstraße 43
89075 Ulm

Prof. Dr. med. Elisabeth Kohne
Universitätskinderklinik
Abt. Kinderheilkunde II
Prittwitzstraße 43
89075 Ulm

Prof. Dr. med. Andreas E. Kulozik
Charité
Medizinische Fakultät der Humbold-Universität
Zentrum für Kinder- und Jugendmedizin
Augustenburger Platz 1
13353 Berlin

Inhaltsverzeichnis

Teil C: Thalassämiesyndrome

Einleitung

Bald nach dem Zweiten Weltkrieg machten Hörlein und Weber (1947) mit der Erstbeschreibung eines anomalen Hämoglobins in Form einer *HbM-Anomalie* eine großartige Entdeckung (Abb. 1), die bis heute keine entsprechende Würdigung gefunden hat. Die Autoren untersuchten damals den Blutfarbstoff eines Patienten mit familiärer Methämoglobinämie und zogen aus den mit ganz einfachen Techniken erhobenen Befunden den genialen Schluß, daß „*die pathologische Eigenschaft durch ein vom normalen abweichendes Globin bedingt ist*". Die Untersuchungen wurden im Städtischen Krankenhaus Wuppertal-Elberfeld durchgeführt. Weber war damals Medizinstudent.

Knapp zwei Jahre später wurde mit der epochemachenden Entdeckung des *Sichelzellhämoglobins* durch Paulig (1949) der Begriff der molekularen Krankheit eingeführt und damit die Anregung zu Strukturanalysen von normalen und anomalen Hämoglobinen gegeben. Die Entwicklung setzte sich fort mit der Beschreibung zahlreicher Varianten und der dazugehörigen klinischen Krankheitsbilder. Weiterhin wurden Struktur- und Funktionsbeziehungen des Hämoglobins über entsprechende Störungen und die Bestimmung der Aminosäuresequenzen an normalen und anomalen Hämoglobinen ermittelt.

Seit Anfang der 70er Jahre ist die Erforschung der molekularen Pathologie und Genetik des Hämoglobins in den Vordergrund getreten. Sie hat zudem der klinischen Medizin die Richtung für zukünftige Entwicklungen gezeigt, die bald eine Ergänzung durch die molekulare Therapie erfahren wird.

Anomalien des Hämoglobins kommen in Deutschland nicht so selten vor, wie oft gesagt und gedacht wird. Erfahrungen der letzten 20 Jahre haben gezeigt, daß in der einheimischen Bevölkerung bei 11 % der Patienten mit unklaren Anämien mit einer *Thalassämie* und bei 0,5 % mit einem *anomalen Hämoglobin* zu rechnen ist. In der Gruppe der Einwanderer vorwiegend aus dem Mittelmeerraum beträgt der Anteil der Thalassämien unter den an einer Anämie erkrankten Patienten etwa 30 %, anomale Hämoglobine lassen sich in 5 % der Fälle nachweisen.

Es gibt einen weiteren Grund, die Anomalien des Hämoglobins fester in die klinische Hämatologie einzubeziehen. Mit Öffnung der Grenzen zu einem größeren Europa sowie im Zusammenhang mit der modernen Völkerwanderung ist bei uns mit einem beträchtlichen Zustrom von Menschen u.a. aus jenen Regionen der Welt zu rechnen, in denen die Defekte des Hämoglobins mit großer Frequenz vorkommen. Da die Diagnostik überwiegend durch die Qualität von Laboruntersuchungen bestimmt wird, müssen zunächst die entsprechenden Techniken beherrscht werden. Weiterhin muß akzeptiert werden, daß die Interpretation einer Hämoglobinanalyse ein ordentliches Wissen über die Zusammenhänge von moleku-

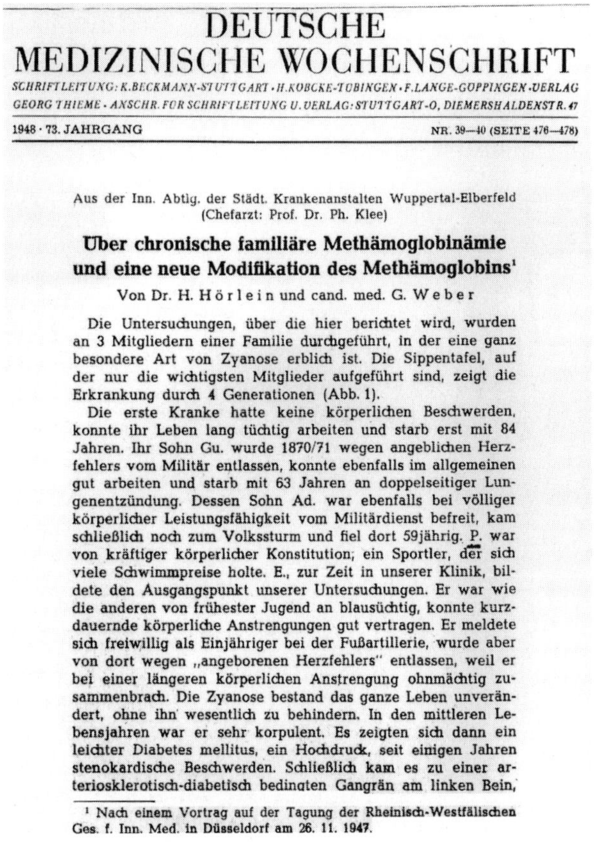

DEUTSCHE MEDIZINISCHE WOCHENSCHRIFT

SCHRIFTLEITUNG: K. BECKMANN-STUTTGART · H. KOBCKE-TÜBINGEN · F. LANGE-GÖPPINGEN · VERLAG GEORG THIEME · ANSCHR. FÜR SCHRIFTLEITUNG U. VERLAG: STUTTGART-O, DIEMERSHALDENSTR. 47

1948 · 73. JAHRGANG — NR. 39—40 (SEITE 476—478)

Aus der Inn. Abtlg. der Städt. Krankenanstalten Wuppertal-Elberfeld
(Chefarzt: Prof. Dr. Ph. Klee)

Über chronische familiäre Methämoglobinämie und eine neue Modifikation des Methämoglobins[1]

Von Dr. H. Hörlein und cand. med. G. Weber

Die Untersuchungen, über die hier berichtet wird, wurden an 3 Mitgliedern einer Familie durchgeführt, in der eine ganz besondere Art von Zyanose erblich ist. Die Sippentafel, auf der nur die wichtigsten Mitglieder aufgeführt sind, zeigt die Erkrankung durch 4 Generationen (Abb. 1).

Die erste Kranke hatte keine körperlichen Beschwerden, konnte ihr Leben lang tüchtig arbeiten und starb erst mit 84 Jahren. Ihr Sohn Gu. wurde 1870/71 wegen angeblichen Herzfehlers vom Militär entlassen, konnte ebenfalls im allgemeinen gut arbeiten und starb mit 63 Jahren an doppelseitiger Lungenentzündung. Dessen Sohn Ad. war ebenfalls bei völliger körperlicher Leistungsfähigkeit vom Militärdienst befreit, kam schließlich noch zum Volkssturm und fiel dort 59jährig. P. war von kräftiger körperlicher Konstitution; ein Sportler, der sich viele Schwimmpreise holte. E., zur Zeit in unserer Klinik, bildete den Ausgangspunkt unserer Untersuchungen. Er war wie die anderen von frühester Jugend an blausüchtig, konnte kurzdauernde körperliche Anstrengungen gut vertragen. Er meldete sich freiwillig als Einjähriger bei der Fußartillerie, wurde aber von dort wegen „angeborenen Herzfehlers" entlassen, weil er bei einer längeren körperlichen Anstrengung ohnmächtig zusammenbrach. Die Zyanose bestand das ganze Leben unverändert, ohne ihn wesentlich zu behindern. In den mittleren Lebensjahren war er sehr korpulent. Es zeigten sich dann ein leichter Diabetes mellitus, ein Hochdruck, seit einigen Jahren stenokardische Beschwerden. Schließlich kam es zu einer arteriosklerotisch-diabetisch bedingten Gangrän am linken Bein,

[1] Nach einem Vortrag auf der Tagung der Rheinisch-Westfälischen Ges. f. Inn. Med. in Düsseldorf am 26. 11. 1947.

Abb. 1: Titelblatt der Publikation der Erstbeschreibung eines anomalen Hämoglobins durch H. Hörlein und G. Weber. (Dtsch. med. Wschr. 73, 476 (1948), mit freundlicher Genehmigung des Thieme-Verlages, Stuttgart).

larer Genetik, Pathophysiologie und Klinik voraussetzt. Um den Erwerb dieser Kenntnisse müssen sich Ärzte am Krankenbett und im Labor bemühen. Nur so können wir auch auf diesem Gebiet den Anforderungen einer modernen Medizin und den berechtigten Ansprüchen der Patienten gerecht werden.

Teil A

Das normale Hämoglobin

1 Das normale Hämoglobin des Menschen

– Molekulare Genetik, Struktur und Funktion –

1.1 Überblick

Das Hämoglobinmolekül besteht aus Häm- und Eiweißanteilen, die über chemische und physikalische Bindungen so zusammengefügt sind, daß einerseits die Stabilität der Molekülstruktur, andererseits die Funktion des Sauerstofftransports in optimaler Weise gewährleistet ist. Die Anwendung elektrophoretischer und chromatographischer Methoden hat ergeben, daß der normale menschliche rote Blutfarbstoff nicht einheitlich ist, sondern aus verschiedenen Varianten besteht. Die Unterschiede werden durch Strukturdifferenzen im Globinanteil bestimmt. Neben *genetisch determinierten Varianten* gibt es solche, die sekundär nach vollständiger Synthese des Hämoglobins entstehen. Sie werden als *modifizierte Hämoglobine* bezeichnet.

Alle Hämoglobinmoleküle haben ein *tetrameres Grundgerüst* (Abb. 2), das sich aus vier Polypeptidketten mit je einer durch chemische und physikalische Bindungen fixierten Hämgruppe zusammensetzt. Das Häm besteht aus dem Porphyrinring mit zentral angeordnetem Eisenatom (Fe^{2+}), das über die Stickstoffatome der vier Pyrrole beweglich gelagert ist. Die Häm-Globinregion ist das funktionelle Zentrum des Moleküls, in dem die reversible Bindung von Sauerstoff erfolgt (Abb. 7).

Charakteristisch für den Aufbau des Globinmoleküls und notwendig für die Funktion ist die *heterotetramere Struktur.* Diese besteht darin, daß die vier an der Struktur des Moleküls beteiligten Polypeptidketten nicht identisch sind. Identität weisen jeweils immer nur zwei Polypeptidketten auf. Die nicht identischen Polypeptidketten unterscheiden sich durch die Reihenfolge (Sequenz) und die Zahl der Aminosäuren, die im genetischen Kode der Strukturgene vorgegeben sind. Zur Kennzeichnung der Polypeptidketten verwendet man Buchstaben des griechischen Alphabets.

1.2 Molekulare Genetik

Aus Untersuchungen über die Heterogenität der Proteinstrukturen der normalen und anomalen Hämoglobine sowie aus Beobachtungen an Thalassämiesyndromen wurde schon bald die Vorstellung entwickelt, daß die Synthese der verschiedenen Polypeptidketten von verschiedenen Genen kontrolliert wird. Dies ist durch die Anwendung molekularbiologischer Methoden bestätigt worden. Darüber hinaus sind wir heute nicht nur über die Anatomie und die Feinstruktur der Gene, sondern auch über die einzelnen Schritte der Globinsynthese und in zunehmendem Maße auch über die regulatorischen Prozesse der Globingenexpression informiert.

1.2.1 Lokalisation der Globingene

Im Verlauf der Ontogenese werden sieben verschiedene Globinketten (α, β, ${}^{A}\gamma$, ${}^{G}\gamma$, δ, ε, ζ) synthetisiert, für die acht Strukturgene vorhanden sind. Die α-Globinkette wird von zwei in der DNA-Sequenz etwas verschiedenen und eng gekoppelten Genen (α1- und α2-Globingen) kodiert. Aus sehr frühen Untersuchungen über die Vererbung von anomalen Hämoglobinen und die Kombinationen mit Thalassämien ergaben sich außerdem Hinweise auf getrennte chromosomale Loci für die α- und β-Globingene.

Die gemeinsame Evolution der Globingene findet ihren Ausdruck in der Homologie der DNA und in der Sequenz der Aminosäuren der Globinketten. Durch In-situ-Hybridisierung und Genkartierung wissen wir heute, daß die Gruppe der α-Globingene (α- und ζ-Globingene) innerhalb von etwa 30 Kilobasen (kb) auf dem kurzen Arm von Chromosom 16 in der zytogenetisch definierten Region 16p13.1-pter und die Gruppe der β-Globingene bzw. Nicht-α-Globingene (ε-, γ-, δ- und β-Globingene) innerhalb von etwa 60 kb distal der Bande 14 des kurzen Arms von Chromosom 11 (11p14) lokalisiert ist. Eine Besonderheit für die α- und γ-Globingene liegt darin, daß sie jeweils auf beiden Chromosomen zweifach vertreten sind. Sie werden als α1- und α2-Globingen bzw. als $^{G}\gamma$- bzw. $^{A}\gamma$-Globingen bezeichnet (Abb. 3). Die beiden α-Globingene kodieren identische Proteine. Quantitativ dominiert das weiter 5' gelegene α2-Globingen über das α1-Globingen in einem Verhältnis von 2,6:1. Die beiden γ-Globingene kodieren dagegen zwei strukturell verschiedene γ-Globinketten. Die Differenz besteht in einer einzigen Aminosäure in Position 136 der γ-Globinketten: 136 Glycin $=^{G}\gamma$- bzw. 136 Alanin $=^{A}\gamma$-Globinkette (siehe Seite 41).

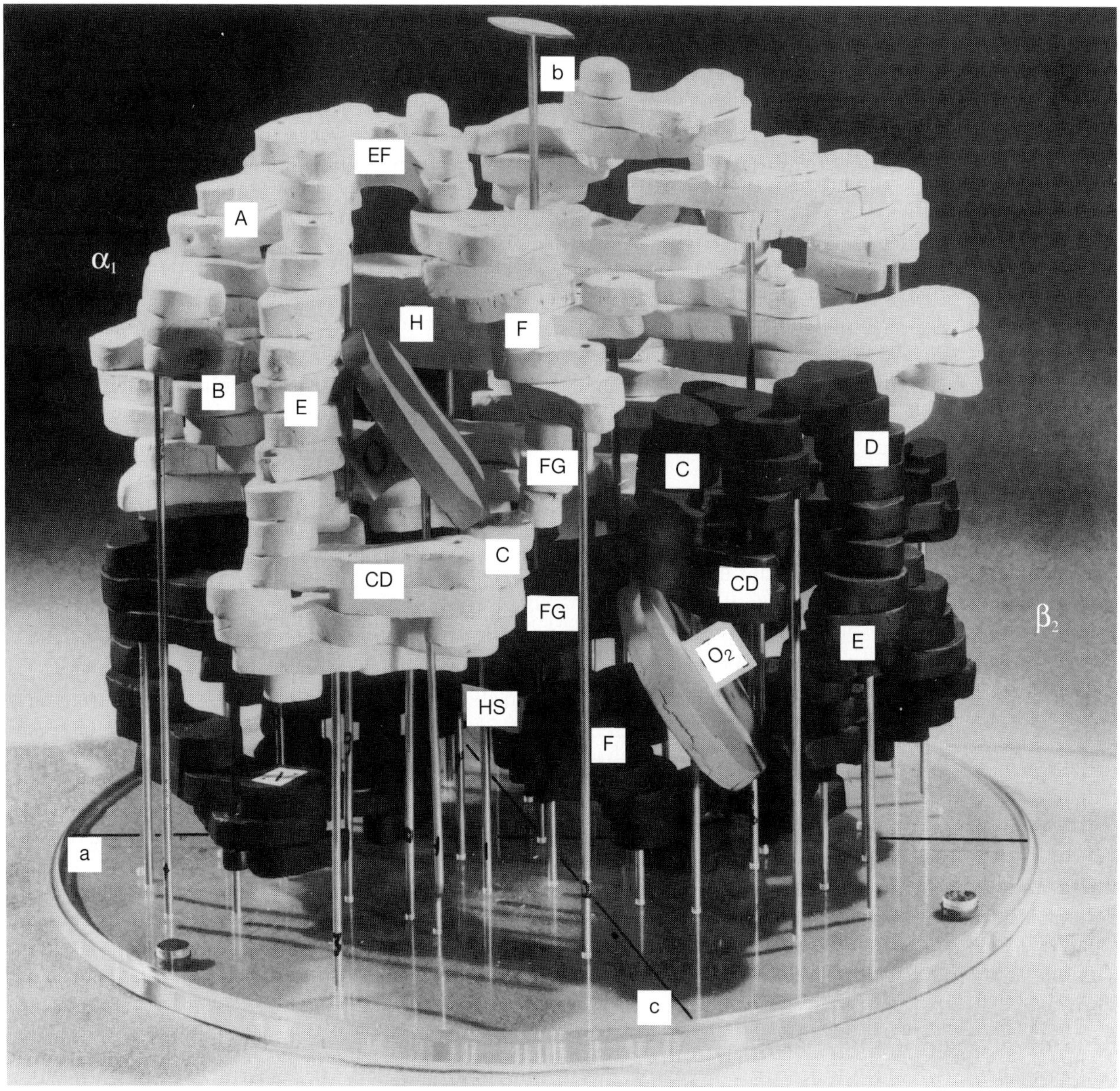

Abb. 2: Modell der tetrameren Struktur des Hämoglobinmoleküls, wie es sich bei dreidimensionaler Fourier-Synthese bei einer Auflösung von 5,5 Å darstellt. Die α-Globinketten sind weiß, die β-Globinketten schwarz gekennzeichnet. Im Vordergrund sieht man die α1/β2-Kontakte, dahinter befinden sich die α2/β1-Kontakte. Die großen Buchstaben kennzeichnen die helikalen bzw. interhelikalen Abschnitte. Die Hämgruppen sind in tiefe Taschen zwischen der E- und F-Helix der jeweiligen Globinketten eingelagert. (Aus Kleihauer, E.: Hämoglobine. Normale und anormale Varianten. In: Humangenetik, Bd. III/3 Hämatologie, Becker, P. E. (ed.), p 463, Abb. 4 b, Georg Thieme Verlag Stuttgart 1976 mit freundlicher Genehmigung).

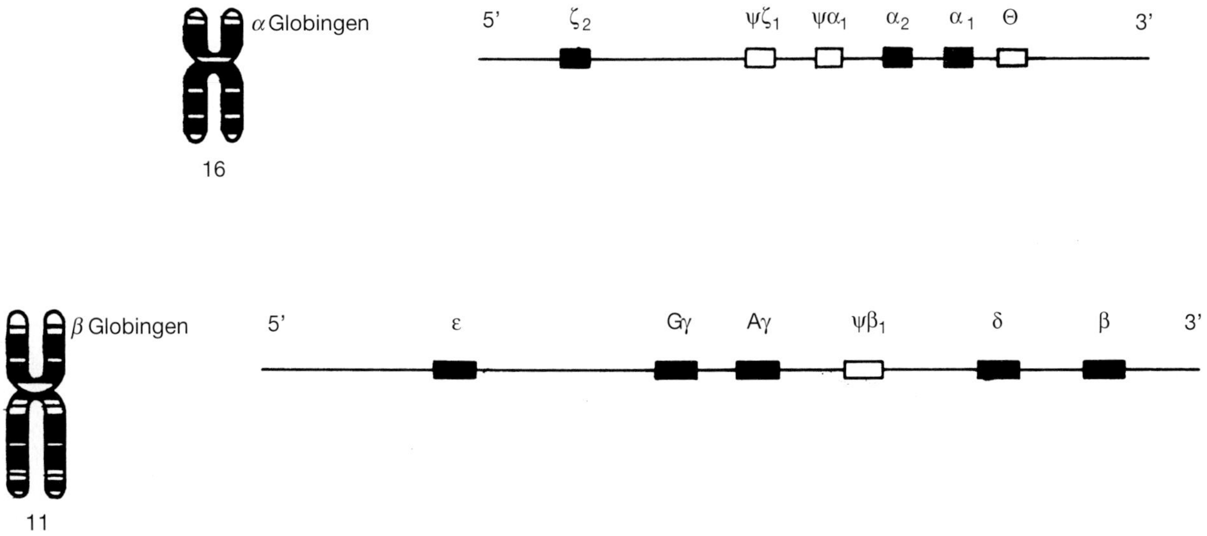

Abb. 3: Topographie der Strukturgene des Alpha- und Beta-Globinkomplexes auf Chromosom 16 und Chromosom 11 mit der Darstellung der aktiven Globingene (solide Rechtecke) und der Pseudoglobingene (leere Rechtecke).

Neben den kodierenden Globingenen gibt es sogenannte *Pseudoglobingene*, die den aktiven Genen in der Basensequenz sehr ähnlich sind, die aber aufgrund von im Laufe der Evolution erworbenen Mutationen kein Protein exprimieren. Die Pseudogene werden durch den griechischen Buchstaben Psi (ψ) gekennzeichnet. In der β-Globingengruppe gibt es das Pseudogen $\psi\beta$, das zwischen dem $^{A}\gamma$- und dem δ-Globingen liegt. In der Gruppe der α-Globingene wurden bisher vier Pseudogene nachgewiesen. Die $\psi\zeta$, $\psi\alpha2$- und $\psi\alpha1$-Pseudogene sind zwischen dem ζ- und $\alpha2$-Globingen lokalisiert, während das θ(Theta)-Globingen, das ebenfalls kein Globinprodukt exprimiert (siehe Seite 213, Abb. 96), „stromabwärts" vom $\alpha1$-Globingen liegt (Abb. 3). Die vom Gen abgeleitete Proteinstruktur hat ergeben, daß es sich um kein funktionelles Globin handeln kann. Somit ist das Theta-Globingen den Pseudoglobingenen zuzuordnen. Die Analyse der Pseudogene hat wesentlich zum Verständnis der Evolution und der funktionellen und strukturellen Organisation der Globinkomplexe beigetragen.

Die Anordnung der kodierenden Gene auf beiden Chromosomen entspricht der Expression während der ontogenetischen Entwicklung und spielt vermutlich eine entscheidende Rolle bei der perinatalen Umschaltung der Hämoglobinsynthese. Wir haben heute beachtliche Kenntnisse über die Details im Zusammenwirken regulierender Systeme, die auf molekularer Ebene die Expression der Gene an- und abschalten (siehe Seite 47).

1.2.2 Genexpression und Proteinsynthese

Im Zusammenhang mit der Darstellung der Klinik und molekularen Pathologie der anomalen Hämoglobine sollen nur diejenigen Mechanismen der Globinsynthese erörtert werden, die für das Verständnis der Hämoglobinopathien erforderlich sind.

Die genetische Information für alle zellulären Proteine, also auch der Globine, ist in den zugehörigen Genen gespeichert. Die Expression der Globingene ist ein mehrstufiger Prozeß, der von der DNA über die RNA zur reifen Globinkette führt (Abb. 4). Zunächst wird die dreidimensionale Chromatinstruktur der Globingenkomplexe in den *erythroiden Zellen* durch einen im Detail noch unbekannten Mechanismus eröffnet, so daß die Globingene für die Transkriptionsfaktoren zugänglich werden. Diese binden sich an die Promotoren der Gene und vermitteln letztlich die Abschrift (*Transkription*) der DNA in RNA durch die RNA-Polymerase. Unmittelbar nach ihrer Entstehung wird die RNA an ihren 5' und 3' Enden modifiziert, indem ein methyliertes Guanosin (cap) bzw. ein Schwanz von Adenosinresten (Poly-A-Schwanz) angefügt wird. Außerdem führt das sogenannte *Spleißen* zu einer präzisen Verknüpfung der kodierenden Sequenzen in den Exons unter Verlust und Abbau der nicht kodierenden Introns.

Die so gereifte mRNA gelangt aus dem Zellkern in das Zytoplasma, wo an den Ribosomen entsprechend den Gesetzen des genetischen Kodes die Proteinsynthese erfolgt. Diese *Translation* von Nukleinsäure in Aminosäurensequenzen beginnt am sogenannten *Startkodon*, schreitet in dem von der RNA-Sequenz vorgegebenen Leseraster von jeweils drei Nukleotiden fort, bis ein *Stopkodon* den Abbruch der Proteinsynthese signalisiert.

Pathologische Veränderungen der Genstruktur betreffen alle Ebenen der Genexpression (siehe Seite 72). So kann das Gen durch *Deletionen* völlig fehlen. *Mutationen* im Promotor führen zur reduzierten Transkriptionseffizienz und Veränderungen der Cap-Stelle und des Poly-A-Signals zur reduzierten RNA-Stabilität und zum gestörten nukleo-zytoplasmatischen Transport. Weiterhin können Mutationen an den Exon-Introngrenzen den Spleißmechanismus stören, so daß keine reife mRNA entstehen kann. Veränderungen der kodierenden Sequenzen führen als Nonsense-Mutationen oder als Verschiebungen des Leserasters zum Abbruch der Proteinsynthese und somit wie alle bisher genannten Mutationen zur *Thalassämie* oder als Missense-Mutationen zu *Hämoglobinanomalien*.

Eine ausführliche Beschreibung der Anatomie und der Substrukturen sowie der normalen und gestörten Organisation und Expression der Strukturgene erfolgt bei der Besprechung der molekularen Pathologie der Thalassämiesyndrome (siehe Seite 213 u. 244).

1.3 Strukturen des Hämoglobinmoleküls

Beim Menschen sind acht verschiedene Globingene identifiziert worden (Abb. 3), die entsprechende stabile Polypeptidketten exprimieren. Diese werden in alphabetischer Reihenfolge als $\alpha1$-, $\alpha2$-, β-, $^{A}\gamma$-, $^{G}\gamma$-, δ-, ε- und ζ-Globinketten bezeichnet. Es ist ein Strukturprinzip, daß sich unter normalen Synthesebedingungen immer zwei α-Globinketten mit zwei Nicht-α-Globinketten zu einem Molekül zusammenkoppeln. So besteht die Hauptkomponente des Blutfarbstoffs des Erwachsenen, das *adulte Hämoglobin*

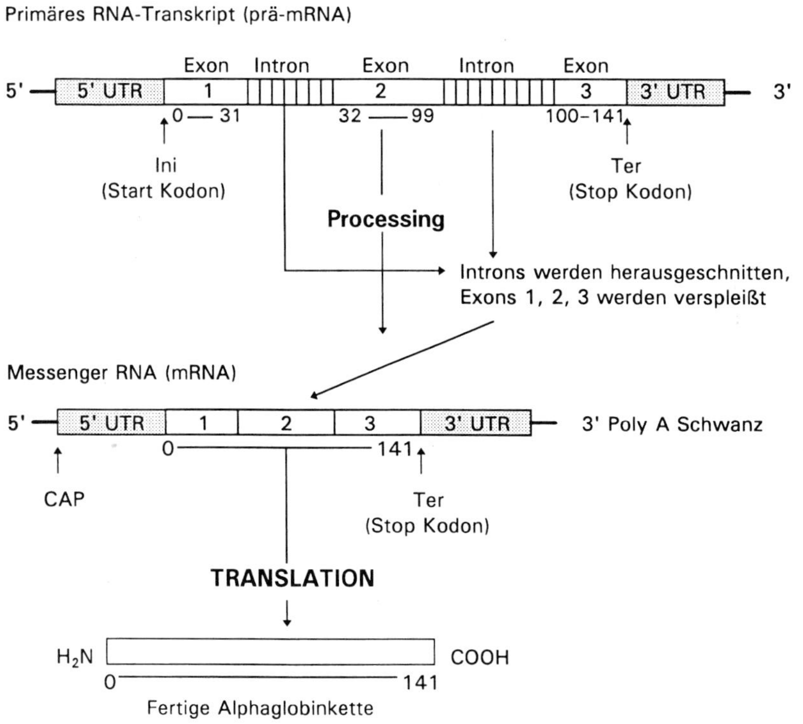

Abb. 4: Darstellung der wesentlichen Schritte der Globinsynthese am Beispiel der α-Globinkette, die aus 141 Aminosäuren aufgebaut ist.

(HbA) aus zwei α-Globinketten und zwei β-Globinketten. Die Summenformel lautet $\alpha_2\beta_2$.

Das *fetale Hämoglobin* (HbF) enthält zwei α-Globinketten und zwei γ-Globinketten ($\alpha_2\gamma_2$). Bei der Minorkomponente HbA_2 ist die Nicht-α-Globinkette eine δ-Globinkette ($\alpha_2\delta_2$).

Die Synthese der *embryonalen Hämoglobinvarianten* Hb Gower 1 ($\zeta_2\varepsilon_2$), Hb Gower 2 ($\alpha_2\varepsilon_2$) und Hb Portland 1 ($\zeta_2\gamma_2$) erfolgt überwiegend während der Embryonalzeit (siehe Seite 46). Mit sehr sensitiven Nachweismethoden lassen sich ζ-Globinketten allerdings noch bei ausgetragenen Neugeborenen in Größenordnungen von 0,1 – 0,2 % der Gesamtglobinketten nachweisen. Jenseits des dritten Lebensmonats werden sicher keine ζ-Globinketten mehr synthetisiert. Die bei Erwachsenen in Retikulozyten in geringen Mengen nachweisbare embryonale ζ- und ε-mRNA wird nicht in die entsprechenden Polypeptidketten umgesetzt.

Die α- und ζ-Globinketten sind sich strukturell und funktionell sehr ähnlich, so daß die ζ-Globinkette als embryonale α-Globinkette bezeichnet werden kann. Die dazugehörigen Gene sind als aktive Strukturgene auf dem Chromosom 16 in der Reihenfolge 5'-ζ-α2-α1-3' eng benachbart lokalisiert (Abb. 3). Bei Synthesedefekten des α-Globingenkomplexes, d. h. bei der homozygoten α^0-Thalassämie werden bis in die Perinatalzeit noch ζ-Globinketten synthetisiert. Im Rahmen des Sauerstofftransportes reichen jedoch Funktion und Quantität nicht aus. In dieser Situation entwickelt sich neben einer schweren fetalen Anämie ein *Hydrops* (*Hb Bart's Hydrops fetalis*) (siehe Seite 227). Die aktiven Strukturgene des β-Globingenkomplexes sind auf Chromosom 11 in der Reihenfolge 5'-ε-$^A\gamma$-$^G\gamma$-δ-β-3' angeordnet (Abb. 3).

Unter Berücksichtigung der ontogenetischen Entwicklung (siehe Seite 46) lassen sich drei Hauptgruppen des normalen menschlichen Hämoglobins mit verschiedenen Untergruppen unterscheiden:

- Embryonale Hämoglobine (Hb Gower 1, Hb Gower 2, Hb Portland 1)
- Fetale Hämoglobine ($HbF^A\gamma$- und $HbF^G\gamma$-Varianten)
- Adulte Hämoglobine (HbA, HbA_2).

Daneben gibt es einige Minorkomponenten, die postsynthetische Modifikationen darstellen und somit erst im fertigen tetrameren Zustand entstehen. Die bekannteste Modifikation ist das HbA_{Ic} bzw. HbA1, welches ein Produkt aus der Reaktion von Hämoglobin mit Glukose ist (siehe Seite 38) und für die Therapiekontrolle des *Diabetes mellitus* Bedeutung hat.

1.3.1 Primärstruktur des Hämoglobinmoleküls

Die α- und ζ-Globinketten enthalten jeweils 141 Aminosäuren, die Nicht-α-Globinketten (β-, δ-, γ-, ε-Globinkette) 146 Aminosäuren (Abb. 5). Die Aminosäuren sind in einer für jede Polypeptidkette typischen Reihenfolge angeordnet und durch *amidartige Peptidverbindungen* miteinander verknüpft. Dabei bindet sich die α-Carboxylgruppe des C-Terminus der einen Aminosäure an die α-Aminogruppe des N-Terminus der folgenden Aminosäure. Die Primärstruktur ist von entscheidender Bedeutung für die Eigenschaften des Proteins. Bei der Numerierung der Aminosäuren von 1-141 bzw. 1-146 für α- bzw. die Nicht-α-Globinketten wird jeweils am N-Terminus begonnen.

1.3.2 Sekundärstruktur des Hämoglobinmoleküls

Die Sekundärstruktur beinhaltet die räumliche Konfiguration der Polypeptidkette. Etwa 75 % der Polypeptidketten sind abschnittsweise spiralig (helikal) als sogenannte *α-Helix* angeordnet (Abb. 5). Die Architektur der Spirale wird durch Wasserstoffbindungen zwischen den α-Aminogruppen und den α-Carbonylgruppen benachbarter Aminosäuren stabilisiert. An einer Windung der Spirale sind 3,6 Aminosäuren beteiligt. Die β-Globinkette besteht aus acht helikalen Abschnitten (A – H), die α-Globinkette hat eine ähnliche Struktur, allerdings fehlt die D-Helix.

1.3.3 Tertiärstruktur des Hämoglobinmoleküls

Die Tertiärstruktur entsteht dadurch, daß die über nicht-helikale (interhelikale) Abschnitte miteinander verbundenen Helices gegeneinander in verschiedenen Richtungen abgeknickt sind (Abb. 6). Das Molekül erhält dadurch eine kompakte Struktur von sphärischer Gestalt. Die nach außen gerichteten Aminosäuren der Globinketten haben vorwiegend polare, hydrophile Seitenketten, wodurch die Wasserlöslichkeit des Moleküls erreicht wird. Die nach innen liegenden Aminosäuren tragen fast ausschließlich nicht-polare, hydrophobe Gruppen, die keinen Eintritt von Wasser erlauben.

Nahe der Oberfläche jeder Polypeptidkette ist in einer tiefen Nische (Abb. 6) zwischen der E- und F-Helix die Häm-Eisengruppe eingehängt. Es bestehen außerdem strukturelle Beziehungen zur C-, G- und H-Helix (Abb. 5). Auch die Hämtasche ist mit nicht-polaren Aminosäuren ausgekleidet, so daß kein Wasser eindringen kann. Der Porphyrinring wird über

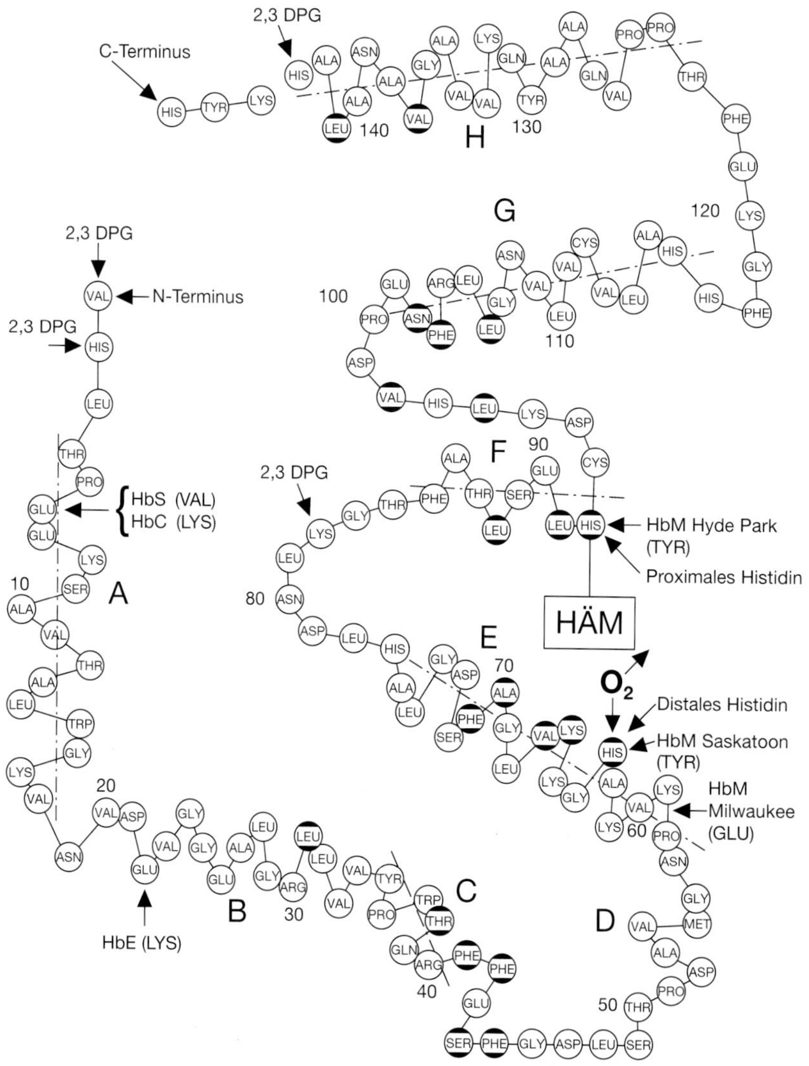

Abb. 5: Schematische Darstellung der Anordnung der 146 Aminosäuren in der Primär- und Sekundärstruktur der β-Globinkette des adulten Hämoglobins mit Angabe der helikalen (A-H) und interhelikalen Bereiche. Die Hämgruppe ist zwischen dem distalen und proximalen Histidin in einer Tasche zwischen E- und F-Helix eingelagert. Die 2,3-DPG-Bindungsstellen sind entsprechend kenntlich gemacht. Die besonders markierten Aminosäuren ⊖ stellen in der Quaternärstruktur die Kontakte zur Hämgruppe dar. Es sind die Positionen des Aminosäurenaustausches einiger anomaler Varianten angegeben. (Modifiziert nach Huisman T.H.J. and W.A. Schroeder: New Aspects of the Structure, Function, and Synthesis of Hemoglobins. CRC Press, Boca Raton, Florida 1971).

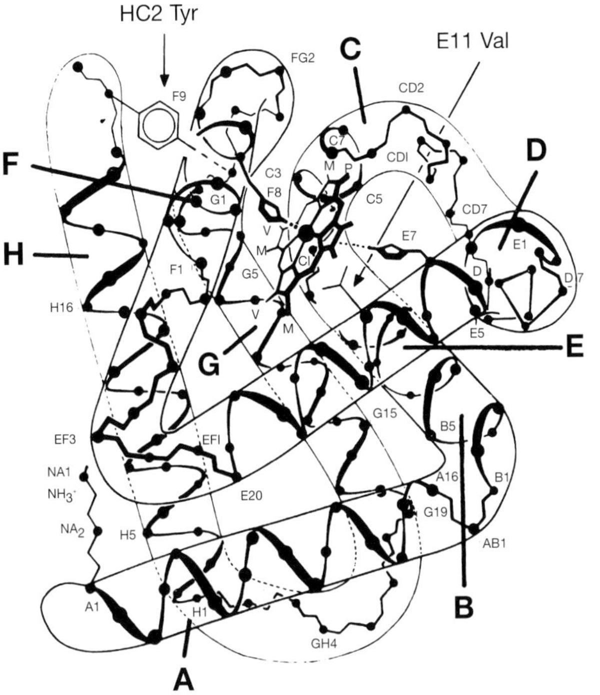

Abb. 6: Schematische Darstellung der Tertiärstruktur der β-Globinkette. Die Helices (A-H) sind durch die interhelikalen Abschnitte (AB, CD, EF, FG, GH) voneinander getrennt und gegeneinander in verschiedenen Richtungen abgeknickt. Daraus ergibt sich die räumliche Struktur. Die Beziehungen der Hämgruppe besonders zu der E- und F-Helix werden deutlich. (Aus Kleihauer, E.: Hämatologie, Physiologie · Pathologie · Klinik, p. 44, Abb. II, 1, Springer-Verlag Berlin · Heidelberg · New York 1978 mit freundlicher Genehmigung).

etwa 60 hydrophobe Bindungen mit nicht-polaren Aminosäuren in der Hämtasche gehalten, wodurch dieses funktionelle Zentrum eine erhebliche Stabilität erhält.

Das Eisen ist über vier Koordinationsbindungen an die vier Pyrrole des Häms geknüpft (Abb. 7). Die fünfte Koordinationsbindung stellt den direkten Kontakt zur jeweiligen Polypeptidkette her, und zwar über ein Stickstoffatom des Imidazolrings des proximalen Histidinrestes (F 8). An der sechsten Bindungsstelle des Eisens erfolgt die reversible Anlagerung von Sauerstoff (*Oxygenation*). Beim Vorgang der Reduktion (*Desoxygenation*) wird diese Position frei.

Es gibt in diesem Bereich neben dem *proximalen Histidin* (F 8) für die Funktions- und Strukturbeziehungen zwei weitere wichtige Aminosäuren. Die eine ist das sogenannte *distale Histidin* in Position 7 der E-Helix (E 7), das der O_2-Bindungsstelle direkt gegenüber liegt. Die andere Aminosäure ist das *Valin in Position 11* der E-Helix der β-Globinketten, die den Zugang zur Hämtasche „bewacht". Bei den im Kontakt mit der Hämgruppe stehenden Aminosäuren handelt es sich um sogenannte *konservierte Positionen*, die sich in weitgehender Übereinstimmung während der phylogenetischen und ontogenetischen Entwicklung finden. Dies weist auf die besondere Bedeutung dieser Aminosäuren für den Sauerstofftransport hin. Eine Bestätigung findet diese Annahme darin, daß Mutationen im Bereich der Sequenzen der Hämtasche und benachbarter Positionen zu schweren Störungen der Funktion und Strukturstabilität des Hämoglobinmoleküls führen (siehe Seite 192).

1.3.4 Quaternärstruktur des Hämoglobinmoleküls

Die räumliche Struktur des Moleküls entsteht durch den Zusammenschluß der vier Häm-Globinketten (Abb. 2), die als Gesamtmolekül ein Heterotetramer darstellen. Untereinander werden sie über viele Kon-

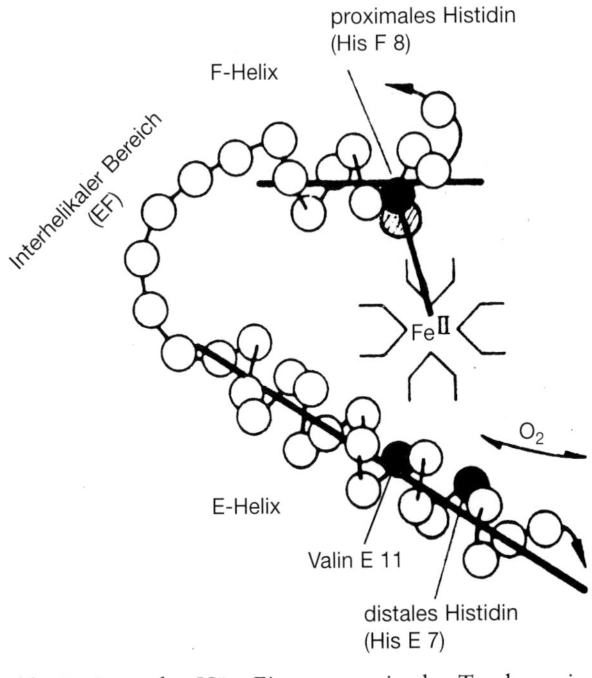

Abb. 7: Lage der Häm-Eisengruppe in der Tasche zwischen E- und F-Helix. Die Pyrrolringe symbolisieren das Häm. Der schraffierte Kreis gibt die räumliche Verschiebung des proximalen Histidins während der Aufnahme und Abgabe von Sauerstoff an.

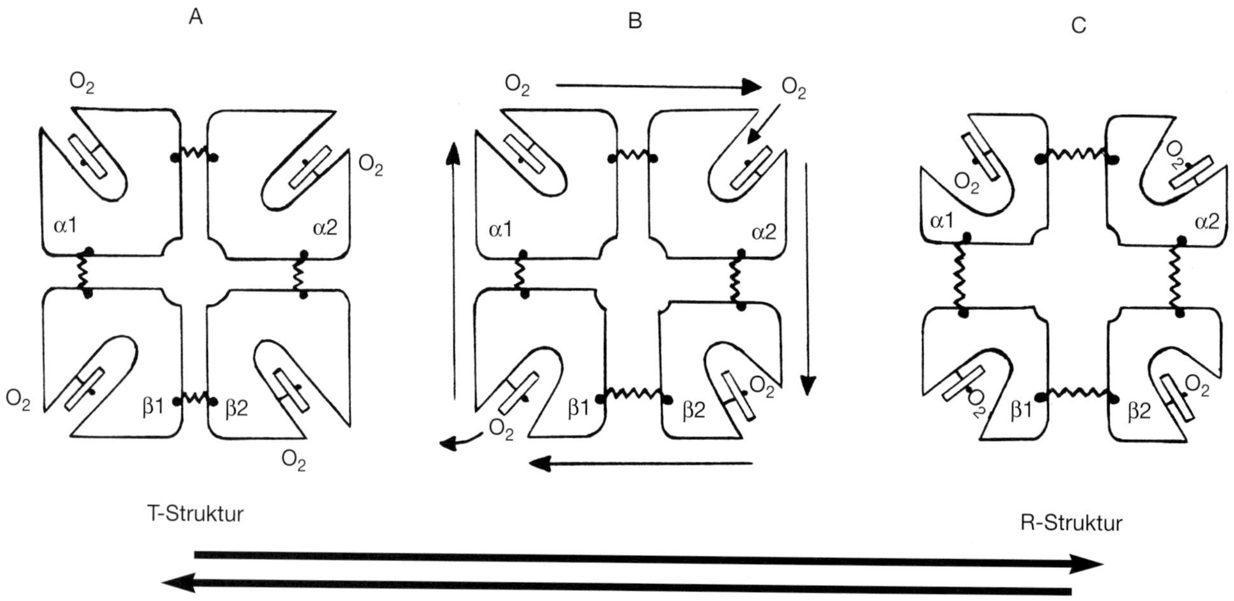

Abb. 8: In der T-Struktur, d. h. im Zustand der Desoxygenation (Bild A) sind die α- und β-Globinketten fest verbunden. Dadurch verengen sich die Hämtaschen, so daß der Sauerstoff keinen Zutritt findet. Bei der Oxygenation (Bildteil B) lösen sich die festen Bindungen zwischen den Untereinheiten, die Hämtaschen erweitern sich und der Sauerstoff hat freien Zutritt. Die R-Struktur (Bildteil C) repräsentiert den Zustand der vollen Oxygenation. Die Reversibilität der T- und R-Strukturen ist in Bild B dargestellt.

taktstellen durch chemische und physikalische Bindungen zusammengehalten. Die Bindungen an den Kontaktstellen der Polypeptidketten sind einerseits so fest, daß das Molekül nicht auseinanderfällt (*Strukturstabilität*), andererseits sind sie so locker, daß Bewegungen zwischen benachbarten Polypeptidketten möglich sind (*Kooperativität*). Diese Beweglichkeit ist eine der Grundbedingungen für die normale Funktion der Aufnahme (*Oxygenation*) und Abgabe (*Desoxygenation*) von Sauerstoff (siehe Seite 30).

1.4 Struktur- und Funktionsbeziehungen

Die Quaternärstruktur ist in Einzelheiten durch die genialen Untersuchungen von Perutz et al. mit Hilfe von Röntgenstrukturanalysen an Hämoglobinkristallen geklärt worden. Die Untersuchungen haben ganz wesentlich zum Verständnis der Struktur- und Funktionsbeziehungen beigetragen.

Es konnte gezeigt werden, daß sich die quaternären Strukturen des reduzierten Hämoglobins (*Desoxyform*) und des Oxyhämoglobins (*Oxyform*) ganz deutlich voneinander unterscheiden. In der Desoxyform werden die αβ-Dimere des Moleküls durch Salzbrücken in einer strukturell „festen“ Form stabilisiert. Dieser Zustand wird als *T-Form* (tense, taut) bezeichnet. Mit zunehmender Oxygenierung werden die Salzbrücken zwischen den αβ-Untereinheiten zerbrochen. Das vollständig oxygenierte Molekül befindet sich dann in einer strukturell „entspannten“ Form, die *R-Form* (relaxed) genannt wird (Abb. 8). Die reversible Dissoziation des Tetramers $\alpha_2\beta_2$ in Heterodimere ($\alpha_2\beta_2 \leftrightarrow 2\alpha\beta$) während der Phase der R-Konfiguration erfolgt wegen der geringeren Bindungsenergie überwiegend an den α1β2- und weniger an den α1β1-Kontakten (Abb. 9).

Weiterhin erfahren die Untereinheiten während der Desoxygenation und Oxygenation ($T \leftrightarrow R$) intramolekulare Verschiebungen in Form von Gleit- und Rotationsbewegungen, wiederum vorwiegend an den α1β2- Kontakten. Bei vielen der an diesen wichtigen Kontakten beteiligten Aminosäuren handelt es sich wie im Bereich der Hämtasche um in der Phylogenese konservierte Positionen. Dagegen unterliegen die sehr festen Bindungen zwischen den Kontakten der α1β1-Dimere (Abb. 9) nur sehr geringen strukturellen Veränderungen. In der räumlichen Beziehung entfernen sich die beiden β-Globinketten während der Desoxygenation um etwa 7 Å voneinander.

Durch das Auseinanderrücken der β-Globinketten entsteht zwischen beiden ein Spalt, der genügend Platz für die Einbindung von *2,3-Diphosphoglyzerat* (*2,3-DPG*) bietet. Das 2,3-DPG ist einer der wichtigsten physiologischen allosterischen Effektoren, das mit steigender Konzentration die O_2-Affinität des Hämoglobins herabsetzt und damit die Lage der O_2-Bindungskurve beeinflußt (siehe unten). Umgekehrt kommt es beim Übergang von der Desoxy- in die Oxy-Struktur zu einer entsprechenden Annäherung beider β-Globinketten, wobei das 2,3-DPG wieder aus seiner Einbindung herausgedrängt wird.

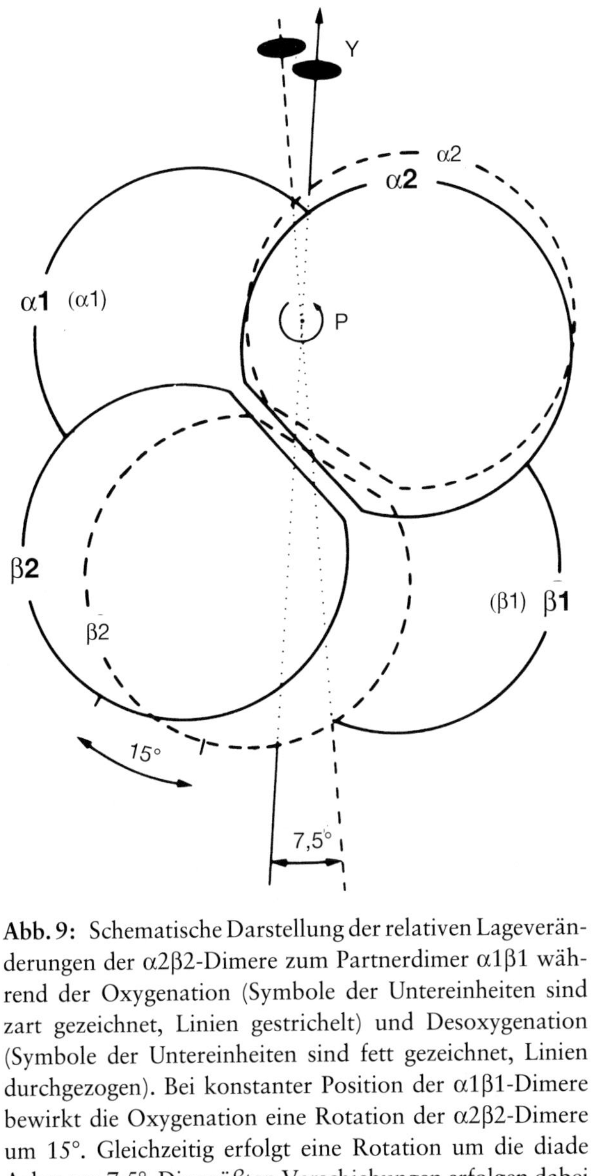

Abb. 9: Schematische Darstellung der relativen Lageveränderungen der α2β2-Dimere zum Partnerdimer α1β1 während der Oxygenation (Symbole der Untereinheiten sind zart gezeichnet, Linien gestrichelt) und Desoxygenation (Symbole der Untereinheiten sind fett gezeichnet, Linien durchgezogen). Bei konstanter Position der α1β1-Dimere bewirkt die Oxygenation eine Rotation der α2β2-Dimere um 15°. Gleichzeitig erfolgt eine Rotation um die diade Achse um 7,5°. Die größten Verschiebungen erfolgen dabei zwischen den α1β2-Kontakten. (Aus: Fermi, G., and M. Perutz: Haemoglobin and Myoglobin. In Phillips, D.C., and F.M. Richards (eds.): Atlas of molecular Structures in Biology. Clarendon Press, Oxford 1981, mit freundlicher Genehmigung).

Ausgelöst werden die intramolekularen Bewegungen letztlich durch Radiusveränderungen, die das Eisenatom bei der Oxygenation und Desoxygenation erfährt. In der Oxystruktur liegt das Eisenatom fast in der Hämebene, in der Desoxystruktur ragt es durch Radiusvergrößerung aus der Hämebene heraus. Diese Bewegung wird von den proximalen Histidinen in Position F 8 (Abb. 10) über die direkte Verbindung auf die Untereinheiten der Globinketten übertragen und bewirkt die oben beschriebenen strukturellen Verschiebungen der Polypeptidketten beim Übergang vom oxygenierten in den desoxygenierten Zustand und umgekehrt.

Die äußere Form des Hämoglobinmoleküls entspricht einem Körper von sphärischer Gestalt mit den Maßen: 64 x 55 x 50 Å. Das Molekulargewicht beträgt 66700. Der *Eisenanteil* macht 0,35 %, der *Hämanteil* 3,5 % des Hämoglobinmoleküls aus.

Um der Funktion des Sauerstofftransports in vivo voll gerecht werden zu können, befinden sich in einem Erythrozyten etwa *30 pg Hämoglobin* (mittlerer zellulärer Hämoglobingehalt = MCH). Eine Funktionsminderung durch Erniedrigung des intrazellulären Hämoglobins (*Hypochromie*) oder der Gesamthämoglobinmasse (*Anämie*) kann teilweise durch den allosterischen Effekt des 2,3-DPG kompensiert werden (siehe Seite 32), indem es die O_2-Affinität herabsetzt und damit eine bessere O_2-Dissoziation bewirkt. Damit das Eisen während der Vorgänge der Aufnahme und Abgabe von Sauerstoff nicht „rostet“, wird anfallendes Methämoglobin (Fe^{3+}) intraerythrozytär enzymatisch durch Reduktasesysteme, aber auch durch nicht enzymatische Reduktionsmechanismen sofort wieder zu zweiwertigem (Fe^{2+}) Hämoglobin reduziert (siehe Seite 196).

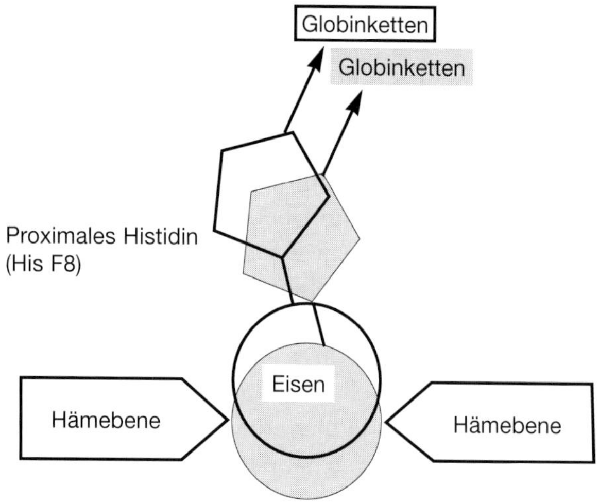

Abb. 10: Bewegungen des Hämeisens in Relation zur Hämebene bei der Deoxygenation (T-Struktur, fette Linien) und Oxygenation (R-Struktur, schattierte Strukturen). Die Bewegung des Eisens in die Hämebene bei der Oxygenation überträgt sich über das proximale Histidin auf die Strukturen der Globinketten. (Modifiziert nach Baldwin, J., and C. Chothia: J. Mol. Biol. 129, 175 (1979)).

1.5 Funktion des Hämoglobins

Die wichtigste Funktion des Hämoglobins ist der Transport von Sauerstoff und Kohlendioxyd. Daneben besitzt der rote Blutfarbstoff eine beachtliche *Pufferkapazität*, die ganz wesentlich zur Stabilisierung des Blut-pH beiträgt. Die Zusammenhänge von Struktur und Funktion sollen hier soweit erörtert werden, als sie zum allgemeinen Verständnis und als Grundlage für die Pathophysiologie von anomalen Blutfarbstoffvarianten mit gestörter Sauerstofftransportfunktion erforderlich sind.

Der Transport von Sauerstoff erfolgt über eine reversible Bindung an das Eisen der Hämmoleküle. Für die Versorgung der Peripherie müssen die Verhältnisse auf molekularer Ebene so beschaffen sein, daß das Hämoglobin den Sauerstoff unter dem entsprechenden physiologischen O_2-Druck am Ort des Bedarfs leicht abgeben kann. Umgekehrt gilt das gleiche für die Bindung von Sauerstoff an das desoxygenierte Hämoglobin in der Lunge. Die *Sigmoidform* der Sauerstoffbindungskurve (Abb. 11) besagt u. a., daß die Sauerstoffaffinität in der Lunge hoch, im Gewebe dagegen sehr niedrig ist.

1.5.1 Grundbedingungen der Funktion

Zweiwertigkeit des Hämeisens

Um die oben skizzierten Funktionsabläufe zu garantieren, müssen eine ganze Reihe von Voraussetzungen erfüllt werden. Zunächst ist es erforderlich, daß das Hämoglobineisen in *zweiwertiger Form* vorliegt, da dreiwertiges Eisen (Methämoglobin) nicht in der Lage ist, Sauerstoff zu binden. Während der Oxygenierung des roten Blutfarbstoffs entsteht intermediär zwar ein Eisenoxyd ($Fe^{3+}O_2^-$). Der Vorgang, der sich in der hydrophoben Hämtasche abspielt, ist aber reversibel, sodaß über diesen Weg kein Methämoglobin gebildet wird. Es kommt jedoch über zahlreiche andere Mechanismen (siehe Seite 190) fortlaufend zu einer Methämoglobinbildung in einer Größenordnung von ca. 3 % vom Gesamthämoglobin pro Tag. Dieser Anteil wird in gleichem Umfang wieder reduziert (siehe Seite 196). Dadurch ist gewährleistet, daß der Methämoglobingehalt des Blutes unter Normalbedingungen den Wert von 1 % nicht übersteigt.

Löslichkeit des Hämoglobins

Eine andere Bedingung für die Erfüllung der physiologischen Funktionen des roten Blutfarbstoffs ist

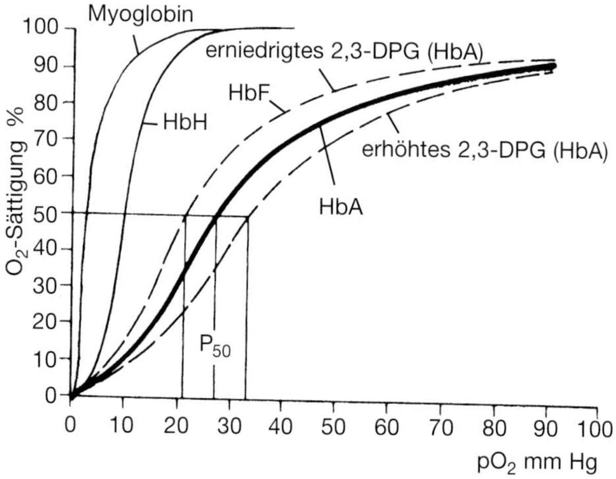

Abb. 11: Die Lage der O_2-Gleichgewichtskurve von adultem Hämoglobin (HbA) in Abhängigkeit von der 2,3-DPG-Konzentration. Im Vergleich dazu sind die hyperbolen O_2-Affinitätskurven von HbH (β_4) und Myoglobin dargestellt. Der P_{50}-Wert des fetalen Hämoglobins (HbF) entspricht dem des adulten Hämoglobins bei erniedrigtem 2,3-DPG. P_{50} = Halbsättigungsdruck.

seine Löslichkeit in der sehr hohen intraerythrozytären Konzentration von im Mittel 32 g/dl. Die ungewöhnlich hohe Löslichkeit ist durch die gegebenen Proteinstrukturen bedingt. Veränderungen in der Aminosäurensequenz können dazu führen, daß die Löslichkeit deutlich vermindert wird. Das beste Beispiel dafür ist das *Sichelzellhämoglobin* (*HbS*), das im desoxygenierten Zustand weit weniger löslich ist, weshalb es intraerythrozytär geliert und dabei längsgerichtete Kristalle bildet. Mit der Oxygenation erhält das HbS seine Löslichkeit zurück (siehe Seite 83).

Kooperativität der Untereinheiten

Eine der wichtigsten Voraussetzungen für einen funktionierenden Sauerstofftransport ist die Kooperativität der Untereinheiten, die einerseits von der heterotetrameren Struktur des Hämoglobinmoleküls abhängig ist. Unter *heteromerer Struktur* versteht man den Aufbau des Moleküls aus ungleichen Untereinheiten (z. B. $\alpha_2\beta_2$).

Andererseits erfordern die während der Oxygenation und Desoxygenation ablaufenden intramolekularen strukturellen Veränderungen (siehe Seite 28) regelrechte Strukturen in der Sequenz der Aminosäuren, insbesondere an den Kontaktstellen der αβ-Dimere. Abweichungen in der Reihenfolge der Aminosäuren in diesen Bereichen können zu Struktur- und Funktionsstörungen führen, wie dies von den entsprechenden *anomalen Hämoglobinen* her bekannt ist.

Die Bedeutung der Voraussetzung einer heterotetrameren Struktur für die Funktion der Hämoglobine wird durch die abnorme Sauerstofftransportfunktion jener Strukturvarianten belegt, die nur aus einheitlichen Polypeptidketten (*Homotetramere*), d. h. aus identischen Dimeren bestehen. Solche anomalen Hämoglobine, die als HbH (β_4) und Hb Bart's (γ_4) bekannt sind (siehe Seite 211), können zwar Sauerstoff aufnehmen, ihn aber aufgrund der hohen O_2-Affinität kaum wieder abgeben. Für sie ist charakteristisch die *hyperbolische* Form der O_2-Affinitätskurve im Gegensatz zur *sigmoiden* Form eines normalen, aus ungleichen Dimeren (αβ, αγ) aufgebauten Hämoglobins (Abb. 11).

Auch *Myoglobin* besitzt als Monomer eine extrem hohe O_2-Affinität, was im Rahmen der Sauerstoffübernahme vom Hämoglobin erwünscht und sinnvoll ist. Die Muskelzelle besitzt in dem im Zytoplasma vorhandenen Myoglobin einen beachtlichen Sauerstoffspeicher für die aerobe Energieproduktion. Der mittlere pO_2 in der Muskelzelle beträgt 5 mmHg, während für die Atmung von Mitochondrien nur ein pO_2 von 0,5 mmHg benötigt wird. Erst bei pO_2-Werten unter 0,1 mmHg tritt der Tod der Zellen ein.

1.5.2 Regulation des Sauerstofftransportes

Sauerstoffaffinität

Die sigmoide Form der Sauerstoffbindungskurve (Abb. 11) wird durch zwei wesentliche Eigenschaften des Hämoglobins bestimmt. Diese sind einerseits die *O_2-Affinität* und andererseits die *Häm-Häm-Interaktion* bzw. die Kooperativität der dimeren Untereinheiten. Ein brauchbares Maß für die Affinität ist der sogenannte *P_{50}-Wert*. Dieser gibt jenen Sauerstoffdruck an, bei dem die Hälfte des Blutfarbstoffs mit Sauerstoff gesättigt ist. Unter physiologischen Bedingungen (Temperatur 37 °C, pCO_2 44 mmHg, pH 7,4) beträgt der P_{50}-Wert des Erwachsenenblutes 26 mmHg, der des fetalen Blutes 19 mmHg.

In der typischen Form der O_2-Affinitätskurve eines tetrameren Hämoglobins (Abb. 11) kommt die veränderte O_2-Affinität bei verschiedenen Sauerstoffdrucken zum Ausdruck. Die Kurve zeigt, daß unter physiologischen Bedingungen bei einer geringen Veränderung des O_2-Partialdruckes eine relativ große Menge an Sauerstoff abgegeben oder aufgenommen werden kann. Aus der Differenz des Sauerstoffdrucks in der Lunge und im Gewebe läßt sich errechnen, daß der Blutfarbstoff fast 30 % seines aufgenommenen Sauerstoffs abgibt. Bei gleicher Sauerstoffaffinität und unter gleichen Bedingungen könnte das *Myoglobin* dagegen nur etwa 5 % des Sauerstoffs wieder zur Verfügung stellen. Dies unterstreicht die Bedeutung der Kooperativität der Untereinheiten der tetrameren Strukturen (siehe unten) für die Funktion des Hämoglobins.

Die Lage der O_2-Affinitätskurve wird von zahlreichen Faktoren beeinflußt: Erniedrigung von pH (Azidose), Erhöhung von organischen Phosphaten (z. B. 2,3-DPG) und Temperaturerhöhung bewirken eine *Rechtsverlagerung*, d. h. sie begünstigen die O_2-Abgabe (Abb. 11). Alkalose, niedriges 2,3-DPG und niedrige Temperaturen bewirken das Gegenteil, also eine *Linksverschiebung* der Kurve.

Die höhere O_2-Affinität des fetalen Blutes ist einerseits bedingt durch den erhöhten alkalischen *Bohreffekt* (siehe unten), andererseits wird sie ganz wesentlich durch das geringe Reaktionsvermögen der γ-Globinkette mit dem *2,3-DPG* verursacht (siehe Seite 42). Dies kann einfach bewiesen werden: Die O_2-Affinitäten von fetalem und adultem Hämoglobin sind identisch, wenn Salze und Enzyme durch Chromatographie entfernt („gestript") werden. Nach Zusatz z. B. von organischen Phosphaten (siehe unten) treten erneut die Differenzen in der O_2-Affinität beider Hämoglobine auf.

Sauerstoffkapazität

Die Sauerstoffkapazität entspricht der Menge an funktionstüchtigem Hämoglobin, das für den aktiven Sauerstofftransport zur Verfügung steht. Die O_2-Kapazität ist unter normalen Bedingungen identisch mit der Hämoglobinkonzentration des Blutes.

Häm-Häm-Interaktion

Die Häm-Häm-Interaktion ist dadurch charakterisiert, daß die Sauerstoffaufnahme mit der Zahl der oxygenierten Hämmoleküle zunehmend beschleunigt wird. Der Vorgang basiert auf dem Wechsel der Strukturen von der Desoxy (T)- in die Oxy (R)-Form (siehe Seite 28). Durch die strukturelle Änderung der Konformation der Quaternärstruktur im Zusammenhang mit aufeinanderfolgenden Ligandenbindungen erfüllt das Hämoglobin die Kriterien eines allosterischen Proteins.

Bohreffekt

Dieser Begriff beinhaltet die pH-abhängige O_2-Affinität. Bei niedrigem pH ist die O_2-Affinität erniedrigt, womit sich die O_2-Abgabe an das Gewebe verbessert. Der Bohreffekt wird unter physiologischen Bedingungen überwiegend wirksam durch den Kohlendioxid (CO_2)-Partialdruck. Der begünstigende Effekt auf die O_2-Abgabe an das Gewebe erfolgt über den Einstrom von CO_2 in die Erythrozyten. Dort wird aus CO_2 mit Hilfe der *Carboanhydrase* Kohlensäure gebildet ($CO_2+H_2O \rightarrow H_2CO_3$), die als schwache Säure ($H_2CO_3 \rightarrow H+HCO_3^-$) zu einer intrazellulären pH-Erniedrigung führt. Ein zusätzlicher Effekt erfolgt durch oxygeniertes Hämoglobin, das saurer ist als reduziertes Hämoglobin, da es bei der O_2-Aufnahme Protonen abgibt. Umgekehrt wird CO_2 in der Lunge bei erhöhtem pH-Wert leicht abgegeben, was wiederum die O_2-Aufnahme begünstigt.

Die CO_2-Bindung erfolgt an die *Aminogruppen* am N-Terminus der α- und β-Globinketten. Die Affinitäten von α- und β-Globinketten für CO_2 ist in der Oxyform gleich, in der Desoxyform binden die β-Globinketten dreifach mehr CO_2. Im Vergleich dazu ist die Bindung von CO_2 an die γ-Globinkette des fetalen Hämoglobins deutlich reduziert. In vivo hat fetales Blut einen gering, aber signifikant höheren Bohreffekt als Erwachsenenblut.

Effekte organischer Phosphate

Wird das in einer Hämoglobinlösung vorhandene *2,3-Diphosphoglyzerat* (*2,3-DPG*) völlig entfernt, dann besitzt das Hämoglobin eine wesentlich höhere Sauerstoffaffinität als vor der Entfernung oder nach erneuter Zugabe von 2,3-DPG. Die Erniedrigung der O_2-Affinität durch 2,3-DPG bedeutet eine bessere Abgabefähigkeit von Sauerstoff an das Gewebe (Abb. 11).

Über die Struktur- und Funktionsbeziehungen bei diesen Vorgängen ist folgendes bekannt: Im reduzierten Hämoglobin haben sich die beiden β-Globinketten soweit voneinander entfernt (siehe Seite 29), daß das 2,3-DPG dort genau hineinpaßt und durch seine Bindungen an die Proteinstrukturen die Desoxyform stabilisiert und damit die O_2-Affinität herabsetzt. Die Bindungsstellen für das 2,3-DPG sind das Histidin in Position β 143, das Lysin in Position β 82, das Histidin in Position β 2 und das Valin in Position β 1 (Abb. 5). Mit zunehmender Oxygenierung wird das 2,3-DPG aus der Bindung herausgedrängt. Voll oxygeniertes Hämoglobin hat keine Möglichkeit, 2,3-DPG zu binden.

Einen ähnlichen Effekt wie 2,3-DPG auf die O_2-Affinität hat das *ATP*, in geringerem Maße trifft das für andere organische Phosphate und auch für anorganisches Phosphat zu. Der funktionelle Vorteil dieser Wechselbeziehungen zwischen Hämoglobin und Phosphaten liegt in der sich verbessernden Abgabefähigkeit von Sauerstoff bei zunehmender Desoxygenierung. Dieses Phänomen hat als Kompensationsmechanismus im Rahmen der Sauerstoffversorgung bei chronischen Anämien eine ebenso große Bedeutung wie bei der kurzfristigen Höhenadaptation.

Anomale Hämoglobine mit Aminosäurensubstitution an jenen Positionen der β-Globinkette, die für die 2,3-DPG-Bindung verantwortlich sind, haben eine hohe Sauerstoffaffinität (siehe Seite 184, Ausnahmen siehe Seite 180). Die höhere O_2-Affinität des *fetalen Hämoglobins* findet ihre Erklärung teilweise in der Azetylierung von HbF (siehe Seite 41), im wesentlichen aber darin, daß die Position 143 der γ-Globinkette im Vergleich zur entsprechenden Position der β-Globinkette nicht mit einem Histidin, sondern mit einem Serin besetzt ist, wodurch die Reaktivität mit dem 2,3-DPG beeinträchtigt ist.

Glykierung und Azetylierung der N-terminalen Gruppen, wie sie bei den *modifizierten Hämoglobinen* vorkommen (siehe Seite 39), erschweren die Bindung von 2,3-DPG, so daß diese Hämoglobine eine hohe O_2-Affinität haben.

2 Die normalen Varianten des menschlichen Hämoglobins

2.1 Adulte Hämoglobine

2.1.1 Strukturen

Das adulte Hämoglobin besteht aus der *Hauptkomponente* HbA und verschiedenen Minorkomponenten (Tab. 1). Unter den *Minorkomponenten* gibt es solche, deren Struktur genetisch determiniert ist, wie das HbA_2. Dagegen entstehen die sogenannten *modifizierten Hämoglobine* HbA_{Ia}, HbA_{Ib} und HbA_{Ic} erst sekundär im Erythrozyten.

Hämoglobin A

Das Hämoglobin A ist als Heterotetramer aus α- und β-Globinketten ($\alpha_2\beta_2$) zusammengesetzt. Sein Anteil am Gesamtblutfarbstoff beträgt etwa 97 %, so daß es allein die Funktion des Hämoglobins des Erwachsenen bestimmt. Deshalb haben die Strukturanoma-

Tabelle 1: Zusammenstellung der normalen menschlichen Hämoglobinvarianten. Die quantitativen Daten beziehen sich auf größere Kinder und Erwachsene.

Hb-Typ	Kettenformel (Struktur)	Quantitativer Anteil %	Bemerkungen
HbA	$\alpha_2\beta_2$	92,0	HbA: Früher als HbA_1 bezeichnet
HbA_2	$\alpha_2\delta_2$	2,5 (1,5-3,0)	HbA_2: Erhöht u.a. bei β-Thalassämien
HbA_3	(siehe Bemerkungen)	4-9	HbA_3: Alte Bezeichnung. Entspricht im wesentlichen dem $HbA_{Ia\text{-}c}$.
HbA_{Ia}	nicht bekannt		$HbA_{Ia\text{-}c}$: Modifizierte Hämoglobine, unterliegen keiner genetischen Kontrolle
HbA_{Ia1}	α_2 (β-N-Fruktose-1,6-Diphosphat$)_2$		
HbA_{Ia2}	α_2 (β-N-Glukose-6-Phosphat$)_2$	2,0 (1,1-2,8)	
HbA_{Ib}	nicht bekannt		HbA1 (HbA_{Ic}): Erhöht u.a. bei Diabetes mellitus
HbA_{Ic}=HbA1	α_2 (β-N-Glukose$)_2$	4,5 (3,5-5,9)	
HbF	$\alpha_2\gamma_2$ [$^{A}\gamma$-($^{A}\gamma^{I}$-+$^{A}\gamma^{T}$-)-$^{G}\gamma$-Globinketten]	< 1,0	HbF: Erhöht u.a. bei β- und δβ-Thalassämien, β-anomalen Hämoglobinen, bei hereditärer Persistenz von HbF und unspezifisch bei zahlreichen anderen Störungen der Erythropoese
HbF_I	α_2 (γ-N-Acetyl$)_2$	≈ 10 } vom Gesamt HbF	
HbF_{II}	$\alpha_2\gamma_2$	≈ 90 } vom Gesamt HbF	
HbF_{1a1}, HbF_{1a2}, HbF_{1b} } =	HbF1 α_2 (γ-N-Glukose$)_2$		HbF1: Erhöht u.a. bei reifen Neugeborenen im Vergleich zu Frühgeborenen. Erniedrigt bei reifen Neugeborenen von diabetischen Müttern
HbF_{1c}	α_2 (γ-N-Glukose$)_2$+ α_2 (γ-N-Acetyl$)_2$		
Hb Gower 1	$\zeta_2\varepsilon_2$	siehe Tabelle II, 8	Hb Gower: Kommt postnatal bei einigen Chromosomenanomalien vor
Hb Gower 2	$\alpha_2\varepsilon_2$		
Hb Portland 1	$\zeta_2\gamma_2$		Hb Portland 1: Persistenz typisch für die homozygote α-Thalassämie und für einige Chromosomenanomalien

lien der α- und β-Globinketten eine größere klinische Bedeutung, im Gegensatz zu den strukturellen Varianten der δ-Globinketten der Minorkomponente HbA_2. Kaum eine Bedeutung für die praktische Hämatologie des Kindes- und Erwachsenenalters haben auch die Anomalien der γ-Globinketten, da das fetale Hämoglobin ($\alpha_2\gamma_2$) jenseits des 3. Lebensmonats bereits weitgehend durch adultes Hämoglobin ersetzt ist.

Die prä- und postnatale Entwicklung des adulten Hämoglobins ist in der Abbildung 21 (siehe Seite 45) dargestellt.

Hämoglobin A_2

Das Minorhämoglobin A_2 ($\alpha_2\delta_2$) besitzt weniger negative Ladungen als die Majorkomponente HbA ($\alpha_2\beta_2$), so daß es sich elektrophoretisch und chromatographisch sehr gut davon trennen und quantitativ bestimmen läßt (Abb. 12). Die Strukturen von β- und δ-Globinketten weisen große Homologien auf. Beide Polypeptidketten bestehen aus 146 Aminosäuren und unterscheiden sich nur durch zehn differente Positionen in der Primärstruktur.

Der geringe Anteil von HbA_2 mit ca. 2,5 % vom Gesamtblutfarbstoff ist im wesentlichen durch die verminderte Synthese von *δ-Globinketten* bedingt. Verantwortlich dafür ist einmal eine reduzierte Geschwindigkeit der Transkription des δ-Globingens und eine damit verbundene verminderte Bildung der entsprechenden mRNA. Ursächlich finden sich dafür veränderte Sequenzen im δ-Globingenpromotor auf

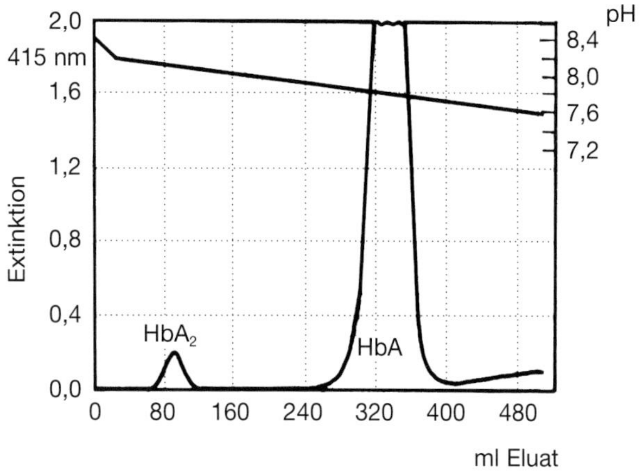

Abb. 12: Chromatographische Trennung der Komponenten des adulten Hämoglobins auf DEAE-Sephadex, pH Gradient 8,4 → 7,4, Tris-HCL-Puffer.

Tabelle 2: Normalbereich der prozentualen Anteile für HbA_2 in verschiedenen Lebensaltern.
Vergleich von zwei Bestimmungsmethoden.

Probanden	Stärkeblock-elektro-phorese	Chromato-graphie DEAE-Sephadex
Frühgeborene 35.Woche (n = 12)	nicht nachweisbar	0,12–0,24 %
Neugeborene (n = 20)	Spuren	0,19–0,60 %
Säuglinge 6. Monat (n = 10)	0,8–2,4 %	1,6–2,4 %
Kinder über 1 Jahr und Erwachsene (n = 10)	1,6–3,2 %	2,08–3,17 %

der 5' Seite des Gens und möglicherweise im 2. Intron (IVS 2). Zudem ist die δ-Globin-mRNA nicht so stabil wie die β-Globin-mRNA, so daß es bereits in den roten Vorstufen zu einer vorzeitigen Beendigung der Synthese von δ-Globinketten kommt.

Im Gegensatz zu allen anderen Polypeptidketten ist in den Retikulozyten somit keine Synthese von δ-Globinketten mehr nachweisbar. Neben der Synthesestörung ist die geringere Affinität der δ-Globinkette zur α-Globinkette zusätzlich mit verantwortlich für den niedrigen HbA_2-Anteil.

Funktionell hat HbA_2 die gleichen Eigenschaften wie HbA. Allein aufgrund der quantitativen Verhältnisse würden sich Änderungen in der O_2-Affinität klinisch auch nicht bemerkbar machen. Bedingt durch die strukturellen Unterschiede ist HbA_2 *thermostabiler* als HbA. Desgleichen sind die Methämoglobinspektren different (Abb. 13). Daten über die prä- und postnatale Entwicklung der Synthese von δ-Globinketten (HbA_2) finden sich in Tabelle 2 und in Abbildung 24 (siehe Seite 48).

Die glykierten Formen von HbA_2 entsprechen denen von HbA (siehe Seite 38) und können u. a. mit der HPL-Chromatographie isoliert werden. Erhöhungen findet man beim schlecht eingestellten *Diabetes mellitus*. Eine praktische Bedeutung hat dieser Befund nicht.

Diagnostische Bedeutung

Die quantitative Bestimmung von HbA_2 hat sich besonders für die Diagnostik der *Thalassämien* be-

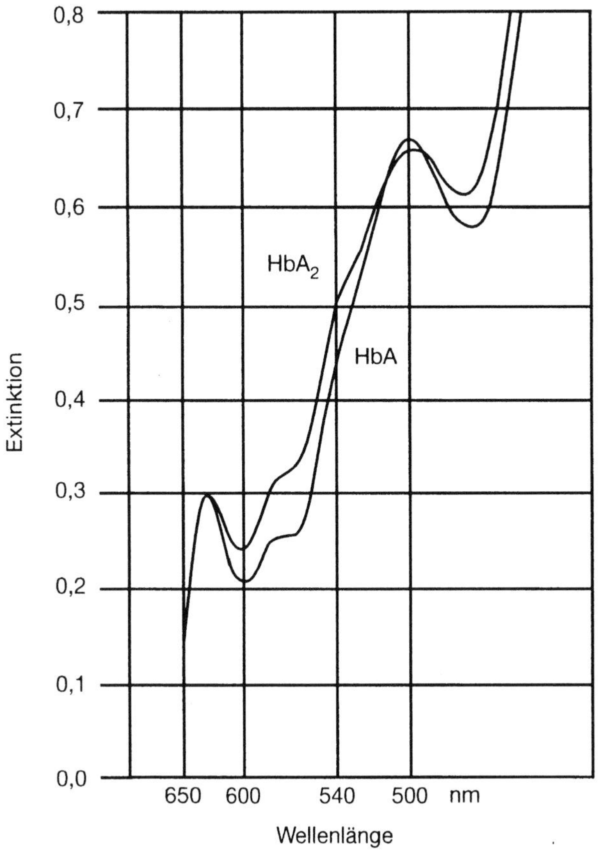

Abb. 13: Methämoglobinspektrum von HbA_2 im Vergleich zu HbA bei pH 6,8. HbA_2 und HbA wurden mittels Stärkeblockelektrophorese aus dem gleichen Hämolysat isoliert, auf 60 mg% eingestellt und mit Kaliumferrizyanid in Methämoglobin umgewandelt.

währt. Eindeutig erhöht sind die HbA_2-Werte (Tab. 3 und Seite 175) bei den meisten *heterozygoten* β-Thalassämien und bei einigen anomalen Hämoglobinen. Die Erhöhungen sind durch die unterschiedliche Affinität der β- und δ-Globinketten zu den α-Globinketten bedingt (siehe Seite 70 u. 175). Während sich bei normaler β-Globinkettensynthese nur wenige δ-Globinketten mit dem Pool an α-Globinketten verbinden können, finden die δ-Globinketten bei reduzierter β-Globinkettensynthese relativ öfter α-Globinketten als Bindungspartner. Keine Bedeutung hat die HbA_2-Bestimmung für die Diagnostik der *homozygoten* β-Thalassämie, da die Affinitätsunterschiede zwischen β- und δ-Globinketten unter den Bedingungen der Dyserythropoese nicht zum Tragen kommen.

Unter den erworbenen hämatologischen Erkrankungen ist das HbA_2 erhöht bei megaloblastären Anämien, selten bei der Kugelzellanämie, beim M. Wilson und bei der Hyperthyreose. *Erniedrigungen* von HbA_2 (Tab. 4 und Seite 175) findet man u.a. bei α-, δ-, δβ- und γδβ-Thalassämien, bei der hereditären Persistenz von HbF, bei der Eisenmangelanämie sowie bei den sideroblastischen Anämien und ganz selten auch bei der Erythroleukämie. Die veränderten HbA_2-Werte bei erworbenen Erkrankungen normalisieren sich mit Behebung der Basisdefekte, z.B. Hyperthyreose, Eisenmangelanämie oder megaloblastäre Anämie.

Als Methoden werden Elektrophorese und Säulenchromatographie verwendet. Die *Säulenchromatographie* ist unter Verwendung von industriell gefertigten „Einmalsäulen“ oder selbst hergestellter Mikrosäulen (Pasteurpipetten) aus methodischen Gründen den elektrophoretischen Verfahren mit Ausnahme der Stärkeblockelektrophorese vorzuziehen. Entsprechende Normalwerte finden sich in Tabelle 2.

Tabelle 3: Erhöhungen der HbA_2-Werte.

Genetisch bedingte Defekte des Hämoglobins
- Heterozygote β-Thalassämie (Ausnahmen siehe Seite 252)
- HbSS-β^0-Thalassämie
- HbSS-α-Thalassämie
- Instabile Hämoglobine

Angeborene Erkrankungen
- Hereditäre Sphärozytose

Erworbene Erkrankungen
- Hyperthyreose
- Megaloblastäre Anämien
- M.Wilson

Tabelle 4: Erniedrigungen der HbA_2-Werte.

Reduzierte Synthese von δ-Globinketten
- Neugeborene
- δ-, δβ- und γδβ-Thalassämien
- Hb Lepore Varianten
- Varianten der δ-Globinkette
- Hereditäre Persistenz von HbF

Reduzierte HbA_2-Tetramerbildung
- Genetisch bedingt
  - α-Thalassämien
- Erworben
  - Eisenmangel
  - Bleivergiftung
  - Sideroblastische Anämien
  - Myeloproliferative Erkrankungen

Die *Mikrozonenelektrophorese* mit quantitativer densitometrischer Auswertung ist dagegen unzuverlässig. Sehr exakte Werte erhält man mittels FPLC-Bestimmung (FPLC = Fast Protein Liquid Chromatography) über Mono Q® HR 5/5 Säulen. Auch die immunologische HbA_2-Bestimmung mit monoklonalen Antikörpern ist jetzt methodisch ausgereift (siehe Seite 63).

2.1.2 Modifizierte adulte Hämoglobine

Glykierte Hämoglobine

Viele Proteine werden nach ihrer Synthese durch Kopplung mit Glukose oder anderen Zuckern modifiziert. Der Vorgang der Glykierung erfolgt auf enzymatischem und nicht-enzymatischem Weg. Bei manchen Eiweißstoffen ist diese posttranslationale Veränderung für deren Funktion oder Stabilität erforderlich. Bei anderen reflektiert dies eine zunehmende „Alterung" des Proteins. Die Glykierung des Hämoglobins hängt von der durchschnittlichen Höhe des Blutzuckerspiegels während der Lebenszeit der Erythrozyten ab und eignet sich daher als Parameter für die Langzeitkontrolle des Diabetes mellitus.

Die regelmäßige quantitative Bestimmung glykierter Hämoglobine (HbA1) hat sich bei der Betreuung von Patienten mit einem *Diabetes mellitus* seit vielen Jahren bewährt. Entdeckt wurden die glykierten Minorhämoglobine bei der chromatographischen Trennung von Hämolysaten auf Kationenaustauschern (Abb. 14). Entsprechend der Reihenfolge der Elution in diesem System wurden die einzelnen modifizierten Hämoglobine als HbA_{Ia}, HbA_{Ib} und HbA_{Ic} bezeichnet.

Das HbA_{Ia} besteht aus zwei Komponenten, dem HbA_{Ia1} und dem HbA_{Ia2}. Sie werden alle unter der Bezeichung HbA1 zusammengefaßt (Tab. 1). Das HbA_{Ic} ist jene glykierte Variante, die beim Diabetes mellitus auf über das Doppelte der Norm erhöht sein kann und sich einfach nachweisen läßt. Glukose bindet sich nicht nur an β-Globinketten, sondern auch an die entsprechende N-terminale Aminogruppe des Valins der α-Globinkette. Weiterhin sind die α-Aminogruppen einiger Lysine der α- und β-Globinketten zur Zuckerbindung befähigt. Im Gegensatz zum HbA_{Ic} haben die anderen glykierten Hämoglobine, die etwa 5 % vom Gesamthämoglobin ausmachen, im Rahmen der Diabetikerbetreuung keine Bedeutung erlangt, weil sie sich nicht mit den üblichen chromatographischen und elektrophoretischen Methoden trennen lassen.

Das *HbA_{Ic}* ist das Produkt einer nicht-enzymatischen Proteinzuckerbindung, d. h. einer Anlagerung von Glukose an end- oder seitenständige NH_2-Grup-

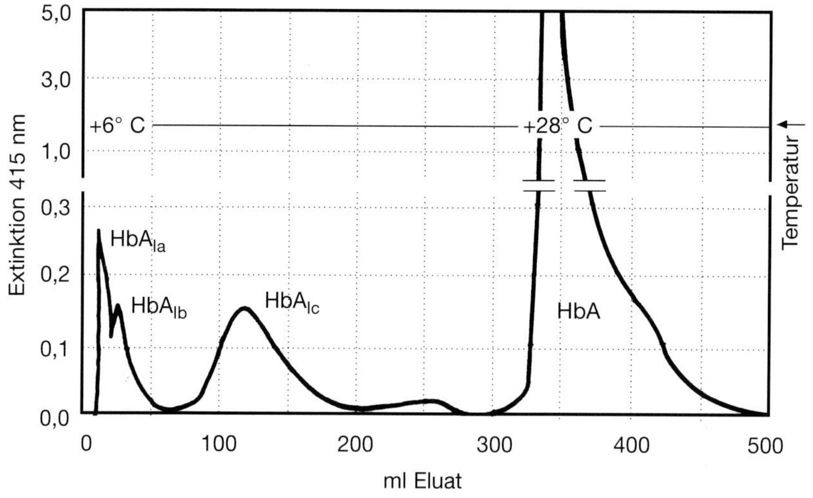

Abb. 14: Chromatographische Trennung modifizierter adulter Hämoglobine (HbA_{Ia} bis HbA_{Ie}) auf Amberlite IRP-64. Diese Methode findet zur quantitativen Bestimmung glykierter Hämoglobine keine Verwendung mehr. (Modifiziert nach Schnek, A.G., and W.A. Schroeder: J. Am. Chem. Soc. 83, 1472 (1961)).

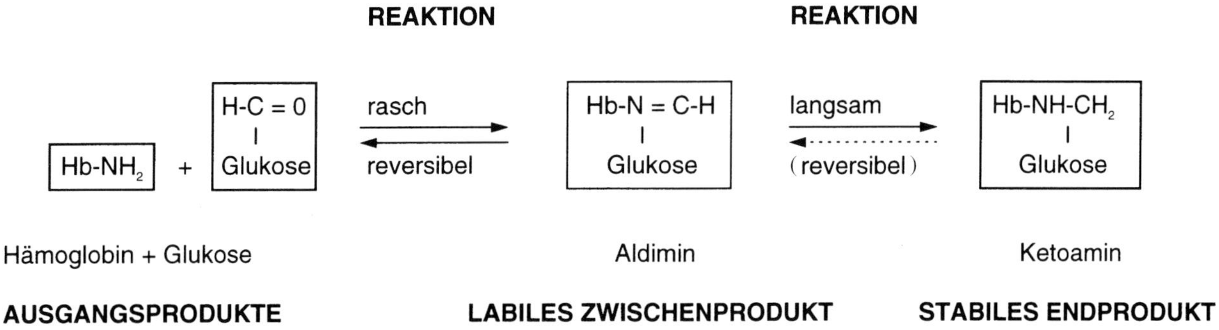

Abb. 15: Die Bildung von HbA_{Ic} (HbA1) aus Glukose und Hämoglobin. Erläuterung siehe Text.

pen von Proteinen. Die zeitabhängige Reaktion mit Bildung der stabilen Ketoaminform (Hb-NH-CH_2-Glukose) erfolgt in zwei Schritten. Der erste rasch gebildete Komplex ist das Aldimin oder die Schiff'sche Base (Hb-N = C-H-Glukose). Aus dieser Kombination kann die Glukose wieder abgekoppelt werden, wenn es sich um eine kurzfristige Blutzuckererhöhung handelt (Abb. 15). Der stabile Komplex, Ketoamin oder Amadori-Komplex genannt (Hb-NH-CH_2-Glukose), ist das Ergebnis einer konstanten Blutzuckererhöhung, die länger als zwölf Stunden besteht.

Der Gehalt an HbA_{Ic} im Erythrozyten ist auch mit dem Alter der Zellen korreliert. So findet man z. B. falsch erniedrigte Werte bei Patienten mit *hämolytischen Anämien* bzw. in der Regenerationsphase nach *Blutungsanämie.*

Die Erhöhung der HbA_{Ic}-Werte beim *Diabetes mellitus* ist relativ unabhängig von kurzfristigen Blutzuckerschwankungen. Sie zeigt aber eine gute Übereinstimmung mit den über mehrere Wochen und Monate durchschnittlich erhöhten Blutzuckerwerten, weil der Prozeß der Glykierung relativ langsam abläuft und praktisch nicht mehr reversibel ist (Abb. 15). In Ergänzung dazu ist die Bestimmung des *Fructosamins* ein wichtiger Parameter zur mittelfristigen Beurteilung der diabetischen Stoffwechsellage. Fructosamine sind glykierte Serumproteine.

Theoretisch interessant ist die Funktion des HbA_{Ic}. Es hat eine ähnliche O_2-Affinität wie HbA, jedoch eine geringere Reaktivität mit 2,3-DPG aufgrund der Blockierung der N-terminalen Aminosäuren, die eine der Bindungsstellen für 2,3-DPG darstellen (siehe Seite 32). Damit ist für das HbA_{Ic} die Möglichkeit der Verbesserung der O_2-Abgabe über den 2,3-DPG-Mechanismus erheblich eingeschränkt. Klinisch hat das aber keine Bedeutung, selbst nicht bei hohen HbA_{Ic}-Werten, wie sie beim Diabetes mellitus vorkommen.

Aufgrund der Anlagerung von Zuckermolekülen (Tab. 1) an die NH_2-Gruppe des N-terminalen Valins der β-Kette besitzt dieser Komplex mehr negative Ladungen als HbA. Dadurch wird die chromatographische Trennung möglich. Das bedeutet aber auch, daß alle Hämoglobine mit gleicher Ladung wie HbA_{Ic} bei der quantitativen säulenchromatographischen Bestimmung zusammen mit HbA1 eluiert werden und somit erhöhte Werte vortäuschen. Das ist besonders bei Patienten mit HbF-Vermehrung zu berücksichtigen und betrifft einige bereits bekannte schnell wandernde anomale Hämoglobine, wie z. B. HbI, HbK oder HbH. Es wurden aber auch im Zusammenhang mit der HbA1 Bestimmung einige neue anomale Varianten zufällig entdeckt (Tab. 5).

Die exakte *quantitative Bestimmung* der glykierten Hämoglobine mit chromatographischen, elektrophoretischen oder kolorimetrischen Verfahren wird durch verschiedene Faktoren (Tab. 6) beeinflußt. Nachteile bei den kolorimetrischen Methoden liegen in der Schwierigkeit einer exakten Eichung.

Tabelle 5: Anomale Hämoglobine, die falsch erhöhte HbA1-Werte vortäuschen und die zum Teil im Zusammenhang mit der HbA1-Bestimmung zufällig entdeckt wurden.

- HbH, HbN-Baltimore, HbI, HbK
- Hb Andrew-Minneapolis, Hb Cocody
- Hb Hafnia, Hb Helsinki, Hb Hijiyama
- Hb Hope, Hb Long Island-Marseille
- Hb Necker Enfants-Malades
- Hb Okoyama, Hb Pavia
- Hb Sauna, Hb Syracuse
- Hb Tonosho, Hb Turriff, Hb Vaana
- Hb Wayne, Hb Yusa
- Hb Himeji, HbJ (hohe glykierte Anteile)
- Hb South Florida, Hb Raleigh (β-NH_2 azetyliert)

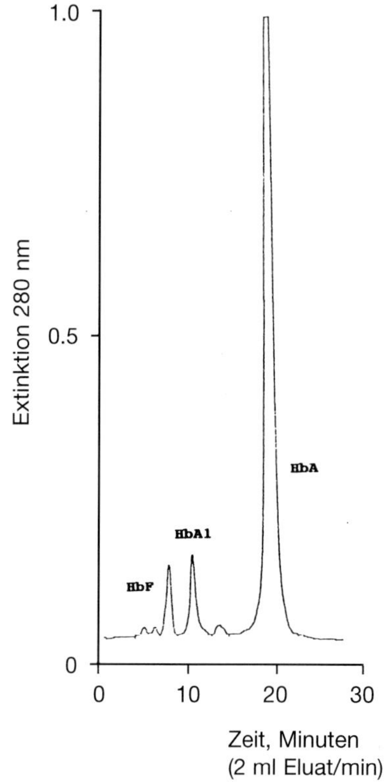

Abb. 16: Nachweis und quantitative Bestimmung von HbA1 (HbA_{Ic}) mittels FPLC System (Monobeads Kationenaustauscher, Mono S® HR 5/5, Pharmacia). Elutionsgeschwindigkeit: 2 ml/Minute. Beachte die exzellente Trennung von HbF und HbA1.

Immunologische Methoden haben wegen der Kreuzreaktivität mit HbA bisher keinen Eingang in die Diagnostik gefunden. HPLC-Verfahren werden als kaum anfällige, allerdings aufwendige Bestimmungsmethoden zunehmend eingesetzt (Abb. 16). Dafür stehen heute von der Industrie gelieferte fertige Systeme (Mono S® HR 5/5 Säulen) zur Verfügung. Ein grundsätzliches Problem liegt bei allen Methoden in der Verfügbarkeit eines stabilen und einheitlichen Referenzmaterials.

Andere modifizierte Hämoglobine

Es gibt eine Reihe von Stoffwechselmetaboliten, die in der Lage sind, kovalente Bindungen mit dem Hämoglobin einzugehen. So wird z. B. bei der Urämie ein erhöhter Anteil an *carbamyliertem Hämoglobin* gefunden. Das *Acetaldehyd-Hämoglobin* ist bei Alkoholikern erhöht. Eine weitere Modifikation ist das *acetylierte Hämoglobin.*

Die Acetylierung ist gebunden an bestimmte Strukturen des N-Terminus einer Polypeptidkette. Wenn sich an dieser Position die Aminosäuren Alanin, Serin oder Glycin befinden, ist die Anlagerung einer Acetylgruppe (Ac) möglich. Es gibt drei Hämoglobine, die azetylierte Polypeptidketten tragen: HbF_I (siehe Seite 41), die anomale Variante *Hb Raleigh* (β1 (NA 1) Val→Ac→Ala) (Tab. 5) und der Blutfarbstoff von *Katzen.* Die Acetylierung geht aufgrund der Blockierung der 2,3-DPG-Bindung an sich mit einer Erhöhung der O_2-Affinität einher. Eine Ausnahme bildet Hb Raleigh (siehe Seite 180). Bei der Acetylierung von Hämoglobin durch Acetylsalicylsäure erfolgt die Bindung an verschiedene Lysinreste der α- und β-Globinketten.

2.2 Fetale Hämoglobine

2.2.1 Strukturen

Das fetale Hämoglobin (*HbF*) setzt sich aus zwei α- und zwei γ-Globinketten zusammen ($\alpha_2\gamma_2$). Im Vergleich zum HbA sind somit die beiden β-Globinket-

Tabelle 6: Wichtige Störfaktoren bei der quantitativen HbA1-Bestimmung mittels Ionenaustauscher-Chromatographie.

Falsch erhöhte Werte	Falsch erniedrigte Werte
• Abusus von Alkohol und Azetylsalizylsäure • Harnstofferhöhung bei Niereninsuffizienz • Antibiotika vom β-Lactamtyp • Überalterte Blutproben, Methämoglobin • Erhöhte Triglyzeride • Eisenmangel, Bleivergiftung • HbF-Erhöhung jeder Art • Anomale Hämoglobine (Tab. 5)	• Blut mit junger Erythrozytenpopulation – hämolytische Anämie – Regenerationsphase nach Blutung • Leberzirrhose • Schwangerschaft (1. und 2. Trimenon) • Anomale Hämoglobine – HbS, HbC, HbE, HbD

ten durch γ-Globinketten ersetzt. Die γ-Globinketten sind strukturell heterogen (Tab.1).

Es gibt zwei genetisch determinierte γ-Globinketten, deren Gene eng gekoppelt innerhalb des β-Globingenkomplexes auf Chromosom 11 lokalisiert sind (Abb. 3). In der Primärstruktur unterscheiden sie sich durch jeweils eine Aminosäure. Bei der sogenannten $^{G}\gamma$-Globinkette ist die Position γ136 mit einem Glycin und bei der $^{A}\gamma$-Globinkette mit einem Alanin besetzt. Das quantitative Verhältnis von $^{G}\gamma$:$^{A}\gamma$ beträgt pränatal etwa 75:25 und verändert sich im Laufe der ersten zehn Lebensmonate auf den Erwachsenenwert von 40:60. Auch von den zahlreichen anomalen Mutanten der $^{A}\gamma$- und $^{G}\gamma$- Globingene werden die jeweiligen γ-Globinketten in unterschiedlichen Mengen synthetisiert (siehe Seite 176). Eine dritte normale Variante ist durch Differenzen an Position 75 der $^{A}\gamma$-Globinkette charakterisiert. Hier findet sich anstelle des Isoleucins (= $^{A}\gamma^{I}$-Globinkette) ein Threonin (= $^{A}\gamma^{T}$-Globinkette). Diese $^{A}\gamma^{T}$-Globinkette kommt in den verschiedenen ethnischen Gruppen mit unterschiedlicher Frequenz vor. Man findet die Variante bei 30 – 60 % der Neugeborenen der weißen Rasse, bei Schwarzen liegt die Frequenz bei 20 %. Auch der prozentuale Anteil am gesamten fetalen Hämoglobin variiert erheblich (10 – 20 %) bei Angehörigen verschiedener ethnischer Gruppen. Diese strukturelle γ^{T}-Variante wurde zunächst den anomalen fetalen Varianten mit der Bezeichnung HbF Sardinia zugeordnet (siehe Seite 177). Heute kann als sicher gelten, daß es sich bei dem γ^{T}-Globingen um ein Allel des $^{A}\gamma$-Globingens handelt.

Posttranslationale Modifikationen existieren in Form *acetylierter* und *glykierter* Varianten. Etwa 10 – 15 % der γ-Globinketten tragen am N-Terminus eine Azetylgruppe, die restlichen 85 – 90 % sind nicht azetyliert. Beide Komponenten wurden zuerst chromatographisch auf CM-Zellulose getrennt. Ihre Benennung erfolgte entsprechend der Reihenfolge der Trennung in diesem System, wobei zuerst die acetylierte Minorkomponente HbF_{I} und dann die Hauptkomponente HbF_{II} eluiert wird. Bei der DEAE-Sephadex Chromatographie erfolgt die Elution in umgekehrter Reihenfolge (Abb. 17).

Die Bildung der *glykierten* HbF-Modifikationen (HbF_{1a1} = HbF_{1a2} und HbF_{1b} = HbF1) unterliegt den gleichen Bedingungen wie die von HbA1. Die Minorkomponente HbF_{1c} enthält überwiegend acetyliertes und nur einen geringen Anteil an glykiertem Hämoglobin (Tab. 1). Acetylierung und Glykierung sind Modifikationen, die erst nach vollendeter Synthese der Polypeptidketten stattfinden (siehe Seite 38).

In der Primärstruktur bestehen große Homologien zur β-Globinkette. Beide unterscheiden sich nur in 39 von 146 Aminosäuren. Die wenigen Unterschiede bedingen aber deutliche vom HbA abweichende physikalische und funktionelle Eigenschaften, die sowohl für den Nachweis von HbF, als auch für seine

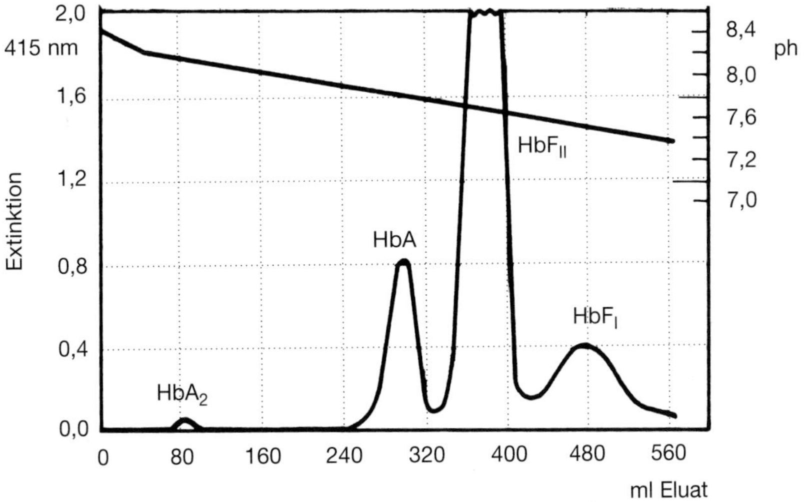

Abb. 17: Chromatographische Trennung der Komponenten des Hämoglobins aus Nabelschnurblut auf DEAE-Sephadex, pH-Gradient 8,4 → 7,4, Tris-HCl-Puffer.

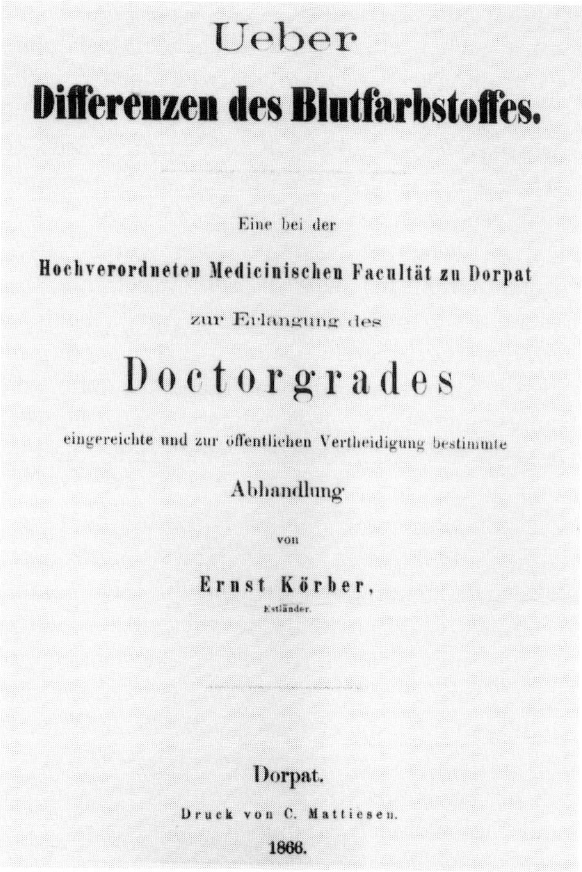

Ueber

Differenzen des Blutfarbstoffes.

Eine bei der

Hochverordneten Medicinischen Facultät zu Dorpat

zur Erlangung des

Doctorgrades

eingereichte und zur öffentlichen Vertheidigung bestimmte

Abhandlung

von

Ernst Körber,

Estländer.

Dorpat.

Druck von C. Mattiesen.

1866.

Abb. 18: Titelseite der Dissertation von E. Körber, Dorpat (Estland) aus dem Jahre 1866.

Interaktion mit anomalen Hämoglobinen eine klinische Bedeutung haben können. Da ist zunächst die größere *Alkalistabilität* zu nennen, die wahrscheinlich auf die Substitution von vier Aminosäuren an den $\alpha 1\gamma 1$-Kontaktflächen zurückzuführen ist. Die daraus resultierende Resistenz gegenüber Alkali wurde zu einer wichtigen Nachweismethode entwikkelt (siehe unten). Weiterhin besitzt HbF im Vergleich zu HbA eine geringere *Löslichkeit* in der reduzierten Form. Diese Eigenschaft übt einen hemmenden Einfluß auf die Polymerisation von HbS aus, wenn beide Hämoglobine zusammen im Erythrozyten vorkommen. Die damit verbundene geringere Neigung zur *Sichelzellbildung* hat einen günstigen Effekt auf die klinische Ausprägung der Sichelzellkrankheit (siehe Seite 84 u. 111).

Die verminderte Interaktion von HbF mit 2,3-DPG und die dadurch verursachte erhöhte O_2-Affinität ist dadurch bedingt, daß sich in der Position γ143 ein Serinrest befindet im Vergleich zum Histidin in der Position 143 der β-Globinkette. Zusätzlich ist die Bindung von 2,3-DPG an die N-terminalen Aminosäuren der γ-Globinketten durch die Azetylierung in HbF_I deutlich verringert.

2.2.2 Nachweis des fetalen Hämoglobins

Nachweis und *quantitative* Bestimmungen des fetalen Hämoglobins gelingen aufgrund der durch die Strukturen der γ-Globinketten gegebenen Eigenschaften. Die bekannteste Methode ist die *Alkalidenaturierung*, die auf der höheren Alkaliresistenz vom fetalen Hämoglobin im Vergleich zu den adulten Hämoglobinen beruht. Dieses Phänomen wurde erstmals 1866 von Körber in Dorpat, Estland beschrieben (Abb. 18).

Die biochemische Grundlage dafür ergibt sich aus den strukturellen Unterschieden an den Grenzflächen der $\alpha\beta$- bzw. $\alpha\gamma$-Untereinheiten. Speziell sind daran die Positionen β112 Lys und β130 Tyr bzw. γ112 Thr und γ130 Trp beteiligt. Während die Bindungen der $\alpha\gamma$-Kontakte nicht durch Alkali angegriffen werden, unterliegen die entsprechenden $\alpha\beta$-Kontakte einer Hydrierung, so daß sie als Monomere denaturiert werden können. Die Alkalidenaturierung (siehe Seite 64) ist besonders für den genauen Nachweis von HbF in Konzentrationen zwischen 2 und 40 % geeignet.

Weiterhin gibt es *elektrophoretische* und *säulenchromatographische* (Abb. 17) sowie *immunologische* Nachweismethoden (siehe Seite 62). Für den immunologischen Nachweis von γ-Globinketten (HbF, Hb Bart's) stehen murine monoklonale Antikörper zur Verfügung. Die antigenen Determinanten scheinen im N-Terminus der γ-Globinkette lokalisiert zu sein, da der Antikörper das $\gamma\beta$-Hybrid Hb Kenya (siehe Seite 315) erkennt. Immunologische Nachweismethoden besitzen eine besondere Spezifität in Konzentrationsbereichen unter 2 % HbF, während die Chromatographie ihr Hauptanwendungsgebiet bei HbF-Werten über 40 % findet. Bei entsprechender Routine und präziser Durchführung ist die Alkalidenaturierung für den klinischen Gebrauch über alle Konzentrationsbereiche ausreichend.

Der *qualitative* Nachweis von HbF im Einzelerythrozyten auf dem Objektträger gelingt einfach mit der *Säureelutionsmethode* nach Kleihauer und Betke (Abb. 19). Diese Methode hat wesentlich dazu beige-

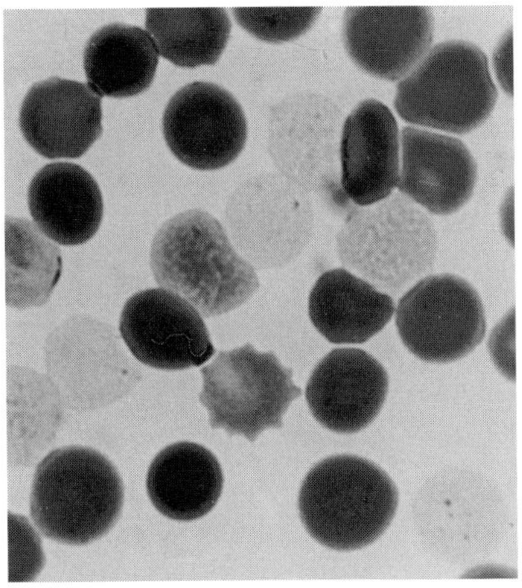
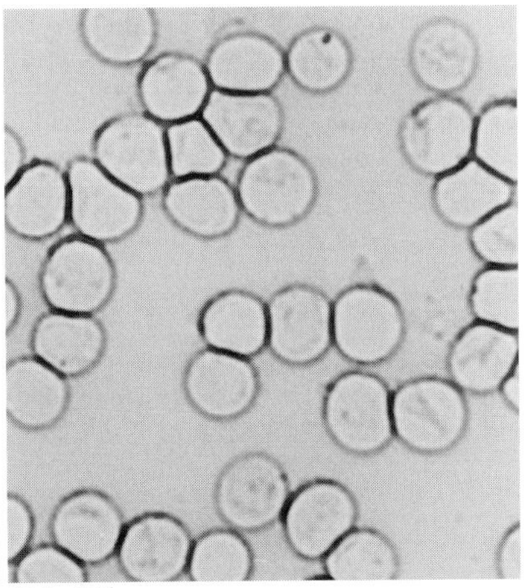
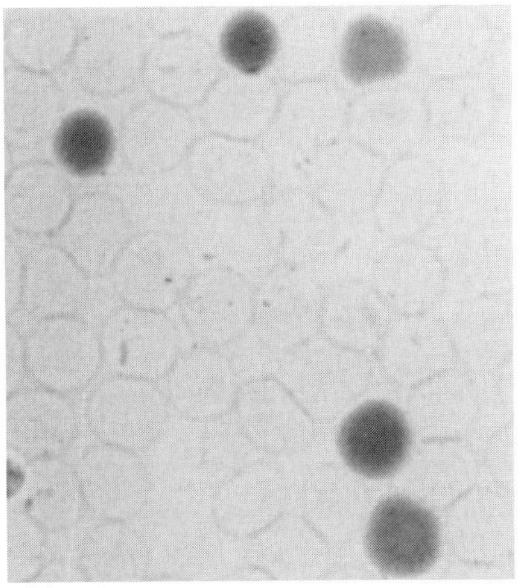

Abb. 19a **Abb. 19b** **Abb. 19c**

Abb. 19: Zytologischer Nachweis von fetalem Hämoglobin. **Abb. 19a:** Nabelschnurblut mit vorwiegend HbF-Zellen (gefüllte Erythrozyten) und einigen HbA-Zellen (leere Schatten) sowie „Übergangsformen" (HbAF-Zellen). **Abb. 19b:** Erwachsenenblut mit ausschließlich HbA-Zellen. **Abb. 19c:** HbF-Zellen im Blut der Mutter nach fetomaternaler Transfusion. Der geschätzte Blutverlust des Neugeborenen in den mütterlichen Kreislauf beträgt 110 ml.

tragen, die verschiedenen Verteilungsformen des fetalen Hämoglobins gerade bei der hereditären Persistenz von HbF näher zu charakterisieren (siehe Seite 316). Zudem ist die *HbF-Zellenmethode* die Basis für die Entwicklung der Anti-D-Prophylaxe gewesen. Eine Quantifizierung ist mit Hilfe von *fluoreszierenden Anti-HbF-Antikörpern* möglich.

Als besondere spektrale Eigenschaft, mit der ein qualitativer Nachweis möglich ist, haben die γ-Globinketten eine sogenannte *Tryptophanbande* (Abb. 20). Sie besteht in einer verstärkten Absorptionsbande mit Schulterbildung im UV-Bereich mit einem Maximum bei 289,9 nm. Sie ist bedingt durch ein zusätzliches Trytophan in Position 130 der γ-Globinkette (γ130 Trp).

2.2.3 Normalwerte für fetales Hämoglobin

Die Normalwerte für HbF liegen bei gesunden Erwachsenen und Kindern über einem Jahr in der Regel unter 0,5 % vom Gesamtfarbstoff (Tab. 7). Angaben über die pränatale und postnatale Entwicklung der quantitativen HbF-Synthese finden sich in Tabelle 8.

Bei der Beurteilung der Normalwerte ist die zum Nachweis verwendete Methode zu beachten (siehe Seite 36). Mit der Alkalidenaturierung werden besonders im Bereich hoher HbF-Werte niedrigere prozentuale Anteile gefunden als mit der Säulenchroma-

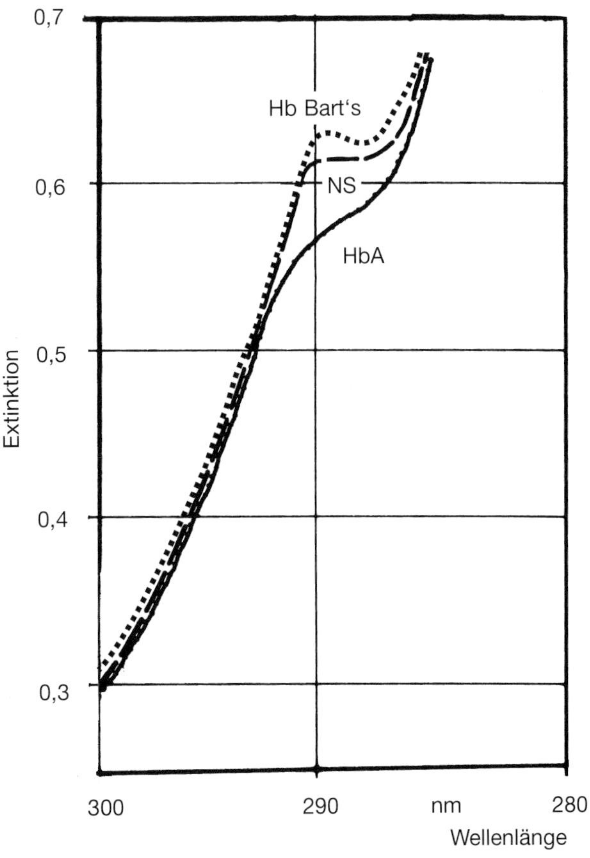

Abb. 20: UV-Spektren mit Darstellung der Tryptophanbande (Schulterbildung bei 289,9 nm) von Hb Bart's (γ_4) im Vergleich zum Nabelschnurblut (NS) mit vorwiegend HbF ($\alpha_2\gamma_2$) und zum Erwachsenenblut (HbA) mit weniger als 1 % HbF.

Tabelle 7: Normalbereich der prozentualen Anteile von HbF, HbA und HbA_2 bei Neugeborenen, Säuglingen und Erwachsenen. Methode: DEAE-Sephadex-Chromatographie.

	Reife Neugeborene	Säuglinge 6 Monate alt	Erwachsene
HbF ($\alpha_2\gamma_2$)	80,8–87,6	0,4–5,6	0,7–1,3
HbA ($\alpha_2\beta_2$)	12,2–18,6	92,8–97,2	96,1–96,6
HbA_2 ($\alpha_2\delta_2$)	0,19–0,60	1,6–2,4	2,08–3,17

Tabelle 8: Zusammenstellung der normalen Hämoglobintypen des Menschen mit Angabe der Strukturformel und der quantitativen Anteile während der prä- und postnatalen Entwicklung.

Entwicklungsalter	Hämoglobin	Anteil am Gesamt-Hb %	Struktur	Hämoglobintyp
1. – 2. Lunarmonat*	Hb Gower 1	20	$\zeta_2\varepsilon_2$	embryonal
	Hb Gower 2	15	$\alpha_2\varepsilon_2$	embryonal
	Hb Portland 1	10	$\zeta_2\gamma_2$	embryonal
	HbF	50	$\alpha_2\gamma_2$	fetal
	HbA	5	$\alpha_2\beta_2$	adult
3. Lunarmonat	HbF	92–90	$\alpha_2\gamma_2$	fetal
	HbA	8–10	$\alpha_2\beta_2$	adult
Neugeborene (reif)**	HbF	81,7 ± 4,2	$\alpha_2\gamma_2$	fetal
	HbA	17,7 ± 4,6	$\alpha_2\beta_2$	adult
	HbA_2	0,25 ± 0,20	$\alpha_2\delta_2$	adult
Erwachsene	HbA	97	$\alpha_2\beta_2$	adult
	HbA_2	2,5	$\alpha_2\delta_2$	adult
	HbF	0,5	$\alpha_2\gamma_2$	fetal

* Es handelt sich um Annäherungswerte ermittelt aus Literaturdaten und eigenen Untersuchungen
** Chromatographisch ermittelte Werte

tographie. Dies wird aus dem Vergleich der Daten in den Tabellen 7 bis 9 deutlich. Quantitative Daten zu den HbF-Zellen finden sich in Tabelle 9. Spiegelbildlich zur HbF-Synthese verändert sich die HbA-Synthese, wobei die vom Gestationsalter abhängigen Entwicklungen zu berücksichtigen sind (Abb. 21).

2.2.4 Diagnostische Bedeutung des fetalen Hämoglobins

Bei zahlreichen hereditären und erworbenen hämatologischen Erkrankungen ist das fetale Hämoglobin über die Norm erhöht (Tab. 10). Unter den *hereditären* Erkrankungen ist die quantitative Bestimmung von HbF notwendig für die Diagnostik und Differenzierung der verschiedenen Formen der *β-Thalassämien* und der *hereditären Persistenz* des *fetalen Hämoglobins*. Das gilt mit Einschränkungen auch für die Differenzierung und die Beurteilung der unterschiedlichen phänotypischen Expression der *Sichelzellkrankheit* in verschiedenen ethnischen Gruppen (siehe Seite 111). Weiterhin kann das fetale Hämoglobin bei anderen anomalen Hämoglobinen, aber auch bei hereditären Defekten der Membran und der Enzyme der Erythrozyten erhöht sein, wenn damit jeweils eine hämolytische Anämie vergesellschaftet ist.

Eine *sekundäre* HbF-Erhöhung ist zwar ein unspezifisches „Begleitphänomen", aber immer Ausdruck einer kranken Hämatopoese. Wenn dabei auch die diagnostische Bedeutung begrenzt ist, so sollten erhöhte HbF-Werte immer Anlaß zu einer intensiven ätiologischen Klärung sein. Fast regelmäßig findet man höhere HbF-Werte bei der *Fanconi-Anämie*, seltener und in niedrigerer Konzentration bei der schweren erworbenen *aplastischen Anämie*. Bei der juvenilen Form der *chronischen myeloischen Leukämie* sowie bei der *Erythroleukämie* kommen HbF-

Tabelle 9: Zusammenstellung der mit der Alkalidenaturierung ermittelten Werte des fetalen Hämoglobins in den ersten zwölf Lebensmonaten. Der Vergleich mit den Tabellen 7 und 8 macht die methodischen Unterschiede deutlich. Außerdem sind in dieser Tabelle die HbF-Zellenwerte (%) in den verschiedenen Altersgruppen aufgeführt.

	Fetales Hämoglobin		HbF-Zellen	
Alter	HbF %	± SD	%	± SD
1 Woche	58,7	6,2	88	6
2 Wochen	58,8	4,7	88	9
3 Wochen	50,5	9,1	68	10
4 Wochen	45,3	8,6	68	14
6 Wochen	38,1	8,4	47	17
8 Wochen	30,3	6,8	46	16
10 Wochen	22,1	8,1	27	16
12 Wochen	14,4	6,7	13	13
14 Wochen	9,6	4,9	12	9
16 Wochen	9,0	2,4	9	6
18 Wochen	6,0	4,5	7	8
20 Wochen	5,5	4,9	6	7
22 Wochen	4,0	3,2	3	2
24 Wochen	3,0	2,6	3	2
7 Monate	1,9	2,9	1	2
8 Monate	1,3	0,6	1	0
10 Monate	1,0	1,1	1	0
12 Monate	1,0	0,3	0	0

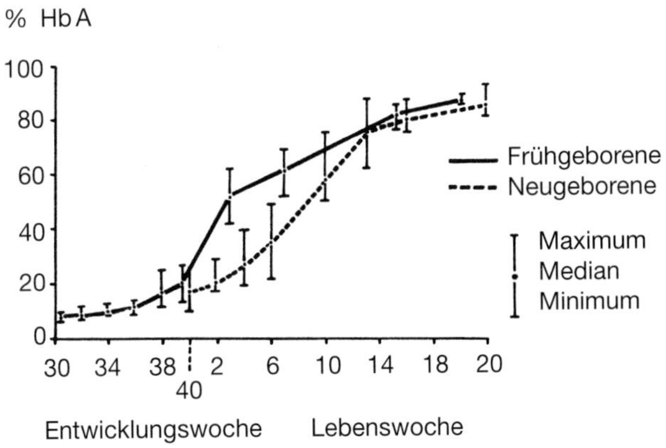

Abb. 21: Vergleich der Entwicklung der HbA-Synthese bei Frühgeborenen und reifen Neugeborenen von der 30. Gestationswoche bis zur 20. Lebenswoche. Die Meßpunkte bilden den Median aus jeweils mehr als zehn Einzelbestimmungen. (Methode: DEAE-Sephadex-Chromatographie). Der rasche HbA-Anstieg bei den Frühgeborenen findet folgende Erklärung: Zum Zeitpunkt der regelrechten Geburt (40. Schwangerschaftswoche) befinden sich Frühgeborene hämatologisch bereits am Ende der Trimenonreduktion. Mit der danach verstärkt einsetzenden Hämatopoese wird überwiegend HbA gebildet. Diese Situation tritt bei reifen Neugeborenen um die 8. Lebenswoche ein.

Erhöhungen bis zu 70 % ziemlich regelmäßig vor, während leichte bis mäßige HbF-Erhöhungen bei den übrigen Leukämieformen eher selten sind. Schließlich gibt es Reaktivierungen der HbF-Synthese unter zytostatischer Therapie, unter Gaben von GM-CSF, sowie in der Regenerationsphase nach Knochenmarktransplantation. Die medikamentöse Induktion der HbF-Synthese erlangt im Zusammenhang mit experimentellen Therapieansätzen bei der Sichelzellanämie und der β-Thalassämie eine Bedeutung (siehe Seite 148 und 296).

Die sehr unterschiedliche intrazelluläre Verteilung des fetalen Hämoglobins kann mit *zytologischen Methoden* (Säureelution, Immunfluoreszenz) mikroskopisch sichtbar gemacht werden (siehe Seite 43).

Tabelle 10: HbF-Erhöhung bei verschiedenen Erkrankungen

Defekte Hämoglobinsynthese	
• Thalassämiesyndrome (β- und δβ-Thal)	Variabel je nach Art und Schwere des genetischen Defektes
• Hereditäre Persistenz von HbF	Variabel je nach Typ
• Hämoglobinopathien (z.B. HbS)	Variabel, abhängig von Homozygotie oder Heterozygotie oder Kombination mit β-Thalassämien oder HPFH-Mutationen
Verschiedene erworbene und hereditäre Blutkrankheiten	
• Fanconi-Anämie • Erythroleukämie • juvenile Form der CML • PNH	Variabel, von 2% bis 85%
• Blasenmole • Aplastische Anämie • Myelodysplasie-syndrom • Myelofibrose • Polycythaemia vera • Osteopetrose • Hodentumoren • Bronchialkarzinom • Hepatomegalie • Thyreotoxikose	Variabel bis 30 %
Zytostatische Therapie	

2.3 Embryonale Hämoglobine

Embryonale Hämoglobine weisen untereinander und im Vergleich zu HbF und HbA beträchtliche Strukturunterschiede auf. Die embryonalen Polypeptidketten werden im Rahmen der ontogenetischen Entwicklung zeitlich begrenzt während der Embryonal- und Fetalperioden synthetisiert (siehe Seite 25). Eine dieser Polypeptidketten ist die *Zetaglobinkette* (ζ), die als embryonale α-Globinkette eine entsprechende Funktion bei der Bildung embryonaler Heterotetramere hat. Minimale Mengen an ζ-Globinketten werden noch im Nabelschnurblut gesunder Neugeborener gefunden, dagegen nicht mehr beim hämatologisch gesunden Erwachsenen. Die embryonale Nicht-α-Globinkette wird als *ε-Globinkette* bezeichnet. Sie wird nur während der ersten 20 Gestationswochen synthetisiert. Zusammen mit der ζ-Globinkette bildet sie das Tetramer $\zeta_2\varepsilon_2$ = *Hb Gower 1.*

Die Kombination von Zetaglobin- und Gammaglobinketten ($\zeta_2\gamma_2$) trägt die Bezeichnung *Hb Portland I*[1], während *Hb Gower 2* aus zwei α-Globinketten und zwei embryonalen ε-Globinketten besteht ($\alpha_2\varepsilon_2$).

Der elektrophoretische Nachweis von *Hb Gower 1* und *Hb Gower 2* ist aufgrund der typischen Wanderungsgeschwindigkeiten einfach. Beide wandern bei pH 8,6 langsamer als HbA_2 (Abb. 22). Für den spezifischen Nachweis von ε-Globinketten stehen monoklonale Antikörper zur Verfügung, die nicht mit HbA, HbF, HbA_2 oder ζ-Globinketten reagieren. *Hb Portland I* wandert geringgradig schneller als HbA und ist dadurch leicht zu übersehen (Abb. 103 Seite 227).

Funktionell zeichnen sich Hb Gower 1, Hb Gower 2 und Hb Portland I durch eine hohe Sauerstoffaffinität verbunden mit einem hohen Maß an Kooperativität aus. Geprüft wurden diese Eigenschaften an Hämoglobin-Lösungen im Vergleich zu einer gleichen Präparation adulten Hämoglobins.

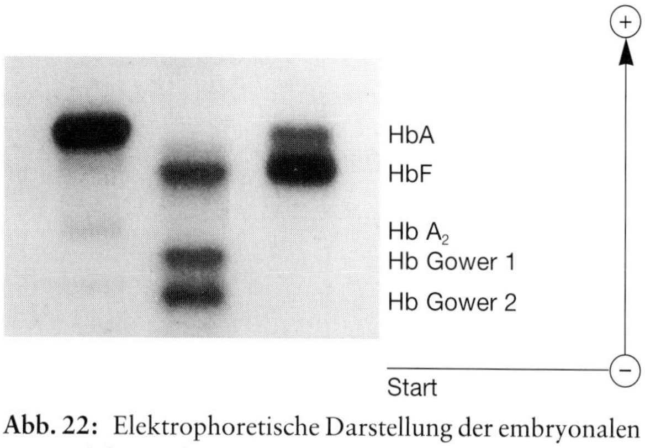

Abb. 22: Elektrophoretische Darstellung der embryonalen Hämoglobine Hb Gower 1 und Hb Gower 2 bei einem 38 mm langen Feten (Mitte). Im Vergleich dazu die Hämoglobintypen des Erwachsenen (Links) und Neugeborenen (Rechts). Elektrophorese: Stärkekegel, pH 8,6.

[1] Es gibt eine anomale Variante Hb Portland II mit der Strukturformel $\zeta_2\beta_2$. Sie wird nur bei der homozygoten α^0-Thalassämie synthetisiert (Abb. 103)

2.4 Ontogenese der Hämoglobine

2.4.1 Intrauterine Periode

Etwa 14 Tage post conceptionem beginnt die Synthese von ζ- und ε-Globinketten mit der Bildung von *Hb Gower 1* ($\zeta_2\varepsilon_2$) in den Megaloblasten der Blutinseln auf dem Dottersack (Abb. 23). Ab der 5. bis 7. Gestationswoche wird die Produktion von ζ- und ε-Globinketten zunehmend durch die Synthese von α- und γ-Globinketten ersetzt. Es treten jetzt die Hämoglobine *Hb Portland I* ($\zeta_2\gamma_2$) und HbF ($\alpha_2\gamma_2$) in Erscheinung. In der 7. Gestationswoche beträgt der Anteil an *HbF* bereits 50 % des Gesamtblutfarbstoffs.

Nach der 20. Schwangerschaftswoche werden praktisch keine ε-Globinketten mehr synthetisiert. Die Bildung von ζ-Globinketten kann bis in das Neugeborenenalter persistieren, und zwar bei einer homzygoten *α^0-Thalassämie*, d. h., wenn vier α-Globingene deletiert sind (siehe Seite 227). Die Produktion der β-Globinketten, d. h. von HbA beginnt ab der 6. Gestationswoche. Quantitativ nimmt das HbA bis zur 30. Schwangerschaftswoche nur relativ langsam zu. Sein Anteil beträgt zu diesem Zeitpunkt etwa 10 – 15 % (Abb. 21). Erst gegen Ende der termingerechten Schwangerschaft erfolgt dann rasch zunehmend der Wechsel in der Synthese von HbF ($\alpha_2\gamma_2$) nach HbA ($\alpha_2\beta_2$). Die Produktion der δ-Globinketten ($HbA_2 = \alpha_2\delta_2$) setzt erst ab der 34. – 35. Schwangerschaftswoche ein (Abb. 24).

Mit dem Wechsel der Blutbildungsperioden geht auch eine Änderung der Morphologie der Erythrozyten einher. Nach den Megaloblasten (*Dottersackperiode*) folgen zunächst die Megalozyten (*hepato-lienale Periode*) und dann die makrozytären Erythrozyten (*medulläre Periode*) der Perinatalzeit. Es bestehen

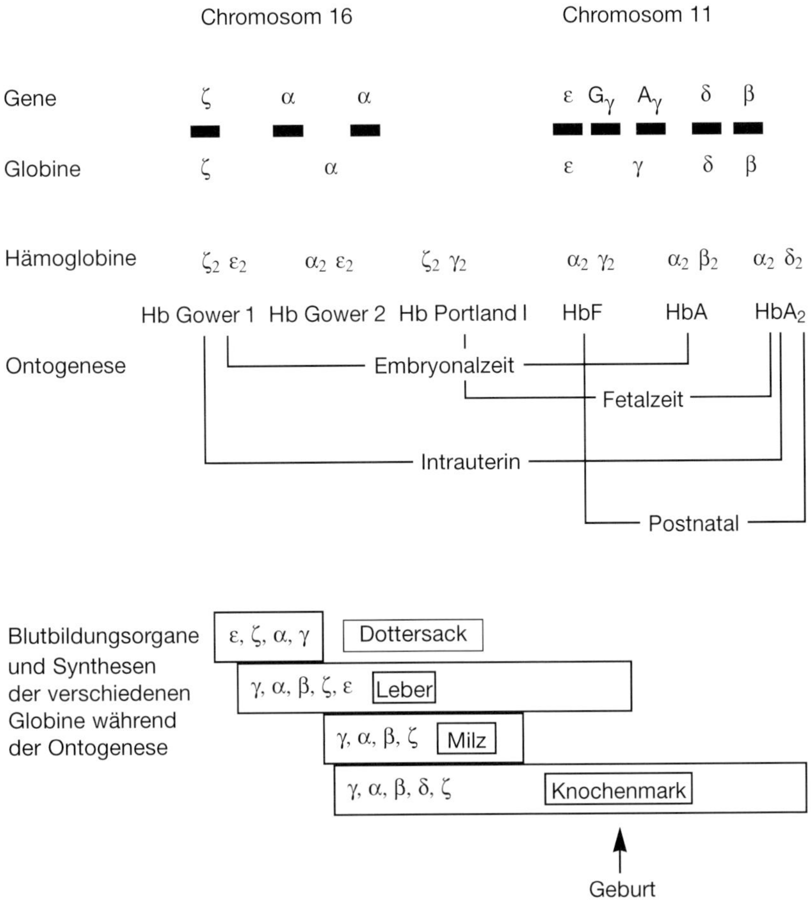

Abb. 23: Ontogenetische Entwicklung von Globinketten und Hämoglobinen sowie ihre Beziehungen zu den Blutbildungsorganen. Die Reihenfolge der bei den Blutbildungsorganen aufgeführten Globinketten entspricht dem ontogenetischen Ablauf und den Syntheseraten. Einzelheiten siehe Text.

keine direkten Beziehungen zwischen dem Ort der Blutbildung, der Erythrozytenmorphologie und dem Typ des gebildeten Hämoglobins. So können rote Vorstufen der Leberhämatopoese ebenso embryonale Hämoglobine synthetisieren, wie die Megaloblasten der Dottersackhämatopoese. Andererseits sind Leber- und Knochenmarkerythropoese in der Lage, sowohl HbF als auch HbA zu bilden (Abb. 23).

2.4.2 Perinatale Periode

Zum Zeitpunkt der Geburt besteht der Blutfarbstoff überwiegend aus fetalem Hämoglobin (70 – 90 %), abhängig vom Gestationsalter bzw. der Reife des Neugeborenen. Danach kommt es zu einem raschen Anstieg von HbA und HbA_2. Während der HbA_2-Anteil bereits im 4. – 5. postnatalen Monat Erwachsenenwerte erreicht, ist die Umschaltung von HbF (γ-Globinkettensynthese) nach HbA (β-Globinkettensynthese) erst nach dem *6. Lebensmonat* abgeschlossen. Auch die postnatalen Veränderungen sind abhängig von der Reife des Kindes und zeigen bei Frühgeborenen einen anderen Verlauf als bei reif geborenen Kindern (Abb. 21). Die quantitativen Verhältnisse sind in den Tabellen 7 und 8 dargestellt.

2.4.3 Mechanismen des Hämoglobinschaltens

Die molekulargenetischen Mechanismen des Hämoglobinschaltens während der Embryonal-, Fetal- und Perinatalzeit werden einerseits durch regulative

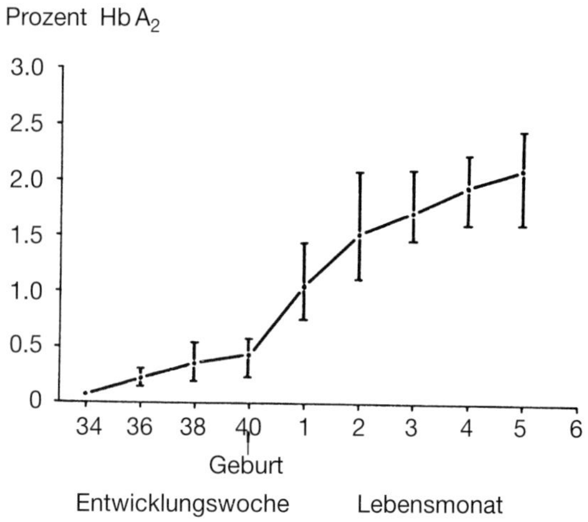

Abb. 24: Entwicklung der HbA_2-Synthese ab der 34. Gestationswoche bis zum 6. postpartalen Lebensmonat. Die Meßpunkte bilden den Median aus jeweils mehr als zehn Einzelbestimmungen. Methode: DEAE-Sephadex-Chromatographie.

DNA-Sequenzen in der Nähe der Globingene, andererseits durch DNA-bindende Proteine in den hämatopoetischen Zellen vermittelt. Sowohl der γ- als auch der β-Globingenlokus und wahrscheinlich auch der ε-Globinlokus werden von einer übergeordneten Kontrollregion auf deren 5' Seite gesteuert (Abb. 25). Diese sogenannte *Lokus-Kontroll-Region* (*LCR*) fördert die Aktivität der unmittelbar für die Höhe der Genexpression verantwortlichen Promotoren der embryonalen, fetalen und adulten Globingene. Wahrscheinlich wird die Auswahl der jeweils aktivierten Promotoren einmal durch ihre unterschiedliche Distanz zur LCR, durch Modifikationen der Promotoren im Verlauf der Ontogenese und durch ein biochemisches Konkurrenzverhältnis untereinander bestimmt.

Für die entwicklungsbedingten Regulationen der embryonalen Globingene wird zusätzlich ein autonomer Mechanismus über sogenannte *Silencer* angenommen, die nicht dem Einfluß der Lokus-Kontroll-Region unterliegen. Im Verlauf der Ontogenese wird dabei zunächst das am nächsten an der LCR liegende embryonale Gen aktiviert. Durch Bindung inhibierender Proteine an negative Steuerelemente dieses Gens gelangen dann die fetalen Gene zur Expression, die in der Perinatalzeit von den adulten Genen abgelöst werden. Allerdings handelt es sich bei diesen Inhibitionen nicht um totale Auslöschungsphänomene, sondern um Verschiebungen des biochemischen Konkurrenzverhältnisses der Promotoren um den LCR-Effekt. Klinisch wird dies bei der hereditären Persistenz fetalen Hämoglobins (HPFH) deutlich (siehe Seite 316). Hier können Deletionen des adulten Konkurrenten oder aktivierende Mutationen der fetalen Promotoren zur postnatalen Synthese von fetalen Globinketten führen.

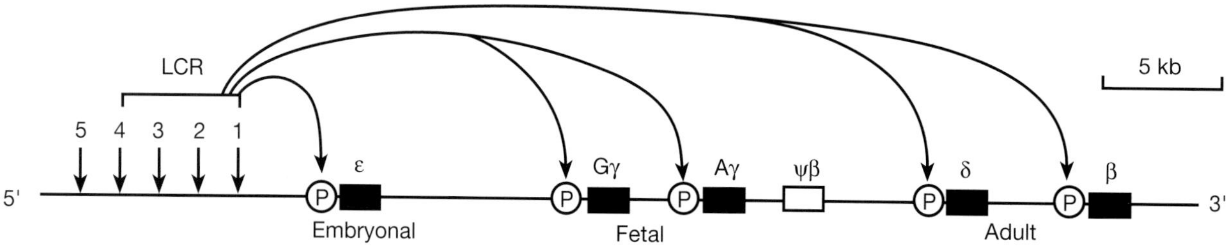

Abb. 25 Schematische Darstellung der Regulation der Umschaltung der menschlichen Hämoglobinsynthese. Auf der 5' Seite des β-Globingens befinden sich fünf definierte DNase-I-hypersensitive Stellen (HS 1 – 5), von denen HS 1 – 4 als Lokus-Kontroll-Region (LCR) bezeichnet werden. Hinweise zur funktionellen Bedeutung finden sich auf Seite 244 und 317. Die zeitlich gestaffelte Genexpression während der ontogenetischen Entwicklung der Hämoglobine wird von der Wechselwirkung zwischen den lokalen Promotoren P und der Lokus-Kontroll-Region sowie der aktiven Abschaltung durch Silencer-Elemente reguliert. Während der fetalen Phase konkurriert die fetale Funktionseinheit effektiver um die LCR-Wirkung als die adulte Funktionseinheit, während sich dieses Verhältnis postnatal umkehrt. Durch das Konkurrenzverhältnis zwischen den fetalen und adulten Promotoren um die LCR-Wirkung kommt es zum perinatalen Schalten von der HbF- zur HbA- und HbA_2-Synthese. (Modifiziert nach Kulozik, A.E.: Habilitationsschrift Ulm 1993).

Teil B

Anomale Hämoglobine

3 Anomale Hämoglobine

– Klassifizierung, Vorkommen und Nachweismethoden –

3.1 Überblick

Anomale Hämoglobine verursachen nur dann eine Krankheit oder hämatologische Veränderungen, wenn der molekulare Defekt mit einer Störung der Funktion, der Löslichkeit, der Stabilität oder einer verminderten Synthese des Hämoglobinmoleküls einhergeht. So erklärt es sich, daß aus der großen Anzahl der Strukturvarianten nur wenige für die Klinik eine Bedeutung haben. Am häufigsten und klinisch auch am bedeutendsten sind die *Hämoglobine S, C* und *E*. Daneben gibt es seltenere Varianten, die einerseits definierte und klinisch relevante Krankheitsbilder erzeugen, andererseits aber auch wesentliche Einblicke in die Struktur- und Funktionsbeziehungen auf molekularer Ebene vermittelt haben. Klinik und Grundlagenforschung haben sich in der Erarbeitung der molekularen Pathologie des Hämoglobins in bewundernswerter Weise ergänzt.

3.2 Klassifizierung

3.2.1 Allgemeine Aspekte

Die molekularen Defekte des Hämoglobins lassen sich in drei große Gruppen unterteilen (Tab. 11). Neben den strukturellen Defekten, den *anomalen Hämoglobinen* im engeren Sinne, gibt es Störungen, die mit einer verminderten Synthese von normalen Globinketten einhergehen. Letztere werden den *Thalassämiesyndromen* zugeordnet. Eine so klare Abgrenzung ist jedoch nicht immer möglich. Es gibt Überschneidungen zwischen beiden Gruppen derart, daß eine strukturell anomale Variante vermindert synthetisiert wird und sich dann phänotypisch als Thalassämie manifestiert. Dazu gehören z. B. die *Fusionshämoglobine* (siehe Seite 311), aber auch Varianten mit extremer Globininstabilität. Letztere werden als *thalassämische Hämoglobinopathien* bezeichnet (siehe Seite 229 u. 324). Schließlich kennen wir Defekte auf der Ebene jener Regulationsmechanismen, die für die normale Umschaltung der Synthese von fetalem zu adultem Hämoglobin verantwortlich sind. Eine gut definierte Gruppe derartiger Störungen ist die *hereditäre Persistenz von fetalem Hämoglobin* (HPFH). Der molekulare Defekt rechtfertigt im weitesten Sinne eine Zuordnung zu den Thalassämiesyndromen (siehe Seite 316).

Anomale Hämoglobine im engeren Sinne sind durch eine Veränderung in der Aminosäurensequenz der betroffenen Globinkette gekennzeichnet. Ob derartige Abweichungen in der Primärstruktur auch Folgen für das strukturelle oder funktionelle Gefüge des gesamten Hämoglobinmoleküls haben, hängt sowohl vom Ort, als auch von der Art des Aminosäurenaustausches ab. So kann in der Reihenfolge eine ausgetauschte Aminosäure z. B. größer oder kleiner sein als die ursprünglich vorgesehene, sie kann eine andere Ladung oder auch eine andere Molekülstruktur haben. Führt die Veränderung in der vorgegebenen Sequenz zu Störungen der physikalischen und chemischen Bindungen zwischen benachbarten Polypeptidketten oder im Bereich der Hämregion, dann sind Beeinträchtigungen struktureller oder/und funktioneller Art zu erwarten.

Tabelle 11: Übersicht über die genetischen Defekte des Hämoglobinmoleküls.

Strukturvarianten
- Anomalien der α-, β-, γ- und δ-Globinketten
- Fusionshämoglobine in Form von δβ-, βδ- und γβ-Fusionen

Thalassämiesyndrome
- α-, β-, δβ-, γδβ-, γ- und δ-Thalassämien
- Thalassämische Hämoglobinopathien

Hereditäre Persistenz von HbF
- Verschiedene Varianten

3.2.2 Einteilung nach klinischen Gesichtspunkten

Für eine grobe klinische Klassifizierung können anomale Hämoglobine abhängig von den durch die Mutation veränderten oder nicht veränderten Eigenschaften und den daraus resultierenden Krankheitsfolgen in die beiden Gruppen der *harmlosen und krankmachenden Varianten* unterteilt werden. Insgesamt sind bis Ende 1994 gut 700 Strukturvarianten beschrieben worden. Die Liste der publizierten anomalen Varianten wird regelmäßig ergänzt und vom International Hemoglobin Information Center (IHIC) in der Zeitschrift Hemoglobin veröffentlicht.

Harmlose Varianten

In diese Gruppe gehören alle anomalen Hämoglobine, bei denen die Mutation keine funktionellen oder strukturellen Störungen auf molekularer Ebene verursacht und somit auch keine Krankheit zur Folge hat. Dies trifft für gut die Hälfte aller anomalen Varianten zu. Sie werden in der Regel zufällig entdeckt.

Tabelle 12: Klinische Klassifizierung der wichtigsten pathologischen Hämoglobine.

Varianten mit Aggregationsneigung
• Sichelzellhämoglobin
– Sichelzellkrankheit:
– Gefäßverschlußkrankheit mit chronischer hämolytischer Anämie
• Hämoglobin C
– Hämoglobin-C-Krankheit:
– Chronische hämolytische Anämie
Varianten mit Präzipitationsneigung
• Instabile Hämoglobine
– Hämolytische Innenkörperanämie mit Mesobilifuszinurie
Varianten mit gestörter Sauerstofftransportfunktion
• Varianten mit hoher 0_2-Affinität
– Familiäre Erythrozytose
• Varianten mit niedriger 0_2-Affinität
– Familiäre Zyanose
• Varianten mit pathologischem Methämoglobin
– Familiäre Zyanose
Varianten mit dem Phänotyp einer Thalassämie
• Varianten mit reduzierter Synthese
• Fusionsvarianten
• Varianten mit vorzeitiger oder verspäteter Termination der Synthese der Globinketten
• Hyperinstabile Varianten

Pathologische oder krankmachende Varianten

Die mit einer Dysfunktion einhergehenden anomalen Varianten lassen sich nach pathophysiologischen Kriterien in klar abgrenzbare Gruppen unterteilen (Tab. 12).

Varianten mit Aggregationsneigung

Kriterium dieser Varianten ist die *herabgesetzte Löslichkeit* des anomalen Blutfarbstoffs im Erythrozyten. Die Folge davon sind weniger flexible rote Blutzellen, die periphere Blutgefäße verstopfen und eine kürzere Lebenszeit haben. Im Mittelpunkt der klinischen Manifestation stehen Gefäßverschlußkrisen kombiniert mit einer chronischen hämolytischen Anämie. Dies ist das Charakteristikum der Sichelzellkrankheit. Dagegen nimmt die HbC-Krankheit einen wesentlich leichteren Verlauf.

Varianten mit Präzipitationsneigung

Diese Gruppe wird durch die sogenannten *instabilen Hämoglobine* repräsentiert. Der Blutfarbstoff denaturiert unter verschiedenen Bedingungen intraerythrozytär zu *Innenkörpern* (*Heinzkörper*). Die klinische Manifestation ist sehr variabel. Das klassische Krankheitsbild ist die *kongenitale hämolytische Innenkörperanämie* mit *Mesobilifuszinurie.* Beispiele sind *Hb Köln* (spontane Innenkörperbildung) und *Hb Zürich* (sulfonamidinduzierte Innenkörperbildung).

Varianten mit gestörter O_2-Transportfunktion

Bei diesen Varianten ist an spezifischen Positionen ein Aminosäurenaustausch erfolgt, der entweder die für eine normale Sauerstofftransportfunktion notwendigen intramolekularen Lageveränderungen der Globinuntereinheiten behindert oder der direkt die Globin-Häm-Kontakte betrifft. Die strukturellen Defekte bewirken drei verschiedene Funktionsstörungen:

- Erhöhung der Sauerstoffaffinität. Die klinische Manifestation dieser Varianten ist eine *Polyglobulie* (Erythrozytose).
- Erniedrigung der Sauerstoffaffinität. Die klinische Manifestation ist variabel. In ausgeprägten Fällen findet sich bei den betroffenen Patienten eine *Zyanose* oder evtl. eine *Anämie*.
- Beeinträchtigung der reversiblen Sauerstoffbindung durch ein pathologisches Methämoglobin. Der entsprechende molekulare Defekt wird durch die *HbM-Anomalien* repräsentiert. Die klinische Manifestation ist eine *Zyanose*.

Varianten mit dem Phänotyp einer Thalassämie

Zu dieser Gruppe gehören alle anomalen Hämoglobine, die entweder über eine verminderte Produktion oder über eine erhöhte Instabilität der betroffenen Globinketten phänotypisch das Krankheitsbild einer Thalassämie verursachen (siehe Seite 171, 217 und 324). Diese *thalassämischen Hämoglobinopathien* sind bezüglich der molekularen Defekte und der Pathophysiologie sehr heterogen. Ein typischer Vertreter wird z. B. von den *Hb-Lepore-Varianten* repräsentiert (siehe Seite 311), die als anomale δβ-Fusionsprodukte aufgrund der Kontrolle durch den δ-Globinpromotor reduziert synthetisiert werden. Auf dem betroffenen Chromosom ist das normale β-Globingen im Zusammenhang mit dem Fusionsereignis zerstört worden, so daß bei Homozygotie kein HbA gebildet wird.

Eine andere Gruppe von anomalen Varianten bilden *HbE* (β 26 (B8) Glu → Lys) und *Hb Knossos* (β 27 (B9) Ala → Ser). Durch diese Mutationen entsteht eine neue Spleißdonorstelle, so daß es zum falschen Spleißen und zu einer insgesamt verminderten β-Globinsynthese kommt, die aufgrund der Missensemutation darüber hinaus in ihrer Struktur auffällig ist. Ein weiterer Faktor für die Hypochromie bei der HbE-Anomalie und die erhöhte oxidative Denaturierbarkeit des anomalen Blutfarbstoffs ist die verminderte Neigung der anomalen β^E-Globinketten mit normalen α-Globinketten entsprechende Dimere ($\alpha\beta^E$) zu bilden.

Schließlich gibt es *extrem instabile Varianten* (siehe Seite 327), bei denen die anomale Globinkette aufgrund des Strukturdefektes entweder sofort nach Fertigstellung denaturiert oder nicht zur αβ-Dimerbildung befähigt ist. Aus dem Defizit und den Denaturierungsprodukten resultiert zusammen mit dem Überschußhämoglobin bereits bei Heterozygotie (*dominante Thalassämien*) eine schwere hypochrome und hämolytische Anämie.

Hereditäre Persistenz von fetalem Hämoglobin (HPFH)

Diese genetische Variante verursacht keine Krankheit, wird aber in diesem Zusammenhang erwähnt, weil sie das klinische Bild einer Hämoglobinopathie modifizieren kann. Die HPFH ist dadurch charakterisiert, daß die perinatale Umschaltung von HbF nach HbA ausbleibt oder unvollständig verläuft. Dabei persistiert die Produktion von *γ-Globinketten*. Die defizitäre Synthese von β-Globinketten wird durch die γ-Globinketten voll oder teilweise kompensiert, so daß kein oder weniger Überschußhämoglobin vorhanden ist, das eine erythrozytäre Störung im Sinne einer Thalassämie hervorrufen könnte. Da es sich um eine Synthesestörung der β-Globinketten handelt, wird dieser molekulare Defekt im Zusammenhang mit den Thalassämiesyndromen besprochen (siehe Seite 316).

3.2.3 Nomenklatur

Nach der Entdeckung des Sichelzellhämoglobins (*HbS*) erfolgte die Benennung neuer Varianten mit den Buchstaben des Alphabets. Als dieses nicht mehr ausreichte, wurden u. a. Städtenamen (z. B. *Hb Freiburg*), Hospitalnamen (z. B. *Hb Bart's*), Personennamen (z. B. *Hb Bibba*) oder exotische Namen (z. B. *Hb Aida*) zur Kennzeichnung herangezogen.

Zur wissenschaftlichen Charakterisierung bedient man sich der konkreten Kennzeichnung des molekularen Defektes in der normalen Polypeptidkette. Angegeben wird der mutierte Kettentyp, die Position der Veränderung in der Primärstruktur, die dort normalerweise vorhandene sowie die mutierte Aminosäure und die Position in den helikalen Abschnitten A bis H bzw. in den interhelikalen Bereichen (Abb. 5 Seite 26). Beispiele: Beim HbS ist in Position 6 der β-Globinkette ein Glutaminsäurerest (Glu) durch einen Valinrest (Val) ausgetauscht. Die Position β6 entspricht der dritten Position in der A-Helix (Abb. 5).

Die entsprechende Kennzeichnung ist:

- *HbS* = (β6 (A3) Glu → Val).

Andere Beispiele sind:

- *HbC* = (β6 (A3) Glu → Lys)
- *HbM Hyde Park* = (β92 (F8) His → Tyr)
- *Hb Freiburg* = (β23 (B5) Val → 0).

Das Zeichen 0 bedeutet eine Deletion.

Für die Unterscheidung von heterozygoten und homozygoten Anomalieträgern hat man sich auf folgende Nomenklaturen geeinigt:

Heterozygotie wird im angloamerikanischen Schrifttum als „*trait*" bezeichnet, z. B. sickle cell trait oder HbS trait. In der deutschen Sprache verwendet man dafür am besten die Begriffe „*heterozygot*" oder „*Anlage*", z. B. HbS-Heterozygotie oder HbS-Anlage. In einer abgekürzten Schreibweise ist die Angabe in Form von HbAS möglich.

Homozygotie erhält die Bezeichnung „*Krankheit*", z. B. Homozygotie für HbS ist Sichelzellkrankheit bzw. HbS-Krankheit oder abgekürzt HbSS. Wenn jedes Elternteil eine differente Strukturanomalie vererbt, dann spricht man von einer *gemischten Heterozygotie* (siehe Seite 71). Ein Beispiel dafür ist die HbSC-Krankheit. Die Kombination eines anomalen Hämoglobins mit einer Thalassämie, z. B. HbS und β-Thalassämie wird als HbS-β-Thalassämie bezeichnet.

Bei den α-anomalen Hämoglobinen ist zu berücksichtigen, daß die α-Globinkette Bestandteil aller normalen Hämoglobine ist (HbA: $\alpha_2\beta_2$, HbA_2: $\alpha_2\delta_2$, HbF: $\alpha_2\gamma_2$). Somit sind auch entsprechende α-Anomalien (α^x) von HbA ($\alpha_2{}^x\beta_2$), HbA_2 ($\alpha_2{}^x\delta_2$) und HbF ($\alpha_2{}^x\gamma_2$) zu erwarten, die bei der elektrophoretischen Diagnostik Schwierigkeiten bereiten können (siehe Seite 61). Die jeweilige Variante trägt den Namen der α-Anomalie.

3.3 Klinische Bedeutung der anomalen Globinketten

Entsprechend den aktiven Strukturen gibt es Anomalien der α-, β-, γ- und δ-Globinkette. Davon haben die γ- und δ-Anomalien im Erwachsenenalter eine geringe klinische Bedeutung. Klinische Symptome von Varianten der *γ-Globinkette* (HbF $\alpha_2\gamma_2$) sind aufgrund der entwicklungsbedingten Veränderungen der Hämoglobinsynthese nur während der Fetalperiode und den ersten Monaten nach der Geburt zu erwarten (siehe Seite 176). Die Anomalien der *δ-Globinkette* (HbA_2, $\alpha_2\delta_2$) verursachen deshalb keine Krankheit, weil ihr Anteil am Gesamtblutfarbstoff weniger als 3 % ausmacht (siehe Seite 175). Wenn auch über die klinische Bedeutung einer ε- bzw. α-anomalen Variante von Hb Gower 2 ($\alpha_2{}^x\varepsilon_2{}^x$) während der Embryonalzeit nichts bekannt ist, so wird sie als eine passagere Anomalie wie die entsprechenden Mutanten des fetalen Hämoglobins nur zeitlich begrenzt wirksam sein können.

Anomalien der *γ-Globinkette* ($\alpha_2\gamma_2{}^x$) und die fetalen Varianten der *α-Globinkette* ($\alpha_2{}^x\gamma_2$) verschwinden im Laufe der Säuglingsperiode entsprechend der Reduktion der γ-Globinkettensynthese. Später sind sie nur noch in Mengen von unter 0,5 % nachweisbar. Die *α-anomalen Varianten* erfahren quantitativ vom Zeitpunkt der Geburt keine grundsätzliche Veränderung, allerdings nimmt der α-anomale Teil des fetalen Hämoglobins ($\alpha_2{}^x\gamma_2$) in dem Maße ab, wie der α-anomale Teil des adulten Hämoglobins ($\alpha^x{}_2\beta_2$) zunimmt. Dagegen erfährt eine *β-Anomalie* eine absolute Zunahme des quantitativen Anteils an anomalem Hämoglobin in den ersten Monaten nach der Geburt entsprechend der Zunahme der β-Globinkettensynthese. Der Nachweis einer β-Anomalie ist allerdings schon in der Neugeborenenperiode ohne Schwierigkeiten möglich.

3.4 Populationsgenetik

3.4.1 Allgemeines

Es ist bekannt, daß die Frequenz von monogenen Erkrankungen in verschiedenen ethnischen Gruppen eine erhebliche Variation aufweist. Beispiele dafür sind u. a. die *zystische Fibrose* und die *Tay-Sachs'sche Erkrankung*. Die zystische Fibrose kommt in der Bevölkerung Nordeuropas in einer Häufigkeit von 0,4 – 0,5 auf 1 000 Geburten vor, während die Frequenz bei Afro-Amerikanern und Orientalen bei ca. 0,01 pro 1 000 Geburten liegt. Ein Vergleich mit der Tay-Sachs-Krankheit zeigt, daß diese unter den Ashkenazi Juden eine Häufigkeit von 0,17 – 0,4/1 000 Geburten auftritt im Vergleich zu 0,001 – 0,003/1 000 Geburten unter den Sephardischen Juden. Die Ursachen dafür sind nicht bekannt.

Dagegen gibt es für die hohen Frequenzen der auf der Welt häufigsten monogenen Erkrankungen, d. h. für den *Glukose-6-phosphatdehydrogenase-Mangel* (G-6-PD-Mangel), die *Sichelzellkrankheit* und die *Thalassämien* gute epidemiologische Daten dafür, daß die außergewöhnliche Häufigkeit in bestimmten ethnischen Gruppen auf einem Vorteil gegenüber *Malariainfektionen* beruht. Etwa 3 % der Weltbevölkerung sind Anlageträger einer der wichtigsten Hämoglobinkrankheiten.

Die hohen Frequenzen des Sichelzellgens in Endemiegebieten für Malaria finden ihre Erklärung in der relativen Resistenz von Sichelzellanlageträgern (HbAS) im Vergleich zu normalen Personen (HbAA) gegen *Plasmodium falciparum* in den ersten Lebensjahren. Die geringere Beeinträchtigung durch die Malaria ermöglicht den HbAS-Genträgern eine höhere Reproduktionsfähigkeit. Dagegen sind Patienten mit Sichelzellanämie (HbSS) einerseits durch die Grundkrankheit erheblich beeinträchtigt, andererseits ist die Infektionsmortalität durch Malaria in dieser Patientengruppe enorm hoch. Somit wird die Frequenz des HbS-Gens im Zusammenhang mit der Malariainfektion durch zwei Faktoren beeinflußt: Einerseits bleibt das HbS-Gen infolge der Vorteile der *Anlageträger* (HbAS) erhalten, andererseits kommt es zu Verlusten des HbS-Gens durch die hohe Mortalität infolge Infektionen und anderer Ursachen von *homozygot* (HbSS) erkrankten Patienten. Diese gegenläufigen Effekte bewirken einen sogenannten *balancierten Polymorphismus* (siehe Seite 80). Die selektiven Vorteile durch die Malariainfektion gelten auch für die Frequenzen und die geographische Verteilung der häufigen Varianten HbC, HbD und HbE, sowie für die Thalassämien und den G-6-PD-Mangel.

Eine wesentliche Bereicherung hat die Populationsgenetik durch die Untersuchungen über die Assoziation von Mutationen des β-Globingens mit Haplotypen von *DNA-Polymorphismen* (siehe Seite 112) erfahren. Einerseits konnte damit die genetische Vielfalt der Allele der Globingene analysiert werden, zum anderen gelang es, Fragen der Herkunft und Ausbreitung von Mutationen exakter zu beantworten, als das allein mit der Analyse des Hämoglobins und der damit verbundenen Krankheitsmanifestationen möglich war. So ergab beispielsweise die Bestimmung der Haplotypen, daß die HbE-Anomalie in Asien und Europa wahrscheinlich separat entstanden ist. Auch die Sichelzellmutation hat ihren Ursprung in verschiedenen geographischen Regionen. Allein in Afrika ist das *HbS-Gen* in verschiedenen Regionen mit drei häufigen Haplotypen assoziiert, dem *Benin-*, *Bantu-* und *Senegaltyp* (siehe Seite 113).

Tabelle 13: Häufigkeit von anomalen Hämoglobinen und Thalassämien in der Weltbevölkerung.

Art der Anomalie	**Geographische Verteilung**	**Zahl in Mill.**
Alpha- und Beta-Thalassämien	Asien	90
	Europa	5
	Andere Gebiete	3
HbS	Afrika	50
	Andere Gebiete	10
HbE	Südostasien	30–50
HbC	Westafrika	8–10

3.4.2 Hämoglobinanomalien in der Weltbevölkerung

Die annähernde Häufigkeit und die geographische Verteilung der wichtigen Hämoglobinopathien, d. h. der pathologischen Hämoglobine und der Thalassämien ist in Tabelle 13 zusammengestellt. Gleichzeitig muß daran erinnert werden, daß vielfach in den gleichen Regionen auch der *G-6-PD-Mangel* sehr häufig vorkommt. Allein von dieser Anomalie sind auf der Welt etwa 100 Millionen Menschen betroffen.

Die beiden anomalen Varianten *HbS* und *HbC* sowie die *Thalassämie* haben ein Verbreitungsgebiet mit sehr unterschiedlicher Verteilung in Form eines Gürtels, der von Afrika und dem Mittelmeerraum über den Mittleren Osten bis zum Indischen Subkontinent reicht (Abb. 41, Seite 79). Besonders aus dem Ursprungsland Afrika ist eine weltweite Verbreitung der Hämoglobine S und C durch den Sklavenhandel erfolgt. Vom 16. – 19. Jahrhundert sind allein elf Millionen Sklaven aus westafrikanischen Regionen, die vorwiegend den heutigen Staaten Ghana, Togo, Benin und Nigeria entsprechen, in den Süden von Nordamerika und nach Mittelamerika gekommen. Ausgedehnte Sklavenimporte gingen auch nach Brasilien. Der Sklavenhandel in die islamischen Länder bediente sich zusätzlich der Märkte in ostafrikanischen Ländern. Die *HbE-Anomalien* sowie die *α-* und *β-Thalassämie* finden sich in besonderer Häufung in Südostasien und China.

Die *Völkerwanderung der Neuzeit* hat vor allem für eine Ausbreitung von anomalen Hämoglobinen und Thalassämien in Mittel- und Nordeuropa gesorgt. Die Betreuung dieser Patienten bedeutet nicht nur eine Herausforderung an die ärztliche Versorgung, sondern sie stellt auch eine zunehmende finanzielle Belastung für die Krankenkassen und Sozialhilfeeinrichtungen dar. Eingeschlossen in dieses Netz der Versorgung sind Maßnahmen für präventive Programme, wie u. a. die Erfassung der Anlageträger, die genetische Beratung und die pränatale Diagnostik.

Die Gruppe der *seltenen*, jedoch klinisch relevanten *Anomalien* wird durch die *instabilen Hämoglobine*, die *HbM-Anomalien* und die Varianten mit primären Störungen der *Sauerstofftransportfunktion* repräsentiert. Diese Anomalien kommen in allen ethnischen Gruppen mit unterschiedlicher Frequenz vor. Besondere Häufungen von HbM-Anomalien werden z. B. in der japanischen Bevölkerung beobachtet. Unter den seltenen Hämoglobinvarianten sind De-novo-Mutationen häufig. Das gilt besonders für die HbM-Anomalien und die instabilen Varianten.

3.4.3 Hämoglobinanomalien in Deutschland

Häufigkeit und Vorkommen der Hämoglobinanomalien und der Thalassämien in Nord- und Mitteleuropa werden in zunehmendem Maße beeinflußt durch die Veränderungen in der Zusammensetzung der Bevölkerung. Nach einer neueren Statistik der WHO sind inzwischen mehr als 12 Millionen Menschen aus den Hauptverbreitungsgebieten der Hämoglobindefekte nach Zentraleuropa eingewandert.

Unter den bis Ende 1990 in Deutschland registrierten ca. 5,41 Millionen Ausländern stammen mehr als 3,5 Millionen aus Risikoländern für Hämoglobinopathien. Das sind vor allem die europäischen Mittelmeerländer, Afrika, Vorderer Orient, Asien und Amerika.

Exakte Angaben zur Epidemiologie sind nicht verfügbar, da bislang keine systematischen Untersuchungen zur Erfassung der Anlageträger, auch nicht in Form von Familienuntersuchungen bei manifest erkrankten Patienten durchgeführt wurden. Nach eigenen Erfahrungen ist gegenwärtig (1994) von folgenden Verhältnissen auszugehen:

Tabelle 14: Häufigkeit und Spektrum anomaler Hämoglobine bei Ausländern, die in der Bundesrepublik Deutschland leben. Der Untersuchungszeitraum reicht von 1970-1994 und berücksichtigt Hämoglobinanalysen bei 40 265 Patienten mit unklaren hämatologischen Symptomen (Daten Hb-Labor Ulm, Abt. Kinderheilkunde II, Univ.-Kinderklinik, Ulm).

	Patienten
Häufige Anomalien	
• Sichelzellkrankheit (HbSS, HbSC, HbS0, HbS-β-Thal.)	813
• HbAS	1 222
• HbCC, HbAC,	148
• HbEE, HbAE, HbE-β-Thal	196
Seltene Anomalien	
• HbD (Punjab, Iran ,Ibadan, Quled Rabah)	69
• HbE	194
• Hb Köln	19
• HbM (Milwaukee, Saskatoon)	3
• HbJ (Iran, Habana, Baltimore, Calabria, Paris, Sardegna)	11
• HbI (Interlaken, Philadelphia)	6
• HbG (Ferrara, San José, Honolulu, Szuhu, Copenhagen, Philadelphia/HbC)	17
• HbO (Arab, Padova)	30
• Hb Alberta	1
• Hb Ohio	1
• Hb Okajama	1
• Hb Chesapeake	2
• Hb Moabit	3
• Hb St. Louis	1
• HbA_2-Anomalien	41
• HbP Nilotic	1
• HbQ	1
• Hb Woolwich	1
• Hb Freiburg	1
• Hb Korfu	1
• Hb Hasharon	1
• Hb Providence	1
• Hb Pyrgos	1
• Hb Constant Spring	3

- Die Inzidenz von anomalen Hämoglobinen und Thalassämien in der *deutschstämmigen Bevölkerung* ist niedrig. Sie beträgt schätzungsweise 0,01 %; das entspricht etwa 8 000 potentiellen Anomalieträgern in der Bundesrepublik.

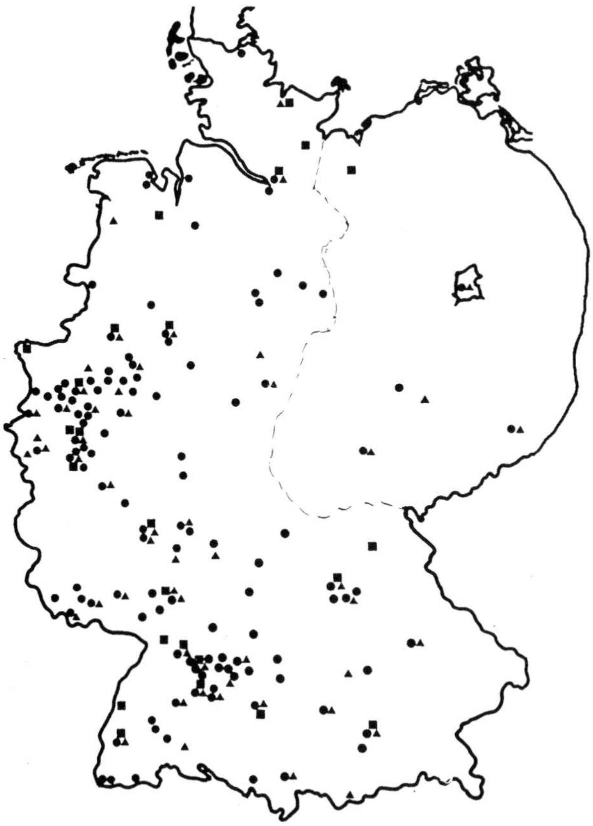

Abb. 26: Geographische Verteilung der Wohnorte von Familien mit anomalen Hämoglobinen und Thalassämien in Deutschland. Zeichenerklärung: ● Ausländer mit anomalen Hämoglobinen und Thalassämien, ▲ Deutsche mit Thalassämien, ■ Deutsche mit anomalen Hämoglobinen. Die ehemalige Grenze zwischen BRD und DDR ist gestrichelt eingezeichnet. Die geringere Frequenz von Patienten mit Thalassämien und anomalen Hämoglobinen im Bereich der ehemaligen DDR resultiert einerseits aus dem geringeren Anteil an Ausländern, andererseits aus den damaligen defizitären Untersuchungsmöglichkeiten.

- Bei in Deutschland lebenden *Ausländern* wurde die Häufigkeit von anomalen Hämoglobinen und Thalassämien mit 3,4 % ermittelt (Daten: Hb-Labor Ulm, Abt. Kinderheilkunde II, Univ. Kinderklinik Ulm). Bezogen auf die Risikopopulationen entspricht das ziemlich genau derjenigen der Weltbevölkerung (3,0 %). Daraus errechnet sich die Anwesenheit von ca. 120 000 Anlageträgern. Die Zahl der Patienten mit klinisch schwergradigen Hämoglobinopathien dürfte zwischen 800 und 1 200 liegen.

Die Addition der oben angegebenen Zahlen ergibt, daß gegenwärtig in Deutschland ca. 128 000 Anlageträger für eine Hämoglobinopathie leben; das sind 0,16 % der Einwohnerschaft. Bemerkenswert und typisches Merkmal für das Einwanderungsland Bundesrepublik ist die außerordentlich große Vielfalt der Hämoglobindefekte, die aus der sehr differenten ethnischen Zusammensetzung der Gesamtbevölkerung resultiert. Das Spektrum bei den Ausländern ist in etwa identisch mit demjenigen in den Herkunftsländern (Tab. 14).

Die Verhältnisse für die *deutsche Bevölkerung* sind in Tabelle 15 dargestellt. Die Basis der Daten waren Hämoglobinanalysen an 20 440 Patienten mit bis dahin ungeklärten hämatologischen Symptomen (u. a. Anämie, Zyanose, Polyglobulie). Da es sich dabei um eine ausgewählte, durch hämatologische Symptome charakterisierte Gruppen von Patienten handelt, entspricht die Berechnung der Inzidenz von anomalen Hämoglobinen in der deutschen Bevölkerung mit 0,01 % (siehe oben) einem groben Schätzwert.

Blutproben waren aus allen Regionen der alten Bundesrepublik, aus Berlin sowie aus einigen hämatologischen Zentren Ostdeutschlands eingesandt worden.

Die geographische Verbreitung der Patienten bzw. Familien (Abb. 26) läßt erkennen, daß diese in allen Teilen Deutschlands beheimatet sind, mit einer besonderen Häufung in den stark industrialisierten Gebieten des Ruhrgebietes und in Baden-Württemberg. In der älteren Literatur zitierte Beziehungen zu ehemaligen Ansiedlungen der Römer, durch die das Thalassämiegen in die deutsche Bevölkerung hineingelangt sein könnte, sind mit unserer Studie weder zu beweisen noch zu widerlegen. Bei den Strukturvarianten ist anzunehmen, daß diese in Mitteleuropa als autochthone Mutationen entstanden sind.

3.5 Methoden zum Nachweis anomaler Varianten

3.5.1 Überblick

Der Umfang der Diagnostik anomaler Hämoglobine muß sich in erster Linie an den Bedürfnissen der Klinik orientieren. Diese bestehen darin, die Existenz

Tabelle 15: Häufigkeit und Spektrum anomaler Hämoglobine bei deutschen Patienten. Der Untersuchungszeitraum reicht von 1970-1994 und berücksichtigt Hämoglobinanalysen bei 20 440 Patienten mit unklaren hämatologischen Symptomen (Daten Hb-Labor Ulm, Abt. Kinderheilkunde II, Univ.-Kinderklinik, Ulm).

	Patienten
• HbE	37
• HbM (Milwaukee, Iwate, Saskatoon, Boston)	36
• HbJ (Meerut, Iran, Chicago, Camagüey)	10
• HbD (Ibadan, Punjab, Iran, Los Angeles)	36
• HbG (San José)	3
• HbN (Seattle, Baltimore)	3
• Hb Köln	78
• Hb Freiburg	5
• Hb Tübingen	2
• Hb Okajama	14
• Hb Presbyterian	5
• Hb Lufkin	1
• Hb „Passau"	4
• Hb Radcliffe	1
• Hb Vanderbilt	1
• Hb Nottingham	3
• HbI (Interlaken, Philadelphia)	5
• Hb Andrew Minneapolis	12
• Hb Padova	1
• HbK Woolwich	1
• Hb Camperdown	1
• Hb Palmerstone North	1
• Hb Regina	1
• Hb Savannah	6
Hb Agenogi	1
• Hb Riverdale Bronx	1
• Hb Hasharon	1
• Hb Malmö	1
• Hb Zürich	2
• HbA_2-Anomalien	8

einer anomalen Variante zu sichern oder auszuschließen. Weiterhin muß die Frage geklärt werden, ob das nachgewiesene anomale Hämoglobin für die vorhandenen klinischen und hämatologischen Symptome verantwortlich zu machen ist. Dies bedeutet, daß das anomale Hämoglobin identifiziert werden muß. Wenn die Variante als solche bereits bekannt ist, kann die Identifizierung durch Vergleich der elektrophoretischen, chromatographischen, zytologischen, immunologischen oder chemischen Eigenschaften erfolgen. Wenn es sich um eine noch nicht beschriebene Mutante handelt, werden zur Klärung des Strukturdefektes die Methoden der DNA- oder Proteinanalyse eingesetzt.

Das Vorgehen bei der Diagnostik anomaler Hämoglobine und auch der Thalassämien erfolgt nach einem *Stufenplan* (siehe unten), für dessen Durchführung ein bewährtes Repertoire an Methoden zur Verfügung stehen muß. Oft ist die Diagnostik einfach und allein mit der Elektrophorese und einigen zusätzlichen chemischen oder zytologischen Methoden durchzuführen. Manchmal kann sie schwieriger sein und den Einsatz u. a. von Sauerstoffaffinitätsbestimmungen, Spektralanalysen und Strukturanalysen erfordern.

Da mit der *Elektrophorese* als Basisuntersuchung nur etwa 50 % der anomalen Hämoglobine erkannt werden können (siehe unten), ist es in Zweifelsfällen empfehlenswert, entsprechend spezialisierte Laboratorien um methodische Hilfen zu bitten. Dies ist auch deshalb empfehlenswert, weil immer neue Methoden entwickelt werden, deren Anwendung aus Gründen einer extremen technischen Spezialisierung oder mangelnder Erfahrung, aber auch wegen der damit verbundenen hohen Kosten nicht überall sinnvoll ist.

Von den *chemischen Methoden* muß die *Alkalidenaturierung* zum quantitativen Nachweis von HbF ebenso verfügbar sein, wie ein *Denaturierungstest* zum Nachweis instabiler Varianten und der *Löslichkeitstest* zur Identifizierung von HbS. *Zytologische Methoden* können sehr hilfreich sein. Das gilt für den Nachweis von HbF-Zellen mit der *Säureelutionsmethode*, für den *Sicheltest* als zusätzliche Methode zum Nachweis von HbS, für den *Heinz-Körpertest* zur Diagnostik instabiler Hämoglobine sowie zum Nachweis von *HbH-Innenkörpern* im Rahmen der Diagnostik der α-Thalassämie. *Immunologische Methoden* haben bislang kaum Eingang in die Routinediagnostik normaler und anomaler Hämoglobine gefunden.

Ein Teil der oben genannten Tests wird ausführlich bei der Diagnostik und Differentialdiagnose der jeweiligen anomalen Varianten besprochen. Sowohl die Durchführung der Methoden als auch die Interpretation der Befunde erfordern spezielle Kenntnisse und eine gewisse Erfahrung.

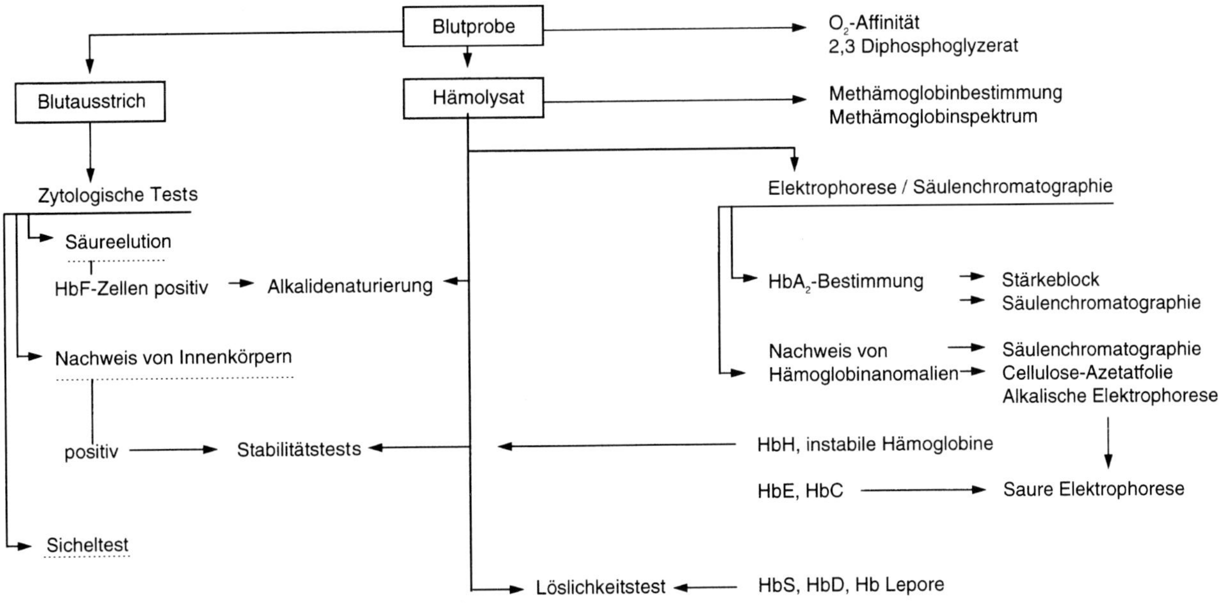

Abb. 27: Untersuchungsplan für die Labordiagnostik von anomalen Hämoglobinen und Thalassämien. Mit diesem Programm können die wichtigsten Fragestellungen befriedigend beantwortet werden.

3.5.2 Verarbeitung der Blutproben

Für das praktische Vorgehen hat sich der in Abb. 27 dargestellte *Stufenplan* als sinnvoll und durchführbar erwiesen. Für die Hämoglobinanalyse wird EDTA- oder Zitratblut benötigt, das mit Ausnahme des Verdachtes auf eine α-Thalassämie ohne weiteres einige Tage gelagert sein kann (Tab. 16). In der Regel können die routinemäßigen Untersuchungen mit 5 ml Blut durchgeführt werden. Es ist wichtig, dem Einsendelabor einige klinische Daten und das gesamte rote Blutbild einschließlich Eisenstatus mitzuteilen. Außerdem muß für die Beurteilung der Hämoglobinanalyse bekannt sein, ob eine Transfusion stattgefunden hat.

3.5.3 Das rote Blutbild

Das rote Blutbild ist für die Diagnostik anomaler Hämoglobine ebenso wichtig wie für andere hämatologische Erkrankungen. Das Blutbild beinhaltet die Bestimmung der Hämoglobinkonzentration, der Erythrozyten- und Retikulozytenzahl, des Hämatokrits und die Ermittlung der Indices, wie MCH, MCHC und MCV. Die mikroskopische Beurteilung gut ausgestrichener und gefärbter Blutausstriche muß sehr sorgfältig erfolgen. Manche anomale Hämoglobine zeigen ganz charakteristische Veränderungen der *Erythrozytenmorphologie*. In *Brillantkresylblaupräparaten*, wie man sie zur Retikulozytenfärbung verwendet, finden sich oft *Innenkörper*, wenn instabile Hämoglobine oder HbH (α-Thalassämie) vorhanden sind.

Bei elektronischer Blutzellzählung kann die Anwesenheit von Innenkörpern bei instabilen Hämoglobinen zu falsch erhöhten Werten für Thrombozyten führen.

3.5.4 Elektrophorese

Qualitative Differenzierung

Allgemein üblich erfolgt der Nachweis von anomalen Hämoglobinen mit elektrophoretischen Methoden, die einfach und gut reproduzierbar sind. Die Grundlage des elektrophoretischen Nachweises ist eine durch die Aminosäurensubstitution bedingte *Ladungsänderung* des Globinmoleküls. Da aber ca. zwei Drittel aller theoretisch möglichen Mutationen nicht mit einer Ladungsänderung einhergehen (siehe Seite 72), hat die übliche Elektrophorese bei alkalischem pH für die Diagnostik einen begrenzten Wert.

Tabelle 16: Hinweise für Vorbereitung, Transport und Haltbarkeit von Blutproben.

Untersuchungsauftrag	Antikoagulanz	Transport	Haltbarkeit
Hämoglobinanalyse	E D T A – Trockensubstanz (Präparierte Plastikgefäße)	Postversand per Eilboten	1 Woche bei 4–8 °C
Hämatologische Routinediagnostik (1) + Hämoglobinanalyse (2)	E D T A – Trockensubstanz (Präparierte Plastikgefäße)	Postversand per Eilboten	für (1): 24 Std. für (2): 1 Woche bei 4–8 °C
Hämoglobinanalyse + Ery-Enzyme	E D T A – Trockensubstanz (Präparierte Plastikgefäße)	Postversand per Eilboten	1 Woche bei 4–8 °C
O_2-Affinität	E D T A – Trockensubstanz (Präparierte Plastikgefäße)	Bedingungen im Labor erfragen	maximal 12–24 Std.
DNA-Analyse	E D T A – Trockensubstanz (Präparierte Plastikgefäße)	Postversand per Eilboten	3–7 Tage bei Raumtemperatur

Für die Praxis der Identifizierung bedeutet das, daß 45 % der pathologischen Varianten ohne Ladungsänderung sind und somit dem elektrophoretischen Nachweis entgehen. Deshalb ist es erforderlich, andere modifizierte elektrophoretische Verfahren einzusetzen.

Heute wird in vielen Laboratorien routinemäßig neben der *„alkalischen"* Hämoglobinelektrophorese (pH 8,6) auf Agarosegelfolien (Abb. 28) die *„saure"* Hämoglobinelektrophorese (pH 6,0 – 6,5) ebenfalls auf Agarosegelfolien (Abb. 29) eingesetzt. Entsprechende Elektrophorese-Kits werden von der Industrie geliefert. Zusätzlich kann die elektrophoretische Trennung der Globinketten in *6 M Harnstoff* bei der Analyse jener Anomalien hilfreich sein, die sich mit üblichen elektrophoretischen Verfahren nicht unterscheiden lassen.

Weiterhin steht die *isoelektrische Fokussierung* als sehr potente Methode zur Verfügung. Das Prinzip besteht darin, daß in einem Polyacrylamidgel ein pH-Gradient erzeugt wird. Hämoglobine wandern in diesem System so lange, bis sie ihren isoelektrischen Punkt erreicht haben. Die Trennung erfolgt in sehr scharf voneinander abgegrenzten Banden. Der Vorteil der Methode liegt einerseits darin, daß viele mit der üblichen Elektrophorese nicht nachweisbare Varianten gut zur Darstellung kommen. Andererseits kann sie auch für das Massenscreening eingesetzt werden. Der Nachteil der Methode besteht sowohl in dem Aufwand als auch in der ungenügenden Genauigkeit der Quantifizierung der einzelnen Hämoglobinfraktionen.

Die Beurteilung der Muster einer elektrophoretischen Trennung kann manchmal schwierig sein. Probleme treten z. B. dann auf, wenn eine Heterozygotie für eine α-Anomalie vorliegt, weil die α-Globinkette Bestandteil aller normalen Hämoglobine (HbA, HbA_2, HbF) ist. Dementsprechend müssen neben den normalen auch die dazugehörigen α-anomalen Hämoglobine nachweisbar sein. Das ist in der Tat der Fall. So findet man z. B. bei einem jungen Säugling, der heterozygot für eine α-Anomalie ist, sechs Hämoglobine, drei normale und drei anomale Varianten (Abb. 30). Mangelnde Kenntnisse über derartige Situationen wird Schwierigkeiten bei der elektrophoretischen und chromatographischen Diagnostik bereiten. Das gilt auch bei Vorliegen einer doppelten Heterozygotie für eine α- (α^x) und eine β- (β^y) Anomalie. Bei dieser Konstellation werden allein vom

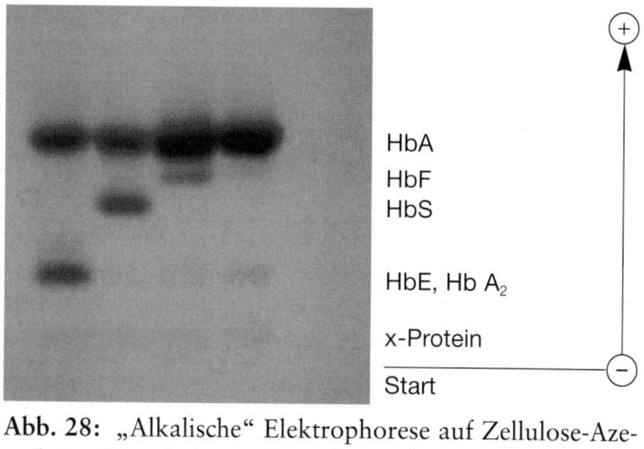

Abb. 28: „Alkalische" Elektrophorese auf Zellulose-Azetatfolie. Von links nach rechts: HbA/HbE; HbA/HbS/HbA_2; HbA/HbF/HbA_2; HbA/HbF/HbA_2. Kathodenwärts von HbA_2 bzw. HbE sieht man als schwache Bande die Karboanhydrase (x-Protein).

HbA vier verschiedene Varianten synthetisiert: $\alpha_2\beta_2$, $\alpha_2^x\beta_2$, $\alpha_2\beta_2^y$ und $\alpha_2^x\beta_2^y$. Hinzu kommen für das HbA_2 ($\alpha_2\delta_2$) und das HbF ($\alpha_2\gamma_2$) die beiden entsprechenden α-anomalen Varianten $\alpha_2^x\delta_2$ und $\alpha_2^x\gamma_2$. Beim Erwachsenen findet man dann sechs und beim jungen Säugling acht verschiedene Hämoglobine.

Ein weiteres Problem bieten jene anomalen Hämoglobine, die eine identische Wanderungsgeschwindigkeit aufweisen, wie z. B. HbS, HbD (Abb. 29) und Hb Lepore oder HbE, HbC, HbO Arab und HbA_2 (Abb. 31). Diese Varianten lassen sich aber doch mit der Anwendung spezieller oder kombinierter elektrophoretischer, chromatographischer, immunologischer und chemischer Methoden trennen und identifizieren.

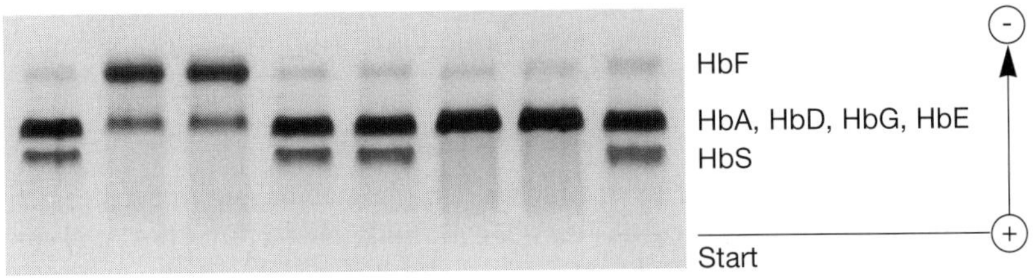

Abb. 29 Die „saure" Elektrophorese ermöglicht u. a. die Trennung von HbS und HbD bzw. HbG, die in der „alkalischen" Elektrophorese als einheitliche Bande wandern (Beckman Paragon® Acid Hb Gel).

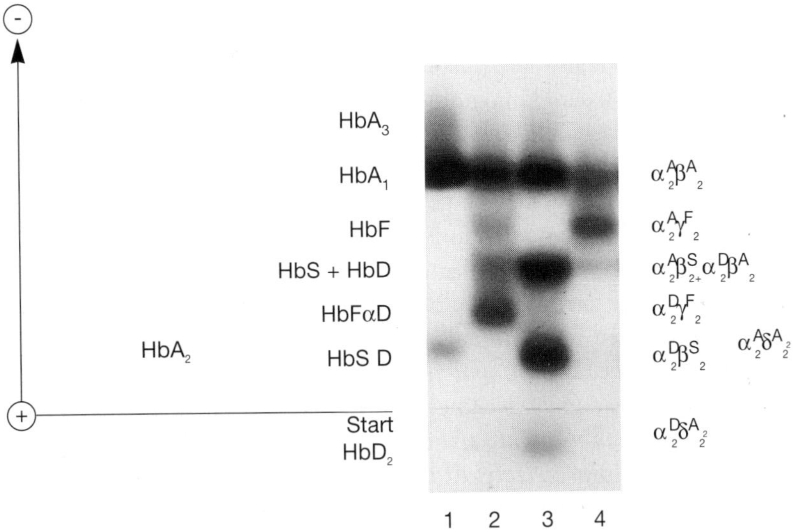

Abb. 30: Beispiel für ein schwer zu beurteilendes Elektrophoresediagramm (Stärkegel, pH 8,6). Von links nach rechts: (1) Kontrollblut mit HbA und HbA. (2) Junger Säugling mit HbA, HbF, HbD und HbS (einheitliche Bande) und dem α-anomalen HbF ($\alpha_2^D\gamma_2^F$). (3) Mutter des Kindes mit HbA, HbS und HbD (einheitliche Bande), dem Hybrid $\alpha_2^D\beta_2^S$ und HbD_2 ($\alpha_2^D\delta_2^{A_2}$). (4) Neugeborenes mit HbA, HbF und einer Spur HbS. (Modifiziert nach Kleihauer, E.: Hämoglobine. Normale und anomale Varianten. In: Humangenetik, Bd. III/3 Hämatologie, Becker, P. E. (ed.), p. 521, Abb. 49, Georg Thieme Verlag Stuttgart 1976 mit freundlicher Genehmigung).

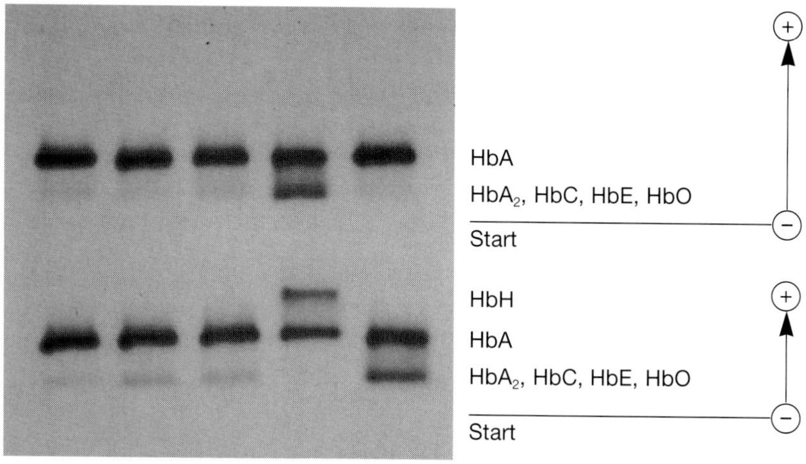

Abb. 31: Trennung normaler und anomaler Hämoglobine mittels Stärkeblockelektrophorese, pH 8,6. Die gute Trennung der Fraktionen HbA, HbA_2 und einiger anomaler Varianten erlaubt auch eine exakte quantitative Bestimmung. Auf einer Trennkammer können je fünf Hämolysatproben in zwei Reihen analysiert werden. Die Trennzeit beträgt allerdings 16 Stunden.

Quantitative Bestimmung

Die quantitative Bestimmung der Anteile des anomalen Blutfarbstoffs und der normalen Varianten (HbA, HbF und HbA_2) ist für die Diagnostik der Hämoglobinopathien von großer Bedeutung. Das gilt u. a. für die Festlegung der genetischen Verhältnisse, ob z. B. eine Homozygotie bzw. Heterozygotie oder aber eine gemischte (compound) Heterozygotie mit anderen anomalen Hämoglobinen oder einer Thalassämie vorliegt.

Für die quantitative Bestimmung der auf Zellulose-Azetatfolien getrennten normalen und anomalen Varianten, insbesondere der *Minorkomponenten*, wie z. B. HbA_2, ist die Densitometrie *nicht* geeignet. Dagegen ist die Elution von *Majorkomponenten*, wie z. B. HbS, HbC oder HbE aus *Zellulose-Azetetatfolien* mit anschließender photometrischer Bestimmung eine akzeptable Methode. Bei Varianten mit einer dem HbA_2 identischen Wanderungsgeschwindigkeit, wie z. B. HbO, HbE, HbC ist zu berücksichtigen, daß das HbA_2 mit in die Bestimmung eingeht.

In einigen Laboratorien werden quantitative Analysen der Hämoglobinkomponenten noch über die Elution der Fraktionen aus dem *Stärkeblock* mit durchaus reproduzierbaren Ergebnissen durchgeführt (Abb. 31). Grundsätzlich sollte die quantitative Erfassung normaler und anomaler Fraktionen des Blutfarbstoffs aber über andere als elektrophoretische Methoden (siehe unten) erfolgen.

3.5.5 Chromatographie

Chromatographische Methoden sind besonders unter Verwendung von *DEAE-Sephadex* soweit entwickelt worden, daß mit entsprechenden „Minisäulen" neben der qualitativen Differenzierung auch die quantitative Bestimmung aller trennbaren normalen und anomalen Fraktionen in kurzer Zeit mit hoher Präzision möglich ist (Abb. 12, Seite 36).

Weiterhin stehen mit der *HPL-Chromatographie* bzw. mit deren Weiterentwicklung wie der *FPLC-Analytik* verläßliche Methoden zur Verfügung (Abb. 16, Seite 40), die sich mehr und mehr durchsetzen werden. Sie zeichnen sich durch ein hohes Maß an Genauigkeit und Reproduzierbarkeit aus. Weitere Vorteile liegen in der kurzen Trennzeit, der hohen Trennschärfe und der Möglichkeit, sonst nicht separierbare Hämoglobinkomponenten zu erfassen (Abb. 32). Diese Methode wird in Zukunft breitere Anwendung finden und auch beim Massenscreening eingesetzt werden können.

3.5.6 Immunologische Methoden

In den letzten Jahren sind zunehmend mehr immunologische Methoden zur qualitativen wie quantitativen Erfassung verschiedener normaler und anomaler Hämoglobine sowie isolierter Globinketten entwik-

Tabelle 17: Liste der wichtigsten murinen monoklonalen Antikörper zum Nachweis normaler und anomaler Varianten des humanen Hämoglobins.

Antikörper gegen	Eigenschaften
α-Globinketten	Spezifisch für α-Globinketten, keine Kreuzreaktion mit β-, γ-, oder δ-Globinketten
γ-Globinketten (HbF)	Spezifisch für γ-Globinketten. Quantitative HbF-Bestimmung (ELISA); qualitativ Hb Bart's. (Clin. Chem. 35, 2066, 1989)
δ-Globinketten (HbA_2)	Spezifisch für δ-Globinketten. Quantitative HbA_2-Bestimmung (Am. J. Hemat. 38, 214, 1990)
ε-Globinketten	Spezifisch für die embryonale ε-Globinkette ohne Kreuzreaktion mit HbA, HbF, HbA_2 und ξ-Globinketten
HbA	Spezifisch für HbA. Erkennt das normale β6 Glu Epitop. Reagiert nicht mit HbS, HbC oder HbF
HbH ($β_4$)	Spezifisch für das β-Globinketten-tetramer ($β_4$). Reagiert nicht mit HbA oder HbF (Blood 74, suppl. 1, 141 a, 1989)
HbG (α68 Lys) Philadelphia	Spezifisch für HbG-Philadelphia (α68 Asn → Lys), der häufigsten α-Globinkettenvariante in der Schwarzen Bevölkerung der USA. (Hemoglobin 12, 125, 1988)
HbC (β6 Lys)	Spezifisch für HbC. Reagiert nicht mit HbS, HbA, HbF oder HbA_2 (Am. J. Hemat. 33, 198, 1990)
HbS/HbC (β6 Val/Lys)	Doppelt spezifisch für HbS und HbC (J. Lab. Clin. Med. 112, 760, 1988)

kelt worden (Tab. 17). Diese Methoden zeichnen sich durch eine hohe Spezifität und einfache Durchführbarkeit aus.

Am Beispiel der *δ-Globinkette* soll gezeigt werden, wie immunologische Methoden auch dazu beitragen können, in den verschiedenen Globinketten die antigenen Strukturen aufzudecken. Die δ- und β-Globinketten unterscheiden sich nur durch zehn differente Positionen in der Primärstruktur. Die Unterschiede reichen aber aus, um einen spezifischen murinen monoklonalen Antikörper gegen die δ-Globinkette herzustellen. Dieser zeigt weder eine Kreuzreaktion mit α-, β- oder γ-Ketten, noch mit Hb Lepore Boston (δβ-Hybrid), wohl aber mit *HbP-Nilotic* (*βδ-Hybrid*). Aus der differenten Reaktion mit den beiden Fusionshämoglobinen (siehe Seite 314) kann gefolgert werden, daß entweder die Positionen δ 116 (Arg) und δ 117 (Asn) oder δ 125 (Gln) und δ 126 (Met) die antigenen Strukturen der δ-Globinkette repräsentieren.

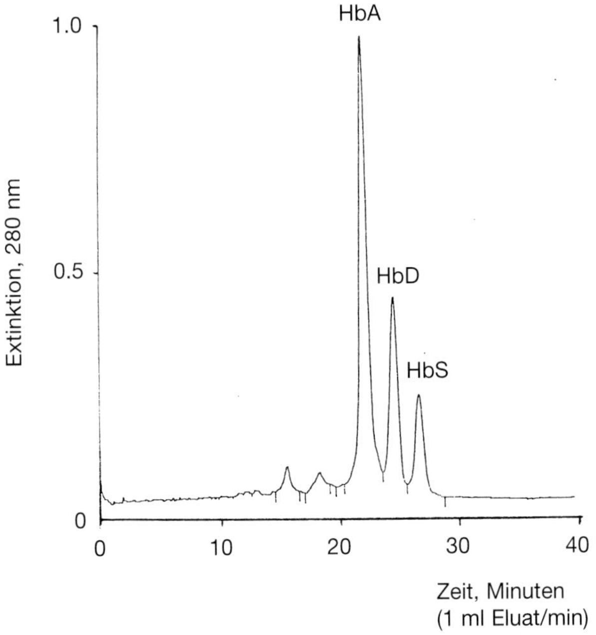

Abb. 32: Beispiel für die Trennqualität der FPL-Chromatographie. Dargestellt ist die Trennung von HbA, HbD und HbS aus einer künstlichen Mischung dieser Hämoglobine. Trennsystem: Monobeads Kationenaustauscher, Mono S® HR 5/5 (Pharmacia Biotech).

3.5.7 Chemische Methoden

Löslichkeitstest

Für die Unterscheidung von HbS von anderen Varianten mit gleicher elektrophoretischer Wandungsgeschwindigkeit, aber auch für das HbS-Screening eignet sich der sogenannte *Löslichkeitstest.* Dabei wird die herabgesetzte Löslichkeit von HbS in desoxygeniertem Zustand ausgenutzt. Man desoxygeniert dabei die fragliche Hämoglobinlösung in einem 2,8 molaren Phosphatpuffer bei pH 6,8 durch Zusatz von *Dithionit.* Vorhandenes HbS fällt aus und trübt den

Lösungsansatz. Ist kein HbS vorhanden, bleibt die Lösung klar (Abb. 60, Seite 125). Die Grenze der Nachweisbarkeit liegt bei ca. 10 % HbS. Das bedeutet, daß die Methode zum Screening bei Neugeborenen, in der frühen Säuglingszeit oder nach Austauschtransfusionen *nicht* geeignet ist. Kommerziell verfügbare Testkits arbeiten z. T. mit Vollblut. Dies beinhaltet ein erhöhtes Risiko für falsch positive Ergebnisse.

Denaturierungstests

Nachweis des fetalen Hämoglobins

Die *Alkalidenaturierung* ist die klassische Methode zum Nachweis des fetalen Hämoglobins (siehe Seite 42). Sie beruht im Prinzip darauf, daß HbF resistenter gegen Alkali ist als HbA (Abb. 33). Der durch Alkali denaturierte Anteil einer Hämoglobinlösung wird durch Zugabe von Ammonsulfat gefällt (Abb. 34). Dabei wird gleichzeitig der Denaturierungsvorgang unterbrochen. Der Anteil an nicht denaturiertem Hämoglobin wird im Filtrat im Vergleich zu einer undenaturierten Probe mit gleicher Ausgangskonzentration an Hämoglobin bestimmt.

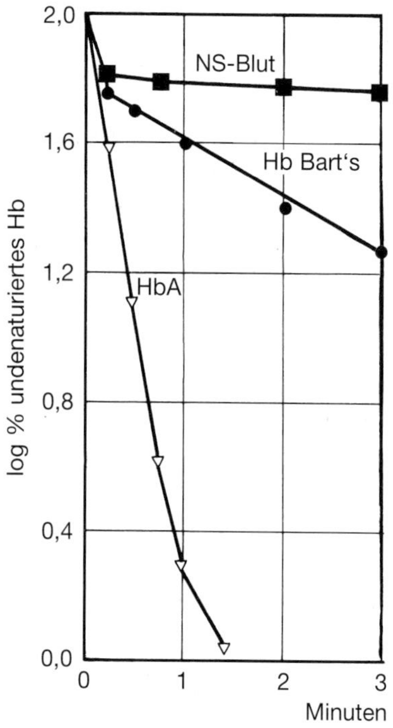

Abb. 33: Kinetik der Alkalidenaturierung menschlicher Hämoglobine in Hämolysaten. Vergleich von adultem Blut (HbA), Nabelschnurblut (NS-Blut) mit 64 % HbF ($\alpha_2\gamma_2$) und 36 % HbA und isoliertem Hb Bart's (γ_4).

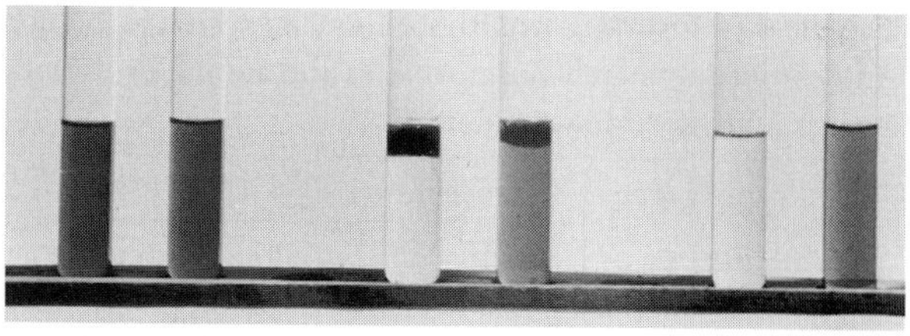

Abb. 34: Vergleich der Alkalidenaturierung von Erwachsenen (A)- und Nabelschnur (NS)-Hämolysat. Links: Vor der Alkalidenaturierung. Mitte: Nach der Alkalidenaturierung und Ausfällung mit Ammoniumsulfat. Der denaturierte Anteil setzt sich oben ab. Rechts: Denaturierte Hämolysate nach Filtration. Das Erwachsenenhämolysat (HbA, alkalilabil) wurde vollständig denaturiert; das Filtrat ist farblos. Im Nabelschnurhämolysat wurde nur der HbA-Anteil denaturiert. Den nicht denaturierten alkalistabilen HbF-Anteil erkennt man an der Färbung. (Aus Kleihauer, E.: Fetales Hämoglobin und fetale Erythrozyten. Beih. Arch. Kinderheilk., 53. Heft, p. 11, Abb. 2, Ferdinand Enke Verlag Stuttgart 1966 mit freundlicher Genehmigung).

Für die Denaturierung wird eine 1,2 normale Natronlauge benötigt. Die Empfindlichkeit der Methode ist abhängig von der NaOH-Konzentration und der Denaturierungsdauer, sowie von der Ammonsulfatkonzentration im Denaturierungsansatz. Bei einer $33^1/_3$ %igen Sättigung (Methode nach Singer et al., 1951) gelangen nicht denaturierte Anteile in das Filtrat, wodurch die Bestimmung niedriger HbF-Werte ungenau wird. Eine Modifikation (Betke et al., 1959) verwendet dagegen eine 40 % Endsättigung von Ammonsulfat, wodurch diese Methode für die exakte Bestimmung gerade von niedrigen HbF-Konzentrationen empfohlen wird.

Für die Bestimmung verwendet man eine 500 mg %ige Zyanmethämoglobinlösung, die Denaturierungsdauer beträgt exakt zwei Minuten bei 20 °C Wasserbad. Die Methode erfordert exaktes Arbeiten durch routiniertes Laborpersonal.

Nachweis instabiler Varianten

Spezielle Denaturierungstests sind für die einfache Erkennung von instabilen Hämoglobinen entwickelt worden. Diese anomalen Varianten lassen sich grundsätzlich durch *Elektrophorese*, *Chromatogra-*

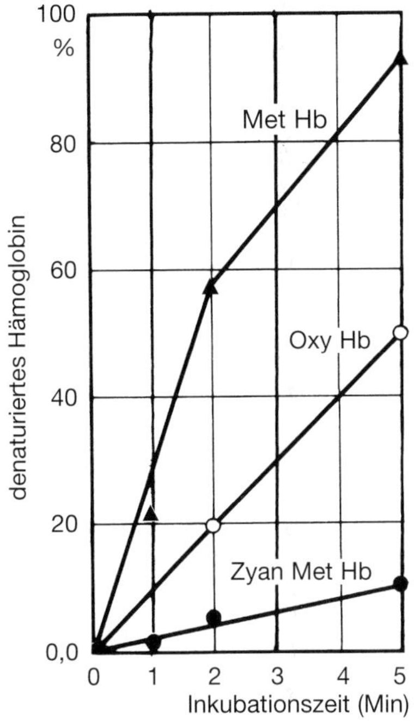

Abb. 35: Vergleich der Hitzedenaturierung (71°C) von adultem Hämoglobin in verschiedenen Zustandsformen: •–• Zyanmethämoglobin, o–o Oxyhämoglobin, ▲–▲ Methämoglobin.

phie und die Darstellung von Innenkörpern in *Brillantkresylblaupräparaten* nachweisen (siehe Seite 168 u. 173).

Wenn das aus verschiedenen Gründen nicht gelingt, insbesondere aber auch zur Sicherung der Instabilität, verwendet man *Denaturierungstests.* Einfach und mit großer Verläßlichkeit durchführbar ist die *Hitzedenaturierung* in einer Modifikation der Methode nach Dacie et al. (1964). Dabei wird eine 500 mg %ige gepufferte Zyanmethämoglobinlösung über einen Zeitraum von 6 Minuten bei 69.5 °C im Wasserbad inkubiert. Instabile Varianten fallen in Form flockiger Präzipitate aus. Nach Zentrifugation wird die Hämoglobinkonzentration im Überstand gemessen. Zum Vergleich wird ein unter identischen Bedingungen denaturiertes Hämolysat einer gesunden Kontrollperson herangezogen (siehe Abb. 74, Seite 169). Durch die Verwendung einer Zyanmethämoglobinlösung werden falsch positive Resultate durch Anteile an Oxy- und Methämoglobin vermieden (Abb. 35).

Eine weitere Methode ist der *Isopropanol-Test* (Carrel und Kay, 1972), bei dem Hämolysat bei 37 °C in 17 %igem Isopropanol in Tris-HCl Puffer pH 7,4 inkubiert wird. Instabile Hämoglobine präzipitieren innerhalb von fünf Minuten, während die Kontrollprobe innerhalb von 15 Minuten keine Trübung zeigt. Falsch positive Werte erhält man durch Anwesenheit von HbF und Methämoglobin, falsch negative Werte dagegen bei Verwendung von Zyanmethämoglobinlösungen.

Weitere Methoden beruhen auf der Denaturierung von Hämoglobin durch p-Mercuribenzoat und Zinkazetat. Beide Verfahren haben Nachteile gegenüber der Hitzedenaturierung und dem Isopropanol-Test, so daß sie keine routinemäßige Verwendung gefunden haben.

Zytologische Tests

Es gibt einige einfache Tests an Erythrozyten, die bei der Diagnostik anomaler Hämoglobine sehr hilfreich sein können. Das gilt besonders für jene Laboratorien, in denen die mikroskopische Beurteilung von Erythrozyten noch üblich ist.

Darstellung von HbF-Zellen

Das Prinzip der *Säureelutionsmethode* (Kleihauer und Betke, 1957) beruht darauf, daß adultes Hämoglobin aus Erythrozyten von fixierten Blutausstrichen herausgelöst wird, während fetales Hämoglobin unter vergleichbaren Bedingungen in der Zelle bleibt und so angefärbt werden kann. Man fixiert normale dünne Blutausstriche nach dem Trocknen in 80 %igem Äthylalkohol und stellt sie für fünf Minuten in einen Zitronensäure-Phosphatpuffer, pH 3,2 bei 37 °C. Nach diesem Vorgang wird der Objektträger gespült und mit Eosin-Hämatoxylin gefärbt. HbA-Zellen erscheinen bei der mikroskopischen Betrachtung mit dem 40er Trockensystem als leere Schatten, während HbF-Zellen entsprechend dem Anteil an HbF mehr oder weniger stark mit Eosin angefärbt sind (Abb. 19, Seite 43).

Die Methode kann routinemäßig angewendet werden. Wenn keine HbF-Zellen nachweisbar sind, kann man auf die aufwendigere Alkalidenaturierung verzichten. Weiterhin gibt die *Elutionsmethode* Auskunft darüber, ob das HbF gleichmäßig oder ungleichmäßig über die Zellpopulation verteilt ist (siehe Seite 317). Schließlich lassen sich damit auch *Innenkörper,* z. B. bei instabilen Hämoglobinen (Abb. 36) oder bei Sichelzellanämie (siehe Seite 84) nachweisen.

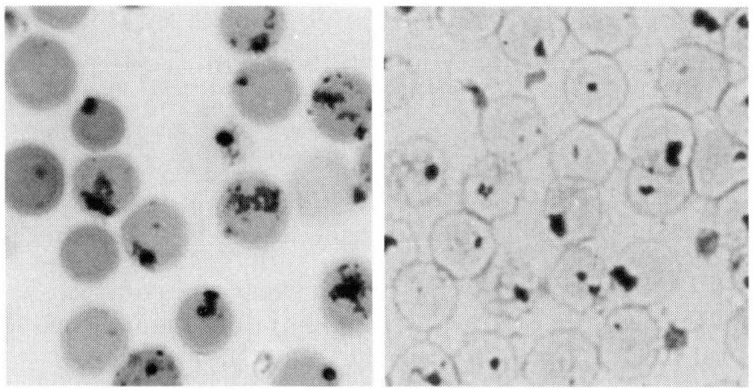

Abb. 36: Darstellung von intrazellulären Innenkörpern bei einem Patienten mit instabilem Hämoglobin. Links: Brillantkresylblaupräparat. Rechts: Säureelution bei pH 3,1.

Der intrazelluläre Nachweis von HbF kann auch unter Verwendung von *fluoreszierenden Antikörpern* erfolgen. Dieses Verfahren ist weit sensibler als die Elutionsmethode, hat aber im Rahmen der Diagnostik anomaler Hämoglobine keine Vorteile.

Nachweis von Innenkörpern

Intraerythrozytäre Einschlüsse in Form von *Heinzkörperchen* bestehen aus denaturiertem Hämoglobin. Man findet sie einerseits bei toxischen Hämoglobinschäden, zum anderen bei instabilen Hämoglobinen. Eine morphologisch besondere Form stellen die *HbH-Innenkörper* dar (siehe Seite 224).

Zum Nachweis von Heinzkörperchen inkubiert man einen Tropfen Blut mit einem Tropfen Brillantkresylblaulösung in der feuchten Kammer oder in einer Leukozytenpipette für 30 Minuten. Dann fertigt man davon Ausstriche wie bei der Retikulozytenzählung an und betrachtet sie mikroskopisch mit der Ölimmersion. Heinzkörperchen sind meistens von plumper Gestalt (Abb. 36), während HbH-Innenkörper mehr fein verteilt in den Erythrozyten nachweisbar sind (Abb. 101, Seite 224).

Sicheltest

HbS-haltige Erythrozyten nehmen bei Sauerstoffentzug die bekannte Sichelform an. Wenn man auf einen Objektträger wenige Erythrozyten in einen Tropfen 0,9 %ige Kochsalzlösung bringt, die einen Zusatz von 2 % Natriumdithionit enthält und mit einem Deckgläschen abdeckt, dann sieht man nach 15 – 30 Minuten unter dem Mikroskop (40er Trockensystem), daß alle Erythrozyten gesichelt sind (Abb. 37).

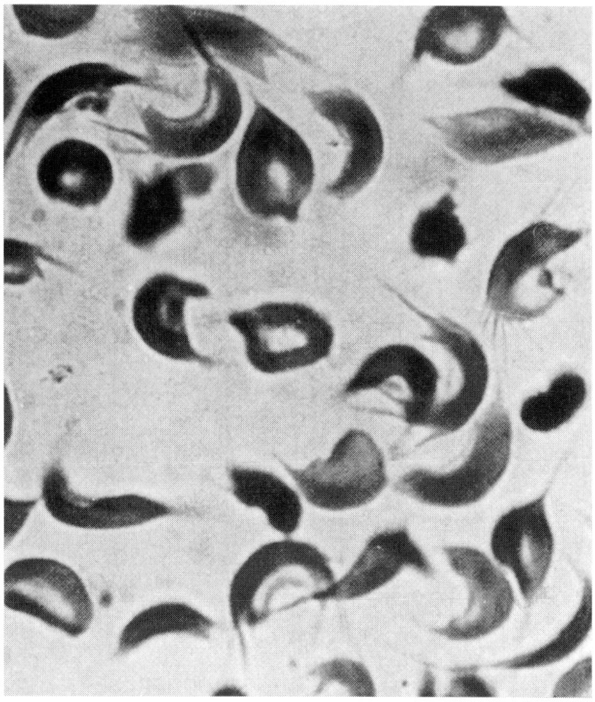

Abb. 37: Sichelzellen im Feuchtpräparat nach luftdichter Inkubation mit Natriumdithionit. Patient: Sichelzellanämie.

Dieser Test ist störanfällig. Er ist durch den *Löslichkeitstest* ersetzt worden (siehe Seite 125).

Spektralanalysen

Die Spektralanalyse ist eine wichtige Methode zur Identifizierung und Differenzierung der HbM-Anomalien (siehe Seite 195). Dazu verwendet man gepufferte (pH 6,8) und durch Kaliumferricyanid vollständig in *Methämoglobin* umgewandelte Hämoglobinlösungen. Gemessen wird der Bereich zwischen 450 und 650 nm im Vergleich zu einer Normalprobe. Wichtig ist dabei neben der Konzentrationsgleichheit die exakte pH-Einstellung beider Proben, da das Methämoglobinspektrum eine deutliche pH-Abhängigkeit aufweist (Abb. 81, Seite 190). Ein anomales, jedoch von den HbM-Varianten abweichendes Methämoglobinspektrum besitzen auch zahlreiche instabile Varianten (siehe Seite 173) und das HbH (siehe Seite 125). Beide Anomalien lassen sich allein aufgrund der klinischen Symptomatik klar von HbM-Anomalien abgrenzen.

Die Möglichkeit, fetales Hämoglobin mit Hilfe der Spektralanalyse im UV-Bereich anhand der Tryptophanbande nachzuweisen wurde auf Seite 43 besprochen.

DNA-Analyse

Wenn die Methoden der Proteinanalyse ausgeschöpft sind, bietet sich als Ergänzung die Untersuchung der DNA an. Dies wird entweder dann nötig, wenn der klinisch/hämatologische Phänotyp den dringenden Verdacht auf ein anomales Hämoglobin ergibt, ohne daß das abnorme Hämoglobin identifiziert werden kann, oder wenn bei einer klinisch schwer verlaufenden Hämoglobinopathie eine *pränatale* Diagnostik aus Amniozyten oder Chorionzotten durchgeführt werden soll.

Die gewählte Methode richtet sich nach den verfügbaren Vorinformationen. Bei der *pränatalen* Diagnostik wird man die gesuchte Mutation in der Regel kennen, so daß zielgerichtete Methoden wie etwa die *Restriktionsanalyse* (Abb. 38) oder die Allel-spezifische *Oligonukleotidhybridisierung* amplifizierter DNA eingesetzt werden können. Hinweise für die Anwendung molekulargenetischer Methoden im Rahmen der pränatalen Diagnostik finden sich auf Seite 128. Sucht man jedoch nach einem bislang undefinierten Defekt einer Globinkette bzw. dessen Gens, so ist die *DNA-Sequenzierung* eine mögliche Alternative. Aufgrund des recht hohen Aufwandes für diese Untersuchungen wird man die Indikation dafür allerdings sehr streng stellen müssen.

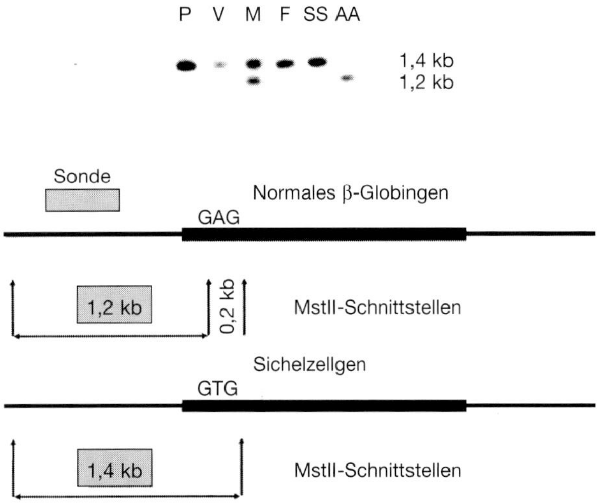

Abb. 38: Autoradiographische und schematische Darstellung der Diagnose der Sichelzellmutation. Nach Agarose-Gel-Elektrophorese und Southern Blot Transfer MstII verdauter DNA identifiziert eine Gensonde aus dem 5' Bereich des β-Globingens bei der normalen DNA ein 1,2 kb und bei der pathologischen DNA ein 1,4 kb langes Fragment. Die Sichelzellmutation (GAG → GTG) zerstört die MstII Restriktionsstelle im Kodon 6 des β-Globingens. Die Autoradiographie zeigt eine Pränataldiagnose, die beim Fetus einen homozygoten Sichelzellgenotyp feststellte. P: Homozygoter Propositus. V: Heterozygoter Vater. M: Heterozygote Mutter. F: Homozygoter Fetus. SS: Homozygote β^s-Kontrolle. AA: Homozygot gesunde Kontrolle. (Aus Hentze, M.W., A.E. Kulozik, C.R. Bartram: Einführung in die Medizinische Molekularbiologie. Grundlagen · Klinik · Perspektiven. p. 101, Abb. 3.15, Springer-Verlag Berlin Heidelberg 1990 mit freundlicher Genehmigung).

4 Synthese und molekulare Genetik anomaler Hämoglobine

4.1 Synthese und intrazelluläre Verteilung

4.1.1 Bedeutung der Strukturgene

Die quantitativen Anteile an anomalen und normalen Hämoglobinen werden primär von der Zahl und der Aktivität der Strukturgene bestimmt.

Entsprechend den vorhandenen Strukturgenen gibt es Anomalien der α-, β-, γ- und δ-Globinketten. Für die Synthese der β-Globinketten steht auf jedem Chromosom ein β-Globingen zur Verfügung. Der Anteil an *β-anomaler Variante* beträgt bei Heterozygoten etwa 45 %, bei Homozygoten etwa 90 %, der Rest ist HbA_2 und HbF. Ein Anteil von 45 % eines pathologischen *β-anomalen Hämoglobins* am Gesamthämoglobin kann durchaus zu einem so schweren hämatologischen Krankheitsbild führen, daß die Homozygotie nicht mehr mit dem Leben vereinbar ist. Beispiele dafür bieten die instabilen Hämoglobine (siehe Seite 163). Anders sind die Verhältnisse bei den *α-Anomalien*. Wenn man die intrauterine Entwicklung miteinbezieht, sind alle Hämoglobine von der Anomalie betroffen, die α-Globinketten enthalten. Die α-Anomalien (α^x) vom *embryonalen Hb Gower 2* ($\alpha_2^x\,\varepsilon_2$) sind bisher nicht beschrieben, bekannt sind sie vom *fetalen* ($\alpha_2^x\,\gamma_2$) und *adulten Hämoglobin* ($\alpha_2^x\beta_2$) sowie vom *HbA_2* ($\alpha_2^x\delta_2$). Daraus ergibt sich, daß z. B. ein junger Säugling, der heterozygot für eine α-Anomalie ($Hb\alpha^x$) ist, sechs Hämoglobine produziert (Abb. 30, Seite 61).

Entsprechend der Reduktion der γ-Globinkettensynthese verschwindet das α-anomale HbF ($HbF\alpha^x$) mit Ende der Säuglingszeit auf kaum noch nachweisbare Mengen. Dagegen erhöht sich bei den β-Anomalien der quantitative Anteil an anomalem Hämoglobin in den ersten Monaten nach der Geburt entsprechend der Zunahme der β-Globinkettensynthese.

Eine weitere Besonderheit für die α-anomalen Hämoglobine liegt darin, daß an der Synthese der α-Globinketten, bedingt durch die Duplikation, insgesamt vier α-Globinstrukturgene beteiligt sind. Dabei ist zu berücksichtigen, daß die Syntheseleistungen der beiden α1- und α2-Globingene sich wie 1:2,6 verhalten. Bei *Heterozygotie* für eine α-Anomalie werden deshalb nur 20 – 30 % der α-anomalen Varianten synthetisiert (Tab. 18), die selten eine manifeste Krankheit verursachen. Bei Homozygotie ($\alpha^x\alpha^A/\alpha^*\alpha^A$) findet man 40 – 60 % anomales und 60 – 40 % normales Hämoglobin. Die Bedeutung des Anteils an anomalem Hämoglobin am Gesamtblutfarbstoff für die Ausprägung entsprechender Krankheiten kommt u. a. im Vergleich von α- und β-anomalen Varianten zum Ausdruck. Etwa 50 % der β-Anomalien, aber nur 20 % der α-Anomalien verursachen eine klinische Symptomatik.

Bei den *γ-Anomalien* finden wir gleiche quantitative Verhältnisse wie bei den α-Anomalien, da die γ-Globinketten ebenfalls unter der Kontrolle von vier Strukturgenen stehen. Der Anteil einer $^G\gamma$-Anomalie am gesamten fetalen Blutfarbstoff des Neugeborenen macht 15 – 25 % aus, während der einer $^A\gamma$-Anomalie mit etwa 5 – 15 % deutlich niedriger liegt. Dieses Verhältnis von etwa 3:1 entspricht den Anteilen der $^G\gamma$-:$^A\gamma$-Ketten am fetalen Hämoglobin des Neugeborenen (siehe Seite 41). Krankmachende γ-Globinvarianten sind extrem selten. Wenn überhaupt, dann haben sie nur während der Fetalzeit und im frühen Säuglingsalter eine Bedeutung, da die γ-Globinkettensynthese zeitlich begrenzt ist (siehe Seite 176).

Da anomale Hämoglobine der *δ-Globinkette* nur 1 – 2 % des Gesamtblutfarbstoff ausmachen, sind sie klinisch nicht relevant (siehe Seite 175).

4.1.2 Andere Faktoren

Die von regulatorischen DNA-Sequenzen der Gene kontrollierten *Syntheseraten* anomaler Hämoglobine entsprechen nicht immer den zu erwartenden Mengen. Die tatsächlich nachzuweisenden prozentualen Anteile der anomalen Hämoglobine werden in erster Linie von der Transkription der Strukturgene bestimmt. So führt z. B. die Koexistenz einer Thalass-

Tabelle 18: Einfluß der Anzahl inaktiver α-Globingene (α-Thalassämie) auf den prozentualen Anteil von HbG (α-Anomalie) und HbS (β-Anomalie) bei Heterozygotie für die jeweilige Hämoglobinanomalie. Die quantitativen Daten sind Anhaltswerte. Die Überschneidungen zwischen den einzelnen Gruppen können erheblich sein. Inaktive α-Globingene sind durch das Zeichen – symbolisiert.

α-Anomalie		**β-Anomalie**	
α-Thal-Typ	HbG (α) %	α-Thal-Typ	HbS (β) %
$\alpha\alpha^G/\alpha\alpha$	20	$\alpha\alpha/\alpha\alpha$	33–40
$-\alpha^G/\alpha\alpha$	30	$-\alpha/\alpha\alpha$	28–35
$-\alpha^G/-\alpha$	40	$-\alpha/-\alpha$	25–30
$--/-\alpha^G$	100 (+ HbH)	$--/-\alpha$	15–20

ämiemutationen zu Verschiebungen, die für die α-Thalassämie in Tabelle 18 dargestellt sind. Bei der *Sichelzell-β^0-Thalassämie* wird kein HbA mehr gebildet und das klinische Bild entspricht dem der homozygoten Sichelzellerkrankung. Liegt eine Kombination mit einer *β^+-Thalassämie* (Sichelzell-β^+-Thalassämie) vor, dann werden je nach Restaktivität des β^+-Thalassämiegens geringe oder auch größere Mengen an normalem HbA gebildet mit entsprechender Milderung des Krankheitsbildes (Tab. 39, Seite 115). Die Synthese der δ-Globinketten ist nicht betroffen. Die Erhöhung von HbA_2 ($\alpha_2\delta_2$) in den genannten Kombinationen ist das Ergebnis einer bevorzugten αδ-Dimerbildung (siehe unten).

Grundsätzlich kann eine quantitativ reduzierte Bildung von Polypeptidketten durch sehr unterschiedliche Defekte auf allen Ebenen der Proteinsynthese gestört sein. Auch ist bei niedrigen Anteilen anomaler Varianten am Gesamthämoglobin an die Möglichkeit einer Instabilität der anomalen Globinkette zu denken. In dieser Situation kann die anomale

Tabelle 19: Prozentuale Anteile von α- und β-normalen und anomalen Hämoglobinen sowie der Hybridformen bei Heterozygotie für die jeweilige Anomalie. Vergleich von Elektrophorese und intraerythrozytärer Verteilung.

	Anomalie	Hybrid	HbA
α-Anomalie	$\alpha_2{}^X\beta_2{}^A$	$\alpha^A\alpha^X\beta_2{}^A$	$\alpha_2{}^A\beta_2{}^A$
Elektrophorese	75 %	–	25 %
Erythrozyten	56 %	38 %	6 %
β-Anomalie	$\alpha_2{}^A\beta_2{}^X$	$\alpha_2{}^A\beta^A\beta^X$	$\alpha_2{}^A\beta_2{}^X$
Elektrophorese	60 %	–	40 %
Erythrozyten	30 %	60 %	10 %

Globinkette aufgrund einer extremen Instabilität schon während oder sehr bald nach der Fertigstellung intrazellulär denaturieren, so daß es nicht zur Tetramerbildung kommen kann. Andererseits bewirkt auch die Instabilität eines schon gebildeten Tetramers über die Denaturierung eine Reduktion des Anteils an anomalem Hämoglobin. Beispiele sind die *instabilen Hämoglobine* (siehe Seite 171) und die *thalassämischen Hämoglobinopathien* (siehe Seite 324).

Ein weiterer Faktor für die Festlegung der intraerythrozytären quantitativen Anteile von normalen und anomalen Varianten ist die *Dimerbildung* aus den entsprechenden Untereinheiten. Unter normalen Bedingungen bilden die α- und β-Globinketten, nachdem sie synthetisiert sind, sofort stabile Dimere ($\alpha+\beta = \alpha\beta$). Strukturell identische Dimere lagern sich dann zu entsprechenden *Tetrameren* zusammen ($\alpha\beta + \alpha\beta = \alpha_2\beta_2$). Bei Anwesenheit anomaler Polypeptidketten (z. B. β^x) müssen sich ungleiche Dimere ($\alpha\beta + \alpha\beta^x$) kombinieren, wobei *Hybridtetramere* ($\alpha_2\beta^A\beta^x$) entstehen. Diese Hybridform ist die vorherrschende Struktur anomaler Varianten im Erythrozyten (Tab. 19).

Die Geschwindigkeit, mit der die *Dimere* gebildet werden (Aggregation), hängt u. a. von der *Oberflächenladung* der einzelnen Polypeptidketten ab. Normale β^A-Globinketten sind leicht negativ, normale α^A-Globinketten sind leicht positiv geladen. Dagegen sind die anomalen β-Globinketten der Varianten HbS, HbC, HbD und HbE leicht positiv geladen, so daß die Aggregation zu $\alpha\beta^x$-Dimeren weniger rasch erfolgt als zu $\alpha\beta^A$-Dimeren. Dies ist der Grund dafür, daß entsprechende Varianten bei *Heterozygoten* weniger als die Hälfte, d. h. z. B. 40 % vom Gesamtblutfarbstoff ausmachen. Die *Konkurrenz* der normalen und anomalen β-Globinketten um die vorhandenen α-Globinketten erklärt u. a. auch die geringen Anteile von HbS in Kombination mit der α-Thalassämie und den höheren Anteil von HbS in der Kombination HbSC im Vergleich zur Kombination HbSA. Auch die niedrigen Werte von HbA_2 ($\alpha_2\delta_2$) bei verschiedenen hämatologischen Erkrankungen (siehe Seite 37 u. 175) sowie die erhöhten HbA_2-Werte bei der β-Thalassämie haben ihre Ursache in der Konkurrenz der δ- und β-Globinketten um die α-Globinketten bei der entsprechenden Dimerbildung.

4.2 Vererbung anomaler Varianten

Anomale Hämoglobine werden mit Ausnahme der Varianten mit Präzipitationsneigung (instabile Hämoglobine, Nonsense Mutationen im 3. Exon) autosomal rezessiv vererbt. Heterozygote sind symptomlos. Die „kodominante" Ausprägung der Befunde in der Hämoglobinelektrophorese erlaubt jedoch eine eindeutige Identifikation von Überträgern.

Homozygotie ist dann gegeben, wenn beide Allele eines Genlokus identisch sind. Ein Patient kann homozygot gesund (z. B. HbAA) oder homozygot krank sein (z. B. HbSS). Mit *Heterozygotie* bezeichnet man einen Zustand, bei dem die beiden Allele eines Genlokus homologer Chromosomen Unterschiede aufweisen (z. B. HbAS). Die *doppelte Heterozygotie* ist dadurch charakterisiert, daß zwei nichthomologe Genloki, z. B. der α- und β-Globinlokus von der Mutation betroffen sind, die beide auch direkt auf die Nachkommenschaft vererbt werden (z. B. α- und β-Thalassämie oder anomale Varianten). Man spricht von *gemischter* (oder *compound*) *Heterozygotie*, wenn der Patient heterozygot ist für zwei verschiedene Mutationen auf dem selben Genlokus (z. B. Sichelzell-β-Thalassämie oder HbSC). Von den homologen Allelen wird jeweils nur eines auf die Nachkommenschaft vererbt (siehe auch Seite 207).

Zum grundsätzlichen Verständnis muß nochmals gesagt werden, daß entsprechend den *Mendel'schen Regeln* die α- und β-Anomalien oder die Thalassämien unabhängig voneinander vererbt werden, d. h. ein Träger für eine α-Anomalie (Thalassämie) kann gleichzeitig eine β-Anomalie (Thalassämie) weitergeben.

Das Vererbungsmuster soll an einigen Beispielen erklärt werden. Wenn beide Eltern Träger der gleichen Anlage, d. h. heterozygot sind, dann sind die Nachkommen mit einer 50 %igen Wahrscheinlichkeit heterozygot, 25 % werden entweder homozygot gesund oder homozygot krank sein (Abb. 39a). Sind beide Eltern jeweils einfach heterozygot für zwei verschiedene Anlagen, z. B. für die beiden β-Globinkettenvarianten HbS (HbAS) und HbC (HbAC), dann können jeweils 25 % der Nachkommen erwarten, entweder homozygot gesund (HbAA), gemischt heterozygot krank (HbSC) oder jeweils einfach heterozygot für HbS (HbAS) oder HbC (HbAC) zu sein (Abb. 39b). Ein anderes Vererbungsmuster mit sicher vorhersagbarem Ergebnis für die Nachkommen

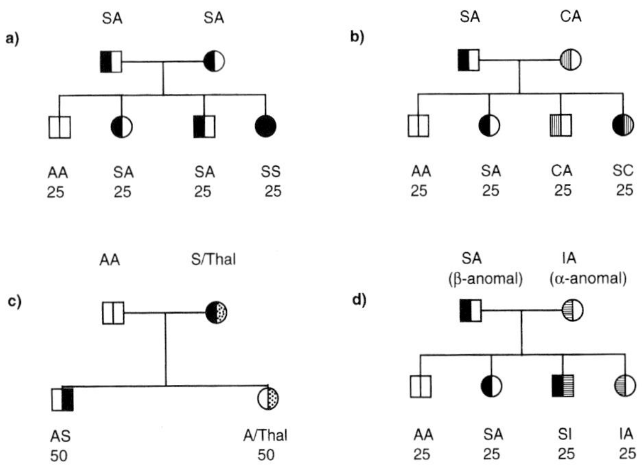

Abb. 39: Hypothetische Stammbäume mit der Darstellung zu erwartender Häufigkeiten (%) der Vererbung von β-Globinallelen. Erklärung siehe Text.

ist dann gegeben, wenn ein Elternteil gesund ist, während der andere Träger von zwei Anomalien auf homologen Allelen, d. h. gemischt heterozygot ist, z. B. für die HbS-β-Thalassämie (Abb. 39c). In diesem Fall ist die Hälfte der Nachkommen heterozygot für die Sichelzellanlage, die andere Hälfte heterozygot für die β-Thalassämie. Bei einer doppelten Heterozygotie, z. B. von einer α-Anomalie (Hb I = α^I) mit einer β-Anomalie (HbS = β^S) (Abb. 39d) sind jeweils 25 % der Nachkommen homozygot gesund (HbAA), einfach heterozygot für HbS (AS) und HbI (AI) sowie doppelt heterozygot für HbI und HbS (SI). In der Kombination von α- und β-Globingenvarianten findet man elektrophoretisch neben normalem HbA ($\alpha_2\beta_2$) und HbA_2 ($\alpha_2\delta_2$) drei anomale Varianten von HbA ($\alpha_2{}^x\beta_2{}^x$, $\alpha_2{}^x\beta^A$, $\alpha_2{}^A\beta_2{}^x$) und ein anomales HbA_2 ($\alpha_2{}^x\delta_2{}^{A2}$).

Für die Praxis der genetischen Beratung muß man wissen, daß dieses statistische Konzepte sind. Im Einzelfall können z. B. mehrere Kinder hintereinander krank oder gesund bzw. Anlageträger sein. Durch eine pränatale Diagnostik können diese Unsicherheiten allerdings beseitigt werden (siehe Seite 128).

4.3 Neumutationen

Neumutationen der Globingene sind wegen der geringen Größe dieser Gene selten. Bislang sind ca. 90 Neumutationen beschrieben worden. Sie betreffen nach den vorliegenden Daten über 60 instabile Hämoglobine und etwa 20 HbM-Anomalien. Der Rest verteilt sich auf andere anomale Varianten. Die Mutationsrate pro Globingen und Generation wurde mit 2,6 x 10^{-6} bis 8,3 x 10^{-6} bzw. mit 5,9 x 10^{-9} bis 18 x 10^{-9} pro Nukleotid bestimmt. Es gibt eine Mitteilung, in der über zwei Neumutationen in einer Familie von gesunden Eltern berichtet wird. Hier liegt wahrscheinlich ein Keimzellmosaik vor, eine seltene Variante, die für die genetische Beratung aber eine große Rolle spielt. Weiterhin bestehen Beziehungen zwischen hohem Alter des Vaters und einer neuen Mutation, was allerdings auch für andere hereditäre Erkrankungen zutrifft.

4.4 Mutationsformen der Globingene

4.4.1 Allgemeines

Über 90% aller Hämoglobinvarianten sind durch die *Substitution* einer einzelnen Aminosäure in einer der Polypeptidketten bzw. durch eine *Missense-Mutation* des β-Globingens verursacht. Weiterhin gibt es wenige Varianten mit verlängerter oder verkürzter Polypeptidkette durch Mutationen des normalen Terminatorkodons bzw. durch *Nonsense-* und *Frameshift-Mutationen* im dritten β-Globingenexon. Auch kann es durch ungleiche homologe Rekombinationsereignisse zwischen den im β-Globingenkomplex eng benachbarten Genen zu *Fusionsgenen* ($^{A}\gamma\beta$; δβ) und damit zu *Fusionsproteinen* kommen (Hb Kenya; Hb Lepore). Die Mutation kann einzelne Nukleotide oder ganze Basentriplets (Kodon) betreffen. Die Punktmutation ist der häufigste molekulare Defekt.

4.4.2 Einzelbasensubstitution

Ein Austausch eines Nukleotids in einem Basentriplett (Kodon) kann wegen des sogenannten *degenerierten Charakters* des genetischen Kodes entweder neutral bleiben oder zu einer ganz spezifischen Änderung in der Kodierung für eine Aminosäure führen (*Missense-Mutation*). Anstelle der für eine bestimmte Position der Polypeptidkette vorgesehenen Aminosäure wird eine andere eingebaut. Je nach Ort und Art der Substitution resultieren daraus sehr unterschiedliche oder gar keine Störungen im Struktur- und Funktionsgefüge (siehe unten).

Es ist errechnet worden, daß insgesamt 2 583 Einzelbasensubstitutionen für die 141 Aminosäuren der α-Globinkette und die 146 Aminosäuren der β-Globinkette möglich sind. Davon führen theoretisch 1 690 zu einer Veränderung der Primärstruktur, aber nur 575 erfahren dabei eine Ladungsänderung, die es erlauben würde, sie mit *elektrophoretischen Methoden* nachzuweisen. Von diesen Varianten mit Ladungsänderung sind bislang etwa 45 % beschrieben worden. Diese Daten schränken die Aussagekraft der üblichen elektrophoretischen Verfahren für die Diagnostik anomaler Hämoglobine etwas ein. Mit der Entwicklung neuer Nachweismethoden (siehe Seite 62), z. B. *HPL-Chromatographie* und *isoelektrischer Fokussierung* sowie mit dem Einsatz von Protein- und nicht zuletzt von DNA-Analysen hat sich die Situation jedoch deutlich verbessert. Diese Methoden sollten immer dann zusätzlich eingesetzt werden, wenn sich aus einer entsprechenden hämatologischen Symptomatik und evtl. auch aus der genetischen Konstellation der Verdacht auf das Vorliegen eines pathologischen Hämoglobins ergibt, das nicht mit der alkalischen oder sauren Elektrophorese erkannt werden konnte.

Je nach *Ort und Art der Basensubstitution* gibt es ganz unterschiedliche Auswirkungen auf die phänotypische Expression eines anomalen Hämoglobins. Das soll am Beispiel von verschiedenen Substitutionen der Position 6 der β-Globinkette gezeigt werden. Für die Position 6 der normalen β-Globinkette kodiert das Basentriplett GAG für eine Glutaminsäure (Tab. 20). Der Nukleotidaustausch A → T (*GAG* → *GTG*) bewirkt eine Substitution von Glutaminsäure durch einen Valinrest. Das Ergebnis ist die *HbS-Anomalie* (β6 (A3) Glu → Val), die bei Homozygotie das schwere Bild der Sichelzellerkrankung verursacht. Die Basensubstitution G → A (*GAG* → *AAG*) an gleicher Position kodiert für ein Lysin mit der Folge der Synthese des anomalen *HbC* (β6 (A3) Glu → Lys), das in der homozygoten Form nur eine mittelschwere hämolytische Anämie verursacht. Bei *Hb Machida* ist die Glutaminsäure an Position 6 der β-Globinkette gegen ein Glutamin ausgetauscht (β6 (A3) Glu → Gln). Dies entspricht einer G → C Basensubstitution (*GAG* → *CAG*). Die Anomalieträger sind selbst im homozygoten Status klinisch völlig gesund.

Tabelle 20: Beispiele für unterschiedliche Einzelbasensubstitutionen an identischer Position in β-Kodon 6 (GAG) und die Auswirkung auf die Krankheitsmanifestation.

Substitution β-Kodon 6	**Anomale Variante**	**Klinische Manifestation bei Homozygotie**
GAG → GTG Glu → Val	HbS	Sichelzellkrankheit schwere Beeinträchtigung
GAG → AAG Glu → Lys	HbC	HbC Krankheit mittelschwere hämolytische Anämie
GAG → CAG Glu → Gln	Hb Michada	keine Krankheit

Es gibt mehrere Varianten mit mehr als einer Punktmutation in der gleichen Globinkette (Tab. 21). Dabei ist es interessant, daß in der Regel schon jede Einzelpunktmutation als solche bekannt ist und gehäuft in der gleichen Bevölkerung vorkommt. So ist z. B. *HbC-Harlem* durch zwei Punktmutationen in der β-Globinkette charakterisiert. Die eine an Position β6 Glu → Val entspricht dem HbS, die andere an Position β73 Asp → Asn ist mit *Hb Korle Bu* identisch. Beide findet man häufig in der Bevölkerung von West-Afrika.

4.4.3 Verlängerte Globinketten

Ursachen für verlängerte Globinketten sind *Basensubstitutionen* im *Terminatorkodon*, oder kleine *Insertions-* oder *Deletionsmutationen* mit der Folge von Leserasterverschiebungen im dritten β-Globingenexon. Eine andere Möglichkeit ist die *Konservierung des Methionins als Initiator*. Die verschiedenen molekularen Defekte haben uns zudem interessante Einblicke in den normalen Ablauf der Synthese von Globinketten vermittelt. Wichtig in diesem Zusammenhang ist es z. B., daß Rasterverschiebungen in den Exons 1 und 2 ausnahmslos zur β^{o}-Thalassämie und nicht zu einem anomalen Hämoglobin führen, wie das bei Frameshift-Mutationen im Exon 3 der Fall sein kann.

Der Grund für dieses Phänomen liegt darin, daß Frameshift-Mutationen in Exons 1 und 2 dazu führen, daß die Proteinsynthese bald an neuen Leseraster vorkommenden Terminatorkodons abgebrochen wird und es zu keiner Synthese funktionierender Globinketten kommt. Später auftretende Frameshift-Mutationen führen zwar zur strukturellen Veränderung der Globinkette an ihrem COOH-Ende, die die post-translationale Funktion aber nicht vollständig aufheben muß.

Mutationen des Terminatorkodons

Die Mutationen des Terminatorkodons betreffen vorwiegend die α-Globinketten und zwar die Position α 142 (UAA) nach dem N-terminalen Lysin in Position 141 der α-Globinkette (Tab. 22). Von den sechs möglichen Basensubstitutionen sind bisher vier als anomale Varianten entdeckt worden (siehe Seite 229): *Hb Constant Spring* (UAA → CAA), *Hb Icaria* (UAA → AAA), *Hb Seal Rock* (UAA → GAA) und *Hb Koya Dora* (UAA → UCA).

Durch die jeweilige Mutation kann das neue Triplett nicht mehr als Terminatorkodon wirksam werden und es wird dadurch solange für weitere Aminosäuren kodiert, bis ein neues Terminatorkodon auftaucht. Dies geschieht nach exakt 31 Kodons der 3'

Tabelle 21: Beispiele für anomale Hämoglobine mit Doppelpunktmutationen in der gleichen Globinkette. Erklärung siehe Text.

Name der Anomalie	**Substitutionen**		**Name der einzelnen Anomalien**
HbS-Antilles	β 6 (A 3) β 23 (B5)	Glu → Val Val → Ile	HbS unbekannt
HbC-Harlem	β 6 (A3) β 73 (E17)	Glu → Val Asp → Asn	HbS Hb Korle Bu
HbS-Oman	β 6 (A3) β 121 (GH4)	Glu → Val Gly → Lys	HbS HbO Arab
Hb Arlington Park	β 6 (A3) β 95 (FG2)	Glu → Lys Lys → Glu	HbC HbN Baltimore
HbT-Cambodia	β 26 (B8) β 121 (GH4)	Glu → Lys Glu → Gln	HbE HbD
Hb Masuda	β 114 (G16) β 119 (GH2)	Leu → Met Gly → Asp	Hb Zengcheng Hb Fannin-Lubbock

Tabelle 22: Punktmutationen im Terminatorkodon [TER] α 142, die zu einer Verlängerung der α-Globinkette führen. Beispiele sind die α-Anomalien Hb Constant Spring (α^{CS}), Hb Icaria (α^{IC}), Hb Koya Dora (α^{KD}) und Hb Seal Rock (α^{SR}). Siehe auch Thalassämiesyndrome Seite 229.

	Position der Aminosäuren in der α-Globinkette							
	139	140	141	142	143	144	145	
α^{A} (normal)	AAA	TAC	CTG	U A A				
	Lys	Tyr	Arg	TER	--	--	--	
α^{CS}	AAA	TAC	CTG	C A A	GCT	GGA	GCC	→
	Lys	Tyr	Arg	Gln	Ala	Gly	Ala	→
α^{IC}	AAA	TAC	CTG	A A A	GCT	GGA	GCC	→
	Lys	Tyr	Arg	Lys	Ala	Gly	Ala	→
α^{KD}	AAA	TAC	CTG	U C A	GCT	GGA	GCC	→
	Lys	Tyr	Arg	Ser	Ala	Gly	Ala	→
α^{SR}	AAA	TAC	CTG	G A A	GCT	GGA	GCC	→
	Lys	Tyr	Arg	Glu	Ala	Gly	Ala	→

Tabelle 23: Frameshift-Mutationen bei Hb Wayne (α^{W}) als Folge einer Deletion einer Nukleotidbase (A) in Kodon α139. Durch die Rahmenverschiebung verändert sich das gesamte Ableseraster einschließlich des Terminatorkodons [TER] und damit die Länge der α-Globinkette.

α^{A} Normal	137	138	139	140	141	142	143	144	145	146	147	148	
	Thr	Ser	Lys	Tyr	Arg	[TER]							
	ACC	UCC	AAA	UAC	CGU	UAA	GCU	GGA	GCC	UCG	GUA	GCA	← normales Raster
			AAU	*ACC*	*GUU*	*AAG*	*CUG*	*GAG*	*CCU*	*CGG*	*UAG*		← neues Raster
α^{W} Hb Wayne	Thr	Ser	Asn	Thr	Val	Lys	Leu	Glu	Pro	Arg			
	137	138	139	140	141	142	143	144	145	146	[TER]		

Deletion von A in Kodon α 139

flankierenden Sequenzen, die bereits im normalen α-Globingen vorgegeben sind, jedoch nicht exprimiert werden, solange das Stopkodon an Position α 142 seine Funktion ausübt. Bei allen vier Varianten, Hb Constant Spring, Hb Icaria, Hb Koya Dora und Hb Seal Rock ist die α-Globinkette dadurch um 31 auf insgesamt 172 Aminosäuren am C-Terminus verlängert (α 141 (H 19) Ext.+31).

Frameshift-Mutationen

Eine andere Mutation, die zur Verlängerung einer Polypeptidkette führt, ist die Verschiebung des Leserasters (Frameshift-Mutation). Dabei wird der genetische Kode entweder durch Einfügen oder Verlust von mRNA-Nukleotiden so verändert, daß das vorgegebene Ableseraster der folgenden Sequenzen aus dem Rhythmus kommt und völlig neue Aminosäurensequenzen kodiert (Tab. 23). Die neuen Sequenzen werden auch als *Nonsense-Sequenzen* bezeichnet. So führt z. B. bei der α-Anomalie *Hb Wayne* (α139) der Verlust einer einzelnen Base im Kodon 139 zu einem veränderten Leseraster mit dem Ergebnis, daß für die Positionen α 139 bis α 146 eine neue und abnorme Sequenz von acht Aminosäuren kodiert wird. An Position α 147 taucht in der neuen Sequenz mit dem Triplet UAG wieder ein Stopkodon auf. Hb Wayne ist also am N-Terminus um fünf Aminosäuren verlängert (α 139 (HC1) Ext.+5).

Bei *Hb Tak* führt die Duplikation von zwei Basen an Position β 146/147 oder β 147 über eine Rasterverschiebung zur Veränderung des Terminatorkodons und damit zu einer Verlängerung der β-Globinkette um elf zusätzliche Aminosäuren (β 146 (HC3) Ext.+11). Häufig führen Frameshift-Mutationen allerdings zum vorzeitigen Translationsstop, da im verschobenen Leseraster neue Stopkodons entstehen. In diesen Fällen resultiert daraus der Phänotyp einer β°-Thalassämie.

Insertionen

Für eine Kettenverlängerung durch die Insertion von zusätzlichen Basentriplets ist *Hb Grady* (α 118-119) das bekannteste Beispiel (Tab. 24). Als α-Anomalie ist Hb Grady dadurch gekennzeichnet, daß die ansonsten völlig normale α-Globinkette als Folge einer Insertion von neun zusätzlichen Basen durch eine Wiederholung der drei Sequenzen α 116-118 (Glu-Phe-Thr) zwischen Position 118 und 119 um drei Aminosäuren verlängert ist (α 118 (H1) – 119 (H2) Ext.+3).

Tabelle 24: Hb Grady als Beispiel für die Insertion von drei Basentriplets.

Hb Grady	α116	117	118	(116)	(117)	(118)	119
	GAG	TTC	ACC	*GAG*	*TTC*	*ACC*	CTT
	Glu	Phe	Thr	*Glu*	*Phe*	*Thr*	Pro
Normal							
	GAG	TTC	ACC				CTT
	Glu	Phe	Thr				Pro

Konservierung des Initiator-Methionins

Es kann auch dann zu einer Kettenverlängerung kommen, wenn durch Mutationen am N-Terminus das Methionin als Initiator konserviert wird (Tab. 25). Allen diesen Mutanten gemeinsam ist die Existenz eines zusätzlichen Methionins an Position 1 der β-Globinkette am Aminoende (β 1 (NA1) Ext. *Met*). Bei *Hb Long Island-Marseille* findet sich außerdem ein Austausch von Histidin gegen Prolin an Position 2 der β-Globinkette (β1 (NA1) Ext. *Met*-Val-*Pro*), bei *Hb Doha* ist eine zusätzliche β1 Valin-Glutaminsäure Substitution erfolgt (β1 (NA1) Ext. *Met-Glu*-His), während *Hb South Florida* an Position 1 der β-Globinkette anstatt Valin ein weiteres Methionin enthält (β1 (NA1) Ext. *Met-Met*-His). Die Persistenz von Methionin am N-Terminus an Position β1 ist die Folge einer gestörten posttranslationalen Modifikation, bei der die normalerweise stattfindende Abspaltung des NH_2-terminalen Methionins durch Peptidasen infolge der Aminosäurensubstitution nicht möglich ist.

Tabelle 25: Mutationen am N-Terminus mit Konservierung des Methionins und entsprechender Verlängerung der Globinkette.

Hb Name und Position der Substitution	Sequenz der Aminosäuren am N-Terminus			
Normale α-Globinkette NA1 – NA2- NA3 – A1	–1	+1 Val	+2 Leu	+3 Ser
Hb Thionville α1 (NA1)	*Met*	*Glu*	Leu	Ser
Normal β-Globinkette NA1 – NA2 – NA3	–1	+1 Val	+2 His	+3 Leu
Hb Long Island-M* β1 (NA1)	*Met*	Val	*Pro*	Leu
Hb Doha β1 (NA1)	*Met*	*Glu*	His	Leu
Hb South Florida β1 (NA1)	*Met*	*Met*	His	Leu

* Hb Long Island-Marseille

4.4.4 Verkürzte Globinketten

Unter den bislang beschriebenen anomalen Varianten mit verkürzter Polypeptidkette befindet sich nur eine α-Anomalie. Gemeinsam ist allen die *Deletion* einer oder mehrerer benachbarter Aminosäuren bzw. der entsprechenden Basentriplets. In allen Fällen ist die übrige Aminosäurensequenz normal. Diese Deletionsvarianten sind wahrscheinlich durch ein ungleiches Crossing over während der Meiose entstanden. Dafür spricht auch das Phänomen, daß die Deletionen immer in Bereichen stattfinden, die sich wiederholende Nukleotidsequenzen in einer Länge von zwei bis acht Basen aufweisen. Eine Ausnahme scheint *Hb McKees Rocks* (β 145 (HC2) Tyr → Term) zu sein, bei dem die beiden C-terminalen Aminosäuren in Position β 145 und 146 fehlen. Die Mutation von Kodon β 145 hat zu einem neuen Terminatorkodon geführt, so daß hier eine Nonsense-Mutation vorliegt (Tab. 26).

Aus klinischer Sicht ist es ganz interessant, daß alle Varianten mit Ausnahme von *Hb Vicksburg* (β 75

Tabelle 26: Bei Hb McKees Rocks (β^{MKR}) bewirkt die Mutation in Kodon β 145 UAU → UAA oder UAU → UAG eine Verkürzung der β-Globinkette um zwei Aminosäuren.

β^{A}	143	144	145	146	
	His	Lys	Tyr	His	TER
	CAC	AAG	UAU	CAC	UAA
β^{MKR}	CAC	AAG	UA^{A}G	CAC	UAA
	His	Lys	TER		
	143	144			

(E19) Leu → 0) instabil sind und die Mehrzahl von ihnen auch Veränderungen der 0_2-Affinität aufweist.

Ein Artefakt mit verkürzter α-Globinkette ist *Hb Koellicker.* Es entsteht extraerythrozytär bei schweren Hämolysen. Dabei wird von dem im Plasma vorhandenen Hämoglobin das C-terminale Arginin enzymatisch abgespalten. Hb Koellicker existiert in der adulten und fetalen Form.

4.4.5 Fusionshämoglobine

Eine intergenische Fusion, d. h. eine nichthomologe Paarung von zwei verschiedenen Loki auf komplementären Chromosomen führt zu einem *Fusions-* bzw. *Hybridprodukt*, das aus Anteilen von zwei verschiedenen Polypeptidketten besteht (siehe Seite 311). Beispiele einer solchen Fusion durch nichthomologes Crossing over sind die *Hb Lepore-* und *Anti-Lepore-Varianten*, bei denen die fusionierte Polypeptidkette aus Teilen der normalen δ-Globinkette und Teilen der normalen β-Globinkette besteht. Beim Lepore-Typ werden mit der Bildung des Fusionshämoglobin NH_2-δβ-COOH die normalen δ- und β-Globinloki zerstört, während bei dem Anti-Lepore Typ NH_2-βδ-COOH die Genloki für die β- und δ-Globinkette erhalten bleiben (siehe Seite 314).

Es gibt drei verschiedene Hb Lepore-Varianten, die sich jeweils durch unterschiedliche Fusionspunkte und damit auch durch unterschiedlich lange Sequenzen der Anteile von δ- und β-Globinketten unterscheiden. Das gilt im Prinzip auch für die vier bekannten Anti-Lepore-Varianten *Hb Miyada*, *HbP-Congo*, *HbP-Nilotic* und *Hb Lincoln Park* (siehe Seite 315).

Eine andere, wahrscheinlich durch ein doppeltes Crossing over oder durch Genkonversion verursachte Variante ist *Hb Parchman*, das in der Mitte der anomalen Globinkette eine β-Globinkettensequenz von ca. 30 Aminosäuren enthält, flankiert an beiden Seiten von je einer δβ- bzw. βδ-Fusionssequenz (NH_2-δβ-βδ-COOH) (Tab. 108).

Da das Hb-Lepore-Hybridgen vom schwachen δ-Globingenpromotor gesteuert wird, ist die quantitative Expression dieses qualitativ voll funktionstüchtigen Globingens reduziert und führt dadurch zur Thalassämie.

Hb Kenya ($\alpha_2\gamma\beta_2$) ist ein anderes Fusionsprodukt, bei dem das Hybrid aus $^{A}\gamma$- und β-Sequenzen besteht ($^{A}\gamma\beta$-Fusionsprodukt). Das Hb-Kenya-Hybridgen wird dagegen vom γ-Globingenpromotor gesteuert, der in dem veränderten Genkomplex eine quantitativ ausreichende Transkription des Gens und eine entsprechende Synthese des Fusionsglobins vermittelt und nicht zur Thalassämie führt.

5 Sichelzellkrankheit

– Molekularpathologie und Klinik –

5.1 Überblick

Unter den zahlreichen krankmachenden anomalen Varianten, die aufgrund ihres molekularen Defektes ganz spezifische hämatologische und allgemeine klinische Symptome verursachen, haben weltweit mit einer bestimmten regionalen Verteilung die *Hämoglobine S, C* und *E* eine ähnlich große Bedeutung wie die *Thalassämien.* Die übrigen Varianten, insbesondere die mit gestörter Sauerstofftransportfunktion (siehe Seite 179) sowie die instabilen Hämoglobine (siehe Seite 163) können zwar für schwere Krankheitszustände verantwortlich sein, epidemiologisch spielen sie keine große Rolle.

5.2 Zuordnung und Beschreibung

In die Gruppe der Varianten mit erhöhter Aggregationsneigung gehören die beiden anomalen Varianten HbS (β6 (A3) Glu → Val) und HbC (β6 (A3) Glu → Lys). Besonders die durch die *HbS-Anomalie* verursachten Erkrankungen haben eine beachtliche Bedeutung sowohl für die direkte Krankenversorgung, als auch für die allgemeine Gesundheitsfürsorge. Im *homozygoten* Status, wie in den Interaktionsformen insbesondere mit HbC, aber auch mit anderen β-anomalen Hämoglobinen und mit den β-Thalassämien, verursacht die HbS-Anomalie schwere Krankheitsbilder. Die betroffenen Patienten sind einem sehr belastenden Leiden ausgesetzt, das nur symptomatisch nicht besonders befriedigend behandelt werden kann. Die Betreuung der Patienten stellt an den Arzt erhebliche Anforderungen.

Die *Sichelzellkrankheit* hat eine aufregende Pathophysiologie, deren Kenntnis die Voraussetzung für das Verständnis dieses sehr komplexen Krankheitsbildes ist. Zudem bildet sie den Hintergrund für die bisher allerdings nur auf supportive Maßnahmen begrenzten Therapiemöglichkeiten. Sie wird aber gleichermaßen eine Bedeutung für die Entwicklung neuer Therapieformen und verbesserter präventiver Maßnahmen haben. Dementsprechend wird der Pathophysiologie ein breiter Platz eingeräumt (siehe Seite 81).

5.3 Historisches

Das klinische Syndrom der *Sichelzellanämie* ist seit Jahrhunderten in Afrika bekannt. Im Jahre 1910 beschrieb Herrick die Sichelform der Erythrozyten, ohne ihre Bedeutung für das Krankheitsgeschehen erkannt zu haben. Ham und Castle analysierten 1940 die Beziehungen zwischen der Sichelzellbildung und der erhöhten Viskosität des Blutes sowie dem Auftreten von *Gefäßverschlußkrisen.* Im gleichen Jahr stellte Sherman fest, daß die Erythrozyten von anämischen, d. h. homozygot kranken Patienten wesentlich rascher bei Sauerstoffentzug sicheln als Erythrozyten von nicht anämischen Anlageträgern. Der gleiche Autor machte eine wesentlich interessantere Entdeckung, die er jedoch in der Tragweite nicht erkennen konnte. Im polarisierten Licht beobachtete er eine gerichtete Ordnung von Strukturen in Erythrozyten während der Sichelbildung. Dieses für die Pathophysiologie der Krankheit wichtige Phänomen, das erst 1951 von Perutz et al. näher analysiert werden konnte, ist als Polymerisation der HbS-Moleküle in Form einer längsgerichteten Aggregration fadenförmiger Strukturen bei Sauerstoffentzug bekannt.

Pauling et al. entdeckten 1949 als Ursache für die Sichelzellanämie ein anomales Hämoglobin, das HbS (Abb. 40). Es wurde der Begriff der *molekularen Krankheit* geprägt und die Medizin erhielt dadurch entscheidende Impulse auf dem Gebiet der molekularen Biologie und Genetik. Im Jahre 1959 konnte Ingram den Basisdefekt in Form der Substitution von Glutaminsäure durch Valin in Position 6 der β-Globinkette nachweisen.

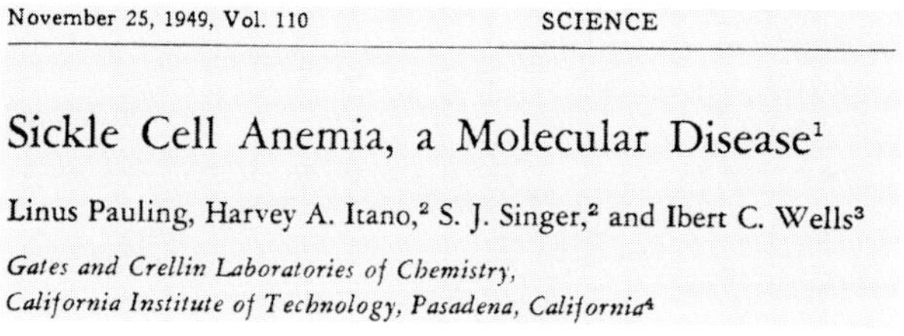
November 25, 1949, Vol. 110 SCIENCE

Sickle Cell Anemia, a Molecular Disease[1]

Linus Pauling, Harvey A. Itano,[2] S. J. Singer,[2] and Ibert C. Wells[3]

Gates and Crellin Laboratories of Chemistry, California Institute of Technology, Pasadena, California[4]

Abb. 40: Mitteilung über die Entdeckung von HbS (Pauling, L., et al.: Science 110, 543 (1949)) mit freundlicher Genehmigung von der American Association for the Advancement of Science, Washington.

5.4 Begriffsbestimmung

Molekulare Grundlage für die Sichelzellkrankheit ist das *Sichelzellhämoglobin* (*HbS*), bei dem an Position 6 der β-Globinkette, das entspricht der dritten Aminosäure der A-Helix die Glutaminsäure durch einen Valinrest (β 6 (A3) Glu → Val) ausgetauscht ist. Der strukturelle Defekt bewirkt im *desoxygenierten Zustand* eine Änderung der Löslichkeit des intrazellulären Hämoglobins mit Übergang vom Sol- in einen Gelzustand bei gleichzeitig erhöhter *Aggregationsneigung* der HbS-Moleküle. Die Erythrozyten unterliegen dabei einem vielfältigen und wechselnden Gestaltwandel und erfahren komplexe Membranschäden. Alle Veränderungen führen zu einer erheblich gestörten Mikrorheologie. Trotz der einheitlichen molekularen Basis ist das Krankheitsbild durch eine enorme Vielfalt in der phänotypischen Expression charakterisiert, bedingt durch zahlreiche modifizierende Faktoren genetischer und nicht genetischer Art.

Die klassische klinische Manifestation läßt drei markante Symptomgruppen erkennen. Neben der *chronischen hämolytischen Anämie* gibt es die sogenannten *akuten Krisen*, die in vielen Organen durch Gefäßverschlüsse ausgelöst werden. Der dritte Komplex beinhaltet als Folge der *Gefäßverschlüsse* dauerhafte Gewebe- und Organschäden, die zu einer erheblichen Beeinträchtigung der Lebensqualität und zur Invalidisierung führen. Für die Beurteilung von Symptomatik und Krankheitsverlauf ist zu berücksichtigen, daß unsere Informationen dazu überwiegend aus dem Patientengut der schwarzen Bevölkerung von Amerika und Jamaika stammen. Diese Erfahrungen sind nicht unbedingt übertragbar auf Patienten aus dem europäischen oder asiatischen Raum.

5.5 Klassifizierung, Nomenklatur

Heterozygote Träger der Anomalie (HbAS = $\alpha_2\beta^A\beta^S$) sind klinisch nicht beeinträchtigt. Alle im Zusammenhang mit dem Sichelzellhämoglobin verursachten Krankheiten werden unter dem übergeordneten Begriff der *Sichelzellkrankheit* zusammengefaßt. Genotypische Unterformen sind die *homozygote* Sichelzellkrankheit (HbSS = $\alpha_2\beta^S\beta^S$) und die Kombination von HbS mit den β-anomalen Varianten HbC (HbSC-Krankheit), HbD (HbSD-Krankheit), HbO (HbSO-Krankheit) sowie mit den β-Thalassämien (HbS β-Thalassämie). Weiterhin gibt es *doppelte Heterozygotien* mit α-anomalen Hämoglobinen sowie mit der α-Thalassämie und der hereditären Persistenz von fetalem Hämoglobin (Tab. 27). Die Kombinationsvarianten können deutlich modifizierende Einflüsse auf die Prägung des klinischen Krankheitsbildes haben.

5.6 Vorkommen und geographische Verteilung

Unter allen pathologischen Hämoglobinen ist das *HbS* die klinisch bedeutsamste Variante mit bekannter geographischer Verteilung (Abb. 41). Sie findet sich in sehr hoher Frequenz einmal in der Bevölkerung West- und Ost-Afrikas mit Ausbreitung nach Zentral-Afrika, zum anderen im Nordosten und Südwesten von Saudi-Arabien, im Iran sowie in Zentralindien und Nordmalaysia, nicht aber in Südostasien. Aus den Regionen mit hoher Frequenz erfolgte durch Sklaven, Arbeiter und Einwanderer die Verteilung auf die übrige Welt. In Zentral- und Westafrika beträgt die Frequenz homozygot Erkrankter etwa 3 %. Der Anteil von Anlageträgern der HbS-Anomalien liegt hier im Mittel bei 25 %, er schwankt in verschiedenen Gebieten zwischen 7 und 45 %. Ähnliche Häufigkeiten wie in Westafrika werden in bestimmten Regionen von Saudi Arabien (25 %) und Zentral- bzw. Südindien (8-38 %) angetroffen. Unter den Schwarzen Nordamerikas sind etwa 8 % heterozygot und etwa 0,15 % homozygot für die HbS-Anomalie. Gleiche Frequenzen findet man unter den Schwarzen in Mittel- und Südamerika. Für Jamaika wird die Häufigkeit für die HbS-Heterozygotie mit gut 10 % angegeben. In den Ländern der ehemaligen

Tabelle 27: Genetische und klinische Manifestation der Sichelzellanomalie.

Formen	Genotyp	Klinische Expression
Homozygotie für HbS	$\alpha\alpha/\alpha\alpha\ \beta^S\beta^S$	Schwerer Verlauf
• Kombiniert mit der α-Thalassämie	$-\alpha/\alpha\alpha,\ \beta^S\beta^S$	Schwerer Verlauf, aber geringere Hämolyse
	$-\alpha/-\alpha,\ \beta^S\beta^S$	
• Kombiniert mit α-anomalen Varianten (α^X)	$\alpha\alpha/\alpha\alpha^X\ \beta^S\beta^S$	In der Regel schwerer Verlauf
• Kombiniert mit der HPFH*	$\alpha\alpha/\alpha\alpha\ \beta^S$HPFH	Variabel schwer bis asymptomatisch
Heterozygotie für HbS	$\alpha\alpha/\alpha\alpha\ \beta^A\beta^S$	Asymptomatisch
• Kombiniert mit der α-Thalassämie	$-\alpha/\alpha\alpha,\ \beta^A\beta^S$	Asymptomatisch, Hypochromie
	$-\alpha/-\alpha,\ \beta^A\beta^S$	
• Kombiniert mit der β^+-Thalassämie	$\alpha\alpha/\alpha\alpha\ \beta^{thal+}\beta^S$	Leichter bis schwerer Verlauf, abhängig von der β^+-Thalassämie Mutation
• Kombiniert mit der β^0-Thalassämie	$\alpha\alpha/\alpha\alpha\ \beta^{thal^0}\beta^S$	Schwerer Verlauf
• Kombiniert mit der δβ-Thalassämie	$\alpha\alpha/\alpha\alpha\ \delta\beta^{thal}\beta^S$	Leichter Verlauf
• Kombiniert mit β-anomalen Varianten		
HbC	$\alpha\alpha/\alpha\alpha\ \beta^C\beta^S$	Mittelschwerer Verlauf
HbE	$\alpha\alpha/\alpha\alpha\ \beta^E\beta^S$	Mittelschwerer Verlauf
HbD Los Angeles	$\alpha\alpha/\alpha\alpha\ \beta^D\beta^S$	Mittelschwerer bis schwerer Verlauf
HbO Arab	$\alpha\alpha/\alpha\alpha\ \beta^O\beta^S$	Mittelschwerer bis schwerer Verlauf
Hb Lepore	$\alpha\alpha/\alpha\alpha\ \beta^{\delta\beta}\beta^S$	Mittelschwerer Verlauf
HbC-Harlem	$\alpha\alpha/\alpha\alpha\ \beta^{C\text{-}H}\beta^S$	Mittelschwerer bis schwerer Verlauf

* HPFH = Hereditäre Persistenz von HbF

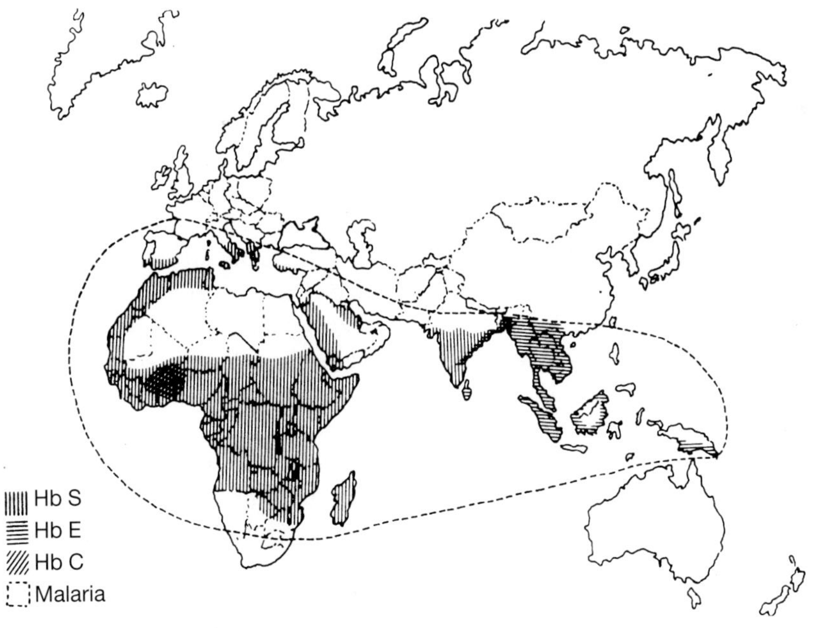

Abb. 41: Geographische Verteilung der Gene für die wichtigsten pathologischen Varianten des menschlichen Hämoglobins (HbS, HbE, HbC). Ein ähnliches Verteilungsmuster haben auch die Thalassämien und der G-6-PD-Mangel. Für die Malaria falciparum entspricht die Verteilung einer Situation, wie sie vor etwa 150 Jahren gegeben war. (Aus Honig, G.R. and J.G. Adams, III: Human Hemoglobin Genetics, p. 238, Fig. 108, Springer-Verlag, Wien New York 1986 mit freundlicher Genehmigung).

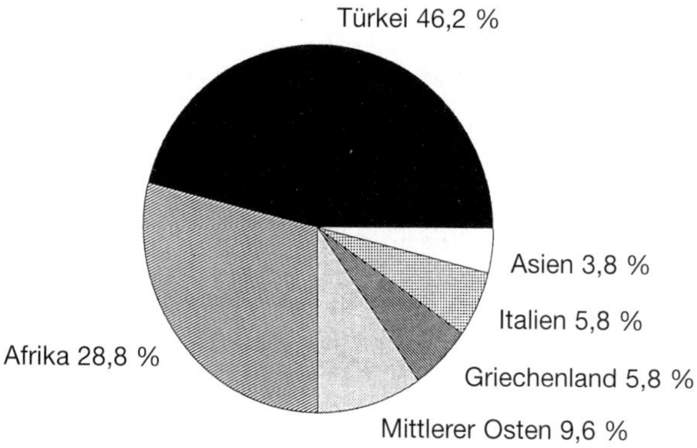

Abb. 42: Herkunft und Häufigkeit der in Deutschland untersuchten Patienten mit Sichelzellkrankheit (Stand 1995).

UDSSR beträgt die Frequenz für das HbS-Gen in Azerbaijan 0 – 2 %, mit einer Häufung von 3 – 6 % in bestimmten Regionen, während aus Georgien, Dagestan und Uzbekistan über sporadische Fälle berichtet wurde.

Im Mittelmeerraum sind die Frequenzen sehr unterschiedlich. In Spanien sind Anlageträger nur ganz vereinzelt beschrieben worden. In Italien, Griechenland und der Türkei gibt es umschriebene Gebiete, in denen die Häufigkeit bis zu 23 % betragen kann, im allgemeinen liegt sie bei 1 – 3 %. Besonders hoch ist die Frequenz mit 32 % auf der griechischen Halbinsel Chalkidiki. In den Regionen mit hoher Frequenz für die β-Thalassämie findet man häufiger die Kombination von HbS mit β-Thalassämie (HbS-β^+-Thal oder HbS-β^0-Thal) als die Homozygotie für HbS. Dies ist für Europa in ausführlichen Studien in Sizilien untersucht worden. Hier beträgt die Frequenz für das HbS-Gen mit einer großen Variation in den einzelnen Regionen im Mittel 2 %, für die β-Thalassämie dagegen 6 %. Der Anteil der HbS-Homozygotie liegt in den verschiedenen Bevölkerungsgruppen zwischen 1 und 15 %, dagegen der für die HbS-β^+-Thalassämie bzw. HbS-β^0-Thalassämie zwischen 5 und 35 %.

In *Deutschland* wird die Zahl der Heterozygoten auf etwa 30 000, die an einer Sichelzellkrankheit leidenden Personen auf 800 – 900 geschätzt. Die Häufigkeit in den verschiedenen Bevölkerungsgruppen ist in Abb. 42 dargestellt.

Die in der Weltbevölkerung sehr unterschiedliche regionale Verteilung und Häufigkeit der Genfrequenzen findet ihre Erklärung einerseits in geographischen Gegebenheiten, andererseits in der Selektion des HbS-Gens durch die Malariaresistenz der Anlageträger (siehe unten). Jährlich sterben auf der Welt ca. 80 000 Menschen an den Folgen der Sichelzellkrankheit.

5.7 Malaria und Sichelzellkrankheit

Wenn man die geographische Ausbreitung der häufigsten anomalen Hämoglobine HbS, HbC und HbE sowie der Thalassämiesyndrome und des G-6-PD-Mangels mit den Endemiegebieten der Malaria vergleicht, stimmen sie weitgehend überein (Abb. 41). Es gibt ausreichend Hinweise dafür, daß die Malariainfektion bei Anlageträgern der Sichelzellanomalie (HbAS) mit einer geringeren Mortalität einhergeht als bei Menschen mit einem normalen Hämoglobinmuster (HbAA). Für dieses Phänomen gibt es folgende Erklärung: Die intraerythrozytären Malariaparasiten tragen dazu bei, daß die betroffenen HbAS-Erythrozyten vorzeitig aus dem Kreislauf eliminiert werden. Damit wird nicht nur die Zahl der zirkulierenden Malariaparasiten reduziert, sondern auch die Morbidität günstig beeinflußt. Aus diesem Grund haben *heterozygote* HbAS-Individuen gegenüber HbAA-Individuen einen Überlebensvorteil, der gleichzeitig einen *Selektionsvorteil* für das HbS-Gen bedeutet.

Grundsätzlich haben auch *homozygote* HbSS-Individuen den gleichen Vorteil. Es überwiegen aber die durch die Grundkrankheit vorgegebenen Nachteile. Diese werden sogar noch durch eine Malariainfektion verstärkt in Form einer Zunahme von Häufigkeit und Schwere *vasookklusiver Krisen* und *hämolytischer Schübe*. Malariainfektionen sind in Endemiegebieten immer noch die häufigste Ursache für Morbidität und Mortalität von HbSS-Patienten. Daraus ergibt sich das Phänomen, daß in Malariaendemiegebieten das HbS-Allel einerseits durch die negativen Effekte einer Malariainfektion bei homozygoter Sichelzellkrankheit reduziert wird. Andererseits bleibt das HbS-Allel erhalten, weil Anlageträger der Anomalie (HbAS) gegenüber homozygot Kranken (HbSS) und homozygot Gesunden (HbAA) Überlebensvorteile bei einer Malariainfektion haben.

Das Ergebnis dieser gegenläufigen Mechanismen wird als *balanzierter Polymorphismus* bezeichnet.

5.8 Pathophysiologie

5.8.1 Überblick

Die komplexe Pathophysiologie der Sichelzellkrankheit wird durch multiple genetische und nicht genetische Faktoren bestimmt. Auf zellulärer Ebene sind Formveränderungen und abnorme rheologische Eigenschaften der Erythrozyten als letztes Glied in einer langen Reihe von zahlreichen Traumatisierungen der Zellmembran für die vasookklusiven Ereignisse und die chronische hämolytische Anämie verantwortlich. Neben der Einwirkung zahlreicher *genetischer Faktoren*, die in Form epistatischer Effekte das gesamte Geschehen wesentlich beeinflussen, müssen auch pleiotrope Effekte des Sichelzellgens berücksichtigt werden. Dazu gehört zunächst die veränderte Ladung der β-Globinkette von HbS, die über die beeinträchtigte Dimerbildung mit α-Globinketten den Anteil an HbS in Erythrozyten von Trägern der Sichelzellanomalie bestimmt (siehe Seite 70). Weiterhin spielt die konzentrationsabhängige Polymerisation von HbS als zentrales Ereignis im Krankheitsgeschehen eine große Rolle (siehe Seite 85). Schließlich ist der Instabilität des Sichelzellhämoglobins ein entsprechender Platz in der pathogenetischen Sequenz einzuräumen.

Von den *nicht genetischen Faktoren* müssen u. a. die Einflüsse aus der intra- und extraerythrozytären Umgebung diskutiert werden, die zu Membranalterationen und Störungen der Regulation des Zellvolumens über Veränderungen des transmembranösen Ionen- und Wassertransportes führen. Auch die Interaktionen zwischen Sichelzellen und Gefäßendothel einerseits und dem Monozyten-Makrophagensystem andererseits spielen eine beachtenswerte Rolle für die phänotypische Expression der Erkrankung.

Diese Zusammenhänge werden nachfolgend als Grundlage zum Verständnis der Pathophysiologie und der Klinik der Sichelzellkrankheit und als Basis für Überlegungen einer Therapie erörtert.

5.8.2 Heterogenität der Sichelzellerythrozyten

Bekanntlich ist schon eine normale Erythrozytenpopulation bezüglich des Alters und der altersabhängigen quantitativen und qualitativen Ausstattung mit Hämoglobin und Enzymen sowie der strukturellen und funktionellen Membraneigenschaften heterogen. Bei der Sichelzellerkrankung ist dieses Phänomen mit sehr großen individuellen Unterschieden besonders ausgeprägt. Die Eigenschaften der Erythrozyten werden dadurch in unterschiedlichem Maße beeinflußt. So gibt es z. B. starke Variationen in der intrazellulären pH-Verteilung und dem Gehalt an 2,3-DPG, aber auch in der intrazellulären Hämoglobinkonzentration (MCHC). Das gilt ebenso für die Verteilung der verschiedenen normalen und anomalen Hämoglobinvarianten in einzelnen Erythrozyten. Mit Ausnahme des fetalen Hämoglobins bei der panzellulären Form der hereditären Persistenz von HbF (siehe Seite 317) sind alle Hämoglobine (HbS, HbA, HbF, andere anomale Varianten), wenn sie zusammen vorkommen, ungleichmäßig über die Zellpopulation verteilt. Dies hat wiederum je nach prozentualen Anteilen entsprechende Auswirkungen auf die HbS-Konzentration in einzelnen Erythrozyten und damit auch auf die Polymerisation von HbS und die Sichelzellbildung.

Die morphologische Heterogenität der Erythrozyten in peripheren Blutausstrichen signalisiert die unterschiedlichen Schweregrade einer strukturellen und rheologischen Beeinträchtigung. Sie zeigt sich u. a. in Form von Anisozytose, Poikilozytose, Targetzellen, Normoblasten, Sichelzellen, kompakten Zellen und Kugelzellen (Abb. 43).

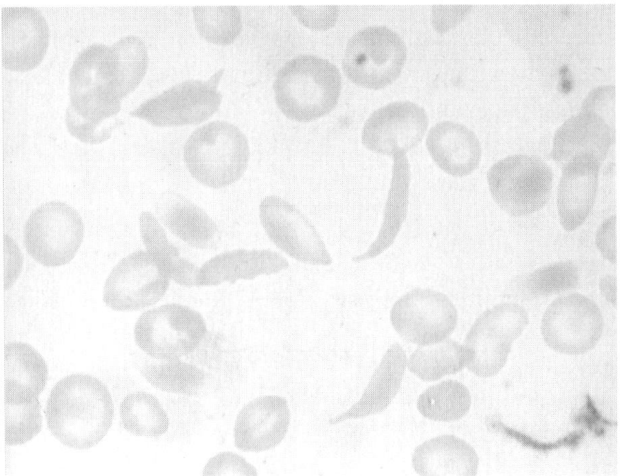

Abb. 43: Typische Erythrozytenmorphologie im peripheren Blutausstrich von einem Patienten mit homozygoter Sichelzellkrankheit (HbSS): Anisozytose und Sichelzellen.

Kompakte Zellen

Eine besondere Zellform sind die sogenannten *kompakten Zellen* (*dense cells*). Es handelt sich dabei um sehr farbstoffdichte „erstarrte" Erythrozyten mit mehr kantiger Form ohne spitze Ausziehungen (Abb. 43). Die kompakten Zellen sind mit verantwortlich für die *abnorme Rheologie* des Blutes von Patienten mit Sichelzellkrankheit. Obwohl kompakte Zellen in dichter Lagerung in den Gefäßen eine Obstruktion bewirken, ist ihre Rolle bei der Auslösung von Gefäßverschlüssen nicht bekannt. Auf keinen Fall erlaubt die Zahl der kompakten Zellen im peripheren Blut eine Vorhersage über die Häufigkeit zu erwartender Sichelzellkrisen.

Kompakte Zellen besitzen eine sehr hohe intrazelluläre Hämoglobinkonzentration (MCHC), die als Folge eines Verlustes von Kalium und Wasser auf der Basis komplexer Membranschäden entsteht (siehe Seite 85). Die Zahl dieser Zellen schwankt von Patient zu Patient zwischen 2 und 30 %. Unter der Voraussetzung, daß die Zähl- und Bestimmungsmethoden verläßlich sind, kann aus dem Anteil an kompakten Zellen geschlossen werden, daß es individuell unterschiedliche Faktoren geben muß, die das Ausmaß dieser Art von Zellschädigung bestimmen. So führt z. B. die Desoxygenation von Sichelzellblut zu einer Zunahme von kompakten Zellen. Auch soll sich ihre Zahl in Abhängigkeit vom Alter der Erythrozytenpopulation erhöhen. Weiterhin werden in kompakten Zellen selten hohe HbF-Anteile gefunden und es scheint eine negative Korrelation zur intrazellulären 2,3-DPG-Konzentration zu bestehen. Schließlich ist die Zahl der kompakten Zellen deutlich geringer, wenn die Homozygotie für HbS mit einer α-Thalassämie, insbesondere mit einer Homozygotie für die α^+-Thalassämie ($-\alpha/-\alpha$) kombiniert ist. Die klinische Bedeutung dieser zellulären Veränderungen ist unklar.

Sichelzellen

Das morphologische Charakteristikum der Sichelzellkrankheit ist die Sichelzelle. Sie wird deshalb so genannt, weil HbS-haltige Erythrozyten bei Sauerstoffentzug eine Sichelform annehmen (Abb. 44). Die kritische pO_2-Grenze liegt bei 35 – 45 mmHg im venösen Blut. Die Neigung zur Sichelzellbildung wird begünstigt durch verschiedene intrazelluläre Faktoren, u. a. durch hohes MCHC und eine Erniedrigung der O_2-Affinität im Zusammenhang mit hohem 2,3-DPG-Gehalt und niedrigem pH. Die meisten Sichelzellen kehren mit zunehmender Oxygenierung wieder zur ursprünglichen diskoiden Form zurück.

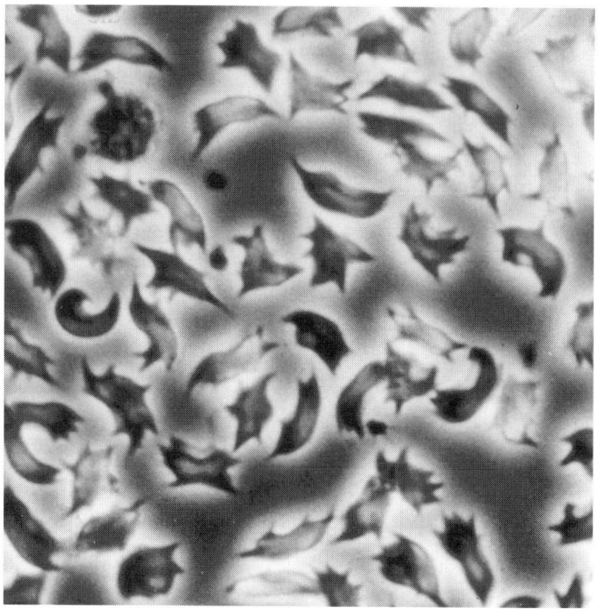

Abb. 44: Sichelzellbildung im Feuchtpräparat nach Zugabe von Na-Dithionit unter Luftabschluß. Phasenkontrastmikroskopie.

Der Gestaltwandel ist eng korreliert mit einem Übergang des intrazellulären Blutfarbstoffs vom Sol- in den Gelzustand und umgekehrt (siehe unten). Dieser Vorgang läuft in weniger als einer Sekunde ab. Ein gewisser Anteil der Erythrozyten verharrt allerdings auch bei voller Oxygenation in dieser oder einer ähnlichen Formveränderung. Sie werden als *irreversible Sichelzellen* (*ISC*) bezeichnet. Eine Abgrenzung gegenüber den *kompakten Zellen* ist nicht immer einfach. Ungeklärt ist auch, ob die kompakten Zellen eine Vorstufe zu den ISC darstellen oder ob es sich um eine Zellpopulation handelt, die besonders schweren Alterationen ausgesetzt war.

Sichelzellen, wie auch die übrigen in der Form veränderten Erythrozyten sind weniger flexibel, so daß sie in der *Mikrozirkulation* hängen bleiben und kleine Blutgefäße verstopfen. Mit Ausnahme der ISC können aber alle Erythrozyten in oxygeniertem Zustand zunächst ohne weiteres in die Mikrozirkulation gelangen. Erst dort nehmen sie abhängig von den lokalen Bedingungen die veränderte Form an.

Der Verschluß der Blutgefäße verursacht die für die Sichelzellkrankheit charakteristischen *Durchblutungsstörungen* in den entsprechenden Versorgungsgebieten (Infarkt, Gewebstod). Außerdem bewirkt die anomale Form eine *Sequestration* der Erythrozyten, die zusammen mit anderen Mechanismen zum vorzeitigen Untergang, d. h. zu einer *chronischen hämolytischen Anämie* führt. Das Ausmaß der Sichelzellbildung und der vasookklusiven Ereignisse wird zusätzlich durch spezifische Veränderungen im *Mikroenvironment* der jeweiligen Gewebe beeinflußt. Besonders ungünstige Bedingungen bezüglich pH, Ionenstärke und O_2-Konzentration herrschen vor allem in der Milz und im Nierenmark. Beide Organe zeigen bereits früh und ausgeprägt krankhafte Veränderungen.

5.8.3 Polymerisation von HbS

Die komplizierten Vorgänge beim Sicheln sind nicht bis in alle Einzelheiten geklärt. Bei Sauerstoffentzug geht HbS vom Sol- in einen Gelzustand über, wobei es zu einer *Polymerisation* und *längsgerichteten Aggregation* der HbS-Moleküle mit der Bildung von geordneten fadenförmigen Strukturen kommt. Ultrastrukturell handelt es sich dabei um eine helikale Konfiguration, bei der jede dieser Struktureinheiten ähnlich einem Kabel aus 14 einzelnen Fäden zusammengesetzt ist (Abb. 45). Polymere von HbS stehen mit monomer gelöstem HbS über einen weiten Bereich des Sauerstoffpartialdrucks in einem Gleichgewicht. Eine geringe intraerythrozytäre Polymerbildung findet sogar noch bei einer 95%igen Sauerstoffsättigung statt. Die Polymerisation von HbS wird durch einen niedrigen pH sowie durch eine hohe intrazelluläre Hämoglobinkonzentration (MCHC) und niedrige Temperaturen begünstigt. Die Höhe des MCHC als ganz wichtiger Faktor für die Polymerisation wird durch das Zellvolumen bestimmt, das seinerseits durch den transmembranösen Transport von Elektrolyten, H^+-Ionen und Wasser reguliert wird (siehe unten).

Es gibt weitere intrazelluläre Faktoren, die die Gelbildung beeinflussen (Tab. 28). So setzt z. B. die gleichzeitige Anwesenheit von *anderen Hämoglobinen*, wie HbA und HbF die Tendenz zur Polymerisation herab. Damit wird das Phänomen erklärt, daß in Gegenwart höherer intrazellulärer Konzentrationen von HbA oder HbF das Ausmaß der Sichelzellbildung reduziert bzw. verhindert wird und die Krankheit leichter verläuft bzw. nicht manifest wird. Letzteres ist realisiert in der Heterozygotie für HbS (HbAS). Der *inhibitorische Effekt* von HbF erfolgt über die intrazelluläre Bildung eines Hybridtetramers ($\alpha_2\beta^S\gamma$) im Zusammenhang mit der üblichen Dissoziation der Hämoglobinmoleküle in $\alpha\beta$-Di-

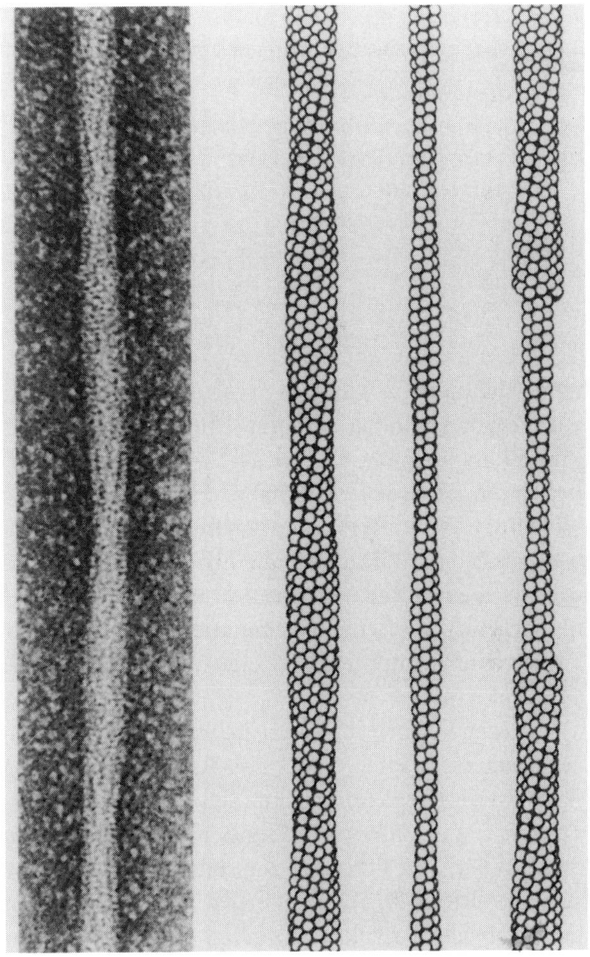

Abb. 45 Edelstein-Modell der Ultrastruktur der fadenförmigen Aggregate von HbS in desoxygeniertem Zustand. Linker Bildteil: Elektronenmikroskopie. Rechter Bildteil: Dreidimensionale Rekonstruktion. Die innere Struktur besteht aus einer Gruppe von vier Strängen (Mitte), die von zehn Strängen ummantelt ist (links und rechts). Die Stränge sind alle in einer rechtsgedrehten Helix angeordnet. Jede Kugel stellt ein HbS-Tetramer dar. (Aus Bunn, H. F., and B. G. Forget: Hemoglobin: Molecular, Genetic and Clinical Aspects, p. 458, Fig. 11-5, W.B. Saunders Comp., Philadelphia 1986 mit freundlicher Genehmigung).

Tabelle 28: Einige genetische Faktoren mit sicherem Effekt auf die phänotypische Expression der Sichelzellanomalie.

- Konzentration von HbS
- Anwesenheit anderer Hämoglobinvarianten
- Anwesenheit von HbA und HbF in Abhängigkeit von der Konzentration
- Zahl der α-Globingene
- Koexistenz einer β-Thalassämie, abhängig von der Menge an HbA

mere (siehe Seite 70). Dieses *Hybridtetramer* ist nicht zur Polymerbildung befähigt. Auf diese Art und Weise kann schon eine geringe Menge an γ-Globinketten sehr effektiv den Anteil an HbS und damit die Neigung zur Bildung von Polymeren reduzieren. Die begünstigende Wirkung einer Erniedrigung der intrazellulären HbS-Konzentration u. a. durch Eisenmangel oder durch die Kombination mit α-Thalassämien wird kontrovers diskutiert (siehe Seite 114, 118 und 234).

Dagegen können verschiedene *anomale Hämoglobine*, wie z. B. HbC, HbD Los Angeles oder HbO Arab, wenn sie zusammen mit HbS in einer Zelle vorkommen, die Sichelzellbildung und die klinische Symptomatik im Vergleich zum HbAS-Genotyp verstärken (Tab. 27). Außerdem hat die Veränderung der chemischen Struktur von HbS einen Einfluß auf die Polymerisation. So setzt z. B. die Carbamylierung des N-Terminus der β-Globinkette durch Zyanat die Polymerisierung deutlich herab. Aus solchen Beobachtungen abgeleitete Vorstellungen und Hoffnungen auf eine Pharmakotherapie der Sichelzellkrankheit konnten bisher nicht erfüllt werden.

5.8.4 Instabilität und Oxidation von HbS

Für die zahlreichen Schäden der Membran (siehe unten) und die dadurch verursachten Dysfunktionen der Erythrozyten sind zusätzlich zur intrazellulären Polymerisation von HbS andere schädigende Faktoren verantwortlich. Von bestimmten hämolytischen Anämien wissen wir, daß z. B. die Instabilität des Hämoglobins sehr komplexe Reaktionsprozesse auslösen kann, die zu oxidativen Schädigungen am Hämoglobin selbst sowie an Lipiden und Proteinen der Erythrozytenmembran führen. In diesem Prozeß spielt die Freisetzung von *Häm* und *Eisen* sowie von *Sauerstoffradikalen* und die *Hämichrombildung* eine bedeutende Rolle. Beispiele für den Einfluß derartiger Pathomechanismen auf die phänotypische Expression sind u. a. die *instabilen Hämoglobine* (siehe Seite 165) und die Thalassämiesyndrome (siehe Seite 242).

Eine mögliche Bedeutung der Instabilität des Sichelzellhämoglobins für die Pathobiologie der Sichelzellerythrozyten wird diskutiert. Die gegenüber HbA geringere Stabilität von HbS läßt sich mit den Methoden der mechanischen und thermischen Denaturierung nachweisen. Dabei ist *reduziertes* HbS stabiler als *oxygeniertes* HbS, während die *Methämoglobinform* wesentlich instabiler ist. Weiterhin lassen sich in Erythrozyten von HbSS-Patienten mit der Säureelution *Innenkörper* nachweisen (Abb. 46). Ob es sich dabei um denaturiertes HbS oder um denaturierte freie α-Globinketten (siehe unten) handelt, ist nicht geklärt. Experimentelle Daten über die denaturierende Wirkung von oxidierenden Chemikalien auf Sichelzellerythrozyten sind wegen der Komplexität der Reaktionen nicht eindeutig zu beurteilen. Ursache für die Instabilität von HbS könnte die N-terminale Mutation β 6 Glu → Val sein, die zu Änderungen der Konformation sowie der Bindung von 2,3-DPG und Kohlendioxid führt.

Instabilität eines Hämoglobins ist oft vergesellschaftet mit einer leichteren *Oxydierbarkeit.* Das gilt auch für HbS, bei dem die Bildungsrate von Methämoglobin in Lösungen im Vergleich zu HbA 1,7fach höher ist. An sich wäre die erhöhte Autoxidation von HbS allein harmlos. Sie verstärkt aber einerseits die Instabilität von HbS, andererseits kommt es über

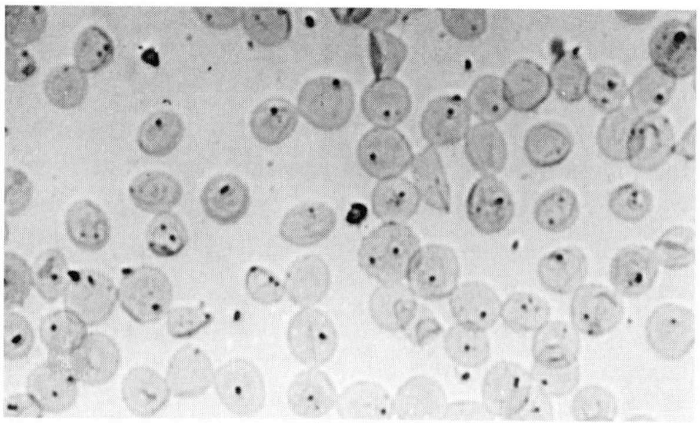

Abb. 46 Darstellung von Innenkörpern in HbSS-Erythrozyten nach Säureelution. HbS wird wie HbA mit dieser Methode aus den Zellen herausgelöst.

eine erhöhte Dissoziation von Häm und Globin zu einer vermehrten Hämichrombildung und einer Freisetzung von Eisen. Der daraus resultierende freie Eisenpool findet sich in Sichelzellerythrozyten in der Nähe der Zellmembran. Er ist möglicherweise über eine Induktion von *Hydroxylradikalen* und *aktiviertem Sauerstoff* an Schädigungen der Erythrozytenmembran beteiligt. Ein weiterer potentieller Faktor für Membranschädigungen ist die Anwesenheit eines erhöhten Anteils an freien *α-Globinketten* in HbSS-Erythrozyten. Diese freien α-Globinketten entstehen durch die geringere Affinität von β^S-Globinketten zu α-Globinketten im Vergleich zu β^A-Globinketten. Da freie α-Globinketten sehr rasch intrazellulär denaturieren, tragen sie zusätzlich zur Schädigung der Erythrozytenmembran bei (siehe Abb. 108, Seite 241). Als Folge multipler Membranschäden ergeben sich neben der verkürzten Lebensdauer der Erythrozyten eine Reihe anderer funktioneller Störungen (siehe unten).

Tabelle 29: Membrananomalien bei Sichelzellerythrozyten (Modifiziert nach Hebbel, R.P.: Blood 77, 214 (1991)).

Dysfunktion der Lipiddoppelmembran
• Lipidperoxidation
• Destabilisierung von Phospholipiden
Dysfunktion der Membranproteine
• Veränderte topographische Verteilung von Glykophorin und Bande 3
• Anlagerung von Häm, Hämichromen, (Heinzkörper) und Nicht-Häm-Eisen
• Anlagerung von IgG
• Störung der Bindungskapazitäten zwischen Ankyrin, Spektrin, Bande 3, Bande 4.1, Glykophorin und Phospholipiden
Anomale Kationenhomöostase
• Ca^{2+} und Na^+ erhöht, K^+ erniedrigt
Wasserverlust
• Dehydratation (MCHC erhöht)
Zell-zu-Zellinteraktion
• Haftung von Sichelzellen an Endothelzellen und Monozyten-Makrophagen (Erythrophagozytose)
Folgen: Anomale Mikrorheologie
• Gefäßverschlüsse und chronische Anämie

5.8.5 Membranveränderungen

Im Mittelpunkt der Pathobiologie der Sichelzellerythrozyten stehen sehr unterschiedliche strukturelle und funktionelle *Membrandefekte* (Tab. 29). Alle zusammen bestimmen sie die besonderen Eigenschaften einzelner Zellen und der gesamten Population. Bei der Betrachtung isolierter Defekte muß berücksichtigt werden, daß sich diese im Laufe der Lebenszeit der Erythrozyten abhängig von der Häufigkeit der Zyklen der reversiblen Formveränderungen und anderer Traumatisierungen unterschiedlich schnell entwickeln. Die Gesamtpopulation der Erythrozyten ist somit auch hinsichtlich des Funktionszustandes einzelner Erythrozyten sehr heterogen.

Der *Wassergehalt* der Erythrozyten entscheidet über das Volumen der Zelle und die intrazelluläre Hämoglobinkonzentration. Die wesentlichen regulierenden Faktoren sind in diesem Zusammenhang die Plasmaosmolalität und der intrazelluläre Kationengehalt. Der transmembranöse Kationentransport wird durch die Aktivität von Transportproteinen in der Zellmembran reguliert.

Die Störung der *Kationenhomöostase* in HbSS-Erythrozyten ist durch einen gegenüber der Norm zehnfach erhöhten Kalziumgehalt sowie durch eine Erniedrigung von Kalium und einen relativ erhöhten Natriumgehalt charakterisiert. Der Efflux von Kalium und der Influx von Natrium werden im desoxygenierten Zustand der Zelle begünstigt. Der Kaliumverlust kann aber nicht voll durch den Zustrom von Natrium ausgeglichen werden. Die Folge dieses Kaliumlecks ist ein Verlust von Wasser, der zu einer Erhöhung der intrazellulären Hämoglobinkonzentration führt. Der MCHC-Wert kann dabei auf über 44 g/dl ansteigen.

Die *Dehydratation* der Erythrozyten ist ein wesentlicher Faktor nicht nur für die Neigung von HbS zur Polymerisation, sondern auch für die Formveränderungen der Erythrozyten, den Verlust der Flexibilität und der Tendenz zur Haftung an die Endothelzellen. Die Folge dieser Veränderungen ist eine abnorme Mikrorheologie sowie eine Erniedrigung der O_2-Affinität des Sichelzellblutes.

Im Mittelpunkt der Volumenregulation steht der transmembranöse *K^+-Cl^--Kotransport*, der u. a. durch einen niedrigen pH, durch hypoxische Umgebungsbedingungen oder durch Kalzium aktiviert werden kann. Durch spezifische Inhibitoren des K^+-Cl^--Kotransportes läßt sich dieser Prozeß normalisieren.

Daraus ergeben sich theoretische Ansätze für eine Therapie. Eine gegensätzliche Volumenregulation erfolgt über ein *Na^+/H^+-Austauschsystem.* Dabei wird im Zusammenhang mit dem Schrumpfungsprozeß von Erythrozyten in einem hyperosmolaren Medium der Wassereinstrom über einen Austausch von intrazellulärem H^+ gegen extrazelluläres Na^+ begünstigt, wodurch der Erythrozyt wieder sein ursprüngliches Volumen erreicht. Der Na^+/H^+ Austausch ist in HbSS-Erythrozyten stärker ausgeprägt als in HbAA-Erythrozyten. Außerdem findet im Retikulozyten ein vier- bis fünffach höherer Austausch statt als z. B. in sehr kompakten und irreversiblen Sichelzellen. Das Na^+/H^+-Austauschsystem hat möglicherweise eine wichtige Funktion bei der Passage der Erythrozyten durch die Gefäße im *Nierenmark* im Zusammenhang mit der durch die hohe Osmolarität bedingten Schrumpfung der Erythrozyten.

Die *Kalziumhomöostase* ist dadurch charakterisiert, daß oxygenierte Sichelzellen eine gegenüber der Norm zehnfach erhöhte Kalziumpermeabilität besitzen, die in desoxygeniertem Zustand noch um das fünffache gesteigert werden kann. Der Überschuß an Kalzium wird in zytoplastmatische Vesikeln aufgenommen und dort gespeichert. Die Zahl der Vesikel ist in den sehr kompakten Zellen erhöht. Die Bedeutung des Kalziums für den Vorgang des Sichelns ist unbekannt.

Von den Strukturen der *Zellmembran* unterliegen sowohl die Proteine als auch die Lipidanteile multiplen Schädigungen. Die für eine regelrechte Struktur und Funktion essentielle Asymmetrie der *Lipiddoppelmembran* wird bezüglich der Verteilung von Phosphatidylethanolamin (PE), Phosphatidylserin (PS) und Phosphatidylcholin (PC) aktiv durch die Aminophospholipid-Translokase gesteuert. Die strukturelle Stabilisierung erfolgt durch das Spektrin. Die Asymmetrie der Lipidstrukturen erfährt bei Sichelzellerythrozyten während der Desoxygenation eine Destabilisierung, indem die normalen Vorgänge der Translokation von PE und PS von der äußeren zur inneren Lipiddoppelschicht sowie die Diffusion von PC gestört sind. Ursache ist eine Reduktion der Aktivität der Translokase bei der Formveränderung der Sichelzellerythrozyten während der Desoxygenation. Die Veränderungen sind mit der Oxygenation rasch reversibel. Das gilt nicht für die besonders kompakten Zellen. Die Destabilisierung an der Doppellipidschicht der Zellmembran hat enge Beziehungen zur Neigung der Sichelzellen an Endothelzellen zu haften (siehe unten) und zu den prokoagulatorischen Aktivitäten (siehe Seite 87 und 100).

Die *Phospholipide* der Membran unterliegen außerdem einer Lipidperoxidation im Zusammenhang mit der durch die Instabilität von HbS induzierten Bildung aktivierter Sauerstoffradikale (Superoxyd, Peroxyd und Hydroxylradikale). Beziehungen zwischen einem Mangel an *Vitamin E* und *Vitamin C* als Antioxydantien sowie der Ablagerung von Eisen in die Membran als begünstigende Faktoren werden diskutiert.

Die Defekte der *Membranproteine* betreffen zunächst die topographische Verteilung von Glykophorin und von Bande 3, die eine Neigung zur Klusterbildung haben. In diesen Gruppierungen binden sie an ihre zytoplasmatischen Anteile *Hämoglobin* und *Heinzkörper* bzw. *Hämichrome.* Weiterhin gibt es auf der Oberfläche anomale Ablagerungen von *IgG* mit ungleichmäßiger Verteilung über die Erythrozytenpopulation und einer Bevorzugung der besonders kompakten Zellen. IgG scheint sich zudem in Form von lokalen Anhäufungen an die Aggregate der Bande 3 zu binden. Die IgG-Beladung ist ein wesentlicher Faktor bei der vorzeitigen Elimination von Erythrozyten aus dem Kreislauf (siehe Seite 88).

Andere Ursachen für funktionelle Störungen der Membran sind Beeinträchtigungen der Bindungskapazität zwischen Ankyrin und Spektrin sowie zwischen Ankyrin und Bande 3. Ebenso kann die Bindungsfähigkeit zwischen Bande 4.1 und Glykophorin einerseits und Phospholipiden andererseits gestört sein. Als Ursache für die veränderten Membraneigenschaften werden zusätzlich Strukturanomalien der Membranproteine diskutiert. Für das 4.1 Protein von Sichelzellerythrozyten wurden im Vergleich zu normalen Erythrozyten Unterschiede in der Aminosäurenzusammensetzung nachgewiesen.

5.8.6 Zell-zu-Zellinteraktion

Die Interaktion von Sichelzellerythrozyten mit *Endothelzellen* der Gefäße sowie mit Zellen des *Monozyten-Makrophagensystem* ist ein wichtiger pathogenetischer Faktor für die Sichelzellkrankheit.

Haftung an Endothelzellen

Erythrozyten von Patienten mit Sichelzellkrankheit zeigen eine Neigung zur Adhäsion an Endothelzellen, und zwar ausschließlich im Bereich der *kleinen Venolen*. Die Folge ist eine Einengung der Gefäßlumina und damit eine Begünstigung der *Obstruktion* (siehe unten). Erythrozyten von Anlageträgern der Sichelzellanomalie und von gesunden Personen besitzen diese Eigenschaft nicht. Aus der heterogenen Gruppe der Erythrozyten des Sichelzellblutes sind vor allem die verformbaren jungen Erythrozyten zur Adhäsion befähigt. Dies ist in entsprechenden ex vivo und in vivo Experimenten an Tiermodellen nachgewiesen worden. Die Haftfähigkeit scheint weniger ausgeprägt zu sein, wenn die Erythrozyten während der Desoxygenation fädige Ausziehungen entwickeln.

Die Festigkeit der Haftung ist nicht nur eine Funktion der Haftflächen, sondern auch der Scherkräfte, die während der Zirkulation wirksam werden. Eine bessere Haftung finden die Zellen im Bereich von Gefäßverzweigungen und Abknickungen. An den Vorgängen der Haftung sind Erythrozytenmembran, Endothelzellen und Plasmafaktoren beteiligt (siehe Seite 100). Verletzungen der Endothelzellen begünstigen die Haftung, während Prostaglandine einen gegenteiligen Effekt haben. Membrandefekte der Erythrozyten wie z. B. Glykophorinagglomerate und Dehydratation der Zellen fördern die Adhäsivität. Weiterhin sind Plasmafaktoren, wie Fibrinogen, Fibronektin, der Faktor VIII/v. Willebrand-Komplex und möglicherweise auch Haftproteine involviert. DDAVP (1-Desamino-8-D-Arginin-vasopressin), das die Freisetzung des v. Willebrand-Faktors (vWF) fördert, begünstigt die Adhäsion von HbSS-Erythrozyten, aber auch von normalen Erythrozyten. Dieser Effekt kann durch Anti-vWF-Antikörper aufgehoben werden.

Bezüglich der Neigung zur Adhäsion gibt es erhebliche individuelle Unterschiede zwischen Patienten

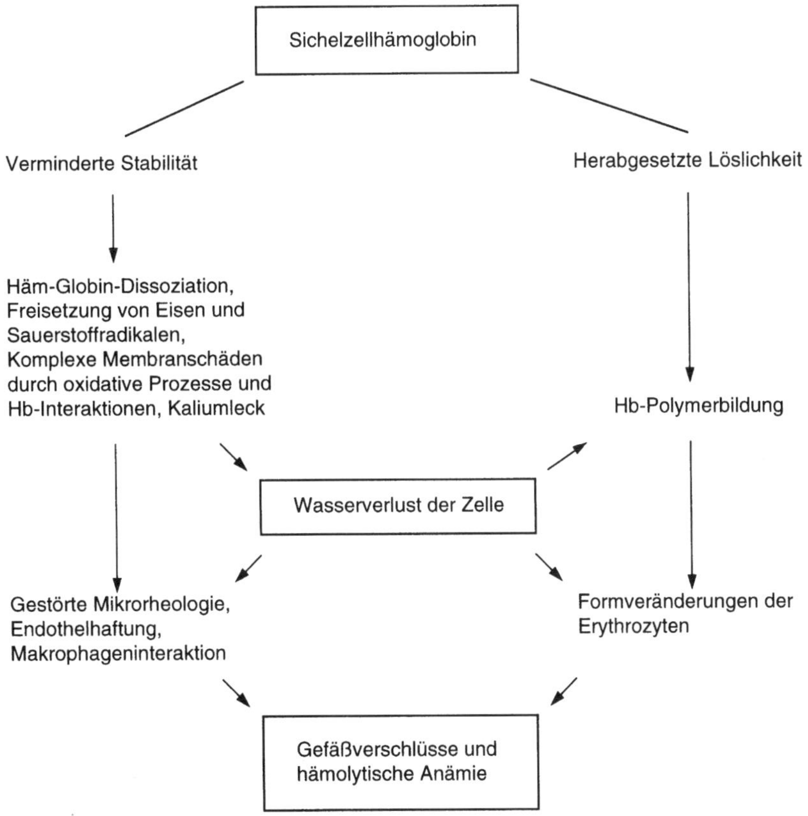

Abb. 47: Vorstellungen über die Sequenz von Ereignissen, die für die Pathophysiologie der Sichelzellkrankheit eine Rolle spielen. (Modifiziert nach Hebbel, R.P.: Blood 77, 214 (1991)).

mit gleichen Formen der Sichelzellkrankheit. Die Ursachen dafür sind unbekannt. Es wird vermutet, daß es die oben genannten Faktoren sind, die eine große individuelle Variation aufweisen.

Die am Endothel haftenden Erythrozyten verursachen nicht direkt einen Gefäßverschluß, sondern sie bewirken eine Einengung des Lumens der postkapillären Venolen wahrscheinlich über eine *Intimahyperplasie* mit Stromverlangsamung und einer Vasookklusion durch Ansammlung kompakter Sichelzellen.

Interaktion mit Monozyten und Makrophagen

Eine *Phagozytose* von Sichelzellerythrozyten in Makrophagen des RHS in verschiedenen Organen (u. a. Knochenmark, Milz, Lunge) läßt sich mit großer Regelmäßigkeit nachweisen. Sie ist Ausdruck einer besonderen Neigung dieser Erythrozyten zur Haftung an Zellen des Monozyten-Makrophagensystems, die wesentlich stärker ausgeprägt ist als bei normalen Erythrozyten. Zudem werden Sichelzellerythrozyten aufgrund der Membranveränderungen auch rascher phagozytiert, wovon vor allem die kompakten Zellen betroffen sind. Eine zentrale Rolle bei dem Phänomen der Phagozytose spielt die Beladung von Sichelzellerythrozyten mit *IgG* (siehe Seite 86). *Klinisch* gibt es eine Korrelation zwischen dem Grad der Anämie und der Erythrophagozytose in Monozyten des peripheren Blutes.

5.8.7 Zusammenfassung

Für die klinische Manifestation der Sichelzellkrankheit, charakterisiert durch *Gefäßverschlüsse* der Mikrozirkulation sowie durch eine *chronische hämolytische Anämie* und *dauerhafte Organschäden*, bildet die Pathobiologie der Sichelzellerythrozyten die Grundlage (Abb. 47). Bei identischem molekularen Defekt variiert das Krankheitsbild jedoch von sehr leichten Verlaufsformen bis hin zu schwersten Beeinträchtigungen. Die unterschiedliche phänotypische Expression ist bedingt durch den modifizierenden Einfluß zahlreicher genetischer und nicht genetischer Faktoren. Die Effekte genetischer Modulatoren (Tab. 28) sind in der Regel vorhersagbar, zumal sie vorwiegend die Polymerisation des Hämoglobins und die damit verbundenen Folgen betreffen. Eine gleich große Bedeutung haben externe Faktoren, die u. a. Gefäßeigenschaften, Umgebungseinflüsse und Membrandefekte der Erythrozyten beinhalten. Mit ihnen läßt sich über eine Summation oder eine Paralyse von Effekten die Vielfalt des Phänotyps bei gleichem genetischen Profil erklären.

Ausgehend von der herabgesetzten Stabilität und Löslichkeit des Sichelzellhämoglobins sind in Abb. 47 jene Einzelschritte in Folge skizziert, die nach dem heutigen Stand unseres Wissens für die Entwicklung der Formveränderungen (Sichelzellen) und der abnormen Mikrorheologie relevant sind. Die letzte Strecke der pathophysiologischen Vorgänge beginnt damit, daß die HbS-haltigen und in der Formveränderung reversiblen Erythrozyten zunächst ohne Schwierigkeiten in die Mikrozirkulation gelangen, wo sie bei entsprechend niedrigem Sauerstoffpartialdruck ($pO_2 < 45$ mmHg) in kürzester Zeit die rigide Sichelzellform annehmen und die Gefäße verstopfen. Dabei spielt die Haftung am Gefäßendothel eine wichtige Rolle. Die Folge ist eine gestörte Mikrorheologie mit Verlangsamung des Blutstroms, was die Sichelzellbildung anderer Erythrozyten beschleunigt und einen völligen Gefäßverschluß mit entsprechenden Versorgungsproblemen des Gewebes in Form *akuter Krisen* und *chronischer Organschäden* nach sich zieht. Bei größeren Gefäßen kommt der Intimahyperplasie für die Verengung und den Verschluß der Gefäße mehr Bedeutung zu (Abb. 48). Auch die *Granulozyten*, deren Zahl sich während der Krisen erhöht, scheinen an den Vorgängen der Vasookklusion beteiligt zu sein.

Der wichtigste Faktor für den Unterhalt der *chronischen hämolytischen Anämie* ist das „Verschwinden" der Erythrozyten in der Mikrozirkulation im Zusammenhang mit den Gefäßverschlüssen. Weiterhin werden Erythrozyten bei der Sichelzellkrankheit vermehrt von Monozyten und Makrophagen phagozytiert (*Erythrophagozytose*). Schließlich führen oxidative Prozesse, bedingt durch Lipidperoxidation und Proteinoxidation sowie durch denaturierte freie α-Globinketten und denaturiertes HbS, aber auch durch Hämichrome und einen freien Eisenpool zu Membranschäden. Die Folge ist eine Verkürzung der Lebenszeit der Erythrozyten (siehe oben), an der auch immunologische Prozesse einen Anteil haben.

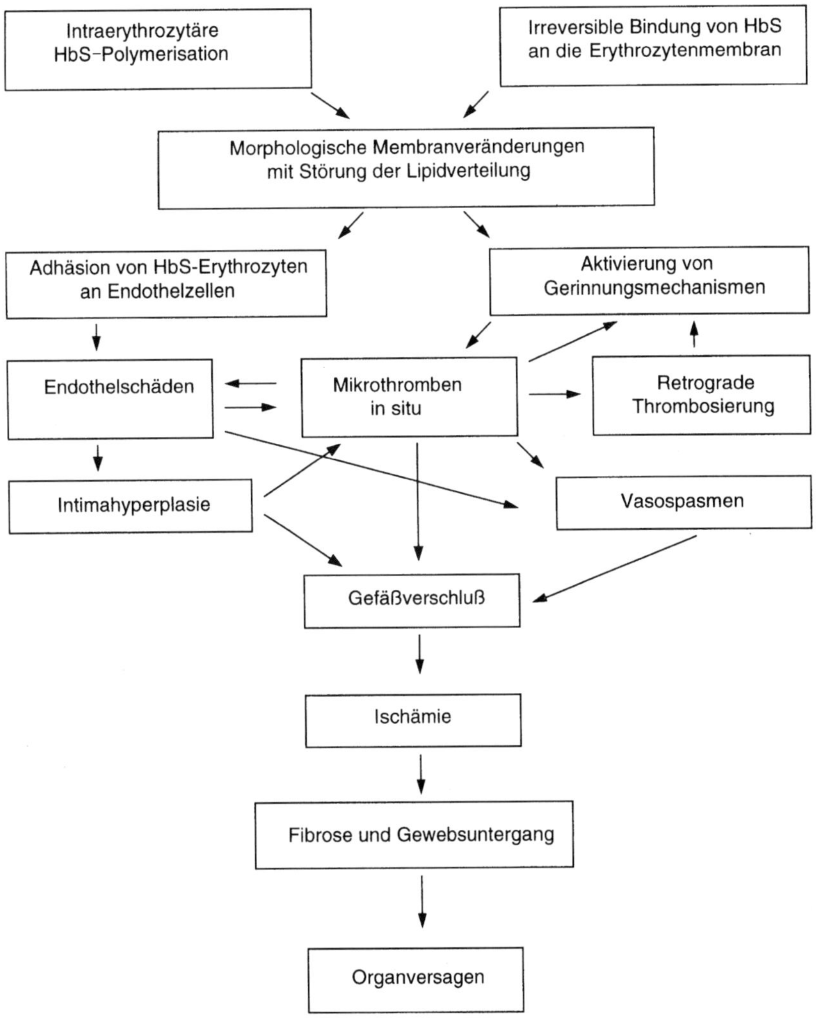

Abb. 48: Schematische Darstellung der wichtigsten pathophysiologischen Ereignisse, die über Gefäßschäden zur Organinsuffizienz führen. (Modifiziert nach Powars, D.R.: Hemoglobin 14, 573 (1990)).

5.9 Klinische Manifestation und Verlauf

5.9.1 Allgemeine Charakteristika

Charakteristika des klinischen Verlaufes der *Sichelzellkrankheit* sind die in der Schwere und Häufigkeit variablen *Krisen*, an denen *Gefäßverschlüsse* ursächlich den größten Anteil haben. Krisen führen im Kindesalter bis zu fünf Jahren und danach erneut im 2. und 3. Lebensjahrzehnt sowie ab der 5. – 6. Lebensdekade zu häufigen Krankenhausaufenthalten. Etwa 30 % der Patienten mit einer *homozygoten* Sichelzellkrankheit (HbSS) erleiden schon als junge Erwachsene schwerste vaskuläre Schäden mit Beeinträchtigungen vieler Organfunktionen (Abb. 51) u. a. in Form von *Glomerulosklerose*, *restriktiven Lungenerkrankungen*, *Retinopathien*, wiederholten *Schlaganfällen* und einer generalisierten *Osteonekrose*. Dagegen ist der Verlauf bei 60 % der Patienten weniger schwer und 10 % können ein relativ unbeeinträchtigtes Leben führen, abgesehen von Osteonekrosen, die sich auch bei ihnen im späteren Alter entwickeln können.

Die Krisen treten bei 40 % der Patienten mit Sichelzellkrankheit in Serien gehäuft auf, unterbrochen von längeren krisenfreien Phasen. Mit zunehmender Zahl an Krisen erhöht sich das Risiko, daß mehrere Organe betroffen werden.

Tabelle 30: Altersabhängiger Verlauf der Sichelzellkrankheit im Kindesalter
(Daten u. a. nach Gill et al. Blood 86, 776 (1995)).

Alter	Symptome
0–3 Monate	In der Regel keine spezifischen Symptome. Ikterus, Anämie, Hepatosplenomegalie und Gedeihstörung nicht ausgeschlossen.
ab 2. Monat	Zunehmende Gefährdung durch Pneumokokkeninfektionen und akute Milzsequestration. Zunehmende Häufigkeit von Anämie, Ikterus und Hepatosplenomegalie.
4. Monat bis 3. Lebensjahr	Hand-Fuß-Syndrom (Daktylitis).
6. Monat bis 2. Lebensjahr	Zunehmende Häufigkeit von Pneumokokkeninfektionen. Ernsthafte Gefährdung durch Milzsequestrationen, die nach dem 2. Lebensjahr weniger werden, aber weiterhin möglich sind.
ab 1. Lebensjahr	Zunehmende Häufigkeit von Schmerzkrisen und akuten Thoraxkrisen.
ab 2. Lebensjahr	Entwicklung einer Hyposthenurie. Zunehmende Häufigkeit von ZNS-Komplikationen (am häufigsten um das 7. Lebensjahr). Splenomegalie.
ab 4. Lebensjahr	Zunehmende Selbstsplenektomie.
ab 5. Lebensjahr	„Klassische“ Krisen und Entwicklung von bleibenden Organschäden.
frühes Erwachsenenalter	Abnehmende Häufigkeit von Schmerzkrisen und zunehmende Häufigkeit einer chronischen Niereninsuffizienz

5.9.2 Frühe Symptomatik

Die ersten Symptome manifestieren sich vor dem 1. Lebensjahr (Tab. 30) in Form von *Blässe*, wiederholten *Infekten* und *Gedeihstörungen*. Schwere Infektionen mit fatalem Ausgang können als frühe und gefürchtete Komplikation durch vorbeugende Maßnahmen (u. a. Penizillinprophylaxe, Schutzimpfungen) erheblich reduziert werden. Eine vergrößerte Milz findet man bei vielen Säuglingen schon im Alter von sechs Monaten. Die schmerzhafte Daktylitis tritt krisenhaft als *Hand-Fuß-Syndrom* (Abb. 49) gerade im Säuglings- und Kleinkindalter auf. *Schmerzkrisen* und das *akute Thoraxsyndrom* nehmen jenseits des 1. Lebensjahres an Häufigkeit zu.

Das *Blutbild* zeigt eine variable nicht transfusionsbedürftige Anämie (Hb 7-11 g/dl) und erhöhte Retikulozytenzahlen. Die Thrombozytenzahlen sind in der Regel erhöht. Im peripheren *Blutausstrich* sieht man Sichelzellen, Targetzellen und unterschiedlich viel (2 – 30 %) irreversible Sichelzellen und kompakte Zellen sowie vereinzelt Normoblasten (siehe Abb. 43). Es besteht ein leichter Ikterus; das Serumbilirubin ist erhöht.

5.9.3 Folgesymptomatik und Verlauf

Verlauf und Symptomatik der Sichelzellkrankheit sind in der klinischen Manifestation sehr variabel und abhängig von genetischen und nicht genetischen Faktoren (siehe Seite 110), aber auch vom sozioökonomischen Status, von der Qualität der medizinischen Versorgung und dem Lebensalter der Patienten. Ein weiterer modifizierender Faktor ist die Dauer der Erkrankung. Die krisenhaften Episoden führen über viele Jahre bis ins späte Erwachsenenalter zu erheblichen chronischen Organschäden.

5.9.4 Allgemeine Veränderungen

Anämie

Ursache der chronischen hämolytischen Anämie ist in erster Linie die Verkürzung der Lebenszeit der Erythrozyten (Tab. 31). Begünstigt wird die Anämisierung durch eine große und funktionell intakte Milz (siehe Seite 96). Aufgrund der verminderten *O_2-Affinität* des Sichelzellblutes ist der erythropoetische Reiz auf das Knochenmark im Vergleich zu anderen hämolytischen Anämien geringer, so daß die Regenerationskapazität der *Erythropoese* bei der Sichelzellkrankheit nicht voll ausgeschöpft ist. Zusätzlich scheint das Plasmavolumen erhöht zu sein. Die Patienten tolerieren den Zustand der Anämie gut, d. h. sie sind in der Leistungsfähigkeit kaum beeinträchtigt, so daß eine regelmäßige Transfusionstherapie nicht indiziert ist. Zudem hat die Anämie bezüglich der Korrelation zwischen *Blutviskosität* und *Sichelzellbildung* eher einen günstigen Effekt auf die Schwere und Häufigkeit von Sichelkrisen (siehe unten).

Die Anämie kann sich krisenhaft verschlechtern, u. a. durch eine akute Sequestration größerer Blutmengen in der Milz (siehe Seite 97) oder durch sogenannte *transiente aplastische Krisen* (siehe Seite 93). Damit wird sie transfusionsbedürftig.

Ferner ist an *immunhämolytische Mechanismen* im Zusammenhang mit strukturellen Membranveränderungen zu denken (siehe Seite 86). Bei verstärkter Hämolyse unter der Gabe oxidierender Medikamente muß ein koexistierender *G-6-PD-Mangel* ausgeschlossen werden. Ein *Folsäuremangel* betrifft vor allem Kinder, Schwangere und Patienten mit chronischen Ernährungsstörungen. Auch ein *Eisenmangel* kommt vor. Dabei besteht eine mehr oder weniger ausgeprägte hypochrome Anämie. Ein Effekt hypochromer Erythrozyten auf die Frequenz der Krisen wird wie bei der Koexistenz der α-Thalassämie kontrovers diskutiert (siehe Seite 114, 118 und 234).

Ein *Erythropoetinmangel* im Zusammenhang mit einer Niereninsuffizienz ist eine andere Ursache für die Zunahme einer schon bestehenden Anämie.

Knochenmark

Das Knochenmark ist bei der Sichelzellkrankheit vielfältigen Belastungen ausgesetzt. Einerseits wird durch die chronische Hämolyse eine Hyperaktivität der Erythropoese unterhalten. Andererseits gibt es hemmende Einflüsse u. a. durch Infektionen, Folsäure- und Eisenmangel, sowie durch Marknekrosen nach Gefäßverschlüssen und durch einen Erythropoetinmangel bei Niereninsuffizienz.

Die Aktivität des hämatopoetischen Markes ist neben der *Hyperplasie* durch eine nur moderate *Expansion* gekennzeichnet, bedingt durch die erniedrigte O_2-Affinität des Blutes von Patienten mit Sichelzellkrankheit.

Zytologisch zeigt das Mark eine Hyperplasie der Erythropoese bei meist normaler Granulo- und Thrombopoese. Megaloblastäre Veränderungen als Folge eines Folsäuremangels sind wiederholt beschrieben worden (siehe oben). Morphologisch unterscheiden sich aplastische Krisen bei Sichelzell-

Tabelle 31: Ursachen für die Anämie bei Sichelzellkrankheit. Extrazelluläre und zelluläre Faktoren.

1. Verschwinden von Erythrozyten in der Mikrozirkulation bei Gefäßverschlüssen
2. Erythrophagozytose
3. Erythrozyteneigenschaften, die die Lebenszeit verkürzen
   - Veränderte Membraneigenschaften
     - Erhöhte mechanische Fragilität
     - Abnorme IgG-Ablagerung im Bereich des Membranproteins der Bande 3
     - Multiple oxidative Schäden
   - Veränderte Hämoglobineigenschaften
     - Instabilität des Hämoglobins
     - Intrazelluläre Hämoglobinkonzentration (MCHC)
     - Polymerkonzentration in der Zelle
   - Veränderte rheologische Eigenschaften
     - Formanomalien
     - Veränderung der Flexibilität

krankheit nicht von denen anderer hämolytischer Anämien.

Die Lokalisation von *Knochenschmerzen* entspricht der Verteilung des aktiven Knochenmarkes. *Knochennekrosen* können lokal begrenzt sein, wie z.B. in Form der Daktylitis, sie können aber auch größere Areale z. B. in den langen Röhrenknochen betreffen. Ursache der Nekrosen sind *Gefäßverschlüsse.* Schwerwiegende Folgen der Nekrosen sind vor allem *Lungenembolien* durch Knochenmark- und Fettgewebe (siehe Seite 96).

Abwehrsysteme

Infektionen mit Viren und Bakterien spielen bei der Sichelzellkrankheit eine große Rolle. Sie stellen besonders im Säuglings- und Kleinkindesalter eine ernsthafte Bedrohung dar. Als Folge von Infektionen werden einerseits Sichelzellkrisen ausgelöst und verstärkt. Andererseits sind Infektionen eine der *Haupttodesursachen.* Die Infektanfälligkeit scheint in direktem Zusammenhang mit dem Verlust der Abwehrfunktion der Milz (*Autosplenektomie*) zu stehen. Die funktionelle Insuffizienz der Milz entwikkelt sich progredient ab dem 6. Lebensmonat in Abhängigkeit von der Häufigkeit der Milzinfarkte (siehe Seite 97). Bei 85 % der Patienten ist die Milz im Alter von fünf Jahren funktionell völlig zerstört. Dadurch wird einerseits das für die Granulozytenfunktion wichtige *Tuftsinpeptid* nicht mehr gebildet. Zum anderen ist die gesamte phagozytäre Kapazität der Milz erheblich reduziert. Dadurch kann u. a. intravenös applizierter, mit ^{99m}Technetium markierter kolloidaler Schwefel nicht aufgenommen werden. Die funktionelle Insuffizienz äußert sich auch im Auftreten von Jolly-Körpern und den sogenannten *„pitted" Erythrozyten* im peripheren Blut.

Die *neutrophilen Granulozyten* von Patienten mit Sichelzellkrankheit weisen vor allem während der Gefäßverschlußkrisen z. T. reversible funktionelle Defekte auf. Das gilt sowohl für die Adhäsivität, als auch für den Gestaltwandel, die Migration und die Chemotaxis. Über Defekte im Bereich der humoralen Abwehr im Zusammenhang mit der funktionellen Asplenie besteht keine Übereinstimmung. Defekte der Opsonierung von *Pneumokokken* und *Salmonellen*, wie sie bei einigen Patienten mit Sichelzellkrankheit beschrieben wurden, scheinen ihre Ursache in einer Beeinträchtigung des *Properdinsystems* (alternativer Weg der Komplementaktivierung) zu haben.

Die schweren Infektionen während der Krisen mit hoher Meningitis- und Sepsishäufigkeit werden vor allem verursacht durch *Pneumokokken* und *Haemophilus influenzae*. Dabei scheint ein Zusammenhang mit den Störungen der Granulozytenfunktion zu bestehen. Weitere Erreger schwerer bakterieller Erkrankungen sind *Salmonellen* (Osteomyelitis), *E. coli* (Harnwegsinfektionen und Sepsis) und *Mykoplasmen* (Pneumonien).

Unerwartete, plötzliche Todesfälle bei Kindern stehen oft im Zusammenhang mit Infektionen. Die Beziehungen zur Todesursache liegen einmal in der direkten Folge einer Sepsis, zum anderen in den durch Infektionen ausgelösten schwersten Sichelzellkrisen.

Die hohe Infektmortalität der Kinder (Tab. 41, Seite 122) ist ein gutes Argument, den klaren Empfehlungen zu *prophylaktischen Maßnahmen*, u. a. Penizillindauerbehandlung und Schutzimpfungen zu folgen (siehe Seite 142).

Wachstum und Entwicklung

Die meisten Patienten mit Sichelzellkrankheit erreichen am Ende der Adoleszenz eine normale *Größe*, nicht dagegen ein normales *Gewicht* bezogen auf die entsprechenden rassischen Merkmale. Neugeborene kommen mit normalen Körpermaßen zur Welt. Vom 6. Lebensmonat an bleiben die Kinder permanent in der Gewichtsentwicklung zurück. Als Ursache für die verzögerte Gewichtsentwicklung, die auch im Erwachsenenalter nicht ausgeglichen wird, wird ein erhöhter Kalorienbedarf bedingt durch Anämie, vermehrte Herz- und Kreislaufarbeit sowie durch Überfunktion des Knochenmarkes vermutet. Dagegen wird ein anfängliches Defizit im Längenwachstum aus dem unteren Normbereich im Laufe der Adoleszenz wieder ausgeglichen. Der Normbereich kann sogar überschritten werden. Wenn Längendefizite bestehen, ergeben sich oft Beziehungen zu den verschiedenen Varianten der Sichelzellkrankheit. Bei *Homozygotie* für HbS ist die gesamte somatische Entwicklung verzögert, im Gegensatz zur Sichelzell-HbC-Krankheit oder zur Sichelzell-β-Thalassämie. Die Bedeutung eines *Zinkmangels* für Wachstumsverzögerung ist ebenso umstritten wie bei der Thalassaemia major (siehe Seite 298).

Der Beginn der *Pubertät* ist allgemein verzögert, insbesondere bei Knaben, jedoch erreichen alle eine volle pubertäre Reifung. Die verzögerte Sexualentwicklung ist unabhängig vom Typ der Sichelzellkrankheit und in der Regel nicht primär hormonell, sondern überwiegend konstitutionell bedingt. Zudem scheint eine negative Korrelation zwischen Ernährungszustand (Körpermasse) und Entwicklungsrückstand zu bestehen. Unter den seltenen endokrinen Ursachen ist an *Infarktfolgen* im Hypophysen- und Hypothalamusbereich zu denken. Bei Männern können Quantität und Qualität der Spermien beeinträchtigt sein; ein gewisser Prozentsatz bleibt subfertil. Frauen haben keine Fertilitätsstörungen. Schwangerschaften sind mit Komplikationen für Mutter und Kind belastet (siehe Seite 108).

5.9.5 Akute Beeinträchtigungen (Organbezogene Sichelzellkrisen)

Allgemeines

Eine akute Verschlechterung des Gesundheitszustandes wird als *Krise* bezeichnet. Krisen sind eine permanente Bedrohung und Last für den Patienten. Sie führen zu einer deutlichen Einschränkung der Lebensqualität sowie zu einer Benachteiligung in der Ausübung schulischer und beruflicher Pflichten und Nei-

Tabelle 32: Die Bedeutung von Gefäßverschlüssen für die verschiedenen klinischen Manifestationen der Sichelzellkrankheit.

Wahrscheinlich große direkte Bedeutung
- Schmerzkrisen (Ischämie oder Infarkte des Knochenmarks)
- Knochenmark- oder Fettembolien (Knochenmarkinfarkt)
- Daktylitis (Infarkt im Bereich der Phalangen)
- Aseptische Knochennekrose
- Niereninfarkte, Papillennekrose
- Lungeninfarkte, pulmonale Hypertension
- Priapismus
- ZNS-Infarkt oder -Blutung
- Proliferative Retinopathie
- Beinulzera

Wahrscheinlich große indirekte Bedeutung
- Infektneigung als Folge der funktionellen Asplenie

Unklare Bedeutung
- Fehlgeburten
- Nierenversagen
- Plötzlicher Tod

gungen. Sie treten individuell in unterschiedlicher Häufigkeit und Schwere auf. Entsprechend den vielfältigen Pathomechanismen ist die klinische Manifestation sehr variabel. In der Regel sind *Gefäßverschlüsse* direkt verantwortlich für die Krisen (Tab. 32). Auslösende oder modifizierende Faktoren sind vor allem Infektionen und Kälte, aber auch Azidose, Dehydratation, Hypoxie, Schwangerschaft und Emotionen im Zusammenhang mit Streß und Aufregung. Zudem werden in verschiedenen ethnischen Gruppen sehr unterschiedliche Frequenzen von Sichelkrisen beobachtet (siehe Seite 110).

Krisenhafte Anämisierung

Es gibt zahlreiche Faktoren, die auch altersabhängig sehr rasch zu einer starken Anämisierung führen. Im frühen Kindesalter ist in erster Linie an das dramatische Ereignis einer *akuten Milzsequestration* zu denken (siehe Seite 97). Sie tritt unter dem Symptom eines akuten Abdomens in Erscheinung. Die Patienten sind durch ein peripheres Kreislaufversagen (Volumenschock) in Kombination mit der Anämie extrem gefährdet.

Eine nicht seltene Ursache einer subakuten Verschlechterung der chronischen Anämie ist die *aplastische Krise.* Sie führt bei Sistieren der Erythropoese und gleichzeitiger Verkürzung der Lebenszeit der Erythrozyten zu einem täglichen Hämatokritabfall von 10 – 15 %. Je nach Dauer der aplastischen Phase und der Ausgangshämoglobinkonzentration kann sich eine kritische und transfusionsbedürftige Anämisierung entwickeln. In der Regel kommt es jedoch nach wenigen Tagen zur spontanen Erholung mit kräftiger Retikulozytose. Am bekanntesten und bei weitem am häufigsten ist der durch Infektionen mit *Parvoviren* bedingte Arrest der Erythropoese. Charakteristikum der aplastischen Krise ist im Gegensatz zur hämolytischen Krise die Anämisierung ohne Zunahme des Ikterus bei gleichzeitigem Abfall der Retikulozytenzahlen. Der Anstieg von Retikulozyten nach der aplastischen Krise kann als hämolytische Krise fehlinterpretiert werden. Aplastische Zustände soll es außerdem bei Infarzierungen und Nekrotisierungen größerer Areale des Knochenmarks geben.

Im Zusammenhang mit einem *Folsäuremangel*, dessen Häufigkeit nicht exakt bekannt ist, wurde der Begriff der *megaloblastischen Krise* geprägt, obwohl der Hämoglobinabfall beim Folsäuremangel nicht krisenhaft erfolgt. Erste Hinweise auf einen Folsäuremangel ergeben sich aus einer Zunahme des mittleren Erythrozytenvolumens bei langsamer Anämisierung. Es gibt besonders gefährdete Patientengruppen (siehe Seite 91). Durch eine orale Gabe von *Folsäure* (1 – 5 mg/Tag) läßt sich die Entwicklung dieser Situation vermeiden bzw. beheben.

Hämolytische Krisen im Zusammenhang mit Infektionen sind bei der Sichelzellkrankheit die Ausnahme. Allerdings sind akute Hämolysen auf der Basis immunologischer Vorgänge sowie im Zusammenhang mit einem gleichzeitig bestehenden *G-6-PD-Mangel* beschrieben worden.

Schmerzkrisen

Allgemeines

Schmerzhafte Episoden kommen sehr häufig vor. Sie sind demoralisierend und werden von den Patienten gefürchtet. Sie treten plötzlich in Form heftiger Schmerzattacken im Bauch- und Brustraum, im Beckengürtel oder in den Gliedmaßen auf. Die Schmerzen können sehr kurz sein (5-10 Minuten) oder über Tage bis Wochen anhalten. Sie verschwinden plötzlich. Häufig sind sie von *fieberhaften Zuständen* be-

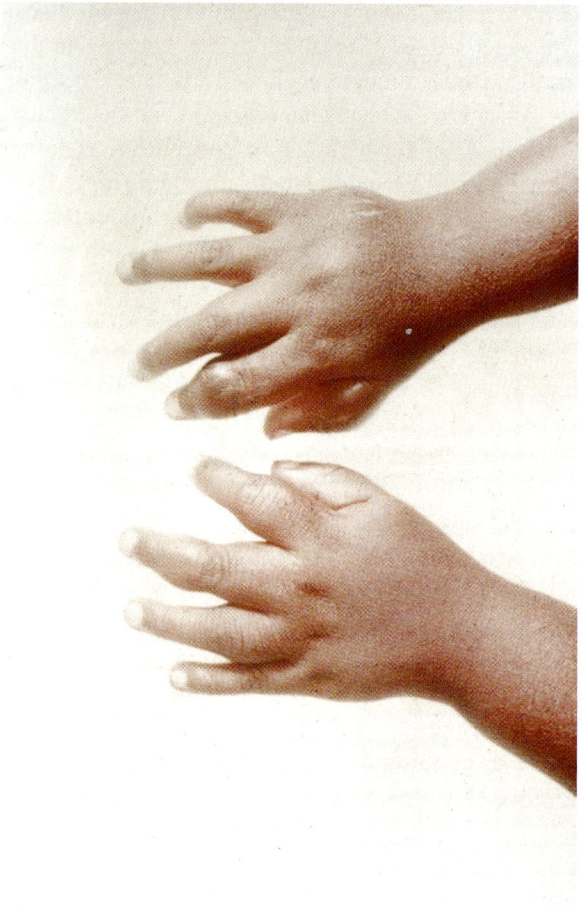

Abb. 49a

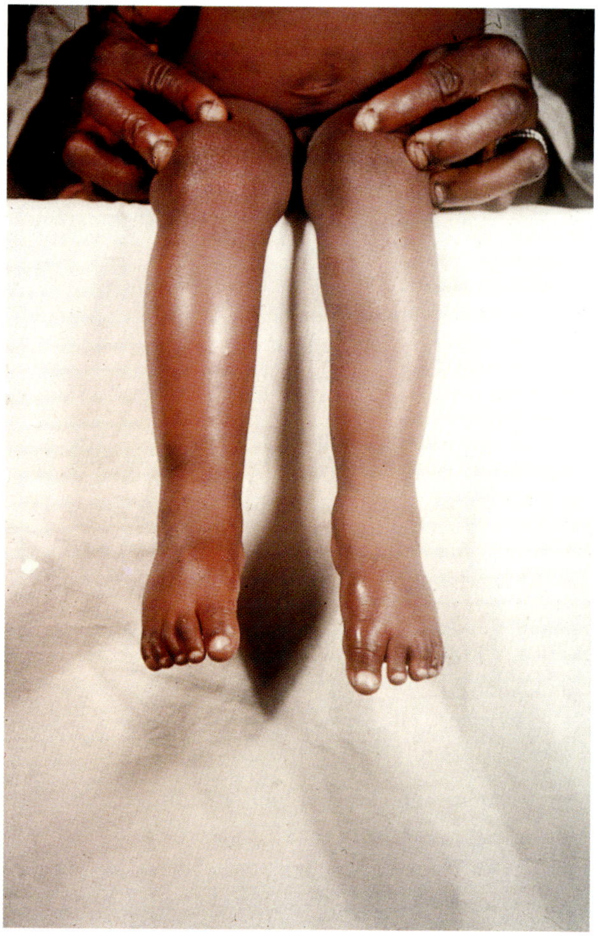

Abb. 49b

Abb. 49: Hand-Fuß-Syndrom. Typische sichtbare Veränderungen bei akuter Daktylitis an Händen (Abb. 49a) und Füßen (Abb. 49b) bei einem zweijährigen Kind mit homozygoter Sichelzellkrankheit (HbSS).

gleitet, oft ohne tatsächlichen Nachweis einer Infektion. Nicht selten ist eine stationäre Behandlung erforderlich. Der behandelnde Arzt muß die Schmerzangaben der Patienten ernst nehmen und die Schmerztherapie beherrschen (siehe Seite 138). Die einzelnen schmerzhaften Organkrisen werden in den nachfolgenden Abschnitten dargestellt.

Knochenkrisen

Osteonekrosen gehören zusammen mit der Dysfunktion der Milz zu den häufigsten durch die Sichelzellkrankheit verursachten Organschäden. Bezüglich der Lokalisation besteht eine deutliche Altersabhängigkeit. Eine für das frühe Kindesalter typische und häufig auch erste Manifestation der homozygoten Sichelzellkrankheit ist eine *akute Daktylitis*, die aufgrund der Lokalisation als *Hand-Fuß-Syndrom* (Abb. 49) bezeichnet wird. Dabei handelt es sich um eine plötzlich auftretende, sehr schmerzhafte, starke Anschwellung von Hand- und Fußrücken. Die Veränderungen bilden sich in den folgenden ein bis zwei Wochen zurück. Rezidive sind nicht selten. Der Häufigkeitsgipfel liegt zwischen dem 3. und 20. Lebensmonat. Jenseits des 4. Lebensjahres wird das Hand-Fuß-Syndrom nur noch selten beobachtet. Die Kinder sind dabei krank, sie können Fieber und oft eine erhebliche Leukozytose haben. Die besondere Lokalisation erklärt sich wahrscheinlich mit der begrenzten Blutversorgung der rasch wachsenden Metacarpalia und Metatarsalia. Zudem kann bei den Gefäßverschlüssen so schnell kein Kollateralkreislauf entwickelt werden.

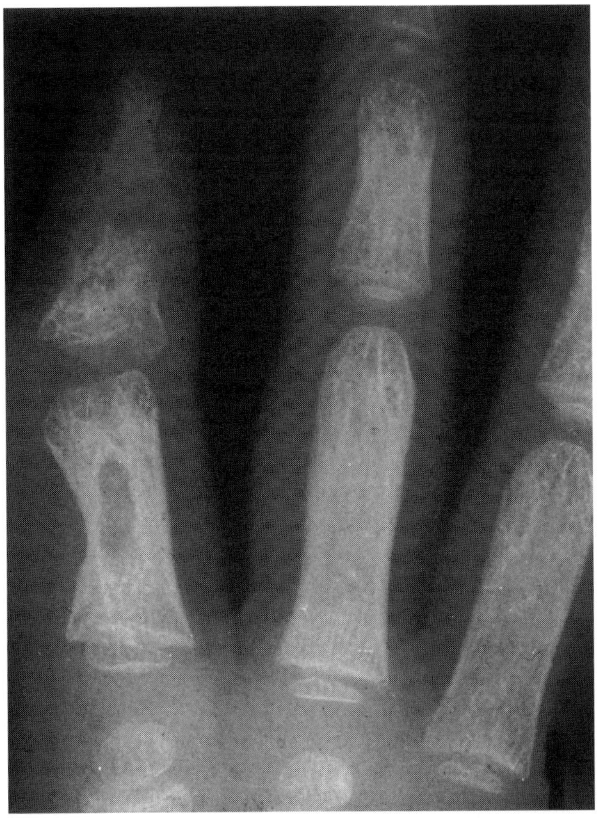

Abb. 50a Röntgenologische Veränderungen der phalangealen Knochen der rechten Hand ca. drei Wochen nach der akuten Phase einer Daktylitis. Besonders an den Knochen des Zeigefingers sieht man Deformierungen und eine Auflösung der trabekulären Strukturen sowie eine aseptische Nekrose.

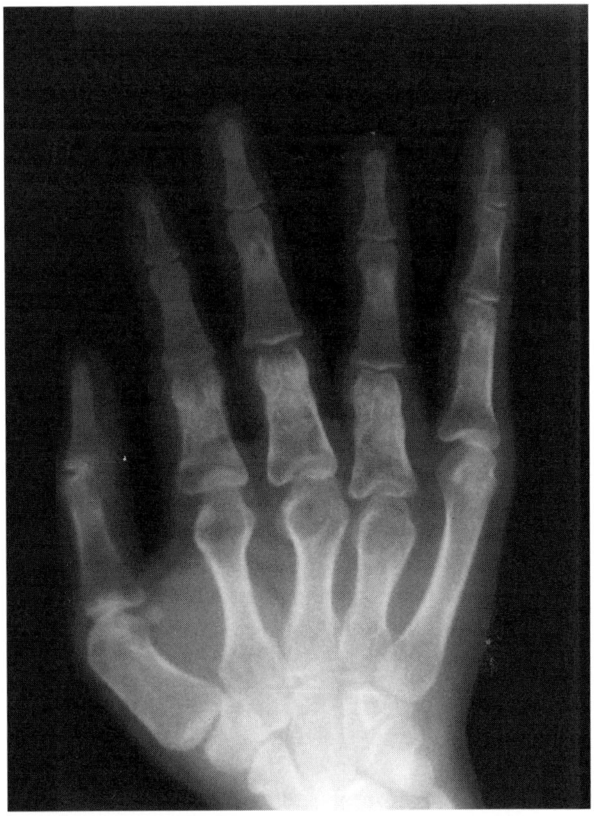

Abb. 50b Dauerhafte Deformierungen, insbesondere Verkürzungen und Rarefizierungen zahlreicher metakarpaler und phalangealer Knochen bei einem 20jährigen Patienten mit homozygoter Sichelzellkrankheit (HbSS). Diese Veränderungen sind Folge einer früheren Daktylitis, begünstigt wahrscheinlich durch eine Osteomyelitis. (Abb. 50b wurde freundlicherweise von Herrn Prof. Dr. G.R. Serjeant, MRC Laboratories, The University of the West Indies, Kingston, Jamaica zur Verfügung gestellt).

In der akuten Phase sieht man keine *röntgenologischen Veränderungen.* Etwa zwei Wochen danach erkennt man eine Verdünnung der Kortikalis, eine Osteoporose und subperiostale Knochenbildungen. Umschriebene lokale Nekrosen (Abb. 50), aber auch Nekrosen des gesamten Knochens kommen vor. Die Läsionen sind reversibel, allerdings kann das viele Monate dauern. Es gibt bleibende Schäden, u. a. Verkürzungen der Metacarpalia und der Finger sowie dauerhafte Deformierungen (Abb. 50).

Differentialdiagnostisch ist beim Hand-Fuß-Syndrom in Kombination mit Fieber und Leukozytose an eine *Osteomyelitits* zu denken. Der Knocheninfarkt ist allerdings das häufigere Ereignis. Für einen Infarkt spricht das gleichzeitige Betroffensein von beiden Händen oder Füßen, das krisenhafte Auftreten und der fehlende Erregernachweis sowie fehlende Entzündungsparameter.

Die *Therapie* (siehe Seite 140) beinhaltet neben der *Analgesie* und reichlicher oraler *Flüssigkeitszufuhr* die Vermeidung von Belastungen. Antibiotika sind bei Verdacht auf eine Osteomyelitis indiziert.

Im mittleren Kindesalter sind mehr die langen Schaftknochen und die Deckplatten der Wirbelkörper betroffen.

Im späteren Alter entwickeln sich als Folge von wiederholten Infarkten *aseptische Osteonekrosen* bei ca. 10 % der Patienten mit einem mittleren Manifestationsalter von 23 Jahren an anderen Stellen. Dabei sind Humerus- bzw. Femurköpfe und lumbosakrale Wirbelkörper etwa gleich häufig betroffen (siehe Seite 106). Manifestationen im Knie- und Ellenbogenbereich mit Gelenksergüssen in der akuten Phase sind nicht selten. Die Altersabhängigkeit der Entwicklung einer Osteonekrose kommt u. a. darin zum Ausdruck, daß es unter den über 50 Jahre alten Patienten mit Sichelzellkrankheit nur wenige gibt, die nicht irgendeine Form einer Osteonekrose haben. Das Risiko eine avaskuläre Nekrose zu erwerben ist höher bei Patienten mit einer koexistierenden *α^+-Thalassämie* (siehe Seite 114, 118 und 234) und einer *β^0-Thalassämie*. Dies ist möglicherweise bedingt durch die längere Lebenserwartung der Patienten oder durch die schlechteren rheologischen Eigenschaften der hypochromen Erythrozyten. Bei der HbSC-Krankheit (siehe Seite 116) findet sich die gleiche Frequenz, allerdings manifestiert sich eine Osteonekrose erst zehn Jahre später als bei der HbSS-Krankheit.

Symptome der Osteonekrose sind Schmerzen, Spannungsgefühl, lokale Schwellung, Rötung und Bewegungseinschränkung. Auch hierbei ist wiederum an eine Osteomyelitis zu denken. Ein Gelenkbefall kann eine rheumatische Erkrankung oder eine harnsäurebedingte Arthropathie vortäuschen. Als Folge von Knocheninfarkten sind *Lungenembolien* mit Fett- und Knochenmarkspartikeln sehr gefürchtet (siehe unten). Die Spätschäden am Skelett werden auf Seite 106 besprochen.

Im Vordergrund der *Therapie* der Osteonekrosen steht vor allem die *Schmerzstillung* (siehe Seite 138) und die reichliche *Flüssigkeitszufuhr* eventuell kombiniert mit *Antibiotikagaben*.

Akute Thoraxkrisen

Patienten mit Sichelzellkrankheit leiden häufig unter schmerzhaften Krisen im Thorax-, Bauch- und Rükkenbereich. Stehen pulmonale Symptome wie Fieber, Tachykardie, Husten, Atemnot und Brustschmerzen im Vordergrund, spricht man vom *„akuten Thoraxsyndrom"*. Die Häufigkeit nimmt im Kindesalter bevorzugt bei Patienten mit HbSS-Krankheit ab dem 1. Lebensjahr zu und erreicht den Häufigkeitsgipfel zwischen dem 2. – 4. Lebensjahr. Seltener werden die Krisen im Erwachsenenalter. Bei einem Viertel der Patienten wiederholt sich das Ereignis innerhalb von sechs bis neun Monaten, aber gut die Hälfte erleidet nur eine Krise. Unter den schwerwiegenden Komplikationen bei operativen Eingriffen steht das akute Thoraxsyndrom mit 10 % an erster Stelle (siehe Seite 136).

Die Abgrenzung gegenüber *pulmonalen Infektionen*, die sekundär hinzukommen können, ist manchmal schwierig. Von einem Infarkt sind im Gegensatz zur Pneumonie (siehe unten) vor allem die basalen Lungenabschnitte ein- oder beidseitig mit charakteristischen röntgenologischen Veränderungen betroffen. Eine Pleurabeteiligung ist möglich. Die akute Thoraxkrise ist oft mit Knochenkrisen und nicht selten mit einer zunehmenden Anämisierung und einem Abfall der Thrombozytenzahlen kombiniert.

Ätiologie und *Pathogenese* des akuten Thoraxsyndroms sind uneinheitlich. Bakterielle oder virale Infektionen können die Lungendysfunktion auslösen und unterhalten. Andererseits können Fett- und Knochenmarkembolien nach Knocheninfarkten beteiligt sein und zu einem *Respiratory Distress Syndrom* bzw. zum plötzlichen Tod führen. Schließlich werden vasooclusive Krisen, aber auch Lungeninfarkte als Folge lokaler Thrombosen diskutiert. Angiographische Untersuchungen müssen unterbleiben, da hypertone Kontrastmittel schwere Sichelzellkrisen auslösen. Bei Patienten mit wiederholten Thoraxkrisen muß die Lungenfunktion kontinuierlich mit dem Peak Flowmeter überwacht werden, denn etwa 4 % der HbSS-Patienten sterben im mittleren Erwachsenenalter an den Folgen einer durch akute Thoraxkrisen verursachten *chronischen Lungeninsuffizienz* (siehe Seite 106). *Begünstigende Faktoren* für die Entwicklung eines akuten Thoraxsyndroms sind junges Lebensalter, hohe Hämoglobinwerte (Viskosität?), niedriges HbF, hohe Leukozytenzahlen und operative Eingriffe.

Für die *Differentialdiagnose* zur *Pneumonie* sind Fieber und Leukozytose nicht immer hilfreich. Für eine Pneumonie sprechen folgende Kriterien: Starke Linksverschiebung, erhöhte Blutsenkung, Betroffensein der Oberlappen, Schüttelfrost und die Vorgeschichte eines Infektes der oberen Luftwege. Pneumokokken sind bei Kindern die häufigsten Erreger, daneben kommen auch Mykoplasmen und Haemophilus influenzae vor. Bei Erwachsenen überwiegt die Staphylokokkenpneumonie.

Die *Behandlung* der akuten Thoraxkrisen (siehe Seite 141) erfolgt unter intensiver Überwachung durch *O_2*- und *i.v.-Flüssigkeitszufuhr*, *Analgesie* und *Antibiotika*. Bei progredienter Hypoxie ($pO_2 < 80$ Torr) ist eine *Austauschtransfusion* indiziert mit dem Ziel, die HbS-Konzentration unter 25 % zu senken.

Milzkrisen

Milzkrisen beinhalten einerseits *Milzinfarkte*, andererseits sind sie durch die sehr eindrucksvollen und lebensbedrohenden *Sequestrationskrisen* charakterisiert.

Wiederholte *Milzinfarkte* verbunden mit einer mehr oder weniger ausgeprägten Symptomatik (siehe unten) sind regelmäßige Ereignisse bei der homozygoten Sichelzellkrankheit. Während die Milz im frühen Kindesalter noch deutlich tastbar ist (siehe Seite 106), verkleinert sie sich mit zunehmendem Alter und ist ab dem 5. Lebensjahr in der Regel nicht mehr palpabel. Ursache dieser *Autosplenektomie* (siehe Seite 105) ist eine Milzfibrose als Folge multipler Infarkte. Damit verliert die Milz zahlreiche Funktionen auch im Rahmen der Infektabwehr (siehe Seite 91).

Die krisenhafte akute *Sequestration* von Blut in die Milz tritt bei der Sichelzellkrankheit im frühen Kindesalter mit einer Frequenz von ca. 50 % auf. Im Zusammenhang mit der akuten Anämisierung wurde dieses Phänomen bereits erwähnt (siehe Seite 93). Am häufigsten ist die Milzsequestration vor dem 3. Lebensjahr. Nach dem 5. Lebensjahr sind die Ereignisse wesentlich seltener, da die Milz dann bei 85 % der Patienten funktionell zerstört ist. Ausnahmen bilden vielfach transfundierte Patienten und solche mit Sichelzell-β-Thalassämie und HbSC-Krankheit. Bei einem Vergleich entsprechender Altersgruppen leiden Patienten mit höheren HbF-Konzentrationen (≈ 10 %) nicht nur seltener unter akuten Milzkrisen, sondern die Ereignisse treten auch zeitlich später auf.

An der Gesamtmortalität ist die akute Sequestrationskrise in der Altersgruppe von 0-9 Jahren mit ca. 20 % beteiligt (Tab. 41, Seite 122).

Die Sequestrationskrise ist ein akutes Ereignis mit sich rasch entwickelnder Hypovolämie, Anämie und Schocksymptomen. Die Hämoglobinkonzentrationen sinken in der Regel auf Werte um 3,0 – 5,5 g Hb/dl ab. Der Bauchumfang nimmt tast- und meßbar zu. Neben dem Hämatokritabfall findet sich eine Thrombozytopenie. Die Patienten sind lebensbedrohlich krank mit den Symptomen eines akuten Abdomens. Sehr oft sind die Sequestrationskrisen von Infektionen begleitet. Die Wiederholung einer Krise erfolgt mit großer Regelmäßigkeit.

Wichtig für die *Früherkennung* der Sequestrationskrise und zur Vermeidung letaler Komplikationen ist die Unterrichtung der Mütter im Tasten einer sich vergrößernden Milz. Im Zusammenhang damit muß die Mutter auch über die sofortige Klinikunterbringung entscheiden.

Die *Behandlung* (siehe Seite 141 und 146) erfordert oft sehr rasch eine *Schockbekämpfung* (Flüssigkeit i.v. und Transfusion) und bald danach wegen der Rezidivgefahr eine *Splenektomie* mit allen prophylaktischen Maßnahmen zur Verhütung der Postsplenektomiesepsis.

Hepatische Krisen

In begrenztem Umfang kann auch eine Sequestration von Erythrozyten in die Leber erfolgen, allerdings meistens ohne eine dramatische Anämisierung und ohne Kreislaufschock. Die Lebersequestration geht mit einer Zunahme der Lebergröße, einer Hyperbilirubinämie und einer Retikulozytose einher.

Schwere hepatische Krisen sind oft Folge eines *Gefäßverschlusses* mit Behinderung der Blutzirkulation von den Sinusoiden zu den Lebervenen. Dabei treten akut heftige Schmerzen im rechten Oberbauch mit Ikterus auf. Die Leberenzyme sind als Ausdruck der Parenchymschädigung erhöht. Die Symptomatik sistiert nach etwa einer Woche. Wesentlich seltener, aber bedrohlicher ist die akute intrahepatische *Cholestase*. Führende Symptome sind Schmerzen im rechten Oberbauch, zunehmende Lebervergrößerung und ein sehr ausgeprägter Ikterus. Schock und hepatische Enzephalopathie sowie eine Leberinsuffizienz und erhöhte Blutungsneigung sind mögliche Folgen. Ursache dieses sehr dramatischen mit hoher Letalität belasteten Krankheitsbildes ist eine akute biliäre Obstruktion. Die häufigste Fehldiagnose ist die *Cholangitis*. Eine *Cholelithiasis* verläuft weniger dramatisch.

Abdominelle Krisen

Abdominelle Krisen können bezüglich der Ursache und der Schwere sowie der Beurteilung des Zustandes des Patienten, aber auch hinsichtlich differentialdiagnostischer Überlegungen große Schwierigkeiten und Unsicherheiten bereiten.

Symptome eines *akuten Abdomens* treten auch ohne Milzsequestrationskrisen auf und sind besonders häufig bei Kindern. Schmerzen werden im gesamten Bauchraum angegeben, Darmgeräusche sind vorhanden, Leber und Milz nehmen nicht an Größe zu und röntgenologisch findet man keine Spiegelbildung. Die klinische Symptomatik läßt u. a. an eine *Peritonitis* denken. Viele Patienten mit akuten abdominellen Krisen werden ohne ausreichende Indikation laparotomiert. Der in der Regel nicht sehr bedrohliche Krankheitszustand und auch die Beurteilung der Situation durch den Patienten selbst sind hilfreich bei der Erwägung von chirurgischen Eingriffen.

Es gibt allerdings akute Verlaufsformen, die mit einem *paralytischen Ileus* einhergehen. Darmgeräusche fehlen, es besteht keine Abwehrspannung. Der Bauch ist stark aufgetrieben. Erbrechen, Schmerzen im Bereich der Taille (*Girdle-Syndrom*) sowie röntgenologisch extrem dilatierte Darmschlingen und Spiegelbildung sind weitere führende Symptome. Bei der Röntgen-Thoraxaufnahme sieht man oft basale Infiltrate.

Duodenale Ulzera sind differentialdiagnostisch in Erwägung zu ziehen, da sie bei der Sichelzellkrankheit mit Bevorzugung des männlichen Geschlechts häufiger vorkommen.

Die allgemeine *Therapie* abdomineller Krisen (siehe Seite 141) umfaßt eine *offene Magensonde*, *i.v. Flüssigkeitszufur* und *Analgesie*. Spezielle Maßnahmen (u.a. Antibiotika, chirurgische Eingriffe) ergeben sich aus den Ergebnissen der weiterführenden Diagnostik.

Zerebrale Vaskulopathie und ZNS-Krisen

Über die Häufigkeit von zerebrovaskulären Krisen gibt es sehr unterschiedliche Angaben. Der Anteil an der Gesamtzahl der Patienten mit Sichelzellkrankheit liegt zwischen 4 und 17 %, wobei eine Häufigkeit von 6 – 9 % realistisch sein dürfte. Kinder sind häufiger (65 %) als Erwachsee (35 %) betroffen. Das Ereignis des für Kinder typischen *Gehirninfarktes* erleben 70 % bereits vor dem 10. Lebensjahr. Bei Erwachsenen ist die *Hirnblutung* häufiger als der Infarkt. Die akuten Verschlußkrisen können zu schweren bleibenden neurologischen und psychischen Störungen führen, wenn nicht der Tod als direkte Folge eintritt (siehe Seite 103).

Um sowohl dem ersten Ereignis als auch dem Rezidiv eines zerebrovaskulären Insultes durch präventive Maßnahmen entgegentreten zu können, ist nach prädisponierenden Faktoren gesucht worden. Der Genotyp der Hämoglobinanomalie, Infektionen, zunehmende Anämisierung, hypoxische Zustände bei Pneumonien oder Narkosen, Hyperventilation, Schock, Krampfanfälle und Schmerzkrisen wurden analysiert. Von allen Risikofaktoren wird einer vorausgegangenen *eitrigen Meningitis* eine gewisse Bedeutung beigemessen, da sie anamnestisch bei 20 % der Sichelzellpatienten mit zerebrovaskulären Ereignissen gefunden wurde. In einer vergleichbaren Patientengruppe ohne zerebrale Vaskulopathie betrug die Frequenz der eitrigen Meningitis nur 2,8 %. Zusammenhänge zwischen vaskulären ZNS-Komplikationen und Schmerzkrisen sowie Blutbildveränderungen und der Höhe der HbF-Werte oder der Koexistenz einer Deletionsform der α-Thalassämie oder einer β-Thalassämie konnten nicht bestätigt werden.

Studien über Risikofaktoren für ein *Rezidiv*, das bei 67 % der Patienten ein bis zwei Jahre nach dem ersten Ereignis zu erwarten ist, ergaben keine Korrelation zur Schwere des ersten Ereignisses und zum Alter der Patienten. Als begünstigende Faktoren werden *Narkosen*, *Meningitiden* und *generalisierte Krampfanfälle* genannt. Auch nach einer *Knochenmarktransplantation* (siehe Seite 146) treten gehäuft neurologische Komplikationen, wie Krampfanfälle und intrakranielle Blutungen, auf.

Eine breite radiologische Diagnostik ist nicht geeignet, Faktoren für die Rezidivgefährdung zu ermitteln. Dagegen weisen erste Erfahrungen an 190 Patienten (Alter 3 – 18 Jahre) mit der *transkraniellen Doppler-Sonographie* darauf hin, daß frühe Verengungen an den Basalarterien einerseits leicht erkannt werden können, andererseits sind sie ein verläßliches Kriterium für einen zu erwartenden Infarkt. Die Untersuchung kann auch bei kleineren Kindern ohne größere Belastung häufiger wiederholt werden. Zudem ist sie kostengünstig. Die Interpretation der veränderten Flußgeschwindigkeiten setzt, bezogen auf das Alter der Kinder und den Grad der Anämie, allerdings große Erfahrungen voraus. Insgesamt wird die Doppler-Sonographie als eine Methode empfohlen, mit der Kinder und Jugendliche mit einem hohen ZNS-Infarktrisiko mit großer Sicherheit erkannt werden können. Routinemäßige Untersuchungen sollten in halbjährlichen Abständen, bei Risikopatienten häufiger durchgeführt werden.

Die vom Infarkt betroffenen Gefäße sind überwiegend die A. carotis interna, die A. cerebri media und der Circulus arteriosus cerebri. Die Spätschäden werden auf Seite 103 besprochen.

Die zerebrale Vaskulopathie als Basis für das Infarktgeschehen beginnt schon im frühen Kindesalter. Dabei kommt es zunächst in den *großen proximalen intrakraniellen Gefäßen* zu ausgeprägten *Intimaproliferationen.* Weiterhin entwickeln sich Defekte in den muskulären Anteilen. Fibrose und Hyalinisierung sind folgenschwere Veränderungen an den Gefäßwänden. Die Intimahyperplasie bewirkt Stenosen der Gefäßlumina vor allem im Bereich der intrakraniellen Abschnitte der A. carotis interna sowie der mittleren und anterioren zerebralen Arterien. Sie begünstigen zudem Thrombosen und Thromboembolien. Die Entwicklung von Kollateralkreisläufen ist möglich, allerdings erhöht sich damit das Risiko einer späteren intrakraniellen Blutung. Die Vaskulopathie der *kleineren Gehirnarterien,* die erst nach Beendigung der Hirnreifung auftritt, kann eine Atrophie des Gehirns mit Störung der kognitiven Fähigkeiten zur Folge haben. Junge Erwachsene haben ein erhöhtes Risiko für die Ausbildung von Aneurysmen im Bereich des Circulus arteriosus cerebri mit der Gefahr einer Ruptur.

Die Ursache der zerebralen vaskulären Intimahyperplasie ist nicht bekannt. Besondere Lokalisationen sind Bifurkationen der Arterien, in deren Bereichen sehr große Flußgeschwindigkeiten und Turbulenzen herrschen. Daraus wurde die Vorstellung entwickelt, daß Adhäsionen und Ablösen von Sichelzellen sowie Scherkräfte in diesen Gefäßabschnitten zu Endothel- und Intimaläsionen mit nachfolgender Intimahyperplasie führen. Auch eine Beteiligung von Thrombozyten wird diskutiert.

Eine *invasive Diagnostik* zur Lokalisation eines Gefäßverschlusses mit der Arteriographie und Szintigraphie darf in der akuten Phase wegen der zusätzlichen Infarktgefährdung *nicht* durchgeführt werden. Wenn es dafür überhaupt eine Indikation gibt, dann erst nach der *Austauschtransfusion.* Dagegen sind Computertomographie und Kernspintomographie notwendige Untersuchungen, um Ursachen, Ausmaß oder Begleitphänomene erkennen zu können.

Die zerebralen Gefäßverschlußkrisen haben eine hohe Rezidivrate, die bei nicht regelmäßig transfundierten Patienten drei Jahre nach dem Ereignis bei 80 % liegt. Deshalb wird im Anschluß an die therapeutisch absolut notwendige Austauschtransfusion in der akuten Phase eine mehrjährige Transfusionstherapie empfohlen.

Die *klinische Symptomatik* der *zerebrovaskulären Insulte* wird durch das Ausmaß und die Lokalisation der Schäden im Gehirngewebe bestimmt (Tab. 33). Häufig sind Hemiparesen, Sprechstörungen und Krampfanfälle. Daneben gibt es reversible kurzdauernde ischämische neurologische Ausfälle und kurzdauernde vorübergehende ischämische Attacken. Kopfschmerzen sind kein verläßliches Symptom für ein zerebrovaskulares Ereignis. Eine völlige Bewußtlosigkeit kommt ebenso vor wie begleitendes Fieber, Infektionen sowie Schmerzkrisen. Die *Subarachnoidalblutung* äußert sich überwiegend durch starke Kopfschmerzen und kurzzeitigen Bewußtseinsverlust. Das Computertomogramm hat sich bei der Frühdiagnostik am besten bewährt.

Tabelle 33: Akute neurologische Symptomatik bei dem ersten Ereignis eines zerebrovaskulären Insultes. Ausgewertet wurden 59 Patienten. Daten von Ohene-Frempong, K: Semin. Hemat. 28, 213 (1991).

Zahl der Patienten	59
Hemiparesen	31
Aphasie/Dyslalie	11
Krämpfe	10
Monoparesen	9
Transitorische ischämische Attacken	7
Komatöse Zustände	6
Beiderseitige motorische Störungen	5
Hemiplegie	5
Hirnnervenlähmungen	3
Dysphagie	2
Tetraparese	1
Kopfschmerzen	8

Subdurale, epidurale und *intraventrikuläre Blutungen* gehen mit raschem Bewußtseinsverlust und Koma einher, meistens ohne Prodromi, wie z. B. Kopfschmerzen.

Therapeutisch muß bei ZNS-Komplikationen sofort eine *Austauschtransfusion* mit anschließendem *Dauertransfusionsprogramm* durchgeführt werden (siehe Seite 140). Krampfanfälle erfordern Gaben von *Diazepam* (siehe Seite 141).

Priapismus

Verlegungen der abführenden Gefäße aus den Corpora cavernosa durch Sichelzellenaggregate führen zum Priapismus, der alle Alterstufen betreffen kann und äußerst unangenehm und schmerzhaft ist. Das mittlere Manifestationsalter liegt bei 22 Jahren. Die Häufigkeit wird mit 7 – 40 % der männlichen Patienten mit Sichelzellkrankheit angegeben. Das Ereignis tritt selten vor dem 5. Lebensjahr auf.

Die Rezidivhäufigkeit, der Verlauf und die Spätschäden sind mit dem Ausmaß der Gefäßveränderungen korreliert. Wenn alle drei Corpora (Corpus spongiosum und beide Corpora cavernosa) betroffen sind, dann werden Rezidivhäufigkeit und Impotenz mit jeweils ca. 50 % angegeben. Das Risiko der Wiederholung wird nach dreijährigem freien Intervall geringer. Das Betroffensein allein der Corpora cavernosa ist typisch für Kinder mit homozygoter Sichelzellkrankheit im präpuberalen Alter. Wiederholungsrisiko und spätere Impotenz sind hierbei seltener als bei der adulten Form.

Beim akuten Priapismus werden abhängig von der Dauer *zwei Verlaufsformen* unterschieden. Bei der einen besteht die Erektion weniger als drei Stunden, bei der anderen dauert sie länger als 24 Stunden. Daneben gibt es häufig rezidivierende schmerzhafte Erektionen, die jeweils nicht länger als 30 Minuten dauern. Bei hoher Wiederholungsfrequenz entwikkelt sich auf Dauer eine bleibende Penishypertrophie. Deformierungen sind beschrieben worden. In 25 – 50 % der Fälle kommt es zur Impotenz.

Die *Therapie* (siehe Seite 142) erfordert neben reichlicher *Flüssigkeitszufuhr* eine *Analgesie* und eine *Austauschtransfusion* bei den akuten Formen. Bei chronisch rezidivierenden Formen ist die Gabe von *Antiandrogenen* und ein *Dauertransfusionsprogramm* indiziert.

Blutgerinnung und Thromboembolien

Gerinnungssystem

Gefäßverschlußkrisen, Adhäsionen von Sichelzellen an Gefäßwänden, rezidivierende Infektionen und Zelluntergang durch Nekrosen in verschiedenen Organen sowie chronische Leberschäden sind von einer Reihe von Gerinnungsstörungen begleitet, ohne daß es bisher gelungen ist, hier eindeutige Beziehungen aufzuzeigen. Die Thrombozytenzahlen sind bei Patienten mit Sichelzellkrankheit immer erhöht. Sie fallen auf niedrige Werte bei Gefäßverschlußkrisen und schweren Infektionen ab. Die erhöhten Plasmawerte für β-Thromboglobulin und Thromboxan B2 sprechen für eine erhöhte Aktivierung und Sekretion der Thrombozyten. Das Plasmafibrinogen ist bei infektiösen Erkrankungen erhöht, es finden sich vermehrt Fibrinabbauprodukte und Fibrinmonomere sowie Komplexe bestehend aus Fibrinogen und Faktor VIII.

Tabelle 34: Mögliche Mechanismen eines Gefäßverschlusses bei Sichelzellkrankheit.

- Mikrovaskuläre Verschlüsse durch Sichelzellen
- Hyperplasie der Gefäßintima
- Thrombose, Thromboembolien
- Embolien durch Knochenmark und/oder Fett
- Vasospasmen und/oder Versagen einer kompensatorischen Gefäßdilatation

Das Antithrombin III sowie das Protein C und das freie Protein S sind vermindert. Der erhöhte Faktor VIII/vW-Komplex hat möglicherweise eine Bedeutung für die Adhäsion von Sichelzellen am Gefäßendothel (siehe Seite 87). Über die Situation der fibrinolytischen Aktivität während krisenhafter Verschlechterungen liegen widersprüchliche Befunde vor. Zwingende therapeutische Konsequenzen ergeben sich nicht aus den jeweiligen Veränderungen.

Thromboembolische Gefäßverschlüsse

Der Verschluß von Blutgefäßen steht ganz im Mittelpunkt jener Ereignisse, die Morbidität und Mortalität besonders jenseits des Kindesalters bestimmen. An dem Verschluß *kleiner Gefäße* sind vor allem die Sichelzellen beteiligt, bei *mittleren* und *größeren Gefäßen* stehen Intimahyperplasie, Gefäßspasmen und Thrombosen als Ursachen im Vordergrund (Tab. 34). Die Mechanismen sind im einzelnen und im Zusammenwirken nicht vollständig geklärt.

Bei den *zerebrovaskulären Thrombosen* erfolgen diese in der Regel in Bereichen einer Intimahyperplasie und in Gebieten einer erhöhten Blutflußgeschwindigkeit. Die veränderte Endothelschicht scheint für die Auslösung des thrombotischen Prozesses von entscheidender Bedeutung zu sein.

Die Bedeutung *pulmonaler Thrombosen* und Thromboembolien wurde bislang unterschätzt. Das gilt sowohl im Zusammenhang mit dem akuten Thoraxsyndrom, als auch für die Entwicklung chronischer pulmonaler Schäden im Bereich der Funktionen von Perfusion und Ventilation.

Thrombosen während der *Schwangerschaft* betreffen einmal Plazentagefäße (siehe Seite 110), zum anderen Lungengefäße. Während die Verlegung der maternalen Plazentarsinus keinen negativen Einfluß auf Morbidität und Mortalität des Feten bzw. Neugeborenen haben, sind Lungenembolien für die Schwangere ein beachtenswerter Faktor.

Thrombosen in *kleineren Gefäßen* sind klinisch schwer nachzuweisen. Insofern ist die Bedeutung von Gefäßverschlüssen durch Thromben in den verschiedenen Organen und Geweben, wie Knochen, Knochenmark, Nieren, Netzhaut und Penis bei Patienten mit entsprechenden Krisen oder chronischen Organschäden nicht sicher zu beurteilen.

5.9.7 Chronische Organschäden und Verlauf

Überblick

Als Folge von lokalem Sauerstoffmangel, Infektionen, Infarkten und Blutungen treten Dauerschäden an verschiedenen Organen auf, die die Prognose, die Morbidität und die Lebensqualität der Patienten mit Sichelzellkrankheit ganz wesentlich bestimmen (Tab. 35). Je nach Ausmaß, Häufigkeit und Dauer der Ereignisse und unabhängig vom Alter der Patienten entwickeln sich unterschiedlich ausgeprägte Gewebsschäden, die teilweise repariert werden können. Häufiger führen sie aber zu fortschreitenden *fibrotischen Veränderungen* und zu *Funktionsausfällen* der betroffenen Organe. Die Schwere der Organschäden wird bei gleichem und differentem molekularen Defekt durch verschiedene Faktoren modifiziert (siehe unten).

Wenn man die Reihenfolge der Ereignisse von schweren Organschäden in Abhängigkeit vom Alter der Patienten verfolgt, steht in früher Kindheit an erster Stelle die *Autosplenektomie.* Danach folgen mit Prävalenz in der Kindheit die *ZNS-Infarkte* mit den verheerenden Beeinträchtigungen der neurologischen, motorischen, mentalen und psychischen Funktionen. Ab dem Adoleszentenalter manifestieren sich bis in die Mitte des 2. Lebensjahrzehnts zeitlich dicht gedrängt die übrigen Organschäden (Abb. 51), wie *Osteonekrosen, pulmonale Dysfunktionen, Beinulzera, Retinopathie* und *progrediente Glomerulosklerose* mit *Niereninsuffizienz.* Bei vielen Patienten sind mehrere Organsysteme gleichzeitig betroffen. Die altersabhängige Manifestation der Organschäden wird maßgeblich durch die Organdurchblutung und die Flußraten und die davon abhängige intravasale Sichelzellbildung bestimmt. Da die Milz

Tabelle 35: Prozentuale Häufigkeit von schweren chronischen Organschäden bei 785 Patienten mit homozygoter Sichelzellkrankheit. Nach Powars, D.R.: Hemoglobin 14, 573 (1990).

Funktionelle Asplenie	100 %
Beinulzera	12 %
Knochennekrosen	9 %
Zerebralschäden (Infarkt, Blutung)	9 %
Priapismus	8 %
Retinopathie	6 %
Nierenversagen	4 %
Chronische pulmonale Schäden	4 %

und Markanteile der Nieren langsame Blutflußzeiten aufweisen, treten die Gefäßveränderungen dort schon früh auf. Dagegen werden Organe mit mittleren und hohen Durchflußraten, wie z. B. die Lungen oder die Nierenrinde erst ab der 2. Lebensdekade von bleibenden Schäden betroffen.

Der Ablauf der Organschäden hat sich durch die verfügbare Therapie nicht grundsätzlich verändert. Es gibt allerdings einige belegbare positive Auswirkungen der intensiven Betreuung der Patienten. In erster Linie lassen sich Infektionen durch Prävention, frühzeitige Diagnostik und eine sehr intensive Therapie gut kontrollieren. Ebenso wichtig ist eine gute und konsequente ärztliche Versorgung der Patienten sowie die Besserung der sozioökomischen Verhältnisse und die volle Information der Patienten über ihre Krankheit. Alles hat zur deutlichen Minderung der Morbidität und der Mortalität beigetragen.

Als zukünftige Orientierung zeigen die Ergebnisse der *Knochenmarktransplantation*, daß die Krankheit mit dieser allerdings aufwendigen und natürlich auch risikoreichen Therapie heilbar ist. Für alle Patienten, die nicht davon profitieren können, bleibt als wichtige Aufgabe, vaskuläre Schäden durch eine umfassende Betreuung zu minimieren. Dies erfordert eine intensive Beschäftigung mit dem Krankheitsbild in Klinik und Forschung. Die soziale Integration der chronisch kranken Patienten in die Gesellschaft hat einen hohen Stellenwert.

Nieren

Praktisch jeder Patient mit Sichelzellkrankheit ist von Funktionsstörungen der Nieren auf der Basis einer *Glomerulosklerose* betroffen, die mit dem Alter an Stärke zunehmen. Hypoxie, Azidose, hyperosmolare Verhältnisse und Durchblutungsstörungen bieten günstige Bedingungen für eine Sichelzellbildung. Ein Gefäßverschluß in dem System der Vasa recta ist sehr häufig. Selbst bei normalem pO_2 kommt es durch die ungünstigen Bedingungen zur Sichelzellbildung. Die durch Gefäßverschlüsse gestörte Blutzirkulation führt zu Infarkten der Markpapillen und damit zu komplexen Störungen. Die Nierengröße nimmt jenseits des 40. Lebensjahres ab. Harnwegsinfektionen kommen komplizierend hinzu. Hyposthenurie, nephrotisches Syndrom, Hypertonie, Hämaturie sowie Anämie sind die wesentlichen renalen Komplikationen. Etwa 4 % der Patienten mit Sichelzellkrankheit entwickelten schon im frühen Erwachsenenalter eine Niereninsuffizienz als Folge der obliterierenden Glomerulosklerose.

Die gestörte *tubuläre Funktion* äußert sich in dem Verlust der Konzentrationsfähigkeit, der reduzierten Natriumrückresorption und der eingeschränkten Sekretion von Wasserstoffionen und Kalium. Folge der Hyposthenurie, die bereits mit dem 3. Lebensjahr auftritt, ist eine Polyurie mit Nykturie, Enuresis und Polydipsie. Es besteht dabei immer die Gefahr einer Exsikkose mit Begünstigung der Sichelzellbildung durch Viskositätserhöhung des Blutes. Die anderen Störungen bewirken Phasen einer hyperkaliämischen, hyperchlorämischen metabolischen Azidose. Ebenfalls können Zustände einer Hyponatriämie, insbesondere während Infektionen oder Krisen, auftreten.

Mit zunehmender Niereninsuffizienz verstärken sich *Hypokalzämie* und *Osteoporose* mit der Folge von Kompressionsfrakturen der Wirbelkörper. Die durch die Grundkrankheit bedingten Knochenveränderungen begünstigen diese Komplikationen.

Im Zusammenhang mit erhöhten Blutflußraten und einer erhöhten glomerulären Filtration und als Folge der Adhäsion von Sichelzellen entwickeln sich als frühe Veränderungen zunehmende Endothelhyperplasien an den Glomeruli. Letztere vergrößern sich durch Zellproliferationen, die wiederum die Entwicklung einer progressiven Ischämie und Fibrose begünstigen. Die Folge der zunehmenden Glomerulosklerose ist die Niereninsuffizienz bei älteren Patienten. Komplikationen in diesem Zusammenhang sind u. a. Hypertonie, Herzversagen, Hirnblutungen sowie pleurale und perikardiale Effusionen.

Die häufige *Mikroerythrozyturie* kann sich unter bestimmten Bedingungen, z. B. in der Schwangerschaft, zu einer schweren *Hämaturie* entwickeln. Ursachen sind Papillennekrosen und Ulzerationen. Diese können durch die Einnahme von hohen Dosen

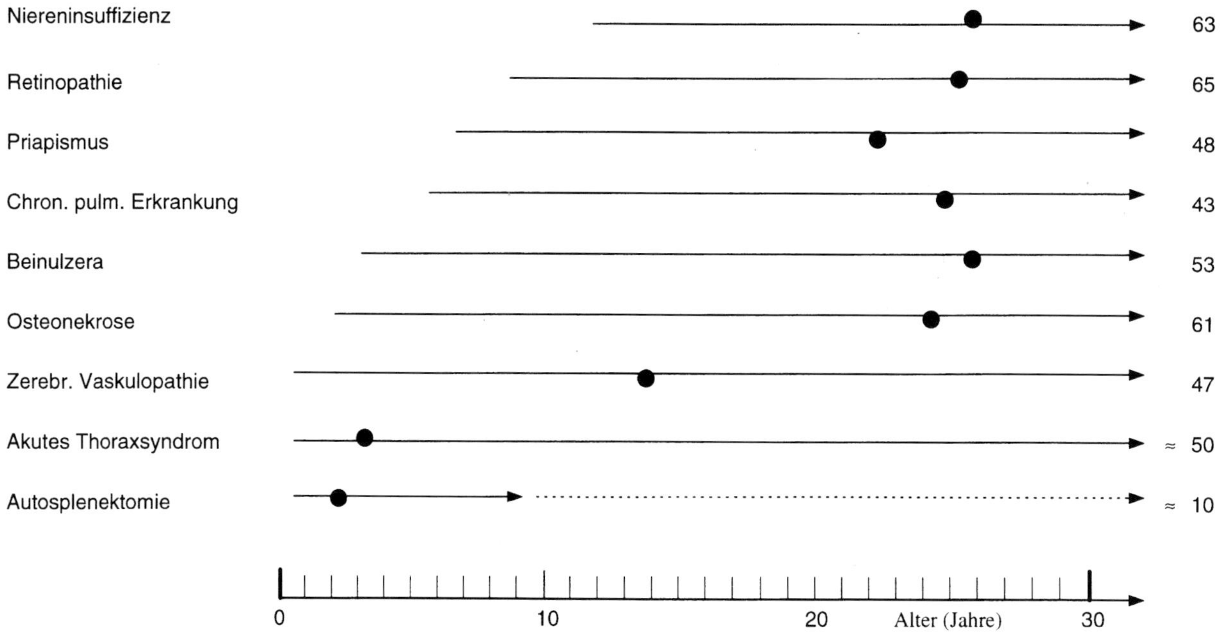

Abb. 51: Abhängigkeit nachweisbarer Organschäden vom Alter der Patienten. Dargestellt ist der gesamte Altersbereich (–•→), in dem entsprechende Organschäden auftreten können mit Angabe des Medians (–•–). (Gezeichnet nach Daten von Powars, D.R.: Hemoglobin 14, 573 (1990)).

von Analgetika, wie Phenazetin und Acetylsalizylsäure (siehe Seite 139), verstärkt werden. Der chronische Blutverlust verstärkt die Anämie und führt außerdem zum *Eisenmangel.* Bei Niereninsuffizienz entwickelt sich zusätzlich eine renale *Anämie* (siehe Seite 91).

Nierensteine sind regelmäßig Folge der Hyperurikämie, bedingt durch einen vermehrten Anfall und eine verminderte Ausscheidung von Harnsäure.

Das *nephrotische Syndrom* ist eine Komplikation im Zusammenhang mit der chronischen Niereninsuffizienz.

Die *chronische Niereninsuffizienz* ist ab dem mittleren Lebensalter eine wichtige Ursache für Morbidität und Mortalität. Deshalb ist es notwendig, schon im Adoleszentenalter regelmäßig die Nierenfunktion zu untersuchen. Ferner ist der Kalzium- und Phosphathaushalt im Zusammenhang mit der Osteoporose sorgfältig zu kontrollieren und gegebenenfalls zu korrigieren.

Die *Therapie* der verschiedenen Formen der renalen Komplikationen (siehe Seite 144) entspricht dem üblichen Vorgehen. Wichtig ist der Verzicht auf Gaben von Diuretika. Auch eine Flüssigkeitsrestriktion ist wegen der Gefahr der Hämokonzentration nicht erlaubt.

Herz- und Kreislaufsystem

Kardiovaskuläre Veränderungen sind häufig Folge der chronischen Anämie. Zu nennen sind *Kardiomegalie, erhöhtes Herzzeitvolumen, herabgesetzter peripherer Gefäßwiderstand* und *erhöhtes Plasmavolumen.* Diese reaktiven Veränderungen werden vom Patienten gut toleriert. Obwohl im Sinus coronarius mehr Sichelzellen anzutreffen sind als in der übrigen Zirkulation, ist die Frequenz an Kardiomyopathien, Angina pectoris und Herzinfarkten sehr gering. Der Blutdruck ist mit Ausnahme einer Nephropathie niedrig und läßt den altersabhängigen Anstieg vermissen. Die Ursachen sind unbekannt. Schwere Lungenveränderungen bewirken langzeitig ein *Cor pulmonale.* Diese Entwicklung ist zwar selten, dann aber häufige Ursache für einen plötzlichen Tod.

Weitere Besonderheiten bei der Sichelzellkrankheit bestehen u. a. darin, daß sich im Zusammenhang mit einem Verschluß mikrovaskulärer Gebiete *arterielle Shunts* entwickeln. Zudem ist der Blutfluß in mittleren und kleinen Gefäßen größer, insbesondere während der Krisen. Beide Ereignisse führen dazu, daß aufgrund der verminderten O_2-Abgabe die arteriovenöse Differenz geringer wird.

Die Ursachen für dilatative oder konstriktive Gefäßreaktionen sind weitgehend unbekannt, gerade bezüglich der vom Endothel produzierten vasoaktiven Hormone.

Zentralnervensystem

Gehirninfarkte und intrakranielle Blutungen treten in der Regel spontan und ohne Vorboten auf. Auf die Möglichkeit der Erfassung von Risikofaktoren wurde hingewiesen (siehe Seite 98). Eine funktionelle Restitution der Schäden ist mit unterschiedlichem Ergebnis möglich. Im Vordergrund der akuten, aber auch bleibenden Schäden stehen Halbseitenlähmungen gefolgt von Tetraplegien, Ptosis, Fazialisparese, Krampfanfällen, Koma sowie Sprach- und Sehstörungen (Tab. 33, Seite 99).

Nur 35 % der vom Infarkt betroffenen Kindern überleben auf Dauer. Nach dem ersten Infarkt erleiden zwei Drittel weitere Gehirninfarkte in den kommenden drei Jahren. Die Effekte einer Rezidivprophylaxe durch eine *Dauertransfusionstherapie* werden auf Seite 140 erörtert. Folgeschäden (u. a. Hemiplegie, Krämpfe, intellektuelle und psychische Defekte, Sehstörungen) können sich unter intensiven Rehabilitationsmaßnahmen innerhalb eines halben Jahres erholen, doch bleiben bei 90 % der Kinder mehr oder weniger ausgeprägte Dauerschäden zurück. Dies bedeutet oft eine volle Invalidisierung und fehlende Chancen auf eine Berufsausbildung. Von den Erwachsenen sterben 50 % in direktem Zusammenhang mit dem Gehirninfarkt bzw. der Gehirnblutung. Die übrigen erleiden bezüglich der Spätschäden das gleiche Schicksal wie Kinder.

Folge einer neurologisch „stummen“ diffusen arteriellen Mikroangiopathie ist auf Dauer eine *zerebrale Atrophie.* Klinisch manifestiert sie sich in Form diskreter *kognitiver Störungen.* Erste Zeichen einer zerebralen Vaskulopathie lassen sich bereits im frühen Kindesalter mit Hilfe bildgebender Verfahren (CT, NMR) nachweisen. Ursache ist eine über eine Reihe komplexer Mechanismen verminderte O_2-Versorgung des Gehirns, die vor allem dem hohen O_2-Bedarf des wachsenden kindlichen Gehirns nicht gerecht wird.

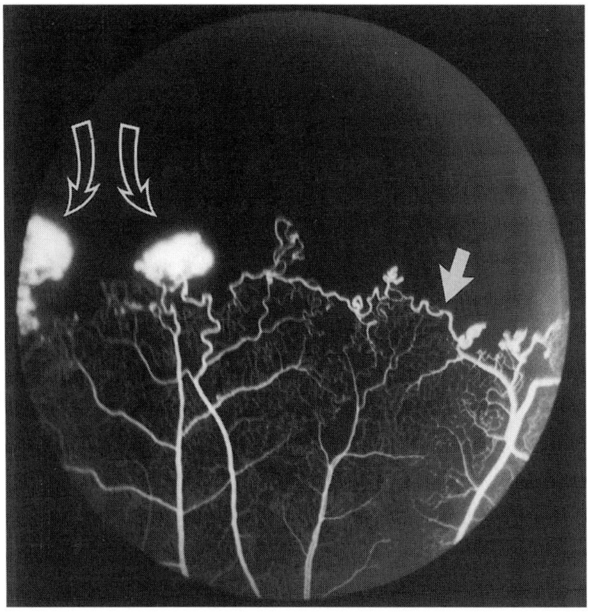

Abb. 52a: Linker temporaler Retinaabschnitt bei einem 30jährigen Patienten mit homozygoter Sichelzellkrankheit (HbSS). Zu sehen sind neben einem großen avaskulären Bereich abnorme arterio-venöse Verbindungen (gerader Pfeil) an den Grenzen von avaskulären zu vaskulären Bereichen, von denen aus sich kleinere Areale einer proliferativen Retinopathie (gebogene Pfeile) entwickeln.

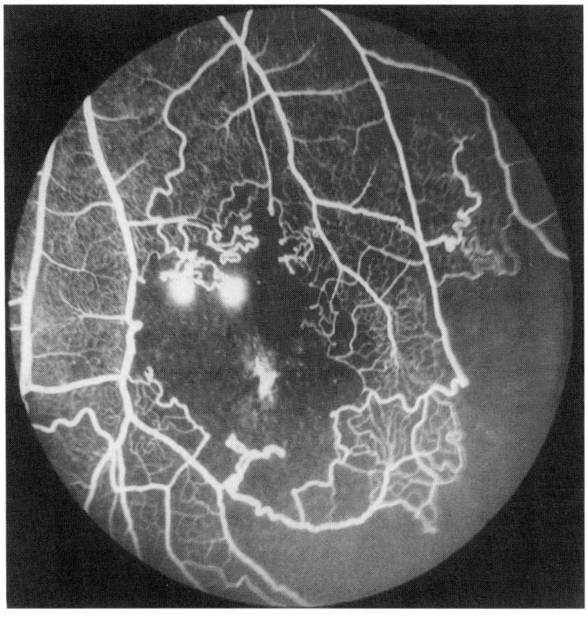

Abb. 52b: Rechter temporaler Retinaabschnitt bei einem 28jährigen Patienten mit homozygoter Sichelzellkrankheit (HbSS). Im mittleren avaskulären Bereich entwickelt sich eine Neovaskularisierung.

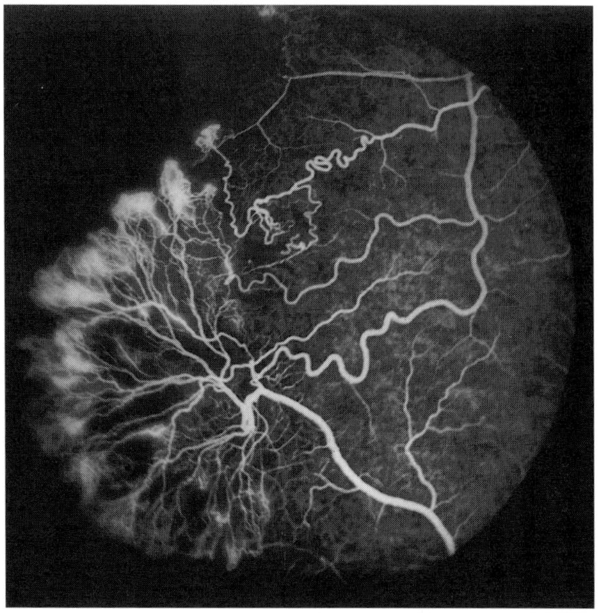

Abb. 52c: Rechter temporaler Retinaabschnitt bei einem 26jährigen Patienten mit HbSC-Krankheit, in dem ein großer Bereich mit einer proliferativen Retinopathie zu erkennen ist. (Die Bilder 52a-52c wurden freundlicherweise von Herrn Prof. Dr. G.R. Serjeant, MRC Laboratories, The University of the West Indies, Kingston, Jamaica zur Verfügung gestellt).

Abb. 52a-c: Fluorescein-Angiographie zur Darstellung pathologischer Veränderungen an den retinalen Gefäßen.

Augen

Die Verstopfung der Kapillaren der Retina führt in den entsprechenden Versorgungsgebieten zu sehr unterschiedlichen Veränderungen, die unter dem Begriff der *Sichelzellretinopathie* zusammengefaßt werden (Abb. 52a-c). Dabei gibt es proliferative und nichtproliferative Formen. Häufigkeit und Schwere sind abhängig von der genetischen Konstellation der Sichelzellkrankheit.

Die *proliferative Retinopathie* tritt besonders bei Patienten mit HbSC-Krankheit auf (Abb. 52c). Die Häufigkeit steigt mit zunehmendem Alter. Während in der Altersgruppe von 10 – 20 Jahren etwa 10 – 25 % der HbSC-Patienten davon betroffen sind, beträgt der Anteil bei 40 – 50jährigen Patienten bereits ca. 50 %. In der gleichen Altersgruppe der 50jährigen Patienten mit einer homozygoten Sichelzellkrankheit (HbSS) haben nur etwa 15 % eine proliferative Retinopathie. Bei ca. 6 % aller Patienten mit Retinopathie ist mit Visusminderung bzw. Visusverlust zu rechnen.

Es gibt fünf verschiedene *Stadien der Retinopathie*, deren Kriterien von der einfachen Verstopfung der Arteriolen über eine Neovaskulisierung und Blutung in den Glaskörper bis hin zur Netzhautablösung reichen. Glücklicherweise werden von der Retinopathie meistens nur die *peripheren* Retinaabschnitte betroffen. Ganz selten kommt es zu einem akuten Visusverlust als Folge eines Verschlusses der zentralen Arterie und der Arteriolen, die die Makula versorgen.

Die Entwicklung einer Retinopathie (Abb. 52a-c) beginnt mit der Verstopfung von peripheren Arteriolen (*Stadium I*), die als weiße Stränge erscheinen (*Silberdrahtarteriolen*). Im entsprechenden Versorgungsgebiet kommt es zu Blutungen. Dann bilden sich periphere Anastomosen zwischen Arteriolen und Venolen (*Stadium II*), und schließlich setzt die Neovaskularisierung (*Stadium III*) ein. Hierbei erfolgt die Neubildung der Gefäße im Bereich der ischämischen Retinaareale, oft ausgehend von arterio-venösen Anastomosen. Diese Veränderungen sind besonders typisch für die *HbSC-Krankheit* (siehe Seite 114). Der Nachweis der Gefäßveränderungen gelingt gerade in den Anfangsstadien am besten mit der Fluoreszeinangiographie. Blutungen in den Glaskörper (*Stadium IV*) nehmen ihren Ausgang von den proliferativen Veränderungen. Da sie in der Regel in der Peripherie liegen, sind Sehbehinderungen selten. Die Netzhautablösung (*Stadium V*) ist bei Patienten afrikanischer Herkunft mit Sichelzellkrankheit (HbSS) häufigste Ursache einer oft einseitigen Blindheit.

Unter den *nichtproliferativen Veränderungen* sind fleckförmige Blutungen mit verschiedenen Farbgebungen sowie die sogenannten *schwarzen Sonnenflecken* zu nennen. Letztere entstehen durch Wucherung von retinalen Pigmentepithelien.

Die *Therapie* der Retinopathie (siehe Seite 143) ist nur in Zusammenarbeit mit einem versierten Ophthalmologen möglich.

Hörvermögen

Eine Beeinträchtigung des Hörvermögens wird bei 10 – 15 % der Patienten auch als Folge einer zerebrovaskulären Komplikation gefunden. Selten kommt es zu einem akuten Hörverlust im Zusammenhang mit Schmerzkrisen.

Leber, Gallenwege

Veränderungen an der Leber und den Gallenwegen finden sich häufig. Es gibt viele Ursachen. Eine *Lebervergrößerung* kommt bei 40 – 80 % der Patienten vor. Histologisch lassen sich Erythrophagozytosen durch Kupffer'sche Sternzellen ebenso regelmäßig nachweisen wie eine extramedulläre Erythropoese entlang der Sinusoide. Erhöhung der *Leberenzyme*, niedrige *Plasmaalbumine* sowie die erhöhte *alkalische Phosphatase* zeigen Funktionsstörungen an, die mit zunehmendem Alter der Patienten deutlicher werden. Wiederholte *Leberinfarkte* sowie eine *Hepatitis* (siehe unten) können über viele Jahre zu fibrotischen Veränderungen und zur makronodulären *Zirrhose* (16 % der Autopsiefälle) sowie selten auch zur Leberinsuffizienz führen. Infarzierte Bereiche sind anfällig für Infektionen und die Ausbildung von Leberabszessen. Weiterhin ist an die Möglichkeit einer transfusionsbedingten Hepatitis zu denken. Eine Eisenüberladung kann sich als Folge häufiger Transfusionen und einer erhöhten intestinalen Eisenresorption entwickeln. Sie nimmt aber nicht derartige Ausmaße an wie bei der Thalassaemia major. Da sie nicht in kausalem Zusammenhang mit Funktionsausfällen steht, ist sie auch nicht behandlungsbedürftig.

Die große Variation in der Häufigkeit von *Gallensteinen* bei Kindern (4,2 % – 58 %) ist u. a. bedingt durch die unterschiedlichen diagnostischen Verfahren, die heute durch die Sonographie ersetzt sind. Mit zunehmendem Alter steigt die Inzidenz. Bei Erwachsenen beträgt sie ca. 70 %. Die *Cholezystektomie* (siehe Seite 143 und 146) ist der häufigste operative Eingriff bei Patienten mit Sichelzellkrankheit.

Milz

Charakteristikum der Sichelzellkrankheit ist die rasche und progrediente Zerstörung der Milz bereits im frühen Kindesalter. Für die Entwicklung einer so frühen Mikrovaskulopathie erfüllt die Milz die entsprechenden anatomischen und funktionellen Voraussetzungen (Hämokonzentration, Hypoglykämie, Hypoxie, niedriger pH), die die Sichelzellbildung in besonderem Maße begünstigen. Als Folge *multipler Infarkte* kommt es zu einer chronisch progressiven *Fibrose*, die in wenigen Jahren zur *funktionellen Asplenie* mit entsprechenden negativen Auswirkungen auf die Infektabwehr führt (siehe Seite 91). Eine im Sinne der Abwehr funktionslose Milz ist allerdings besonders unter einer Transfusionstherapie noch zur akuten Sequestrationskrise befähigt.

Die *Milzgröße* verändert sich auffallend in den ersten Lebensjahren. Bei sechs Monate alten Säuglingen ist sie in gut 40 %, bei zweijährigen Kindern in fast 80 % der Patienten tastbar vergrößert. Danach verkleinert sie sich durch die progressive Fibrose. Bei 85 bis 90 % der erwachsenen amerikanischen schwarzen Patienten mit Sichelzellkrankheit besteht die Milz nur noch aus einem fibrotischen Gewebe. Diese Vorgänge vollziehen sich bezüglich Ausmaß und zeitlichem Ablauf bei den verschiedenen Varianten der Sichelzellkrankheit sehr unterschiedlich auch mit entsprechenden Auswirkungen auf die Frequenz der Sequestrationskrisen.

Bei Patienten mit persistierender vergrößerter Milz ist sowohl an eine Sichelzell-β-Thalassämie, an eine HbSC-Krankheit oder eine HbSS-Krankheit mit hohem HbF etwa bei Patienten aus den arabischen Ländern oder aus Indien als auch an eine Malariainfektion zu denken. Letzteres gilt vor allem für Patienten afrikanischer Herkunft. Die Koexistenz einer α-Thalassämie hat bei diesen Patienten keinen Einfluß auf die Häufigkeit der Splenomegalie. Im Zusammenhang mit der Splenomegalie kann sich ein *Hyperspleniesyndrom* entwickeln. Daraus ergibt sich die Indikation zur *Splenektomie* (siehe Seite 146).

Lungen

Im Gegensatz zu den häufigen akuten Thoraxkrisen (siehe Seite 96), die individuell mit sehr unterschiedlicher Häufigkeit auftreten, gibt es chronische *Ventilations-* und *Perfusionsstörungen* bei etwa 4 % der Patienten mit Sichelzellkrankheit. Chronische Lungenerkrankungen gehören neben dem akuten Thoraxsyndrom mit zu den Haupttodesursachen bei jungen Erwachsenen mit Sichelzellkrankheit. Dabei sind Störungen der Diffusion und Perfusion zusammen mit pulmonaler Fibrose und restriktiver pulmonaler Insuffizienz beschrieben worden. Die Veränderungen treten in der 2. bis 3. Lebensdekade auf. Sie manifestieren sich in späten Stadien in Form einer pulmonalen Hypertension mit *Cor pulmonale.* Das *Adulte Respiratory Distress Syndrome* (*ARDS*) ist häufig das terminale Ereignis. Von Beginn der ersten Symptome einer Funktionsstörung bis zum Tod vergehen in der Regel fünf bis sechs Jahre. Patienten mit häufigeren Rezidiven eines akuten Thoraxsyndroms haben ein erhöhtes Risiko, bereits im jungen Erwachsenenalter eine chronische Lungeninsuffizienz zu erwerben. Lungenfunktionsprüfungen sind bei diesen Risikogruppen in halbjährlichen Abständen erforderlich.

Häufiger als klinisch nachweisbare Infarkte sind *Mikroatelektasen* in Kombination mit *Exsudatbildung* in den Alveolen für vorübergehende Störungen des Gasaustausches verantwortlich zu machen. Ausnahmsweise lassen sich *obstruktive Veränderungen* nachweisen. *Arterio-venöse Shunts* sind nicht selten. *Lungenembolien* durch venöse Thromben finden sich nicht häufiger als in der Normalbevölkerung. Embolien mit Knochenmark- und Fettgewebe nach Knochenmarkinfarkten nehmen oft einen tödlichen Ausgang (siehe Seite 96).

Die *chronischen vaskulären Veränderungen* beginnen mit einer Traumatisierung des Gefäßendothels durch Sichelzellen, gefolgt von einer reaktiven Endothelhyperplasie und Fibrose. Diese Vaskulopathie beginnt im 2. bis 3. Lebensjahrzehnt und kann sich zu einer ausgedehnten Obliteration der Arteriolen mit interstitieller Fibrose entwickeln. Dadurch erfährt die Lungenfunktion eine deutliche Beeinträchtigung.

Chronische Lungenerkrankungen, wie Asthma bronchiale, Bronchitis, Tuberkulose und Sarkoidose können bei Sichelzellkrankheit einen schweren Verlauf nehmen. Auf der anderen Seite führen sie in Verbindung mit hypoxischen Zuständen zu einer ungünstigen Beeinflussung der Grundkrankheit.

Im Kindesalter findet man bei Homozygotie für HbS eine signifikant erniedrigte totale Lungenkapazität. Ursachen sind kleine Lungen mit normaler Funktion bezogen auf die Größe des Organs. Es findet sich keine Korrelation zur Häufigkeit von akuten Thoraxkrisen.

Wichtig ist bei Kindern die Beachtung von Obstruktionen der oberen Luftwege, die zu *Schlafapnoen* führen können. Daraus ergeben sich Indikation zur Tonsillektomie und Adenotomie (siehe Seite 145).

Knochen

Aseptische Knochennekrosen als Infarktfolge sind neben einer allgemeinen *Osteoporose* ein häufiges Ereignis, die abhängig vom Alter der Patienten (Abb.

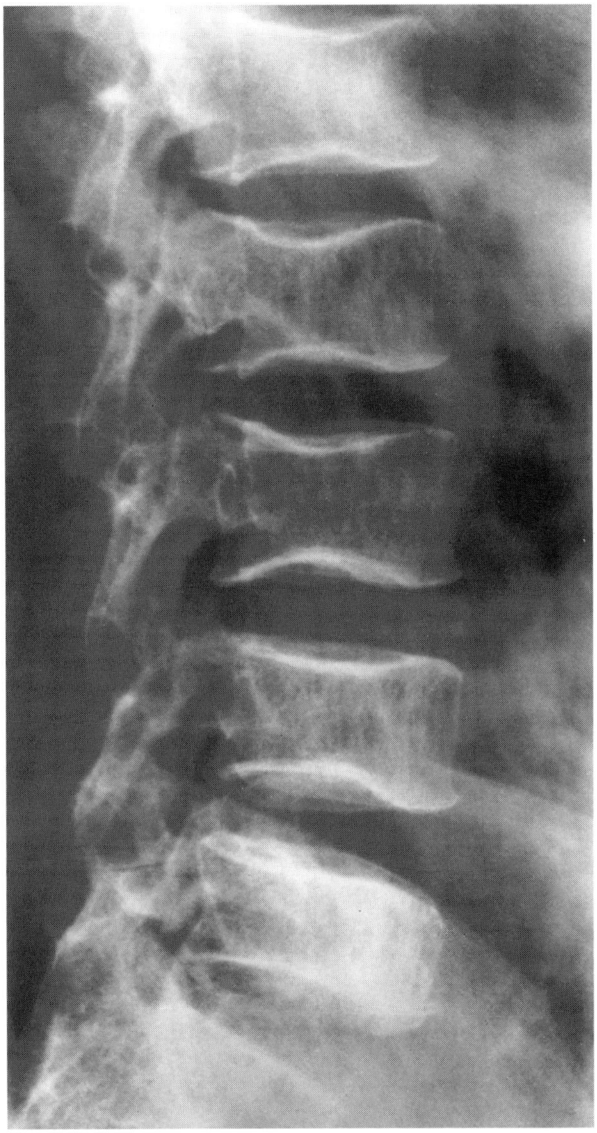

Abb. 53: Seitliche Röntgenaufnahme der Wirbelsäule eines 54jährigen Mannes mit homozygoter Sichelzellkrankheit (HbSS), auf der neben der Osteoporose die charakteristische bikonkave Form der lumbalen Wirbelkörper zu sehen ist. (Das Bild wurde freundlicherweise von Herrn Prof. Dr. G.R. Serjeant, MRC Laboratories, The University of the West Indies, Kingston, Jamaica zur Verfügung gestellt).

51) verschiedene Bereiche des Skeletts betreffen (siehe Seite 95). Nekrosen mit entsprechenden ossären Veränderungen und funktionellen Störungen finden sich im Erwachsenenalter vorwiegend in den Femur- bzw. Humerusköpfen sowie an den Wirbelkörpern (Abb. 53 – 55). Letztere erleiden durch isolierte Wachstumsverzögerungen der zentralen Areale der oberen und unteren Deckplatten eine bikonkave Deformität.

Röntgenologisch erscheinen sie als H- oder Fischwirbelkörper. Die Gefahr von Deckplatteneinbrüchen ist nicht gering. Nekrosen der Femur- und Humerusköpfe können schwere bleibende Behinderungen verursachen. Das Risiko an aseptischen Knochennekrosen und damit an Beeinträchtigungen der Skelettfunktion zu erkranken steigt mit zunehmendem Alter und ist abhängig von bestimmten Risikofaktoren (siehe Seite 95). Skelettveränderungen als Folge der Ausweitung der Markräume durch blutbildendes Knochenmark sind bei weitem nicht so ausgeprägt wie bei der Thalassämia major (siehe Seite 256).

Die Hypertrophie von Oberkieferknochen und Jochbögen führt zu mäßigen Veränderungen des Gesichtsschädels und zu Bißanomalien. Der für eine hämolytische Anämie im Röntgenbild als typisch geltende Bürstenschädel ist nur bei etwa 5 % der Patienten mit Sichelzellkrankheit nachweisbar, während die Häufigkeit einer Erweiterung der Diploe mit über 40 % angegeben wird.

Neben der Beeinträchtigung der Gelenkfunktionen durch aseptische Nekrosen ist auch an eine *Arthropathie* durch erhöhte Harnsäurewerte zu denken. Eine Hyperurikämie als Folge des hohen Zellumsatzes in der Erythropoese findet sich bei 40 bis 60 % der älteren Patienten und bei 15 % der Kinder.

Die *Osteomyelitis* ist ein häufiges Ereignis, sowohl im Zusammenhang mit akuten Krisen als auch bei chronischen Knochenveränderungen. Als Erreger werden in 75 % der Fälle *Salmonellen* isoliert, der Anteil an *Staphylokokkeninfektionen* beträgt etwa 10 %.

Die mit großer Regelmäßigkeit vorhandene *Osteoporose* erfährt im Zusammenhang mit einer Niereninsuffizienz (Urämie) eine gravierende Verschlechterung mit erheblichem Frakturrisiko (siehe Seite 102).

Die *Therapie* der Vielzahl der ossären Komplikationen (siehe Seite 144) erfordert eine enge Kooperation vor allem mit entsprechend informierten Orthopäden.

Hautulzera

Chronische Ulzera der Haut sind in der Regel an den Unterschenkeln im Bereich der medianen Malleoli lokalisiert (Abb. 56). Vorkommen und Häufigkeit

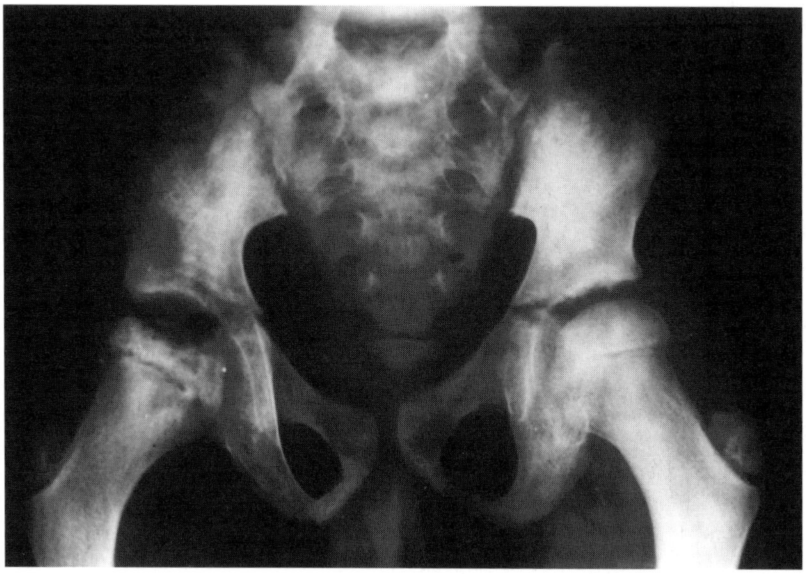

Abb. 54: Avaskuläre Nekrose der Epiphyse des rechten Femurkopfes bei einem elfjährigen Jungen mit homozygoter Sichelzellkrankheit (HbSS). (Das Bild wurde freundlicherweise von Herrn Prof. Dr. G.R. Serjeant, MRC Laboratories, The University of the West Indies, Kingston, Jamaica zur Verfügung gestellt).

sind korreliert mit dem Genotyp der Sichelzellanomalie, dem Alter der Patienten, den sozioökonomischen Verhältnissen und der geographischen Lage. Die durchschnittliche Häufigkeit bei Adoleszenten und Erwachsenen mit Sichelzellkrankheit wird mit 5 – 10 % angegeben. Unter den Patienten in Jamaika leiden 63 % an Hautulzera. Kinder sind seltener betroffen.

Der Beginn der Hautveränderungen zeigt einen Häufigkeitsgipfel im Alter von 25 Jahren. Patienten mit Sichelzellkrankheit (HbSS) und Sichelzell-β-Thalassämie sind häufiger betroffen als andere Formen der Sichelzellkrankheit. Auch scheinen Patienten mit hohen Anteilen von irreversiblen Sichelzellen häufiger Beinulzera zu haben. Zudem findet sich eine Häufung in tropischen Regionen. Die Ulzera haben eine geringe Heilungstendenz, allerdings auch abhängig von den hygienischen Verhältnissen und der Konsequenz, mit der eine Therapie durchgeführt wird (siehe Seite 143).

Andere Beeinträchtigungen

Ein *Folsäuremangel* (siehe Seite 91) entwickelt sich bei chronischen hämolytischen Anämien nur bei unzureichender Ernährung oder während einer Schwangerschaft. Die klinische Bedeutung erniedrigter *Plasmazinkspiegel* ist umstritten. Zinkgaben sollen die Heilung von Beinulzera begünstigen (siehe Seite 143), während ein günstiger Effekt auf Wachstum und Entwicklung (siehe Seite 92) nicht bewiesen ist. Die Beziehungen zwischen *Malaria* und Sichelzellkrankheit wurden auf Seite 80 besprochen.

5.9.8 Sichelzellkrankheit und Schwangerschaft

Schwangerschaften bei Patienten mit Sichelzellkrankheit sind grundsätzlich mit einer erhöhten Morbidität und Mortalität des Feten und Neugeborenen belastet. Die Schwangeren leiden vor allem unter Schmerzkrisen, Verschlechterung der Anämie, Milzsequestrationskrisen sowie Harnwegsinfektionen und akutem Thoraxsyndrom einschließlich Pneumonien.

Vor 10-15 Jahren lag die *maternale Mortalität* noch bei etwa 2 % und der *Fet* war durch hohe spontane Abortraten (19 %), durch Totgeburten (21 %), vorzeitige Entbindung (32 %) und pränatale Dystrophie (42 %) gefährdet. Diese Verhältnisse haben in den letzten Jahren in Ländern und Regionen mit einer guten Fürsorge für Schwangere und Neugeborene eine zunehmende Besserung erfahren. Dies wurde u. a. auch mit einer 1988 durchgeführten kontrollierten Studie an 189 ausgewählten Schwangeren mit Sichelzellkrankheit und ihren 194 Kindern belegt (Tab. 36 und 37).

Untersucht wurden die auf die Grundkrankheit bezogenen Komplikationen bei Mutter und Kind während der Schwangerschaft und der Perinatalperiode. Gleichzeitig erfolgte gegen eine Kontrollgruppe die Evaluation des Effektes einer regelmäßigen Transfusionstherapie auf die Komplikationsraten von Mutter und Fet bzw. Neugeborenem. Die Schwangerschaftsdauer schwankte in den bezüglich des molekularen Defektes heterogenen Gruppe (HbSS, HbSC und Sichelzell-β-Thalassämie) zwischen 35,8 und 38,6 Wochen. Bei den regelmäßig transfundierten Schwangeren war die Schwangerschaftsdauer kürzer. Im übrigen fanden sich keine signifikanten Differenzen zwischen transfundierten und nicht transfundierten Schwangeren bezüglich der prozentualen Anteile der Frühgeburten (27 %), der Schwangerschaftstoxikosen (15 %) und der Beendigung der Schwangerschaft durch Kaiserschnitt (28 %). Von den für die Sichelzellkrankheit spezifischen Symptomen waren die akuten Schmerzkrisen und Harnwegsinfektionen sowie schwere Anämien deutlich seltener in der regelmäßig transfundierten Gruppe (Tab. 36). Alle anderen Komplikationen waren in beiden Gruppen identisch.

Das *perinatale Schicksal* der Kinder aus dieser Studie (Tab. 37) war bezüglich der Komplikationen am höchsten belastet mit Fetopathie, Mekoniumaspiration, Apgar-Werten unter sieben und pränataler Dystrophie. Der Anteil an Totgeburten betrug im Mittel

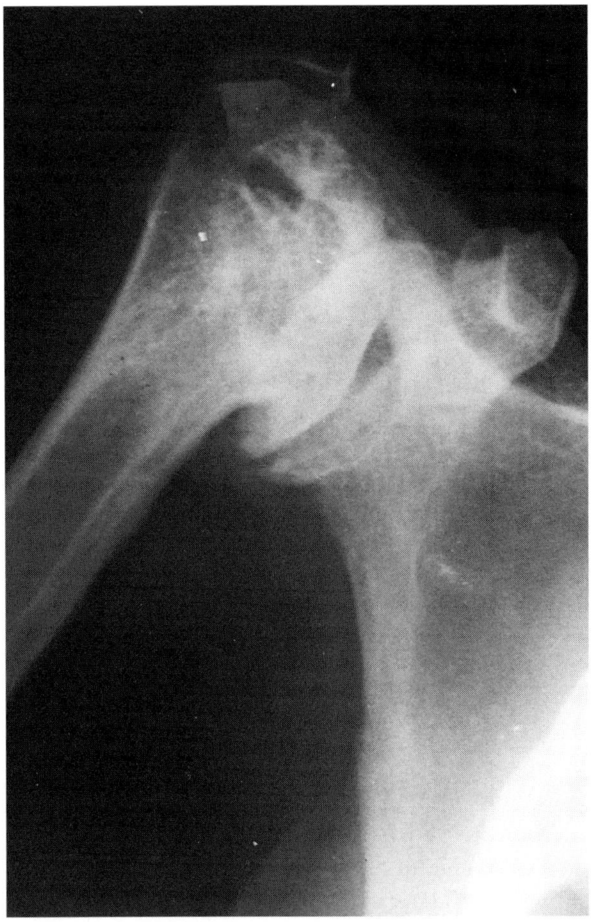

Abb. 55: Avaskuläre Nekrose des Humeruskopfes mit subartikulärer Sklerose bei einer 29jährigen Patientin mit HbSC-Krankheit. (Das Bild wurde freundlicherweise von Herrn Prof. Dr. G.R. Serjeant, MRC Laboratories, The University of the West Indies, Kingston, Jamaica zur Verfügung gestellt).

Tabelle 36: Häufigkeit der wichtigsten durch die Sichelzellkrankheit bedingten Komplikationen bei 189 Schwangeren. Der Vergleich der transfundierten und nicht transfundierten Kontrollgruppen bezieht sich allein auf Patientinnen mit homozygoter Sichelzellkrankheit. (Daten nach Koshy, M. et al.: New Engl. J. Med. 319, 1447 (1988)).

	Vergleichsgruppe HbSS		**Nicht randomisierte Gruppen**		
Komplikationen	**Transfundiert** (N=36)	**Kontrolle** (N=36)	**HbSS** (N=28)	**HbSC** (N=66)	**HbS/β-Thal** (N=23)
Schmerzkrisen*	5 (14 %)	18 (50 %)	8 (29 %)	16 (25 %)	7 (30 %)
Krampfleiden	1 (3 %)	1 (3 %)	3 (11 %)	1 (2 %)	0
Milzsequestration	0	1 (3 %)	0	2 (3 %)	2 (9 %)
Akutes Thoraxsyndrom	2 (6 %)	3 (8 %)	3 (11 %)	2 (3 %)	2 (9 %)
Schwere Anämie	1 (3 %)	3 (8 %)	3 (11 %)	2 (3 %)	3 (13 %)
Harnwegsinfektion	2 (6 %)	6 (17 %)	3 (11 %)	6 (9 %)	1 (4 %)

* Der Unterschied zwischen transfundierten und nicht transfundierten Patienten ist nur bezüglich der Schmerzkrisen signifikant.

Tabelle 37: Perinatale Komplikationen bei 194 Kindern von Müttern mit homozygoter Sichelzellkrankheit (Daten nach Koshy, M. et al.: New Engl. J. Med. 319, 1447 (1988)).

Komplikationen	Vergleichsgruppe HbSS		Nicht randomisierte Gruppen		
	Transfundiert (N=36)	Kontrolle (N=36)	HbSS (N=28)	HbSC (N=66)	HbS/β-Thal (N=24)
Geburtsgewicht	2 495 g	2 652 g	2 816 g	3 015 g	2 750 g
Fetopathie	10 (28 %)	8 (22 %)	7 (25 %)	7 (10 %)	4 (17 %)
Mekonium-Aspiration	8 (22 %)	11 (35 %)	5 (18 %)	11 (17 %)	7 (30 %)
Apgar Score < 7					
1 Minute	9 (22 %)	5 (14 %)	3 (11 %)	10 (16 %)	4(17 %)
5 Minuten	6 (15 %)	3 (8 %)	0	2 (3 %)	2 (9 %)
Pränatale Dystrophie	5 (14 %)	7 (18 %)	4 (14 %)	4 (6 %)	1 (4 %)
Totgeburten	4 (10 %)	2 (5 %)	0	1 (2 %)	0
Tod als Neugeborenes	2 (6 %)	0	0	0	2 (8 %)
Perinataler Tod	6 (15 %)	2 (5 %)	0	1 (2 %)	2 (8 %)

3,6 % und die perinatale Sterblichkeit lag bei 5,6 %. Es konnten aus dieser Studie nur wenige Risikofaktoren ermittelt werden, die eine Vorhersage über zu erwartende Komplikationen beim Kind erlaubt hätten. Dazu gehören Häufigkeiten perinataler Todesfälle sowie Mehrlingsschwangerschaften in vorausgegangenen Schwangerschaften.

Pathologische Veränderungen an den *Plazenten* ergaben keine Korrelation mit Erkrankungen und Tod der Feten und Neugeborenen. Neben häufigen plazentaren Anomalien fanden sich regelmäßig in den maternalen Sinus viele Sichelzellen sowie Zottenfibrosen, Verkalkungen und Infarkte. In 50 % der Plazenten wurden in den maternalen Sinus Thrombosen gesehen, eine Chorioamnionitis fand sich bei 23 %. Thromboembolien traten während der Schwangerschaft häufiger im Zusammenhang mit einem akuten Thoraxsyndrom auf (siehe Seite 100).

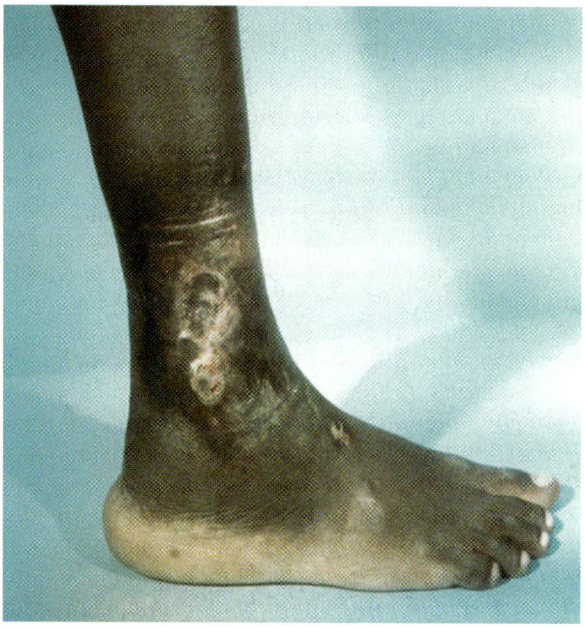

Abb. 56: Typisches Unterschenkelgeschwür bei einem Patienten mit homozygoter Sichelzellkrankheit (HbSS).

Insgesamt hat die Studie ergeben, daß prophylaktische Transfusionen während normal verlaufender Schwangerschaften mit Ausnahme der Reduktion von Schmerzkrisen für den Schwangerschaftsverlauf keine Vorteile bringen. Nachteile liegen in der Infektionsübertragung und der Allosensibilisierung. Für manifeste oder zu erwartende Schwangerschaftskomplikationen gibt es entsprechende Transfusionsindikationen (siehe Seite 135).

Daneben hat die Studie im Vergleich zu früheren Erfahrungen (siehe oben) gezeigt, daß eine ordentliche Schwangerenbetreuung (siehe Seite 149) den Prozentsatz an Aborten und perinataler kindlicher Sterblichkeit signifikant reduziert.

5.10 Variable Expression der Sichelzellkrankheit

Die Sichelzellkrankheit ist genetisch ein sehr heterogenes Syndrom. Damit steht in Übereinstimmung, daß die klinische Manifestation unabhängig von exogenen Faktoren sehr variabel ist. Die *homozygote* Sichelzellkrankheit (HbSS) weist aber auch bei einheitlichem molekularem Defekt eine in der Schwere sehr unterschiedliche klinische Symptomatik auf. Sie reicht vom sehr bedrohlichen Krankheitsbild mit häufigen und komplikationsreichen Krisen bis hin zu fast asymptomatischen Formen. Für diese Variabilität gibt es keine befriedigende Erklärung. Analysen von differenten klinischen Verläufen bei monozygoten Zwillingen mit HbSS-Krankheit haben nicht zur Klärung der Fragen beigetragen.

Unabhängig davon gibt es einige Faktoren, die den klinischen Verlauf der Sichelzellkrankheit nachweisbar modifizieren. Einzelheiten dazu finden sich im Abschnitt über die Pathophysiologie (siehe Seite 81) sowie in den nachfolgenden Kapiteln.

5.10.1 Einfluß des fetalen Hämoglobins

Am bekanntesten ist der Effekt des fetalen Hämoglobins auf die Sichelzellbildung (Tab. 38). Grundsätzlich ist das Krankheitsbild mit wenigen Ausnahmen um so *geringer* ausgeprägt, je *mehr* HbF vorhanden ist. Man findet bei HbF Werten zwischen 10 und 20 % weniger Krisen (akutes Thoraxsyndrom, Daktylitis, akute Milzsequestration), einen späteren Beginn der klinischen Manifestation, häufiger eine vergrößerte Milz bis in das Erwachsenenalter sowie eine geringergradigere Anämie und eine geringere Mortalität. Dagegen besteht keine Korrelation zwischen der Höhe der HbF-Werte und der Häufigkeit von Abdominalkrisen oder Schmerzkrisen sowie dem Hyperspleniesyndrom.

Der mildernde Effekt von HbF auf den klinischen Verlauf der Sichelzellkrankheit ist zuerst in der Kombination mit der hereditären Persistenz von HbF (HPFH) beschrieben worden (siehe Seite 316). Dabei wurde der für diese Form der HbF-Erhöhung charakteristischen gleichmäßigen Verteilung von HbF über die gesamte Zellpopulation eine besondere Bedeutung beigemessen. Aber auch bei ungleichmäßiger Verteilung hoher Anteile an fetalem Hämoglobin (15 – 25 %) fand man in bestimmten ethnischen Gruppen im Osten von Saudi Arabien sowie in Indien leicht verlaufende Formen der Sichelzellkrankheit. Der leichte Verlauf war durch weniger häufige Thoraxkrisen und seltenere Unterschenkelgeschwüre bei allerdings gleich häufigen Schmerzkrisen gekennzeichnet. Auch fanden sich bei einem Vergleich von Patientenkollektiven aus West-Saudi-Arabien mit HbF-Werten unter und über 10 % und heterozellulärer HbF-Verteilung relevante Unterschiede in der Schwere des klinischen Verlaufes der Sichelzellkrankheit. Patienten mit hohen HbF Werten erlitten keine Daktylitiden, hatten ein signifikant spätes Manifestationsalter von Schmerzkrisen und wurden weniger häufig transfundiert. Die Häufigkeit der aseptischen Hüftkopfnekrose war in beiden Gruppen allerdings gleich.

Zur Beurteilung des Effektes von HbF auf die Sichelzellbildung ist auch die Analyse der Kombinationen von HbS mit den *β-Thalassämien* (siehe Seite 117) aufschlußreich. Auch hier findet sich eine heterozelluläre Verteilung bei unterschiedlich hohen HbF-Werten. Die HbS-β^0-Thalassämie (HbS 80 – 95 %, HbF 1 – 15 %) geht mit einer ausgeprägten klinischen Symptomatik einher, während die HbS-β^+-Thalassämie (HbS 55 – 75 %, HbA 5 – 30 %, HbF 1 – 15 %) abhängig vom Typ der Mutation der β-Thalassämie einen variablen Verlauf von relativ leichten bis zu schweren Formen nimmt. Diese Unterschiede in der klinischen Expression sind bei gleich hohen HbF-Werten überwiegend durch den HbA-Anteil bedingt, der den HbS-Gehalt pro Einzelerythrozyt bei der HbS-β^+-Thalassämie reduziert.

Der insgesamt als günstig zu beurteilende Effekt von HbF-Werten über 20 % auf den Verlauf der Sichelzellkrankheit war der Ausgangspunkt für Überlegungen, eine vermehrte Synthese von HbF *medikamentös* zu induzieren und sie therapeutisch zu nutzen (siehe Seite 147). Zudem hat man sich darum bemüht, die komplexen Mechanismen, die für die unterschiedlich hohen HbF-Werte bei Patienten mit Sichelzellkrankheit aus verschiedenen ethnischen Gruppen verantwortlich sind, näher zu analysieren.

Tabelle 38: Einfluß des fetalen Hämoglobins auf vasookklusive Ereignisse bei der Sichelzellkrankheit.

HbF-Werte über 20 % reduzieren die Häufigkeit von akuten Thoraxkrisen.
HbF-Werte über 10 % reduzieren die Häufigkeit von aseptischen Knochennekrosen und ZNS-Infarkten bzw. ZNS-Blutungen.
Es besteht grundsätzlich eine inverse Korrelation zu • ZNS-Krisen (Infarkte und Blutungen) • Retinopathie • Aseptische Nekrosen der Hüftköpfe • Daktylitis • Milzsequestrationskrisen

Einerseits ist der Haplotyp von Bedeutung (siehe unten), andererseits spielt der Überlebensvorteil von HbF-Zellen eine große Rolle für die Höhe der HbF-Werte. Die Koexistenz einer α^+-*Thalassämie* (siehe unten) hat einen eher gegenteiligen Effekt, weil auch die nicht HbF-haltigen Erythrozyten eine längere Lebenszeit haben. Dadurch kommt es zu einer relativen Minderung der HbF-Werte.

5.10.2 Bedeutung der β^S-Globingenhaplotypen

Auf der Suche nach Faktoren, die für die unterschiedliche Ausprägung der klinischen und hämatologischen Symptome bei der Sichelzellkrankheit und insbesondere für eine unterschiedliche HbF-Synthese verantwortlich sein könnten, wurde die Bedeutung von genetischen Einflußgrößen untersucht, die an den β-Globingenkomplex gekoppelt sind. Als Marker für solche Einflußgrößen dienten hier zunächst eine Gruppe von DNA-Polymorphismen im β-Globingenkomplex. Das Prinzip und die Ergebnisse der vorliegenden Daten sollen kurz dargestellt werden.

Mit Hilfe des Restriktionsenzyms *Hpa I* konnte erstmals auf der 3' Seite des β-Globingens ein Polymorphismus der Sequenzen der menschlichen DNA nachgewiesen werden. Das Prinzip besteht darin, daß ein Restriktionsenzym spezifische, kurze DNA-Nukleotidsequenzen erkennt und den DNA-Doppelstrang an dieser Stelle spaltet. Vergleicht man die Spaltprodukte der DNA von verschiedenen Indivi-

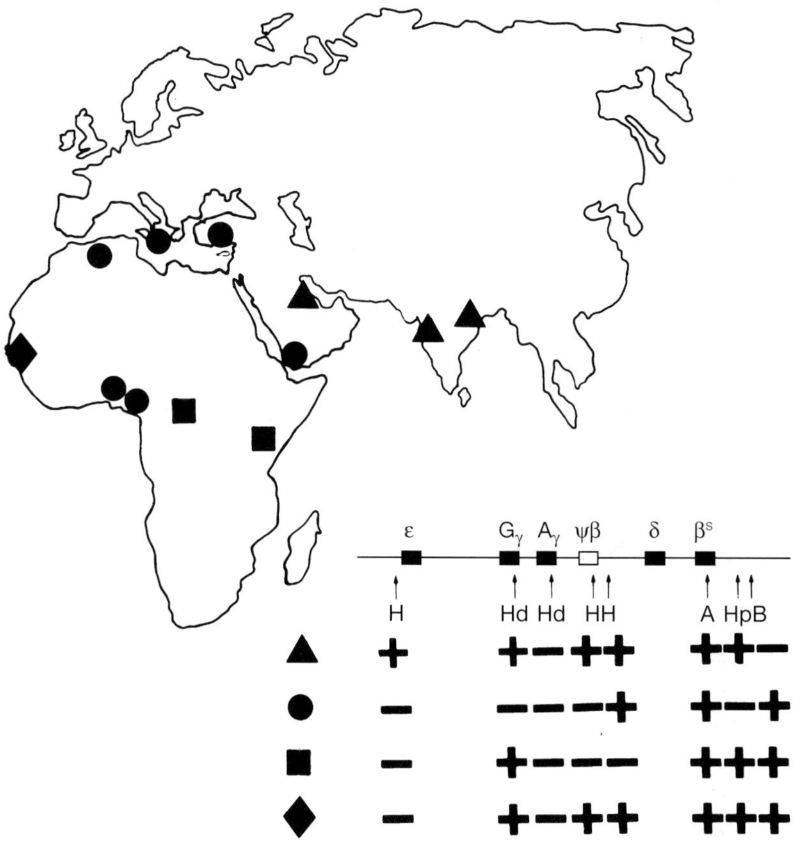

Abb. 57: Verteilung der wichtigsten Haplotypen der β^S-Globingene in Afrika und Asien. Die verwendeten Restriktionsenzyme waren H = Hind II; Hd = Hind III; A = Ava II; Hp = Hpal; B = BamHl. Haplotypen: ▲ = Saudi Arabien/Indien, ● = Benin, ■ = Bantu/Zentral Afrikanische Republik, ◆ = Senegal. (Aus Kulozik, A.E., et al.: Am. J. Hum. Genet. 39, 239 (1986) mit freundlicher Genehmigung des Autors sowie der University of Chicago Press, Chicago).

duen, dann findet man unterschiedlich lange DNA-Fragmente, die sich mit entsprechenden Methoden zur Darstellung bringen lassen. Dieses Phänomen wird als *Restriktions-Fragment-Längen-Polymorphismus* (*RFLP*) bezeichnet.

Solche DNA-Polymorphismen gibt es sehr viel häufiger als Proteinpolymorphismen. Man schätzt die Variabilität zwischen zwei Personen auf ca. 1:200 – 500 Basenpaare. Die Variationen in der DNA-Sequenz beruhen auf Unterschieden in der Basenfolge, bedingt zumeist durch Punktmutationen. Einige dieser Unterschiede lassen sich, wie oben gesagt, durch Restriktionsenzyme erkennen. Dabei fiel auf, daß die Allele der RFLP sich zu häufigen Mustern kombinieren, die in Analogie zu chromosomal eng gekoppelten komplexen Proteinpolymorphismen, wie etwa HLA, als Haplotypen bezeichnet wurden. Vor der Einführung der *Polymerase-Ketten-Reaktion* (*PCR*) und der *Allel-spezifischen Oligonukleotidhybridisierung (ASO)* lag die wichtigste medizinische Anwendung der β-Haplotypen in der pränatalen Diagnostik der β-Thalassämien. Außerdem eignet sich der β-Haplotyp als genetischer Marker zur Beschreibung einiger Aspekte der menschlichen Evolution und zur Untersuchung genetischer Determinanten der hohen postnatalen HbF-Synthese bei den Hämoglobinopathien.

Mittels *Haplotypuntersuchungen* bei Sichelzellpatienten stellte sich heraus, daß die Sichelzellmutation in Afrika mindestens dreimal und in Asien mindestens ein weiteres Mal unabhängig voneinander entstanden sein muß (Abb. 57). Diese vier Haplotypen wurden entsprechend der Herkunft nach den geographischen Regionen bzw. den ethnischen Gruppen benannt: *Senegal* (Westafrika), *Benin* (Zentral West Afrika), *Bantu* oder *CAR* (Zentral Afrikanische Republik und Ostafrika) und *Asien* (östlicher Teil von Saudi Arabien und Indien). In Nordamerika findet man unter der Schwarzen Bevölkerung drei Haplotypen und zwar den Benin, Bantu bzw. CAR und den Senegal Typ. Diese Reihenfolge entspricht auch der Häufigkeit des Vorkommens.

Unter klinischen Aspekten ist es interessant, daß bei genetisch homogenen Patientengruppen der *senegalesische* und der *asiatische* Haplotyp mit einem HbF von 15 – 20 % und einem insgesamt relativ milden Krankheitsverlauf einhergehen. Bei den überwiegend ostafrikanischen Patienten mit dem *Bantu (CAR)-Haplotyp* findet sich bezogen auf die akuten Krisen und das Ausmaß der bleibenden Organschäden ein besonders schwerer Verlauf bei sehr niedrigem HbF und bei Patienten mit dem sogenannten *Benin-Haplotyp* ein intermediäres Bild, das allerdings eher dem der Bantu-Patienten als dem der westafrikanischen oder der asiatischen Patienten ähnelt. Diese Beziehung zu den β^S-Gen Haplotypen gelten auch für den Zeitpunkt und die Schwere der Manifestation irreversibler Organschäden.

Bei genetisch heterogenen Gruppen, wie etwa den Schwarzen Nordamerikas und der Karibik, zeigen sich diese Unterschiede allerdings nicht so klar. Es fanden sich dabei keine signifikanten Unterschiede zwischen den drei afrikanischen Haplotypen bezüglich der roten Blutbildwerte und der Schwere und Häufigkeit von Gefäßverschlußkrisen sowie deren Folgen und der Zahl von stationären Behandlungen pro Jahr. Ähnliche Beobachtungen wurden auch bei Patienten mit Sichelzellkrankheit sizilianischer Herkunft gemacht. Trotz der Zugehörigkeit zum Benin-Haplotyp sind die HbF-Werte in dieser Patientengruppe mit 10,8 ± 9,57 % wesentlich höher als in der Schwarzen Bevölkerung (HbF = 2,8 ± 1,6 %) mit dem gleichen Haplotyp. Der klinische Verlauf ist bei den sizilianischen Patienten mittelschwer. Hier kommen offenbar andere, vom Haplotyp unabhängige, genetische und epigenetische Einflußfaktoren hinzu.

Es ist konzeptionell wichtig, daß der Haplotyp nur ein Marker für einen innerhalb des β-Globingenkomplexes lokalisierten oder eng daran gekoppelten genetischen Einflußfaktor darstellt und sich sui generis phänotypisch neutral verhält. Mit der Identifikation des Haplotyps ist somit über den physiologisch wirksamen Mechanismus noch keine Information gewonnen. Im Falle des senegalesischen und des asiatischen Haplotyps verdichten sich allerdings die Hinweise, daß eine an diese Haplotypen gekoppelte Mutation im Promotor des $^G\gamma$-Globingens (-158 C→T) zu einer erhöhten postnatalen $^G\gamma$-Globinkettensynthese und zu einem erhöhten Gesamt-HbF führt.

Außerdem gibt es an diesen Haplotyp gekoppelte Variationen von Steuerelementen der Globingenexpression in der sogenannten *Lokus-Kontroll-Region* (siehe Seite 48) und dem β-Globingenpromotor, die möglicherweise eine γ-Globingenexpression begünstigen.

Für die praktische ärztliche Tätigkeit sollte bei aller Wertschätzung genetischer Faktoren und nicht genetischer pathologischer Mechanismen betont werden, daß sozio-ökonomische Bedingungen, Beruf, Ernährung und die Qualität der medizinischen Versorgung einen ganz wesentlichen Einfluß auf das Krankheitsgeschehen und die Lebensqualität der Patienten haben (siehe Seite 150).

5.10.3 Bedeutung der α-Globingene

Ein sehr widersprüchlich beurteilter Faktor für die Ausprägung der klinischen Manifestation ist die Kombination der Homozygotie von HbS mit der heterozygoten (-α/αα) und homozygoten (-α/-α) α^+*-Thalassämie* (siehe Seite 118 und 234). Bei der Beurteilung derartiger Verhältnisse müssen auch zusätzliche Effekte u. a. durch die β^S-Haplotypen sowie durch andere genetische Faktoren und die sozio-ökonomischen Bedingungen sowie das Alter der Patienten berücksichtigt werden.

Man findet bei der Koexistenz einer α^+-Thalassämie weniger häufig ausgeprägte und akute Anämien (Tab. 40, Seite 119) sowie eine geringere Anzahl von sehr kompakten Zellen. Signifikant höher ist die Inzidenz von Schmerzkrisen. Dagegen lassen sich keine eindeutigen Einflüsse auf Lungeninfarkte, zerebrale Gefäßverschlußkrisen, Milzkrisen und Priapismus nachweisen. In der Kombination von HbSS-Krankheit mit homozygoter α^+-Thalassämie (-α/-α) ist die Häufigkeit von akuten Thoraxkrisen und von Beinulzera deutlich geringer. Schließlich konnte gezeigt werden, daß avaskuläre Nekrosen in Humerus- und Femurköpfen bezüglich Häufigkeit und Schwere positiv mit der Zahl der deletierten α-Globingene korreliert sind. Zudem ist die Frequenz für die Retinopathie und die Persistenz einer Splenomegalie bis in das Erwachsenenalter erhöht.

Die Lebenserwartung scheint insgesamt günstiger zu sein. Dies wird u. a. daraus gefolgert, daß der Anteil der heterozygoten α^+-Thalassämie in der Gruppe der erwachsenen Afro-Amerikaner mit Sichelzellkrankheit mit 50 % doppelt so hoch ist, wie in der übrigen afro-amerikanischen Bevölkerung mit einem Anteil von 25 % heterozygoter α^+-Thalassämie. Ähnliches wurde auch bei Patienten in Indien beobachtet.

5.10.4 Bedeutung nicht genetischer Faktoren

Auch bei fehlender Koexistenz einer α-Thalassämie und ohne HbF-Erhöhungen kann das klinische Bild der Sichelzellkrankheit sehr variabel sein. Dies war Anlaß, nach anderen modifizierenden Faktoren zu suchen. Dabei haben u. a. die *rheologischen Eigenschaften* der reversiblen Sichelzellen und die quantitativen Anteile an kompakten Zellen Interesse gefunden. Aus entsprechenden Untersuchungen geht u. a. hervor, daß es eine definierte Gruppe von Patienten mit einer Sichelzellkrankheit gibt, die durch folgende Trias charakterisiert ist:

- Milder Verlauf hinsichtlich der Schmerzkrisen
- Erhöhte Zahlen von kompakten Zellen
- Herabgesetzte Verformbarkeit der Erythrozyten.

Diese Gruppe weist außerdem eine geringere Mortalität und eine geringe Häufigkeit von Harnwegsinfektionen, aber eine hohe Frequenz von Beinulzera auf. Die Zusammenhänge bleiben unklar. Bezüglich der Ursachen der unterschiedlichen Zelleigenschaften, wie Verformbarkeit und Zahl kompakter Zellen sowie der Bedeutung anderer nicht genetischer Faktoren (Lebensstandard, Lebensbedingungen, psychologische und Umweltfaktoren) wird auf Seite 150 verwiesen.

5.11 Andere Formen der Sichelzellkrankheit

5.11.1 Allgemeines

Die zahlreichen Kombinationen von HbS mit α- und β-anomalen Hämoglobinen sowie mit α- und β-Thalassämien (Tab. 27, Seite 79) bieten uns ein breites Spektrum einer klinischen Symptomatologie. Unter Berücksichtigung individueller Modifikationen kann bezüglich der Schwere der Krankheitsbilder der verschiedenen Kombinationsformen eine Reihenfolge aufgestellt werden: HbS/HbS > HbS/HbD > HbS/HbO Arab > HbS/HbC. In der Kombination mit den β-Thalassämien sind die Symptome bei der HbS-β^0-Thalassämie weit stärker ausgeprägt als bei der HbS-β^+-Thalassämie (siehe Seite 117).

5.11.2 Sichelzell-Hämoglobin-C-(HbSC-) Krankheit

Definition

Die HbSC-Krankheit ist eine *milde hämolytische Anämie* mit variabler Ausprägung *vasookklusiver Krisen*. Der molekulare Defekt besteht in einer unterschiedlichen Mutation der beiden β-Globinketten an gleicher Position. Die eine Mutation entspricht der HbS-Anomalie (β6 (A3) Glu → Val), die andere entspricht der HbC-Anomalie (β6 (A3) Glu → Lys).

Vorkommen und Häufigkeit

Die doppelte Heterozygotie von HbS und HbC gibt es in großer Frequenz in der aus West-Afrika stammenden schwarzen Bevölkerung. Beide β-anomalen Hämoglobine kommen dort, besonders in Nord-Ghana und Obervolta, in einer Häufigkeit von je 10 – 20 % vor. Von der HbSC-Krankheit ist ca. 1 % der Bevölkerung betroffen. Bei amerikanischen Schwarzen beträgt der Anteil 0,13 % und liegt somit in einer gleichen Größenordnung wie die HbSS-Krankheit, obwohl das HbS-Gen in dieser Bevölkerungsgruppe wesentlich häufiger als das HbC-Gen vorkommt. Die identischen Frequenzen von HbSC- und HbSS-Krankheit werden mit der größeren Mortalität der homozygoten Sichelzellkrankheit (HbSS) erklärt.

Molekularpathologie und Pathophysiologie

Die Hämoglobinanalyse (Abb. 61, Seite 126 und Tab. 39, Seite 118) ergibt 50 % HbS und 50 % HbC. Das HbA_2 wird bei der alkalischen Elektrophorese nicht getrennt und ist im HbC enthalten. Zur Frage, warum die *HbSC-Krankheit* (*HbSC*) vor allem in Form der Krisen einen schwereren Verlauf nimmt als die *Heterozygotie für HbS* (*HbSA*), gibt es verschiedene Erklärungen. Erstens ist der Anteil an HbS mit 50 % deutlich höher als in der HbSA-Kombination, wo er höchstens 40 % beträgt. Dieses Phänomen ist zunächst bedingt durch die Konkurrenz der beiden anomalen β-Globinketten bei der Dimerbildung mit den α-Globinketten (siehe Seite 70). Weiterhin führt die gestörte Kationenhomöostase in HbSC-Erythrozyten (siehe Seite 85) zu einem Wasserverlust mit der Folge einer extrem hohen intraerythrozytären Hämoglobinkonzentration (MCHC) von 37 g/dl. Im Vergleich dazu beträgt das MCHC in Normalerythrozyten (HbAA) 33 g/dl und in reversiblen Sichelzellen (HbSS) 33 – 34 g/dl. Der hohe Anteil an HbS und das außergewöhnlich hohe MCHC verleihen dem HbSC-Erythrozyten in desoxygeniertem Zustand einige besondere Eigenschaften.

Die Neigung zur Sichelzellbildung ist etwa gleich stark ausgeprägt wie bei HbSS-Erythrozyten. Es besteht zudem eine erhöhte Viskosität des Blutes, eine herabgesetzte Sauerstoffaffinität sowie eine deutliche Vermehrung von *kompakten Zellen*.

Bei der experimentellen Angleichung des MCHC an die Norm normalisiert sich die O_2-Affinität und die Sichelrate entspricht der von HbSA-Zellen. Weiterhin wird die Viskosität deutlich und der Kalium-Efflux mäßig reduziert. Beide Hämoglobine (HbS und HbC) haben jeweils eigene und gemeinsame, aber keine additiven Effekte auf die Eigenschaften der Erythrozyten. Einerseits ist die Flexibilität der Erythrozyten durch eine direkte Interaktion von HbC mit den Membranproteinen reduziert (siehe Seite 153), andererseits hat die intrazelluläre Kristallisation von HbC keine Bedeutung für die Auslösung vasookklusiver Krisen, da sich die Flexibilität der Erythrozyten während der Desoxygenation und bei niedrigem pH durch „Schmelzen“ der HbC-Kristalle (siehe Seite 153) verbessert. Dagegen wird die Aggregation von HbS unter diesen Bedingungen gefördert.

Klinische Manifestation

Das klinische Bild der HbSC-Krankheit verläuft relativ leicht, so daß die Diagnose oft erst mit der ersten Infarktkrise oder auch zufällig gestellt wird. Zu Krisen kommt es z. B. im Zusammenhang mit Belastungen, wie Geburten, chirurgischen Eingriffen oder Infektionen. Sie können aber auch erst irgendwann im späteren Lebensalter spontan auftreten (siehe unten).

Im Blutbild findet man an „gesunden“ Tagen Zeichen einer leichten *hämolytischen Anämie* mit Hämoglobinkonzentrationen um 12 g/dl und 30 bis 50 ‰ Retikulozyten. Die Erythrozyten sind mikrozytär und hyperchrom. Im Blutausstrich beeindrucken reichlich plumpe *Targetzellen*. Ferner sieht man vereinzelt *kompakte Erythrozyten* und selten *Kristallzellen* (siehe Seite 153) sowie Erythrozyten mit runden Hämoglobinaggregaten (*Billard-Zellen*). Mit dem Elektronenrastermikroskop lassen sich ähnlich wie bei der HbCC-Krankheit die typischen gefalteten

Erythrozyten nachweisen, die in ganz unterschiedlicher Gestalt auftreten, z. B. als einfach oder häufiger gefaltete Erythrozyten, aber auch in Form von *Triangelzellen.* Eine *Splenomegalie* findet sich bei den meisten Patienten auch noch in höherem Alter. Entwicklung und Wachstum sind normal.

Verlauf

Patienten mit HbSC-Krankheit können trotz des insgesamt milden Verlaufs gleiche Komplikationen erfahren, wie Patienten mit Homozygotie für HbS (siehe Seite 155). Krisen treten in der Regel erst ab der 4. Lebensdekade auf. Das gilt auch für die Häufigkeit und Manifestation irreparabler Organschäden. Neben leichten Sequestrationskrisen und Milzinfarkten sind vor allem aseptische Osteonekrosen in Femur- und Humerusköpfen, Gefäßverschlußkrisen in den Lungen mit akutem Thoraxsyndrom und die Hämaturie häufige Manifestationen. Akute Milzsequestrationskrisen kombiniert mit aplastischen Krisen, verursacht durch Parvovirusinfektionen, können in jedem Alter auftreten. Eine besondere Beachtung bedarf die proliferative Retinopathie (siehe Seite 104) mit Visusverlust, die bei der HbSC-Krankheit häufiger ist, als bei den anderen Formen der Sichelzellkrankheit. ZNS-Infarkte sind selten während der Kindheit. ZNS-Blutungen treten häufiger jenseits des 40. Lebensjahres auf. Eine Glomerulosklerose mit terminaler Niereninsuffizienz wird bei 2 % der älteren Patienten beobachtet.

Eine *Schwangerschaft* erfordert eine sorgfältige Überwachung. Die ersten, auch noch so geringen Symptome müssen ernst genommen werden, da sie sich schnell zu einer für das Leben von Mutter und Kind bedrohlichen Krise entwickeln können, die nur durch eine rasch ausgeführte Austauschtransfusion beherrscht werden kann.

5.11.3 Sichelzell-Hämoglobin 0 Arab-(HbSO Arab-)Krankheit

Die Kombination von HbS mit *HbO Arab* kann in der Schwere der klinischen und hämatologischen Symptomatik durchaus der homozygoten Sichelzellkrankheit entsprechen. Die Erkrankung kommt in den Balkanländern, insbesondere in Bulgarien sowie im Mittleren Osten, in Jamaika und gelegentlich unter der Schwarzen Bevölkerung vor. *HbO Arab* (β 121 (GH4) Glu → Lys) begünstigt aufgrund der Strukturanomalie ähnlich wie *HbD Los Angeles* bzw. *HbD Punjab* (β 121 (GH4) Glu → Gln) die Polymerisation von HbS (Tab. 27, Seite 79).

5.11.4 Sichelzell-Hämoglobin E-(HbSE-)Krankheit

Der Verlauf der *doppelten Heterozygotie* von HbS und HbE (β 26 (B8) Glu → Lys) ist klinisch völlig harmlos, obwohl der HbS-Anteil mehr als 50 % beträgt. Dies wird damit erklärt, daß HbE keinen verstärkenden Effekt auf die Polymerisation von HbS hat. Der hohe HbS Anteil in der HbSE-Kombination erklärt sich mit der reduzierten Syntheseleistung des mutierten β^E-Globingens (siehe Seite 158). HbE wandert in der Elektrophorese bei alkalischem pH identisch mit HbO Arab und HbC (siehe Seite 62).

5.11.5 Sichelzell-Hämoglobin D-(HbSD-)Krankheit

Die klinische Symptomatik der HbSD-Krankheit ist variabel, aber weniger ausgeprägt als bei der homozygoten Sichelzellkrankheit (HbSS). Im Vordergrund steht eine *chronische hämolytische Anämie* mit Hämoglobinkonzentrationen um 9 g/dl. Es können Krisen auftreten. Die verschiedenen HbD-Varianten (siehe Seite 157) führen in der *doppelten Heterozygotie* mit HbS zu ganz unterschiedlich schweren Krankheitsbildern. So verläuft z. B. die Kombination von HbS mit *HbD Ibadan* (β 87 (F3) Thr → Lys) praktisch asymptomatisch. Im Vergleich dazu hat die gemischte Heterozygotie von HbS und HbD *Los Angeles* bzw. *HbD Punjab* (β 121 (GH4) Glu → Glu) einen schweren Verlauf. Die Frequenz der HbSD-Krankheit ist abhängig vom geographischen Vorkommen beider Anomalien. Am häufigsten ist die Kombination *HbD Los Angeles* bzw. *HbD Punjab* (β 121 (GH4) Glu → Gln) in der Bevölkerung Pakistans und Nordwest Indiens, selten dagegen in der schwarzen Rasse.

Da HbS, HbD und einige HbG-Varianten in der Elektrophorese bei alkalischem pH die gleiche Wanderungsgeschwindigkeit haben (siehe Abb. 30, Seite 61), sind verschiedene andere Methoden zu ihrer Differenzierung entwickelt worden (siehe Kapitel 3.5, Seite 57).

5.11.6 Kombination mit α-Anomalien

Bei *HbS-Homozygotie* wird das Krankheitsgeschehen durch die Koexistenz einer α-anomalen Variante nicht begünstigt (Tab. 27, Seite 79). Eine Ausnahme bildet *Hb Memphis* (α23 (B4) Glu → Gln), das in der Kombination mit Homozygotie für HbS zwar eine schwere Anämie, aber weniger Symptome von seiten der Sichelzellbildung verursacht.

Die Kombination von α-Anomalien mit *Heterozygotie* für HbS führt nicht zur Sichelzellkrankheit. Da in diesen Kombinationen sowohl die α-Globinketten (α^X), als auch die β-Globinketten (β^S) von einem Defekt betroffen sind, lassen sich elektrophoretisch sechs Hämoglobinbanden nachweisen: ${\alpha_2}^A{\beta_2}^A$, ${\alpha_2}^A{\beta_2}^S$, ${\alpha_2}^X{\beta_2}^A$, ${\alpha_2}^X{\beta_2}^S$ und die beiden Minorkomponenten ${\alpha_2}^A{\delta_2}^{A2}$ und ${\alpha_2}^X{\delta_2}^{A2}$.

5.11.7 Sichelzell-β-Thalassämie

Allgemeines

Die Sichelzell-β-Thalassämie verursacht ein sehr variables klinisches Syndrom. Die Schwere des Krankheitsbildes wird ganz wesentlich davon bestimmt, ob die HbA-Synthese durch das β-Thalassämiegen völlig aufgehoben (*β^0-Thalassämie*) oder nur partiell reduziert ist (*β^+- bzw. β^{++}-Thalassämie*). Die Sichelzell-β-Thalassämie kommt überall da in höherer Frequenz als die Homozygotie für HbS vor, wo die β-Thalassämie häufig und das Sichelzellgen seltener ist. Dies gilt z. B. für den Mittelmeerraum (Italien, Griechenland, Türkei) und mit Einschränkung auch für Afrika, Arabien und Indien.

Sichelzell-β^0-Thalassämie

Das klinische Bild der Sichelzell-β^0-Thalassämie entspricht dem der *homozygoten* Sichelzellkrankheit. Das Blutbild zeigt jedoch im Unterschied dazu zusätzlich eine Hypochromie und Mikrozytose. Häufig findet man eine vergrößerte Milz und dementsprechend mehr Sequestrationskrisen. Das Hämoglobinmuster besteht aus 80 – 95 % HbS und 1 – 15 % HbF. Die HbA_2-Werte liegen in der Regel über 3 % mit einem Median von 5,4 % (Tab. 39). Das HbA_2 ist somit zur Differenzierung von HbS-β^0-Thalassämie vs. HbSS hilfreich, da sich die Werte beider Gruppen (HbSS und HbS-β^0-Thalassämie) praktisch nicht überschneiden (Tab. 39 und 43). Die Bestimmung der Zahl der irreversiblen Sichelzellen ist wegen der großen Fehlerbreite der Zählung wenig sinnvoll, auch wenn sie bei der homozygoten Sichelzellkrankheit als deutlich höher angegeben wird. Eine eindeutige Klärung bringt die Untersuchung der Familienmitglieder. Ein Elternteil ist Träger der HbS-Anomalie, der andere Träger des β-Thalassämiegens.

Sichelzell-β^+-Thalassämie

Abhängig vom Ausmaß der noch vorhandenen Syntheseleistung des β^+-Thalassämiegens werden zwischen 1 und 30 % HbA gebildet. Der HbS-Anteil liegt in der Regel zwischen 55 und 75 %, das HbF ist normal oder bis auf 1-15 % erhöht und das HbA_2 schwankt zwischen 3 und 6 %. Im Gegensatz zur Heterozygotie von HbS findet sich bei der HbS-β^+-Thalassämie immer mehr HbS als HbA, so daß eine Verwechselung zwischen beiden kaum möglich ist (Tab. 39).

Die Ausprägung des klinischen Krankheitsbildes wird vom Typ der β-Thalassämiemutation bestimmt und ist in etwa mit der Höhe des HbA-Anteils korreliert. Patienten aus dem Mittelmeerraum sind mit 5-10 % HbA schwerer krank als Patienten aus der Schwarzen Bevölkerung mit 25-30 % HbA. Grundsätzlich hat die Sichelzell-β^+-Thalassämie bezüglich der hämatologischen und klinischen Symptome einen leichteren Verlauf als die Sichelzell-β^0-Thalassämie. Das gilt auch für das Ausmaß der Hypochromie und Mikrozytose.

Zur Klärung der genetischen Verhältnisse sind wiederum Familienuntersuchungen erforderlich, die bei einem Elternteil eine heterozygote β-Thalassämie, bei dem anderen eine Heterozygotie für HbS ergeben.

Kombinationen mit seltenen Thalassämien

Die Kombination HbS/Hb Lepore ist auf Seite 314, die Kombination HbS/Hb Kenya auf Seite 315 beschrieben.

Tabelle 39: Klinische und hämatologische Daten bei Patienten mit den häufigsten Formen der Sichelzellkrankheit*.

Sichelzellkrankheit	klinischer Schweregrad	HbS %	HbF %	HbA_2 %	HbA %	HbC %	Hb g/dl	MCV fl	Morphologie der Erythrozyten**
SS	in der Regel schwer	> 90	< 10	< 3,5	0	0	6–10	> 80	Sichelzellen, Normoblasten, Jolly-Körper
$S\beta^0$Thal	wie HbSS	>80	<20	> 3,5	0	0	6–10	< 80	Sichelzellen, Normoblasten, Hypochromie, Mikrozytose
$S\beta^+$Thal	leicht bis mäßig bis schwer je nach β-Globingenaktivität	> 55	> 20***	> 3,5	≈ 20***	0	9–12	< 75	keine Sichelzellen, Hypochromie, Mikrozytose
SC	leicht bis mäßig ausgeprägte Retinopathie	50	< 5	0****	0	50	10–15	> 75	Sichelzellen
S HPFH	nicht bis mäßig krank je nach γ-Globingenaktivität	> 70	< 30	< 3,0	0	0	12–14	< 75	keine Sichelzellen, selten Targetzellen

* Die Daten gelten für ein Alter über fünf Jahre. Sie sind Anhaltswerte und sehr variabel, vor allem die klinische Symptomatik

** Alle haben gemeinsam eine Anisozytose, Poikilozytose und Targetzellen

*** Variabel: HbF ≈ 1–20 %, HbA ≈ 1 – 30 % (siehe Text)

**** HbA_2 mittels Elektrophorese nicht von HbC zu trennen

5.11.8 Sichelzell-HPFH-Syndrom

Bei der Kombination von HbS und der panzellulären Form der hereditären Persistenz von HbF (HPFH) findet man bei der Hämoglobinanalyse 70 – 80 % HbS, 20 – 30 % HbF und 1 – 3 % HbA_2 (Tab. 39). Löslichkeits- und Sicheltest sind positiv. Im peripheren Blutausstrich sieht man Targetzellen.

Der mit wenigen Ausnahmen (siehe unten) asymptomatische Verlauf wird mit der annähernd gleichförmigen Verteilung des fetalen Hämoglobins über die gesamte Erythrozytenpopulation erklärt. Da jeder Erythrozyt etwa 75 % HbS und 25 % HbF enthält, findet unter in vivo Verhältnissen keine Polymerisation von HbS und damit keine Sichelzellbildung statt.

Es sind wenige Patienten mit Sichelzell-HPFH-Syndrom beschrieben worden, die an einer leichten hämolytischen Anämie sowie an avaskulären Knochennekrosen, Splenomegalie oder Hemiparese erkrankt waren. Diese Daten sind mit Vorbehalt zu verwenden, da nicht in allen Fällen eine HbS-δβ-Thalassämie ausgeschlossen wurde.

Auch die Kombination von HbS-Homozygotie (HbSS) mit der heterozygoten Form der heterozellulären Variante von HbF (siehe Seite 320) zeigt häufig einen milden Verlauf, wie dies u. a. für bestimmte ethnische Gruppen in Saudi-Arabien und in Indien beschrieben wurde.

5.11.9 Sichelzell-α-Thalassämie

Die Kombination von α-Thalassämie mit dem Sichelzellgen ist auf Seite 114 und 123 sowie im Zusammenhang mit der α-Thalassämie besprochen worden (siehe Seite 234).

Bei *heterozygoten* HbS-Trägern ist abhängig von der Zahl inaktiver α-Globingene weniger HbS nachweisbar als bei vier aktiven α-Globingenen (Tab. 42,

Tabelle 40: Vergleich der Hämoglobinkonzentrationen, der MCV- und MCH-Werte für Gesamthämoglobin (Hb), HbS und HbF bei Patienten mit der Kombination von homozygoter Sichelzellkrankheit ($\beta^S\beta^S$) und heterozygoter (-α/αα) und homozygoter (-α/-α) α^+-Thalassämie.
(Daten nach Embury, S.H. et al: New Engl. J. Med. 306, 1441 (1982)).

Genetische Konstellation	αα/αα β^S/β^S	-α/αα β^S/β^S	-α/-α β^S/β^S
Hb g/dl	7,9	9,8	9,2
MCV, fl	≈ 90	≈ 85	≈ 72
MCH (Hb), pg	32,5	30,0	22,5
MCH (HbS), pg	30,4	27,1	18,7
MCH (HbF), pg	1,4	2,5	3,5
Zahl aktiver α-Globingene	4	3	2

Seite 123). Auf die phänotypische Expression der HbS Heterozygotie hat die α-Thalassämie keinen Einfluß.

Dagegen hat die Koexistenz einer α-Thalassämie einen modifizierenden Einfluß auf die Sichelzellkrankheit (siehe Seite 114 und Seite 234). Als konstantester Effekt ist die weniger stark ausgeprägte Anämie zu nennen (Tab. 40). Die Kombination von HbS und α-Thalassämie kommt vor allem in der arabischen Bevölkerung, unter Indern und Schwarzen Nordamerikas sowie in Jamaika vor.

6 Sichelzellkrankheit

– Prognose und Diagnostik –

6.1 Prognose

Die Prognose der Sichelzellkrankheit muß für den einzelnen Patienten mit Vorbehalt beurteilt werden. Zunächst verursacht die große *genetische Variabilität* unterschiedlich schwere klinische Manifestationen und damit variable Verläufe und Spätschäden. Bezüglich *nicht genetischer Faktoren* verbessern sich in manchen Ländern die medizinischen und sozioökonomischen Bedingungen stetig zugunsten der Prognose der Sichelzellkrankheit. Dadurch verändern sich die Grundlagen für Verlaufsbeurteilungen fortlaufend. Schließlich ist zu berücksichtigen, daß wir mit der Anwendung verbesserter Labormethoden mehr über koexistierende genetische Faktoren erfahren, die die Schwere des Krankheitsbildes und damit die prognostischen Faktoren beeinflussen. Zudem gibt es aus den afrikanischen Ländern nur wenige prospektive randomisierte Studien, so daß für die Beurteilung des Krankheitsverlaufes überwiegend Daten aus *retrospektiven* Studien und historischen Vergleichen oder aus *prospektiven* Studien aus Nordamerika oder aus Jamaika herangezogen werden müssen. Letzlich ist die allgemeine medizinische Diagnostik deutlich verbessert worden, so daß wir über weit verläßlichere Daten u. a. auch über Todesursachen verfügen. Die Kenntnis von Prognose- bzw. Risikofaktoren ist notwendige Grundlage für die Entwicklung präventiver Maßnahmen.

Die *Überlebenschancen* der Patienten mit Sichelzellkrankheit haben sich mit Ausnahme der Patienten in den unterentwickelten Ländern deutlich verbessert. Noch vor 20 Jahren wurde die Mortalität im 1. Lebensjahrzehnt in den Vereinigten Staaten und auf Jamaika mit etwa 10 – 15 % angegeben. Heute ist sie in dieser Altersgruppe auf 1 – 2 % abgesunken. Früher verstarb die Hälfte der Kinder vor dem 2. Lebensjahr an *Infektionen*. Andere häufige Todesursachen waren die akute *Milzsequestration* und der plötzliche Tod ungeklärter Ursache. Außerdem starben etwa 10 % der Patienten an zerebrovaskulären Krisen. Bei bakteriellen Infektionen (Sepsis, Pneumonie, Meningitis) waren *Pneumokokken* die häufigsten Erreger. Die *Malaria* ist in Endemiegebieten immer noch die häufigste Ursache von Morbidität und Mortalität. Bei Erwachsenen steht mit zunehmendem Alter das *chronische Organversagen*, insbesondere die Niereninsuffizienz im Vordergrund. Die altersabhängigen Todesursachen von zwei Studien aus den USA (1990) und Jamaika (1982) sind in Tabelle 41 aufgeführt.

In einer prospektiven kooperativen Studie aus den USA aus dem Jahre 1989, die 1978 begonnen wurde und die gut 2 800 Patienten mit einem Alter unter 20 Jahren erfaßt, wurde eine Gesamtmortalität von 2,6 % ermittelt mit einem Altersgipfel bei einem bis drei Jahren. Häufigste Todesursache waren *Infektionen* (38,4 %), gefolgt von *zerebrovaskulären Ereignissen* (12,3 %). Als bemerkenswertes Ergebnis dieser Studie muß herausgestellt werden, daß die Milzsequestration, die früher mit über 20 % an den Todesursachen beteiligt war, als fatale Komplikation praktisch nicht mehr vorkommt. Dies ist allein das Ergebnis der regelmäßigen Palpation des Abdomen mit Ermittlung der Milzgröße durch die Eltern (siehe Seite 97). Insgesamt hat sich die Lebenserwartung der Patienten entscheidend verbessert. Während noch in den 60er Jahren nur 50 % länger als 20 Jahre lebten, werden heute über 85 % der Patienten älter als 20 Jahre. Eine weitere Verbesserung der hohen Infektionsletalität im Kindesalter scheint durch eine Intensivierung der regelmäßigen prophylaktischen *Penizillingabe* über das 10. Lebensjahr hinaus und durch eine Verbesserung des *Schutzimpfstatus* erreichbar zu sein (siehe Seite 142 und 151).

In einer weiteren Studie an über 3 700 Patienten aus der schwarzen Bevölkerung der USA, die zwischen 1978 und 1988 rekrutiert wurden, konnten zur Lebenserwartung und zu den Risikofaktoren für den frühen Tod vor allem von HbSS-Kranken einige zusätzliche Details ermittelt werden. Die Lebenserwartung war im Vergleich zur normalen schwarzen amerikanischen Bevölkerung um 25 bis 30 Jahre reduziert. Das bedeutet, daß zwar 50 % die 5. Dekade

Tabelle 41: Altersabhängige Todesursachen bei Sichelzellkrankheiten. Vergleich zweier Studien. (USA: Powars, D.R. et al.: Semin. Hemat. 27, 369 (1990) und Jamaika: Thomas, A.N. et al.: Brit. Med. J. 285, 630 (1982)).

Todesursache	Alter unter 10 Jahre		Alter über 10 Jahre	
	Powars et al. 1990 (USA)	Thomas et al. 1982 (Jamaika)	Powars et al. 1990 (USA)	Thomas et al. 1982 (Jamaika)
Sepsis, Meningitis	46 %	23 %	6 %	6 %
Gastroenteritis, Diarrhoe	7 %	7 %	0 %	0 %
Milzsequestration	20 %	23 %	0 %	0 %
Akutes Thoraxsyndrom (Infektion, Embolie)	7 %	24 %	15 %	25 %
Lungenembolie (mit und ohne Infektion)	–	1 %	–	8 %
Chronische Lungenerkrankung	0 %	–	15 %	–
ZNS-Infarkt/-Blutung	7 %	4 %	15 %	7 %
Nierenversagen	0 %	1 %	15 %	14 %
Plötzlicher Tod (unklare Ursache)	0 %	3 %	0 %	4 %
Andere Ursachen*	13 %	12 %	23 %	33 %
Ohne Diagnose	0 %	10 %	11 %	22 %
Gesamtzahl der Todesfälle	30	99	82	141

* Unfälle, Lebererkrankungen, maligne Erkrankungen, Markembolien, aplastische Krisen, kardiale und rheumatische Erkrankungen, Schwangerschaften

überleben, aber nur wenige älter als 60 Jahre werden. Häufigste Todesursache bei Patienten jünger als 20 Jahre war die *Pneumokokkensepsis.* Unter den Todesfällen bei Erwachsenen war bei 18 % ein Zusammenhang mit *chronischem Organversagen* (Nierenversagen, kardiale Erkrankungen, Folgen von ZNS Komplikationen) nachzuweisen. Überraschenderweise ereignete sich der letale Ausgang in 33 % der Fälle bei relativ unbeeinträchtigten Patienten, d. h. ohne nachweisbare Organschäden. Alle diese Patienten starben während einer klassischen Krise (Schmerzkrisen, akutes Thoraxsyndrom, akute ZNS-Blutungen).

Unter den für einen frühen Tod bei über 20jährigen Patienten relevanten *Risikofaktoren* konnten neben dem akuten Thoraxsyndrom, Nierenversagen und ZNS-Komplikationen auch niedrige HbF-Werte sowie Leukozytenzahlen über 15 000/μl ermittelt werden. Danach kann der bekannte positive Effekt hoher HbF-Werte auf den Krankheitsverlauf schon im Kindesalter als wichtiger prognostischer Faktor für die Abschätzung der Lebenserwartung im Erwachsenenalter verwendet werden.

Alle Studien belegen zudem, daß eine gute fachkundige ärztliche und pflegerische Betreuung der Patienten ein entscheidender Faktor für die Prognose ist. Die Bedeutung des Neugeborenenscreenings verbunden mit einer intensiven Betreuung von Patienten und Familien über die Zeit der ersten Lebensjahre wird auf Seite 127 besprochen.

6.2 Diagnose und Differentialdiagnose

6.2.1 Allgemeines

Die Diagnostik der Sichelzellanomalien ist einfach. Schwierigkeiten ergeben sich, wenn koexistierende genetische Defekte der Hämoglobinsynthese nicht nur die klinische Manifestation, sondern auch die hämatologischen Kriterien und das Hämoglobinmuster verändern (Tab. 27, Seite 79). Nachfolgend werden einige Punkte diskutiert, die für eine Differenzierung einzelner Formen und für die Differentialdiagnose hilfreich sind.

Bei der Diagnostik ist folgendes zu beachten:

- Berücksichtigung der klinischen Symptome
- Wertung der hämatologischen Daten
- Wertung der Hämoglobinanalysen
- Wertung von DNA-Analysen

Die für die Hämoglobinanalysen notwendigen Methoden sowie die zytologischen Teste wurden ausführlich ab Seite 57 beschrieben.

6.2.2 Spezielle Kriterien

Sichelzellanlageträger

Klinische Symptome

Anlageträger haben in der Regel keine Beschwerden und keine klinischen Symptome. Wachstum, Entwicklung und Lebenserwartung sind normal. Lediglich die Nierenfunktion kann im späteren Alter beeinträchtigt sein. Sauerstoffmangelzustände, verursacht z. B. durch Fliegen ohne Druckkabine, durch Tauchen, Ateminsuffizienz oder durch starke körperliche Anstrengung können eine Sichelzellbildung mit Gefäßverschlüssen (Milzinfarkte, Nierenblutungen, Netzhautblutungen) auslösen und zu einem plötzlichen Tod führen. Insgesamt sind diese Ereignisse extrem selten.

Hämatologische Kriterien

Es finden sich unter normalen Bedingungen keine Normabweichungen. Gelegentlich sieht man im Blutausstrich *Targetzellen*. Wenn gleichzeitig eine Anämie mit erniedrigten MCV- und MCH-Werten vorliegt, ist an einen zusätzlichen Eisenmangel oder

Tabelle 42: Der Einfluß verschiedener Deletionsformen der α-Thalassämie auf den HbS-Anteil bei Heterozygotie für HbS. Bei der Eisenmangelanämie liegt der HbS-Anteil je nach Schwere des Eisenmangels zwischen 17 und 25 %.

Typ der α-Thalassämie	Hb (g/dl)	MCV (fl)	HbS (%)
αα/αα	13–15	80–90	35–45
-α/αα	13–15	75–85	30–35
-α/-α	12–13	70–75	25–30
--/-α	7–10	50–55	17–25

eine koexistierende *α-Thalassämie* zu denken (Tab. 42).

Hämoglobinanalyse

Bei Heterozygoten schwankt der Anteil an HbS am Gesamthämoglobin zwischen 35 und 45 % vom Gesamtblutfarbstoff. Die Festlegung eines unteren Normalwertes von HbS, der mit 30 – 35 % angegeben wird, ist insofern wichtig, weil erniedrigte HbS-Werte Hinweise darauf geben, ob nach modifizierenden Faktoren gesucht werden muß. Derartige Faktoren sind z. B. ein *Eisenmangel* oder das gleichzeitige Vorkommen einer *α-Thalassämie* (Tab. 42). Der Anteil an HbA_2 ist bei HbS-Heterozygotie mit 2,86 % ± 0,33 % signifikant höher als bei Normalpersonen (2,65 % ± 0,32 %). Beim Eisenmangel kann der HbA_2-Wert erniedrigt sein. Eine leichte Erhöhung des fetalen Hämoglobins ist nicht obligat. Anomale Hämoglobine mit gleicher elektrophoretischer Wan-

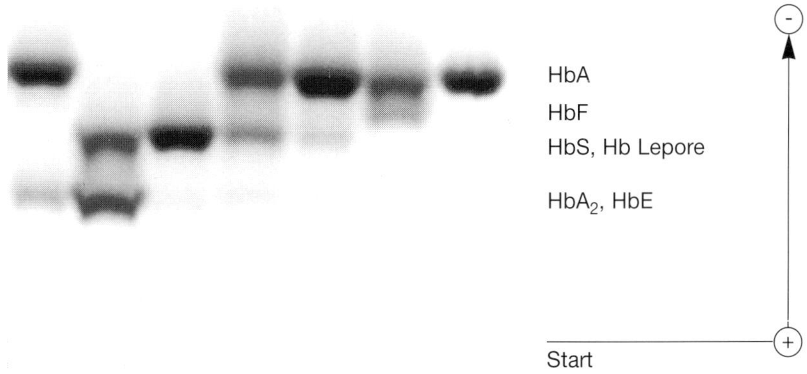

Abb. 58: Elektrophoretische Trennung verschiedener anomaler Hämoglobine bei alkalischem pH auf Zellulose-Azetatfolie. Von links nach rechts: HbA/HbA_2; HbS/HbE; HbS/HbS; HbA/HbS; HbA/Hb Lepore; HbA/HbF; HbA. Beachte die Konzentrationsunterschiede zwischen HbS und Hb Lepore.

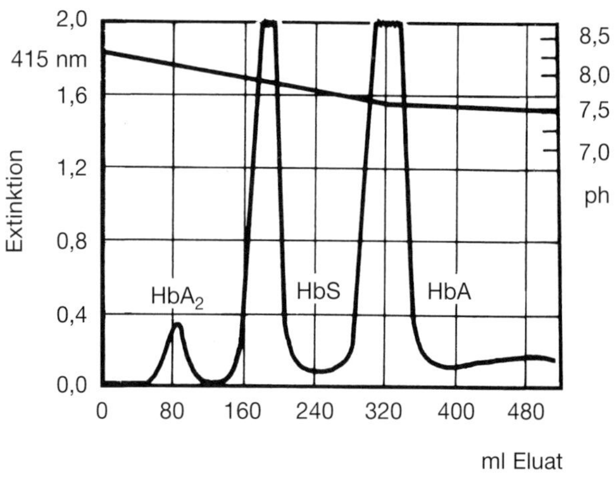

Abb. 59a und 59b: Chromatographische Methoden zur Trennung von HbS.
Abb. 59a: DEAE-Sephadex, Tris-HCl-KCN-Puffer, pH-Gradient: 8,5 – 7,7 – 7,4. Patient: Heterozygotie für HbS.

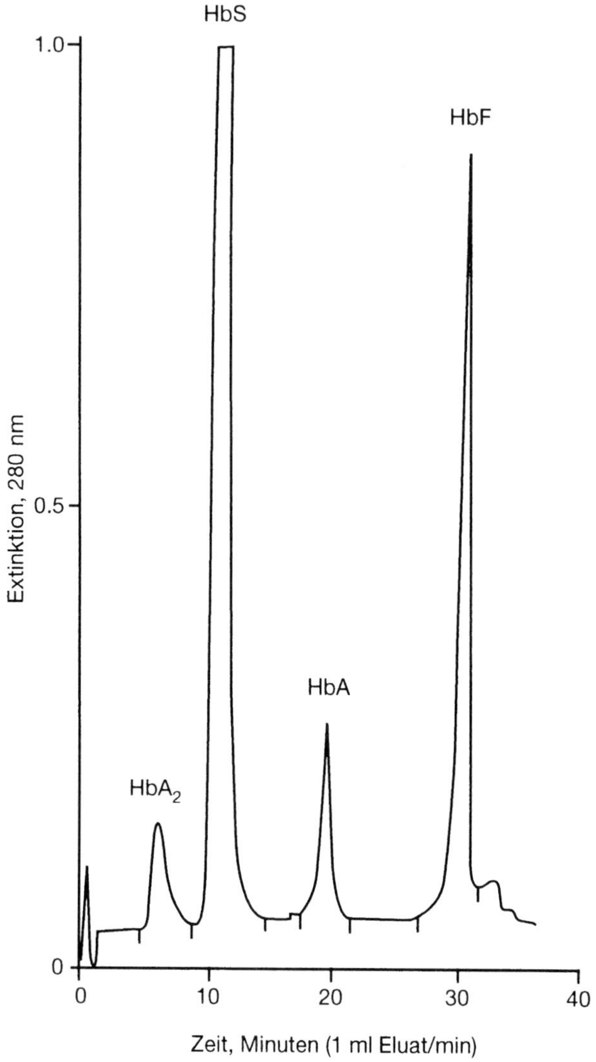

Abb. 59b: FPL-Chromatographie: Monobeads Anionenaustauscher Mono Q® HR 5/5 (Pharmacia Biotech). Patient: HbS/β-Thalassämie.

derungsgeschwindigkeit sind die HbD- bzw. HbG-Varianten sowie die Hb-Lepore-Varianten (Abb. 58). Die Differenzierungsmöglichkeiten werden auf Seite 57 besprochen.

Diagnose

Der *elektrophoretische* oder *chromatographische* Nachweis von 35 – 45 % einer anomalen Variante (Abb. 59) und die Identifizierung als HbS mit dem *Löslichkeitstest* sichern die Diagnose. Mindestens ein Elternteil ist heterozygot für die HbS-Anomalie. Familienuntersuchungen und die genetische Beratung sind unerläßlich.

Homozygote Sichelzellkrankheit

Klinische Symptome

Die homozygote Sichelzellkrankheit (Sichelzellanämie, HbSS-Krankheit) weist zwar variable, in der Regel aber charakteristische Symptome auf (siehe ab Seite 89).

Hämatologische Kriterien

Blutbild und andere hämatologische Parameter entsprechen grundsätzlich denen einer mittelschweren *chronischen hämolytischen Anämie*. Der periphere Blutausstrich zeigt aber einige Besonderheiten. Anisozytose, Poikilozytose, Sichelzellen, Normoblasten sowie Targetzellen und ein Anteil von ca. 2 – 30 % an irreversiblen *Sichelzellen* und *kompakten Zellen* (siehe Seite 82) sind typische Veränderungen (Abb. 43, Seite 81). Bei hämolytischen Schüben, die selten sind, sowie in der Regenerationsphase nach aplastischer Krise oder nach Sequestrationskrise verändert sich das morphologische Bild. Mit Zunahme der Retikulozyten treten auch vermehrt *Erythroblasten* in der Peripherie auf. Die Erythropoese im Knochenmark ist stark gesteigert ohne ausgeprägte Expansion des blutbildenden Markes (siehe Seite 91).

Hämoglobinanalyse

In der *Elektrophorese* (*Zellulose-Azetatfolien, Stärkegel*) wandert HbS bei alkalischem pH in der Mitte zwischen HbA und HbA_2 als klar getrennte Bande (Abb. 58). Gleiche Wanderungsgeschwindigkeit wie HbS haben HbD- und die meisten HbG-Varianten. Die „saure" Hämoglobinelektrophorese auf *Agarosefolien* bei pH 6,5 – 6,0 (Abb. 29, Seite 61) ermöglicht die Unterscheidung zwischen HbS und HbG bzw. HbD. Das gelingt mit hoher Trennschärfe und exakter Bestimmung der quantitativen Anteile auch mit der *HPL-Chromatographie* (Abb. 32, Seite 63) sowie mit *immunologischen Methoden* (siehe Seite 62).

Eine ebenfalls identische elektrophoretische Wanderung mit HbS bei alkalischem pH haben die *Hb-Lepore-Varianten* (Abb. 58). Abgesehen von der ganz anderen klinischen Symptomatik (siehe Seite 173) beträgt der Anteil an Hb Lepore bei Homozygoten nur 15 – 20 %, der Rest ist HbF. Bei Hb Lepore Heterozygotie finden sich 6 – 15 % Hb Lepore, 2 – 3 % HbF; der Rest ist HbA.

Bei der homozygoten Sichelzellkrankheit (HbSS) variieren die quantitativen Anteile der Hämoglobine HbS, HbF und HbA_2 bei Patienten aus verschiedenen ethnischen Gruppen erheblich, so daß die Angabe von Mittelwerten mit Standardabweichungen wenig sinnvoll ist. In der Literatur finden sich folgende Minimal- und Maximalwerte: HbS 80 – 95 %, HbF 2 – 25 %, HbA_2 2 – 4 %.

Im *Löslichkeitstest* (siehe Seite 63) präzipitiert nur HbS (Abb. 60). Weniger verläßlich ist der Sicheltest, der an frisch entnommenem Blut durchgeführt werden muß. Der Sicheltest (siehe Seite 66) beruht darauf, daß Erythrozyten in Feuchtpräparaten bei Sauerstoffentzug eine typische Sichelform annehmen (Abb. 37 Seite 66). Sauerstoffentzug bzw. Desoxygenation wird wie beim Löslichkeitstest durch Zusatz von Natriumdithionit erreicht. Beide Tests reichen aus, um die HbS Anomalie zu sichern bzw. auszuschließen. Eine Differenzierung zwischen Heterozygotie und Homozygotie ist damit nicht möglich.

Familienuntersuchungen klären die genetischen Verhältnisse. Sie sind vor allem auch zur Abgrenzung gegenüber den HbS-β-Thalassämien erforderlich. Beide Eltern eines homozygot (HbSS) kranken Kindes weisen einen heterozygoten (HbAS) Status auf. Familienuntersuchungen sind unerläßlich.

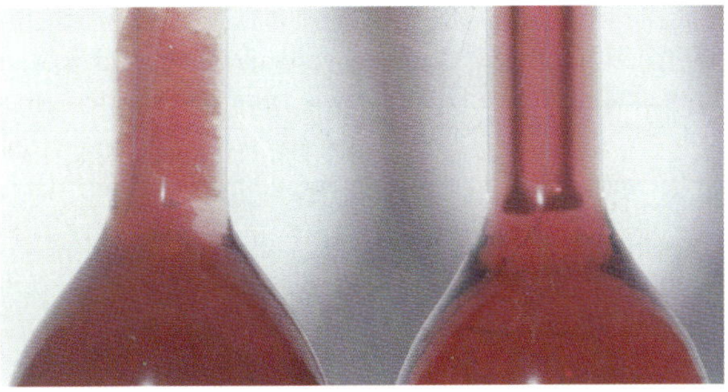

Abb. 60: Darstellung der Präzipitation von HbS im Löslichkeitstest (Methode siehe Seite 63). Links: Flockige Ausfällungen im Hämolysat eines Patienten mit HbS-Homozygotie. Rechts: normales HbA-Hämolysat. Der Testansatz bleibt klar.

DNA-Anlayse

Durch die Genomanalyse kann zum einen der Genotyp sicher festgestellt und insbesondere die HbSS-Krankheit von der Sichelzell-β^0-Thalassämie unterschieden werden. Außerdem kann eine zusätzliche α-Thalassämie oder eine HPFH Mutation und somit ein genetisch modifizierender Einflußfaktor identifiziert werden. Schließlich ist durch die DNA-Analyse eine pränatale Diagnostik möglich (siehe Seite 128).

HbSC-, HbSE- und HbSO Arab-Krankheit

HbSC-Krankheit

Neben entsprechenden klinischen Symptomen der HbSC-Krankheit (siehe Seite 114) findet man eine leichte hämolytische Anämie mit Hämatokritwerten um 35 – 40 %. Die Erythrozyten sind mikrozytär und hyperchrom. Der *Blutausstrich* enthält reichlich einheitlich geformte Targetzellen, einige kompakte Erythrozyten und Kristallzellen (Abb. 65 Seite 153). Dagegen kommen irreversible Sichelzellen nicht vor. Die *Hämoglobinanalyse* (Tab. 43) ergibt 50 % HbS und 50 % HbC; der HbF-Anteil übersteigt selten 2 %. Das HbA_2 läßt sich elektrophoretisch bei alkalischem pH nicht nachweisen, da es an gleicher Position wandert wie HbC (Abb. 61).

Bei Familienuntersuchungen ist ein Elternteil Träger der HbS-Anlage, der andere Träger der HbC-Anlage.

Tabelle 43: Diagnostische Kriterien der wichtigsten Sichelzellvarianten. Die Daten sind orientierende Werte. Unterschiede zwischen ethnischen Gruppen wurden nicht berücksichtigt. Der Sinn der Darstellung der Daten liegt vor allem in der Sichtbarmachung der Differenzen zwischen den einzelnen genetischen Varianten.

	HbSS	HbS/HbC	HbS/β^+Thal	HbS/β^0Thal
Hämoglobin, g/dl	6–9	10–13	9–12	6–10
Retikulozyten, %	10	3	3	9
MCH, pg	27–33	25–28	20–24	18–22
ISZ*, %	6–30	0	selten	selten
Normoblasten	ja	nein	nein	ja
Klinischer Schweregrad	**in der Regel schwer**	**leicht bis mäßig**	**leicht bis mäßig**	**in der Regel schwer**
Elektrophoresemuster **	**S, F, A_2**	**S, F, C, A_2**	**S, F, A, A_2**	**S, F, A_2**
HbS, %	80–95	50	55–75	80–95
HbA, %	0	0	3–30	0
HbC, %	0	50	0	0
HbA_2, %	2–4	***	4–6	4–6
HbF, %	2–20	2–(10)	1–15	1–15
Sicheltest positiv	ja	ja	ja	ja
Löslichkeitstest positiv	ja	ja	ja	ja

* ISZ = irreversible Sichelzellen
** Elektrophoresemuster: S = HbS, F = HbF, C = HbC, A_2 = HbA_2
*** HbA_2 mit üblichen Methoden nicht bestimmbar, da es die gleiche Wanderungsgeschwindigkeit wie HbC hat

HbSE- und HbSO-Arab-Krankheit

Da HbO Arab und HbE bei alkalischem pH die gleiche elektrophoretische Wanderungsgeschwindigkeit wie HbC haben, ist die Unterscheidung zwischen HbSC-, HbSO Arab- und HbSE-Krankheit allein anhand der Elektrophoresediagramme nicht möglich. HbC, HbE und HbO Arab können dagegen mit der *„sauren“ Hämoglobinelektrophorese* bei pH 6,5 (Abb. 67, Seite 156), mit der *FPL-Chromatographie* (Abb. 68 a und 68 b, Seite 156), mit *immunologischen Methoden* und mit der *isoelektrischen Fokusierung* getrennt werden.

Klinisch manifestiert sich HbSO Arab im Gegensatz zur HbSC- und HbSE-Kombination als sehr schweres Krankheitsbild mit Gefäßverschlußkrisen. Die HbSE-Kombination äußert sich als *chronische hämolytische Anämie* ohne Krisen. HbE hat im Gegensatz zu HbO Arab keinen begünstigenden Effekt auf die Aggregationsneigung von HbS.

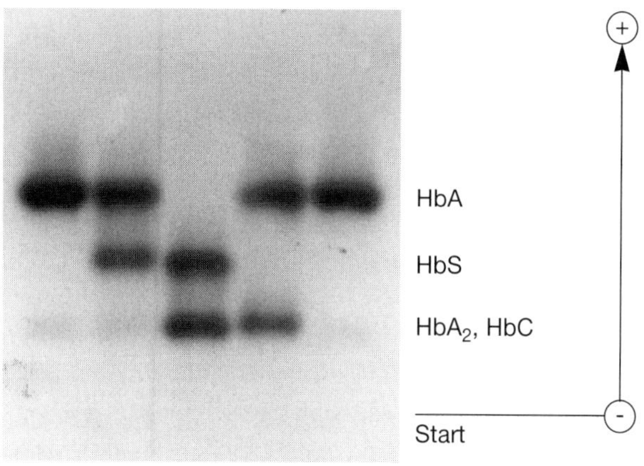

Abb. 61: Hämoglobinmuster bei einer Familie mit HbSC-Krankheit. Von links nach rechts: HbA/HbA_2; HbA/HbS (Mutter); HbS/HbC (Kind); HbA/HbC (Vater); HbA/HbA_2. Alkalische Elektrophorese auf Zellulose-Azetatfolie.

HbSD-Krankheit

Bei der HbSD-Krankheit (siehe Seite 117) findet man in der Regel eine ausgeprägte Anämie mit Hämatokritwerten um 25 – 30 %. Im peripheren *Blutausstrich* sind Targetzellen und reichlich irreversible Sichelzellen vorhanden. Die *Hämoglobinanalyse* ergibt 50 % HbS und 50 % HbD. Da beide anomalen Varianten die gleiche elektrophoretische Wanderungsgeschwindigkeit bei alkalischem pH besitzen, erscheinen sie als einheitliche Bande und sind so von der jeweiligen Homozygotie nicht zu unterscheiden (siehe Seite 157). Das gelingt mit der *FPL-Chromato-*

graphie (siehe Abb. 32, Seite 63), mit immunologischen Methoden und der „*sauren*" *Hämoglobinelektrophorese* bei pH 6,5 (siehe Abb. 29, Seite 61). Familienuntersuchungen ergeben bei den Eltern eine einfache Heterozygotie für HbS bzw. HbD mit der gleichen Schwierigkeit der elektrophoretischen Differenzierung. Diese ist aber mit Hilfe des *Löslichkeitstests* möglich.

Sichelzell-β-Thalassämie

Bei der Sichelzell-β^0-Thalassämie (Tab. 43) ist die Ausprägung von Anämie, Hypochromie und Mikrozytose stärker als bei der HbS-β^+-Thalassämie. Die Differenzierung gelingt mit einer exakten *Hämoglobinanalyse*. Bei der HbS-β^0-Thalassämie findet sich kein HbA, das HbS ist auf 80 bis 95 %, das HbF auf 1 bis 15 % und das HbA_2 bis auf 6 % erhöht. Dagegen läßt sich bei der HbS-β^+-Thalassämie ein HbA-Anteil von 3 – 30 % nachweisen. Die HbS-Werte liegen mit 55 – 75 % entsprechend niedriger. HbF- und HbA_2-Werte entsprechen denen der HbS-β^0-Thalassämie.

Bezüglich der *Differentialdiagnose* zwischen HbS-β^0-Thalassämie und der Homozygotie für HbS können die auf das Gesamthämoglobin bezogenen HbA_2-Werte und die Hypochromie verwendet werden, da sie sich zwischen beiden Gruppen praktisch nicht überschneiden. Die HbS-β^+-Thalassämie kann allein durch den Anteil an HbA von den anderen beiden Formen unterschieden werden.

Familienuntersuchungen ergeben bei einem Elternteil die HbS-Anlage, beim anderen die heterozygote β-Thalassämie. Im Fall der Homozygotie für HbS sind beide Eltern heterozygot für die HbS-Anomalie.

Die β-Thalassämiemutation kann durch die DNA-Analyse identifiziert werden, so daß auch bei diesem Krankheitsbild eine pränatale Diagnostik möglich ist.

Sichelzell-α-Thalassämie

Die Kombination von HbS und α-Thalassämie ist auf den Seiten 114, 118, 123 und 234 sowie in den Tabellen 40 und 42 dargestellt.

Sichelzell-HPFH-Syndrom

Die Kombination von HbS mit der panzellulären Form der hereditären Persistenz von HbF (HbS/HPFH) verläuft in der Regel klinisch asymptomatisch (siehe Seite 118). Im peripheren *Blutausstrich* finden sich Targetzellen, aber keine irreversiblen Sichelzellen. Die *Hämoglobinanalyse* ergibt je nach Typ der HPFH 70 – 80 % HbS, 20 – 30 % HbF und 1 – 3 % HbA_2. Die HbF- und HbA_2-Werte erlauben neben der familiären Konstellation und dem Unterschied in der intrazellulären Verteilung des fetalen Hämoglobins (panzellulär vs. heterozellulär) eine Abgrenzung gegenüber der HbS-β^0-Thalassämie und der HbS-δβ-Thalassämie, die ganz eindeutig auch mit der DNA-Analyse erfolgen kann.

6.2.3 Neugeborenenscreening

Das in vielen Ländern übliche Screening von Neugeborenen auf angeborene Stoffwechseldefekte (u. a. *Phenylketonurie*, *Galaktosämie*) hat sich als effektiv und finanziell vertretbar erwiesen. Dagegen ist die regelmäßige Untersuchung von Neugeborenen auf das Vorliegen einer Hämoglobinopathie selbst in Ländern mit hoher Frequenz bisher nicht offiziell in ein Vorsorgeprogramm aufgenommen worden. Das erstaunt, wenn man die Häufigkeiten der einzelnen Erkrankungen miteinander vergleicht. So beträgt z. B. im Staat Kalifornien die Frequenz für die angeborene Hypothyreose 1:3 849, für die Phenylketonurie 1:22 474 und für die Galaktosämie 1:74 103. Dagegen beträgt die Häufigkeit der Sichelzellkrankheit 1:951 und die einer klinisch relevanten Thalassämie 1:4 233.

Die Frage, ob ein Screening-Programm für Hämoglobinopathien zur Senkung von Mortalität und Morbidität beiträgt, kann positiv beantwortet werden. So trat z. B. früher bei 30 % der verstorbenen Kinder mit Sichelzellkrankheit der Tod vor Diagnosestellung ein. Zudem gibt es dazu überzeugende Daten aus einer großen kalifornischen Studie an 84 663 Neugeborenen, die zu diesem Zweck unabhängig von der rassischen Zugehörigkeit durchgeführt wurde.

Ein Screening auf die *Sichelzellanomalie* im Neugeborenenalter ist methodisch aufwendig, weil die Untersuchungen wegen des hohen HbF-Anteils nicht mit dem Löslichkeitstest erfolgen kann (siehe Seite 63), sondern elektrophoretische oder chromatographische Methoden erfordert. Bei der Studie in Kalifornien fanden sich unter den Neugeborenen 3,6 % mit einer Hämoglobinopathie. Die Frequenz für die

Sichelzellkrankheit betrug 1:951. Von den erfaßten Neugeborenen wurden 81 über mehr als sieben Jahre kontrolliert. Darunter waren 58 Patienten mit einer homozygoten Sichelzellkrankheit (HbSS). Die Vergleichsgruppe bestand aus 64 Patienten mit einer HbSS Krankheit, die erst nach dem 3. Lebensmonat, im Mittel im 21. Lebensmonat, diagnostiziert und über 9,4 Jahre verfolgt wurde. Die Mortalität in der Gruppe mit neonatalem Screening betrug 1,8 %, in der Kontrollgruppe dagegen 8 %. Die höchste Mortalität fand sich bei Kindern in den ersten fünf Lebensjahren mit einem Gipfel im 2. Lebenshalbjahr. Früher starben etwa 15 % der Kinder, überwiegend an akuten Infektionen und an den Folgen einer Milzsequestration. Die drastische Senkung der Mortalität in der Gruppe mit neonatalem Screening ist vor allem auf das begleitende *Unterrichtsprogramm für Eltern* zurückzuführen. So wurden z. B. die meisten Kinder innerhalb von sechs Stunden nach Beginn einer fieberhaften Erkrankung dem Arzt vorgestellt und der überwiegende Teil der Eltern war in der Lage, die Größe der Milz zu beurteilen, um rechtzeitig die lebensbedrohliche Milzsequestration zu erkennen. Ohne ein entsprechendes Betreuungsprogramm der Eltern und bei fehlender intensiver ärztlicher Betreuung entspricht die Mortalität der vor 20 Jahren.

In *Deutschland* stellen sich die Verhältnisse anders dar. Ein Neugeborenenscreening muß sich auf Risikogruppen der Einwanderer aus Ländern mit hoher Frequenz für das Sichelzellgen bzw. Thalassämiegen beschränken. Weniger aufwendig, aber ebenso effektiv wäre die Erfassung des Heterozygotenstatus von Schwangeren, z. B. im Rahmen einer Vorsorgeuntersuchung oder bei frisch entbundenen Frauen.

6.2.4 Pränatale Diagnostik

Grundsätzlich gibt es für Eltern eines schon *homozygot* betroffenen Kindes bzw. wenn *beide Träger* der Anomalie sind, folgende Optionen, die sich ebenso auch für Überträger anderer schwerer Erbkrankheiten stellen:

- Sie akzeptieren das Risiko, weitere kranke Kinder zur Welt zu bringen und lassen ihre Familienplanung dadurch nicht beeinflussen. Es ist wichtig, daß die Gesellschaft und insbesondere der Arzt eine solche Entscheidung respektiert und der Fa-

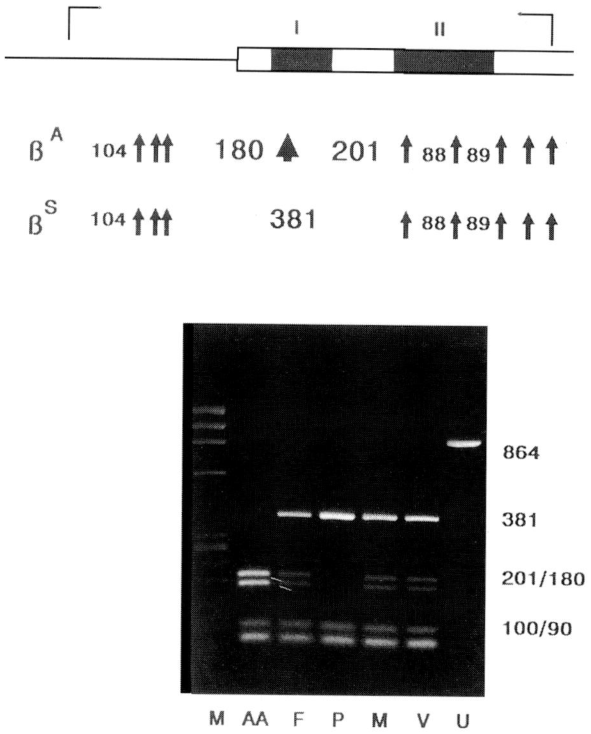

Abb. 62: Pränataldiagnosik mittels Restriktionsanalyse der PCR-amplifizierten DNA. Im oberen Bildteil sind die relevanten Teile des β-Globingens (I und II = Exon 1 und Exon 2) mit den durch Winkelpfeile gekennzeichneten Amplifizierungsprimern und den durch senkrechte Pfeile angegebenen Restriktionsststellen des Enzym DdeI mit der Erkennungssequenz CTNAG dargestellt. Die Sichelzellmutation blockiert die normale DdeI-Restriktionsstelle im Kodon 6 des normalen β-Globingens (β^A, dicker Pfeil). Das Agarosegel zeigt eine Pränataldiagnose zum Ausschluß einer homozygoten Sichelzellanämie. Von rechts nach links: Die Spur „U" enthält das unverdaute Amplifikationsprodukt mit 864 bp Länge, Spur „V" die DdeI verdaute DNA des heterozygoten Vaters, Spur „M" die der heterozygoten Mutter, Spur „P" die DNA des homozygoten Indexpatienten und Spur „F" die des Fetus. Die Spur „AA" zeigt die DdeI verdaute DNA einer normalen Kontrolle (HbAA) und „M" die Fragmente eines Größenmarkers. Bei der normalen Kontrolle (AA) sieht man die β^A-spezifischen Fragmente mit einer Länge von 201 und 180 bp sowie drei Fragmente von 104, 89, 88 bp. Beim homozygoten Indexpatienten (P) sieht man außer den konstanten Fragmenten um 100 bp nur das abnormale 381 bp-Fragment. Bei den Eltern (V und M) und beim Fetus finden sich sowohl das 381 bp-Fragment, als auch die 201/108 bp Fragmente. Der Fetus ist somit, wie seine Eltern heterozygot für die Sichelzellmutation. (Aus Hentze, M.W., A.E. Kulozik, C.R. Bartram: Einführung in die Medizinische Molekularbiologie, Grundlagen · Klinik · Perspektiven, p. 115, Abb. 3.25, Springer-Verlag Berlin Heidelberg 1990 mit freundlicher Genehmigung).

milie eine optimale Unterstützung zur Bewältigung der eventuell auf sie zukommenden Probleme gewährleistet. Die Erfahrung zeigt, daß diese Option wegen der Natur der Erkrankung nur von wenigen Eltern gewählt wird.

- Alternativ entscheiden sich viele Eltern aus Sorge, die Familie durch weitere kranke Kinder zu belasten, auf weitere Kinder zu verzichten. Diese Haltung findet sich häufig bei Eltern, die von der Möglichkeit der pränatalen Diagnostik nicht wissen. Man trifft sie aber auch bei Personen, für die aus verschiedenen Gründen eine selektive Schwangerschaftsuntersuchung nicht in Frage kommt.
- Seit der Einführung von Methoden zur pränatalen Diagnose entscheiden sich die meisten Eltern dafür, dieses Angebot anzunehmen und das 25%ige Risiko einzugehen, zur Vermeidung der Geburt eines homozygot betroffenen Kindes eine Schwangerschaftsunterbrechung durchführen zu müssen. Andererseits erlaubt dieses Vorgehen den Eltern eine Familienplanung mit der 75%igen Chance, gesunde Kinder zur Welt zu bringen.

Methodisch bietet sich bei der pränatalen Diagnostik der Sichelzellerkrankung die *molekulargenetische Untersuchung fetaler DNA* an, die meist aus einer in der 10. – 12. Schwangerschaftswoche entnommenen Chorionzottenbiopsie gewonnen werden kann. Die β-Globingene werden dabei zunächst durch die *Polymerase-Kettenreaktion* (*PCR*) amplifiziert und die Sichelzellmutation durch einen diagnostischen *Restriktionsdau* identifiziert (Abb. 62). Mittels dieser Methode können die Genotypen HbAA, HbAS und HbSS eindeutig voneinander unterschieden werden. Ein Ergebnis dieser Diagnostik liegt noch am Ende des 1. Trimenons vor.

7 Sichelzellkrankheit

– Therapie und Prävention –

7.1 Überblick

Die einzige Behandlungsform mit Aussicht auf Heilung ist die *Knochenmarktransplantation*, die sehr begrenzte Indikationen hat und über deren Einsatz individuell entschieden werden muß. Deshalb beschränkt sich die derzeitige Behandlung der Sichelzellkrankheit bei den meisten Patienten auf *supportive* und *begleitende* Maßnahmen. Wenn diese vom Arzt gut beherrscht werden, können Morbidität und Mortalität deutlich gesenkt werden.

Die nachfolgenden Behandlungsempfehlungen entsprechen den von der *WHO* und vom *National Insitute of Health* herausgegebenen Richtlinien unter Berücksichtigung zahlreicher neu hinzugekommener Therapieerfahrungen. Trotzdem mangelt es in vielen Bereichen der Behandlung der Sichelzellkrankheit an Strategien, deren Effektivität durch größere prospektive Studien belegt werden konnte.

7.2 Supportive Therapie

Die Betreuung von Sichelzellkranken erfordert ein lebenslang begleitendes Programm. Dieses beginnt mit dem *Screening von Neugeborenen* aus ethnischen Gruppen mit hoher Frequenz für das HbS-Gen. Ein erkranktes Kind erhält ein *Fürsorgeprogramm* mit Beratung und Aufklärung der Eltern über die Krankheit sowie über die praktische Durchführung und Überwachung therapeutischer und präventiver Maßnahmen. Die ärztliche Versorgung obliegt qualifizierten Pädiatern und Internisten, begleitet von zahlreichen Fachdisziplinen, wie u. a. Augenheilkunde, Neurologie und Chirurgie. Weiterhin sind speziell informierte Sozialarbeiter, Psychologen und Pflegedienste erforderlich, die ihre Aufgaben auch in Abstimmung mit den Selbsthilfegruppen wahrnehmen.

7.3 Allgemeine Maßnahmen

Die Information der Eltern nach der Geburt des erkrankten Kindes beinhaltet den mutmaßlichen *Verlauf* der Sichelzellkrankheit in den nächsten Monaten und Jahren (siehe Tab. 30, Seite 90) einschließlich der Erörterung der Bedeutung einer früh beginnenden und intensiven Betreuung (siehe unten) für die Überlebenschancen des Kindes. Zudem muß deutlich auf die frühe *Symptomatik* (Anämie, Ikterus, dunkler Urin, Hepatosplenomegalie, Schmerzen, Hand-Fuß-Syndrom) ab dem 3. – 4. Lebensmonat hingewiesen werden.

Erste Anzeichen und *auslösende Ursachen* für *Krisen* müssen erklärt werden, um präventive Maßnahmen ergreifen zu können. So ist es erforderlich, daß Mütter bei ihren Kindern das *Tasten der Milz* zur frühzeitigen Erkennung einer Milzsequestration lernen (siehe Seite 97). *Hypoxiegefahr* mit der Folge der vermehrten Sichelzellbildung besteht bei Infektionen der oberen Luftwege und der Lungen. Auch bei Fieber und Azidose ist die Sichelzellbildung beschleunigt. Die Vermeidung und Beachtung von Infektionen ist sehr wichtig. Da Kälte zur Vasokonstriktion und zur Verlangsamung der Blutzirkulation führt, muß *Kälteexposition* besonders in der kühlen Jahreszeit oder bei operativen Eingriffen vermieden werden. Ebenso ist die Abkühlung im Sommer im Zusammenhang mit Baden im Freien und starkem Schwitzen, aber auch ein ungenügender Kälteschutz an kühlen Abenden zu beachten. Eine *Dehydration* (Hämokonzentration, erhöhte Viskosität, erhöhtes MCHC) fördert vasookklusive Ereignisse. Deshalb ist für alle Sichelzellkranken die reichliche Flüssigkeitszufuhr wichtig, insbesondere bei Fieber, Durchfall, Infektionen und während der heißen Sommermonate.

Von den *präventiven Maßnahmen* ist die Durchführung aller Schutzimpfungen und die konsequente Einhaltung der Infektionsprophylaxe mit Penizillin erforderlich. In Tabelle 44 sind die wichtigsten allgemeinen Maßnahmen für Kinder, Adoleszenten und Erwachsene aufgeführt.

Tabelle 44: Allgemeine Maßnahmen bei Patienten mit Sichelzellkrankheit (siehe auch Tabelle 53 und 54).

Kinder
- Umfassende Information der Eltern
- Regelmäßige Untersuchungen in Monatsabständen
- Prophylaktische Gabe von Penizillin
- Schutzimpfungen
- Regelmäßige tägliche Kontrolle der Milzgröße durch die Mutter
- Vermeidung von Kälteexposition
- Vermeidung von Infektionen
- Reichlich Flüssigkeitszufuhr zur Vermeidung der Dehydration (Fieber, Infekt, Durchfall, Hitze etc.)

Adoleszenten und Erwachsene
- Reichliche Flüssigkeitseinnahme über den ganzen Tag
- Vermeidung von Dehydration (siehe oben)
- Vermeidung und Beachtung von Infektionen
- Nicht rauchen
- Kein Alkohol
- Regelmäßige Kontrollen von Blutbild, Blutchemie
- Jährliche vollständige Untersuchung mit Röntgen-Thorax und Lungenfunktion
- Jährliche Kontrollen durch Augenarzt

7.4 Transfusionstherapie

7.4.1 Überblick

Für Transfusionen gibt es zur Behebung oder Vermeidung von Komplikationen bei der Sichelzellkrankheit entsprechende Indikationen.Trotzdem wird aus Unkenntnis zu viel transfundiert. Dies soll am Beispiel der chronischen Anämie bei Sichelzellkrankheit deutlich gemacht werden.

Im Gegensatz zur akuten Verschlechterung der Anämie, bedingt u. a. durch Blutverluste, aplastische Krisen, vermehrte Hämolyse oder Sequestration wird die *chronische Anämie* von den Patienten mit Sichelzellkrankheit aufgrund der erniedrigten 0_2-Affinität des Blutes *gut toleriert.* Deshalb sind regelmäßige Transfusionen zur Korrektur der chronischen Anämie nicht erforderlich. Erst bei Hämoglobinkonzentrationen unter 5 g/dl und/oder bei allgemeiner Beeinträchtigung muß eine Erythrozytensubstitution durchgeführt werden.

Direkt zu erwartende *Nachteile einer Transfusion* bestehen vor allem in einer durch Anhebung des Hämatokritwertes verursachten Erhöhung der *Blutviskosität* bei vorher nicht reduziertem Anteil an Sichelzellen. Dadurch wird die Neigung zu *Sichelkrisen* begünstigt. Diese Gefährdung ergibt sich besonders aus einfachen Transfusionen bei Hämatokritwerten über 20 %, dagegen nicht so sehr bei und nach *Austauschtransfusionen.*

Über die Notwendigkeit *präventiver Transfusionen* zur Vermeidung von Krisen gibt es mangels kontrollierter Studien keine Übereinstimmung. Das gilt z. B. für das Verfahren der bislang als absolut notwendig erachteten *Dauertransfusionstherapie* nach ZNS-Krisen zur Vermeidung von Folgeereignissen (siehe Seite 98 und 140). Regelmäßige Transfusionen während *Schwangerschaften* bewirken zwar eine Reduktion der Schmerzkrisen, dagegen werden Schwangerschaftsverlauf sowie Mortalität und Morbidität von Mutter und Kind nicht beeinflußt (siehe Seite 108). Auch bei den *präoperativen* Transfusionsprogrammen scheint sich eine Änderung zu den bisher empfohlenen Verfahren und Indikationen anzubahnen (siehe Seite 135 und 145).

Bei allen Transfusionsprogrammen dürfen die transfusionsbedingten *Komplikationen* nicht vergessen werden (siehe Seite 136). Das sind einerseits Eisenüberladung, Alloimmunisierung durch Antigene von Leukozyten, Thrombozyten und Erythrozyten. Andererseits sind die Patienten durch die Übertragung von Infektionen (z. B. Hepatitis, HIV, Zytomegalie) gefährdet. Transfusionskomplikationen werden auch ausführlich bei der Therapie der Thalassaemia major dargestellt (siehe Seite 281).

7.4.2 Transfusionsprogramme und Indikationen

Wir unterscheiden zwischen *einfachen Transfusionen* und *Austauschtransfusionen.* Für beide Transfusionsverfahren gibt es Indikationen (Tab. 45-49). Zunächst muß festgestellt werden, daß sich bestimmte Krankheitsmanifestationen und die Ergebnisse von operativen Eingriffen durch Transfusionen nicht verbessern lassen (Tab. 45). Eine einfache Transfusion wird immer dann durchgeführt, wenn die *Sauerstofftransportkapazität* erhöht werden muß (Tab. 46). Eine Austauschtransfusion ist indiziert, wenn der Anteil an *Sichelzellen* reduziert werden muß, um die mikrovaskulare Perfusion zu verbessern (Tab. 47).

Daneben gibt es relative Indikationen, von denen nicht mit Sicherheit gesagt werden kann, ob der Patient von Austauschtransfusionen einen Vorteil hat (Tab. 48). Für eine Dauertransfusionstherapie sind die Indikationen in Tabelle 49 aufgelistet.

Tabelle 45: Situationen, die *keine* Indikation für eine Transfusion darstellen.

Grundlage: Transfusionen bewirken keine Besserung.

- Chronische gleichbleibende Anämie ohne gravierende Symptome
- Unkomplizierte Schmerzkrisen
- Leichte Infektionen
- Kleinere chirurgische Eingriffe
- Aseptische Nekrosen im Hüft- und Schulterbereich mit Ausnahme von operativen Eingriffen

Einfache Transfusionen

Zur Korrektur einer akut auftretenden *Anämie* oder *Hypovolämie* sowie im Rahmen von Dauertransfusionsprogrammen werden Einzeltransfusionen eingesetzt. Erythrozytenkonzentrat darf für die Beseitigung von Volumenmangelzuständen nicht verwendet werden, sondern nur gefiltertes Vollblut oder verdünntes Erythrozytenkonzentrat (Einstellung des Hämatokritwertes auf 40 % mit entsprechender additiver Lösung).

Tabelle 46: Indikation für einfache Transfusionen.

Grundlage: Verbesserung der Sauerstofftransportkapazität des Blutes.

- Anämie in Verbindung mit einer körperlichen Beeinträchtigung in Form folgender Symptome:
  - drohendes oder manifestes Herzversagen durch Volumenbelastung
  - Dyspnoe in Ruhe
  - Hypotonie
  - Angina pectoris
  - zerebrale Dysfunktion
- Anämie mit Müdigkeit und Dyspnoe bei Hämoglobinkonzentration < 5 g/dl und Hämatokritwerten < 15 %, die aufgrund einer Hypoplasie bzw. Aplasie der Erythropoese keine rasche Regeneration erwarten lassen.
- Plötzlicher Volumenmangelzustand durch:
  - Milzsequestrationskrise
  - Lebersequestrationskrise
- Operative Eingriffe (siehe Seite 135 und Seite 146).

Austauschtransfusion

Eine Austauschtransfusion ist nur komplikationsreichen Verlaufsformen vorbehalten (Tab. 47 und 48). Sie wird entweder als *partieller* Austausch (Technik siehe unten) oder als *vollständiger* Austausch mit Hilfe eines *Zellseparators* durchgeführt. Besondere Situationen erfordern im Anschluß an den Blutaustausch ein *Dauertransfusionsprogramm* (Tab. 49). Das Ziel dieses kombinierten Verfahrens ist es, die Hämoglobinkonzentration permanent über 11 g/dl zu halten, um damit über eine Suppression der Erythropoese die HbS Konzentration dauerhaft unter 25 % vom Gesamtblutfarbstoff zu senken.

Es gibt allerdings keine kontrollierten Studien darüber, ob HbS-Konzentrationen unter 25 % oder aber unter 50 % vorteilhaft für die Verhütung von Komplikationen verschiedener Art sind. Dieses Problem wird deutlich u.a. bei der Therapie von ZNS-Komplikationen (siehe Seite 140).

Das angestrebte Therapieziel einer partiellen Austauschtransfusion, d. h. die Reduktion der Sichelzellen auf ca. 25 % ohne Erhöhung der Blutviskosität, kann aus technischen Gründen (siehe unten) erst in ca. zwei Tagen erreicht werden. Bei besonders dringlichen Fällen erfolgt der Blutaustausch (zweifaches Blutvolumen) mit einem Zellseparator. Die dafür benötigte Zeit beträgt ca. zwei Stunden.

Tabelle 47: Absolute und bisher anerkannte Indikationen für eine partielle Austauschtransfusion.

Grundlage: Verbesserung der Mikrozirkulation durch Reduktion des Anteils an Sichelzellen.

Lebensbedrohliche Ereignisse

- Akute ZNS-Komplikationen
- Transiente zerebrale ischämische Zustände
- Akutes Thoraxsyndrom mit eingeschränkter Lungenfunktion (pa 0_2 < 80 mmHg)

Nicht lebensbedrohliche Ereignisse

- nicht beeinflußbarer Priapismus
- nicht beeinflußbare Schmerzkrisen

Operative Eingriffe

- Eingriffe am Auge, selbst unter Lokalanästhesie und bei nicht anämischen Patienten
- Größere operative Eingriffe (siehe Seite 135 und 145)

Tabelle 48: „Relative", nicht allgemein anerkannte Indikationen für eine partielle Austauschtransfusion.

Grundlage: Verbesserung der Mikrozirkulation durch Reduktion des Anteils an Sichelzellen. • Operative Eingriffe, die eine allgemeine Anästhesie erfordern • Kaiserschnitt • Schwer beherrschbare akute Ereignisse: – akute intrahepatische Cholestase – Schmerzkrisen • Vorbereitung auf Kontrastmitteluntersuchungen

Technisches Vorgehen

- Gefäßzugänge, Methoden

Es ist sinnvoll, einen *zentralvenösen Zugang* zu schaffen. Wenn der Patient sehr krank ist und der Blutaustausch nicht mit einem Zellseparator erfolgen kann, ist ein *arterieller Zugang* sowohl zur permanenten Registrierung der arteriellen Blutgaswerte, als auch für die raschere Durchführung der Austauschtransfusion vorteilhaft.

Wenn nur *ein Zugang* vorhanden ist, wird für den reibungslosen Blutaustausch ein Drei-Wege-Hahn verwendet. Die Volumina der jeweiligen Blutentnahmen und Infusions- (Ringer-Laktat-Lösung) bzw. Transfusionsschritte betragen 1,5 ml/kg KG, d. h. bei Erwachsenen jeweils ca. 100 ml, bei Kindern ca. 20 – 30 ml.

Wenn *zwei Zugänge* vorhanden sind, kann die Blutentnahme auf der einen Seite erfolgen, während über die andere Seite der darauf abgestimmte Volumenausgleich durch eine Infusion mit Ringer-Laktat-Lösung bzw. mit Blut durchgeführt wird. Bedingungen und Einzelheiten der verschiedenen Möglichkeiten einer Austauschtransfusion werden unten diskutiert.

- Blutqualität

Dem jeweiligen Bedarf angepaßt muß *leukozyten- und thrombozytenarmes Vollblut* bzw. *verdünntes Erythrozytenkonzentrat* verwendet werden. Reine Erythrozytenkonzentrate haben primär einen Hämatokritwert von ca. 75 %, der für Transfusionen bei Sichelzellpatienten durch Zusätze von *Adenin-haltigen additiven Lösungen* auf 40 % reduziert werden muß. Diese Präparationen sind auch wegen der besseren Fließeigenschaften zu bevorzugen. Bezogen auf die Indikationen und die transfusionsabhängigen Belastungen des Patienten durch Änderungen von Blutviskosität und Blutvolumen müssen die Hämatokritwerte des Erythrozytenkonzentrates entsprechend eingestellt werden. *Kein kaltes Blut transfundieren.* Das Blut darf nicht älter als drei bis fünf Tage sein. Gefordert wird kompatibles Blut bezüglich der Antigene ABO, Rh, Kell, Duffy, Kid, Lewis, Lutheran, P und MNS. Die Filtration reduziert das Risiko der Alloimmunisierung gegen Leukozyten und Thrombozyten (siehe Seite 282).

- Blutaustausch

Bei der partiellen Austauschtransfusion müssen 75 % des Blutvolumens des Patienten gegen Vollblut oder gegen ein bezogen auf Volumen und Hämatokritwert entsprechend verdünntes Erythrozytenkonzentrat ausgetauscht werden.

Für die Berechnung des Austauschvolumens gibt es Formeln und Erfahrungswerte. Grundlage für die Berechnung sind der Hämatokritwert und das vom Körpergewicht des Patienten abhängige *Blutvolumen* (70 ml/kg KG). Zudem muß berücksichtigt werden, daß während der Austauschtransfusion eine Verdünnung von Spender- und Empfängerblut stattfindet. Ein Beispiel für die *Berechnung*: Bei einem 35 kg schweren Patienten sollen 75 % (Faktor 0,75) seines Blutvolumens ausgetauscht werden. Dann beträgt das errechnete Austauschvolumen 70 ml x 35 x 0,75 = *1850 ml Blut.* Da während des schrittweisen Austausches eine Verdünnung von Empfänger- und Spenderblut stattfindet, muß das eineinhalb- bis zweifache Volumen ausgetauscht werden, d. h. ca. 2 700 bis 3 600 ml, um den Effekt der Senkung der HbS-Konzentration auf etwa 25 % zu erreichen.

In einer vereinfachten Form kann man sich für die Praxis der Austauschtransfusion, bezogen auf den *Hämatokritwert des Patienten*, an folgende Richtlinien halten:

- Verwendet wird in der Regel frisches und gefiltertes, weniger als 48 Stunden altes Vollblut (Hämatokrit 40 %) oder verdünntes (siehe oben) Erythrozytenkonzentrat (Hämatokrit 40 %).
- Das Austauschvolumen beträgt bei einem Hämatokritwert des Patienten zwischen 20 und 29 % ca. 150 ml/kg KG. Das entspricht dem eineinhalb bis zweifachen Blutformen.
- Bei einem Hämatokritwert des Patienten unter 20 % wird dieser zunächst auf einen Wert von

25 % durch eine Transfusion von Erythrozytenkonzentrat angehoben. Dafür wird abhängig vom Hämatokritwert des Konzentrates 1 ml/kg KG für eine Hämatokritanhebung um 1 % benötigt. Entsprechende Formeln dazu finden sich bei der Transfusionstherapie der Thalassaemia major (siehe Seite 279). Anschließend erfolgt der Austausch in der oben angegebenen Weise.

- Ein Hämatokritwert über 30 % erfordert eine Hämatokritabsenkung auf einen Wert von ca. 25 % durch einen Aderlaß mit Volumenausgleich durch Ringer-Laktat-Lösung.

Je nach Gefäßzugang (siehe unten) erfolgen Blutentnahme und Transfusion gleichzeitig (zwei Zugänge) oder in Teilschritten (ein Zugang).

Methoden der Austauschtransfusionen

Es gibt verschiedene Methoden der Austauschtransfusion, abhängig von der Höhe des Hämatokritwertes und den für den Austausch zur Verfügung stehenden Gefäßzugängen.

Wichtig ist die *Dokumentation* aller entnommenen und zugeführten Volumina (Blut, Ringer-Laktat-Lösung) sowie der Bezug auf das Körpergewicht des Patienten. Notwendig ist die fortlaufende *Hämatokritkontrolle* während der Austauschtransfusion. Außerdem Kontrolle von Blutzucker, Säure-Basen-Status, Elektrolyten (insbesondere Kalzium) und der plasmatischen Gerinnung.

Situation A: Zwei Zugänge, Hämatokrit 20 – 29 %.

1. Laufende Überwachung von Atem-, Herz- und Kreislauffunktion. Unterkühlung vermeiden.
2. Aderlaß von 8 ml Blut/kg KG. Bei einem 50 kg schweren Patienten sind das 400 ml Blut. Herzfrequenz beachten.
3. Zum Volumenausgleich gleichzeitige Infusion von 8 ml/kg KG isotonischer Ringer-Laktat-Lösung. Keine kalte Lösung infundieren!
4. Anschließend erfolgt die Transfusion von 8 ml Spenderblut/kg KG mit einer Transfusionsgeschwindigkeit von 2 – 3 ml/kg KG/Stunde. Kein kaltes Blut transfundieren!
5. Danach erneuter Aderlaß von 8 ml Blut/kg KG bei gleichzeitigem Volumenausgleich mit isotonischer Ringer-Laktat-Lösung und anschließender Transfusion. Diese Prozedur wird solange wiederholt, bis das zweifache Blutvolumen ausgetauscht ist.
6. Ziel des Blutaustausches: Reduktion der HbS Konzentration auf unter 25 % vom Gesamtblutfarbstoff und Einstellung der Hämoglobinkonzentration auf 11 – 14,5 g/dl abhängig von den nachfolgenden Maßnahmen. Falls erforderlich, werden diese Bedingungen durch regelmäßige Transfusionen in Abständen von ca. drei Wochen aufrecht erhalten (siehe Seite 135).

Situation B: Zwei Zugänge, Hämatokrit unter 20 %. Es wird wie unter A verfahren. Vorher muß eine Transfusion zur Anhebung des Hämatokritwertes auf 25 % mit Erythrozytenkonzentrat (siehe oben) bei einer Transfusionsgeschwindigkeit von 2-3 ml Blut/kg KG/Stunde durchgeführt werden.

Situation C: Ein Zugang, Hämatokrit < oder > 20 %.
Bezüglich der Hämatokritwerte wird nach den Richtlinien A und B verfahren. Der Austausch erfolgt unter Verwendung eines Drei-Wege-Hahns in Teilschritten. Dabei werden Erwachsenen jeweils nicht mehr als 100 ml Blut entnommen und anschließend durch die gleiche Menge Ringer-Laktat-Lösung bzw. Spenderblut ersetzt. Bei Kindern betragen die entsprechenden Volumina 1,5 ml/kg KG. Diese Prozedur wird so oft wiederholt, bis das gewünschte Austauschziel erreicht ist.

Situation D: Dieses modifizierte Verfahren, das als geplante partielle Austauschtransfusion z. B. präoperativ oder bei schweren Schmerzkrisen eingesetzt werden kann, empfiehlt folgendes Vorgehen: Austauschblut Hämatokrit 40 %. Am 1. Tag: 10 ml Blut/kg KG transfundieren, danach Aderlaß von 20 ml/kg KG, gefolgt von einer erneuten Transfusion von 10 ml/kg KG Blut (Hkt 40 %). Am 2. Tag: 20 ml Blut/kg KG transfundieren, danach Aderlaß von 20 ml Blut/kg KG, gefolgt von einer Transfusion von 10 ml Blut/kg KG. Dieses Verfahren wiederholen, bis das Ziel von 25 % HbS erreicht ist. Der Hämatokritwert des Patienten muß fortlaufend kontrolliert werden! Einstellen der Hämoglobinkonzentration auf 11-14,5 g/dl. Für operative Eingriffe (siehe Seite 145) ist ein Wert von 11 g/dl ausreichend.

Regelmäßige Transfusionen

Bei entsprechender Indikation (Tab. 49) werden *im Anschluß an die Austauschtransfusion* regelmäßige Transfusionen im Abstand von ca. zwei bis drei Wochen über einen längeren Zeitraum (Monate, Jahre) durchgeführt. Zielsetzung regelmäßiger Transfusionen ist die Suppression der Erythropoese des Patienten (Retikulozytenkontrolle!) und damit der Synthese von HbS. Die jeweils folgende Erythrozytensubstitution wird durchgeführt, wenn die Hämoglobinkonzentration auf 8 – 9 g/dl abgesunken ist. Die HbS-Konzentration beträgt dann in der Regel < 30 %. Mit der Transfusion soll die Hämoglobinkonzentration auf 11 g/dl angehoben werden. Die HbS-Konzentration erreicht dabei Werte < 25 %.

Regelmäßige Transfusionen sollen nach kleineren Studien auch einen günstigeren Effekt auf die Reduktion der Häufigkeit von akuten Thoraxkrisen und bakteriellen Infektionen haben.

Tabelle 49: Indikationen für eine Dauertransfusionstherapie.

Grundlage: Dauerhafte Verbesserung der Mikrozirkulation durch langfristige Reduktion der HbS-Konzentration auf < 25 %.
Absolute Indikationen • Zerebrovaskuläre Verschlußkrisen zur Prävention weiterer Infarkte
Relative Indikation • Schlecht heilende Beinulzera • Schwangerschaftskomplikationen • Chronisches Organversagen • Vermeidung weiterer Milzsequestrationskrisen bis zur Splenektomie • Nicht beherrschbare Schmerzkrisen

Transfusionen bei akuten Krisen

Akute Krisen (Tab. 46) mit rascher *Anämisierung* auf Werte unter 5 g Hb/dl stellen eine Indikation für eine *Erythrozytensubstitution* dar. Besonderer Aufmerksamkeit bedarf die *akute Milzsequestration* (siehe Seite 96). Sie wird oft nicht erkannt bzw. durch chirurgische Intervention falsch behandelt und hat eine hohe Mortalität. Erforderlich ist eine sofortige Auffüllung des Kreislaufvolumens und Korrektur der Anämie mit gefiltertem Vollblut. Die weitere Behandlung richtet sich nach der jeweils vorliegenden Situation: Alternativen sind Abwarten, Fortführung der Erythrozytensubstitution oder eine partielle Austauschtransfusion unter Kontrolle von Kreislauf, Milzgröße und Hämatokrit. Da sich eine Dauertransfusionstherapie zur Vermeidung eines Rezidivs nicht bewährt hat, muß die *Splenektomie* anschließend zu einem günstigen Zeitpunkt durchgeführt werden.

Eine relative Indikation (Tab. 49) für wiederholte Transfusionen auch über einen längeren Zeitraum können schwere *Schmerzkrisen* bei ausgewählten Patienten sein. Am besten wird dabei das oben angegebene Verfahren der modifizierten partiellen Austauschtransfusion (D) verwendet. Bei der Beurteilung des Effektes der Transfusionsverfahren sind vor allem die Angaben des Patienten zu bewerten und zu berücksichtigen.

Weitere Indikationen zur Transfusion werden bei den jeweiligen Organkrisen besprochen.

Transfusionen bei Schwangerschaften

Prophylaktische Transfusionen während Schwangerschaften (siehe Seite 108) haben nach Ergebnissen kontrollierter Studien keinen Einfluß auf die perinatale Morbidität und Mortalität von Mutter und Kind. Lediglich das Ausmaß der Schwangerschaftsanämie und die Häufigkeit von Harnwegsinfektionen und schmerzhaften Krisen können signifikant reduziert werden.

Dagegen sind *Komplikationen* während der Schwangerschaft und bei der Geburt bedingt durch die Sichelzellkrankheit immer eine Indikation zur Einzel-, Mehrfach- oder Austauschtransfusion. Regelmäßige Transfusionen sind indiziert ab dem 4. Monat bei allen Schwangeren mit der Vorgeschichte einer schweren Verlaufsform der Sichelzellkrankheit (Thoraxsyndrom, ZNS-Infarkte, schwere Schmerzkrisen) oder vorausgegangener Schwangerschafts- oder Geburtskomplikationen.

Diskutiert wird, ob es sinnvoll ist, Transfusionen bei allen Schwangeren ab dem 1. Trimester durchzuführen, um ein normales Wachstum der Feten zu gewährleisten oder dann damit zu beginnen, wenn ein Wachstumsstillstand des Feten sicher nachgewiesen wurde.

Transfusionen bei Operationen

Perioperative Komplikationen sind besonders bei Patienten mit *homozygoter* Sichelzellkrankheit häufig. Die Komplikationsrate wird mit 30 – 50 %, die Mortalität mit 0,5 – 7 % angegeben. Ursachen sind in der Regel *vasookklusive Ereignisse* und *Organversagen*. Um die dadurch bedingte Komplikationsrate zu reduzieren, wurden generell präoperative Transfusionen empfohlen mit dem Ziel, die Zahl der Sichelzellen zu reduzieren und die Anämie zu korrigieren. Je nach Schwere des operativen Eingriffs und den Risikofaktoren des Patienten wurden Einzel- oder Austauschtransfusionen durchgeführt (Tab. 46 – 48), ohne daß der Vorteil des einen oder anderen Transfusionsverfahren durch prospektive Studien belegt war.

In der Anwendung der perioperativen Transfusionsempfehlungen (siehe Seite 145) scheint sich ein Wandel anzubahnen. Grundlage dafür ist eine prospektive randomisierte Studie an 604 Patienten, bei denen kein Unterschied in der operationsbedingten Komplikationsrate bei konservativem oder aggressivem Transfusionsverfahren festgestellt werden konnte. Patienten der Gruppe 1 erhielten präoperativ eine Austauschtransfusion oder wiederholte Transfusionen (aggressives Verfahren), um die HbS Konzentration auf 31 % zu senken und die Anämie auf einen Wert von 11,0 gHb/dl zu korrigieren. Bei den Patienten der Gruppe 2 wurde eine Einzeltransfusion durchgeführt (konservatives Verfahren) allein mit dem Ziel, den Hb-Gehalt auf 10,6 g/dl anzuheben. Die daraus resultierende HbS Konzentration betrug im Mittel 59 %. Die häufigsten Operationen waren Cholezystektomie (38 %), HNO-Eingriffe (26 %), orthopädische Eingriffe (12 %) und die Splenektomie (5 %).

Die Frequenz ernsthafter Komplikationen war in beiden Gruppen mit 31 % bzw. 35 % identisch. Das *akute Thoraxsyndrom* trat in beiden Gruppen mit 10 % als häufigste Komplikation auf, gefolgt von *Fieber* oder *Infektionen* (7 %) und *Schmerzkrisen* (5 bzw. 7 %). Zwei Todesfälle wurden in Gruppe 1 im Zusammenhang mit dem akuten Thoraxsyndrom registriert. In Gruppe 2 war kein letaler Ausgang zu verzeichnen.

Weiterhin konnte in der Studie gezeigt werden, daß die Häufigkeit von Transfusionsreaktionen in Gruppe 1 bei 14 % und in Gruppe 2 bei 7 % lag. Der Anteil an neu gebildeten erythrozytären Alloantikörpen betrug 10 % in Gruppe 1 und 5 % in Gruppe 2.

Diese Daten belegen, daß bezüglich der perioperativen Komplikationsraten ein intensives Transfusionsregime einem einfachen Transfusionsverfahren *nicht* überlegen ist. Vorteile von Einfachtransfusionen bestehen in der Einsparung von Transfusionsblut und in der Reduktion transfusionsbedingter Komplikationen. Andererseits konnte in einer anderen Studie gezeigt werden, daß größere operative Eingriffe bei Kindern ohne präoperative Transfusionsvorbereitung im Vergleich zu einer transfundierten Kontrollgruppe mit einer Rate von 35 % pulmonaler Komplikationen belastet waren.

Bezüglich allgemeiner und spezieller Maßnahmen bei operativen Eingriffen wird auf Seite 145 verwiesen.

7.4.3 Nebenwirkungen der Transfusionstherapie

Viskositätserhöhung, Volumenüberladung

Bei primär hohem Hämatokritwert und noch nicht entsprechend reduziertem HbS-Wert kann es durch eine Übertransfusion zur kritischen Viskositätszunahme kommen, gefolgt von Hypertension und Krampfanfällen. Eine Hämodilution bzw. eine Austauschtransfusion sind in diesen Fällen dringend erforderlich. Weiterhin muß sofort *antikonvulsiv* und *antihypertensiv* behandelt werden. Niemals Diuretika geben.

Febrile Transfusionsreaktionen

Febrile Transfusionsreaktionen werden in der Regel durch Leukozyten- und Thrombozytenantigene, allergische Reaktionen durch Serumproteine verursacht. *Präventive Maßnahmen* bestehen in der Entfernung von weißen Blutzellen und Thrombozyten durch Filtration bzw. Waschen der Erythrozyten zur Reduktion von Plasmaproteinen. Je nach Stärke der Reaktionen muß die Transfusion abgebrochen werden, verbunden mit Gaben von *Antihistaminika* und *Antipyretika*.

Alloimmunisierung durch Erythrozytenantigene

Die Alloimmunisierung durch Antigene der Erythrozytenmembran liegt bei transfusionsbedürftigen Sichelzellpatienten mit 15 bis 30 % deutlich über der Häufigkeit bei anderen transfusionsbedürftigen Patienten und ist eng korreliert mit der Zahl der Transfusionen. Die Problematik ist ähnlich wie bei der Thalassaemia major (siehe Seite 281). Hämolytische Transfusionsreaktionen treten verzögert nach etwa fünf bis 20 Tagen nach der Transfusion auf. Die Antikörper entgehen oft dem Nachweis trotz vorliegender Sensibilisierung. Auch können die Antikörper in mehr als 30 % der Fälle im Laufe der Zeit wieder verschwinden, bei allerdings erhaltener Fähigkeit zur erneuten Sensibilisierung.

Die verzögerten hämolytischen Transfusionsreaktionen können nicht nur schwere *Anämien*, sondern auch *Schmerzkrisen* auslösen. Todesfälle sind beschrieben worden.

Bestrebungen, die Alloimmunisierung zu reduzieren beinhalten folgende Maßnahmen:

- Dokumentation von Reaktionen und Komplikationen
- Begrenzung der Transfusionshäufigkeit
- Reduktion der perioperativen Transfusionsvolumina
- Antikörperscreening vor jeder Transfusion und im Intervall
- Verbesserung der Kompatibilitätskriterien für Spender und Empfänger (u. a. durch Spender aus gleichen ethnischen Gruppen)
- Ausweis mit Vermerk über die Art der Alloimmunisierung

Andere Komplikationen

Die *Eisenüberladung* (siehe Seite 150 und 263) und die Übertragung von *Infektionen* (siehe Seite 282) sind ernst zu nehmende Komplikationen. Weiterhin kann sich unter der Transfusionstherapie die *Milz* wieder vergrößern bei gleichzeitiger Rekonstitution der vorher verloren gegangenen Funktion des retikoloendothelialen Systems. Die Entwicklung eines *Hyperspleniesyndroms* mit erhöhtem Transfusionsbedarf ist möglich. Bei entsprechender Ausprägung ist eine *Splenektomie* indiziert.

Komplikationen durch implantierte Dauerkatheter

Venöse Dauerkatheter haben sich bei chronisch kranken Patienten zur Behandlung von regelmäßigen Infusionen oder Transfusionen bewährt. Das gilt vor allem für Patienten mit schlechten Venenverhältnissen. Bei der Sichelzellanämie ist ein venöser Dauerkatheter mit einer hohen Komplikationsrate belastet. Sie beträgt etwa 70 % im Vergleich zu 24 % bei Kontrollgruppen mit anderen Erkrankungen, z.B. Malignomen. Die Komplikationen teilen sich im einzelnen wie folgt auf (die Zahlen für die Kontrollgruppe sind in Klammern angegeben): *Infektionen* 40 % (9 %), *Katheterthrombosierungen* 20 % (3 %), *venöse Thrombosen* 10 % (0 %). Diese Risiken sollten vor der Entscheidung für eine Implantation gegenüber dem Vorteil für Patienten mit schlechten Venenverhältnissen abgewogen werden.

7.5 Therapie akuter vasookklusiver Krisen

7.5.1 Überblick

Schmerzhafte Gefäßverschlußkrisen sind der häufigste Grund für den Patienten, ärztliche Hilfe in Anspruch zu nehmen. Bei etwa 7 % der Patienten treten sie in sehr schwerer Form alle zwei bis vier Wochen auf und sind auf Dauer demoralisierend und schwer zu ertragen. Zudem beeinflussen sie sehr negativ das tägliche Leben im schulischen, beruflichen und sozialen Bereich. Nicht selten werden Stärke und Bedeutung der Schmerzen vom behandelnden Arzt falsch eingeschätzt mit der Folge nicht ausreichender Gegenmaßnahmen. Die Frequenz und Schwere von Schmerzkrisen in verschiedenen ethnischen Gruppen wird kontrovers diskutiert.

Bei der Vielfalt der Symptomatik und der möglichen Ursachen von Schmerzkrisen muß immer die Frage diskutiert werden, welche anderen Maßnahmen außer der Schmerzbehandlung erforderlich sind. Diese betreffen z. B. bei abdominellen Krisen die Frage nach einer *chirurgischen Intervention*. Im Zweifel, und das wird häufig der Fall sein, ist der Chirurg gut beraten, wenn er abwartet. Eine Operation ist für den Patienten immer eine zusätzliche Belastung bzw. beinhaltet die Gefahr einer hypoxisch bedingten Induktion einer Krise. Die andere wichtige Frage ist, ob eine *Infektion* vorliegt, die einer entsprechenden Behandlung bedarf (siehe Seite 142).

7.5.2 Schmerzkrisen

Der Umfang der Therapie vasookklusiver Krisen richtet sich nach der Stärke der Schmerzen und der allgemeinen Beeinträchtigung (siehe Abb. 63 und 64). Die Therapie der Schmerzkrisen hat fünf Grundpfeiler:

- Flüssigkeitszufuhr und Bilanzierung des Säuren-Basenhaushalts
- Beseitigung bzw. Therapie auslösender Faktoren
- Analgesie
- Präventive Maßnahmen
- Dauertransfusionsprogramm (selten indiziert)

Flüssigkeitszufuhr, Säuren-Basenhaushalt

An erster Stelle der Schmerztherapie steht die rasche und reichliche parenterale Flüssigkeitszufuhr (Elektrolyt-Glukose-Lösung) und Beseitigung einer Azidose mit Kontrollen des Säuren-Basenhaushalts. Die Patienten haben aufgrund der krankheitsbedingten Hyposthenurie primär einen hohen Flüssigkeitsbedarf. Zusätzlich ist die Krise mit der Gefahr der Dehydratation belastet, die wiederum die Neigung zur Sichelzellbildung verstärkt.

Bei der Flüssigkeitszufuhr sind folgende Hinweise zu beachten:

- Eine orale Zufuhr, die auch über eine Sonde erfolgen kann, ist bei abdominellen Symptomen verboten, sonst aber erlaubt.
- Für die intravenöse Zufuhr darf mit Ausnahme lebensbedrohlicher Situationen kein zentralvenöser Zugang gelegt werden. Ebenso ist die Infusion an Beinvenen (*cave Ulzera*) zu vermeiden.
- Die zugeführten Flüssigkeitsmengen und die Ausscheidung müssen sorgfältig dokumentiert und bilanziert werden.
- Die i.v.-Zufuhr ist zu beenden, sobald der Patient spontan trinkt.
- Einer seltenen Hypokaliämie kann durch orale Gabe von Kalium oder durch Zusatz von KCl als i.v.-Lösung vorgebeugt werden.

Beseitigung und Therapie auslösender Faktoren

Es gibt zahlreiche Ereignisse und Faktoren, die Schmerzkrisen auslösen können. *Infektionen* kommt eine große Bedeutung zu. Bezüglich der Prävention mit Antibiotika und Schutzimpfungen wird auf Tabelle 54 verwiesen. Ferner sind *Dehydrierung*, *Unterkühlung* und starke *körperliche* und *psychische Belastungen* zu beachten.

Transfusionen

Einzeltransfusionen sind bei Schmerzkrisen nicht effektiv. Bei schweren und regelmäßig wiederkehrenden Schmerzkrisen kann die *partielle Austauschtransfusion* mit anschließendem *Dauertransfusionsprogramm* über sechs Monate oder länger zur deutlichen Besserung beitragen (siehe Seite 135). In der Schwangerschaft führen regelmäßige Transfusionen zu einer signifikanten Reduktion von Schmerzkrisen und Harnwegsinfektionen (siehe Seite 108).

Infektionsbehandlung

Antibiotika müssen bei Schmerzkrisen nicht grundsätzlich gegeben werden. Da Infektionen und Schmerzkrisen bei älteren Kindern und Erwachsenen nur bei etwa einem Drittel der Fälle zusammen vorkommen, wird man in dieser Altersgruppe Antibiotika immer nur gezielt einsetzen. Im Gegensatz dazu sind Schmerzkrisen im *Kleinkindalter* viel häufiger mit Infektionen vergesellschaftet. Daraus ergibt sich für diese Altersgruppe die Notwendigkeit der prophylaktischen *Penizillingabe* (siehe Seite 142). Zudem erfordern geringste Infektzeichen eine sorgfältige Untersuchung, um den günstigsten Zeitpunkt des Therapiebeginns nicht zu versäumen. *Streptokokkus pneumoniae*, *Haemophilus influenzae*, *Escherichia coli*, *Salmonellen-* und *Shigellentypen* sowie *Mykoplasma pneumoniae* sind die häufigsten Erreger (siehe Seite 142). Eine bakterielle Infektion löst nicht nur Krisen aus, sondern sie kann rasch auch zu einer Sepsis oder Meningitis führen. Therapie und Prävention werden auf Seite 142 und 148 besprochen.

Blutbild, Blut-, Stuhl- und Urinkulturen, sowie Röntgenthoraxaufnahmen gehören zur routinemäßigen Untersuchung bei Fieber. Im Zweifelsfall entscheidet man sich für eine *antibiotische Therapie*, die zunächst vor allem Infektion mit *Pneumokokken* und *Haemophilus influenzae* abdeckt. Bei Verdacht auf eine Osteomyelitis muß an *Salmonellen* und *Staphylokokken* als häufige Erreger gedacht werden.

Analgetika und Narkotika

Allgemeines

Schmerzen müssen so rasch wie möglich und nachhaltig beseitigt werden. Die Wünsche der Patienten sind dabei voll zu berücksichtigen. Analgetika sind ausreichend und nach einem Plan in festen Intervallen unter Kenntnis der Halbwertszeiten zu dosieren. Eine stationäre Aufnahme ist bei mittelschweren und schweren Schmerzen erforderlich, einerseits, um nach den auslösenden Faktoren zu suchen, andererseits um ein wirksames Analgesieprogramm einsetzen zu können. *Ziel* der Schmerztherapie ist die Schmerzfreiheit innerhalb von einer Stunde. Beim Übergang von der parenteralen auf die orale Therapie muß, um den gleichen analgetischen Effekt zu erzielen, die Korrektur der Dosis beachtet werden. Bei der Entlassung aus der klinischen Behandlung ist Sorge dafür zu tragen, daß die entsprechenden Medikamente in ausreichender Menge verschrieben werden, um die Fortführung einer effektiven Behandlung zu Hause zu gewährleisten.

Spezielle Hinweise

Bei der Verordnung von Analgetika sind alle Nebenwirkungen und Gegenanzeigen sorgfältig zu beachten. Das gilt insbesondere bei Störungen der *Nierenfunktion.* Keine Opiate bei *Leber- oder Gallengangsbeteiligung.* Die Zusammenarbeit mit erfahrenen Anaesthesisten ist empfehlenswert. Wenn eine Stunde nach Therapiebeginn keine Schmerzfreiheit erreicht ist, muß die Therapie intensiviert werden.

Leichte Schmerzen

Leichte Schmerzen lassen sich mit *Acetylsalizylsäure* als Einzeldosis von 15 – 20 mg/kg KG alle vier Stunden, mit *Paracetamol* als Einzeldosis von 15 – 25 mg/kg KG alle vier Stunden oder mit *Codein* als Einzeldosis von 0,75 mg/kg KG alle vier Stunden gut beherrschen. Weiterhin kann *Naproxen* (bei Kindern über einem Jahr: 10 – 15 mg/kg KG/Tag aufgeteilt auf zwei Gaben) oder *Ibuprofen* (bei Kindern ab sechs Jahren: 20 mg/kg KG/Tag aufgeteilt auf zwei bis vier Gaben) gegeben werden. Wichtig ist eine reichliche orale *Flüssigkeitszufuhr* auch bei leichten Schmerzen.

Mittelschwere Schmerzen

Die erste Maßnahme ist eine Kontrolle und Korrektur des *Säuren-Basenhaushalts* sowie eine ausreichende *Flüssigkeitszufuhr* (siehe Seite 138). Medikamentös haben sich bewährt: *Novalgin* als Einzeldosis von 15 – 20 mg/kg KG oral alle vier Stunden, *Codein* als Einzeldosis von 0,75 mg/kg KG oral alle vier Stunden sowie *L-Polamidon-Tropfen* als Einzeldosis von 0,15 mg/kg KG oral alle vier Stunden oder *Dolantin-Tropfen* als Einzeldosis von 1 mg/kg KG oral alle vier bis sechs Stunden.

Schwere Schmerzen

Basis ist die Kontrolle und Korrektur des *Säuren-Basenhaushalts* und die i.v.-Flüssigkeitszufuhr (siehe oben). Spezifische Therapie mit *Morphin* als Einzeldosis von 0,2 mg/kg KG i.v. alle vier Stunden oder *Dolantin* als Einzeldosis von 1 mg/kg KG i.v. stündlich oder *Buprenorphin* initial für Erwachsene als Einzeldosis von 10 mg/kg KG i.v., danach alle sechs Stunden 5 mg/kg KG als Einzeldosis i.v. Kinder erhalten 3 – 6 mg/kg KG Buprenorphin als Einzeldosis. Auch *Piritramid* (Einzeldosis von 0,1 mg/kg KG alle vier bis sechs Stunden i.v., eventuell als Dauerinfusion mit 0,5 mg/kg KG über 24 Stunden) steht als potentes Analgetikum zur Verfügung.

Bei schweren Schmerzen muß eines dieser Analgetika fest für mindestens 24 Stunden angesetzt werden bei gleichzeitiger oraler Gabe von *Acetylsalizylsäure* oder *Paracetamol.* Bei Nachlassen der Schmerzen ist die parenterale Dosis um 10 – 20 % zu reduzieren unter Beibehaltung des Zeitintervalls. Wenn 50 % der initialen parenteralen Dosis erreicht sind, kann auf eine orale Therapie mit L-Polamidon oder Dolantin umgestellt werden, wobei zusätzliche Gaben von *Acetylsalizylsäure* oder *Paracetamol* zu erwägen sind.

Es gibt für erwachsene Patienten zahlreiche Modifikationen der Therapie schwerer Schmerzen. Sie betreffen sowohl die Einzeldosis, als auch das Intervall der Injektionen. Für die Anwendung von *Morphin* kann z. B. folgendermaßen verfahren werden: Der Patient erhält alle 30 bis 60 Minuten 4 mg Morphin i.v. bis die Schmerzen erträglich werden. Wird dieses Ziel nicht innerhalb von zwei Stunden erreicht, muß die Dosis auf 6 mg oder 8 mg Morphin pro Dosis alle 30 bis 60 Minuten erhöht werden. Die durch den Patienten kontrollierte Analgesie hat sich bewährt.

Allgemeine Hinweise, Nebenwirkungen

Unter Berücksichtigung eventueller früherer Erfahrungen ist es empfehlenswert, zusammen mit dem Patienten bzw. den Eltern einen detaillierten Plan zur Therapie und Prävention von Schmerzen zu erarbeiten. Zudem erfordert jede Schmerzkrise eine intensive Ursachenfahndung.

Bei Patienten mit häufig rezidivierenden Schmerzkrisen, häufigen Klinikaufenthalten und somit häufigen Fehlzeiten in Schule, Ausbildung und Beruf muß auch ein längerfristiger Therapieplan für die psychosoziale Betreuung erstellt werden (siehe Seite 150). Eine regelmäßige *Transfusionstherapie* (siehe Seite 135) ist in Erwägung zu ziehen.

Die üblichen Kontraindikationen und Nebenwirkungen sind zu beachten. Da *Opiate* Übelkeit, Verstopfung, Harnverhalten und Atemdepression verursachen können, müssen diese Funktionen bei den entsprechenden Patienten gut überwacht werden. Bei zu langer Gabe mit hoher Dosierung von *Dolantin*® entstehen toxische Metaboliten mit langer Halbwertszeit. Die Gefahr einer Drogenabhängigkeit wird meistens überschätzt.

7.6 Therapie von Organmanifestationen

7.6.1 Hand-Fußsyndrom, Knochennekrosen

Die schmerzhafte Schwellung von Fuß- und Handrücken (siehe Seite 94) bedarf der *Analgesie* kombiniert mit reichlicher oraler *Flüssigkeitszufuhr* und *Schonung*.

Diese Maßnahmen gelten für alle akuten Gelenk- und Knochenschmerzen. Wenn Fieber auftritt oder die Schwellungen nicht innerhalb von zwei bis drei Wochen spontan zurückgehen, muß an eine *Osteomyelitis* gedacht werden. Diagnostische Gelenks- oder Knochenpunktionen sind nicht erlaubt.

7.6.2 ZNS-Komplikationen

Infarkte

Rezidivierende *Gehirninfarkte* (siehe Seite 98) sind am häufigsten im Kindesalter. Die Möglichkeit Kollateralkreisläufe zu entwickeln, gestaltet die Prognose etwas günstiger als bei Erwachsenen. Mit der *Austauschtransfusion* und der anschließenden *Dauertransfusionstherapie* (siehe Seite 132) kann über eine konstante Senkung der HbS-Konzentration < 30 % die Rezidivhäufigkeit signifikant reduziert werden. Dagegen scheint das Transfusionsprogramm keinen Effekt auf *intrakranielle Blutungen* und *transitorische neurologische Ereignisse* zu haben. Die für eine ausreichende Suppression der Erythropoese benötigten Blutmengen müssen individuell ermittelt werden. Zudem ist es wichtig, den Effekt der Transfusionen auf die Reduktion der HbS-Konzentration sowie auf die erreichte Hämoglobinkonzentration regelmäßig zu kontrollieren und evtl. zu korrigieren.

Die Frage der *Dauer* der präventiven Transfusionstherapie muß sowohl unter den Aspekten der Effektivität und Notwendigkeit als auch der Eisenüberladung und anderer transfusionsbedingter Nebenwirkungen diskutiert werden. Rezidive eines zerebrovaskulären Gefäßverschlusses treten bei ca. 50 % der Patienten noch fünf bis zwölf Jahre nach Beendigung der Dauertransfusionstherapie auf. Ohne Transfusionen oder mit einem kurzfristigen Transfusionsprogramm von nur ein bis zwei Jahren ist dagegen die Rezidivrate wesentlich höher. Aus diesen und anderen Erfahrungen wird empfohlen, nach einer Rezidivfreiheit von mindestens drei bis vier Jahren unter einer regelmäßigen Transfusionstherapie und konstanten HbS-Werten < 30 % das Transfusionsprogramm fortzusetzen, allerdings jetzt mit HbS-Werten zwischen 40 und 50 %. Die Ergebnisse einer solchen Studie an 15 Patienten zeigten nach einem Beobachtungsraum von 14 bis 130 Monaten kein Rezidiv eines zerebralen Infarktes, allerdings traten zwei Todesfälle infolge einer intraventrikulären bzw. subarachnoidalen Blutung auf. Bei der Beurteilung dieser Ergebnisse muß berücksichtigt werden, daß zerebrovaskuläre Verschlußkrisen mit zunehmendem Alter der Patienten abnehmen und zerebrale Blutungen häufiger werden (siehe Seite 98).

Die Festlegung zeitlicher Grenzen für eine Dauertransfusionstherapie setzt die Verfügbarkeit verläßlicher Methoden voraus, mit denen das Risiko eines erneuten zerebrovaskulären Insultes vorhergesagt werden kann. Dies war bislang nicht möglich. Mit der *Doppler-Sonographie* scheint sich eine erfolgversprechende Methode zu etablieren (siehe Seite 98).

Unabhängig von diesen Überlegungen bedürfen Patienten mit neurologischen, motorischen und intellektuellen Restschäden einer intensiven Rehabilitation.

Subarachnoidale Blutungen

Die oft mit multiplen Aneurysmen verbundene subarachnoidale Blutung wird wie der ZNS-Infarkt behandelt. Zudem muß der Neurochirurg zur Frage einer operativen Intervention zugezogen werden.

Krampfanfälle

Bei der sofort einzuleitenden antikonvulsiven Therapie mit *Diazepam* erhalten Erwachsene initial 20 – 30 mg i.v., größere Kinder 5 – 10 mg i.v. und Kleinkinder 5 – 10 mg rektal. Bei normalem EEG und fehlendem Rezidiv entfällt eine Langzeittherapie. Bei EEG-Veränderungen, aber normalem CT oder NMR ist eine längerfristige antikonvulsive Therapie erforderlich.

7.6.3 Milzsequestration

Dieses akute Ereignis (siehe Seite 97) erfordert bei Vorliegen entsprechender Symptome eine sofortige *Schocktherapie* mit Auffüllung des Kreislaufs sowie eine rasche *Bluttransfusion* (siehe Seite 135) oder nur eine Korrektur der Anämie. Nach Entnahme für Blutkulturen folgt die i.v.-Behandlung mit *Penizillin.*

Die *Splenektomie* ist unumgänglich, da sich das Rezidivrisiko weder mit einer längerfristigen Reduktion der HbS-Konzentration < 30 %, noch mit einem anderen Transfusionsprogramm auch im Vergleich zu nicht transfundierten Kindern reduzieren läßt.

7.6.4 Lebersequestration

Schocksymptome treten selten auf (siehe Seite 97). Wenn sie vorhanden sind, ist an eine zusätzliche Milzsequestration zu denken. Notwendige Maßnahmen sind *Analgesie*, *i.v.-Flüssigkeitszufuhr*, *Bluttransfusion* und *Antibiotikagabe*. Eine *Sauerstoffzufuhr* wird bei niedrigem PaO_2 empfohlen.

7.6.5 Akutes Thoraxsyndrom

Die Behandlung ist von der Schwere der Symptomatik (siehe Seite 96), vor allem von den Blutgaswerten abhängig.

$PaO_2 > 80$ mmHg bei normaler Luftatmung:

- Zufuhr von Sauerstoff (28 % O_2) mit der Maske
- i.v.-Flüssigkeitszufuhr
- Analgesie
- Antibiotika

$PaO_2 < 80$ mmHg bei normaler Luftatmung:

- Zufuhr von Sauerstoff (35 % 0_2) mit Maske, Beatmung bei $C0_2$-Anstieg und Azidose
- i.v. Flüssigkeitszufuhr
- Austauschtransfusion
- Analgesie
- i.v. Antibiotika

Die sorgfältige Überwachung aller Patienten beinhaltet: Puls, Atmung, arterielle Blutgasanalysen, Blutbild, Blutkulturen, Bauchumfangsmessung.

7.6.6 Paralytischer Ileus (Girdle Syndrom)

Therapeutisches Vorgehen wie bei akutem Thoraxsyndrom. Keine orale Nahrungs- oder Flüssigkeitszufuhr. Nasogastrale Sonde zum Absaugen von Magensaft. Messung des Bauchumfangs in Abständen von einer Stunde.

Differentialdiagnostisch ist zu denken u. a. an: Appendizitis, Pankreatitis, Cholezystitis, Milzabszeß, peptische Ulzera, ischämische Colitis (siehe Seite 97).

7.6.7 Bauchschmerzen

Das Symptom kann verschiedene Ursachen haben (siehe oben). Bis diese geklärt sind, erfolgt neben einer *i.v. Flüssigkeitszufuhr* eine *Schmerztherapie*. Im übrigen wird wie beim paralytischen Ileus verfahren. Die weitere Therapie richtet sich nach der Ursache.

7.6.8 Priapismus

Es ist bei der Behandlung zwischen der akut fulminant verlaufenden und der rezidivierenden Form zu unterscheiden (siehe Seite 99). Letztere ist durch sich wiederholende Erektionen mit einer Dauer von länger als 30 Minuten charakterisiert.

Bei der *akuten Form* steht die *i.v. Flüssigkeitszufuhr* kombiniert mit *Analgesie* im Vordergrund. Die Patienten müssen katheterisiert werden. Bei längerer Dauer ist eine *Austauschtransfusion* indiziert. *Chirurgische Maßnahmen* beinhalten die Schaffung besserer Abflußverhältnisse für das Blut aus den corpora cavernosa.

Bei der *rezidivierenden Form* sind i.v. Flüssigkeitszufuhr und Analgesie ebenfalls unumgänglich. Weiterhin können *Anti-Androgene* zur vorbeugenden Hemmung der Erektion versucht werden, z. B. *Cyproteron* 3 x 50 mg täglich. Falls keine Besserung eintritt, muß ein *Dauertransfusionsprogramm* erwogen werden.

7.7 Therapie von Infektionen

Die Behandlung von Infektionen wurde im Zusammenhang mit Schmerzkrisen auf Seite 139 besprochen. Bei gesichertem Erregernachweis bzw. für die einzelnen Erregertypen werden folgende spezielle therapeutische und prophylaktische Maßnahmen empfohlen.

7.7.1 Bakterielle Infektionen

Streptokokkus pneumoniae

Diese gefürchtete Infektion hat eine hohe Mortalität vor allem in den ersten drei Lebensjahren (siehe Seite 122). Sie manifestiert sich als banaler Infekt, aber auch als Sepsis, Pneumonie, Meningitis, Peritonitis oder Osteomyelitis und tritt gehäuft im Zusammenhang mit akuter Milzsequestration auf.

Die *Therapie* der Wahl ist *Penizillin i.v.* neben der Beseitigung anderer Symptome, wie Schock oder Krämpfe.

Die *Prophylaxe* mit *Penizillin oral* wird folgendermaßen durchgeführt: Vom 2. Lebensmonat bis zum 3. Lebensjahr mit 2 x tgl. 125 000 Einheiten, danach bis zum 12. Lebensjahr 2 x 250 000 Einheiten/Tag und später 1 x 500 000 Einheiten/Tag. Absolut notwendig ist die Prophylaxe bis zum 5. Lebensjahr, aber auch danach kann es bis zum Erwachsenenalter zu fulminanten Pneumokokkenerkrankungen kommen.

Die *Schutzimpfung* mit *Pneumokokkenimpfstoff* beginnt ab dem 7. Lebensmonat. Die erste Wiederauffrischungsimpfung erfolgt mit dem 2. Lebensjahr und danach alle drei bis fünf Jahre.

Hinweis: Prophylaktische Maßnahmen verhindern nicht mit Sicherheit eine Infektion.

Haemophilus influenzae

Diese häufige Infektion im Kindesalter manifestiert sich in der schweren Form als Meningitis, Pneumonie oder Osteomyelitis.

Die Behandlung erfolgt mit *Cefalosporinen*, z. B. Cefotaxim oder Ceftriaxon.

Eine Prophylaxe mit *HiB-Impfstoff* ist erforderlich.

Salmonellen

Es sind alle Altersgruppen betroffen. Typische Manifestationen neben der Enteritis sind Sepsis und Osteomyelitis.

Die antibiotische Therapie der Osteomyelitis muß i.v. bis zu vier Monaten durchgeführt werden. Anschließend erfolgt eine langzeitige orale Behandlung zur völligen Sanierung der Infektion.

E. coli

Coliinfektionen betreffen überwiegend den Harntrakt. Selten verursachen sie eine Sepsis oder Osteomyelitis. Das Resistenzspektrum entscheidet die Wahl des Medikamentes.

Staphylokokken

Die Staphylokokkenosteomyelitis ist ein häufiges Ereignis. Die Behandlung erfolgt entsprechend dem Resistenzspektrum in hoher Dosierung bis zur völligen Ausheilung.

Mykoplasmen

Mykoplasmeninfektionen können neben schweren Pneumonien auch eine Hypoplasie des Knochenmarkes verursachen. Mittel der Wahl ist *Erythromycin*.

7.7.2 Virale Infektionen

Infektionen mit *Parvovirus B 19* sind verantwortlich für *aplastische Krisen*, die sich in der Regel in der dritten Woche nach den ersten katarrhalischen Symptomen in Form einer Anämie und Retikulozytopenie manifestieren. Bei starker Anämie (< 5 g/dl) sind *Transfusionen* erforderlich (siehe Seite 132).

Windpocken und *Mumps* können einen schweren Verlauf nehmen. *HIV* und *Hepatitis B* werden in der Regel durch Transfusionen übertragen.

7.8 Therapie von Spätschäden

7.8.1 Beinulzera

Wichtigste Maßnahmen sind Sauberkeit und intensive Wundpflege mit desinfizierenden Lösungen, Salben und Enzympräparaten. Die gezielte lokale und systemische antibiotische Behandlung erfordert die Identifizierung der Erreger mit Resistogramm. Absolute *Bettruhe* bis zur völligen Abheilung ist eine sehr effektive Maßnahme. Die orale Gabe von *Zinksulfat* (200 mg dreimal täglich) kann versucht werden. *Antithrombin III* soll die Heilung günstig beeinflussen (siehe Seite 147). Wenn alle Maßnahmen wirkungslos sind, kommen *Transfusionen* zur Senkung des HbS-Anteils auf unter 25 % infrage. Dieses Verfahren soll über ca. drei Monate durchgeführt werden. Über den Erfolg chirurgischer Maßnahmen einschließlich Hauttransplantation ist wenig bekannt.

Als präventive Maßnahme (siehe Seite 307) steht die Vermeidung von Verletzungen sowie von extremen mechanischen Belastungen und Kälteexposition im Vordergrund. Das regelmäßige Tragen von selbst gefertigten ringförmigen Bandagen aus dickem Frotteestoff im Bereich der Knöchel hat sich bewährt. In tropischem Klima werden Entwicklung und Rezidiv begünstigt, die Heilung verzögert (siehe Seite 107).

7.8.2 Retinopathie und Augenblutung

Die Behandlung der Retinopathie beinhaltet im Stadium der Neovaskularisierung die *Verödung* (Laser, Photokoagulation) von Gefäßneubildungen zur Verhütung der dadurch bedingten Komplikationen. Bei Blutungen in die vordere Augenkammer, die nach einfachen Traumen auftreten können, muß der *Augendruck* regelmäßig gemessen werden, um ein *sekundäres Glaukom* rechtzeitig zu erkennen. Operative Eingriffe am Auge erfordern eine vorherige *Austauschtransfusion* (Tab. 47, Seite 132).

Für eine optimale Betreuung und Therapie ist die Zusammenarbeit mit einem informierten Augenarzt unerläßlich. Regelmäßige Kontrolluntersuchungen müssen vereinbart werden (siehe Tab. 54, Seite 151).

7.8.3 Gallensteine und Gallengangsverschluß

Etwa 70 % der erwachsenen Sichelzellpatienten und 30 % der Kinder entwickeln Gallensteine, aber nur bei 10 % von ihnen kommt es zur biliären Obstruktion. Bei Schmerzattacken im rechten Oberbauch ist die *Sonographie* hilfreich zur Differenzierung zwischen Gallensteinleiden, einer abdominellen Schmerzkrise oder einer hepatischen Krise.

Komplikationen durch ein *Gallensteinleiden* werden in der akuten Phase durch *i.v. Flüssigkeitszufuhr*, *Analgesie*, *Spasmolyse* und *Antibiotika* behandelt. Danach muß die *Cholezystektomie* durchgeführt werden, die mit 40 % aller operativen Eingriffe die häufigste Operation bei Patienten mit Sichelzellkrankheit ist. Heute wird bei Erwachsenen und Kindern die frühzeitige laparoskopische Cholezystektomie bei asymptomatischen Steinträgern favorisiert (siehe Seite 146). Die Verfahren der Steinauflösung bzw. der Steinzertrümmerung sind wenig erprobt. Ein extraheptischer Gallengangsverschluß wird in der Regel operativ angegangen.

Die *intrahepatische Cholestase* (siehe Seite 97) erfordert *i.v. Flüssigkeitszufuhr*, *Analgesie* (*cave Opiate*, die in der Leber metabolisiert werden), *Antibiotika* und in schweren Fällen eine *Austauschtransfusion*. Die Leberfunktion muß überwacht werden.

7.8.4 Renale Komplikationen

Eine *Hyposthenurie* entwickelt sich bereits zwischen dem 2. und 3. Lebensjahr und verursacht einen hohen Flüssigkeitsumsatz. *Enuresis* ist eine häufige Folge, die sich zwischen dem 10. und 20. Lebensjahr verliert. Keine Flüssigkeitsrestriktion!

Nierensteine sind oft Folge einer Hyperurikämie, die auch entsprechende Gelenkbeschwerden verursachen kann (siehe Seite 107). Prophylaktische Gabe von *Allopurinol* sowie *Nierensteinentfernung* bei Komplikationen (Lithotrypsie, Operation) sind erforderlich.

Die *Hämaturie* (siehe Seite 102) ist selten mit Ausnahme während Schwangerschaften, wo sie durchaus massiv sein kann. Dies erfordert die stationäre Behandlung mit *Bettruhe* und *Flüssigkeitszufuhr* in einer Menge, die eine Urinausscheidung von 2 – 3 ml/kg KG/Stunde bewirkt. Keine Diuretika! *Transfusionen* sind bei einem Abfall der Hämoglobinkonzentration mit Persistenz der Hämaturie indiziert. *Epsilonaminocapronsäure* scheint bei einigen Patienten einen günstigen Effekt auf die Hämaturie zu haben, es ist jedoch wegen der Hemmung der Lyse von Blutgerinnseln Zurückhaltung angebracht. *Vasopressin* ist ebenfalls mit Erfolg eingesetzt worden. Es ist daran zu denken, daß eine Hämaturie durch Abusus von Phenacetin und Acetylsalizylsäure verstärkt werden kann.

Eine längerdauernde Hämaturie, die nicht transfundiert wird, kann zur Entwicklung eines *Eisenmangels* führen, der entsprechend ausgeglichen werden muß.

Proteinurie und *nephrotisches Syndrom* findet man bei wenigen Patienten (siehe Seite 103). Eine Persistenz bzw. Verschlechterung der Proteinurie führt über den Eiweißverlust zu einem reduzierten Plasmavolumen mit vermehrter Neigung zu schweren *Sichelzellkrisen*. Die spezifische Behandlung des nephrotischen Syndroms folgt den üblichen Regeln. Regelmäßige *Transfusionen* können erforderlich werden.

Harnwegsinfektionen erfordern zur Vermeidung zusätzlicher Nierenschäden eine intensive *antibiotische Therapie*.

Bei *chronischer Niereninsuffizienz* (siehe Seite 103) wird die Anämie durch *Transfusionen* korrigiert, wenn die Hämoglobinkonzentration unter 6 g/dl fällt. Erfahrungen mit Erythropoietin liegen nicht vor. Weiterhin ist der Kalzium- und Phosphathaushalt im Zusammenhang mit der Osteoporose sorgfältig zu überwachen. Bei entsprechenden Veränderungen muß eine Therapie mit *Kalziumkarbonat*, *phosphatarmer Diät* und *Vitamin D* erfolgen. *Dialyse* und *Nierentransplantation* können erfolgreich durchgeführt werden.

7.8.5 Skelettkomplikationen

Aseptische Nekrosen von Hüfte und Schulter

Aseptische Knochennekrosen verursachen mit zunehmendem Alter rezidiverende Schmerzen und Bewegungseinschränkung. Die Vermeidung von Belastungen als präventive Maßnahme ist keineswegs bewiesen. Die Therapie akuter Schmerzen erfolgt mit *nicht-steroidalen Antirheumatika* oder mit *Codein*. Eine Austauschtransfusion kann in Ausnahmefällen in Erwägung gezogen werden.

Für irreparable Spätschäden gibt es folgende Therapieempfehlungen: Der *Gelenkersatz* ist notwendig bei schweren andauernden Schmerzen sowie bei erheblicher Beeinträchtigung der Beweglichkeit. Die Art der prothetischen Versorgung und die Erfolgsaussichten müssen ausführlich mit dem Patienten besprochen werden. Die Osteoporose muß entsprechend berücksichtigt werden. Die Verwendung von einzementierten Prothesen scheint sich wegen der Gefahr von Infektionen und Lockerung der Prothese nicht bewährt zu haben. Der operative Eingriff (siehe Seite 145) kann erfolgreich mit einer einfachen *präoperativen Transfusion* und Anhebung des Hb-Gehaltes auf 11 g/dl (siehe Seite 135) durchgeführt werden.

Andere Knochen-Gelenkbeschwerden

Auf die Bedeutung der *Osteoporose* wurde auch im Zusammenhang mit der Niereninsuffizienz hingewiesen (siehe Seite 102 und 106).

Gelenkschwellungen treten entweder als Folge von periartikulären Infarkten oder als Symptom einer Hyperurikämie auf. Die Therapie richtet sich nach den Ursachen.

Symptomatik: Schmerzen stehen im Vordergrund der Beschwerden

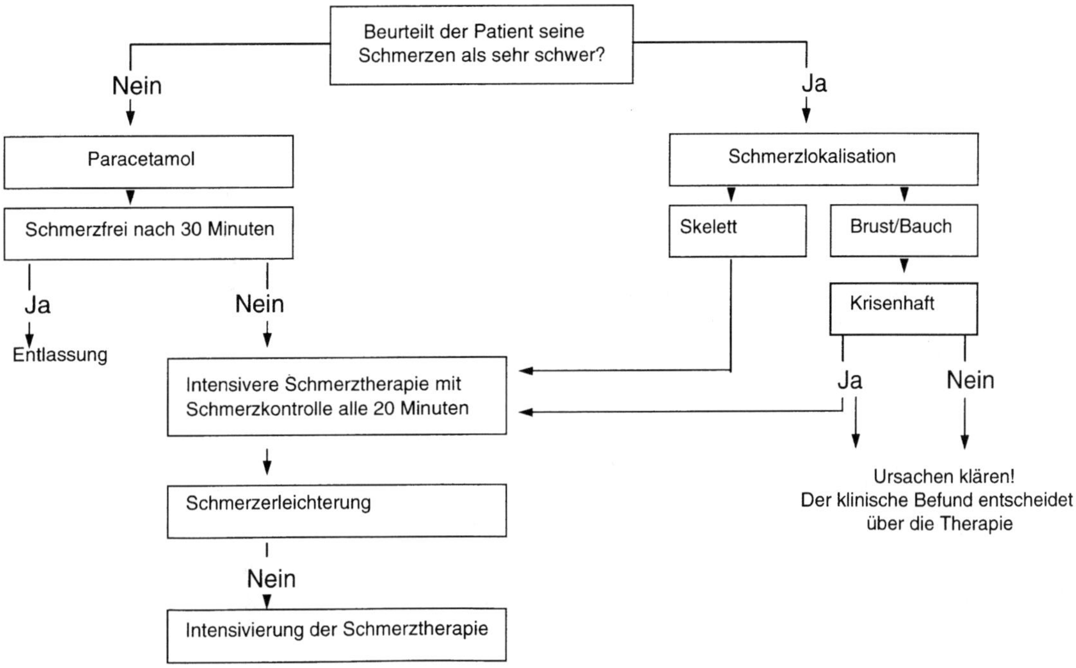

Abb. 63: Notfallversorgung von Sichelzellpatienten (1).

Symptomatik: Der Patient fühlt sich mit und ohne Schmerzen nicht wohl

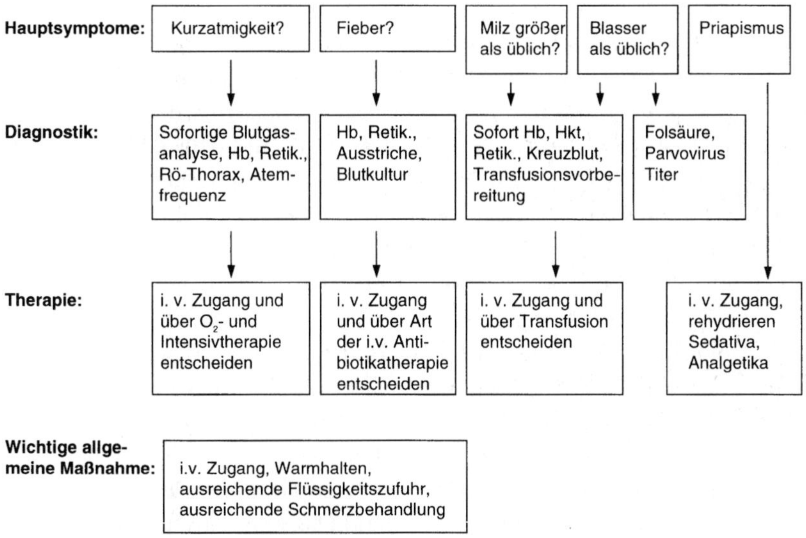

Abb. 64: Notfallversorgung von Sichelzellpatienten (2).

7.9 Andere therapeutische und präventive Maßnahmen

7.9.1 Notfallversorgung

Für die Notfallversorgung geben die Abbildungen 63 und 64 eine Orientierung über den Ablauf der Untersuchungen und die therapeutischen Maßnahmen. Dabei sind zwei ganz wesentliche Punkte im Zusammenhang mit akut auftretenden Beeinträchtigungen bei der Sichelzellkrankheit berücksichtigt. Das Vorgehen bei Schmerzen ist in Abbildung 63 beschrieben, während in Abbildung 64 wichtige Symptome, wie Kurzatmigkeit, Fieber, Milzvergrößerung, Blässe und Priapismus berücksichtigt sind.

7.9.2 Chirurgische Eingriffe und Narkosen

Supportive Maßnahmen

Die wichtigsten supportiven Maßnahmen sind in Tabelle 50 zusammengestellt. Operateur und Anaesthesist müssen wissen, daß ein Patient mit Sichelzellkrankheit ein *Risikopatient* ist.

Bei jeder Operation in Allgemeinnarkose muß der Patient bis zum vollen Wachsein mit aller Sorgfalt überwacht werden. Folgende Grundsätze müssen eingehalten werden:

- Hydrierung i.v. mit 3 l/m² KO/24 Stunden von Beginn der Prämedikation bis zur Durchführbarkeit einer vollen oralen Flüssigkeitszufuhr.
- Oxygenierung mit entsprechenden Kontrollen von der Prämedikation bis zum vollen Wachsein.
- Vermeidung von Unterkühlung, d. h., fortlaufende Temperaturkontrolle mit Registrierung bis zum vollen Wachsein.

Für die Transfusionstherapie gelten folgende Richtlinien (siehe Tab. 45, 46, 47 und Text Seite 135):

- Patienten in gutem Allgemeinzustand mit konstanter Hämoglobinkonzentration über 7g/dl benötigen bei kleineren Eingriffen keine Transfusion.

Tabelle 50: Supportive Maßnahmen bei operativen Eingriffen.

- *Präoperative Transfusion* (siehe Tab. 45, 46, 47 und Text Seite 135).
- *Intravenöse Flüssigkeitszufuhr* solange, bis der Patient wieder oral ausreichend Flüssigkeit zu sich nimmt.
- *Heparinisierung:* 200 E/kg KG in zwei Einzeldosen täglich s.c., beginnend zwei Stunden vor der Operation. Fortsetzen, bis der Patient völlig mobilisiert ist.
- *Antibiotika:* Prophylaktische Gabe ist notwendig. Wahl des Antibiotikums richtet sich nach Art der Operation und dem lokalen Vorgehen. Nach Beendigung des stationären Aufenthaltes darf die Fortführung der prophylaktischen Penizillingabe nicht vergessen werden.
- *Sauerstoffzufuhr:* Ausreichende O_2-Versorgung (arterielle O_2-Analyse) von der Prämedikation bis zum völligen Erwachen postoperativ ist erforderlich.
- *Hyperoxygenation* mit Beginn der Anästhesie.
- *Atemgymnastik* postoperativ.

- Bei allen übrigen Operationen soll die präoperative Hämoglobinkonzentration auf 11 g/dl, aber nicht höher angehoben werden.
- Die partielle Austauschtransfusion mit Senkung der HbS Konzentration auf < 25 % wird noch für folgende Situationen empfohlen:
  - Patienten mit bisher sehr komplikationsreichem Verlauf der Sichelzellkrankheit (schwerste Schmerzkrisen, multiple Organinfarkte, Organinsuffizienzen),
  - Patienten, die Eingriffe an Herz, Lunge und Augen benötigen sowie bei Operationen, die in Blutleere durchgeführt werden müssen.

Die Verwendung von *Frischblut* ist wegen der besseren O_2-Abgabefähigkeit im Vergleich zu Konservenblut notwendig. Das Blut darf nicht kalt transfundiert werden. Im übrigen wird auf die Transfusionsrichtlinien auf Seite 131 verwiesen. Bei größeren Eingriffen wird vor allem bei Patienten mit HbSC-Krankheit und Sichelzell-β-Thalassämie die Gabe von *Heparin* (Tab. 50) bis zur völligen Mobilisierung empfohlen. *Antibiotikagaben* gehören zu den notwendigen prophylaktischen Maßnahmen.

Operationen bei Patienten mit Sichelzellkrankheit müssen von erfahrenen Chirurgen und Anaesthesisten unter Mitwirkung von informierten Pädiatern oder Internisten durchgeführt werden, um eine optimale Versorgung zu gewährleisten.

Adenektomie, Tonsillektomie

Vergrößerte Tonsillen und Adenoide mit Obstruktion der oberen Luftwege, die sich bei ca. 30 % der Kinder mit Sichelzellkrankheit finden, erfordern wegen der Gefahr der Hypoxämie während des Schlafes eine Tonsillektomie mit Adenektomie. Über die Notwendigkeit präoperativer Transfusionen herrscht keine Einigkeit. Das relativ hohe Risiko an pulmonalen Komplikationen läßt eine Anämiekorrektur sinnvoll erscheinen.

Cholezystektomie

Bisher wurde die *offene* Cholezystektomie wegen der hohen Komplikationsrate nur bei Patienten mit beeinträchtigender Symptomatik durch das Steinleiden durchgeführt. Dies hat sich mit Einführung der *laparoskopischen* Cholezystektomie grundlegend geändert. Zum operativen Standard gehört die präoperative *Anämiekorrektur* und die *intraoperative Cholangiographie*. Vorteile dieses Verfahrens sind kürzere Operationsdauer, kürzere postoperative Liegezeiten, weniger postoperative Schmerzen und deutlich weniger Komplikationen im Vergleich zur offenen Cholezystektomie. Deshalb wird empfohlen, die laparoskopische Cholezystektomie gerade bei asymptomatischen Patienten durchzuführen, bevor sich ihr Allgemeinzustand durch Komplikationen von seiten des Steinleidens fortlaufend verschlechtert.

Splenektomie

Die operative Entfernung der Milz ist bei der *Milzsequestration* und beim *Hyperspleniesyndrom* indiziert. Rezidive einer Milzsequestration sind häufig, besonders bei der Persistenz der Splenomegalie bis in das späte Kindesalter, wie z. B. bei der HbS-β^+-Thalassämie, bei der HbSC-Krankheit und bei HbSS Patienten asiatischer Herkunft. Auch bei Homozygotie für HbS mit bereits erfolgter „Selbstsplenektomie" sind Sequestrationskrisen, insbesondere unter einer Transfusionstherapie möglich (siehe Seite 105).

Für den operativen Eingriff ist eine vorherige *Einfachtransfusion* ausreichend (siehe Seite 136). Die Gefahr einer *Postsplenektomiesepsis* kann durch eine gute ärztliche Überwachung sowie durch eine frühzeitige Behandlung von Infektionen und durch vorbeugende Maßnahmen mit *Vakzinationen* (Pneumovax®, HiB) und eine langzeitige *Penizillingabe* auf ein Minimum reduziert werden.

Die Splenektomie hat bei Hyperspleniesyndrom nicht nur einen günstigen Effekt auf die Besserung aller hämatologischen Parameter, sondern auch auf den Proteinhaushalt, der durch die Reduktion des Abbaus von Erythrozyten weniger belastet wird. Weiterhin wird vermutet, daß die Patienten ein Defizit im Längenwachstum nach der Milzentfernung rasch wieder aufholen.

Die *Thrombozytose* nach der Splenektomie bedarf immer einer Therapie mit *Aggregationshemmern*, um thromboembolischen Ereignissen vorzubeugen.

7.9.3 Knochenmarktransplantation

Die Transplantation von Knochenmark ist bei schweren Verlaufsformen vor Manifestation von Organschäden im Kindes- sowie im frühen Erwachsenenalter als eine effektive Therapie grundsätzlich indiziert. Unter Berücksichtigung der Prognose der Erkrankung bei konventioneller Therapie einschließlich der Nebenwirkungen der Behandlung und der durch die Transplantation bedingten Risiken, die gehäuft auch neurologische Komplikationen (Krampfanfälle, ZNS-Blutungen) beinhalten, kann die Entscheidung im Einzelfall schwierig sein. Kriterien zur jeweiligen Risikoabschätzung, die den Entscheidungsprozeß analog wie bei der Thalassaemia major erleichtern (siehe Seite 294), stehen nicht zur Verfügung. Die Knochenmarktransplantation ist unter anderem indiziert bei Patienten, die mit relativ schwerer, aber gut therapierter Sichelzellkrankheit aus westlichen Ländern wieder in ihre Ursprungsländer zurückkehren wollen, wo aufgrund der schlechteren sozioökonomischen und medizinischen Verhältnisse ein ungünstiger Verlauf zu erwarten ist.

7.9.4 Konservative Maßnahmen

Sauerstofftherapie

Für eine generelle O_2-Therapie gibt es keine Indikation. Sie ist nur sinnvoll bei *akutem Thoraxsyndrom*, bei *pulmonaler Dysfunktion* mit einem $PaO_2 < 80$ mmHg (siehe Seite 141) und bei *operativen Eingriffen in Narkose* (siehe Seite 145). Wenn es damit bei pulmonaler Dysfunktion nicht gelingt, den PaO_2 anzuheben, ist eine partielle Austauschtransfusion erforderlich. Gelegentliche Sauerstoffgaben während einer ambulanten oder stationären Behandlung bringen keine Vorteile. Vielmehr wird der Patient dadurch nur beunruhigt.

Antikoagulantien und Aggregationshemmer

Die Wirksamkeit dieser Medikamente ist bisher nur im Rahmen der Prävention von *Schmerzkrisen* getestet und als nicht effektiv befunden worden. *Antithrombin III* soll nach den Ergebnissen einer kleinen, nicht kontrollierten Studie die Heilung von Unterschenkelgeschwüren beschleunigen. Weitere Untersuchungen über die präventive oder therapeutische Anwendung liegen nicht vor, insbesondere nicht im Zusammenhang mit der Prophylaxe von zerebrovaskulären Komplikationen, wie Thrombosen und Intimahyperplasie. Über die Anwendung von Heparin bei Operationen siehe Seite 145.

Vasodilatation

Viele der adaptiven kardiovaskulären Reaktionen bei chronischer Anämie, wie erhöhtes Plasmavolumen, erhöhtes Herzzeitvolumen, Erniedrigung des peripheren Gefäßwiderstandes und Vasodilatation funktionieren grundsätzlich auch bei Patienten mit Sichelzellkrankheit. Die regulativen vasomotorischen Mechanismen sind allerdings während der vasookklusiven Krisen gestört. Die Kenntnis der Zusammenhänge und der Pathobiochemie der funktionellen Störungen könnte möglicherweise neue Ansätze für eine Therapie von Krisen eröffnen. Vasodilatatoren sind hierbei jedoch unwirksam.

Vitamine und Spurenelemente

Ein *Folsäuremangel* kann sich bei der chronischen hämolytischen Anämie nur bei unzureichender Ernährung entwickeln. Trotzdem wird bei Kindern, Adoleszenten und Schwangeren eine regelmäßige *Folsäuresubstitution* mit 1 – 5 mg pro Tag empfohlen. Weitere Indikationen für Folsäuregaben sollen Phasen nach Krisen und Infektionen sowie die Zunahme des mittleren Erythrozytenvolumens (MCV) sein.

Ob die Erniedrigung des *Plasmazinkspiegels* eine klinische Bedeutung hat, ist umstritten. Zinkgaben scheinen einen günstigen Effekt auf die Heilung der Beinulzera zu haben (siehe Seite 143). Die günstige Wirkung auf Wachstum und Entwicklung (siehe Seite 92) sowie auf die Dunkeladaptation ist nicht durch kontrollierte Studien belegt. Sichelkrisen werden durch Zinkgaben nicht beeinflußt. Ein *Eisenmangel* entwickelt sich überwiegend durch renalen Blutverlust.

7.9.5 Ansätze zur Beeinflussung der Sichelzellbildung

Alle Probleme der Sichelzellkrankheit wären gelöst, wenn es gelingen würde, die *intrazelluläre Aggregation von HbS* und die sich daraus ergebenden Folgen zu verhindern. Theoretische Ansätze auf der Basis der Pathophysiologie der Sichelzellkrankheit (siehe Seite 81) beinhalten u. a. eine medikamentöse Hem-

Tabelle 51: Theoretisch denkbare Prinzipien einer potentiellen Beeinflussung der Sichelzellbildung.

Verhinderung der intrazellulären Aggregation von HbS durch:
- chemische Substanzen (z. B. Ethacryninsäurederivate),
- Erhöhung der intrazellulären HbF-Konzentration (z. B. Hydroxyurea, Butyrat)
- Erhöhung des intrazellulären pH
- Erniedrigung der intrazellulären Hämoglobinkonzentration

Erhöhung der O_2-Affinität durch:
- Acetylsalizylsäure
- Erniedrigung des intrazellulären 2,3-DPG

Verbesserung der rheologischen Eigenschaften von Sichelzellen durch:
- Verhinderung der intrazellulären Aggregation von HbS (siehe oben),
- Vermeidung von Membranschäden
- Vermeidung der Adhäsion an Endothelzellen
- Verbesserung der Membranflexibilität
- Normalisierung des K^+-Cl^--Kotransportes

Verbesserung der Gefäßfunktion durch:
- Vermeidung der Intimahyperplasie
- Vasodilatation

mung der Aggregation, eine quantitative Veränderung der Anteile der intrazellulären Hämoglobinkomponenten, eine Änderung der Sauerstoffaffinität sowie eine Reduktion der intrazellulären Hämoglobinkonzentration (Tab. 51). Der Schutz der Membran vor Verlust an Flexibilität, die Minderung der Adhäsivität von Sichelzellen an Endothelzellen und die Verhinderung der Intimahyperplasie der Gefäße sind weitere Ansätze für potentiell wirkungsvolle Maßnahmen. Experimentelle Therapien auf diesen Gebieten zeigen einige ermutigende Ergebnisse.

Versuche, die *Hämoglobinsynthese* so zu manipulieren, daß sich der intrazelluläre Anteil an HbS bei gleichzeitigem Anstieg von HbF verringert (siehe Seite 111), sind in der Tat gelungen. Durch Gaben von Zytostatika wie *5-Azazytidin*, *Zytosinarabinosid* oder *Hydroxyurea* kann eine vermehrte HbF-Synthese induziert werden. In prospektiven Studien mit Hydroxyurea konnte ein günstiger Effekt auf die Schwere der klinischen Manifestation nachgewiesen werden. Es gelang vor allem die Häufigkeit vasookklusiver Krisen um 50 % zu reduzieren. Die längerfristig nicht abschätzbaren Nebenwirkungen der verwendeten Substanzen, vor allem die Toxizität und die Kanzerogenität, machen eine breitere Anwendung vor allem bei Kindern problematisch. Mit der zusätzlichen Gabe von *Erythropoetin* zu Hydroxyurea wird ein additiver Effekt auf die HbF-Synthese bei gleichzeitiger Minderung der Toxizität von Hydroxyurea erzielt.

Tabelle 52: Beispiele für Medikamente und Substanzen, die klinisch *keinen* Effekt auf die Sichelzellbildung hatten.

- Androgene
- Antikoagulantien
- Acetylsalizylsäure
- Carboanhydrasehemmer
- DDAVP
- Dipyridamol
- Ethacryninsäure
- Harnstoff
- Imidoester
- Pentoxifyllin
- Phenylalanin
- Phenotiazine
- Procainhydrochlorid
- Pyridoxal
- Zink
- Zyanat

Ein besonders günstiger Effekt auf die Induktion der HbF-Synthese und damit auch Besserung der Symptomatik wird bei Patienten mit *Sichelzell-β-Thalassämie* erreicht. Trotzdem bleiben viele Fragen unbeantwortet, so daß es derzeit keine Rechtfertiung für den breiten therapeutischen Einsatz zytotoxischer Substanzen gibt. Auf das *Butyrat* gesetzte Hoffnungen haben sich bislang nicht erfüllt.

Mit allen experimentellen Verfahren ist ein grundsätzlicher Weg aufgezeigt, der möglicherweise einmal zu einer risikoarmen Anwendung am Menschen führen wird.

Es hat viele andere Versuche gegeben, die *Sichelzellbildung* direkt bzw. indirekt medikamentös zu beeinflussen oder die Flexibilität der Erythrozyten zu verbessern, ohne daß bis heute ein Verfahren eine befriedigende klinische Wirksamkeit gezeigt hätte. Für einige dieser Substanzen (z.B. *Harnstoff*) konnte zwar in vitro an Hämolysaten ein günstiger Effekt der Aggregationshemmung nachgewiesen werden, jedoch nicht an intakten Erythrozyten. Dagegen hat z. B. die *Ethacryninsäure* einen günstigen Effekt auf die intraerythrozytäre Aggregationsneigung von HbS, jedoch verschlechtert sie über einen Verlust von Wasser und Ionen die rheologische Eigenschaften der Erythrozyten. In Tabelle 52 ist eine Auswahl von bisher getesteten Substanzen aufgeführt.

7.9.6 Präventive Maßnahmen

Verhütung von Infektionen

Wichtig ist die Prävention von Infektionen, u.a. durch die *Penizillinprophylaxe* (siehe Tab. 54) und durch *Schutzimpfungen* (DPT, Polio, Masern-Mumps-Röteln, Pneumokokken, Hepatitis, Windpocken, Haemophilus). Die Infektionsletalität ist dadurch deutlich zurückgegangen. Eine *Malariaprophylaxe* ist in Endemiegebieten unerläßlich.

Pubertätsentwicklung

Da eine Korrelation zwischen niedrigem Körpergewicht bzw. schlechtem Ernährungszustand und verspäteter Pubertätsentwicklung besteht, hat die *Ernährung* eine entsprechende Bedeutung. Durch regelmäßige *Transfusionen* über einen Zeitraum von sechs bis zwölf Monaten läßt sich die Pubertätsentwicklung in entsprechendem Alter beschleunigen. Über die Anwendung einer derartigen Maßnahme muß individuell mit großer Zurückhaltung entschieden werden, da die Pubertätsentwicklung grundsätzlich nicht gestört ist (siehe Seite 92).

Schwangerschaftsbetreuung

Die Qualität der Betreuung während der Schwangerschaft und der Perinatalperiode ist eng korreliert mit der maternalen, fetalen und neonatalen Mortalität und Morbidität (siehe Seite 108). Neben den Indikationen zur Transfusion während der Schwangerschaft (siehe Seite 135) werden folgende Therapieempfehlungen gegeben:

- Bei Schmerzkrisen in der Schwangerschaft können die üblichen *Analgetika* verabreicht werden.
- Harnwegsinfektionen müssen sofort und ausreichend behandelt werden.
- Die Entbindung kann meist *vaginal* erfolgen. Die Indikation zur Schnittentbindung wird auf Grund geburtshilflicher, nicht aber hämatologischer Kriterien gestellt. Epidurale Anästhesie ist nicht kontraindiziert. Ist eine Notsectio bei einer nichttransfundierten Patientin in Allgemeinnarkose erforderlich, muß vorher eine entsprechende Anämiekorrektur erfolgen.
- Von einigen Autoren wird empfohlen, von der 36. Schwangerschaftswoche bis sechs Wochen nach der Entbindung zweimal täglich 5 000 E *Heparin* s.c. zu geben.

Die Vorteile eines Neugeborenenscreenings für die Mortalität im Kindesalter wurden auf Seite 127 diskutiert.

Kontrazeption

Die Einnahme östrogenhaltiger Antikonzeptiva ist wegen der erhöhten *Thromboseneigung* nicht zu empfehlen. Allerdings sind die Risiken durch eine Schwangerschaft größer als durch die Pille. Die Möglichkeit einer hormonellen Kontrazeption mit östrogenfreien (= Progesteron-) Pillen oder niedrig östrogenhaltigen Pillen sind wie mechanische Barrieren mit Unsicherheiten der Verhütung verbunden. Die intrauterine Spirale kann zu schweren Menorrhagien und Infektionen führen.

Verhalten bei Flugreisen

In der Regel stellen Flugreisen keine große Gefährdung dar, wenn sie in druckkontrollierten Flugzeugen erfolgen. Da der Sauerstoffdruck allerdings auch in solchen Maschinen niedriger als in der atmosphärischen Atemluft ist, besteht bei vorhandener Milzvergrößerung die Gefahr eines akuten *Milzinfarktes.* Weiterhin sollten die Patienten während des Flugs für eine reichliche *Flüssigkeitszufuhr* sorgen und sich bei längeren Flügen häufiger Bewegung durch Hin- und Herlaufen verschaffen.

Eisenelimination

Bei einem *Dauertransfusionsprogramm* ist der Eisenhaushalt sorgfältig zu überwachen. Wenn die Serumferritinwerte 1000 bis 1500 mg/l erreichen und weitere Transfusionen erforderlich sind, muß eine entsprechende Therapie mit *Chelatbildnern* (siehe Seite 282) durchgeführt werden.

Hyperurikämie

Die Erhöhung von Harnsäure ist ein regelmäßiges Ereignis mit entsprechender Symptomatik (Gicht, Nierensteine). Bei erhöhten Harnsäurewerten erfolgt eine Prävention bzw. Therapie mit *Allopurinol.*

Hochdosis i.v. IgG

Die i.v. Gabe von hochdosiertem *IgG* zur Therapie von Autoimmunkrankheiten führt bei Patienten mit Sichelzellanämie über die Erhöhung der Blutviskosität zu vasookklusiven Krisen und ist daher nicht geeignet.

7.9.7 Soziales Umfeld

Schule, Beruf, Gesellschaft

Krisen, stationäre und ambulante Behandlung, sowie eine Reihe anderer Beeinträchtigungen (z. B. Polyurie, Enuresis, Polydipsie, Kälteempfindlichkeit, Schmerzen, Infektanfälligkeit) führen bei Kindern und Adoleszenten zwangsläufig zu Schulfehlzeiten. Weiterhin ist diese Altersgruppe krankheitsbedingt von vielen sozialen und sportlichen Aktivitäten aus-

Tabelle 53: Psychosoziale Hilfen.

Zielsetzung für den Patienten
- Bewältigung der psychosozialen Störungen, die sich aus der Krankheit ergeben
- Volle Integration in die Gesellschaft
- Erziehung zur weitgehend unabhängigen Persönlichkeit

Bedingungen
- Verfügbarkeit eines multidisziplinären Teams
- Möglichst langfristig gleiches und geschultes Personal in der ärztlichen, psychosozialen und pflegerischen Betreuung
- Ausreichend Zeit für die Betreuung
- Familienbetreuung
- Vermeidung einer Überprotektion
- Geschwister, Nachbarn, Freunde mit einbeziehen
- Aktive Teilnahme an Sozialprogrammen (Schule, Sport, Selbsthilfegruppen)
- Bewältigung von Pubertätsproblemen vor allem bei Entwicklungsverzögerungen
- Förderung in der Ausbildung (Schule, Beruf, Studium)
- Berufsberatung
- Eheberatung

Tabelle 54: Zeitplan für die routinemäßige Langzeitbetreuung von Patienten mit Sichelzellkrankheit. (Modifiziert nach E.P. Vichinsky: Semin. Hemat. 28, 220 (1991)).

Allgemeine Untersuchung	
• jünger als 6 Monate	monatlich
• 6 Monate bis 1 Jahr	zweimonatl.
• 1 bis 5 Jahre	dreimonatlich
• älter als 5 Jahre	viermonatlich
Spezielle Organuntersuchung	
Leber/Gallenblase	
• Leberfunktion	jährlich
• Hepatitis: Antikörper, Antigen	jährlich
• Ultraschall	zweijährlich
Nieren	
• Urinanalyse	jährlich
• Harnstoff, Kreatinin im Serum	jährlich
• Ultraschall (nach dem 10. Lebensjahr)	jährlich
Herz	
• EKG	zweijährlich
• Belastungsechokardiogramm	zweijährlich
Lunge (nach dem 5. Lebensjahr)	
• Rö-Thorax	zweijährlich
• Lungenfunktionstest	zweijährlich
• Blutgasanalyse	zweijährlich
Augen (ab dem 10. Lebensjahr)	
• Hintergrund	jährlich
• Visus	jährlich
Zähne (nach dem 6. Lebensjahr)	jährlich
Ernährungszustand (ab dem 10. Lebensjahr)	jährlich
Hämatologische Kontrolle	
• Komplettes Blutbild	vierteljährlich
• Hb Elektrophorese	zu Beginn
• HbF quantitativ	zu Beginn
• HbF-Zellen	zu Beginn
• DNA-Analyse (Haplotyp, α-Globingene)	zu Beginn
• Ferritin	jährlich
• Erythrozyten-Alloantikörper	zu Beginn sowie vor jeder Transfusion
Impfungen	
• DTP	in üblichen Abständen
• Polio oral	in üblichen Abständen
• MMR	in üblichen Abständen
• HiB	in üblichen Abständen
• Pneumovax	Alter: 1, 2, 6 Jahre
• Hepatitis B	Beginn ab 1. Lebensjahr
• Influenza	jährlich
Prophylaxe	
• Penizillin: tägliche Dauerprophylaxe	Alter: 3 Monate bis 3 Jahre 2 x tgl.125.000 E, danach tgl. 1 x 500.000 E
Genetische Beratung	
• Familienuntersuchung	zu Beginn
Familienbetreuung	
• Schulberatung	mindestens 1 x jährlich
• Krankheitsinformation	bei Bedarf auch
• Ermittlung der sozialen Situation	öfter

geschlossen. Die Benachteiligungen müssen von Patienten und Eltern gesehen und akzeptiert und von Lehrern und Ausbildern bei der Leistungsbeurteilung berücksichtigt werden. Rücksichtnahme ist von den Mitschülern zu fordern.

Entsprechende Probleme gibt es auch beim Studium und im Beruf. Erkrankte Personen sollten sich früh für Berufe entscheiden, die in der Ausbildung und Ausübung den möglichen Beeinträchtigungen und späteren Invalidisierungen Rechnung tragen. Ausbilder und Arbeitgeber müssen für adäquate Arbeitsbedingungen sorgen. Unter den Mitarbeitern ist ein entsprechendes Sozialempfinden zu entwickeln. Betriebsärzte und Psychologen haben bei der Beratung und Führung der Patienten eine sehr wichtige Aufgabe.

Schule, Arbeitsplatz und Nachbarschaft repräsentieren jene Teile der Gesellschaft, die für die betroffenen Personen und Familien Verantwortung mittragen müssen (Tab. 53).

Allgemeine Krankenversorgung

Eine wichtige Forderung besteht darin, daß sich Ärzte, Pflegepersonal und Psychologen, denen die Betreuung von Sichelzellpatienten obliegt, umfassend über das Krankheitsbild informieren. Das ist notwendige Voraussetzung für die richtige Pflege und Behandlung sowie für die psychologische Führung. Das gilt besonders für die schweren Zeiten der Krisen, in denen ärztliches Wissen und Pflege darüber entscheiden, zu welchem Prozentsatz die Patienten überleben und mit welchen Behinderungen sie auf Dauer leben müssen.

Die Tabelle 54 informiert über Maßnahmen einer Langzeitbetreuung von Patienten mit Sichelzellkrankheit.

8 Krankheiten verursacht durch HbC, HbD und HbE

8.1 Hämoglobin C-Anomalie und HbC-Krankheit

8.1.1 Definition

HbC ist eine Anomalie der β-Globinkette mit einer Aminosäurensubstitution an Position 6 (β6 (A3) Glu → Lys). Ähnlich wie bei HbS besteht eine erhöhte Neigung zur intrazellulären Aggregation. Typisch für HbC ist die *intrazelluläre Kristallbildung.* Dadurch bedingte Formanomalien und eine gering verminderte Flexibilität der Erythrozyten führen *nicht* zu Gefäßverschlußkrisen wie bei der HbS-Anomalie. Die klinische Manifestation der Homozygotie für HbC (HbCC) ist eine leichte bis mäßige *hämolytische Anämie*, während Anlageträger (HbAC) gesund sind.

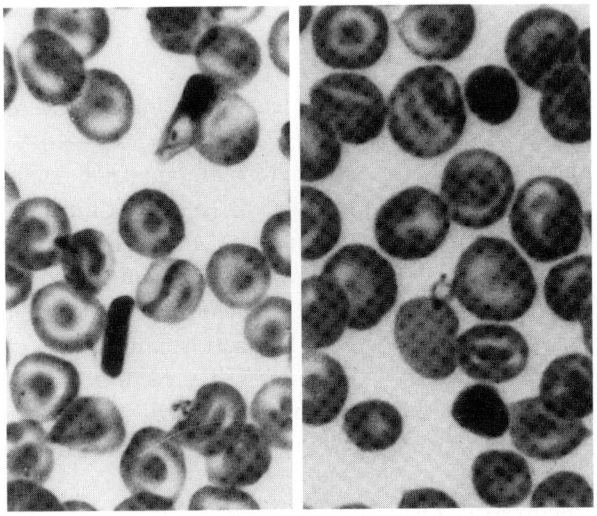

Abb. 65: Periphere Erythrozytenmorphologie bei einem Patienten mit HbC-Krankheit. Man sieht überwiegend Targetzellen und selten farbstoffdichte stabförmige Kristallzellen (Mitte des linken Bildes) und Mikrosphärozyten (rechtes Bild). (Aus Kleihauer, E.: Hämoglobine. Normale und anormale Varianten. In: Humangenetik, Bd. III/3, Hämatologie, Becker, P. E. (ed.), p. 489, Abb. 23, Georg Thieme Verlag Stuttgart 1976 mit freundlicher Genehmigung).

8.1.2 Molekularpathologie

Hb C ist weniger gut löslich als HbA und es scheint in der Zelle permanent in präkristallinem Zustand vorzuliegen. Die eigentliche Kristallbildung wird durch eine hohe intrazelluläre *Hämoglobinkonzentration* (siehe unten) und im Gegensatz zum HbS durch *Oxygenation* begünstigt. Man sieht nur selten in sehr dichten Mikrosphärozyten in peripheren Blutausstrichen intrazelluläre Kristalle (*Kristallzellen*). Die Neigung zur Kristallbildung ist erhöht in alten Erythrozyten. Sie ist negativ korrelliert mit dem Anteil an HbF in einzelnen Erythrozyten. Vermehrt findet man Kristall- oder Stabzellen (Abb. 65) in peripheren Blutausstrichen bei *splenektomierten* Patienten mit *Homozygotie* für HbC.

Dieser Befund sowie der Vergleich mit Patienten vor Splenektomie erlauben den Schluß, daß eine funktionell intakte Milz in der Lage ist, jene Zellpopulation vorzeitig aus dem Kreislauf zu eliminieren, die zur Kristallbildung neigt.

Die Vorgänge bei der Elimination dieser Erythrozyten sind bekannt: zunächst „schmelzen" die während der Oxygenation entstandenen Kristalle mit zunehmender Desoxygenation. Dabei nehmen die betroffenen Erythrozyten die Form von *Sphärozyten* an und werden in der Milz abgefangen. Damit ist auch das Phänomen erklärt, daß es bei der Homozygotie für HbC keine Gefäßverschlußkrisen, wohl aber eine leichte *hämolytische Anämie* gibt. Die übrigen Erythrozyten von HbCC-Patienten haben annähernd normale rheologische Eigenschaften, allerdings sind sie weniger flexibel.

Für die insgesamt etwas reduzierte Flexibilität HbC-haltiger Erythrozyten werden verschiedene Mechanismen verantwortlich gemacht. Ein wichtiger Faktor ist die erhöhte Durchlässigkeit der Erythrozytenmembran für *Kalium*, die einen *Wasserverlust* der Zellen nach sich zieht. Dadurch kommt es zu einer beachtlichen Erhöhung der intrazellulären Hämoglobinkonzentration mit MCHC Werten um 38 g/dl und zu einer Begünstigung der Aggregation und Kristallbildung. Das Kaliumleck ist wahrscheinlich auf elektrostatische Interaktionen zwischen dem positiv geladenen HbC und den negativ geladenen Proteinanteilen, insbesondere der Bande 3 der inneren Zellmembran, zurückzuführen. Diese Interaktion läßt sich auch bei Anlageträgern der HbC-Anomalie nachweisen, so daß das Kaliumleck unabhängig von der intrazellulären Kristallbildung ist.

Das Vorhandensein des hohen Anteils an *Targetzellen* in peripheren Blutausstrichen (Abb. 65) hängt wahrscheinlich mit den oben genannten elektrostatischen Interaktionen zwischen Hämoglobin und Erythrozytenmembran zusammen. Dieses Phänomen läßt sich bei allen Anomalien des Blutfarbstoffs mit positiver Ladung nachweisen, z. B. bei HbE, HbO Arab und HbD Los Angeles sowie bei den Kombinationen von HbSC und HbAC.

Das relativ schwere Krankheitsbild der HbSC-Krankheit (siehe Seite 114) wird vorwiegend durch die Störung der *Kationenhomöostase* und den dadurch bedingten Wasserverlust erklärt. Die Folge ist eine hohe intrazelluläre Konzentration von HbS bzw. HbC, die unter diesen Bedingungen leichter präzipitieren bzw. kristallisieren.

8.1.3 Häufigkeit und Vorkommen

Die höchste Heterozygotenfrequenz wird mit etwa 25 % in Ghana und Obervolta (Westafrika) gefunden. Von hier aus ist die Verbreitung über die übrige Welt erfolgt. Die Heterozygotenfrequenz beträgt in der Karibik 3,5 % und unter den Schwarzen Nordamerikas ca. 2,5 %. Hier wird die Häufigkeit der Homozygotie mit 0,02 % angegeben. Aus dem Mittelmeerraum sind sporadisch Fälle von HbC beschrieben worden. HbC ist weltweit nach HbS bzw. HbE die dritthäufigste Hämoglobinanomalie.

8.1.4 Klinik der HbC-Anomalien

Anlageträger

Bei *Heterozygotie* beträgt der Anteil von HbC am Gesamthämoglobin 50 %, der Rest ist HbA (Abb. 66). Die Anlageträger sind nicht krank, es finden sich keine hämatologischen Veränderungen. In peripheren Blutausstrichen sieht man *Targetzellen.* Das *MCHC* ist aufgrund des Wasserverlustes im Vergleich zu normalen Erythrozyten erhöht.

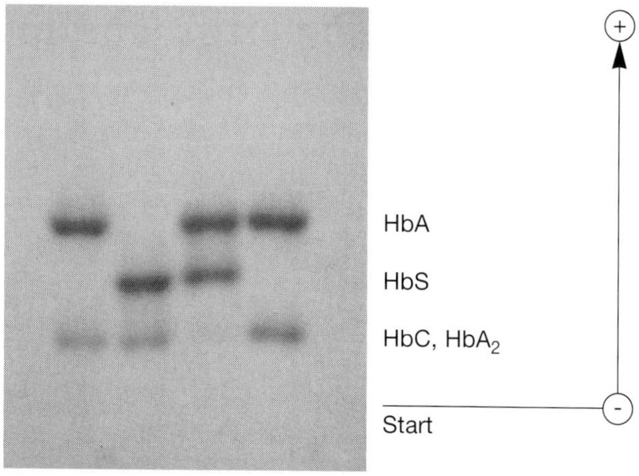

Abb. 66: Elektrophoretische Darstellung von HbC in Kombination mit HbA und HbS. Familienuntersuchung von links nach rechts: Vater: HbA/HbC, 1. Kind: HbS/HbC, Mutter: HbA/HbS, 2. Kind: HbA/HbC. Elektrophorese: Zellulose-Azetatfolie, pH 8,6.

HbC-Krankheit

Die *Homozygotie* für HbC sowie die Kombination mit anderen anomalen Hämoglobinen (mit Ausnahme von HbS) und mit β-Thalassämien wird klinisch unter dem Begriff der HbC-Krankheit zusammengefaßt.

HbC-Homozygotie

Die Patienten haben eine leichte bis mittelschwere *hämolytische Anämie* (Hb ≈ 12 g/dl) bei 30 – 40 ‰ Retikulozyten. Im peripheren Blutausstrich sieht man überwiegend Targetzellen (Abb. 65), hin und wieder auch Kristallzellen und Mikrosphärozyten (Abb. 65). Bei der *Elektronenrastermikroskopie* kommen typische ein- und vielfach gefaltete Formen zur Darstellung. Der MCHC-Wert ist auf über 35 g/dl erhöht, das MCV auf unter 75 fl erniedrigt.

Aplastische Krisen kommen vor. Die Lebenszeit der Erythrozyten ist verkürzt bei überwiegendem Abbau in der meist vergrößerten Milz. Die osmotische Resistenz ist erhöht.

Bei der *Hämoglobinanalyse* findet sich fast ausschließlich HbC. Das HbF kann leicht erhöht sein. HbA ist nicht nachweisbar. Das HbA_2 kommt bei der alkalischen Hämoglobinelektrophorese nicht zur Darstellung, da es identisch mit HbC wandert (Abb. 31, Seite 62 und Abb. 66). Allgemeine klinische Symptome sind in der Regel gering ausgeprägt. Gelegentlich werden stärkere Bauch- und Gelenkschmerzen

Tabelle 55: Differentialdiagnose der Homozygotie für HbC und der HbC-β-Thalassämien.

	Homozygotie HbC	HbC-β^+-Thal	HbC-β^0-Thalassämie
Anämie	leicht bis mäßig	leicht	mäßig bis stärker
Blutausstrich	Target-, Stab-, Kristallzellen	Targetzellen, mikrozytär, hypochrom	Targetzellen, Anisozytose, mikrozytär, hypochrom
Retikulozyten	erhöht	leicht erhöht	erhöht
MCV fl	≈ 70–72	60–70	55–70
HbA %	0	20–30	0
HbC (+ HbA_2) %	> 97	65–80	90–95
Milzvergrößerung	ja	nein	ja
Eltern	HbC + HbC	HbC + β^+Thal	HbC + β^0Thal

angegeben. Diese Beschwerden sowie die hämatologischen Veränderungen können sich während Schwangerschaften verschlechtern.

Kombinationen mit anderen Anomalien

Die Kombination mit der α-Thalassämie (siehe Seite 235) hat keine klinischen Auswirkungen. Das gilt auch für die Kombination von HbC mit HPFH (siehe Seite 320).

Das Hämoglobinmuster bei der Kombination mit der *β-Thalassämie* hängt davon ab, ob eine β^0- oder β^+-Thalassämie vorliegt (Tab. 55). Die entsprechenden hämatologischen Veränderungen sind ähnlich wie bei der HbC-Krankheit. Die leichte bis mäßig schwere *hämolytische Anämie* wird durch eine *Hypochromie* ergänzt.

Bei der *HbSC-Krankheit* ist die akute klinische Symptomatik (siehe Seite 114) in der Regel leichter als bei der Sichelzellanämie (HbSS), von der sie sich u. a. durch folgende *Kriterien* unterscheidet (Tab. 43 Seite 126): Allgemein variabler Verlauf und weniger letale Komplikationen. Gallensteine, Kardiomegalie, funktionelle Asplenie mit Thrombozytose und IgM-Erniedrigung kommen seltener vor. Zerebrovaskuläre Ereignisse und Schmerzkrisen sind bei beiden Krankheiten etwa gleich häufig, während Retinopathie, Thromboembolien sowie Papillennekrosen der Nieren bei der HbSC-Krankheit häufiger sind. Eine *Schwangerschaft* kann die Symptomatik erheblich verstärken.

Diagnose

Die Morphologie der Erythrozyten (reichlich *Targetzellen*, selten *Kristall-* bzw. *Stabzellen*, *Mikrosphärozyten*) in peripheren Blutausstrichen sowie die Kombination von hohem MCHC mit erniedrigtem MCV sollten Anlaß zu einer *Hb-Analyse* sein.

Die Untersuchung der Familie wird auch zur Aufdeckung von Kombinationsformen führen. Ein Elternteil ist immer heterozygot für HbC, der andere Elternteil ist Anlageträger der anderen Anomalie (siehe Abb. 66). Wenn beide Eltern heterozygot für HbC sind, ist eine HbC-β^0-Thalassämie ausgeschlossen (Tab. 55).

Therapie

Die HbC-Krankheit bedarf keiner Therapie. Die Behandlung der Komplikationen der HbSC-Krankheit, insbesondere der *Retinopathie* und der *renalen Symptome* orientiert sich an der Schwere der Symptome und folgt den Grundsätzen der Behandlung der Sichelzellkrankheit (siehe Seite 130). *Schwangerschaften* müssen sehr sorgfältig überwacht werden (siehe Seite 116).

Nachweismethoden

Die Art der Aminosäurensubstitution verleiht HbC eine relativ hohe positive Ladung und dadurch eine dem HbA_2, HbE und HbO Arab identische elektrophoretische Wandergeschwindigkeit bei alkalischem pH. Eine Verwechslung mit HbA_2 ist allein aus Gründen der quantitativen Anteile nicht möglich. Das HbA_2 macht normalerweise nur 2 – 3 %, bei β-Thalassämien höchstens bis zu 8 % vom Gesamthämoglobin aus. Gleiche Wanderungsgeschwindigkeit wie HbC bei der *„alkalischen" Hämoglobinelektrophorese* und gleiche Anteile haben HbO und HbE.

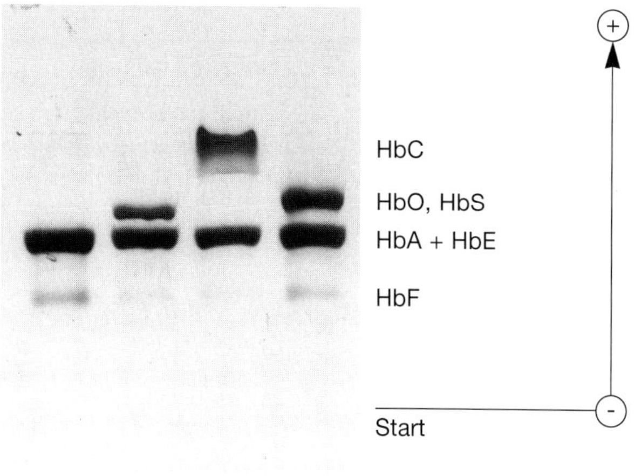

Abb. 67: „Saure Elektrophorese" (Acid Hb Gel, Beckman Paragon®) zur Trennung von HbC, HbO und HbE, die bei „alkalischer" Elektrophorese eine identische Wanderungsgeschwindigkeit haben. HbA und HbE wandern an identischen Positionen. Der Unterschied zwischen HbS und HbO ist minimal.

Mit der *„sauren" Elektrophorese* (pH 6,0) lassen sich auf Agarosefolien HbC, HbO und HbE gut voneinander trennen, nicht dagegen HbA_2. Das HbE verbirgt sich dabei allerdings in der HbA-Bande (Abb. 67). Mit der *isoelektrischen Fokussierung* auf Polyakrylamidgel können HbA_2, HbE und HbC voneinander getrennt werden, während HbE und HbO Arab an identischer Position wandern.

Die Trennung und quantitative Bestimmung von HbC, HbO, HbE und HbA_2 (Abb. 68 a – c) gelingt mit der *FPL-Chromatographie* über Anionen- und Kationenaustauscher unter Verwendung verschiedener Puffer. Schließlich können zur Identifizierung auch immunologische oder molekulargenetische Methoden verwendet werden.

Quantitativ findet man bei *Heterozygoten* 30–40 % HbC und 60–70 % HbA. Ein geringerer Anteil an HbC weist auf die Koexistenz einer α-Thalassämie hin. *Homozygote* haben etwas weniger als 100 % HbC, der Rest ist HbA_2. Das HbF kann leicht erhöht sein.

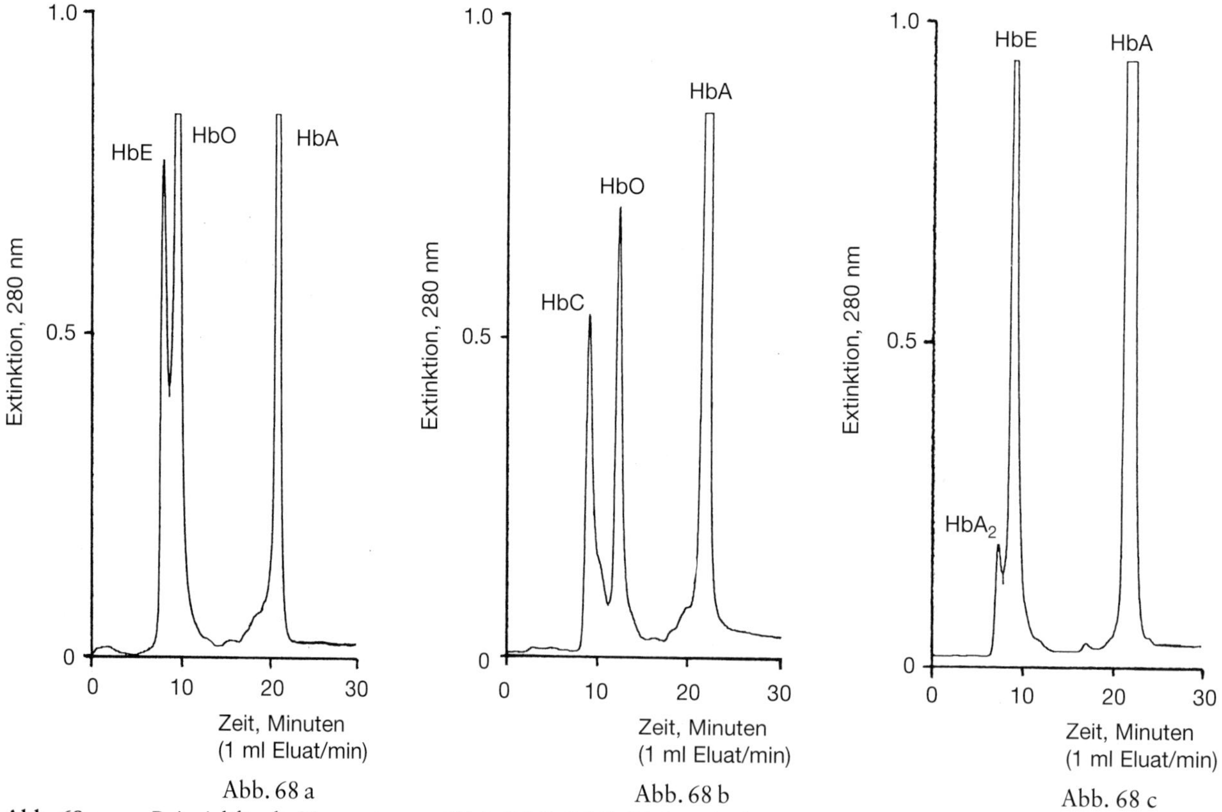

Abb. 68 a – c: Beispiel für die Trennung von HbA, HbO, HbE, HbC und HbA_2 mittels FPL-Chromatographie über Monobeads Anionenaustauscher (Mono Q®).

a) HbE und HbO sind gut trennbar, nicht dagegen HbE und HbC.

b) HbC und HbO sind gut trennbar.

c) HbE und HbA_2 sind gut trennbar.

8.2 Hämoglobin D- und G-Anomalien

8.2.1 Definition

Die Hämoglobine D und G sind harmlose Varianten mit unterschiedlichen Strukturdefekten (siehe unten). Gemeinsames Kriterium ist eine mit HbS identische elektrophoretische Wanderungsgeschwindigkeit bei alkalischem pH. Die Bedeutung liegt überwiegend in der labortechnischen Abgrenzung gegenüber der Sichelzellanomalie.

8.2.2 Klinik und Diagnostik

Klinisch verursacht selbst Homozygotie keine krankhaften Veränderungen. Gelegentlich sieht man vermehrt *Targetzellen.* Kombinationen mit den Thalassämien und anderen anomalen Varianten, insbesondere mit HbS (siehe Seite 117) führen zu ganz unterschiedlichen Krankheitsbildern.

Es gibt mehrere Strukturvarianten von HbD bzw. HbG, die u. a. als *HbD Punjab* bzw. *HbD Los Angeles* (β121 (GH4) Glu → Gln), *HbD Iran* (β22 (B4) Glu → Gln), *HbD Ibadan* (β87 (F3) Thr → Lys), *HbD Neath* (β21 (GH4) Glu → Ala) oder u. a. als *HbG Galveston* (β43 (CD2) Glu → Ala) und *HbG San Jose* (β7 (A4) Glu → Gly) in die Literatur eingegangen sind. *HbG Philadelphia* (α68 (E17) Asn → Lys) ist die häufigste α-Anomalie in der schwarzen Bevölkerung der USA. Es hat die gleiche elektrophoretische Wanderungsgeschwindigkeit u. a. wie HbS und HbD Los Angeles. Mit der HPL-Chromatographie sowie mit immunologischen (siehe Seite 63) und molekulargenetischen Methoden kann HbG Philadelphia von den anderen elektrophoretisch identischen oder ähnlichen Varianten unterschieden werden.

Die HbD- bzw. HbG-Varianten haben folgende gemeinsame Charakteristika:

- Keine hämatologische Erkrankung, selbst nicht bei Homozygotie (> 95 % HbD, normales HbA_2).
- Identisches elektrophoretisches Verhalten untereinander und mit HbS bei alkalischem pH aufgrund der durch den Aminosäurenaustausch bedingten zusätzlichen positiven Ladung.
- Negativer Löslichkeitstest, keine Sichelzellbildung im In-vitro-Test.
- In der Kombination mit HbS (gemischte Heterozygotie) haben die HbD- bzw. HbG-Varianten einen unterschiedlichen Effekt auf die phänotypische Expression der Sichelzellkrankheit (siehe Seite 117). Das Spektrum reicht von der praktisch asymptomatischen Form (HbS/HbD Ibadan) bis zur mittelschweren bzw. schweren Sichelzellkrankheit (HbS/HbD-Los Angeles).
- Elektrophoretisch können HbS und die HbD- bzw. HbG-Varianten auf Agarosegelfolien bei pH 6,0 bis 6,5 sowie mittels HFPL-Chromatographie (siehe Abb. 32, Seite 63) und immunologischen Methoden unterschieden und quantitativ bestimmt werden.

8.2.3 Häufigkeit und Vorkommen

HbD Punjab bzw. *HbD Los Angeles* wird am häufigsten in der indischen Bevölkerung gefunden, besonders unter den Sikhs und der Hindubevölkerung des Punjab-Distriktes. Die Frequenz beträgt hier bis zu 2 – 3 %. Aus den Ländern der ehemaligen UDSSR liegen folgende Daten vor: Uzbekistan 0,5 % (bis 1,9 % in bestimmten Regionen), Tadjikistan 0,7 – 1,8 % und Turkmenistan 0,36 %. Sporadisch tritt HbD auch in vielen anderen Ländern der Welt auf. Die verschiedenen *HbG-Varianten* werden bei insgesamt sehr niedriger Genfrequenz überall verstreut in der Welt angetroffen.

8.3 Hämoglobin E Anomalie und HbE-Krankheit

8.3.1 Definition

Hämoglobin E ist eine Anomalie der *β-Globinkette* (β26 (B8) Glu → Lys), die unter allen Hämoglobinanomalien in der Häufigkeit wahrscheinlich an erster Stelle steht. Sie wird deshalb sehr oft in der Kombination mit anderen Varianten, insbesondere mit α- und β-Thalassämien gefunden. Klinisch manifestiert sich

Tabelle 56: Effekt der α-Thalassämie auf das Hämoglobinmuster und die phänotypische Expression der HbE-Anomalie.

Zahl aktiver α-Globingene*	**HbE-Heterozygotie (β^A/β^E)** Hb-Muster %	Phänotyp	**HbE-Homozygotie (β^E/β^E)** Hb-Muster %	Phänotyp
αα/αα (normal)	HbE: 25–35 HbA: 75–65	Hypochromie	HbE: > 97 Rest: HbA_2, HbF	leichte hypochome Anämie
-α/αα (α^+-Thal)	HbE: 22–35 HbA: 78–68	Hypochromie	HbE: > 95 Rest: HbA_2, HbF Spuren Hb Bart's	leichte hypochrome Anämie
--/αα (α^0-Thal)**	HbE: 15–25 HbA: 85–75	hypochrome Anämie Splenomegalie		hypochrome Anämie, Splenomegalie
--/-α (α^0-/α^+-Thal) (HbH-Krankheit)	HbE: 10–17 Hb Bart's: 5–10 HbH: Spuren HbA: ≈ 80	wie schwere HbH-Krankheit	HbE: 85 HbF: 13 Hb Bart's: 2	wie schwere HbH-Krankheit

* Zur molekularen Genetik der α-Thalassämien siehe Seite 212
** Gleiche Verhältnisse findet man bei der homozygoten α^+-Thalassämie (-α/-α)

die homozygote HbE-Anomalie als *Hypochromie* oder als leichte *hypochrome Anämie*. Anlageträger haben nur eine Hypochromie. Der molekulargenetische Defekt besteht in einer Missensemutation des Kodon 26 (Glu → Lys) im Exon 1, die einerseits die Aminosäurensequenz der β-Globinkette verändert. Insofern handelt es sich beim HbE um eine *Hämoglobinanomalie*. Andererseits bewirkt sie durch die Aktivierung einer sogenannten *kryptischen Spleißstelle* die Bildung einer qualitativ und quantitativ abnormen β^E-mRNA, wodurch die anomale Variante im Sinne einer *β^+-Thalassämie* vermindert exprimiert wird.

8.3.2 Molekularpathologie

Die Besonderheit des HbE liegt in der komplexen Molekularpathologie. Durch die HbE-Mutation entsteht im kodierenden Exon 1 des β-Globingens eine Donorsignalsequenz (siehe Seite 53) für den Spleißmechanismus. Dadurch kommt es zur *pathologischen mRNA-Reifung* und zur reduzierten Synthese normaler β-Globin mRNA (siehe Seite 245 u. 325). Die Folge ist eine *Hypochromie* mit *Mikrozytose*. Es gibt zwei weitere Phänomene, die für die Molekularpathologie der HbE-Krankheit von Bedeutung sind. Zunächst ist die *gestörte $\alpha\beta^E$-Dimerbildung* zu nennen, die ähnlich wie bei anderen positiv geladenen β-Globinketten im Vergleich zur $\alpha\beta^A$-Dimerbildung vermindert ist (siehe Seite 70). Dies wird besonders deutlich bei der Ausprägung von Hypochromie und Anämie in der Kombination von HbE mit der *α-Thalassämie* (Tab. 56). Weiterhin ist HbE instabil, so daß es während der Alterung der Erythrozyten zur intrazellulären Denaturierung kommt. Dieses Phänomen hat allerdings keine direkte krankmachende Bedeutung.

Die *Instabilität*, die durch den Lysin-Glutaminsäureaustausch an Position 26 bedingt ist und sensible α1β1-Kontaktstellen betrifft, läßt sich durch verschiedene *Denaturierungstests* (siehe Seite 64) sowie bei Inkubation von intakten Erythrozyten mit *Acetylphenylhydrazin* nachweisen.

Die leichtere Denaturierbarkeit von HbE durch oxidativ wirksame Substanzen hat unter bestimmten Bedingungen eine praktische Bedeutung. So löst z.B. die Behandlung von HbE-Anomalieträgern mit *Dapson* (Lepra) oder *Paraaminosalizylsäure* (Tuberkulose) hämolytische Krisen aus. HbEE- und HbAE-Patienten sind zusätzlich durch die Beeinträchtigung der Schutzmechanismen gegenüber oxidativen Belastungen gefährdet. Das kommt vor allem in der mangelnden Aktivierbarkeit der Pentose-Phosphatshunts und der signifikanten Reduktion von SH-Gruppen in der Erythrozytenmembran zum Ausdruck. Letzteres führt dazu, daß die Zellmembranen von HbEE- und HbAE-Erythrozyten deutlich mehr Hämoglobin binden als normale HbA-Erythrozyten. Als antioxidativer Schutz hat sich die Gabe von *Askorbinsäure* (*Vitamin C*) bewährt.

Schließlich lassen sich aus der Instabilität von HbE weitere Zusammenhänge für die Pathophysiologie der HbEE-Krankheit und der HbE-β-Thalassämie

Tabelle 57: Differentialdiagnose der Homozygotie für HbE und der HbE-β^0-Thalassämien.

	Homozygotie HbE	HbE-β^+-Thal	HbE-β^0-Thal
Anämie	leicht	sehr variabel*	entspricht Thal. major
Blutausstrich	Targetzellen mikrozytär	Targetzellen mikrozytär	Anisozytose mikrozytär
Retikulozyten	normal	erhöht	erhöht
MCV fl	62–67	55–62	52–58
HbA %	0	5–60	0
HbF %	< 3	6–50	15–25
HbE (+HbA_2) %	> 95	25–80	75–85
Milzvergrößerung	nein	ja	ja
Transfusionsbedürftig	nein	nein	immer
Eltern	HbE + HbE	HbA + β^+-Thal	HbA + β^0-Thal

* Bei der HbE-β^+-Thalassämie ist die Schwere der Anämie und des klinischen Krankheitsbildes abhängig vom Ausmaß der Inaktivierung der β^+-Thalassämiemutation

ableiten. Die HbEE-Krankheit geht mit einer leichten *hypochromen Anämie* einher. Das Krankheitsgeschehen wird unter normalen Bedingungen nicht wesentlich durch die Instabilität von HbE beeinflußt. Dagegen besteht bei der HbE-β^0-Thalassämie durch den Überschuß an freien α-Globinketten ein ständiger oxidativer Streß, der zur Zerstörung des relativ labilen HbE und damit zur schweren *hämolytischen Anämie* führt (Tab. 57).

Die Beeinträchtigung der antioxidativen Abwehrmechanismen bei der HbE-Anomalie hat aber nicht nur Nachteile. Ähnlich wie beim Sichelzellhämoglobin, beim G-6-PD-Mangel und bei der α-Thalassämie scheint auch die Anwesenheit von HbE einen selektiven Überlebensvorteil gegenüber *Malariainfektionen* zu bieten (siehe Seite 80).

8.3.3 Häufigkeit und Vorkommen

Die Zahl der von der HbE-Anomalie auf der Welt betroffenen Menschen wird auf etwa 30 Millionen geschätzt. Besonders hoch ist die Häufigkeit und die Kombination mit der α-Thalassämie in Südostasien. In Thailand, Laos, Burma, Malaysia und Kambodscha sind zwischen 20 und 40 % der Bevölkerung davon betroffen. In Indonesien und bestimmten Gebieten Indiens werden bis zu 3 % Anlageträger gefunden. Die höchste Frequenz findet sich mit 20 – 58 % in Assam und Bhutan. Die Häufigkeit in bestimmten arabischen Bevölkerungsgruppen beträgt 15 – 20 %. Aus der früheren UDSSR wird die Frequenz in Tadjikistan mit 0,2 – 3 % und in Turkmenistan mit 0,02 – 0,3 % angegeben. In Europa, auch in Deutschland, sowie in den USA wurden in der einheimischen Bevölkerung vereinzelt Anlageträger beschrieben. Durch die Zuwanderung aus Südostasien ist, den Genfrequenzen in den einzelnen ethnischen Gruppen entsprechend, mit einer deutlichen Zunahme der HbE-Anomalie in den Einwanderungsländern zu rechnen.

Wie aus Analysen von DNA-Polymorphismen (RPLF) im β-Globingenkomplex (der Restriktionslängenfragmente) hervorgeht, ist die HbE Mutation in der Bevölkerung Südostasiens und Europas unabhängig voneinander entstanden.

8.3.4 Klinik der HbE-Anomalien

Anlageträger

Heterozygote sind klinisch nicht krank. Schwangerschaften werden normal ausgetragen. Hämatologisch besteht eine leichte, variable *Hypochromie* (MCH ≈ 25 pg). Die Erythrozytenmorphologie ist bis auf eine *Mikrozytose* (MCV ≈ 73 fl) unauffällig. Ganz selten sieht man *Targetzellen*. Der Anteil an HbE variiert erheblich (17 – 45 %). In der Regel liegt er bei 30 – 45 %, der Rest ist HbA. Das HbF ist nicht erhöht. Bei niedrigeren Konzentrationen an HbE muß man immer an das gleichzeitige Vorkommen eines Eisenmangels oder einer α-Thalassämie denken (Tab. 56). Die niedrigen Werte in diesen Kombinationen sind durch die begünstigte Dimerbildung zwischen α- und β^A-Globinketten bedingt (siehe oben).

HbE-Homozygotie

Die Patienten sind klinisch nicht beeinträchtigt. Die Überlebenschancen entsprechen denen der Normalbevölkerung. Schwangerschaften verlaufen normal. Eine Anämie ist selten. Wenn vorhanden, ist sie leicht. Typisch ist die *Hypochromie* mit *Mikrozytose* (MCH ≈ 20 pg, MCV ≈ 65 fl) bei ausgeprägter *Erythrozytose*. Die Retikulozytenzahl ist normal. Weiterhin finden sich reichlich *Targetzellen* (25 – 75 % der Erythrozyten, Abb. 69). Das Knochenmark ist in der Regel normal. Selten findet man eine leichte *erythroide Hyperplasie*. Die osmotische Resistenz ist wie bei anderen Hypochromien erhöht.

Die Milz ist nicht vergrößert. Der Anteil an HbE beträgt ca. 95 %; der Rest ist HbF und HbA_2.

Bei einer Medikation mit *oxidierenden Substanzen* (siehe Seite 159) besteht wie bei HbE-Anlageträgern die Gefahr einer akuten *Heinzkörperanämie* (siehe oben), die auch im Zusammenhang mit *viralen Infekten* beobachtet wurde.

Kombinationen mit anderen Anomalien

Die Kombination mit der *β-Thalassämie* (HbE-β-Thal) führt abhängig von der β-Thalassämiemutation und in besonderer Weise geprägt durch die Instabilität von HbE (siehe Seite 159) zu einem klinischen Krankheitsbild mit einer mittelschweren bis schweren *hypochromen* und *dyserythropoetischen Anämie*, die der Thalassaemia intermedia bzw. Thalassaemia major entspricht. Entsprechend ist auch die periphere Erythrozytenmorphologie (Anisozytose, Poikilozytose, Hypochromie, Targetzellen, Normoblasten) im Vergleich zur HbE Homozygotie verändert (Abb. 69).

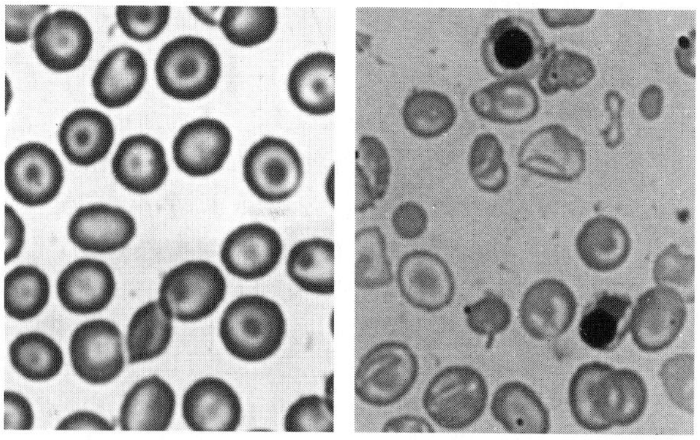

Abb. 69: Typische periphere Erythrozytenmorphologie (Targetzellen) bei HbE-Krankheit. Links: Homozygotie. Rechts: HbE-β-Thalassämie. (Aus Kleihauer, E.: Hämoglobin. Normale und anormale Varianten. In: Humangenetik Bd. III/3, Hämatologie, Becker, P. E. (ed.), p. 533, Abb. 61, Georg Thieme Verlag Stuttgart 1976 mit freundlicher Genehmigung).

Die Unterschiede im *Hämoglobinmuster* (HbE, HbA, HbF) zwischen der HbE-β^+-Thalassämie und der HbE-β^0-Thalassämie sind in Tabelle 57 zusammen gestellt. Das HbA_2 ist erhöht, es wandert allerdings bei alkalischem pH in der Elektrophorese zusammen mit HbE, so daß die meisten für HbE angegebenen quantitativen Daten den Anteil an HbA_2 einschließen.

Die *HbE-β^0-Thalassämie* kommt in Südostasien häufiger vor als die homozygote β-Thalassämie. Sie zu bewältigen ist eine außerordentliche Herausforderung an die Gesundheitsorgane der betroffenen Länder. Die *gemischte Heterozygotie* mit β-anomalen Hämoglobinen verursacht dann Krankheit, wenn die entsprechende Variante in homozygotem Zustand ebenfalls Krankheit erzeugt. Das gilt zum Beispiel für die HbES-Kombination, die durch eine chronische hämolytische Anämie charakterisiert ist, allerdings ohne andere manifeste Symptome einer Sichelzellkrankheit. Erklärt wird dieses Phänomen damit, daß HbE die Aggregationsneigung von HbS nicht verstärkt (siehe Seite 117).

In der Kombination mit der *α-Thalassämie* ist der Anteil an HbE abhängig von der Zahl inaktiver α-Globingene (Tab. 56) deutlich erniedrigt. Die *Hypochromie* ist stärker ausgeprägt (siehe Seite 235).

Die Kombination mit der HPFH hat keine klinischen Konsequenzen (siehe Seite 320).

Diagnostik

Hinweisende Zeichen aus dem peripheren Blutbild sind *Hypochromie*, *Mikrozytose*, *Erythrozytose* sowie mehr *Targetzellen*, als man sie bei der differentialdiagnostisch wichtigen β-Thalassämie bzw. dem Eisenmangel findet. Im Gegensatz zur Heterozygotie findet man bei HbE-Homozygotie viele Targetzellen kombiniert mit leichter bis mäßiger hypochromer Anämie. *Elektrophoretisch* wandert HbE identisch mit HbO, HbC und HbA_2. Molekulargenetische oder spezielle elektrophoretische, immunologische und chromatographische Methoden, insbesondere die HPL-Chromatographie (Abb. 67 und 68) erlauben entsprechende Abgrenzungen. Hinweise auf die komplexen Interaktionsformen zwischen HbE und den verschiedenen Varianten der α-Thalassämie finden sich auf Seite 234 und 235 und in Tabelle 56. Die Differentialdiagnose zwischen Homozygotie und HbE-β^0-Thalassämie ist in Tab. 57 zusammengestellt.

Therapie

Eine Behandlung der Homozygotie für HbE ist nicht erforderlich. Die Kombination mit der *β-Thalassämie* bedarf je nach Schweregrad einer Therapie, wie sie bei der Thalassaemia intermedia bzw. Thalassaemia major üblich ist.

8.4 HbO Arab

HbO Arab (β121 (GH4) Glu → Lys) ist eine seltene Anomalie, die bei Homozygotie eine leichte bis mittelschwere *Anämie* mit *hämolytischen Schüben* verursacht. Im peripheren Blutausstrich sieht man viele *Targetzellen* sowie eine *Aniso-* und *Poikilozytose*. Die Milz ist vergrößert. Ein gehäuftes Vorkommen ist aus Nordafrika, den afrikanischen Ländern und aus Bulgarien sowie Jugoslawien beschrieben worden.

Die gemischte Heterozygotie mit der *β^0-Thalassämie* führt zu einer mittelschweren bis schweren *hämolytischen Anämie* (Hb 6 – 8 g/dl, Retikulozyten 30 – 80 ‰). Der Blutausstrich ähnelt sehr dem einer schweren Thalassämieform mit Normoblasten. Die Milz ist vergrößert. Das Hämoglobin besteht überwiegend aus HbO Arab mit einer mäßigen HbF-Erhöhung. HbO Arab wandert elektrophoretisch bei alkalischem pH identisch mit HbA_2, HbE und HbC. Eine Differenzierung dieser Varianten ist mit der *„sauren“ Elektrophorese* (Abb. 67) und der *FPL-Chromatographie* (Abb. 68 a – c) möglich.

Die doppelte Heterozygotie mit *HbS* bewirkt eine mittelschwere bis schwere *Sichelzellkrankheit* (siehe Seite 116).

9 Varianten mit Präzipitationsneigung

9.1 Instabile Hämoglobine

9.1.1 Definition

Diese Gruppe von anomalen Hämoglobinen mit *autosomal dominantem Erbgang* ist dadurch charakterisiert, daß das Molekül im Vergleich zum normalen Hämoglobin strukturell weniger stabil ist und deshalb intraerythrozytär denaturiert. Dadurch wird das Krankheitsbild einer in der Schwere variablen kongenitalen *hämolytischen Anämie* verursacht. Der Nachweis von *Innenkörpern* gelingt in den meisten Fällen, er ist aber nicht obligat.

Hb Köln ist die bekannteste und am häufigsten vorkommende Anomalie. Alle instabilen Varianten mit der entsprechenden Symptomatik einer hämolytischen Innenkörperanämie und Mesobilifuszinurie werden unter dem Begriff der *Hb Köln-Krankheit* zusammengefaßt. Im Gegensatz zu den meisten anderen anomalen Hämoglobinen sind *homozygot* Kranke wahrscheinlich nicht lebensfähig.

9.1.2 Häufigkeit und Vorkommen

Es wurden bis 1994 etwa 150 verschiedene Varianten mit Strukturinstabilität identifiziert, von denen fast 100 eine entsprechende Symptomatik verursachen. Dabei überwiegen die β-Anomalien. Die wenigen instabilen Varianten der γ-Globinketten sind *HbF Xinjiang* (γ25 (B7)Gly → Arg ($^{A}\gamma^{T}$)) und *HbF Poole* (γ130 (H8) Trp → Gly ($^{G}\gamma^{I}$)).

Instabile Hämoglobine gibt es ohne Bevorzugung bestimmter ethnischer Gruppen auf der ganzen Welt. Bezogen auf die Gesamtzahl aller anomalen Varianten macht ihr Anteil etwa 20 % aus. In Deutschland gehören sie in der einheimischen Bevölkerung neben den HbM-Varianten zu den häufigsten Strukturanomalien des Hämoglobins (z. B. *Hb Köln* (β98 (FG5) Val → Met), *Hb Freiburg* (β23 (B5) Val → 0), *Hb Tübingen* (β106 (G8) Leu → Gln)). Der Anteil an neuen Mutationen wird auf 1:1 Million Personen geschätzt.

9.1.3 Molekularpathologie

Normales Hämoglobin wird während der Lebenszeit eines Erythrozyten nicht nennenswert denaturiert. Das liegt einmal an der strukturellen Stabilität des Hämoglobinsmoleküls, zum anderen wird die für die Strukturstabilität essentielle Zweiwertigkeit des Hämoglobineisens (Hb Fe^{2+}) garantiert, indem das laufend anfallende Methämoglobin (Hb Fe^{3+}) durch reduzierende Systeme (siehe Seite 196) konstant auf Werte unter 1 % vom Gesamthämoglobin gehalten wird.

Auf molekularer Ebene sind die klinisch heterogenen instabilen Varianten durch Mutationen jener Aminosäurenpositionen charakterisiert, die als *Festpunkte für die Stabilität* und teilweise auch für die Funktion des Moleküls eine zentrale Bedeutung haben. Das instabile Hämoglobin denaturiert in vivo entweder spontan oder unter der Einwirkung oxidierender Substanzen, gelegentlich auch bei Fieber und Virusinfekten. Die intrazellulären Präzipitate lassen sich als *Heinzkörper* nachweisen. Weitere Charakteristika vieler instabiler Varianten sind eine *erhöhte Oxidierbarkeit* (Methämoglobinbildung), ein *verändertes Methämoglobinspektrum* und eine *veränderte Sauerstoffaffinität.* Die zur strukturellen und funktionellen Instabilität führenden Mutationen betreffen folgende kritische Regionen des Moleküls (Abb. 70):

- Die häufigste Ursache für die Instabilität ist der Verlust eines hydrophoben „Stöpsels", der normalerweise die Oberfläche des Moleküls so gut abdichtet, daß kein Wasser in das Innere des Moleküls gelangen kann. Mehr als 50 % der Mutationen dieser Art betreffen die Substitution von *Leuzin* durch *Arginin.* Das ausgetauschte Arginin füllt mit seinen Seitenketten den ursprünglich für das Leuzin vorgesehenen Platz nicht vollständig aus. Durch dieses *Leck* dringt Wasser in das Molekül.
- Die Substitution einer Aminosäure in der α-Helix durch einen *Prolinrest* irritiert die Sekundärstruktur derart, daß nicht nur die Ordnung, sondern auch die Festigkeit der *α-Helix* empfindlich gestört wird (siehe Seite 25). Bei dieser zur Instabili-

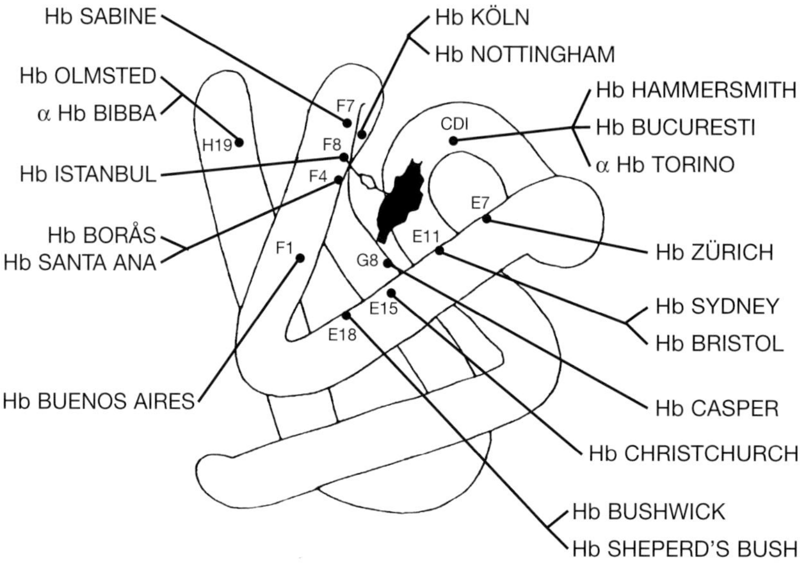

Abb. 70 a

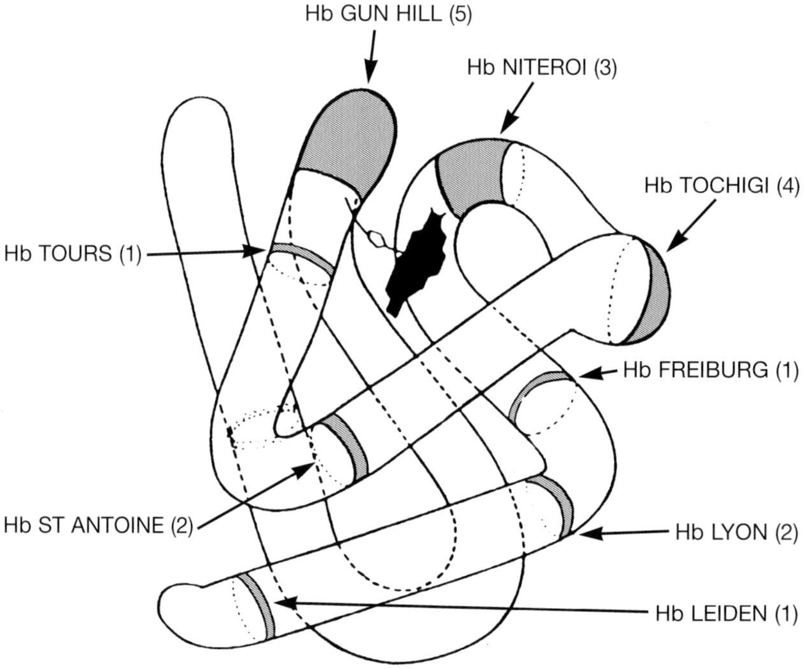

Abb. 70 b

Abb. 70a und b Beispiele für Positionen von Aminosäurensubstitutionen in der dreidimensionalen Struktur der β-Globinkette bei instabilen Hämoglobinen.
Abb. 70a) Einzelbasensubstitutionen. Neben den β-Anomalien sind auch die beiden α-anomalen Varianten Hb Bibba und Hb Torino eingezeichnet.
Abb. 70b) Deletionen. Die schraffierten Areale kennzeichnen das jeweilige Ausmaß der Deletionen. Die Zahl der deletierten Aminosäuren ist in Klammern angegeben.
(Aus Bunn, H. F., and B. G. Forget: Hemoglobin: Molecular, Genetic and Clinical Aspects, p. 567, Fig. 13-1, W. B. Saunders Comp., Philadelphia 1986 mit freundlicher Genehmigung der John Wiley & Sons, Inc.).

tät führenden zweithäufigsten Mutationsform steht die Leuzin-Prolin-Substitution an erster Stelle, gefolgt von der Alanin-Prolin- und Histidin-Prolin-Substitution. Instabilität ist auch dann vorprogrammiert, wenn andere Aminosäuren durch Prolin ersetzt werden.

- Das Hämoglobinmolekül büßt auch an Stabilität ein, wenn die Substitutionen von Aminosäuren einen Verlust der für die Kontakte essentiellen *Wasserstoffbindungen* und *Salzbrücken* im Inneren des Moleküls bewirken. Die Lockerung der Kontakte zwischen benachbarten Polypeptidketten erlaubt den Zutritt von Wasser und fördert die Dissoziation in Untereinheiten.
- Substitutionen oder Deletionen von Aminosäuren im Bereich der Hämtasche stören die normale *Häm-Globin-Bindung.* Betroffen davon sind besonders nichtpolare Aminosäuren, die in der Tertiärstruktur der E- und F-Helix und den interhelikalen CD- und FG-Abschnitten für die Häm-Globinkontakte verantwortlich sind. Strukturelle Veränderungen in diesen Bereichen bewirken eine gesteigerte Dissoziation von Häm und Globin. Da hämfreies Globin äußerst instabil ist, denaturiert es sehr leicht zu Innenkörpern.
- Substitutionen und Deletionen von Aminosäuren in den *interhelikalen Strukturbereichen* können ebenfalls eine Strukturinstabilität nach sich ziehen. Hier spielt wiederum der Austausch bzw. der Einbau von *Prolin* (siehe oben) eine große Rolle, da es gerade in den interhelikalen Regionen einen besonders stabilisierenden Effekt auf die räumliche Anordnung benachbarter Helices hat (siehe Seite 25).
- Eine weitere Gruppe von Anomalien erfährt ihre Instabilität durch sehr gravierende Defekte in der Aminosäurensequenz, z. B. durch *Deletionen* bzw. *Insertionen* von bis zu fünf Aminosäuren oder durch entsprechende Verlängerungen der Globinketten am C-terminalen Ende.

9.1.4 Pathophysiologie

Denaturierung des Hämoglobins

Im Mittelpunkt des Krankheitsgeschehens steht die intrazelluläre Denaturierung des strukturell defekten Hämoglobins. Ein Endprodukt dieses über viele Sta-

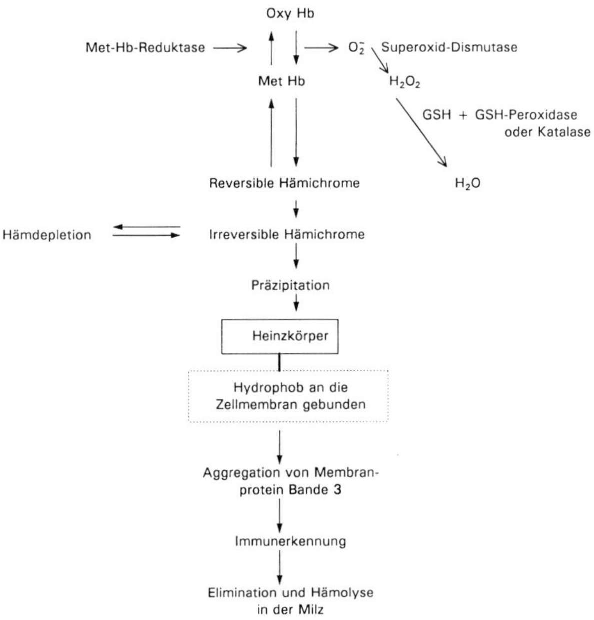

Abb. 71: Mechanismen der intraerythrozytären Denaturierung von instabilen Hämoglobinvarianten. (Modifiziert nach Winterbourn, Ch.: Semin. Hematol. 27, 4 (1990)).

tionen laufenden Prozesses (Abb. 71), der durch oxidative Vorgänge begünstigt wird, sind *Heinzkörper.* Diese haben ganz wesentlichen Anteil an den multiplen Traumatisierungen und damit am vorzeitigen Untergang der Erythrozyten (siehe unten).

Entsprechend ihrer Positionen in der Quaternärstruktur des Moleküls bewirken die Mutationen einerseits Störungen der Interaktionen zwischen Häm und Globin. Andererseits können die für die Konformation wichtigen Kontakte zwischen den α- und β-Globinketten erheblich beeinträchtigt sein. Die Folgen sind Instabilität, erhöhte Oxidierbarkeit, veränderte Sauerstoffaffinität sowie eine verstärkte Häm-Globin-Dissoziation. Der jeweilige Charakter einer instabilen Variante wird durch die spezifische Mutation geprägt. Daneben gibt es posttranslationale Modifikationen der Primärstruktur mit entsprechenden Folgen für die Funktion und die chemischen Eigenschaften (siehe unten).

Eine in der hydrophoben Hämtasche gelegene Aminosäurensubstitution bewirkt je nach Art und Position der Mutation unterschiedliche funktionelle oder/und strukturelle Defekte (Abb. 70). Wenn proximal vom Häm liegende Positionen betroffen sind, ist vorwiegend die *Häm-Globin-Bindung* gestört. Die Folge ist die Bildung sogenannter *Semihämoglo-*

bine, die dadurch charakterisiert sind, daß nur die normalen Globinketten eine feste Bindung mit dem Häm eingehen. Sind dagegen distal vom Häm gelegene Positionen betroffen, dann steht die *Methämoglobinbildung* im Vordergrund. Gleichzeitig werden vermehrt Sauerstoffradikale und Reduktionsprodukte von Wasserstoffperoxid generiert, die die Methämoglobinbildung verstärken.

Der nächste Schritt in Richtung der Präzipitation ist die strukturelle Destabilisierung des Methämoglobins mit der Bildung von *Hämichromen*, wobei es zur Dissoziation von Häm und Globin kommen kann. Hämichrome sind dreiwertige Derivate des Hämoglobins, bei denen die sechste Koordinationsstelle des Hämeisens eine direkte Bindung entweder mit dem distalen Histidin (reversibles Hämichrom) oder mit einer Seitenkette einer anderen Aminosäure (irreversibles Hämichrom) eingeht. Die Hämichrombildung ist quantitativ und qualitativ abhängig vom Ausmaß der Störung der normalen stabilisierenden Interaktionen zwischen Polypeptidketten, die die Reversibilität der Dissoziation der Dimere in α- und β-Globinketten ($\alpha\beta \leftrightarrow \alpha+\beta$) bestimmen. Die irreversiblen Hämichrompräzipitate formieren sich zu *Heinzkörpern*, die sich über hydrophobe Bindungen an die Bande 3 der Erythrozytenmembran anlagern. Dieses Endprodukt ist für den Vorgang der *Hämolyse* der Erythrozyten von großer Bedeutung (siehe unten). Die früher vermutete Anheftung der Heinzkörper über SH-Bindungen scheint nicht die Regel zu sein. Diese Vorgänge sowie die sich anschließenden Mechanismen der Hämolyse sind in Abb. 71 schematisch dargestellt.

Posttranslationale Veränderungen (siehe Seite 38, 40 u.41) bei instabilen Hämoglobinen verdienen deshalb Beachtung, weil sie sowohl die Funktion des Hämoglobins, als auch das elektrophoretische Verhalten sowie den quantitativen Nachweis beeinflussen können.

Ein Beispiel für eine posttranslationale Modifikation der Primärstruktur ist die Desamidation eines Asparaginrestes. Die instabile Variante *Hb Redondo* (β92 (F8) His → Asn → Asp) unterliegt einem derartigen Prozeß. Zunächst entsteht durch die Substitution des proximalen Histidins der β-Globinkette die Variante *Hb Redondo I* (β92 (F8) His → Asn), bei der mit dem Histidin auch das entsprechende Häm verloren geht. Als nächster Schritt folgt die Desamidation des substituierten Asparaginrestes (β92 Asn → Asp) mit der Bildung der Variante *Hb Redondo II* (β92 (F8) His → Asp). Beide anomalen Varianten lassen sich elektrophoretisch trennen. Hb Redondo I wandert bei pH 8,6 etwa gleich schnell wie HbA_2, Hb Redondo II wandert identisch mit HbS.

Der Verlust der Häm-Globin-Bindung und die Bildung von Semihämoglobinen verursacht methodische Fehler bei der Bestimmung der Hämoglobinkonzentration. In der Regel werden zu niedrige Hämoglobinkonzentrationen und damit auch zu niedrige MCH-Werte ermittelt.

Hämolysemechanismen

Als Ursache für die Hämolyse von innenkörperhaltigen Erythrozyten sind bislang vorwiegend mechanistische Vorstellungen diskutiert worden. Im Mittelpunkt stand die Polytraumatisierung der Zelle während der Passage durch die Milz. Die intrazellulären Heinzkörper wurden für die geringere Flexibilität der Erythrozyten verantwortlich gemacht. Als weiterer Faktor wurde der Verlust von Membranbestandteilen mit Verminderung der Zelloberfläche beim Herausquetschen der Heinzkörper in der Milz genannt. Auch ein erhöhter Kaliumefflux mit Wasserverlust sowie direkte Schäden der Zellmembran durch eine Lipidperoxidation wurden als begünstigende Faktoren für die Hämolyse diskutiert. Bei kritischer Betrachtung ist jedoch die Bedeutung der genannten Phänomene für die Schädigung und Hämolyse der Erythrozyten nicht durch ausreichende experimentelle Studien belegt.

Neuerdings werden andere Vorgänge erörtert. Ausgehend von der Tatsache, daß der Untergang normal gealterter Erythrozyten über *immunologische Erkennungsmechanismen* durch *Makrophagen* der Milz und der Leber erfolgt, werden ähnliche Phänomene eines vorzeitigen Alterns auch für die Elimination von Erythrozyten mit Innenkörpern angenommen. Dabei spielt wahrscheinlich ein natürlicher gegen die Bande 3 der Membranproteine gerichteter autologer Antikörper eine entscheidende Rolle. Die derzeitigen Vorstellungen gehen dahin, daß sich irreversible Hämichrome an die Bande 3 der Erythrozytenmembran binden und dort unter Anreicherung zu Heinzkörpern aggregieren. Der autologe Antikörper erkennt diesen Komplex. Die so „markierten" Erythrozyten werden von den Makrophagen der Milz und der Leber aufgenommen und entweder vollständig

Tabelle 58: Prozentuale Häufigkeit einiger Kriterien instabiler Hämoglobine mit der klinischen Manifestation einer hämolytischen Anämie. Ausgewertet wurden 64 verschiedene Varianten.

Klinisch schwere Formen: Grad 1 + 2 (siehe Tab. 59)	Elektrophoretische Mobilität, pH 8,6 (Vergleich: HbA)			Sauerstoffaffinität (Auswertung: 37 Varianten)		
	identisch	*schneller*	*langsamer*	*normal*	*erhöht*	*niedrig*
35 %	55 %	10 %	35 %	25 %	55 %	20 %

aus dem Kreislauf eliminiert oder von den Innenkörpern befreit (Abb. 71).

Gestörte Sauerstofftransportfunktion

Die überwiegende Zahl, d. h. 75 % der klinisch relevanten instabilen Hämoglobine geht, soweit sie darauf untersucht wurden, mit einer veränderten Funktion des Sauerstofftransportes einher. Die O_2-Affinität kann normal (25 % der Varianten), erhöht (55 % der Varianten) oder erniedrigt (20 % der Varianten) sein. Gestörte O_2-Transportfunktionen haben durchaus einen Einfluß auf die funktionelle Kompensation der Anämie.

Ein Beispiel dafür bietet *Hb Köln* (β98 (FG5) Val → Met) als instabile Variante mit hoher Sauerstoffaffinität. Der P_{50}-Wert liegt bei 22 mmHg im Vergleich zu 26 mmHg des normalen Blutes. Trotz der Hämolyse erfolgt bei den meisten Patienten über die hohe O_2-Affinität eine kompensatorische Erhöhung der Hämoglobinkonzentration, so daß die meßbare Anämie nur gering ausgeprägt ist. Die hohen *Erythropoetinwerte* weisen jedoch darauf hin, daß trotzdem eine Gewebshypoxie, d. h. eine *funktionelle Anämie* vorliegt, die nicht durch die Erhöhung der Hämoglobinkonzentration kompensiert wird. In Einzelfällen wurde bei der Hb-Köln-Krankheit, besonders nach Splenektomie, sogar eine kompensatorische Polyglobulie beobachtet. Zusätzlich ist bei Hb Köln die Reaktivität mit *2,3-DPG* gestört, so daß auch eine Verbesserung der Abgabefähigkeit von Sauerstoff (Erniedrigung der O_2-Affinität) über diesen Mechanismus nicht möglich ist. Die Hb Köln-Variante belegt deutlich die Grenzen der funktionellen Kompensation einer Anämie.

Funktionell günstiger ist die Situation bei instabilen Varianten mit erniedrigter O_2-Affinität, wie z. B. bei *Hb Hammersmith* (β42 (CD1) Phe → Ser). Diese Varianten zeigen keine Tendenz zum Ausgleich von niedrigeren Hämoglobinkonzentrationen, da die Anämie über die bessere Abgabefähigkeit für Sauerstoff funktionell einigermaßen kompensiert ist.

9.2 Hb Köln-Krankheit

Das Hb Köln ist das klassische instabile Hämoglobin.

9.2.1 Krankheitsmanifestation

Am Beispiel von *Hb Köln* (β98 (FG5) Val → Met), dem Prototyp einer häufigen instabilen Variante (Hb Köln-Krankheit), soll die klinische und hämatologische Symptomatik dargestellt werden. Dabei ist zu berücksichtigen, daß sich die einzelnen Varianten aus der heterogenen Gruppe der bislang identifizierten instabilen Hämoglobine in sehr unterschiedlicher Weise manifestieren (Tab. 58).

In den ersten Berichten wurde die Hb Köln-Krankheit als „familiäre hypochrome und hämolytische Anämie mit Hämoglobinopathie" beschrieben.

9.2.2 Symptome

Die Patienten leiden seit früher Kindheit an einer leichten bis mittelschweren *hämolytischen Anämie*. Ein in der Stärke wechselnder *Ikterus* und eine zunehmende *Splenomegalie* sowie die oft in Schüben auftretende Ausscheidung eines dunklen Urins (*Mesobilifuszinurie*) finden sich bei fast allen Patienten. Die Symptomatik ist allerdings selbst bei Anomalieträgern aus der gleichen Familie unterschiedlich ausgeprägt. Bei fieberhaften Episoden kommt es häufig zu einer Zunahme von Ikterus und Anämie.

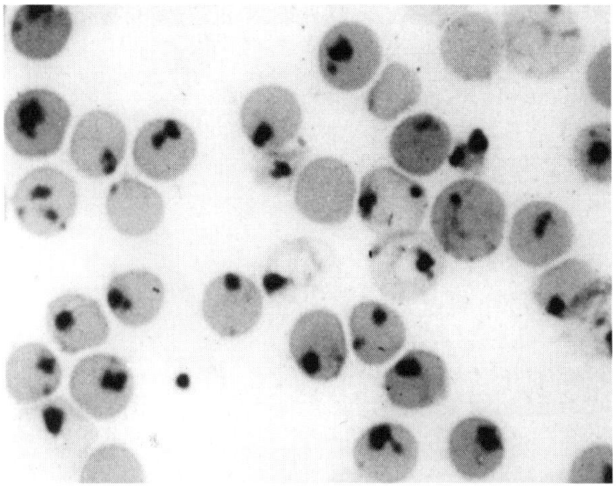

Abb. 72: Heinzkörpernachweis bei instabilem Hämoglobin (Hb Köln) nach Inkubation mit Brillantkresylblau.

Hämatologische Kriterien

In der Regel besteht eine *hypochrome makrozytäre Anämie* mit Hämoglobinkonzentrationen zwischen 9 und 13 g/dl. MCH und MCHC sind erniedrigt, während das MCV häufig auf Werte über 100 fl erhöht ist. Die Zahl der Retikulozyten variiert erheblich (40 – 250 ‰). Die Erythrozytenmorphologie zeigt bei Patienten mit intakter Milz neben einer Anisozytose und Makrozytose gelegentlich *Kugelzellen* und sehr häufig basophil punktierte Erythrozyten. Nach der Splenektomie werden in Brillantkresylblaupräparaten 60 – 80 % der Erythrozyten plumpe *Innenkörper* sichtbar (Abb. 72).

Die verkürzte mittlere Überlebenszeit der Erythrozyten läßt sich durch eine *Splenektomie* etwas verbessern. Im Gegensatz z. B. zur hereditären Sphärozytose erfolgt nach Splenektomie keine Normalisierung der Retikulozytenzahlen. Das Knochenmark zeigt eine *erythropoetische Hyperplasie.*

Die Zahl der Thrombozyten ist in der Regel normal. Es sind einzelne Fälle mit *Thrombozytopenie* beschrieben worden. Eine durch Hypersplenismus bedingte Thrombozytopenie normalisiert sich nach Splenektomie. Bleibende hohe Thrombozytenzahlen nach Splenektomie, ermittelt mit automatischen Zählgeräten, können durch Innenkörper aus lysierten Erythrozyten vorgetäuscht sein.

Hämoglobinanalyse

In der *alkalischen Elektrophorese* (Abb. 73) sieht man zwischen HbA und HbA_2 in der Regel eine unscharf begrenzte anomale Fraktion. Typisch sind Schmierzonen, verursacht durch Denaturierungsprodukte der instabilen Variante, die während der Hämolysatpräparation entstehen. Der Anteil an anomalem Blutfarbstoff variiert erheblich. Im Mittel liegt er bei 10 %. Bei β-anomalen Varianten lassen sich oft freie α-Globinketten in Form einer Minorbande kathodenwärts vom HbA_2 nachweisen.

Das *Methämoglobin* ist in frisch hämolysierten Erythrozyten immer leicht erhöht (2 – 5 %), während es bei der Zubereitung der Hämolysate für die Elektrophorese, vor allem nach Ausschütteln mit Tetra-

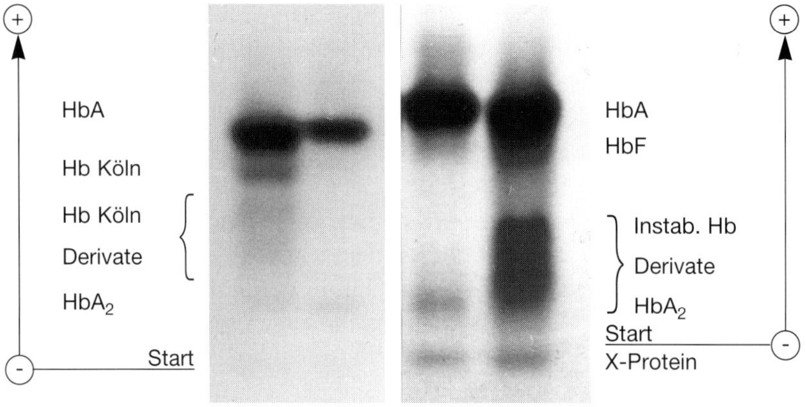

Abb. 73: Elektrophoretisches Verhalten von instabilen Varianten jeweils im Vergleich zu einer Kontrollprobe. Beachte die Schmierzonen bzw. unscharf begrenzten Banden zwischen HbA und HbA_2. Links: Hb Köln. Rechts: Nicht identifizierte Variante.

chlorkohlenstoff auf Werte um 15 % ansteigen kann. Die erhöhte O_2-Affinität von Hb Köln ist ungünstig für die Sauerstoffversorgung (siehe Seite 167).

Mit verschiedenen *Denaturierungsmethoden* (u. a. Hitze, Isopropanol, siehe Seite 64) läßt sich die instabile Fraktion nachweisen (Abb. 74). Das fetale Hämoglobin ist wie bei vielen hämolytischen Anämien auf Werte von 1 – 3 % erhöht.

9.2.3 Diagnostik

Die Diagnose der Hb Köln-Krankheit ist nicht sehr schwierig. Man sollte bei jeder nicht geklärten hereditären hämolytischen Anämie daran denken. Spät wäre es allerdings, wenn sie erst nach einer Splenektomie und ausbleibender Normalisierung von Anämie und Retikulozytenzahl diagnostiziert würde. Beweisend ist der Nachweis von *Innenkörpern*, insbesondere aber die Existenz einer *hitzelabilen anomalen Hämoglobinfraktion* (siehe unten). Die Ausscheidung von Mesobilifuszin im Urin wird auch bei anderen Erkrankungen mit erhöhtem Erythrozytenumsatz gefunden.

9.2.4 Variabilität der Manifestation

Klinik

Entsprechend der unterschiedlich beeinträchtigten Strukturstabilität gibt es sehr verschiedene klinische Manifestationsformen (Tab. 59). Neben dem klassischen Bild einer chronischen hämolytischen Anämie sind Krankheitsbilder in Form von *akuten hämolytischen Innenkörperkrisen* z. B. nach Einnahme von *Sulfonamiden* (*Hb-Zürich-Syndrom*) oder nach Infektionen bzw. bei Fieber beschrieben worden. Es gibt Varianten, bei denen neben der hämolytischen Anämie eine *Zyanose* (Methämoglobinämie) zu den führenden Symptomen gehört, wie z. B. beim *Hb Freiburg Syndrom*. Schließlich muß daran erinnert werden, daß Innenkörper als an sich charakteristisches Symptom nicht immer nachweisbar sind (siehe unten).

Bei der funktionellen Bewertung der Anämie ist unter therapeutischen Aspekten zu berücksichtigen, daß nicht wenige instabile Hämoglobine mit einer veränderten O_2-Affinität und entsprechenden Kon-

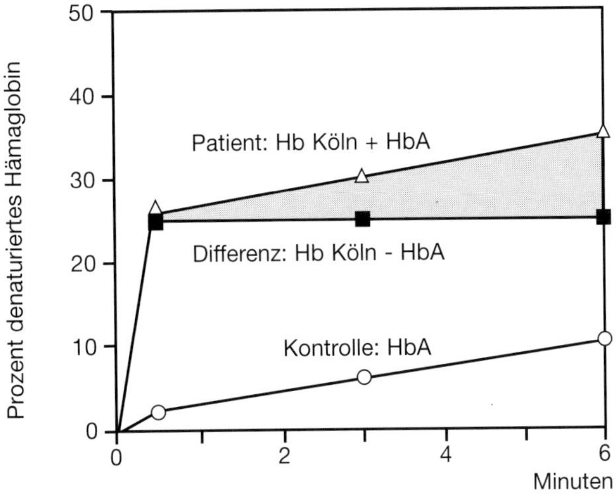

Abb. 74: Nachweis der Instabilität von Hb Köln mit der Hitzedenaturierung (Zyanmethämoglobinlösung, pH 6,8, Temperatur 69,5 °C). △–△ Hämolysat des Patienten (HbA + Köln), ■–■ Anteil an Hb Köln nach Abzug des HbA-Anteils, der sich aus der Denaturierung der Kontrollprobe ○–○ ergibt. Daraus errechnet sich ein Hb-Köln-Anteil von 24 %.

Tabelle 59: Einteilung der klinischen Manifestation instabiler Hämoglobine nach dem Schweregrad.
(nach Ohba, Y.: Hemoglobin 353 (1990))

Schweregrad	Klinische Manifestation
1	Lebenslange schwere hämolytische Anämie, in der Regel dauernd transfusionsbedürftig. Effekt der Splenektomie kann nicht vorhergesagt werden.
2	Lebenslange mittelschwere hämolytische Anämie mit hämolytischen Krisen. Die Splenektomie bessert in der Regel die Anämie.
3	Leichte hämolytische Anämie mit gelegentlicher krisenhafter Verschlechterung. Die Splenektomie ist nicht indiziert.
4	Leichte hämolytische Anämie bei einigen, aber nicht allen Anomalieträgern mit gelegentlicher krisenhafter Verschlechterung. Die Splenektomie ist nicht indiziert.
5	In-vitro-Instabilität des Hämoglobins ohne nachweisbare Hämolyse.
6	Hyperinstabile Varianten, die klinisch entweder stumm sind oder sich als Thalassämie manifestieren.

sequenzen für die O_2-Versorgung einhergehen (siehe Seite 167). Bei entsprechendem Anteil an Semihämoglobin (siehe oben) wird die Hämoglobinkonzentration aus methodischen Gründen zu niedrig bestimmt.

Erythrozytenmorphologie

Die Erythrozyten sind nach Form, Volumen (MCV) und Hämoglobinbeladung (MCH, MCHC) sehr variabel. Oft sind sie *normozellulär.* Praktisch nie findet man mikrozytäre Veränderungen. Bei sehr schweren Formen sieht man als Folge der in der Milz herausgelösten Heinzkörper sehr häufig kleine und irregulär gestaltete Erythrozyten. Nach Splenektomie kann sich die Erythrozytenmorphologie verändern, z. B. in Form asymmetrischer *Targetzellen*, bedingt durch in den Erythrozyten persistierende *Heinzkörper.* Bei medikamenteninduzierten hämolytischen Krisen entspricht die Erythrozytenmorphologie der bei einem G-6-PD-Mangel.

In der Regel werden innenkörperhaltige Erythrozyten bzw. die Innenkörper im RHS der meist vergrößerten Milz phagozytiert. Die *Abräumfunktion der Milz* kann so perfekt sein, daß sich Innenkörper in peripheren Erythrozyten in der Regel erst nach einer Splenektomie nachweisen lassen. Dies ist bei der Diagnostik zu berücksichtigen (siehe unten).

Zeitpunkt der Manifestation

Der Zeitpunkt der Erstmanifestation wird nicht nur durch die Schwere der Instabilität und begünstigende Faktoren (Medikamente, Fieber u.a.m) bestimmt, sondern auch davon, welche der Globinketten von der Anomalie betroffen ist. Varianten der *α-Globinketten* können schon in der Neugeborenenperiode manifest werden. Bei den Varianten der *γ-Globinketten* (siehe oben) verschwinden die klinischen Symptome in den ersten Lebensmonaten parallel mit der Abnahme des fetalen Hämoglobins ($\alpha_2\gamma_2$). Bei den Varianten der *β-Globinkette* erfährt die Symptomatik mit zunehmendem Alter, d. h. in den ersten Lebensmonaten eine Verstärkung.

Einfluß äußerer Faktoren

Der klinische Verlauf kann durch äußere Einflüsse modifiziert werden. So wurde z. B. für *Hb Zürich* nachgewiesen, daß die anomalen gegenüber den normalen β-Globinketten eine 65fach höhere Affinität zu Kohlenmonoxid (CO) haben. *Raucher* erreichen dabei CO-Hb-Werte bis zu 20 % mit deutlich stabilisierendem Effekt auf die instabile Variante. Folgen davon sind u. a. ein deutlicher Anstieg der O_2-Affinität, höhere Hämoglobinkonzentrationen, niedrigere Retikulozytenzahlen, höhere Haptoglobinwerte, höhere Anteile an hitzelabilem Hämoglobin, längere Überlebenszeiten der Erythrozyten sowie eine verminderte Empfindlichkeit gegenüber oxidierenden Substanzen, z. B. Sulfonamiden. Den Vorteilen entgegen stehen u. a. die mit dem Rauchen und die mit der hohen CO-Affinität verbundenen Nachteile der veränderten O_2-Transportfunktion des Blutes.

Mit Einnahme von bestimmten *Medikamenten* kann sich die Hämolyse verstärken, oft verbunden mit einer Methämoglobinämie. Ein derartiger Verlauf ist nicht von dem eines G-6-PD-Mangels zu unterscheiden, zumal die eine Hämolyse auslösenden Medikamente identisch sind (Tab. 60).

Tabelle 60: Auswahl einiger Medikamente, Chemikalien und Farbstoffe, die eine klinisch signifikante hämolytische Anämie bei instabilen Hämoglobinen verursachen können.

• Acetanilid	• Phenylhydrazin
• Methylenblau	• Primaquin
• Nalidixinsäure	• Sulfacetamid
• Naphthalin	• Sulfamethoxazol
• Niridazol	• Sulfanilamid
• Nitrofurantoin	• Sulfapyridin
• Pamaquin	• Thiazosulfon
• Pentaquin	• Toluidinblau
• Phenazon	• Trinitrotoluol

Weiterhin ist hohes *Fieber* (40 bis 41 °C) als auslösende Ursache einer Hämolyse beschrieben worden. Auch die Anwesenheit oder Abwesenheit der Milz nimmt einen deutlichen Einfluß auf die Schwere der Symptomatik und den Krankheitsverlauf.

9.2.5 Therapie und Prophylaxe

Die *therapeutischen Möglichkeiten* sind begrenzt. Stärkere Anämien bedürfen insbesondere bei krisenhaftem Abfall der Hämoglobinkonzentration einer *Erythrozytensubstitution.* Bei der Beurteilung der Schwere der Anämie muß die funktionelle Auswirkung der veränderten Sauerstoffaffinität berücksichtigt werden. Sehr schwere Verlaufsformen können durch eine *Splenektomie* gebessert, aber nicht geheilt werden. Auch beim Hyperspleniesyndrom ist die Splenektomie indiziert. Als mögliche Komplikationen der Splenektomie sind erhöhte Sepsisraten und höhere Frequenzen von Lungenembolien beschrieben worden. Bei dauernd transfusionsbedürftigen Patienten ist die *Knochenmarktransplantation* zu erwägen.

Zu den *prophylaktischen Maßnahmen* gehört die Gabe von *Folsäure* (1 mg/Tag) und vor allem das Verbot der Einnahme von Medikamenten mit oxidierenden Eigenschaften (Tab. 60). Der Eisenhaushalt muß bezüglich der Entwicklung einer Hämosiderose überwacht werden, um rechtzeitig mit der *Chelattherapie* beginnen zu können (siehe Seite 282).

Beim *Hb Zürich-Syndrom* wird der klinische Verlauf durch erhöhte Kohlenmonoxidwerte im Blut begünstigt (siehe oben).

9.3 Thalassämieähnliche instabile Varianten

Begriffsbestimmung

Im Zusammenhang mit instabilen Hämoglobinen wurden Krankheitsbilder beschrieben, die phänotypisch einer Thalassaemia intermedia entsprechen, genotypisch jedoch einen dominanten Erbgang aufweisen. Verursacht werden diese sogenannten *„dominanten" Thalassämien* durch die Synthese extrem instabiler *β-Globinvarianten*, die nicht nur für die Hypochromie und die ineffektive Erythropoese, sondern auch für die Hämolyse verantwortlich sind. Für eine besondere Verlaufsform wurde die Bezeichnung „Inclusion body β thalassemia trait" verwendet, die durch das Auftreten von plumpen *Innenkörpern* in Erythrozyten und Erythroblasten charakterisiert ist. Die globale Zuordnung erfolgt heute unter dem Begriff der „thalassämischen Hämoglobinopathien" (siehe Seite 324 u. 327).

Es gelingt nur selten, diese instabilen Varianten mit den üblichen Methoden der Elektrophorese oder Chromatographie nachzuweisen. Charakteristisch sind mit *Methylviolett* darstellbare *Innenkörper* in Normoblasten des Knochenmarkes. Der Anteil an De-novo-Mutationen ist hoch.

Klinik

Die Krankheitsgruppe kann Charakteristika sowohl einer Thalassämie, als auch eines instabilen Hämoglobins aufweisen. Der Schweregrad der klinischen Manifestation reicht somit von einer leichten β-Thalassämie über die Thalassaemia intermedia bis zu einer transfusionsbedürftigen hämolytischen Anämie.

Hämatologische Daten

In der Regel findet man eine mittelschwere *Anämie* mit *Splenomegalie*. Das Blutbild zeigt eine ausgeprägte Aniso- und Poikilozytose mit Hypochromie. Die Retikulozytenzahlen sind erhöht. Das *Knochenmark* ist durch eine ausgeprägte Hyperplasie der Erythropoese mit dyserythropoetischen Veränderungen charakterisiert. Bei der Färbung mit Methylviolett sieht man große *Innenkörper* in den Normoblasten. Der Nachweis dieser Innenkörper ist ein wichtiges diagnostisches Kriterium für alle dominanten β-Thalassämien. Die Veränderungen im Eisenhaushalt entsprechen denen einer Thalassämie mit ineffektiver Erythropoese. Nach Splenektomie können Innenkörper auch in peripheren Erythrozyten nachweisbar sein.

Hämoglobinanalyse

HbA_2 und HbF sind in der Regel erhöht. Eine anomale Variante läßt sich weder mit der Elektrophorese noch mit Denaturierungstests nachweisen. Nur ganz selten ist es möglich, extrem instabile Tetramere (siehe unten) in ganz geringen Mengen zur Darstellung zu bringen. Deshalb ist der Nachweis von *Innenkörpern* mit der Methylviolettfärbung in Normoblasten des Knochenmarkes (siehe oben) eine notwendige Ergänzung zur Hämoglobinanalyse.

Bei der quantitativen Bestimmung der Globinsynthese ergibt sich die für die β-Thalassämie typische Imbalance der Globinketten mit Überschuß an *α-Globinketten* (siehe Seite 239). Die souveräne diagnostische Methode ist die *DNA-Analyse* (siehe Seite 67).

Molekulare Pathophysiologie

Die klinische Expression der dominanten β-Thalassämie wird durch die Art des molekularen Defektes bestimmt. Entscheidend ist neben dem quantitativen

Anteil und der *Stabilität* der synthetisierten β-Globinkette die Fähigkeit zur *Hämbindung* sowie zur Bildung von *Sekundärstrukturen* bzw. von αβ-Dimeren und von Tetrameren. Wenn überhaupt Tetramere entstehen, dann hängt die Ausprägung der entsprechenden klinischen Bilder wiederum vom Ausmaß ihrer Instabilität ab.

Im Spektrum der klinischen Manifestation steht auf der einen Seite die *klassische Form* der kongenitalen hämolytischen Innenkörperanämie mit variabler peripherer Hämolyse, verursacht durch die Präzipitation instabiler Varianten. Auf der anderen Seite finden wir das Krankheitsbild der *Thalassaemia intermedia*, charakterisiert durch die Imbalance der Globinketten und die ineffektive Erythropoese. Letztere ist sowohl Folge der Präzipitation von sehr instabilen β-Globinketten bereits in den roten Vorstufen des Knochenmarks, als auch des Überschußes an freien α-Globinketten. Zwischen den beiden extremen phänotypischen Expressionen gibt es alle möglichen Übergänge.

Für die unterschiedliche Expression sollen zwei Beispiele genannt werden. Bei *Hb Chesterfield* (28 (B10) Leu → Arg) wird die β-Globinkette durch eine Punktmutation strukturell so verändert, daß eine Zusammenlagerung mit α-Globinketten zur Bildung eines Tetramers unmöglich ist. Dagegen läßt sich bei *Hb Cagliari* (β60 (E4) Val → Glu), das durch einen Austausch einer nicht polaren (Valin) gegen eine polare Aminosäure (Glutamin) charakterisiert ist, ein intaktes, allerdings extrem instabiles Tetramer mit einem Anteil von 9 % am Gesamthämoglobin in peripheren Erythrozyten nachweisen. Beide Varianten verursachen eine *thalassämische Hämoglobinopathie.*

Differentialdiagnose

Bezogen auf die klinische und hämatologische Symptomatik beinhaltet die Differentialdiagnose bei fehlendem Nachweis einer instabilen Variante neben der Kombination von heterozygoter β-Thalassämie mit einer Triplikation des α-Globingenlokus auch andere genetische Kombinationen, die das Bild einer Thalassaemia intermedia (siehe Seite 304) verursachen.

Therapie

Dauernd transfusionsabhängige Patienten und solche mit schwerer Anämie können durch eine *Splenektomie* eine Besserung erfahren. Eine Eisenüberladung entwickelt sich auch bei Patienten mit seltenem Transfusionsbedarf als Folge der erhöhten enteralen Resorption bei ausgeprägter ineffektiver Erythropoese. Entsprechend den bei der Thalassaemia major gegebenen Richtlinien (siehe Seite 282) kann eine regelmäßige subkutane *Chelattherapie* erforderlich werden.

9.3.1 Sonderformen

Hämoglobin Mizuho

Eine besondere hämatologische Manifestation auch bezüglich der Innenkörper bietet *Hb Mizuho* (β68 (E12) Leu → Pro). Diese bisher bei zwei Kindern japanischer und italienischer Herkunft beschriebene Variante verursacht eine schwere *hämolytische Anämie*, die durch eine Splenektomie deutlich gebessert wird. Im peripheren Blutbild fallen neben Normoblasten viele Erythrozyten mit deutlicher *basophiler Tüpfelung* auf. Nach der Splenektomie erkennt man in zahlreichen Erythrozyten zusätzlich dichte eosinophil gefärbte Hämoglobineinschlüsse. Auch die Zahl der *Targetzellen* vermehrte sich deutlich. Die intraerythrozytären Einschlüsse stellen sich bei entsprechender Färbung als *Heinzkörper* dar.

Die anomale Variante läßt sich mit verschiedenen *Denaturierungstests* (Hitze, Isopropanol) nachweisen. Wahrscheinlich liegt bei beiden Patienten eine De-novo-Mutation vor, was bei schweren Formen der instabilen Varianten nicht selten ist.

Hämoglobin H

HbH besteht ausschließlich aus *β-Globinketten* (β_4). Als Monotetramer entsteht es immer bei einem Überschuß an β-Globinketten, d. h., bei einem Defizit an α-Globinketten. Typisches klinisches Korrelat ist die *HbH-Krankheit*, ein gut definiertes, genotypisch heterogenes Krankheitsbild aus der Gruppe der *α-Thalassämien* (siehe Seite 222).

HbH kommt als erworbene Anomalie u. a. bei der *Erythroleukämie* und dem *Präleukämiesyndrom* vor. HbH ist äußerst instabil. Die intrazellulären Präzipitate werden nach Inkubation mit Brillantkresylblau mikroskopisch sichtbar (Abb. 101 Seite 224). In Hämolysaten ist HbH extrem hitzelabil. Weitere Angaben zu Eigenschaften und zur Molekularpathologie von HbH finden sich auf Seite 210 u. 225.

Hämoglobin Bart's

Dieses anomale Hämoglobin ist ein *γ-Globinkettentetramer* (γ_4). Es wurde benannt nach dem St. Bartholomew's Hospital in London. Hb Bart's entsteht wie HbH als Überschußhämoglobin bei einem Defizit an α-Globinketten (siehe Seite 210). Der quantitative Anteil wird einerseits durch das Ausmaß der supprimierten α-Globinkettensynthese, zum anderen durch die Höhe der γ-Kettensynthese bestimmt. Hb Bart's ist instabil gegenüber Hitze und gegenüber Alkali labiler als HbF (siehe Seite 64).

9.4 Diagnostik instabiler Varianten

9.4.1 Heinzkörper

Für die Darstellung von Heinzkörpern wird wie bei der Retikulozytenfärbung ein Tropfen Blut mit einem Tropfen einer 1 %igen *Brillantkresylblaulösung* bei 37 °C inkubiert. In der Regel sieht man einzelne plumpe Innenkörper (Abb. 72), selten auch viele kleine Einschlüsse, die denen der HbH-Zellen ähneln (siehe Abb. 101).

Das Fehlen von Heinzkörpern spricht nicht gegen das Vorliegen einer instabilen Variante. Die Abräumfunktion der Milz oder die Proteolyse von hyperinstabilen Globinketten (siehe oben) sind plausible Erklärungen dafür.

9.4.2 Elektrophorese und Chromatographie

Der elektrophoretische und chromatographische Nachweis ist abhängig von der Menge an instabiler Variante, vom Ausmaß der Instabilität und von der durch den molekularen Defekt bedingten Ladungsänderung. Über 50 % der instabilen Varianten entgehen dem Nachweis mit der üblichen alkalischen Elektrophorese aufgrund der mit HbA identischen Wanderungsgeschwindigkeit (Tab. 58). Zur Identifizierung dieser Varianten ist der Einsatz der *isoelektrischen Fokussierung* und anderer elektrophoretischer und chromatographischer Methoden hilfreich.

Auf *Pherogrammen* sieht man bei den nachweisbaren Anomalien oft zwei bis drei scharf abgegrenzte Banden mit Schmierzonen zwischen HbA und HbA_2 (Abb. 73). Diese Muster entstehen durch Denaturierungsprodukte oder translationale Modifikationen (siehe Seite 166). Weiterhin muß bedacht werden, daß es während der Aufarbeitung der Hämolysate durch Methämoglobinbildung und Denaturierung zu Verlusten kommen kann. Da die Varianten als Kohlenmonoxydhämoglobin (COHb) oder Zyanmethämoglobin (Hb ^{III}CN) wesentlich stabiler sind, empfiehlt es sich, die Blutprobe sofort nach Entnahme mit *Kaliumzyanid* oder *Kohlenmonoxid* zu versetzen. Auch bei der chromatographischen Trennung z. B. auf DEAE-Sephadex sind oft mehrere Peaks (Denaturierungsprodukte) zu erkennen.

9.4.3 Denaturierungstests

Allein mit Hilfe von In-vitro-Denaturierungstests an Hämolysaten (siehe Seite 64) sind bisher ca. 150 instabile Varianten beschrieben worden. Allerdings

Tabelle 61: Denaturierungstests zum Nachweis instabiler Hämoglobine.

Test	Beurteilung
Isopropanol	Technisch einfach; HbF-Konzentrationen über 5 % ergeben falsch positive Werte.
Hitze-denaturierung	Technisch einfach; verläßlich bei Verwendung von Zyanmethämoglobinlösungen. Es gibt verschiedene Modifikationen bezüglich Temperatur und Denaturierungszeit.
PCMB-Präzipitation	Es wird selektiv die instabile Polypeptidkette präzipitiert; erfaßt auch sehr niedrige Konzentrationen.
Zink-Azetat-Präzipitation	Erfaßt auch sehr niedrige Konzentrationen. Präzipitation wird nicht durch HbF oder Methämoglobin beeinflußt.
Mechanische Denaturierung	Abhängig von der Methämoglobinbildung. Spezielles Gerät erforderlich.

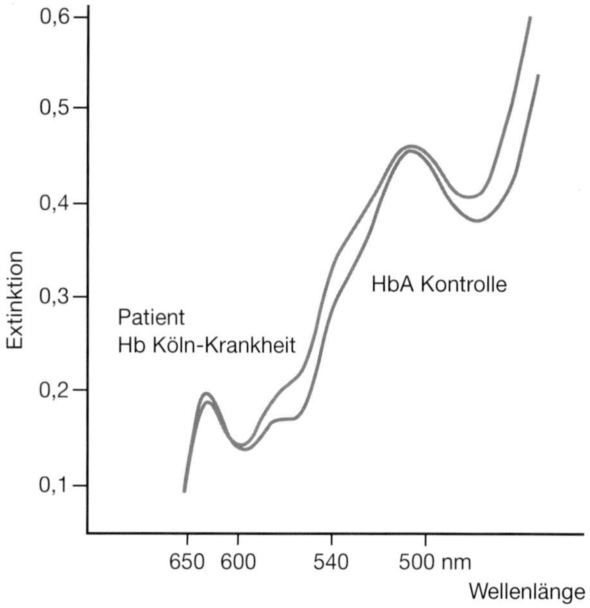

Abb. 75: Methämoglobinspektrum des Hämolysates eines Patienten mit Hb Köln Krankheit (Patient) im Vergleich zu einem normalen HbA Hämolysat (Kontrolle) bei pH 6,8. Konzentration 80 mg%. Die Umwandlung in Methämoglobin erfolgte mit Kaliumferrizyanid.

verursachen davon nur zwei Drittel eine hämolytische Anämie, während bei dem Rest die Instabilität eine Struktureigenschaft ohne klinische Relevanz ist.

Nach eigenen Erfahrungen hat sich die *Hitzedenaturierung* von Hämolysaten in Form von phosphatgepuffertem Zyanmethämoglobin als am wenigsten störanfällig erwiesen (Abb. 74). Die Vor- und Nachteile der einzelnen Tests sind in Tabelle 61 zusammengefaßt. Unter den normalen Hämoglobinen ist HbF instabiler als HbA. Für die Hitzestabilität der Modifikationen des Blutfarbstoffs gilt folgende Sequenz: Methämoglobin < Oxyhämoglobin < Zyanmethämoglobin < Kohlenmonoxydhämoglobin (Abb. 35, Seite 65).

9.4.4 DNA-Analyse

Bei Verdacht auf ein instabiles Hämoglobin ist die DNA-Analyse besonders hilfreich. Da die Schwierigkeiten mit dem instabilen Protein entfallen, ist die DNA-Untersuchung sogar einfacher.

9.4.5 Methämoglobin und Methämoglobinspektrum

Die Methämoglobinkonzentration des Blutes ist in der Regel leicht erhöht. Werte über 10 % wurden bei *Hb Freiburg* (β23 (B5) Val → O) und *Hb St. Louis* (β28 (B10) Leu → Gln) beschrieben. Das Methämoglobinspektrum einiger Varianten weist Veränderungen auf (Abb. 75), wie sie für *Hämichrome* typisch sind.

9.4.6 Reihenfolge der diagnostischen Tests

An erster Stelle steht der Heinzkörpernachweis. Dann folgen die Denaturierungstests (Hitze und Isopropanol) sowie Elektrophorese und Chromatographie. Bei fehlendem Nachweis mit diesen Methoden, aber weiter bestehendem Verdacht, kann die Situation mit der DNA-Analyse geklärt werden.

10 Varianten von HbA_2 und HbF

Die in diesem Abschnitt zu besprechenden Anomalien der δ- (HbA_2) und der γ-Globinkette (HbF) haben sowohl eine theoretische, als auch eine praktische Bedeutung. Bei der Auswertung der Hämoglobinelektrophorese können sie diagnostische Schwierigkeiten bereiten.

10.1 Varianten von HbA_2

10.1.1 Störungen der quantitativen Synthese

Normalwerte von HbA_2

Die normale *Syntheserate* der δ-Globinkette ist 40fach geringer als die der β-Globinkette. In der ontogenetischen Entwicklung setzt die Synthese der δ-Globinkette erst ab der 34. – 35. Schwangerschaftswoche (siehe Seite 46) ein. Bei Neugeborenen ist das HbA_2 mit 0,3 ± 0,1 % am Gesamthämoglobin beteiligt, im Alter von vier Monaten werden schon Erwachsenenwerte (2,0 – 3,5 %) erreicht. Der Bereich der Normalwerte ist methodenabhängig (siehe Seite 36).

Erhöhungen von HbA_2

Erhöhte HbA_2-Werte sind ein wichtiges diagnostisches Kriterium für die *heterozygote β-Thalassämie*. Außerdem werden erhöhte HbA_2-Werte gelegentlich bei verschiedenen hereditären und erworbenen hämatologischen Erkrankungen gefunden (siehe Seite 37), jedoch extrem selten in Verbindung mit Hypochromien bzw. hypochromen Anämien. Die seltene Ausnahme sind die sogenannten *„dominanten" β-Thalassämien* (siehe Seite 328). Die Differentialdiagnosen der heterozygoten β-Thalassämien werden auf siehe Seite 221 u. 254 besprochen.

Erniedrigungen von HbA_2

Niedrige HbA_2-Werte sind entweder durch eine verminderte Synthese (δ-Thalassämie, siehe Seite 321) oder durch eine reduzierte Dimer- bzw. Tetramerbildung bedingt (siehe Seite 70). Da die δ-Globinketten stärker positiv geladen sind als die β- oder γ-Globinketten, ist die Neigung zur αβ- oder αγ-*Dimerbildung* größer als zur αδ-Dimerbildung. Bei einem Defizit an α-Globinketten, wie z. B. bei der α-Thalassämie und bei myeloproliferativen Erkrankungen, ist die αδ-Dimerbildung aus den oben genannten Gründen gegenüber der αβ-Dimerbildung benachteiligt.

Die erniedrigten HbA_2-Werte bei erworbenen hämatologischen Erkrankungen (siehe Seite 37) normalisieren sich mit Beseitigung der Grundkrankheit.

10.1.2 Strukturanomalien der δ-Globinkette

Klinik

Klinisch sind die HbA_2-Varianten wegen des geringen Anteils am Gesamthämoglobin bedeutungslos, auch wenn sie die Funktion des Sauerstofftransportes oder die Stabilität des HbA_2 beeinträchtigen. Dies gilt z. B. für *HbA_2 Canada* (δ99 (G1) Asp → Asn), das eine hohe Sauerstoffaffinität besitzt oder für *HbA_2 Manzanares* (δ121 (GH4) Glu → Val), *HbA_2 Pelendrini* (δ141 (H19) Leu → Pro) und *HbA_2 Wrens* (δ98 (FG5) Val → Met), die instabil sind. Auch Homozygotie, z. B. von *HbA_2'* bzw. *HbB_2* (δ16 (A13) Gly → Arg) verursacht keine hämatologischen Veränderungen.

Anomalien der δ-Globinkette kommen in allen ethnischen Gruppen vor. Es sind bis 1994 insgesamt 27 Varianten beschrieben worden (vgl. IHIC Variant List, Hemoglobin 19, 39 (1995)). Eine besondere Häufung der sogenannten *HbA_2'-Variante* findet sich in Liberia.

Die Konzentration eines anomalen HbA_2 liegt bei Heterozygoten immer unter 1,6 % vom Gesamthämoglobin. In Kombination mit einer heterozygoten β-Thalassämie ist auch der anomale HbA_2-Anteil erhöht. Als Beispiel dafür sei die doppelte Heterozygotie von *HbA_2 Adria* (δ51 (D2) Pro → Arg) mit der β-Thalassämie erwähnt. In diesem Fall beträgt die Konzentration des normalen HbA_2 2,4 %, die der anomalen HbA_2 Variante 2,6 %. Zusammen ergibt das eine für die β-Thalassämie typische Erhöhung von 5,0 % HbA_2.

Diagnostik

Die elektrophoretische Wanderungsgeschwindigkeit der anomalen Minorhämoglobine reicht bei alkalischem pH von der Position des HbS bis zu deutlich langsamer als HbA_2. Bei der Betrachtung der Pherogramme imponieren die langsam wandernden Varianten als „doppeltes HbA_2" (Abb. 76). Unter Berücksichtigung der Wanderungsgeschwindigkeit und des prozentualen Anteils am Gesamthämoglobin ist eine Verwechslung nur mit *Hb Constant Spring* möglich (siehe Seite 230). Weiter ist daran zu denken, daß bei allen α-anomalen Hämoglobinen ($\alpha_2{}^x\beta_2$) auch ein in der Wanderungsgeschwindigkeit entsprechend verändert α-anomales HbA_2 ($\alpha_2{}^x\delta_2$) vorkommt (siehe Seite 61, Abb. 30). Bei der Proteinfärbung der Folien stellt sich kathodisch vom HbA_2 das sogenannte *X-Protein* oder die Karboanhydrase dar. Denaturierungsprodukte bleiben dagegen in der Regel an der Auftragsstelle liegen.

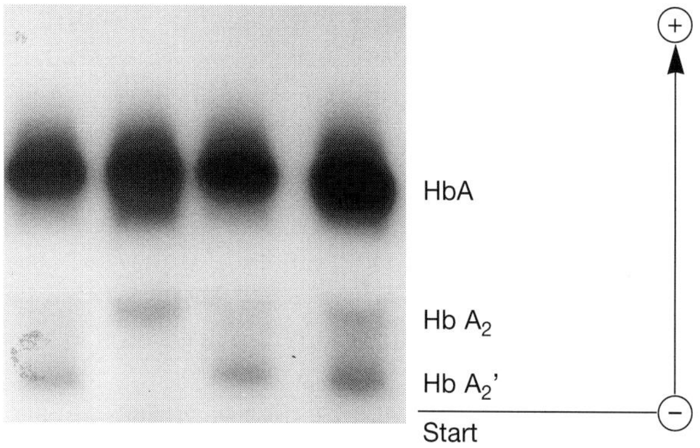

Abb. 76: Elektrophoretische Darstellung eines „doppelten HbA_2" in Form der Variante HbA_2'. Elektrophorese: Stärkegel pH 8,6. Zur besseren Sichtbarmachung der HbA_2-Komponenten wurde bei der Probe ganz rechts mehr Hämolysat als üblich aufgetragen. Von links nach rechts: HbA, HbA_2, HbA_2'. HbA, HbA_2. HbA, HbA_2, HbA_2'. HbA, HbA_2, HbA_2'.

10.2 Varianten von HbF

10.2.1 Störungen der quantitativen Synthese

Normalwerte von HbF

Die altersabhängigen Normalwerte für HbF sind ausführlich in den Tabellen 7 bis 9 auf Seite 44 u. 45 dargestellt.

Erhöhungen von HbF

Erhöhte HbF-Werte werden nicht nur bei verschiedenen Thalassämieformen und der hereditären Persistenz von HbF gefunden, sondern sie kommen auch bei zahlreichen anderen hämatologischen Erkrankungen vor und haben somit einen ganz unterschiedlichen diagnostischen Stellenwert (siehe Seite 44). Weiterhin gibt es durch Rearrangements der γ-Globingene quantitative Veränderungen der Anteile an $^G\gamma$- und $^A\gamma$-Globinketten (siehe unten).

Erniedrigungen von HbF

Erniedrigte HbF-Werte werden im Zusammenhang mit den γ-Thalassämien besprochen (siehe Seite 322).

10.2.2 Strukturanomalien der γ-Globinkette

Klinik

Varianten der γ-Globinkette können nur in der Fetalzeit und während der ersten Lebensmonate klinisch wirksam werden, da das fetale Hämoglobin spätestens sechs Monate nach der Geburt annähernd vollständig durch HbA ersetzt ist. Andererseits ist, ähnlich wie bei den α-Anomalien, keine sehr ausgeprägte krankmachende Wirkung von einer γ-Kettenanomalie zu erwarten, da aufgrund der Duplikation der γ-Globingene die Menge an anomaler HbF-Variante niemals 25 % vom Gesamthämoglobin überschreitet. Zudem wird die Menge an anomalem Hämoglobin bezogen auf das gesamte fetale Hämoglobin davon bestimmt, ob von den beiden nicht allelen γ-Globingenen die $^A\gamma$-Globinkette oder die $^G\gamma$-Globinkette betroffen ist. Bis 1994 sind 67 Anomalien identifiziert worden, davon 21 $^{A}\gamma$-Varianten, sechs $^{A}\gamma^{T}$-Varianten und 37 $^{G}\gamma$-Varianten; drei Varianten konnten nicht näher analysiert werden (vgl. Hemoglobin 19, 39 (1995), IHIC Variant List).

Nur wenige der HbF-Anomalien haben eine klinische Bedeutung. *HbF Xingjiang* (γ25 (B7) Gly → Arg ($^{A}\gamma^{T}$)) und *HbF Poole* (γ130 (H8) Trp → Gly ($^{G}\gamma^{I}$)) verursachen als instabile Varianten eine mäßig schwere hämolytische Innenkörperanämie (siehe Seite 163). *HbFM Osaka* (γ63 (E7) His → Tyr ($^{G}\gamma^{I}$)) entspricht als γ-anomales HbM (siehe Seite 194) dem β-anomalen *HbM Saskatoon* (β63 (E7) His → Tyr). Die bei Neugeborenen vorhandene Zyanose verschwindet in den ersten Lebenswochen parallel mit der Abnahme des fetalen Hämoglobins. Das gilt auch für *HbFM Fort Ripley* (γ92 (F8) His → Tyr). *HbF Onada* ($^{G}\gamma$146 (HC 3) His → Tyr) hat zwar eine erhöhte O_2-Affinität, klinisch ergeben sich daraus keine Konsequenzen. *HbF Onada* entspricht u. a. den β-Globinkettenvarianten *Hb Hiroshima* (β146 (HC 3) His → Asp), *Hb York* (β146 (HC 3) His → Pro) und *Hb Cowtown* (β146 (HC 3) His → Leu) (siehe Seite 184). Einige γ-Anomalien sind eng mit β-Globinkettenvarianten gekoppelt, so z. B. *HbF Malta I* ($^{G}\gamma$117 (G19) His → Arg) mit *Hb Valetta* (β87 (F3) Thr → Pro).

HbF Sardinia (γ75 (E19) Ile → Thr ($^{A}\gamma^{T}$)) ist keine anomale Variante (siehe Seite 41), sondern ein Allel der normalen $^{A}\gamma$-Kette ($^{A}\gamma^{T}$-Kette).

Vorkommen

Insgesamt sind Varianten der γ-Globinkette selten, sie können aber in bestimmten ethnischen Gruppen gehäuft auftreten. *HbF Texas I* ($^{A}\gamma$5 (A2) Glu → Lys), *HbF Port Royal* ($^{G}\gamma$125 (H3) Glu → Ala) und *HbF Beech Island* ($^{A}\gamma$53 (D4) Ala → Asp) finden sich relativ häufig in der schwarzen Bevölkerung, während *HbF Hull* ($^{A}\gamma$121 (GH4) Glu → Lys) bzw. *HbF Yamaguchi* ($^{A}\gamma^{T}$80 (EF4) Asp → Asn) bevorzugt bei Neugeborenen der weißen bzw. japanischen Rasse anzutreffen sind. Die Frequenz von HbF Yamaguchi beträgt in Japan 1:2 100 Neugeborenen. *HbF Sardinia* ($^{A}\gamma$75 (E19) Ile → Thr ($^{A}\gamma^{T}$)) wird in hoher Frequenz im Mittelmeerraum gefunden, aber auch in Westeuropa, Japan, Indien und Vietnam, dagegen selten unter Schwarzen, Chinesen und den Ureinwohnern Australiens.

Diagnostik

Die elektrophoretischen Wanderungsgeschwindigkeiten der Anomalien der γ-Globinketten verhalten sich bei alkalischem pH wie folgt (Abb. 77): Die drei Varianten *HbF Malaysia* (γ1 (NA1) Gly → Lys ($^{G}\gamma^{I}$)), *HbF Cosenza* (γ25 (B7) Gly → Glu ($^{G}\gamma$)) und *HbF Jamaica* (γ61 (E5) Lys → Gly ($^{A}\gamma^{I}$)) wandern schneller als HbA. Eine Verwechselung ist vor allem mit *Hb Bart's* möglich. Die Variante *HbF Auckland* (γ7 (A4) Asp → Asn ($^{G}\gamma^{I}$)) hat ein mit HbS identisches elektrophoretisches Verhalten, während *HbF Texas I* (γ5 (A2) Glu → Lys ($^{A}\gamma^{I}$)), *HbF Texas II* (γ6 (A3) Glu → Lys), *HbF Carlton* (γ121 (GH4) Glu → Lys ($^{G}\gamma^{I}$)) und *HbF Hull* (γ121 (GH 4) Glu → Lys ($^{A}\gamma$)) langsamer als HbA_2 wandern (Abb. 78). Die Wanderungsgeschwindigkeit der übrigen Varianten liegt zwischen HbS und HbA_2.

10.2.3 Rearrangement der γ-Globingene

Von den verschiedenen Formen des γ-Globingen-Rearrangements (Tab. 62) werden die Deletionsvarianten, die allein klinisch relevant sind, bei den γ-Tha-

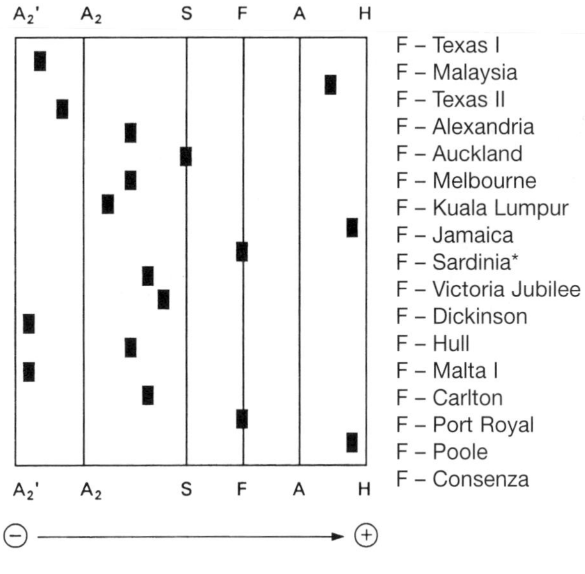

Abb. 77: Schematische Darstellung der elektrophoretischen Wanderungsgeschwindigkeit einiger Anomalien der γ-Globinkette im Vergleich zu den Hämoglobinen H, A, F, S, A_2 und A_2'. Elektrophorese pH 8,6. Die Liste der Varianten ist nicht vollständig.* Hämoglobin F Sardinia (siehe Text) ist ein Allel der normalen $^{A}\gamma$-Globinkette.

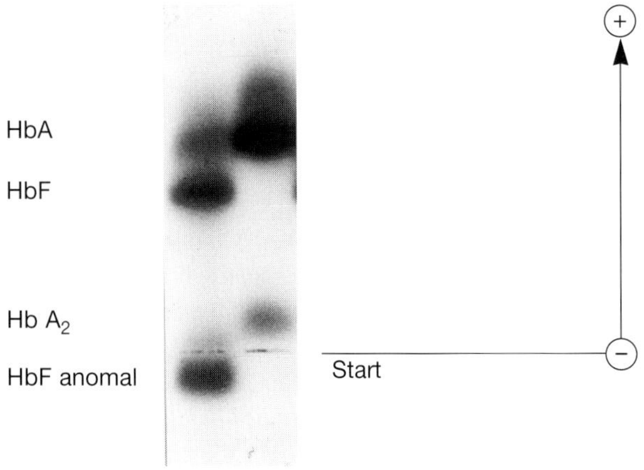

Abb. 78: Beispiel für ein elektrophoretisch langsam wanderndes anomales HbF (links) im Vergleich zur Position von HbA_2 (rechts). (Modifiziert nach Kleihauer, E.: Hämoglobine. Normale und anormale Varianten. In: Humangenetik Bd. III/3, Hämatologie, Becker, P. E. (ed.), p. 523, Abb. 53, Georg Thieme Verlag Stuttgart 1976 mit freundlicher Genehmigung).

lassämien besprochen (siehe Seite 322). Alle übrigen Rearrangements der γ-Globingene wurden zufällig entdeckt. Hinweisend auf ein Rearrangement sind extrem hohe oder extrem niedrige Anteile der $^{G}\gamma$-Globinketten an der Gesamtheit der γ-Globinketten. Das $^{G}\gamma$:$^{A}\gamma$ Verhältnis beträgt bei normalen Neugeborenen 70:30. Die Abweichungen davon werden bei den jeweiligen Rearrangements angegeben.

- Das *$^{A}\gamma^{A}\gamma$-Arrangement* hat seine molekulare Basis in einer Nukleotidsubstitution im Kodon 136. Das $^{G}\gamma$:$^{A}\gamma$ Verhältnis ist bei Heterozygoten im Vergleich zur Norm auf 40:60 verändert. Die Variante ist selten. Sie wird bei Neugeborenen in der Bevölkerung der Schwarzen, der Chinesen und des Mittelmeerraums gefunden.
- Das *$^{G}\gamma^{G}\gamma$-Arrangement* ist durch einen hohen Anteil an $^{G}\gamma$-Globinketten charakterisiert. Bei Heterozygoten findet man 70 – 80 %, bei Homozygoten 100 % $^{G}\gamma$-Globinketten.
- Die *Triplikation* des γ-Globingens (γγγ/γγ) geht mit einer Erhöhung des Anteils der $^{G}\gamma$-Globinketten auf über 80 % einher. Diese Veränderung läßt den Schluß zu, daß das zusätzliche dritte Gen ein $^{G}\gamma$-Globingen ist. Die Triplikation entsteht im Zusammenhang mit einem ungleichen Crossing over (siehe Seite 215).
  Es gibt verschiedene Crossing-over-Varianten (siehe Seite 322), die sich anhand des unterschiedlichen $^{G}\gamma$:$^{A}\gamma$-Verhältnisses in mehrere Gruppen einteilen lassen. Bei Erwachsenen gehen sie mit einer in den einzelnen Gruppen variablen HbF-Erhöhung bis zu 5 % einher. Homozygotie wurde nur in der japanischen Bevölkerung beobachtet, während Heterozygotie in verschiedenen ethnischen Gruppen vorkommt.
- Die *Quadruplikation* (γγγγ/γγ) und *Quintuplikation* (γγγγγ/γγ) sind sehr selten beobachtete Ereignisse. Aus den quantitativen Daten wird jeweils ein Zuwachs an $^{G}\gamma$-Globingenen angenommen: $^{G}\gamma$-$^{G}\gamma$-$^{G}\gamma$-$^{A}\gamma$/$^{G}\gamma$-$^{A}\gamma$ bzw. $^{G}\gamma$-$^{G}\gamma$-$^{G}\gamma$-$^{G}\gamma$-$^{A}\gamma$/$^{G}\gamma$-$^{A}\gamma$. Auch hier entstehen die Rearrangements durch Crossing over Ereignisse unter Beteiligung von bereits multiplizierten γ-Globingenen.
  Die Quadruplikation der γ-Globingene kann klinisch bedeutungsvoll sein. So ist z. B. beschrieben worden, daß in der Kombination mit der β^0-Thalassämie das schwere Krankheitsbild der Thalassaemia major zur Intermediaform gemildert wird. Das HbF war bei dem betroffenen Patienten auf 99 % vom Gesamtblutfarbstoff erhöht. Das Verhältnis der $^{G}\gamma$:$^{A}\gamma$-Globinketten betrug 95:5. In der Kombination mit der heterozygoten β^0-Thalassämie fanden sich keine erhöhten HbF-Werte.

Die Erwähnung der verschiedenen Formen des Rearrangements und der Vervielfachung der γ-Globingene macht auf die Vielfalt der Defekte auf molekularer Ebene deutlich.

Tabelle 62: Typen des Rearrangements der γ-Globingene.

- Ersatz des $^{G}\gamma^{A}\gamma$-Arrangement durch das $^{A}\gamma^{A}\gamma$-Arrangement
- Ersatz des $^{G}\gamma^{A}\gamma$-Arrangement durch das -$^{G}\gamma^{G}\gamma$-Arrangement
- Deletion eines γ-Globingens, leichte Form der γ-Thalassämie
- Deletion des εγδβ-Globingenkomplexes, schwere Form der γ-Thalassämie
- Triplikation der γ-Globingene (γγγ/γγ)
- Quadruplikation (γγγγ/γγ) und Quintuplikation (γγγγγ/γγ) der γ-Globingene

11 Varianten mit funktionellen Störungen

11.1 Allgemeine Definition

Zu dieser Gruppe von anomalen Hämoglobinen gehören alle Varianten, deren *Sauerstofftransportfunktion* gestört ist. Derartige Störungen beinhalten zunächst die gegenüber der Norm erhöhte oder erniedrigte *Sauerstoffaffinität.* Weiterhin kann die *Aufnahme* von Sauerstoff behindert sein, wie z. B. bei den pathologischen Methämoglobinen (HbM-Varianten). Die klinische Symptomatik manifestiert sich einerseits als direkte Folge der veränderten Zustandsform des strukturell defekten Hämoglobinmoleküls, z. B. als *Zyanose*, wie bei den HbM-Anomalien. Andererseits können die klinischen Symptome auch Ausdruck kompensatorischer Regulationen des funktionellen Defektes sein. Dies trifft z. B. zu für die *Polyglobulie* bei Varianten mit hoher O_2-Affinität oder für die *Anämie* bzw. *Zyanose* bei den Anomalien mit erniedrigter O_2-Affinität.

11.1.1 Vorkommen und Häufigkeit

Varianten mit veränderter O_2-Transportfunktion kommen in allen ethnischen Gruppen vor. Sie sind sehr selten. Exakte Angaben über die Häufigkeit können wegen der schwierigen Diagnostik nicht gemacht werden. Da die Symptomatik oft wenig ausgeprägt ist, besteht auch keine Veranlassung zu einer Untersuchung.

11.1.2 Physiologie des Sauerstofftransportes

Aufnahme und Abgabe von Sauerstoff funktionieren in optimaler Weise nur, wenn die Anordnung der vier Polypeptidketten im Gesamtmolekül räumliche Veränderungen der Strukturen zueinander zuläßt. Die wesentlichen intramolekularen Gleit- und Rotationsbewegungen, die beim Wechsel zwischen den T- und R-Strukturen (siehe Seite 28) ablaufen, vollziehen sich an den $\alpha1\beta2$-Kontaktflächen. Außerdem muß das Eisen als Bindungsstelle für den Sauerstoff in zweiwertiger Form vorliegen.

Die komplizierten intramolekularen Reaktionsabläufe, die von pH, CO_2, Temperatur, organischen (u. a. 2,3-DPG) und anorganischen Phosphaten sowie vom Oxygenierungsgrad abhängig sind, stellen sich in der Form der bekannten *Sigmoidform* der *O_2-Bindungskurve* dar (Abb. 79). Als Maß der Funktion gilt der *P_{50}-Wert.* Er gibt an, bei welchem O_2-Druck das Hämoglobin zur Hälfte mit Sauerstoff gesättigt ist. Der Normalwert für P_{50} wird im Mittel mit 26 mmHg angegeben (siehe Seite 31). *Rechtsverlagerung* der O_2-Affinitätskurve bedeutet eine geringere Affinität und damit bessere Abgabefähigkeit für Sauerstoff. Die *Linksverlagerung* bedeutet das Gegenteil. Die Struktur- und Funktionsbeziehungen sowie die Bedingungen des Sauerstofftransports wurden ausführlich auf Seite 28 dargestellt.

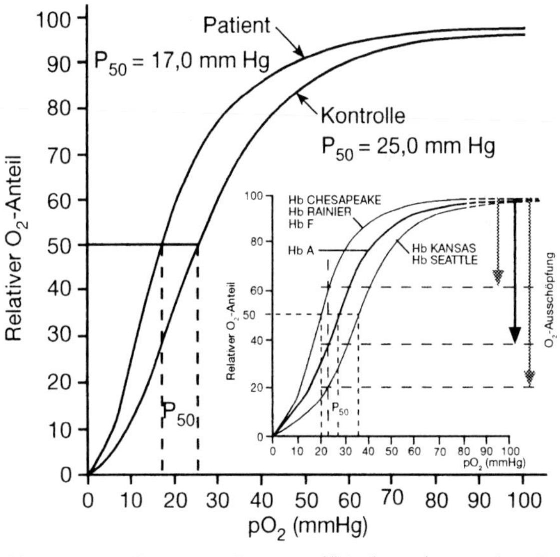

Abb. 79: Große Kurve: Sauerstoffbindungskurve eines Patienten mit noch nicht identifizierter Variante im Vergleich zu derjenigen einer normalen Kontrollperson. Die hohe O_2-Affinität verursacht bei den Patienten eine deutliche Polyglobulie (eigene Beobachtung).

Kleine Kurve: Vergleich der Sauerstoffbindungskurven von Hämoglobinen mit hoher (Hb Chesapeake, Hb Rainier, HbF) und mit niedriger (Hb Kansas, Hb Seattle) O_2-Affinität. Außerdem ist die O_2-Ausschöpfung, d. h. die O_2-Utilisation des arteriellen Sauerstoffangebotes der genannten funktionellen Varianten eingetragen.

11.1.3 Sauerstoffversorgung und Kompensationsmechanismen

Die wichtigsten Bedingungen für einen funktionierenden Sauerstofftransport sind das Ausmaß der Oxygenation des Blutes in der Lunge, die Flußraten des Blutes durch die Gefäße sowie die Gefäßverteilung im Gewebe, die Sauerstoffkapazität des Blutes und die Fähigkeit des Blutes, den Sauerstoff in den peripheren Kapillaren abzugeben. Über diese Systeme wird die Sauerstoffversorgung des Gewebes reguliert. Grundlegendes Maß aller Funktionen ist die *Sauerstoffkapazität* des Blutes, die durch die jeweils vorhandene *Hämoglobinkonzentration* gegeben ist. *Herz- und Kreislauffunktionen* sowie die *Atmung* sind effektive Faktoren, über die im Normalzustand reguliert und unter Bedingungen körperlicher Belastung, wie auch bei Anämien sehr gut kompensiert werden kann.

Es gibt außerdem *molekulare Mechanismen*, mit denen das Hämoglobin selbst die Sauerstoffabgabe an das Gewebe über einen weiten Bereich variieren kann. Ein wichtiger Faktor ist dabei das *2,3-DPG* (siehe Seite 32). Bei normaler Kooperativität wird durch Erhöhung der 2,3-DPG-Konzentration im Erythrozyten die Abgabefähigkeit für Sauerstoff wesentlich verbessert (Abb. 11, Seite 30). Dies geschieht im Organismus immer dann, wenn rasch eine Kompensation erforderlich ist, z. B. bei akuter *Anämisierung* oder bei der *Höhenadaption.* Dadurch lassen sich innerhalb bestimmter Grenzen Krisen in der O_2-Versorgung so lange überbrücken, bis durch eine vermehrte Erythrozytenproduktion oder eine Transfusion die O_2-Kapazität den Bedürfnissen wieder angepaßt ist.

11.1.4 Molekularpathologie

Funktionsstörungen im Bereich des O_2-Transportes können auf molekularer Ebene grundsätzlich vier verschiedene Ursachen haben:

- Die Bindungsstelle für den Sauerstoff im Hämeisenkomplex ist besetzt. Dies ist der Fall bei den HbM-Anomalien sowie bei der enzymopenischen und toxischen Methämglobinämie, bei der Sulfhämoglobinämie und der Blockierung durch Kohlenmonoxyd. Allein die HbM-Anomalien sind genetische Defekte, bei denen die Funktionsstörung durch ganz spezifische Aminosäurensubstitutionen verursacht wird.
- Ein Austausch von Aminosäuren vor allem im Bereich der $\alpha 1\beta 2$-Kontakte kann die Stabilität der Strukturen beeinflussen. Dadurch wird die Dissoziation der Tetramere in Dimere ($\alpha_2\beta_2 \leftrightarrow 2\alpha\beta$) begünstigt und das Gleichgewicht zwischen den R- und T-Strukturen gestört. Eine gestörte Kooperativität der Untereinheiten ist die am häufigsten vorkommende Ursache für eine veränderte O_2-Affinität.
- Ein Austausch von Aminosäuren kann Positionen betreffen, die direkt für die Bindung von 2,3-DPG verantwortlich sind (Abb. 5, Seite 26). Die Bindung von 2,3-DPG bewirkt eine erniedrigte O_2-Affinität, indem es die Deoxyform des Hämoglobinmoleküls stabilisiert. Durch eine Substitution der Bindungsstellen für 2,3-DPG wird die Deoxyform destabilisiert. Dies hat in der Regel eine erhöhte O_2-Affinität zur Folge (Ausnahmen siehe unten). Bindungsstellen für 2,3-DPG sind β1 Valin, β2 Histidin, β82 Lysin und β143 Histidin (siehe unten).

Weiterhin kann indirekt die Kooperativität mit 2,3-DPG beeinflußt werden, wobei ebenfalls die durch 2,3-DPG bedingte Veränderbarkeit der O_2-Affinität beeinträchtigt wird. Folgende anomale Hämoglobine mit Substitutionen an 2,3-DPG-Bindungsstellen haben *keine* erhöhte O_2-Affinität: *Hb Raleigh* (β1 (NA1) Val → Ac → Ala) und *Hb Providence* (β82 (EF6) Lys → Asn → Asp) besitzen eine erniedrigte O_2-Affinität aufgrund der komplexen Substitution, während *Hb Rancho Mirage* (β143 (H 21) His → Asp) eine normale O_2-Affinität aufweist.

- Ein Austausch von Aminosäuren am C-Terminus der Polypeptidketten beeinflußt die Stabilisierung der T-Konformation (siehe Seite 184). Wichtige Aminosäuren sind das Alanin in β140 und das Tyrosin in β145 sowie das Histidin in β und γ146. Außerdem ist das Histidin in β143 wegen seiner Beteiligung an der 2,3-DPG-Bindung zu nennen (siehe oben).

Auf die veränderten O_2-Affinitäten der *instabilen Hämoglobine* wurde auf Seite 167 hingewiesen.

In der Regel werden Störungen der Funktion des Hämoglobins über verschiedene Mechanismen kom-

Tabelle 63: Beziehungen zwischen Funktionsstörung und Symptomen (vgl. dazu Tabelle 64 und Text).

Funktionsstörung	**Symptome** zu erwartende	**Symptome** nicht obligat vorhandene
Erhöhte Oxydierbarkeit • Methämoglobinämie • HbM Anomalien	Zyanose und Polyglobulie	Polyglobulie
Erniedrigte O_2-Affinität	Anämie und Zyanose	Anämie und Zyanose
Erhöhte O_2-Affinität	Polyglobulie	Polyglobulie

pensiert (siehe Seite 180). Somit sind die klinischen Symptome und die Labordaten, die wir erheben und die eine Funktionsstörung des Blutfarbstoffs signalisieren, das Resultat aus gestörter Funktion und korrigierender *Kompensation.* Diese Betrachtungsweise macht es verständlich, daß z. B. aus In-vitro-Daten zu erwartende klinische Symptome in vivo in modifizierter Form auftreten. Auch bei identischen Anomalien kann die klinische Manifestation von Patient zu Patient sehr unterschiedlich sein. Zu erwartende und tatsächlich nachweisbare Symptome sind vergleichend in Tabelle 63 zusammengestellt. Die sehr *differente Symptomatologie* wird anhand einiger Daten von entsprechenden Varianten weiter unten diskutiert.

11.1.5 Klinik der Funktionsstörungen des Hämoglobins

Allgemeine Symptomatologie

Die *Zyanose* ist das häufigste und führende Symptom bei den HbM-Anomalien (siehe Seite 192) und bei den Varianten mit erniedrigter O_2-Affinität. Eine *Polyglobulie* wird oft bei den Varianten mit erhöhter O_2-Affinität gefunden. Zyanose und Polyglobulie verursachen bei Kindern seltener eine Beeinträchtigung des Allgemeinbefindens als bei Erwachsenen. Dies gilt allerdings nicht bei stärker ausgeprägter Polyglobulie, die auch bei Kindern mit Kopfschmerzen und Beeinträchtigungen der körperlichen Belastbarkeit einhergehen kann. Dagegen sind die durch HbM-Anomalien bedingten Zyanosen symptomfrei, weil genügend funktionstüchtiges Hämoglobin zur Verfügung steht.

Für die *differentialdiagnostische* Beurteilung eines zyanotischen Patienten ist es wichtig, auf Allgemeinsymptome wie z. B. Dyspnoe oder beeinträchtigte Leistungsfähigkeit zu achten. Fehlen diese, ist bei Kindern eine *kardiale* oder *pulmonale* Erkrankung eher unwahrscheinlich. Bei Erwachsenen ist diese einfache Differenzierung nicht immer möglich, da das Allgemeinbefinden durch andere Faktoren beeinflußt wird.

Tabelle 64: Leitsymptome, Krankheit und Differentialdiagnose bei gestörter O_2-Transportfunktion.

Leitsymptom	**Krankheitsgruppen und Effekte von Redoxfarbstoffen**
Zyanose	• Toxische Methämoglobinämie • Angeborene enzymopenische Methämoglobinämie • Anomale Hämoglobine mit erhöhter Oxydierbarkeit außer HbM-Varianten Zyanose verschwindet nach Gabe von Redoxfarbstoffen.
Zyanose	• Toxische Sulfhämoglobinämie Zyanose bleibt nach Gabe von Redoxfarbstoffen bestehen. Kein Nachweis eines anomalen Hämoglobins.
Zyanose	• Anomale Hämoglobine: HbM-Varianten (anomales Methämoglobin) und Varianten mit erniedrigter O_2-Affinität (reduziertes Hämoglobin) Zyanose bleibt nach Gabe von Redoxfarbstoffen bestehen. Nachweis eines anomalen Hämoglobins*).
Polyglobulie	siehe Tab. 67
Anämie	Ein ursächlicher Zusammenhang mit einer erniedrigten O_2-Affinität eines anomalen Hämoglobins ist gegeben, aber nicht obligat.

*) Nicht alle Varianten mit erniedrigter O_2-Affinität lassen sich durch Hämoglobinanalysen nachweisen.

Differentialdiagnostische Überlegungen

Bezüglich des Symptoms *Zyanose* (siehe Tabelle 69, Seite 195) läßt sich die *erworbene toxische Methämoglobinämie* relativ leicht von den hereditären Funktionsstörungen unterscheiden. Für die Differenzierung der hereditären Formen ist zunächst die Beachtung des Erbganges wichtig. HbM-Anomalien werden immer *autosomal dominant* vererbt, Enzymdefekte haben einen *autosomal rezessiven* Erbgang. Bei HbM-Anomalien sind neue Mutationen allerdings relativ häufig. Weiterhin kann der Zeitpunkt der *Erstmanifestation* wichtige Aufschlüsse geben: Anomalien der α- und γ-Globinketten manifestieren sich bereits im Neugeborenenalter. Bei den γ-Anomalien verschwinden die Symptome in den ersten Lebensmonaten parallel mit der Abnahme des fetalen Hämoglobins ($\alpha_2\gamma_2$), während α-Anomalien keine Änderung erfahren. Bei Anomalien der β-Globinkette entwickeln sich die Symptome während der ersten Lebensmonate mit der Zunahme der Synthese von HbA ($\alpha_2\beta_2$).

Schließlich können die durch eine Methämoglobinämie verursachten Zyanosen klinisch durch die Wirkung der i.v.-Gabe von *Redoxfarbstoffen* weiter differenziert werden (Tab. 64).

Die Beziehungen zwischen Polyglobulie bzw. Anämie und der Störung der O_2-Transportfunktion sind in den Tabellen 64 und 69 aufgeführt.

11.2 Varianten mit erniedrigter O_2-Affinität

11.2.1 Definition

Charakteristikum dieser sehr seltenen Gruppe von Anomalien ist ein Strukturdefekt, der eine herabgesetzte O_2-Bindung des Blutes bewirkt (Abb. 79). Die direkten Folgen des Defektes (siehe unten) sind für den Anomalieträger in der Regel gering, mit Ausnahmen jener Varianten, die eine *Zyanose* verursachen. Wenn das anomale Hämoglobin gleichzeitig auch instabil ist, können Symptome einer *hämolytischen Anämie* vorhanden sein.

11.2.2 Pathophysiologie

Bei einer niedrigen O_2-Sättigung des Blutes wird dem Anteil an reduziertem Hämoglobin entsprechend eine *Zyanose* erwartet. Dies ist jedoch bisher nur bei drei Varianten mit einer Mutation an Position β102 beschrieben worden und zwar bei *Hb Kansas* (β102 (GH4) Asn → Thr), *Hb Beth Israel* (β102 (GH4) Asn → Ser) und *Hb Mande* (β102 (GH4) Asn → Tyr).

Als weiteres Symptom wäre eine *Anämie* zu erwarten, da aufgrund der guten Verfügbarkeit von Sauerstoff für das Gewebe ein entsprechender Hypoxiereiz für die Erythropoetinproduktion fehlt. Bei keinen der bislang bekannten Patienten findet sich eine nennenswerte Anämie, die allein auf eine quantitativ reduzierte Erythropoese zurückzuführen wäre.

Die zahlreichen *instabilen Varianten* (siehe Seite 167) und einige *HbM-Anomalien* (siehe Tab. 69) gehen ebenfalls mit einer verminderten O_2-Affinität einher. Beide zusammen machen die Hälfte aller Varianten mit herabgesetzter O_2-Affinität aus. In der Kombination von funktionellem Defekt mit Instabilität und hämolytischer Anämie läßt es sich kaum feststellen, ob die Anämie durch die Hämolyse oder durch die verminderte Erythrozytenproduktion als Folge der erniedrigten O_2-Affinität verursacht wird.

Einige Mutanten mit erniedrigter O_2-Affinität gehen mit *erhöhten Methämoglobinwerten* einher. Aufgrund fehlender klinischer Symptome ist es verständlich, daß funktionell defekte Varianten selten und oft nur zufällig entdeckt werden.

11.2.3 Kasuistik einiger anomaler Varianten

Von den wenigen Varianten mit isolierter und ausgeprägter Erniedrigung der O_2-Affinität sollen die wichtigsten Daten kurz dargestellt werden, um auf die inkonstanten Beziehungen zwischen klinischer Symptomatik und Labordaten aufmerksam zu machen. Der Anteil von anomalem Hämoglobin schwankt bei den β-Anomalien zwischen 38 und 48 %. Als Bezugswert für die O_2-Affinität der pathologischen Varianten gilt ein normaler P_{50}-*Wert* von 24 – 30 mmHg. Der enorme Schwankungsbereich der Normalwerte ist methodisch bedingt. In den meisten Fällen ist aber eine Beurteilung pathologisch erhöhter Werte möglich, da in den jeweiligen Laboratorien normale Blutproben als Kontrolle mitgeführt werden.

Hb Titusville (α94 (G1) Asp → Asn) hat mit einem P_{50} von 70 mmHg eine mit *Hb Kansas* (siehe unten) vergleichbare extrem niedrige O_2-Affinität. Der molekulare Defekt im Bereich der α1β2-Kontakte begünstigt die Dissoziation in Dimere. Die beschriebene Anomalieträgerin zeigte weder eine ausgeprägte Anämie (12,5 g/dl Hb) noch eine Zyanose. Der Anteil von *Hb Titusville* am Gesamthämoglobin betrug 35 %.

Hb Seattle (β70 (E14) Ala → Asp) besitzt einen P_{50}-Wert von 44 mmHg und ist leicht instabil. Der molekulare Defekt betrifft Kontakte zur Hämgruppe. Die Anomalieträger aus einer Familie hatten eine unterschiedlich stark ausgeprägte Anämie (Hb 8,7 – 11,6 g/dl), aber keine Zyanose. Die Tatsache, daß trotz Hämolyse und Anämie keine vermehrte Erythropoetinproduktion nachweisbar war, spricht eher für eine Beziehung zwischen Anämie und erniedrigter O_2-Affinität.

Hb Beth Israel (β102 (G4) Asn → Ser) ist wie *Hb Mande* (β102 (G4) Asn → Tyr) durch eine deutliche Zyanose, aber fehlende Anämie (Hb 13,2 g/dl) bei einem P_{50}-Wert von 88 mmHg charakterisiert. Der molekulare Defekt betrifft den α1β2-Kontakt. Die Familienuntersuchungen machen es wahrscheinlich, daß es sich um eine Neumutation handelt.

Hb Kansas (β102 (G4) Asn → Thr), ebenfalls eine β102 Substitution wie *Hb Beth Israel*, wurde bei Sohn und Mutter mit ausgeprägter Zyanose entdeckt. Der molekulare Defekt betrifft den α1β2-Kontakt sowie eine verminderte Reaktivität mit 2,3-DPG. Bei dem 14jährigen Jungen bestand keine Anämie (13 g/dl Hb). Der P_{50}-Wert betrug 70 mmHg. Die O_2-Affinitätskurve war dementsprechend extrem nach rechts verlagert.

Hb Yoshizuka (β108 (G10) Asn → Asp) wurde in einer japanischen Familie entdeckt. Fünf der sechs heterozygoten Anomalieträger hatten eine „leichte Anämie". Der molekulare Defekt betrifft den α1β1-Kontakt. Die anomale Variante wandert elektrophoretisch etwas schneller als HbA. Bei einem Anteil von 50 % im Hämolysat war die O_2-Affinität etwa 1,6fach niedriger als für HbA unter vergleichbaren Bedingungen.

Hb Hope (β136 (H14) Gly → Asp) ist sowohl in der Kombination mit HbA, als auch in Assoziation mit HbS und der β^+-Thalassämie beschrieben worden. Die P_{50}-Werte des Blutes lagen abhängig vom Anteil an Hb Hope am Gesamthämoglobin (48 bis 77 % in den genannten Kombinationen) zwischen 33 und 41 mmHg. Der molekulare Defekt stabilisiert die Deoxyform des Hämoglobins. Zudem ist die Reaktivität mit 2,3-DPG deutlich vermindert. Die Hämoglobinkonzentration lag bei weiblichen Anomalieträgern zwischen 12,3 und 12,8 g/dl (normal 12 – 16 g/dl). Aufgrund der normalen 2,3-DPG-Konzentration in den Erythrozyten sowie der reduzierten Reaktivität von Hb Hope mit 2,3-DPG war kein Effekt auf die Rechtsverlagerung der O_2-Dissoziationskurve zu erwarten.

11.2.4 Therapie

Eine Behandlung der Varianten mit erniedrigter O_2-Affinität ist nicht erforderlich, da die Anämie, wenn überhaupt vorhanden, sehr gering ausgeprägt bzw. funktionell gut kompensiert ist. Die Zyanose verursacht keine Beeinträchtigung der körperlichen Leistungsfähigkeit.

11.3 Varianten mit erhöhter O_2-Affinität

11.3.1 Definition

Der funktionelle Defekt dieser Varianten äußert sich in einer erschwerten Verfügbarkeit von Sauerstoff für das Gewebe. Dies wird symbolisiert durch die *Linksverlagerung* der O_2-Affinitätskurve. Das führende, aber nicht obligate hämatologische Symptom ist die *Polyglobulie*.

11.3.2 Molekularpathologie

Eine hohe O_2-Affinität ist gleichbedeutend mit einer ungenügenden Abgabe von Sauerstoff an das Gewebe. Die dadurch bedingte *Gewebshypoxie* führt über eine Erythropoetinausschüttung zu einer vermehrten Bildung von Erythrozyten und damit zu einer *Erythrozytose* = *Polyglobulie*. Das Ausmaß der

Polyglobulie orientiert sich theoretisch an der für die jeweilige Sauerstoffversorgung notwendigen O_2-Kapazität.

Bei der überwiegenden Zahl der Varianten mit erhöhter O_2-Affinität sind die α1β2-Kontakte betroffen, gefolgt von jenen Positionen, die für die 2,3-DPG-Kooperation wichtig sind (siehe Seite 32). Dazu gehören auch die Mutationen im C-terminalen Bereich der β-Globinketten, die zudem essentiell für die Stabilisierung der T-Konformation des Hämoglobinmoleküls sind. Bisher sind drei β-anomale Varianten mit einer Aminosäurensubstitution am C-Terminus und erhöhter O_2-Affinität beschrieben worden: *Hb Hiroshima* (β146 (HC3) His → Asp), *Hb York* (β146 (HC3) His → Pro) und *Hb Cowtown* (β146 (HC3) His → Leu). Eine Ausnahme mit normaler O_2-Affinität bildet *Hb Cochin – Port Royal* (β146 (HC3) His → Arg). Die fetale Variante *HbF Onoda* ($^{G}\gamma$146 (HC3) His → Tyr) hat eine gegenüber dem normalen fetalen Hämoglobin gering erhöhte O_2-Affinität.

Betrachtet man die Lage der O_2-Affinitätskurven solcher anomaler Varianten, so sind sie gegenüber der Norm nach *links* verschoben (Abb. 79). Der P_{50}-Wert ist im Vergleich zur Norm (26 mmHg) auf Werte um 12 – 18 mmHg erniedrigt. Dies bedeutet, daß ein viel geringerer Sauerstoffdruck benötigt wird, um 50 % des vorhandenen Hämoglobins zu oxygenieren bzw. eine sehr viel stärkere Gewebshypoxie entstehen muß, bevor der Sauerstoff abgegeben wird.

Die Störungen der *Interaktion mit 2,3-DPG* (direkte Bindung und indirekte Kooperation) sowie die Beeinträchtigung der Kooperativität zwischen Polypeptidketten als Grundlage für die *Häm-Häm-Interaktion* sind nicht nur abhängig von der Substitution an sich, sondern auch von der Art des Aminosäurenaustausches. Bei *Hb Syracuse* (β143 (H21) His → Pro) ist sowohl die Reaktivität mit 2,3-DPG als auch die Häm-Häm-Interaktion stark beeinträchtigt. Letztere kommt wahrscheinlich dadurch zustande, daß die Prolinsubstitution durch strukturelle Änderungen in der H-Helix die Stabilität der T-Struktur aufweicht. Dagegen ist bei *Hb Little Rock* mit einem Defekt an gleicher Position, aber unterschiedlichem Aminosäurenaustausch (β143 (H21) His → Gln) die Reaktivität mit 2,3-DPG kaum beeinträchtigt. Weiterhin ist die Kooperativität der Polypeptidketten ebenso wenig gestört wie der *Bohr-Effekt*. Die hohe O_2-Affinität ist in diesem Fall wahrscheinlich bedingt durch die erhöhte Stabilität der R-Struktur. Im Vergleich dazu weist *Hb Abruzzo* (β143 (H21) His → Arg) eine normale Interaktion mit 2,3-DPG bei hoher Sauerstoffaffinität auf.

Beispiele für eine durch mangelhafte Kooperation zwischen 2,3-DPG und der Position β82 Lysin verursachte hohe O_2-Affinität sind *Hb Rahere* (β82 (EF6) Lys → Thyr) und *Hb Helsinki* (β82 (EF6) Lys → Met). Beide Anomalien haben in phosphatfreien Hämolysaten im Vergleich zu ebenso präparierten Lösungen von normalem HbA identische O_2-Affinitäten, die jedoch im Gegensatz zu HbA nach Zugabe von 2,3-DPG *keine* Rechtsverlagerung erfahren.

11.3.3 Pathophysiologie

Die zu erwartende Folge einer hohen O_2-Affinität ist die *Polyglobulie*. Unter den bisher identifizierten Anomalien der α-Globinkette mit erhöhter O_2-Affinität geht allerdings nur ein Drittel mit einer Polyglobulie einher. Unter den β-anomalen Varianten mit erhöhter O_2-Affinität verursacht knapp die Hälfte eine Polyglobulie. Zwischen der Höhe der O_2-Affinität und dem Ausmaß der Polyglobulie besteht selbst bei identischen Varianten unter Angehörigen der gleichen Familien keine enge Korrelation. Für dieses Phänomen gibt es nicht immer eine ausreichende Erklärung. Abhängigkeiten vom Geschlecht und vom Alter, sowie über Jahre beobachtete deutliche Schwankungen der roten Blutbildwerte bei gleichen Patienten sind nachgewiesen worden. Frauen haben in der Regel niedrigere Hämoglobinkonzentrationen als Männer.

Nicht selten liegen als Folge eines Eisenmangels deutliche *Hypochromien* mit erheblicher *Erythrozytose* bei normalen Hämoglobinkonzentrationen vor. Weiterhin sind von den α-Anomalien ca. 15 %, von den β-Anomalien ca. 30 % instabil. Eine mit der Instabilität verbundene *Hämolyse* kann einen Einfluß auf die Höhe der Hämoglobinkonzentration haben. Die Sauerstofftransportfunktion instabiler Hämoglobine wurde auf Seite 167 besprochen. Die oben genannten Faktoren sowie *adaptive Mechanismen* erklären für einen Teil der Anomalieträger die fehlende Korrelation zwischen der Hämoglobinkonzentration und der Höhe der O_2-Affinität (Tab. 65). Vielfach bleibt es völlig unklar, warum manche Varian-

Tabelle 65: Vergleich zwischen P_{50}-Werten im Vollblut und Ausmaß der Polyglobulie bei einigen α- und β-anomalen Hämoglobinen mit erhöhter O_2-Affinität.

Anomalie (Strukturdefekt)	**P_{50} mmHg**	**Hb-Konzentration g/dl**
Normalblut	24–30	14,0 – 16,0
Hb Milledgeville (α44 (CE2) Leu → Pro)	11–15	15,6 – 16,1
Hb Chesapeake (α92 (FG4) Arg → Leu)	19,5	14,9 – 19,9
Hb Olympia (β20 (B2) Val → Met)	18,6	17,8 – 20,7
Hb Vanderbilt (β89 (F5) Ser → Arg)	14,5	18,6 – 22,4
Hb Wood (β97 (FG4) His → Leu)	12,8	14,2 – 20,3
Hb Heathrow (β103 (G5) Phe → Leu)	9,5	15,7 – 25,0
Hb Syracuse (143 (H21) His → Pro)	11,0	19,2 – 23,2
Hb McKees Rocks (β145 (HC2) Tyr → Term)	10,3	17,8 – 21,2

ten selbst mit sehr hoher O_2-Affinität nicht einmal eine gering erhöhte Hämoglobinkonzentration aufweisen. Während der *Schwangerschaft* führt eine hohe O_2-Affinität im mütterlichen Blut nicht zu hypoxischen Schäden beim Feten.

Im Rahmen von Familienuntersuchungen ist es empfehlenswert, auch die Angehörigen ohne Polyglobulie mit in die Analyse der funktionellen Parameter einzubeziehen.

11.3.4 Kasuistik einiger α-anomaler Varianten

Zur Demonstration der Vielfalt der Anomalien und der durch sie verursachten Krankheitsbilder werden nachfolgend einige charakteristische Anomalien besprochen. Eine Auflistung aller Varianten erscheint wenig sinnvoll, zumal die klinischen Daten oft dürftig und die verwendeten Labormethoden unterschiedlich sind. Dies gilt u. a. für die Ermittlung der *P_{50}-Werte*, wie für den Nachweis der *Kooperativität mit 2,3-DPG* und die Angaben über den *Bohr-Effekt*. An der folgenden Auswahl der Varianten sollen exemplarisch einige Besonderheiten aus dieser Gruppe gezeigt werden. Im Vergleich zu den pathologischen P_{50}-Werten der Varianten beträgt der Normalwert für P_{50} 26 mmHg (24 – 30 mmHg).

Hb Chesapeake (α92 (FG4) Arg → Leu) ist als α-Anomalie auch in Form des anomalen HbF beschrieben worden. Bei *Neugeborenen* erhöht sich damit zusätzlich die O_2-Affinität (siehe Seite 42). Dies hat jedoch weder Folgen für die Höhe des Hämatokritwertes im Nabelschnurblut, noch für die O_2-Versorgung der Feten. Bei Anomalieträgern betrug der P_{50}-Wert im Nabelschnurblut 17 mmHg, im Blut der Erwachsenen ohne fetales Hämoglobin 19,5 mmHg (Tab. 65).

Hb Tarrant (α126 (H9) Asp → Asn) besitzt mit einem P_{50}-Wert von ca. 15 mmHg eine sehr hohe O_2-Affinität. Die Anomalie wurde zufällig in einem Screening-Programm in der mexikanischen Bevölkerung entdeckt. Die Daten über eine gut untersuchte Familie mit der Hb Tarrant-Anomalie sind in Tabelle 66 aufgeführt. Die Eltern des *homozygot* erkrankten Kindes sind beide *heterozygot* für die α-Anomalie ($\alpha\alpha^x/\alpha\alpha$), was mit dem Anteil an anomalem Hämoglobin von ca. einem Viertel des Gesamthämoglobins übereinstimmt. Nur bei dem Vater fand sich eine leichte Polyglobulie. Bei dem homozygoten Kind ($\alpha\alpha^x/\alpha\alpha^x$) bestand die Hälfte des Hämoglobins aus der anomalen Variante, mit der Folge einer starken Polyglobulie aufgrund der sehr hohen O_2-Affinität des Gesamtblutes (P_{50} = 9,0 mmHg).

Hb Milledgeville (α44 (CD2) Pro → Leu) wurde bei einem zwölfjährigen amerikanischen Schwarzen anläßlich einer Durchuntersuchung wegen einer Polyglobulie (Hb 18,2 g/dl) entdeckt. Der P_{50}-Wert betrug 11 mmHg, das 2,3-DPG war normal. Das anomale Hämoglobin war weder mit elektrophoretischen noch mit chromatographischen Methoden von HbA zu trennen.

11.3.5 Kasuistik einiger β-anomaler Varianten

Hb Crete (β129 (H7) Ala → Pro) bietet unter den zahlreichen Varianten der β-Globinkette einige Besonderheiten. In der beobachteten Familie war die Anomalie mit einer β^0- und δβ-Thalassämie kombiniert. In der Kombination von Hb Crete mit der δβ-Thalassämie fanden sich 66,8 % Hb Crete und 13 % HbF. Der P_{50}-Wert betrug 11,2 mmHg, die Hämoglobinkonzentration war auf 19,6 g/dl erhöht. Dage-

Tabelle 66: Hämatologische Daten von Patienten mit dem α-anomalen Hb Tarrant. Wichtig ist der Vergleich zwischen den Anlageträgern und dem homozygot erkrankten Kind.

	Hb g/dl	HbA_2* Tarrant %	HbA_2 normal %	Hb Tarrant %	P_{50} mmHg
Heterozygot					
Vater	19,6	0,45	2,4	25,1	14,1
Mutter	15,3	0,35	2,0	24,3	13,9
Kind 1	16,3	0,85	2,7	23,5	15,3
Kind 2	16,2	1,10	2,9	21,9	16,5
Kind 3	14,8	0,95	2,8	22,4	13,5
Homozygot					
Kind 4	18,8	1,85	2,0	46,2	9,0
Normal					
Kind 5	12,3	--	2,9	--	20,6
Kind 6	15,1	--	3,1	--	20,6

* Als α-Anomalie existiert auch ein α-anomales HbA_2 ($\alpha_2{}^X\delta_2$).

gen führte die Hb Crete-Anomalie in der Kombination mit der β^0-Thalassämie bei einem Anteil von 85 % Hb Crete nicht zu einer Polyglobulie (Hb 14,6 g/dl). Bei einfacher Heterozygotie für Hb Crete betrug der Anteil an anomaler Variante 38 %, der Rest war HbA. Der P_{50}-Wert lag bei 23 mmHg. Auch dieser Patient hatte keine Polyglobulie (Hb 16 g/dl).

Hb Osler (β145 (HC2) Tyr → Asp) ist identisch mit *Hb Nancy* und *Hb Fort Gordon*. Das Vorkommen in drei nicht verwandten Familien ist verbunden mit unterschiedlich hohen Hämoglobinkonzentrationen, die zwischen 22,0 und 13,4 g/dl variieren. Im Falle von Hb Nancy war die Patientin allein durch die *Erythrozytose* von 6,76 Mill/mm^3 aufgefallen. Die P_{50}-Werte lagen bei 11 mmHg. Schwangerschaft und Geburt mehrerer Kinder bei zwei Müttern mit Hb Osler (P_{50} 9,1 mmHg) verliefen normal.

Hb McKees Rocks (β145 (HC2) Tyr → Term) ist eine *„Nonsense Mutation"* mit einer um eine Aminosäure verkürzten β-Globinkette. Die Anomalie besitzt eine sehr hohe O_2-Affinität (P_{50} = 10,3 mmHg). Ähnlich hohe Affinitäten haben nur noch *Hb Syracuse* (β143 (H21) His → Pro), *Hb Bethesda* (β145 (HC2) Tyr → His) und *Hb Osler* (= Hb Fort Gordon = Hb Nancy). Die Hämoglobinkonzentrationen schwankten bei den Anomalieträgern von Hb McKees Rocks zwischen 18 und 21 g/dl.

Hb York (β146 (HC3) His → Pro) wurde bei einer Patientin mit asymptomatischer Erythrozytose entdeckt. Ein erster Hinweis auf eine Anomalie ergab sich aus der deutlich erhöhten O_2-Affinität des Gesamtblutes. Eine anomale Fraktion war elektrophoretisch bei alkalischem pH weder im Stärkegel noch auf der Azetatfolie nachweisbar. Dagegen gelang eine Trennung der Variante mit Hilfe der Agargelelektrophorese bei pH 6,0. Eine HC3-Substitution findet sich auch bei den β-anomalen Varianten *Hb Hiroshima* und *Hb Cowtown* sowie bei der γ-Anomalie *HbF Onoda* (siehe Seite 184).

Hb Rainier (β145 (HC2) Tyr → Cys) besitzt nicht nur eine hohe O_2-Affinität (P_{50} = 12,5 mmHg), sondern auch eine dem HbF ähnliche erhöhte Alkalistabilität. Die hohe Alkalistabilität kommt durch die Bildung einer Disulfidbrücke innerhalb der mutierten β-Globinkette zustande, die eine Entfaltung der β-Globinkette im alkalischen Milieu verhindert.

11.3.6 Kasuistik δ-anomaler Varianten

Die einzige bisher bekannte δ-Anomalie mit erhöhter O_2-Affinität ist *HbA_2 Canada*. Der Aminosäurenaustausch (δ99 (G1) Asp → Asn) entspricht folgenden Mutationen der Position 99 der β-Globinkette, die durch eine erhöhte O_2-Affinität charakterisiert sind: *Hb Yakima* (β99 (G1) Asp → His), *Hb Kempsey* (β99 (G1) Asp → Asn), *Hb Ypsilanti* (β99 (G1) Asp → Tyr), *Hb Radcliffe* (β99 (G1) Asp → Ala), *Hb*

Hôtel Dieu (β99 (G1) Asp → Gly), *Hb Chemilly* (β99 (G1) Asp → Val) und *Hb Coimbra* (β99 (G1) Glu → Asp). Während die Patienten mit den genannten β-Anomalien alle eine Polyglobulie haben, ist die δ-Anomalie aus Gründen des geringen Anteils (1,8 % vom Gesamthämoglobin) klinisch nicht relevant.

11.3.7 Therapie

Eine Behandlung von Patienten mit Polyglobulie ist nach Daten in der Literatur selten erforderlich gewesen. Wenn indiziert, erfolgt sie mit Phlebotomien.

11.4 Differentialdiagnose der Polyglobulien

Es gilt zunächst eine *Polycythaemia vera* auszuschließen. Dann sind die *„echten" Erythrozytosen* zu differenzieren, die entweder durch eine hypoxiebedingte oder durch eine autochtone Erythropoetinerhöhung bzw. andere Faktoren verursacht werden (Tab. 67). Die Polyglobulie des *Neugeborenen* ist physiologisch. *Klinische Merkmale* der Polyglobulien, die durch Funktionsstörungen des Hämoglobins bedingt sind können sein: Polyglobulie, isolierte asymptomatische Erythrozytose mit Hypochromie, Methämoglo-

Tabelle 67: Einteilung der Polyglobulie nach pathophysiologischen Gesichtspunkten.

Relative Polyglobulie
- Geringe Flüssigkeitszufuhr
- Verlust von Wasser und Elektrolyten (gastrointestinal, renal, adrenal, Diuretika)
- Verlust von Plasma (gastrointestinal, Verbrennungen, Neugeborenenpolyglobulie)

Absolute Polyglobulie

EPO-abhängige Erythrozytose (Stimulation über O_2-sensibles Nierengewebe)
- Hypoxie
  - Höhenanpassung
  - Chronische Lungenerkrankungen
  - Alveoläre Hypoventilation
  - Pickwickier-Syndrom
  - Zyanotische Herzfehler
  - Anomale Hämoglobine mit hoher O_2-Affinität
  - Erhöhtes Kohlenmonoxidhämoglobin
  - Chronische Methämoglobinämie
  - Erniedrigung von 2,3-Diphosphoglyzerat
- Erniedrigter renaler Blutfluß
  - Nierenarterienstenose
  - Nierenvenenthrombose
  - Arteriosklerose
- Erniedrigte renale Sauerstoffausnutzung
  - Kobalt

Gestörte Gegenregulation der EPO-Produktion
- Primäre benigne Erythrozytose
- Erythrozytose nach Nierentransplantation
- Nephrokalzinose
  - Hyperparathyreoidismus
  - Renale tubuläre Azidose
- Andere Nierenerkrankungen
  - Schwammniere
  - Nierenzysten
  - Hydronephrose
  - Bartter-Syndrom

EPO-unabhängige Erythrozytose
- Primärer Defekt des post-EPO-Rezeptors
  - Autosomal dominante Form
- Erythrozytose nach Nierentransplantation
- Aktivierung des EPO-Rezeptors durch Mutation (nur im Tiermodell bekannt)

Erhöhte EPO-Empfindlichkeit der Erythropoese
- Primäre (hereditäre?) Form
- Erythrozytose nach Nierentransplantation

Ektope EPO-Produktion durch Tumoren
- Nierentumoren
  - Wilms-Tumor
  - Hypernephrom
  - Nierenadenom
- Lebertumoren
  - Hepatom, Hamartom
  - Leberzellkarzinom
  - Angiom der Leber
  - Angiosarkom der Leber
- ZNS-Tumoren
  - Zerebelläre Hämangiome
  - Zerebelläre Hämangioblastome
  - Paragangliome
- Endokrine Tumoren
  - Phäochromozytom
  - Adrenale Adenome oder Hämangioblastome
- Uterustumoren
  - Fibromyome
  - Plazentarer Trophoblastentumor

Klonale Erkrankungen
- Polycythaemia vera

binämie, hämolytische Innenkörperanämie. Charakteristika der defekten Hämoglobine können sein: Erhöhte O_2-Affinität, Instabilität und erhöhte Methämoglobinwerte. Zu differenzieren sind:

- HbM-Anomalien und Methämoglobinämien einschließlich der Varianten mit erhöhter Oxidierbarkeit
- anomale Varianten mit erhöhter O_2-Affinität

Eine unauffällige Elektrophorese oder Chromatographie schließen derartige Anomalien nicht aus. Deshalb muß nach Ausschluß aller anderen Ursachen einer Polyglobulie (Tab. 67) bei gleichzeitig hoher O_2-Affinität und bei negativem elektrophoretischem und chromatographischem Hb-Befund weiter gesucht werden. Die Reihenfolge der Untersuchungen richtet sich nach den jeweils gegebenen Möglichkeiten:

- Ausschöpfung aller elektrophoretischen und chromatographischen Methoden
- Familienuntersuchungen mit vollem Blutstatus, Erythropoetinausscheidung, O_2-Affinität und Hämoglobinanalyse
- Ausschluß eines kongenitalen 2,3 DPG-Mangels
- Globaltests auf anomale Polypeptidketten mit Chromatographie und/oder Elektrophorese
- Peptidanalyse
- DNA-Analyse
- Vergleich der O_2-Affinität der isolierten anomalen Fraktionen mit und ohne Zusatz von 2,3-DPG
- Vergleich der O_2-Affinität in Erythrozytensuspensionen und Vollblut
- Prüfung der Autoxidation
- Strukturanalyse

12 Die Methämoglobinämien

12.1 Allgemeine Hinweise

Die Methämoglobinämien haben bei sehr unterschiedlicher Ätiologie die *Zyanose* als gemeinsames und führendes Symptom. Voraussetzung ist allerdings, daß die Methämoglobinkonzentration mehr als 10 % vom Gesamthämoglobin bzw. mehr als 1,5 g Methämoglobin/dl Blut beträgt. Eine vergleichbar starke Zyanose wird verursacht durch 5 g reduziertes Hämoglobin/dl oder 0,5 g Sulfhämoglobin/dl.

In diesem Kapitel werden zunächst jene Methämoglobinämien besprochen, die einen direkten Bezug zu anomalen Strukturen des Hämoglobins haben. Das sind die Varianten mit *erhöhter Spontanoxidation* und die *HbM-Anomalien.* Wenn kein strukturell anomales Hämoglobin nachgewiesen werden kann, ist bei einer Methämoglobinämie beginnend in der Neugeborenenperiode vor allem an die kongenitalen Defekte der *enzymatischen Methämoglobinreduktion* zu denken. Die erworbene *toxische Methämoglobinämie* des jungen Säuglingsalters wird vor allem durch oxidierende Substanzen verursacht. Beide Formen einer Methämoglobinämie sowie die *Sulfhämoglobinämie* werden aus Gründen der Differentialdiagnose und der vergleichbaren Störung der Sauerstofftransportfunktion diskutiert.

12.1.1 Methämoglobin

Im Methämoglobin ist die sechste Koordinationsstelle des Eisens mit einem Wassermolekül besetzt, beim reduzierten Hämoglobin bleibt diese Position frei, während sie beim Oxyhämoglobin den Sauerstoff (O_2) reversibel bindet (Abb. 80). Die verschiedenen Zustandsformen des Hämoglobins gehen mit sehr unterschiedlichen *Eigenschaften* einher, wie z. B. Differenzen in den spektralen Eigenschaften, in der elektrophoretischen Mobilität und in der Stabilität. Methämoglobin hat eine dunkelbraune Farbe. Die spektralen Eigenschaften sind deutlich pH abhängig (Abb. 81). Charakteristisch sind bei einem pH von 6,8 die Maxima bei 630 und 500 nm sowie ein Minimum bei 600 nm (Abb. 82). Der Zuwachs an positiver Ladung macht bei pH 7,0 eine elektrophoretische Trennung von anderen Zustandsformen des Hämoglobins möglich (Abb. 88). Methämoglobin ist bei der Hitzedenaturierung instabil (Abb. 35). Es reagiert sehr rasch mit Kaliumzyanid unter Bildung von Zyanmethämoglobin. Die Reduktion durch Dithionit erfolgt ebenfalls mit großer Geschwindigkeit (Abb. 85).

Bezüglich der *Funktion* ist vollständig oxidiertes Hämoglobin nicht in der Lage, Sauerstoff zu transportieren. Dagegen hat partiell oxidiertes Hämoglobin eine deutlich erhöhte O_2-Affinität, wodurch die Abgabe von Sauerstoff an das Gewebe erschwert wird (Abb. 90). Dieses Phänomen muß zusammen mit den Möglichkeiten einer Kompensation bei der funktionellen Beurteilung einer gleichzeitig bestehenden Anämie berücksichtigt werden. Bei einer chronischen Methämoglobinämie wird eine Anämie

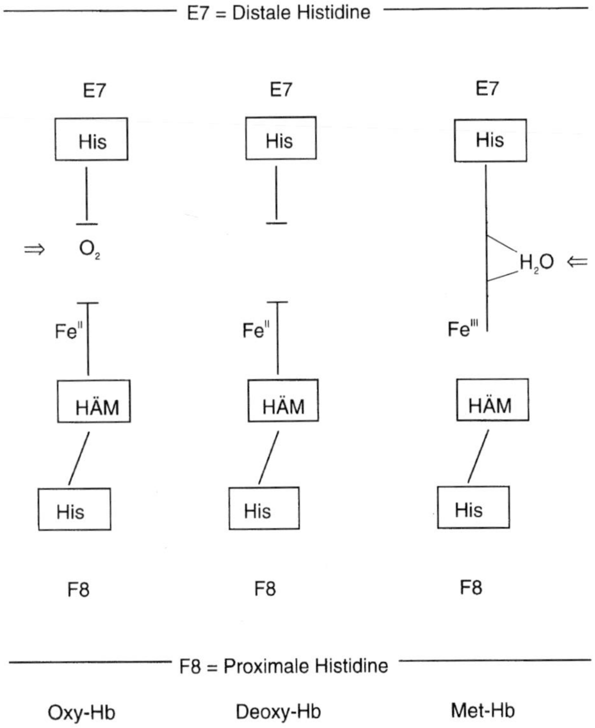

Abb. 80: Schematische Darstellung der verschiedenen Zustandsformen des Häm-Eisen-Globinkomplexes in Abhängigkeit von der Ligandenbindung am distalen Histidin in Position 7 der E-Helix (E 7). Das proximale Histidin befindet sich in Position 8 der F-Helix (F 8).

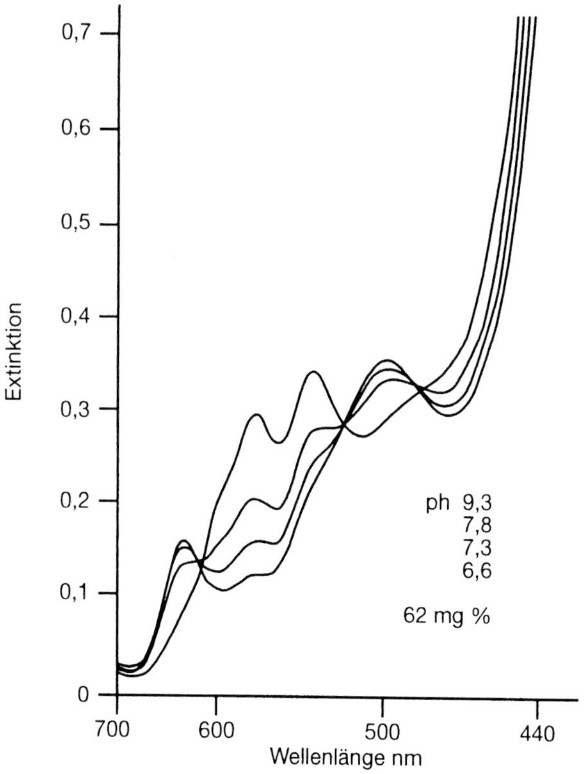

Abb. 81: Spektrales Verhalten von Methämoglobin in Abhängigkeit vom pH. Der Reihenfolge der pH Stufen (pH 9,3 bis 6,6) von oben nach unten entspricht die Reihenfolge der Spektralkurven; Hb-Konzentration 62 mg %.

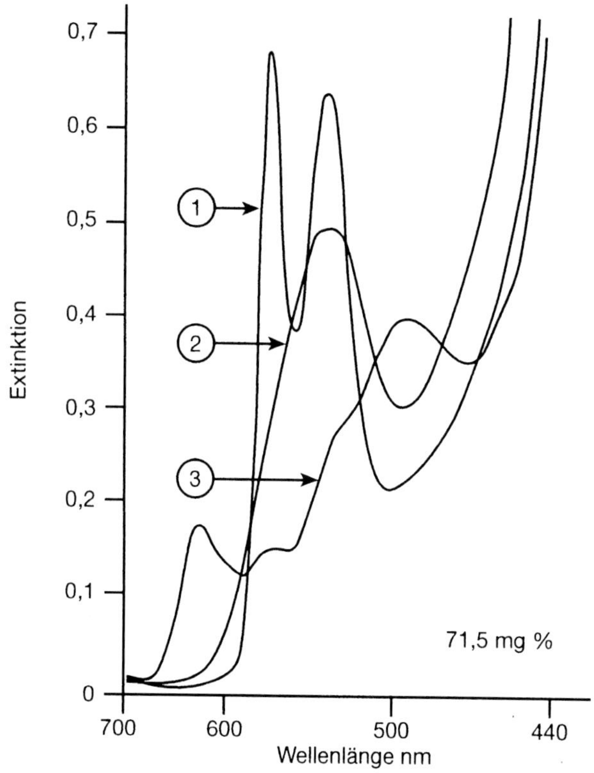

Abb. 82: Vergleich der Spektren von ① Oxyhämoglobin, ② Zyanmethämoglobin und ③ Methämoglobin. Hb-Konzentration in allen Proben 71,5 mg %, pH 6,8.

besser toleriert, als bei einer akut auftretenden toxischen Methämoglobinämie (siehe Seite 201).

12.1.2 Pathophysiologie der Methämoglobinbildung

In vivo wird das Hämoglobin über verschiedene Mechanismen (siehe Seite 196) fortlaufend zu Methämoglobin oxidiert. Der *tägliche Zuwachs* an Methämoglobin würde 3 % vom Gesamthämoglobin betragen, wenn nicht zahlreiche Systeme (Enzyme, reduzierende Substanzen) das entstandene Methämoglobin wieder zu zweiwertigem Hämoglobin reduzieren würden (Abb. 88). Das daraus resultierende Gleichgewicht zwischen Oxidation und Reduktion führt zu dem bekannten *Normalwert* des Methämoglobins, der unter 1 % vom Gesamthämoglobin liegt (Abb. 83).

Ein *erhöhter Methämoglobinwert* kann folgende Ursachen haben:

- Erhöhte Spontanoxidation eines anomalen Blutfarbstoffs. Zu dieser Gruppe gehören überwiegend Varianten, die zusätzlich Störungen der Stabilität oder der Sauerstoffaffinität aufweisen. Das vermehrt gebildete Methämoglobin kann in diesen Fällen grundsätzlich durch Enzyme und Redoxsubstanzen reduziert werden. Die Eigenschaften entsprechen somit denen eines normalen Methämoglobins.
- HbM-Anomalien. Durch definierte, im direkten Kontaktbereich der Häm-Eisengruppe liegende Strukturdefekte liegt das Hämoglobin permanent in dreiwertiger, nicht bzw. schwer reduzierbarer Form vor. Strukturell abnorme Methämoglobine unterscheiden sich zudem in zahlreichen anderen Eigenschaften vom normalen Methämoglobin.
- Mangel an reduzierenden Enzymen. Diese Situation ist bei der kongenitalen enzymopenischen Methämoglobinämie gegeben (siehe Seite 199).
- Gesteigerte Oxidation des normalen Blutfarbstoffs durch oxidierende Substanzen (Tab. 70). Dies ist das Charakteristikum der toxischen Methämoglobinämie.

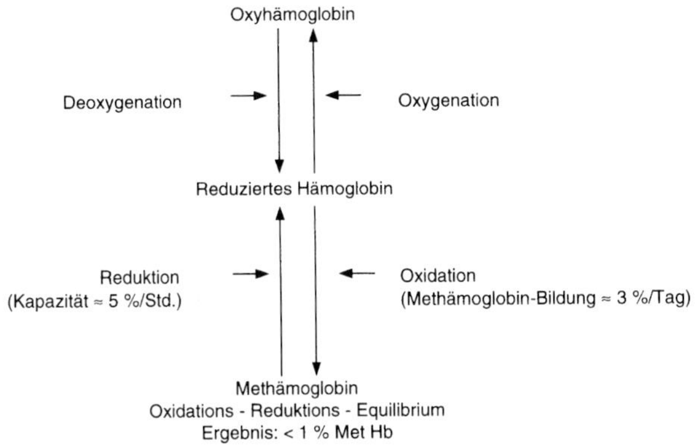

Abb. 83: Schematische Darstellung der quantitativen Verhältnisse bei der Bildung (Oxidation) und Reduktion von Methämoglobin.

12.2 Varianten mit erhöhter Spontanoxidation

12.2.1 Definition

Varianten mit erhöhter Spontanoxidation sind dadurch gekennzeichnet, daß das anomale Hämoglobin unter normalen Bedingungen so rasch zu Methämoglobin oxidiert wird, daß die voll funktionierenden Reduktionssysteme nicht in der Lage sind, die Methämoglobinkonzentration auf den Normalwert von weniger als 1 % zu halten. Ein großer Teil dieser Varianten gehört zur Gruppe der *instabilen Hämoglobine* (siehe Seite 163), deren führendes Symptom die *hämolytische Anämie* ist. Die Übergänge zwischen den vorwiegend instabilen und den vorwiegend *Methämoglobin bildenden Varianten* sind hinsichtlich der Eigenschaften der Hämoglobine (Instabilität, Oxidierbarkeit) und der klinischen Manifestation (hämolytische Anämie, Zyanose) fließend. Bei Methämoglobinwerten über 10 % tritt eine sichtbare *Zyanose* auf.

12.2.2 Kasuistik einiger anomaler Varianten

Die strukturelle Variabilität der Varianten und die Auswirkung auf die klinische Symptomatik soll an einigen Beispielen diskutiert werden. Dabei wird an den ersten drei Varianten deutlich, daß ein Austausch an identischer Position durch differente Aminosäuren zu ganz unterschiedlichen strukturellen und funktionellen Defekten führt und damit auch differente klinische Symptome verursacht.

Hb Bristol (β67 (E 11) Val → Asp) ist ein typischer Vertreter für einen kombinierten funktionellen und strukturellen Defekt. Neben der Methämoglobinämie (10 % Methämoglobin) mit leichter *Zyanose* steht klinisch im Vordergrund eine schwere *hämolytische Anämie* als Folge der enormen Instabilität des Moleküls.

HbM Milwaukee (β67 (E 11) Val → Glu) ist an gleicher Position wie Hb Bristol mutiert. Der andere Aminosäurenaustausch verleiht dieser Anomalie die Eigenschaften einer HbM-Anomalie (Abb. 84). Klinisch steht die *Zyanose* ganz im Vordergrund bedingt durch das anomale Methämoglobin. Im Gegensatz zu Hb-Bristol besitzt HbM-Milwaukee bei entsprechenden Labortests eine normale Stabilität.

Hb Sydney (β67 (E 11) Val → Ala) ist die dritte Variante mit einer Substitution an gleicher Position. Dieses Hämoglobin weist eine mäßige Instabilität mit leichter *hämolytischer Anämie* bei normalen Methämoglobinwerten auf.

Hb Freiburg (β23 (B 5) Val → O) ist sowohl durch eine *Zyanose* (Methämoglobinerhöhung auf 10 – 12 %), als auch durch eine gut kompensierte *hämolytische Anämie* gekennzeichnet.

Hb St. Louis (β28 (B 10) Leu → Gln) hat die Symptome einer mäßigen *hämolytischen Innenkörperanämie* mit *Zyanose* bei 15 % Methämoglobin.

Hb Tübingen (β106 (G 8) Leu → Gln) fand sich bei zwei Mitgliedern einer deutschen Familie aus dem schwäbischen Raum. Die klinische Symptomatik besteht in einer *Zyanose* mit *Polyglobulie* und Methämoglobinwerten um 8 – 10 %. Die bei Hb Tübingen in vitro mit dem Hitzedenaturierungstest nachweisbare deutliche Instabilität ist für die In-vivo-Verhältnisse nicht relevant. Es ist weder die Lebenszeit der Erythrozyten verkürzt, noch lassen sich Innenkörper nachweisen. Die O_2-Affinität ist erhöht.

Hb Bicetre (β63 (E 7) His → Pro) ist eine in vitro leicht oxidierbare Variante mit einer Aminosäurensubstitution an gleicher Position wie HbM Saskatoon (siehe Seite 193). Die Patienten weisen keine Zyanose auf. Das anomale Hämoglobin ist aber instatabil und verursacht eine mittelschwere *hämolytische Innenkörperanämie.* Die erhöhte O_2-Affinität

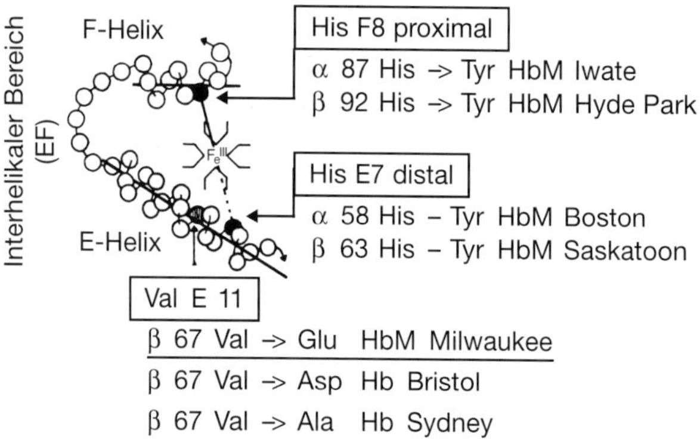

Abb. 84: Schematische Darstellung der Hämtasche zwischen E- und F-Helix mit Angabe der Positionen und Beziehungen der HbM-Varianten zum Häm-Eisen-Komplex. (Modifiziert nach Kleihauer, E.: Hämatologie, Physiologie, Pathologie, Klinik, p. 185. Springer-Verlag, Berlin Heidelberg New York 1978).

hat funktionell einen ungünstigen Effekt auf die bestehende Anämie. Zudem wird die Erythropoese nicht so stark stimuliert, daß die Anämie numerisch ausgeglichen werden kann.

12.3 HbM-Anomalien

12.3.1 Definition

Es handelt sich um eine kleine, gut definierte Gruppe von Anomalien, bei denen spezifische Aminosäurensubstitutionen den Bereich der Häm-Eisenregion so verändern, daß das Eisenatom permanent in dreiwertiger Form vorliegt. Die pathologischen Formen des Methämoglobins (M-Hämoglobine) können mit Ausnahme von *HbM Milwaukee* und *HbM Saskatoon* nicht durch die reduzierenden Erythrozytenenzyme in die Ferroform umgewandelt werden. Weitere, auch diagnostisch wichtige Kriterien gegenüber normalem Methämoglobin sind die spektralen Eigenschaften der HbM-Varianten. Das führende klinische Symptom ist die *Zyanose* ohne Beeinträchtigung der körperlichen Leistungsfähigkeit.

12.3.2 Häufigkeit und Vorkommen

HbM-Anomalien kommen in allen Teilen der Welt vor. In Nord- und Mitteleuropa zählen sie in der einheimischen Bevölkerung neben den instabilen Varianten zu den häufigsten Anomalien mit relativ hoher Rate an Spontanmutationen. Gehäuftes Vorkommen wird auch aus Japan berichtet. Die Feststellung des klinischen Symptoms der Zyanose ist verständlicherweise bei Schwarzen schwierig.

12.3.3 Molekularpathologie

Es gibt fünf Varianten, die zu den HbM-Anomalien gerechnet werden (Tab. 68). Bei vier von ihnen sind die proximalen oder distalen Histidine der α-, β-, und γ-Globinketten jeweils durch Tyrosin substituiert. Die Histidine sind wesentliche Bestandteile des funktionellen Zentrums (Abb. 84). Das Eisen ist in der Hämtasche des normalen Moleküls mit einer Imidazolgruppe fest über die proximalen (F 8) Histidine an die α-, β- und γ-Globinketten gebunden (siehe Seite 27). Die gegenüberliegenden Histidine in Position E 7 (distale Histidine) gehen keine feste Bindung mit dem Eisen ein, so daß hier der Sauerstoff reversibel gebunden werden kann. Durch die *Tyrosinsubstitution* sowohl der proximalen wie der distalen Histidine kommt es an den jeweiligen Positionen über die Phenolgruppe des Tyrosins zu einer kovalenten Bindung zum Hämeisen, wodurch das Eisenatom in der dreiwertigen Form stabilisiert wird. Eine ähnliche Situation liegt bei *HbM Milwaukee* (β67 (E 11) Val → Glu) vor, bei dem die Substitution von Valin durch Glutaminsäure (E 11) genau eine helikale Windung vom distalen Histidin entfernt zu einer entsprechenden Bindung mit dem Eisen führt. Somit erfüllt auch diese Variante molekularpathologisch und funktionell die Kriterien einer HbM-Variante. Die beiden Varianten *Hb Sydney* (β67 (E 11) Val → Ala) und *Hb Bristol* (β67 (E 11) Val → Asp), die an gleicher Position wie HbM Milwaukee (E 11) (Abb. 84) substituiert sind, wurden auf Seite 191 besprochen.

Ein anomales *Methämoglobin vom HbA_2* ($\alpha_2\delta_2$) ist im Zusammenhang mit den α-anomalen HbM-Varianten in Form der Minorkomponente $\alpha_2^M\delta_2^{A2}$ bekannt.

Die *Autooxidation* des anomalen Moleküls erfolgt im Vergleich zum normalen Molekül 50 bis 100fach schneller. Zudem ist eine Reduktion durch die NADH-Zytochrom-b_5-Reduktase bei *HbM Boston* (α58 (E 7) His → Tyr), *HbM Iwate* (α87 (F 8) His → Tyr) und *HbM Hyde Park* (β92 (F 8) His → Tyr)

Tabelle 68: Molekulare, biochemische und klinische Charakteristika der HbM-Varianten.

	Boston	Iwate	Saskatoon	Hyde Park	Milwaukee
Struktur	α58 (E7) His → Tyr	α87 (F8) His → Tyr	β63 (E7) His → Tyr	β92 (F8) His → Tyr	β67 (E11) Val → Glu
Anteil am Gesamt-Hb %	25–32	20–27	35–40	25–40	26–40
Hb g/dl	15	17	13–16	10–13	14–15
Retikulozyten ‰	12	10	8–32	40–60	10–20
O_2-Affinität	erniedrigt	erniedrigt	normal	normal	erniedrigt
KCN-Reaktivität	langsam unvollständig	langsam unvollständig	normal	langsam vollständig	normal
Dithionit-Reaktivität	langsam	langsam	normal	normal	normal
Hitzelabil?	nein	nein	ja	ja	ja
Klinik	Zyanose	Zyanose	Zyanose und kompensierte Hämolyse	Zyanose und kompensierte Hämolyse	Zyanose

nicht möglich, während sie bei *HbM Milwaukee* (β67 (E 11) Val → Glu) stark verzögert erfolgt. Allein *HbM Saskatoon* (β63 (E 7) His → Tyr) kann in gleichem Ausmaß wie normales Methämoglobin A reduziert werden. Die enorm gesteigerte Spontanoxidation führt aber auch bei dieser Anomalie zu einer permanenten Methämoglobinämie. Ebenso ist die Reduktion der HbM-Anomalien mit Natriumdithionit gegenüber normalem Methämoglobin um das 16 bis 260fache verzögert. Ähnliches gilt auch für die Ligandenbindung mit Kaliumferrizyanid (Abb. 85).

12.3.4 Klinische Manifestation

Die permanente *Zyanose* der Patienten verursacht keine Beeinträchtigung der Leistungsfähigkeit. Die *α-Anomalien* manifestieren sich bereits bei Geburt, da sowohl das HbF ($\alpha_2^M\gamma^F_2$), als auch das HbA ($\alpha_2^M\beta_2^A$) betroffen sind. Die *γ-Anomalien* werden unten besprochen. Bei *β-Anomalien* verstärkt sich die Zyanose postnatal mit der vermehrten Bildung von HbA ($\alpha_2^A\beta^A+\alpha_2^A\beta_2^M$). Bei HbM Saskatoon und HbM Hyde Park besteht gleichzeitig eine leichte *hämolytische Anämie*, wahrscheinlich aufgrund der Instabilität dieser Varianten, die sich u. a. mit der Hitzedenaturierung nachweisen läßt. Bei HbM Milwaukee verursacht die Instabilität keine manifesten hämolytischen Symptome. Die Hämolyse verstärkt sich bei HbM Saskatoon unter der Einnahme von *Sulfonamiden*. Bei dieser Anomalie sind auch *Heinzkörper* nachgewiesen worden. Der Anteil der anomalen Variante bei Heterozygoten beträgt bei α-Anomalien 20 – 30 %, bei β-Anomalien 30 – 40 % vom Gesamthämoglobin. Homozygotie ist nicht mit dem Leben vereinbar.

Die α-anomalen Varianten HbM Boston und HbM Iwate sowie das β-anomale HbM Milwaukee haben eine erniedrigte *O_2-Affinität*, während die der β-anomalen Varianten HbM Saskatoon und HbM Hyde Park normal ist. Bei erniedrigter O_2-Affinität und erhöhten 2,3-DPG-Werten kann die *O_2-Bindungskurve* des Vollblutes deutlich nach *rechts* verlagert sein. In dieser Situation wird die Zyanose durch einen erhöhten Anteil an reduziertem Hämoglobin verstärkt. Insgesamt haben aber strukturelle und funktionelle Normabweichungen keinen wesentlichen Einfluß auf die Hämoglobinkonzentration. Die wichtigsten Daten zu den HbM-Anomalien sind in Tabelle 68 aufgeführt.

12.3.5 Fetale HbM-Varianten

Es sind zwei HbM-Varianten der γ-Globinkette beschrieben worden in Form von *HbFM Osaka* (γ63 (E 7) His → Tyr ($^G\gamma^I$)) und *HbFM Fort Ripley* (γ92 (F8) His → Tyr). Bei beiden Patienten verschwand die Zyanose bereits nach der 5. Lebenswoche entsprechend der Abnahme der γ-Globinketten und der Zunahme der β-Globinketten. HbFM Fort Ripley entspricht HbM Hyde Park. Bei beiden ist in Position 92 der γ- bzw. β-Globinkette das Histidin gegen Tyrosin ausgetauscht. Beide HbM-Varianten sind instabil. Der geringe nachweisbare Anteil am Gesamthämoglobin (4 % HbFM bzw. 8,4 % anomale γ-Globinkette)

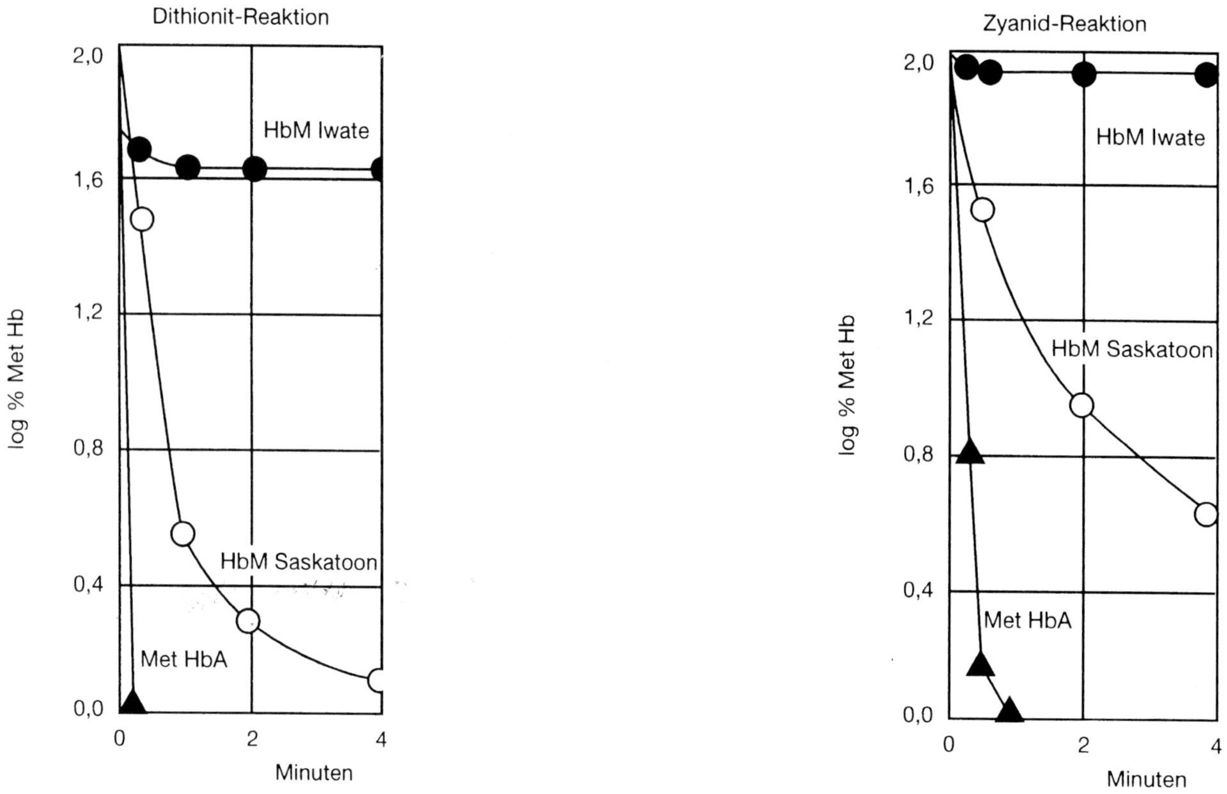

Abb. 85: Die Dithionit- und Zyanidreaktion von HbM Iwate und HbM Saskatoon im Vergleich zu normalem Methämoglobin (MetHbA).

wird mit der Instabilität erklärt. HbFM Osaka entspricht HbM Saskatoon, indem die distalen Histidine in Position 63 der γ- bzw. β-Globinktte gegen Tyrosin ausgetauscht sind.

12.3.6 Diagnostik und Differenzierung von HbM-Anomalien

Zyanose

Charakteristisch ist die angeborene Zyanose mit *autosomal dominantem Erbgang*, Spontanmutationen sind allerdings gerade bei den HbM-Anomalien nicht selten. Eine Abgrenzung gegen die enzymopenische Methämoglobinämie, die autosomal rezessiv vererbt wird, ist durch entsprechende Labortests einfach. Die Zyanose bei HbM-Anomalien verschwindet *nicht* nach Gabe von Redoxfarbstoffen. Die Differentialdiagnose der Zyanosen (Tab. 69) wird zusammenfassend auf Seite 204 besprochen.

Methämoglobinämie

Eine mit der Methode nach Evelyn und Malloy (1938) nicht nachweisbare Erhöhung des Methämoglobins bei sichtbarer Zyanose spricht nicht gegen die Existenz einer HbM-Anomalie (siehe unten).

Methämoglobinspektrum

Das Spektrum der HbM-Varianten ist bei pH 6,8 – 7,0 im Vergleich zum normalen Methämoglobin in typischer Weise verändert. HbM Milwaukee weist allerdings nur geringe Abweichungen auf (Abb. 86), ähnlich wie bei den instabilen Hämoglobinen (siehe Abb. 75, Seite 173).

Elektrophorese

Oft sieht man bei üblicher Elektrophorese (pH 8,6) eine grau-grüne Bande etwas langsamer als HbA wandern. Die Elektrophorese bei pH 7,0 ermöglicht

Tabelle 69: Mögliche Ursachen einer Zyanose.

- Pulmonale, kardiale und angiologische Erkrankungen
- Toxische oder enzymopenische Methämoglobinämien
- Methämoglobinämie durch anomale Hämoglobinvarianten
  - Varianten mit leichterer Oxidierbarkeit
  - Instabile Varianten
  - HbM-Anomalien
- Varianten mit erniedrigter O_2-Affinität (Zyanose bedingt
  durch reduziertes Hämoglobin)
- Sulfhämoglobinämie

die Trennung von normalem Methämoglobin und HbM (Abb. 87). Bei diesem Verfahren muß das gesamte Hämoglobin vorher durch Kaliumferrizyanid vollständig in Methämoglobin umgewandelt werden.

Chromatographie

Es gibt verschiedene chromatographische Verfahren, um HbM-Varianten von HbA zu trennen.

Diagnostische Hinweise

Die unterschiedliche Reaktivität der verschiedenen HbM-Varianten mit *KCN* (Tab. 68) kann folgende im Labor gebräuchliche quantitative Bestimmungsmethoden beeinträchtigen:

- *Methämoglobinbestimmung* nach Evelyn und Malloy (1938). Für diese Methode verwendet man KCN. Da HbM Boston nicht mit KCN reagiert, sind keine exakten Methämoglobinwerte zu erwarten. Wenn man bei HbM Iwate und HbM Hyde Park die Inkubation mit KCN lange genug durchführt, sind die gemessenen Methämoglobinwerte verläßlich, da beide Anomalien zwar verlangsamt, aber vollständig mit KCN reagieren.
- Auch die übliche Bestimmung der *Hämoglobinkonzentration* über Zyanmethämoglobin mit Drabkin'scher Lösung ergibt wegen der sehr langsamen und unvollständigen Reaktionen mit KCN falsche Werte bei HbM Boston, d. h. die Hämoglobinkonzentration wird zu niedrig bestimmt. Für HbM Iwate und HbM Hyde Park sind Wartezeiten von 60 Minuten bis zur photometrischen Bestimmung zu empfehlen.

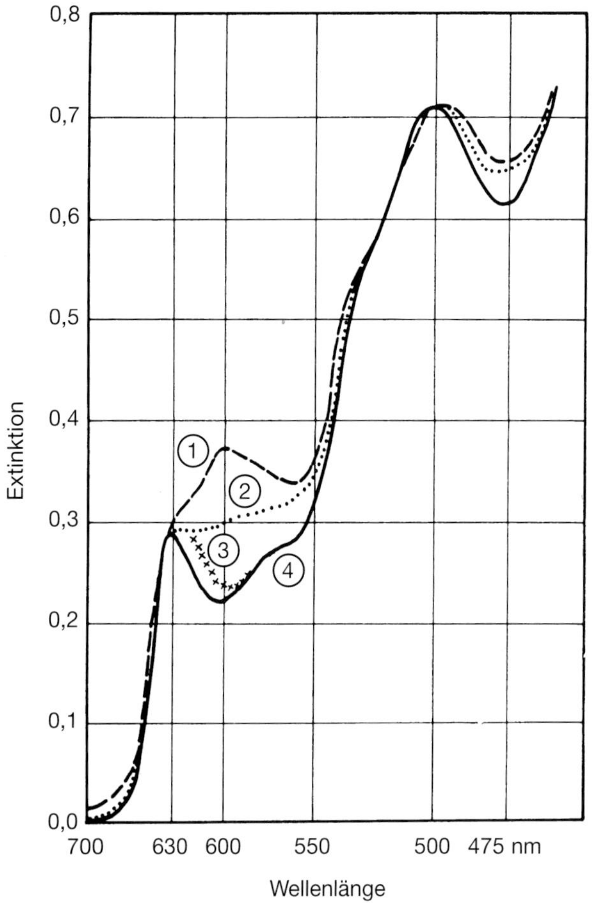

Abb. 86: Spektren verschiedener HbM-Anomalien im Vergleich zum normalen Methämoglobin. ① HbM Saskatoon, ② HbM Boston, ③ HbM Milwaukee, ④ normales Methämoglobin. Die wesentlichen Veränderungen finden sich zwischen 630 und 550 nm. (Aus Kleihauer, E.: Hämoglobine. Normale und anomale Varianten. In: Humangenetik, Bd. III/3. Hämatologie, Becker, P.E. (ed). p. 509, Abb. 43, Georg Thieme Verlag Stuttgart 1976 mit freundlicher Genehmigung).

12.3.7 Therapie

Eine Behandlung ist nicht erforderlich und auch nicht möglich. Die psychische Belastung der Patienten durch die sichtbare Zyanose ist in der Regel nicht ausgeprägt.

12.4 Enzymopenische und toxische Methämoglobinämien

12.4.1 Grundlagen

Oxidation von Hämoglobin

Die Oxidation des intrazellulären Hämoglobins erfolgt unter physiologischen Bedingungen über die Interaktion mit Sauerstoff (O_2) bzw. mit partiell reduzierten Formen des Sauerstoffs, wie $O_2^{\cdot-}$, H_2O_2 und OH^-. Die Autooxidation ist ein sehr komplexer und von vielen Faktoren abhängiger Vorgang, der in Einzelheiten nicht diskutiert werden soll. Der normale Zuwachs an Methämoglobin würde ohne die Funktion reduzierender Systeme pro Tag etwa 3 % vom Gesamthämoglobin betragen. Das gesamte intraerythrozytäre Reduktionspotential ist in der Lage, pro Stunde 5 % Methämoglobin vom Gesamthämoglobin zu reduzieren. Der normale Methämoglobingehalt liegt unter 1 % vom Gesamthämoglobin (Abb. 83). Unter der Einwirkung oxidierender Substanzen (siehe Seite 202) wird das Gleichgewicht zwischen Oxidation und Reduktion in Richtung einer erhöhten Methämoglobinbildung verändert.

Die oxidierende Wirkung dieser Substanzen erfolgt entweder direkt oder über Metaboliten. Häufig laufen die Mechanismen über eine vermehrte Bildung von reduziertem Sauerstoff ($O_2^{\cdot-}$, H_2O_2), der bei hohem Anfall nicht mehr, wie unter normalen Bedingungen, durch die Superoxiddismutase, die Katalase und die Glutathionperoxidase in ausreichenden Mengen entgiftet werden kann.

Reduktion von Methämoglobin

Die Reduktion des Methämoglobins ist ein Vorgang, an dem sich enzymatische wie nicht-enzymatische Systeme beteiligen.

Die *nicht-enzymatische Reduktion* des Methämoglobins erfolgt u. a. durch Askorbinsäure, reduziertes Glutathion, reduziertes Flavin, Tetrahydropterin, Zystein und einige Tryptophanmetaboliten (Abb. 88). Die Regeneration der reduzierten Formen dieser physiologischen Substanzen geschieht durch verschiedene intraerythrozytäre NADPH- und Glutathion-abhängige Reduktasen (siehe unten). Eine therapeutische

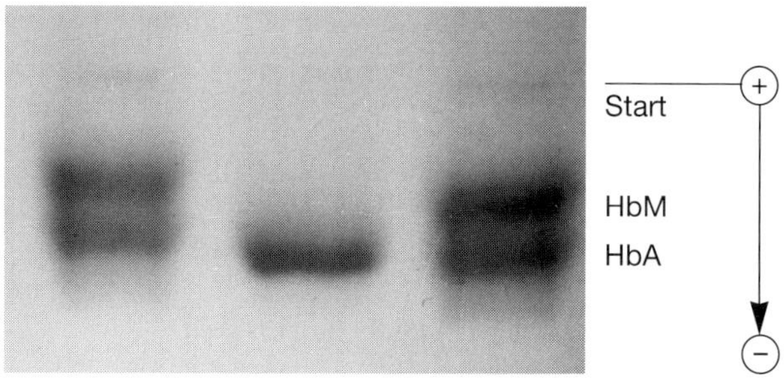

Abb. 87: Elektrophoretische Trennung von HbA und HbM im Stärkeblock bei pH 7,0. Von links nach rechts: HbA/HbM (Patient), HbA (Kontrolle), HbA/HbM (Patient). Die Hämolysate wurden vorher mit Kaliumferrizyanid in Methämoglobin umgewandelt. Bei pH 7,0 wandern Hämoglobine kathodisch.

Nutzung haben die *Askorbinsäure* und das *Riboflavin* erfahren (siehe Seite 201). Im Laboratorium ist Dithionit die für Experimente und Diagnostik am häufigsten verwendete reduzierende Substanz.

Weiterhin gibt es einige chemische Verbindungen mit Redoxeigenschaften, die als *Elektronenüberträger* wirksam werden und so das Methämoglobin direkt reduzieren. Sie werden im NADPH-abhängigen Reduktasesystem regeneriert. Zu den Redoxsubstanzen gehören vor allem die Farbstoffe *Methylenblau* (Abb. 88), *Nilblausulfat* und *Thionin*, die sich als effektive Therapeutika bei der toxischen Methämoglobinämie bewährt haben (siehe Seite 203).

Die *enzymatische Methämoglobinreduktion* erfolgt über zwei intraerythrozytäre Stoffwechselwege. Die dem Pentose-Phosphat-Shunt angeschlossene *NADPH-Flavin-Reduktase* (Abb. 88) benötigt für die Elektronenübertragung die oben bereits erwähnten Mediatoren, wie z. B. Redoxfarbstoffe oder freies Flavin. Als Elektronendonator fungiert das NADPH, das seinerseits wiederum durch die Glukose-6-Phosphatdehydrogenase und die 6-Phosphoglukonatdehydrogenase regeneriert wird. Das Enzym selber besitzt wahrscheinlich keine prosthetische Gruppe. Es hat ein Molekulargewicht von 22 000 Daltons. An der physiologischen Methämoglobinreduktion hat die NADPH-Flavin-Reduktase praktisch keinen Anteil. Ein Mangel an diesem Enzym hat keine Methämoglobinämie zur Folge. Auf die Bedeutung der Redoxfarbstoffe in diesem System für die Therapie der toxischen und enzymopenischen Methämoglobinämie wird an entsprechender Stelle hingewiesen (siehe Seite 201 und 203).

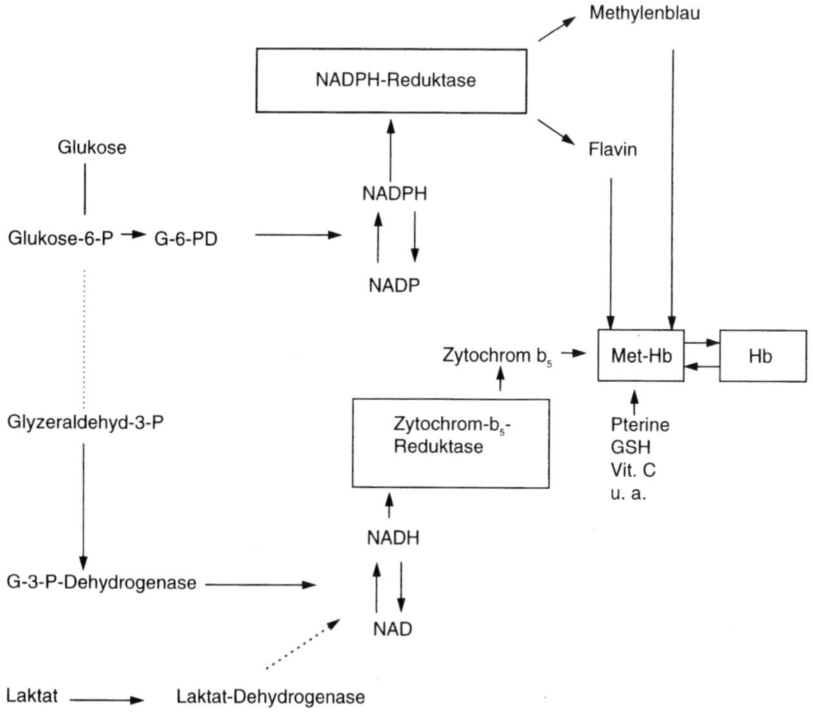

Abb. 88: Vereinfachte Darstellung der intraerythrozytären Methämoglobinreduktion. Der physiologische Weg der enzymatischen Reduktion erfolgt über die NADH-abhängige Zytochrom-b_5-Reduktase. Die therapeutisch ausnutzbare Methämoglobinreduktion durch Methylenblau ist an die Intaktheit des Pentosephosphatzyklus gebunden.

Das für die In-vivo-Verhältnisse wichtige *NADH-abhängige Methämoglobinreduktasesystem* ist dem glykolytischen Stoffwechselweg angeschlossen (Abb. 88). Das Schlüsselenzym scheint nach allen vorliegenden Daten die *Zytochrom-b_5-Reduktase* zu sein (siehe Seite 199). Synonyma sind u. a. Diaphorase I, NADH-Dehydrogenase und NADH-Methämoglobinreduktase. In dem Zytochrom-b_5-Reduktionssystem dient das *NADH* als *Elektronendonator* und das *Zytochrom b_5* als *Elektronenüberträger* auf das Methämoglobin. Das NAD wird mit Hilfe der Glyzeraldehyd-3-Phosphatdehydrogenase über einen Elektronentransfer von Glyzeraldehyd-3-Phosphat zu NADH reduziert (Abb. 88).

Die normale intrazelluläre Methämoglobinreduktion läuft in den einzelnen Erythrozyten der Gesamtpopulation mit unterschiedlicher Geschwindigkeit ab (Abb. 89). Im Vergleich zu Erythrozyten von Patienten mit enzymopenischer Methämoglobinämie (siehe Seite 199) bestehen lediglich quantitative Unterschiede.

Molekulare Physiologie

Die *Zytochrom-b_5-Reduktase* ist ein Flavoprotein, das in zahlreichen Zellsystemen des Körpers vorkommt. Im *Erythrozyten* existieren zwei Zustandsformen. Etwa 60 % liegen in löslicher Form vor, der Rest ist fest an die Innenseite der Zellmembran gebunden. Duch proteolytische Verdauung wird die membrangebundene Form (MG 45 000 Dalton) in die lösliche Form (MG 29 000 Dalton) überführt. Dies scheint ein physiologischer Prozeß zu sein, der während der Reifung der Erythropoese abläuft.

Das Protein besteht aus einer einzelnen Polypeptidkette von 275 Aminosäuren, die Flavin-Adenin-Dinukleotid (FAD) als nicht kovalent gebundene prosthetische Gruppe enthält. Entsprechend der Halbwertszeit von 240 Tagen ist die altersbedingte Reduktion der Enzymaktivität gering.

In Erythrozyten von Neugeborenen ist die Aktivität des löslichen Enzyms auf 50 % der Erwachsenennorm vermindert. Im Alter von sechs Monaten wer-

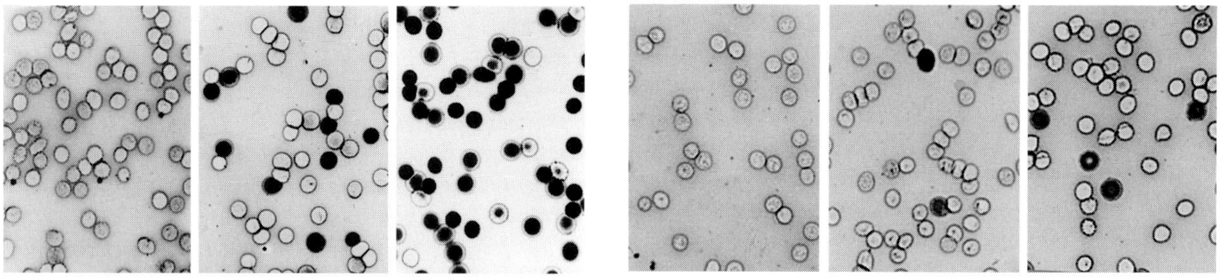

Abb. 89a ① ② ③ **Abb. 89b** ① ② ③

Abb. 89: Sichtbarmachung der In-vitro-Methämoglobinreduktion in individuellen Erythrozyten. Methode siehe Text und Legende zu Abb. 91. Der zytologische Nachweis erfolgt mit der Methämoglobinelutionsmethode nach Kleihauer, E. and K. Betke, Nature 199, 1196 (1963).
Abb. 89a) Kontrollblutprobe: ① vor Inkubation, ② nach vier Stunden und ③ nach sieben Stunden Inkubation.
Abb. 89b) Patient mit Zytochrom-b_5-Reduktasemangel: ① vor Inkubation, ② nach vier Stunden und ③ nach 16 Stunden Inkubation.
Vor Inkubation ① enthalten alle Erythrozyten 100 % Methämoglobin (leere Schatten). Nach sieben Stunden Inkubationszeit sind in der Kontrollprobe überwiegend Erythrozyten mit reduziertem Hämoglobin (gefüllte Zellen) nachweisbar, während in der Blutprobe des Patienten auch nach 16 Stunden Inkubationszeit noch überwiegend methämoglobinhaltige Erythrozyten vorhanden sind. (Aus Kleihauer, E. und D. Niethammer: Kongenitale Methämoglobinämie (Typ GIBSON). In Humangenetik, Bd. III/3, Hämatologie, Becker, P.E. (ed), p. 582, Abb. 1, Georg Thieme Verlag Stuttgart 1976 mit freundlicher Genehmigung).

den Erwachsenenwerte erreicht. Die niedrigen Aktivitäten in *Neugeborenenerythrozyten* sind wahrscheinlich das Ergebnis eines verzögerten posttranslationalen Processing der membrangebundenen Zytochrom-b_5-Reduktase während der fetalen Erythropoese.

Auch andere Körperzellen, wie z. B. *Hepatozyten* und alle *kernhaltigen hämatopoetischen Zellen* verfügen über eine mikrosomal gebundene Zytochrom-b_5-Reduktase, die zusammen mit dem Zytochrom b_5 wichtige Funktionen bei der Umwandlung von gesättigten in ungesättigte Fettsäuren haben.

Das *Strukturgen* für die Zytochrom-b_5-Reduktase ist auf Chromosom 22 lokalisiert. Bei gesunden Individuen sind mit elektrophoretischen Methoden bislang fünf funktionell normale Varianten des Enzyms nachgewiesen worden.

Vom *Zytochrom b_5*, dem Elektronenüberträger auf das Methämoglobin, scheinen drei Varianten zu existieren, wovon die Majorform näher analysiert werden konnte. Das Molekulargewicht beträgt ca. 12 000 Dalton. Das Protein besteht aus einer Polypeptidkette mit 97 Aminosäuren. Die prosthetische Gruppe ist ein Häm, das über zwei Histidine an das Protein gebunden ist. Die Halbwertszeit in vivo beträgt 44 Tage; dementsprechend nimmt auch die Konzentration in alternden Erythrozyten ab.

12.4.2 Hereditäre enzymopenische Methämoglobinämie

Definition

Es handelt sich um eine sehr seltene, ätiologisch heterogene Gruppe von kongenitalen Methämoglobinämien, deren gemeinsames Kriterium ein gestörter Elektronentransfer von NADH auf das Methämoglobin ist. Der Basisdefekt besteht entweder in einer quantitativen bzw. qualitativen Störung der *Zytochrom-b_5-Reduktase* oder einem Mangel an *Zytochrom b_5*. Der Enzymdefekt kann unterschiedliche Zellsysteme des Körpers (Typ I-III) betreffen. Die angeborene Zyanose ist das führende Symptom. Der Erbgang ist *autosomal rezessiv*. Bei Heterozygotie fehlen klinische Symptome.

Häufigkeit und Vorkommen

Über die Häufigkeit des *Zytochrom-b_5-Reduktase-Mangels* gibt es keine Daten. Er ist sehr selten und wird sowohl bei Patienten europäischer Herkunft, als auch mit höheren Frequenzen unter den Eskimos und Indianern Alaskas sowie in der Bevölkerung von Puerto Rico und der nordöstlichen Regionen von Sibirien beschrieben.

Molekulare Pathologie

Bei Patienten mit enzymopenischer Methämoglobinämie sind zahlreiche funktionell defekte Varianten der *Zytochrom-b_5-Reduktase* beschrieben worden, die nicht nur elektrophoretisch, sondern auch in der Kinetik und der Thermostabilität different sind. Eine andere Ursache für die enzymopenische Methämoglobinämie ist ein Mangel an *Zytochrom b_5*. Daten über die molekularen Basisdefekte sowie über die Beziehungen zwischen Genotypen und Phänotypen liegen nicht vor. Aufgrund von biochemischen und klinischen Daten kann eine *Klassifizierung* in vier verschiedene Typen vorgenommen werden.

Der *Typ I* der enzymopenischen Methämoglobinämie wird durch Strukturvarianten verursacht, die entweder reduzierte Enzymaktivitäten oder eine Instabilität aufweisen. Manifest erkrankte Patienten sind entweder homozygot oder gemischt heterozygot. Einfach Heterozygote sind, abgesehen von der Gefährdung an einer toxischen Methämoglobinämie zu erkranken, unauffällig.

Dem *Typ II* der enzymopenischen Methämoglobinämie liegen wahrscheinlich Mutanten mit verringerter Enzymaktivität und reduzierter Stabilität zugrunde. Außerdem werden Störungen im Bereich der proteolytischen Prozesse vermutet, die für die Bereitstellung der löslichen Form des Enzyms aus dem mikrosomalen und membrangebundenen Vorläuferformen, d. h. für die Aktivierung der Reduktasefunktion verantwortlich sind. Die Defekte betreffen zahlreiche Zellsysteme in verschiedenen Organen (siehe unten).

Der *Typ III* der enzymopenischen Methämoglobinämie ist eine nur auf die hämatopoetischen Zellen beschränkte Variante vom Typ II.

Beim *Typ IV* ist nicht die Aktivität der Zytochrom-b_5-Reduktase betroffen, sondern es besteht ein Mangel an *Zytochrom b_5*.

Klinik

Allgemeine Symptomatik

Die Patienten fallen durch eine von Geburt an bestehende *Zyanose* ohne Beeinträchtigung des Allgemeinbefindens auf, mit Ausnahme der *generalisierten* Form (*Typ II*) des Zytochrom-b_5-Reduktasemangels (siehe unten). Die Methämoglobinwerte können bei Neugeborenen auf Werte über 40 % ansteigen. Bei größeren Kindern und Erwachsenen liegen sie in der Regel zwischen 10 und 25 %, es kommen aber auch Werte bis 40 % vor. Jahreszeitliche Schwankungen erklären sich mit Einnahme von unterschiedlich *Vitamin C-reicher Nahrung*. Manche Patienten entwikkeln eine mäßige kompensatorische *Polyglobulie*. Bei hohen Methämoglobinwerten und Polyglobulie können Müdigkeit, Kopfschmerzen, Schwindel und evtl. auch Dyspnoe auftreten. Schwangerschaften sind nicht gefährdet.

Die *Sauerstofftransportfunktion* des Blutes bei hereditärer Methämoglobinämie bedarf einer besonderen Beachtung. Aufgrund der erhöhten Affinität des partiell oxidierten Hämoglobins ist die Affinitätskurve nach *links* verlagert, wodurch der Anteil an funktionell aktivem Hämoglobin zusätzlich reduziert wird. Die Folge dieser funktionellen Anämie ist ein signifikanter Anstieg des *2,3-DPG*, das bei Anwesenheit des Methämoglobins nicht den zu erwartenden begünstigenden Effekt auf die Gewebsoxygenation ausüben kann (Abb. 90). Zudem beschleunigt 2,3-DPG in vitro die Methämoglobinbildung. Für *Neugeborene* mit kongenitaler Methämoglobinämie bedeutet das zunächst, daß die normalerweise schon durch das fetale Hämoglobin eingeschränkte O_2-Entladungskapazität eine weitere Verschlechterung erfährt, zumal bei Neugeborenen die Kompensationsmechanismen bei Hypoxämie oder Anämie nur begrenzt funktionieren. Weiterhin ist die leichtere Oxidierbarkeit des fetalen Hämoglobins ein Faktor, der eine Erhöhung des Methämoglobinspiegels begünstigt. Daraus ergibt sich, daß Neugeborene mit Methämoglobinämie einer *therapeutischen Reduktion* der Methämoglobinkonzentration bedürfen (siehe Seite 201).

Enzymopenische Methämoglobinämie Typ I

Der Typ I des Zytochrom-b_5-Reduktase-Mangels ist dadurch charakterisiert, daß er sich allein auf die *Erythrozyten* beschränkt. Homozygote bzw. gemischt heterozygote Patienten erkranken an einer unkomplizierten Methämoglobinämie. Heterozygote sind unauffällig, sie sind jedoch empfindlich gegenüber oxidierenden Substanzen.

Enzymopenische Methämoglobinämie Typ II

Der Typ II ist die *generalisierte* und *letale Form* des Zytochrom-b_5-Reduktase-Mangels, der neben der

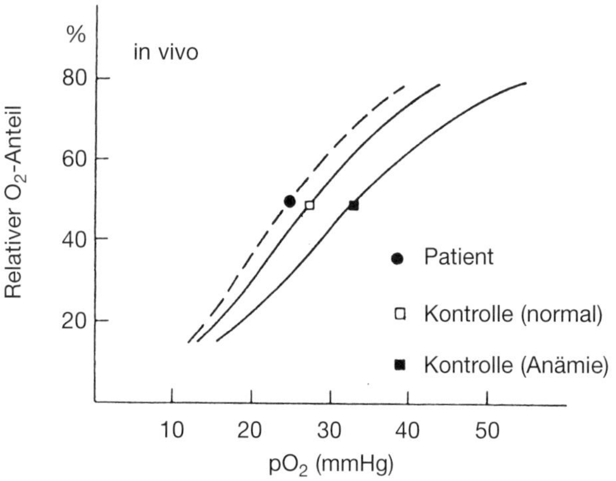

Abb. 90: Effekt von Methämoglobin und 2,3-DPG auf die Sauerstoffdissoziationskurve des Blutes in vivo. Vergleich der Sauerstoffdissoziationskurven einer einjährigen Patientin mit enzymopenischer Methämoglobinämie Typ II (•) (MetHb 48 %, 2,3-DPG 7,5 µmol/ml Ery) mit einer einjährigen Kontrollperson (□) (MetHb < 1%, 2,3-DPG 4,5 µmol/ml Ery) und einem Kind mit einer hypochromen Anämie (■) (Hb 7,8 g/dl, MCH 20,2 pg, MetHb < 1 %, 2,3-DPG 7,5. Trotz der hohen 2,3-DPG-Konzentration kann die O_2-Abgabe bei dem Patienten mit der Methämoglobinämie nicht begünstigt werden wie bei einem Patienten mit Anämie und gleich hoher 2,3-DPG-Konzentration. Die Symbole markieren die P_{50}-Werte. (Aus Versmold, H. et al.: Mschr. Kinderheilk. 121, 397 (1973), Abb. 3, p. 398 Springer-Verlag Heidelberg mit freundlicher Genehmigung.

Methämoglobinämie mit progredienten *neurologischen Symptomen* einhergeht. Der Typ II kommt bei 12 % der Patienten mit hereditärer enzymopenischer Methämoglobinämie vor. Die neurologischen Veränderungen beinhalten schwere mentale Entwicklungsstörungen, Mikrozephalie, Minderwuchs, Augenstörungen, wie Strabismus, Iridozyklitis, Katarakt, sowie Krämpfe, Opisthotonus und generalisierte Hypertonie. Diese *Symptome* können sich nach der Geburt sehr *rasch* entwickeln, so daß die Patienten bald sterben. Daneben gibt es eine mehr *protrahiert* verlaufende Form, die im Verlaufe des ersten Lebensjahres zum Tode führt.

Der Defekt betrifft nicht nur die Erythrozyten, sondern auch die mikrosomale Zytochrom-b_5-Reduktion in *Leber*, *Gehirn*, *Muskeln*, *Leukozyten*, *Thrombozyten* und *Fibroblasten*. Entsprechend der Funktion des mikrosomalen Zytochrom-b_5-Reduktasesystems gibt es schwere Störungen im *Lipidstoffwechsel* mit Erniedrigung der Zerebroside im Gehirn, Erhöhung der Palmitinsäure und Erniedrigung der Linolensäure im Fettgewebe und charaktersistische Veränderungen im Bereich der Phospholipide, der Phosphoglyzeride und des Cholesterins in Leber, Nieren, Milz, Muskeln und Nebennieren. Die schweren ZNS-Schäden werden auf eine reduzierte Myelinisierung zurückgeführt.

Enzymopenische Methämoglobinämie Typ III

Dieser Defekt, der bisher nur zweimal beschrieben wurde, betrifft alle Zellsysteme der Hämatopoese, d. h. *Erythrozyten*, *Granulozyten*, *Lymphozyten* und *Thrombozyten*. Die Patienten haben eine Zyanose. Die Funktionen der übrigen Blutzellen scheinen nicht gestört zu sein. Der Typ III geht nicht mit einer zerebralen Symptomatik einher.

Enzymopenische Methämoglobinämie Typ IV

Über diese Form der enzymopenischen Methämoglobinämie gibt es nur eine einzige Beobachtung, die allerdings ganz wesentlich zur Komplettierung der Kenntnisse der biochemischen Mechanismen der Methämoglobinreduktion beigetragen hat. Hierbei handelt es sich um einen *isolierten-Zytochrom-b_5-Mangel* in den *Erythrozyten*. Die Konzentration vom Zytochrom b_5 war auf ein Viertel der Norm reduziert. Die Zytochrom-b_5-Reduktase war normal. Das Methämoglobin war auf Werte zwischen 12 und 19 % erhöht. Eltern und Geschwister des Patienten hatten normale Konzentrationen von Zytochrom b_5.

Diagnostik

Eine kongenitale persistierende Methämoglobinämie mit normalem Methämoglobinspektrum und fehlendem Nachweis eines anomalen Hämoglobins sowie ein mutmaßlich autosomal rezessiver Erbgang lenken den Verdacht auf eine enzymopenische Methämoglobinämie. Der *Vererbungsmodus* ist wegen der häufigen Neumutationen bei den HbM-Anomalien ein allerdings nur wenig verläßliches Kriterium. Die Reduktaseaktivität läßt sich mit verschiedenen Tests sicher nachweisen. Die Bestimmung der *NADH-Ferrizyanidreduktase-Aktivität* ist die einfachste Methode. Die defekte Methämoglobinreduktion ist auch in vitro in intakten Erythrozyten nach-

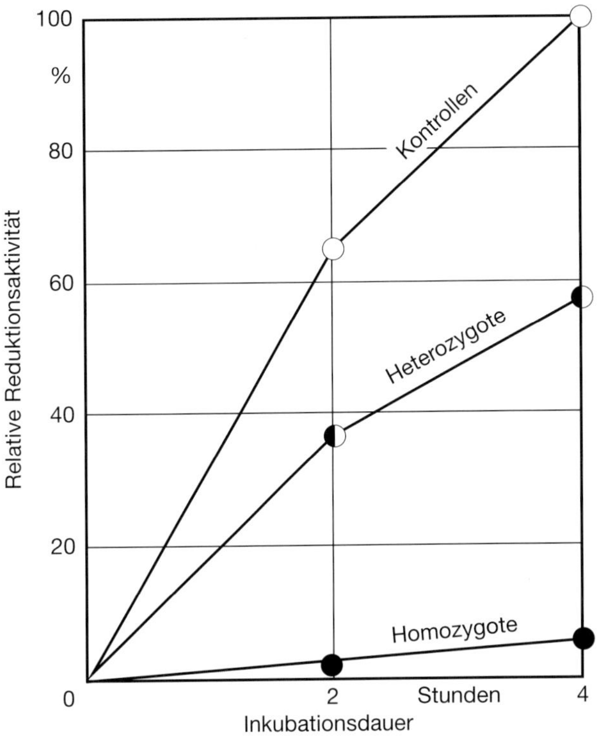

Abb. 91: In-vitro-Methämoglobinreduktion in intakten Erythrozyten mit Laktat als Substrat. Dargestellt ist die relative Reduktionsaktivität bei enzymopenischer Methämoglobinämie (Heterozygotie, Homozygotie) im Vergleich zu einer Kontrollprobe unter identischen Bedingungen. (Aus Kleihauer, E. und D. Niethammer: Kongenitale Methämoglobinämie (Typ GIBSON). In: Humangenetik, Bd. III/3, Hämatologie, Becker, P. E. (ed.), p. 588, Abb. 7, Georg Thieme Verlag Stuttgart 1976 mit freundlicher Genehmigung).

weisbar, deren Hämoglobin vorher durch Nitrit vollständig in Methämoglobin umgewandelt wurde. Die Inkubation der Zellen erfolgt nach Entfernung des überschüssigen Nitrits mit *Glukose* oder *Laktat* als Substrat (Abb. 91).

Therapie

Eine Behandlung ist mit *Ausnahme* des *Neugeborenenalters* in der Regel nicht erforderlich, da die Methämoglobinwerte gut toleriert werden. Aus kosmetischen Gründen kann jedoch eine Reduktion des Methämoglobins auf Werte unter 10 % sinnvoll sein. Dies läßt sich mit einer täglichen oralen Gabe von 500 – 1 000 mg *Askorbinsäure* erreichen. Die Dauertherapie mit Askorbinsäure ist mit einer Hyperoxalurie und Bildung von Nierensteinen belastet. *Riboflavin* in einer Dosis von 20 – 60 mg oral täglich scheint unter diesem Aspekt eine empfehlenswerte und effektive Alternative zur Askorbinsäure zu sein.

In kritischen Situationen wird wie bei der toxischen Methämoglobinämie verfahren (siehe Seite 203).

12.4.3 Toxische Methämoglobinämie

Definition

Es handelt sich um eine erworbene Methämoglobinämie, die akut bis subakut unter der Wirkung *oxidierender Substanzen* auftritt. In Abhängigkeit von der Höhe des Methämoglobinspiegels und den Nebenwirkungen der toxischen Substanzen kommt es neben der *Zyanose* zu mehr oder weniger ausgeprägten *Allgemeinsymptomen*. Die Methämoglobinämie ist spontan oder durch eine medikamentöse Therapie reversibel.

Pathophysiologie

Es gibt eine ganze Reihe oxidierender Substanzen (Tab. 70), die eine Methämoglobinämie verursachen. Die Höhe der Methämoglobinkonzentration ist abhängig von Art und Dosis der Substanz und der Dauer der Einwirkung. *Neugeborene* und *junge Säuglinge* sind sehr anfällig gegenüber Methämoglobinbildnern. Dies wird einmal im Zusammenhang mit der um 40 % reduzierten Aktivität der *Zytochrom-b$_5$-Reduktase* in Neugeborenenerythrozyten gesehen. Zum anderen spielt dabei das *fetale Hämoglobin* durchaus eine Rolle, das in vitro in Hämolysaten z. B. durch Natriumnitrit rascher zu Methämoglobin oxidiert als adultes Hämoglobin.

Bei Säuglingen wird die Methämoglobinämie vor allem durch Nitrit verursacht, das entweder mit der Nahrung zugeführt oder aus Nitrat im Darm durch reduzierende Bakterien gebildet wird. In der Nahrung selbst entsteht Nitrit aus Nitrat im Zusammenhang mit einer bakteriellen Verunreinigung, wenn die fertige Säuglingsnahrung ungekühlt mehrere Stunden offen an der Luft aufbewahrt wird.

Weiterhin sind ätiologisch nicht geklärte erworbene Methämoglobinämien im Zusammenhang mit der *Kuhmilchproteinintoleranz* beschrieben worden.

Tabelle 70: Wichtige Substanzen und Stoffgruppen, die als Methämoglobinbildner bekannt sind (nach Kiese 1974). Die Tabelle erhebt keinen Anspruch auf Vollständigkeit.

Direkte Oxidation
- Ferrizyanid
- Kupfer
- Wasserstoffperoxid
- Hydroxylamin
- Nitrit
- Chromat
- Chlorat
- Nitroverbindungen
- Chinone

Interaktion mit Sauerstoff
- Nitrit
- Hydrazine
- Thiole
- Aminophenole

Erfordern biochemische Veränderungen
- Anilin
- Sulfonamide
- Sulfonyldianilin (Dapson)
- Chloroquin
- Phenacetin
- Acetanilid

Die Methämoglobinbildung ist bei heterozygoten Anomalieträgern des Zytochrom-b_5-Reduktasemangels bei gleicher Exposition stärker ausgeprägt als bei normalen Individuen.

Klinik

Die toxische Methämoglobinämie im Säuglingsalter entwickelt sich in der Regel im Zusammenhang mit *bakteriellen Darminfektionen* oder bei bestehender *Kuhmilchproteinintoleranz*. Es kommt zu einer sichtbaren grau-schmutzig-braunen *Zyanose*, entweder rasch progredient oder schubweise über Tage verlaufend. Das *Allgemeinbefinden* ist bei Methämoglobinwerten bis 20 % kaum beeinträchtigt. Werte um 40 % Methämoglobin gehen mit *Dyspnoe* und *Tachykardie* einher, bei 50 % Methämoglobin treten dann schon *Atemnot*, *Kopfschmerzen* und *Desorientiertheit* auf. *Koma* und *Tod* sind bei Werten von 70 – 80 % zu erwarten.

Da die toxische Schädigung neben der Oxidation auch eine Denaturierung des Hämoglobins beinhalten kann, muß immer auch nach *Heinz'schen Innenkörpern* gesucht werden.

Bei Erwachsenen sind es vor allem *Medikamente* und *Industriestoffe*, die eine Methämoglobinämie auslösen.

Diagnostik

Eine erworbene Zyanose ohne kardiale oder pulmonale Symptome, die sich zudem unter Sauerstoffzufuhr nicht bessert, muß Anlaß sein, eine *Methämoglobinbestimmung* durchzuführen. Die Zyanose verschwindet unter der Gabe von *Redoxfarbstoffen* in weniger als 30 Minuten (Abb. 92). Diese *Diagnosis ex juvantibus* ist durchaus erlaubt.

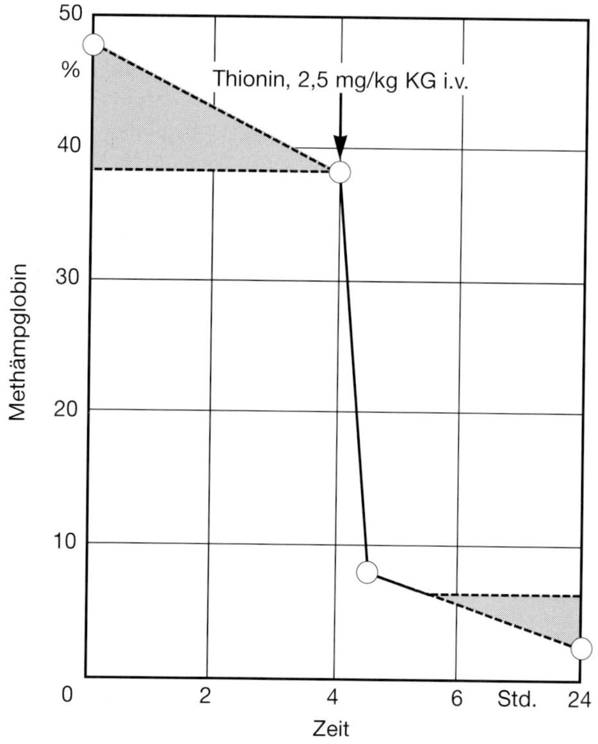

Abb. 92: In-vivo-Effekt der Therapie mit Redoxfarbstoff (Thionin 2,5 mg/kg KG i.v.) bei einem Säugling mit toxischer Methämoglobinämie. Der Zeitpunkt der Injektion ist durch einen Pfeil gekennzeichnet. Die schraffierten Bereiche geben die spontane, nicht therapiebedingte Methämoglobinreduktion an. (Modifiziert nach Betke, K. und E. Kleihauer, Dtsch. med. Wschr. 82, 1127 (1957)).

Therapie

Das Mittel der Wahl, insbesondere bei progredienter Zyanose, ist *Methylenblau* (1 %ige Lösung) oder *Toluidinblau* (4 %ige Lösung) i. v. in einer Dosis von 1 – 2 mg/kg KG. Die Wirkung (Abb. 92) wird nach kurzer Zeit auch am Hautkolorit sichtbar. Tritt keine Besserung ein, so kann die gleiche Dosis nach einer Stunde noch einmal gegeben werden. Bleibt wiederum der Effekt aus, muß die Diagnose überdacht oder an einen zusätzlichen *G-6-PD-Mangel* gedacht werden (siehe unten). Eine erfolgreiche Farbstoffstherapie kann mit oraler *Askorbinsäure* weitergeführt werden.

Komplikationen und Therapieversager

Methylenblau kann als Redoxfarbstoff in hoher Konzentration (4 – 5 mg/kg KG Einzeldosis) neben einer Methämoglobinämie auch eine *Innenkörperanämie* verursachen. Das gilt insbesondere für das *Neugeborenenalter.* Bei Nichtansprechen auf Redoxfarbstoffe kann bei Methämobloinkonzentrationen über 20 % mit einer Therapie der i.v.-Gabe von *Askorbinsäure* versucht werden. Die Wirksamkeit ist allerdings an die Intaktheit des Pentosephosphatshunts gebunden ist. Ansonsten sind *Transfusionen* mit Erythrozytenkonzentraten und *Austauschtransfusionen* erforderlich.

12.4.4 Sulfhämoglobinämie

Definition

Es handelt sich um eine erworbene toxische Schädigung des Hämoglobins durch schwefelhaltige chemische Substanzen. Das Vorkommen hereditärer Formen ist nicht gesichert. Die genaue Struktur des Sulfhämoglobins ist nicht bekannt. Das klinische Symptom ist eine *Zyanose.*

Charakteristika und Klinik

Die Sulfhämoglobinämie kann u. a. nach Gabe von *Phenacetin, Acetanilid* oder *Sulfonamiden* auftreten. Das Hämoglobinspektrum zeigt im Gegensatz zum Methämoglobin ein breites Maximum bei 620 nm, das sich nach Zugabe von Zyanid nicht verändert.

Die Zyanose wird bereits bei 0,5 g Sulfhämoglobin/dl Blut sichtbar. Die Patienten sind in der Regel nicht beeinträchtigt, zumal die O_2-Affinität herabgesetzt und somit die Abgabefähigkeit für Sauerstoff an das Gewebe begünstigt wird.

Therapie

Eine Behandlung ist bei der blanden Symptomatik nicht erforderlich und mit Ausnahme einer Austauschtransfusion auch nicht möglich, da die Sulf-

Tabelle 71: Leitsymptom Zyanose. Die wichtigsten Kriterien für die Differentialdiagnose einer Methämoglobinämie.

Kriterien	Toxische Form	Enzymdefekt	HbM-Anomalie	Sulfhämoglobinämie
Beginn der Zyanose	junge Säuglinge	Geburt	Geburt	in jedem Lebensalter
Dauer der Zyanose	wenige Stunden therapieabhängig	lebenslang	lebenslang	ca. 2-3 Wochen
Allgemeinbefinden	gestört	unauffällig	unauffällig	wenig gestört
Heredität/Eltern klinisch	nein/normal	ja/normal	ja/ein Elternteil zyanotisch	nein/normal
Effekt der Redoxfarbstoffgabe auf Zyanose	verschwindet	verschwindet	unverändert	unverändert
Spektralanalyse	normal	normal	anomal	anomal
Anomales Hb	nein	nein	ja	nein
Aktivität der MetHb-Reduktase	normal	stark reduziert	normal	normal

hämoglobinmodifikation nicht beeinflußbar ist. Meiden der chemischen Substanz verhindert eine weitere Zunahme der Sulfhämoglobinkonzentration. Diese nimmt langsam ab, parallel mit dem physiologischen Abbau der betroffenen Erythrozytenpopulation.

12.5 Differentialdiagnose unklarer Zyanosen

Tabelle 64, Seite 181, Tabelle 69, Seite 195 und Tabelle 71 bilden die Grundlage für das diagnostische Vorgehen zur Differenzierung der verschiedenen Ursachen einer Zyanose.

Mit der Anwendung entsprechender Labortests lassen sich die Varianten mit erniedrigter bzw. erhöhter O_2-Affinität sowie die Anomalien mit leichterer Oxidierbarkeit sehr gut erkennen und klassifizieren. Die klinische Symptomatik dieser Varianten stimmt jedoch nicht immer mit den Ergebnissen der In-vitro-Tests überein (Tab. 63, Seite 181). Daraus ergibt sich die wichtige Schlußfolgerung, daß in vitro nachgewiesene Eigenschaften der Hämoglobine nicht unbedingt auf In-vivo-Verhältnisse übertragen werden können. Dennoch gibt es für alle Variantengruppen repräsentative Vertreter, an denen die Grundlagen der Klinik und Diagnostik dargestellt werden können.

Bei den *HbM-Anomalien* sind die Verhältnisse einfacher. Labordaten und klinische Symptomatik stimmen immer überein. Wichtig ist lediglich die Abgrenzung gegenüber Methämoglobinämien anderer Genese (Tab. 71). Die Varianten mit erhöhter Spontanoxidation (siehe Seite 191) und die instabilen Varianten (siehe Seite169), die eine Zyanose verursachen, weisen in vieler Hinsicht große Ähnlichkeiten auf.

Teil C

Thalassämie-syndrome

13 Thalassämiesyndrome – Allgemeine Aspekte

13.1 Begriffsbestimmung

Unter dem Begriff der Thalassämiesyndrome wird eine klinisch und genetisch heterogene Krankheitsgruppe mit meist *autosomal rezessivem* Erbgang zusammengefaßt, deren gemeinsames Merkmal eine reduzierte Synthese der vom Defekt betroffenen Globinketten mit Verlust der Balance der Globinkettensynthese ist. Daraus resultieren zugleich Defizit und Überschuß an Polypeptidketten, die in Abhängigkeit vom Ausmaß der *Imbalance* und der genetischen Konstellation das hämatologische Krankheitsbild prägen.

Selten werden Thalassämiesyndrome durch *strukturell* anomale Hämoglobine verursacht. Der Erbgang kann in seltenen Fällen *autosomal dominant* sein. Besonderes Merkmal solcher Strukturvarianten ist entweder eine quantitativ verminderte Synthese oder eine extreme Instabilität der betroffenen Polypeptidketten im Vergleich zu normalen und anderen strukturell anomalen Polypeptidketten.

Entsprechend den verschiedenen Globinketten gibt es vier *Grundtypen* der Thalassämie: α-, β-, γ- und δ-Thalassämie. Diese sind einmal dadurch charakterisiert, daß die einzelnen Synthesedefekte partiell (z. B. β^+-Thalassämie) oder vollständig (z. B. β^0-Thalassämie) sein können. Zum anderen gibt es abhängig von den Frequenzen in den verschiedenen ethnischen Gruppen alle möglichen Kombinationen der Thalassämien untereinander sowie mit anomalen Strukturvarianten in Form der *„interacting thalassemia"* und *„non-interacting thalassemia"*. Daraus ergibt sich die klinisch und genetisch große und heterogene Krankheitsgruppe der Thalassämiesyndrome, deren wichtigsten Formen in Tabelle 72 zusammengestellt sind.

Klinische Bedeutung haben besonders die *α-* und *β-Thalassämien*, weil die betroffenen α- oder β-Globinketten die Hauptkomponente von Hämoglobin HbA ($\alpha_2\beta_2$) sind. Die isolierten γ- und δ-Thalassämien verursachen keine Krankheit, während sie in den Kombinationsformen als δβ- oder γδβ-Thalassämie klinisch durchaus relevant sein können.

Tabelle 72: Grundformen der Thalassämiesyndrome. Eine detaillierte Darstellung zu den klinischen und genetischen Varianten der Grundformen findet sich in den jeweiligen Kapiteln.

α-Thalassämiesyndrome
- α°-Thalassämien
- α^+-Thalassämien
- Thalassämische Hämoglobinopathien
- Kombinationen mit
  - β-Thalassämien
  - α-anomalen Varianten
  - β-anomalen Varianten

β-Thalassämiesyndrome
- β°-Thalassämie
- β^+-Thalassämie
- Thalassämische Hämoglobinopathien
- Kombinationen mit
  - α-Thalassämien
  - α-anomalen Varianten
  - β-anomalen Varianten
  - hereditärer Persistenz von HbF

δβ-Thalassämien
- $(\delta\beta)^\circ$-Thalassämie
- Hb-Lepore-Syndrome
- Hereditäre Persistenz des fetalen Hämoglobins

δ-Thalassämien
γ-Thalassämien
Thalassämische Hämoglobinopathien

13.2 Allgemeine pathophysiologische Aspekte

Die grundlegende Störung der Thalassämiesyndrome besteht in einer *verminderten Synthese von Globinketten* (Abb. 93). Die reduzierte Synthese einer Globinkette beinhaltet gleichzeitig einen Überschuß an jenen Globinketten, die nicht von der Synthesestörung betroffen sind. Die Folgen dieser *Imbalance* sind für die Prägung der klinischen Krankheitsbilder von entscheidender Bedeutung. Die Sequenz der Ereignisse beginnt auf der einen Seite mit einem Mangel an Globinketten, der zu einer *Anämie* führt.

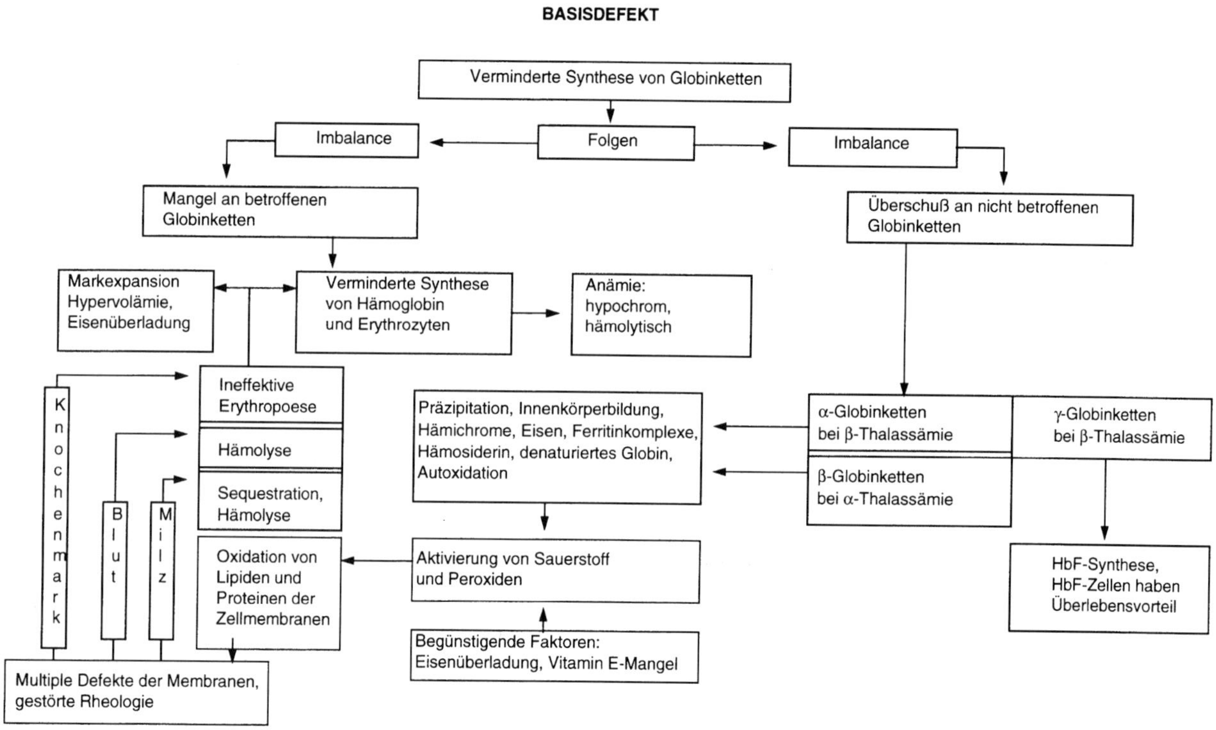

Abb. 93: Überblick über die wichtigsten pathophysiologischen Vorgänge bei den Thalassämiesyndromen. Einzelheiten siehe Text.

Auf der anderen Seite steht der Überschuß an Globinketten, der bei den schweren Formen der Thalassämien so groß ist, daß nicht heterotetramer gebundene Globinketten in roten Vorstufen (vorwiegend α-Globinketten bei den β-Thalassämien) und in reifen Erythrozyten (vorwiegend β-Globinketten bei den α-Thalassämien) präzipitieren und über verschiedene Mechanismen zu multiplen Defekten der Zellmembran führen. Die Folgen sind *Sequestration* und *Hämolyse* (Milz, peripheres Blut) sowie eine *ineffektive Erythropoese* (Knochenmark).

Es bestehen deutliche *Unterschiede* bezüglich der pathophysiologischen Mechanismen bei α- und β-Thalassämien. Sie betreffen vor allem die Expansion des Knochenmarkes, die Hypervolämie und die Eisenüberladung, die gerade bei der schweren Form der β-Thalassämie ganz im Vordergrund des Krankheitsgeschehens stehen.

Typisches klinisches Merkmal der Thalassämien mit geringer Expression des Synthesedefektes ist eine *eisenrefraktäre mikrozytäre Hypochromie* bzw. *hypochrome mikrozytäre Anämie*. Symptomlosigkeit ist zu erwarten, wenn keine Imbalance der Globinketten vorliegt. Das ist z. B. bei der δ-Thalassämie der Fall, da das HbA_2 ($\alpha_2\delta_2$) weniger als 3 % vom Gesamthämoglobin ausmacht.

Bei den schweren Formen der Thalassämien führt die wesentlich ausgeprägtere Imbalance der Globinketten neben der Hypochromie zu einer variabel ausgeprägten Störung der Erythropoese. Bei den entsprechenden Formen der α-Thalassämie steht die *periphere Hämolyse* der Erythrozyten im Vordergrund. Bei den β-Thalassämien ist es die *ineffektive Erythropoese* mit vorzeitigem Untergang der Erythroblasten im Knochenmark, die das Krankheitsgeschehen prägt. Die *Siderose* verschiedener Organe führt besonders bei Patienten mit schweren β-Thalassämien zu einer deutlich reduzierten Lebenserwartung.

Die variable phänotypische Expression der Thalassämiesyndrome hat ihre Ursache vornehmlich in der *genetischen Heterogenität*, beeinflußt durch Faktoren, die die Expression eines Gendefektes modifizieren können. Dies geschieht u. a. in Form *krankheitsbezogener Regulationen* auf der Ebene einzelner Zellen, z. B. durch Änderung der O_2-Affinität oder durch Proteolyse von Innenkörpern oder auf der

Ebene komplexer Organfunktionen, z. B. durch Anpassung der Herz-Lungenleistung oder der Ausweitung des hämatopoetischen Systems. Es können aber auch relativ einheitliche Phänotypen durch sehr unterschiedliche Genotypen verursacht werden.

13.3 Definition der genetischen Nomenklatur

Die Begriffe „homozygot" und „heterozygot" bedürfen einer Erklärung (siehe auch Seite 71). Mit *Heterozygotie* bezeichnet man einen Zustand, bei dem die beiden Allele eines Genlokus homologer Chromosomen Unterschiede aufweisen. Analog spricht man von *Homozygotie*, wenn beide Allele identisch sind. Bezogen auf die Thalassämien bezeichnet man in der Nomenklatur der konventionellen klinischen Genetik eine Person als *heterozygot*, wenn ein Globingenallel normal und das andere durch eine Thalassämiemutation betroffen ist. Bei einem *homozygoten* Patienten sind beide Globingenallele inaktiv.

Das Begriffspaar heterozygot/homozygot bezieht sich also auf die Wirkung der genetischen Veränderung, d. h. normale Funktion/Thalassämie. Durch die molekulargenetischen Untersuchungen stellte sich jedoch eine erhebliche Heterogenität der Thalassämiemutationen heraus. Bei einem klinisch homozygoten Patienten können z. B. die beiden β-Globingenallele zwei verschiedene Thalassämiemutationen tragen, d. h. die beiden Allele sind nicht identisch und der Genotyp ist damit sensu strictu nicht homozygot. Bei dieser molekulargenetischen Sichtweise ist der „homozygote" Patient also heterozygot für zwei verschiedene Mutationen des selben Genlokus. Man bezeichnet diesen Genotyp daher als *gemischt heterozygot* oder wie auch im deutschen Sprachgebrauch üblich als *„compound"* heterozygot.

Diese für den Kliniker möglicherweise haarspalterisch scheinende Unterscheidung ist für die molekulare Analyse etwa bei einer pränatalen Diagnostik oder zum Verständnis eines untypischen klinischen Phänotyps allerdings sehr wichtig.

Sprachlich, aber vor allem auch inhaltlich muß die *gemischte* bzw. *compound* Heterozygotie von der *doppelten* Heterozygotie unterschieden werden. Hier handelt es sich um eine Heterozygotie an zwei, nicht-homologen Genloci, z. B. am α- und β-Globinlokus. Die selbe Person kann sowohl heterozygot für eine α-, als auch für eine β-Thalassämiemutation sein. Somit können beide dieser nicht-allelen Mutationen auf die Nachkommenschaft weitervererbt werden. Bei einem gemischt heterozygoten Genotyp wird jedoch nur eines der homologen Allele vererbt.

14 α-Thalassämien

14.1 Definition und Beschreibung

Den α-Thalassämien liegt eine Störung der *quantitativen Synthese* von α-Globinketten zugrunde. Das klinische Bild reicht von völlig asymptomatischen Formen über mittelschwere *hämolytische Anämien* (*HbH-Krankheit*) bis hin zur schweren letalen Form des *Hb-Bart's-Hydrops-fetalis-Syndroms*. Das Krankheitsbild wird durch Überschußhämoglobine bestimmt. Diese lassen sich als die Homotetramere β_4 = HbH und γ_4 = Hb Bart's nachweisen.

Der häufigste molekulare Defekt ist die *Deletion* einer oder beider α-Globingene. Bei den selteneren sogenannten *Nicht-Deletionsformen* handelt es sich um Punktmutationen oder um sehr kleine Deletionen von Oligonukleotiden. Weiterhin gibt es *α-anomale Strukturvarianten*, die entweder vermindert synthetisiert werden (z. B. Hb Constant Spring) oder extrem instabil sind (z. B. Hb Quong Sze) und so das klinische Bild einer α-Thalassämie prägen. *Erworbene* α-Thalassämien kommen bei klonalen Erkrankungen des Knochenmarkes vor.

Ausmaß der Synthesestörung und Schweregrad des hämatologischen und klinischen Krankheitsbildes korrelieren mit der Anzahl nicht aktiver α-Globingene. Die Variabilität der Phänotypen ist Ausdruck einer entsprechenden Heterogenität der molekularen Defekte. Ein definierter Phänotyp kann aber auch durch differente molekulare Varianten verursacht werden.

14.2 Nomenklatur und Klassifizierung

Heute werden für die Nomenklatur und Klassifizierung der α-Thalassämien bevorzugt die Bezeichnungen α^+- und α^0-Thalassämie verwendet. Der normale α-Globingenkomplex einer Zelle enthält vier α-Globingene, d. h., zwei auf jedem Chromosom 16 (αα/αα) (siehe Seite 212). Bei der *α^+-Thalassämie* ist eines der beiden gekoppelten Gene, bei der *α^0-Thalassämie* sind beide inaktiviert (Abb. 94). Bei der heterozygoten α^+-Thalassämie ist somit eines der vier α-Globingene defekt (-α/αα), bei der heterozygoten α^0-Thalassämie sind zwei der vier α-Globingene (--/αα) betroffen. Die Schreibweisen für die jeweiligen haploiden Chromosomensätze (Haplotypen) sind -α/ bzw. --/. Die beiden α-Globingene werden nach der Genlokalisation am 5' Ende beginnend als *α2-* und *α1-Globingen* bezeichnet (Abb. 94 und 96).

Historisch gesehen wurden Nomenklatur und Klassifizierung der α-Thalassämien immer wieder dem neuen Wissensstand angepaßt. Daraus ergab sich eine erhebliche Sprachverwirrung, zumal klinische und genetische Begriffe inhaltlich nicht immer eine entsprechende Abstimmung erfahren haben. Zunächst erfolgte eine Einteilung der α-Thalassämien allein nach klinischen Gesichtspunkten. Dabei wurden entsprechend dem klinischen Schweregrad die nur noch selten verwendeten Bezeichnungen *α-Thalassämie 1* (*α-Thal 1*) und *α-Thalassämie 2* (*α-Thal 2*) eingeführt. Die α-Thalassämie 1 repräsentiert eine klinisch leichte, aber hämatologisch nachweisbare Manifestation, während die α-Thalassämie 2 die klinisch inapparente Form beinhaltet. Den Grundformen α-Thal 1 und α-Thal 2 sowie ihren Kombinationen lassen sich mühelos die vier klassischen klinischen Manifestationen der α-Thalassämie zuordnen (siehe unten).

Mit der Kenntnis der Verdopplung der α-Globingene und der Möglichkeit der Identifizierung der molekularen Defekte konnte die Einteilung nach klinischen Schweregraden durch entsprechende genetische Defekte untermauert werden. Von den vier auf beiden Chromosomen vorhandenen Strukturgenen (αα/αα) ist bei der *inapparenten* α-Thalassämie 2 ein α-Globingen (-α/αα) nicht aktiv (heterozygote α^+-Thalassämie), bei der *milden* α-Thalassämie 1 sind zwei α-Globingene (--/αα) von dem Defekt der verminderten Syntheseleistung betroffen (heterozygote α^0-Thalassämie). Die Inaktivität von drei Strukturgenen (--/-α) ergibt sich aus der Kombination von α-Thal 1 und α-Thal 2 (gemischt heterozygote α^+/α^0-Thalassämie), während die Inaktivität aller vier α-Globingene der Homozygotie der α-Thalassämie 1 bzw. α^0-Thalassämie (--/--) entspricht (Abb. 94).

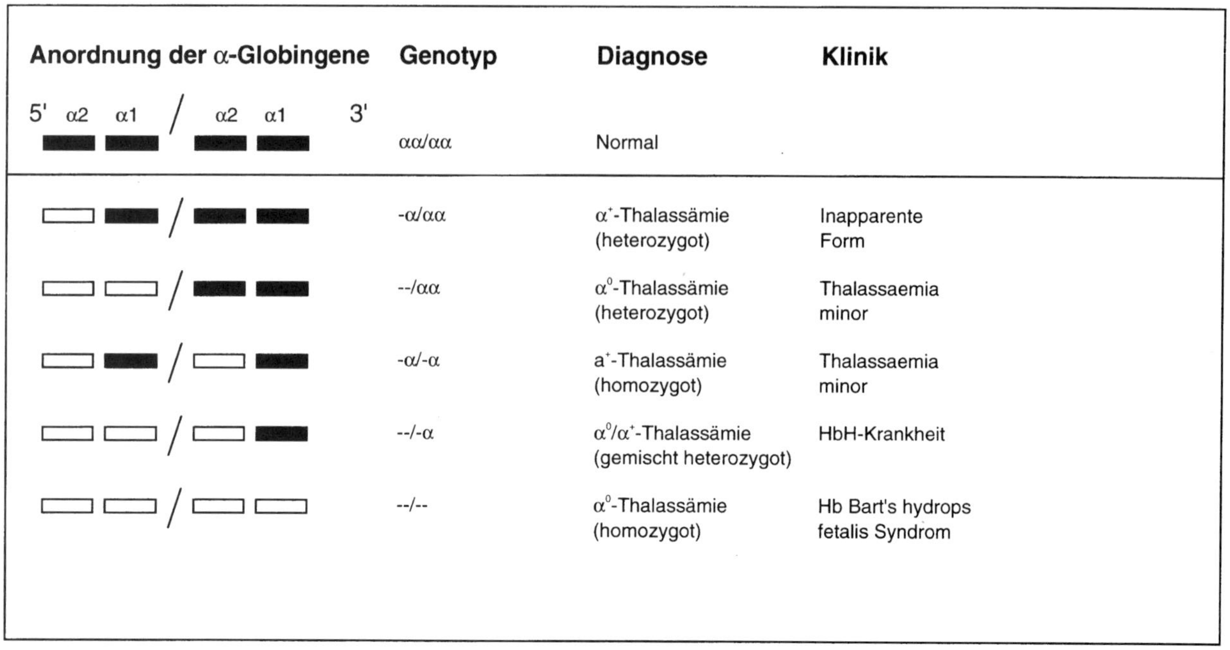

Abb. 94: Schematische Darstellung der Duplikation der α-Globingene und der klassischen Deletionsformen der α-Thalassämie. Gefüllte Rechtecke: Aktive α-Globingene. Leere Rechtecke: Deletierte α-Globingene.

Zur Vereinheitlichung der Nomenklaturen werden in Anlehnung an die β-Thalassämien (siehe Seite 244) die Begriffe *α^+-Thalassämie* (*α^+-Thal*) und *α^0-Thalassämie* (*α^0-Thal*) verwendet. Ein anderer, jedoch bislang nicht akzeptierter Vorschlag für die Benennung der α-Thalassämien besteht darin, jeweils die Zahl der defekten α-Globingene anzugeben. Danach bedeutet 1 α-Thalassämie, daß ein α-Globingen defekt ist, bei der 2 α-Thalassämie sind zwei Globingene inaktiv usw.

14.3 Pathophysiologie der Hämoglobinsynthese

14.3.1 Defizit und Ausgleich

Wenn von den im HbA vorhandenen Polypeptidketten ($\alpha_2\beta_2$) eine Polypeptidkette oder ein identisches Paar von Polypeptidketten vermindert synthetisiert wird, ist die Bildung tetramerer Hämoglobinmoleküle quantitativ beeinträchtigt. Daraus resultiert eine *Anämie*. Bezogen auf den einzelnen Erythrozyten bedeutet das eine Erniedrigung des mittleren Hämoglobingehaltes (MCH), d. h. es kommt zu einer *Hypochromie* und gleichzeitig zu einer *Mikrozytose* (niedriges MCV).

Eine weitere Folge der verminderten Synthese von Polypeptidketten ist der Überschuß der anderen nicht von der Synthesestörung betroffenen Polypeptidketten. Diese *Imbalance* führt dazu, daß nicht alle Globinketten einen Partner zur Bildung eines normalen Heterotetramers ($\alpha_2\beta_2$, $\alpha_2\delta_2$, $\alpha_2\gamma_2$) finden und somit als freie Globinketten übrig bleiben, die für die Pathophysiologie der Thalassämien von zentraler Bedeutung sind (Abb. 95). Bei den *Überschußhämoglobinen* handelt es sich um instabile Proteine, die über eine Reihe komplizierter Reaktionen (siehe Seite 242) intrazellulär denaturieren und Membranschäden verursachen (Abb. 108). Die Folge ist eine Verkürzung der Lebensdauer reifer Erythrozyten (*Hämolyse*) sowie deren Vorläufer im Knochenmark (*ineffektive Erythropoese*). Zusätzlich sind Überschußhämoglobine funktionell inaktiv.

14.3.2 Überschußhämoglobine

Bei der α-Thalassämie bilden die überschüssigen β-, δ- und γ-Globinketten entsprechende *Homotetra-*

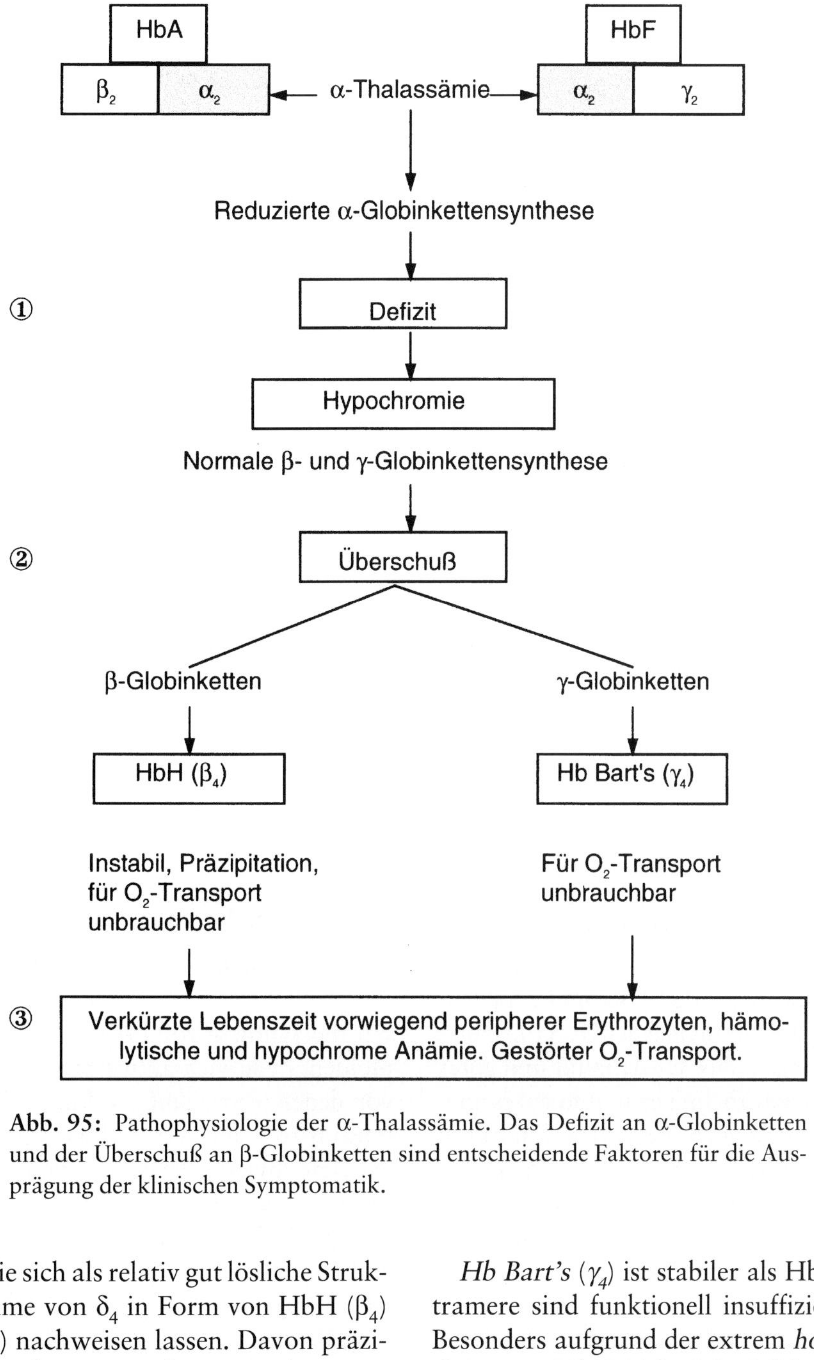

Abb. 95: Pathophysiologie der α-Thalassämie. Das Defizit an α-Globinketten und der Überschuß an β-Globinketten sind entscheidende Faktoren für die Ausprägung der klinischen Symptomatik.

mere ($β_4$, $δ_4$, $γ_4$), die sich als relativ gut lösliche Strukturen mit Ausnahme von $δ_4$ in Form von HbH ($β_4$) und Hb Bart's ($γ_4$) nachweisen lassen. Davon präzipiert vornehmlich HbH in peripheren Erythrozyten und bildet dort *HbH-Innenkörper* (siehe Abb. 101). Diese verursachen eine periphere Hämolyse. Mit zunehmender Alterung der Erythrozyten wird HbH unter dem Einfluß verschiedener Noxen einschließlich der Verringerung des Oxidationsschutzes durch reduziertes Glutathion immer instabiler. Dies wird u. a. deutlich an der Zunahme von Zahl und Größe der Innenkörper nach *Splenektomie.*

Hb Bart's ($γ_4$) ist stabiler als HbH ($β_4$). Beide Tetramere sind funktionell insuffizient (siehe unten). Besonders aufgrund der extrem *hohen Sauerstoffaffinität* von HbH (siehe Seite 31) haben Feten mit homozygoter $α^0$-Thalassämie mit ganz wenigen Ausnahmen keine Chance zum Überleben (siehe Seite 227).

Der Überschuß an *δ-Globinketten* ist bei der α-Thalassämie wegen des geringen Anteils bedeutungslos, sowohl für die Ausprägung des Krankheitsbildes, als auch für die Diagnostik.

14.3.3 Kompensationsmechanismen

Reduktion der Überschußhämoglobine

Eine Verringerung der intrazellulären Überschußhämoglobine geht mit einer Minderung der durch sie verursachten Schäden an den Membranen der reifen und unreifen Erythrozyten einher. Dies ist z. B. im Naturexperiment in der Kombination einer α-Thalassämie mit homozygoter β-Thalassämie realisiert. Trotz der in dieser Kombination insgesamt stärker defizitären Hämoglobinsynthese sind Anämie und ineffektive Erythropoese geringer ausgeprägt als bei der homozygoten β-Thalassämie allein. Dieser Effekt ist ausschließlich auf die durch die koexistierende α-Thalassämie verursachte Reduktion des Pools an freien α-Globinketten zurückzuführen.

Die Mechanismen zur Minderung des intrazellulären Überschusses an β- und γ-Globinketten in vivo sind bei der α-Thalassämie unterschiedlich effektiv. Bis in die Neonatalzeit kann die defizitäre Synthese der α-Globinketten und damit der Überschuß an γ- und β-Globinketten durch die Persistenz der *embryonalen ζ-Globinkettensynthese* (siehe Seite 46) mit der Bildung von *Hb Portland I* ($\zeta_2\gamma_2$) und *Hb Portland II* ($\zeta_2\beta_2$) vermindert werden. Dieser Ausgleich des Mangels an α-Globinketten durch die persistierende ζ-Globinkettensynthese hat bei der homozygoten Form der α^0-Thalassämie (Hb-Bart's-Hydrops-fetalis-Syndrom) eine beachtliche klinische Bedeutung, weil Hb Portland I bezüglich der O_2-Transportfunktion mit allerdings hoher O_2-Affinität und guter Kooperativität funktionstüchtig ist und so ein *pränatales Überleben* zunächst noch ermöglicht. Ein frühes physiologisches Abschalten der ζ-Globingene in der 6. – 8. Schwangerschaftswoche würde dagegen bei der homozygoten α^0-Thalassämie einen frühen intrauterinen Fruchttod bedeuten (siehe Seite 227).

Eine andere Möglichkeit der Reduktion überschüssiger β- und γ-Globinketten besteht in ihrem intraerythrozytären Abbau durch *Proteolyse.* Dieser Vorgang findet vorwiegend in kernhaltigen roten Vorstufen und in Retikulozyten statt, nicht mehr in reifen Erythrozyten. Sehr effektiv soll der proteolytische Abbau des β-Kettenhomotetramers HbH (β_4) hinsichtlich der Beeinflussung des klinischen Krankheitsbildes bei der HbH-Krankheit sein.

Schließlich ist noch die Entfernung von *Innenkörpern* durch die Milz zu berücksichtigen (siehe Seite 224). Da dieser Vorgang gleichzeitig mit einer zusätzlichen Traumatisierung der Erythrozyten einhergeht, dürfte der klinische Nutzen gering sein. Nach *Splenektomie* findet man bei der HbH-Krankheit besonders plumpe HbH (β_4)-Innenkörper in den Erythrozyten. Dieses Phänomen hängt mit der unterschiedlichen Löslichkeit von β_4-Tetrameren in Abhängigkeit vom Alter der Erythrozyten zusammen. In den roten Vorstufen des Knochenmarkes und jungen Erythrozyten des peripheren Blutes ist das Homotetramer noch gut löslich. Dies ist die Ursache dafür, daß bei der *α-Thalassämie* nicht eine ineffektive Erythropoese, sondern eine *periphere Hämolyse* im Vordergrund der Pathophysiologie des hämolytischen Geschehens steht. Im Gegensatz dazu ist die *ineffektive Erythropoese*, d. h. die intramedulläre Destruktion von erythroiden Vorläuferzellen ein krankheitsprägendes Charakteristikum der *β-Thalassämie*, bedingt durch die geringe Löslichkeit und die enorme Instabilität der überschüssigen α-Globinketten (siehe Seite 239).

14.4 Genetik

14.4.1 Molekulare Anatomie und Funktion der Strukturgene

Für die Synthese von α-Globinketten sind in der diploiden Zelle vier aktive Strukturgene vorhanden, von denen je zwei auf den kurzen Armen von Chromosom 16 lokalisiert sind. Der Genotyp wird durch die Schreibweise αα/αα symbolisiert, der Haplotyp ist αα/. In der chromosomalen Anordnung (Abb. 96) beträgt der Abstand der beiden α-Globingene (α1 und α2) etwa 3,7 Kilobasen (kb). Das embryonale ζ-Globingen liegt 20 000 bp (20 kb) weiter in Richtung Telomer. Zwischen diesen aktiven Strukturgenen finden sich noch sogenannte *Pseudogene* (φ). Dabei handelt es sich um den aktiven Genen sehr ähnliche DNA-Sequenzen, die im Laufe der Evolution aber inaktivierende Mutationen angesammelt haben. Das ζ-Globingen ist normalerweise nur während der Embryonalperiode (siehe Seite 46) exprimiert (Hb Gower 1, Hb Portland). Die Persistenz der Synthese bis in die Neonatalzeit und das Erwachsenenalter ist charakteristisch für die α^0-Thalassämie, d. h. für

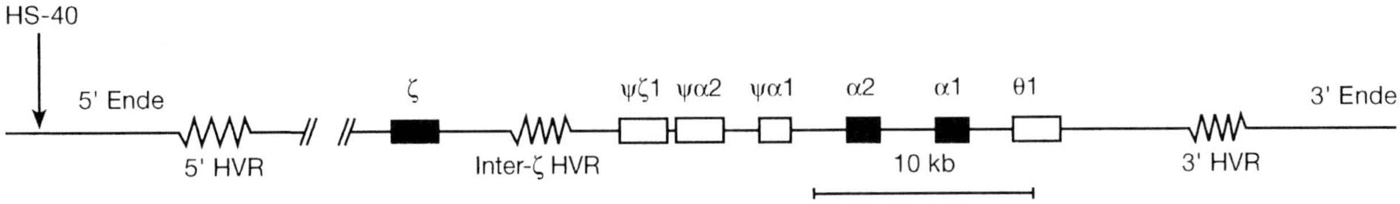

Abb. 96: Strukturelle Organisation des α-Globingenkomplexes. Die gefüllten Rechtecke stellen funktionell aktive Gene dar, die leeren Rechtecke sind Symbole für Pseudoglobingene (psi = ψ). HVR = Hypervariable Region. Eine verstümmelte Kopie des inaktiven Theta-Gens (θ1) findet sich in Form eines Pseudogens (ψ θ2) auf Chromosom 22. Einzelheiten siehe Text. Bei der HS-40-Region handelt es sich um eine übergeordnete Steuer- und enhancer Sequenz, die in einer Chromatinregion mit ausgeprägter DNAse Sensitivität liegt.

die Deletion beider α-Globingene (--/). Für das am 3' Ende gelegene Theta (θ)-Gen konnte bislang in vivo kein entsprechendes Produkt (Protein) nachgewiesen werden.

Zwischen den drei kodierenden Regionen (Exons) der Globingene sind nicht-kodierende DNA-Sequenzen eingebaut, die als Introns oder „intervening sequences" (IVS) bezeichnet werden (Abb. 97). In den jeweiligen Grenzbereichen von Intron und Exon befinden sich spezifische DNA-Segmente (Signalsequenzen), die für den Vorgang des richtigen Spleißens (siehe Seite 23) essentiell sind. Die Bedeutung dieser Signalsequenzen für die molekulare Pathologie der Thalassämiesyndrome wird an jenen Mutationen deutlich, die diese Sequenzen entweder verändern oder neue Signalsequenzen entstehen lassen. Die Folge ist eine fehlerhafte Resektion des Introns und damit auch eine Inaktivierung des betroffenen Gens (siehe Seite 158 und 325).

Wichtige regulatorische Sequenzen (Abb. 96) finden sich einerseits im Promotor, d. h. in unmittelbarer Nachbarschaft 5' der ζ- und α-Globingene, andererseits in einer Region 40 kb (HS-40) 5' vom ζ-Globingen. Die Bezeichnung „minus" bei HS-40 kennzeichnet die Lokalisation relativ zum Transkriptionsstart des ζ-Globingens. Die Interaktion der beiden DNA-Regionen vermittelt die regulierte Expression dieser Gene im Verlauf der Ontogenese. Schließlich gibt es am 3' Ende bestimmte Regionen, von denen aus die Beendigung der mRNA-Synthese kontrolliert wird. Entsprechende Signalsequenzen unterbrechen die von der RNA-Polymerase gesteuerte Verlängerung des RNA-Strangs. Mutationen im Bereich dieser 5'- und 3'-Steuereinheiten führen zu unterschiedlichen quantitativen und qualitativen Störungen der Globingenexpression (siehe Seite 244).

14.4.2 Molekulare Defekte der α-Thalassämien

Beide α-Globingene, die durch Duplikation schon vor etwa 300 Millionen Jahren entstanden sind, weisen bis auf wenige strukturelle Differenzen im Intron 2 und Exon 3 eine so hohe Homologie auf, daß die kodierten Globine identisch sind. Funktionell unterscheiden sie sich durch die *Dominanz des α2-Globingens*, das 2,6 fach stärker exprimiert wird als das α1-Globingen (Tab. 73, Seite 215).

Die molekulare Pathophysiologie der α-Thalassämien unterliegt verschiedenen Bedingungen. Das Ausmaß der verminderten α-Globinkettensynthese wird einerseits durch die Zahl der betroffenen α-Globingene bestimmt (Abb. 94, Seite 210). Andererseits muß die quantitative Beeinträchtigung der Expression des betroffenen Gens durch die spezifische Mutation in Betracht gezogen werden (Tab. 73, Seite 215). Schließlich ist der unterschiedliche Beitrag, den die beiden α-Globingene unter normalen Bedingungen zur Synthese von α-Globinketten beisteuern (Dominanz des α2-Globingens) zu berücksichtigen.

Bezüglich der *Diagnostik* ist es mit Hilfe moderner *Methoden der Molekularbiologie* relativ einfach, die einzelnen Defekte auf molekularer Ebene exakt zu definieren. Damit sind die früher verwendeten und weniger sensitiven Methoden zum quantitativen Nachweis von Syntheseleistungen in In-vitro-Systemen ersetzt bzw. ergänzt worden. Die Bedeutung kommt z. B. darin zum Ausdruck, daß die Identifizierung von Patienten mit der Deletion von nur einem der vier Globingene über den Nachweis der Inaktivität eines α-Globingens mit den Methoden der Bestimmung der quantitativen Syntheseleistung nicht möglich war. Weiterhin kann jetzt neben dem Ausmaß von Deletionen auch ermittelt werden, ob das

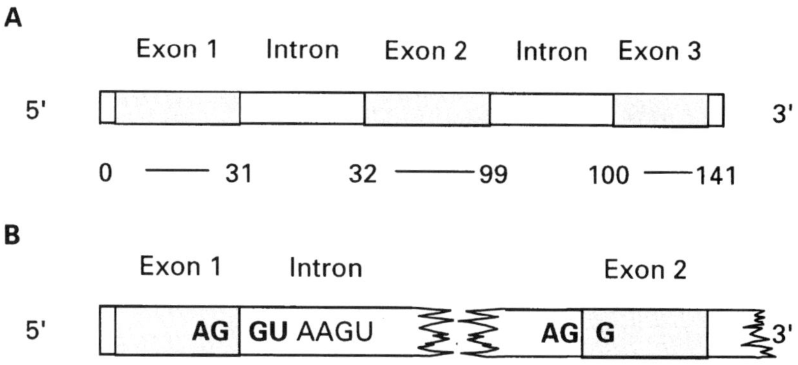

Abb. 97 Ein Beispiel für charakteristische Sequenzmerkmale von Introns. Bildteil A zeigt das gesamte α-Globingen bestehend aus zwei Introns und drei Exons. Die Zahlenangaben im Bereich der Exons geben die jeweiligen kodierenden Sequenzen für die insgesamt 141 Aminosäuren der α-Globinkette an. Exon 1 und 3 haben am 5' und 3' Ende jeweils eine nicht translatierte Region. Die in Bildteil B dargestellten Konsensussequenzen innerhalb eines Introns bzw. an Intron-/Exonübergängen sind für den Vorgang des Spleißens von großer Bedeutung. Das GU/AG Motiv (Spleiß-Donor und Spleiß-Akzeptor) ist fast zu 100 % konserviert.

α2- oder α1-Globingen betroffen ist. Zudem lassen sich mit molekularen Techniken die Punktmutationen bei den Nicht-Deletionsformen identifizieren und charakterisieren.

Die In-vitro-Methoden zur Erfassung der funktionellen Aktivität von Strukturgenen mit Hilfe markierter Aminosäuren haben nur noch einen begrenzten Stellenwert. Andererseits kann man z. B. bei der Interaktion von Thalassämien mit anomalen Hämoglobinen oder anderen Thalassämievarianten aus den *elektrophoretisch* oder *chromatographisch* ermittelten Anteilen der einzelnen Hämoglobine am Gesamthämoglobin gute Hinweise auf die Syntheseaktivitäten der betroffenen Globingene erhalten (Tab. 74, Seite 216). Dabei muß allerdings berücksichtigt werden, daß einerseits durch die Instabilität einer anomalen Variante, andererseits durch die unterschiedlichen Affinitäten der normalen und anomalen Globinketten zueinander (siehe Seite 70) in der Elektrophorese reduzierte Anteile zur Darstellung kommen, obwohl die Syntheseaktivität normal ist. Der Umfang des Einsatzes molekularer Techniken orientiert sich an klinischen und wissenschaftlichen Notwendigkeiten und an der Verfügbarkeit der Methoden.

Deletionsformen

Über 95 % der bisher bekannten molekularen Defekte der α-Thalassämie werden durch Deletionen verursacht. Diese können unterschiedlich große Abschnitte des α-Globinkomplexes betreffen (Abb. 99, Seite 218). Für eine nähere Charakterisierung wird neben der Zahl der deletierten Gene (z. B. -α/αα) die Größe der Deletion in *Kilobasen* (*kb*) angegeben. So bedeutet z. B. der Genotyp $-\alpha^{3.7}/\alpha\alpha$, daß eine 3,7 kb α^+-Thalassämiedeletion auf einem Chromosom vorliegt. Der Deletion von zwei α-Globingenen kann entweder eine heterozygote α^0-Thalassämie (--/αα) oder eine homozygote α^+-Thalassämie (-α/-α) zugrunde liegen. Bei häufiger vorkommenden α^0-Thalassämie-Deletionen wird zur Kennzeichnung auch die geographische Region angegeben, z. B. $--^{MED}/\alpha\alpha$ (Mittelmeerraum) oder $--^{SEA}/\alpha\alpha$ (Südostasien). Partielle Deletionen werden durch eine eckige Klammer [α] gekennzeichnet, z. B. partielle α^0-Thalassämie -[α]/αα.

Deletionsvarianten der α^+-Thalassämie

Die Deletion von einem α-Globingen (-α/αα) ist Folge von ungleichen Rekombinationen während der Meiose zwischen homologen Regionen beider Chromosomen (Abb. 98, Seite 217). Die Mechanismen derartiger Ereignisse basieren auf der molekularen Struktur des α-Globingenkomplexes (Abb. 98 a). Jedes der beiden α-Globingene ist in einem homologen Bereich lokalisiert, das ca. 4 kb lang ist und durch kurze nicht homologe Regionen unterbrochen wird.

Tabelle 73: Gliederung der α-Thalassämien nach genetischen und klinischen Gesichtspunkten.

α^+-Thalassämie (ein Gen inaktiviert)
Molekulargenetik ● Meist Deletion als Folge von ungleichen crossing over in Sequenzen hoher Homologie (X, Y, Z boxes) – ubiquitär: 3,7 kb-Deletion mit Bildung eines α2/α1-Hybridgens – mehr lokalisiert: 4,2 kb-Deletion mit Verlust des α2-Globingens – andere: sehr seltene Deletionen ● Seltener Punktmutationen (siehe Seite 216) – Effekt: stärker bei α2-Mutationen, da Expression α2:α1 wie 2,6:1; α1-Mutationen meistens klinisch stumm *Phänotyp* ● heterozygot: normal (vgl. Punktmutationen, Seite 220) ● gemischt heterozygot mit α^0-Thalassaemia (--/$\alpha^T\alpha$)* oder (--/-α)*: Thalassaemia intermedia
α^0-Thalassämie (beide Gene inaktiviert)
Molekulargenetik ● Verschieden große Deletionen beider α-Globingene oder selten auch der übergeordneten Steuereinheit (HS-40) *Phänotyp* ● Heterozygot: Thalassaemia minor (--/αα) Gemischt heterozygot mit α^+-Thalassämie (--/-α, --/$\alpha^T\alpha$, --/$\alpha\alpha^T$): Thalassaemia intermedia ● Homozygot: Hydrops-fetalis-Syndrom (--/--)

* α^T = Punktmutation, -α = Deletion

Die homologen Regionen sind wahrscheinlich im Zusammenhang mit einem phylogenetischen Duplikationsereignis entstanden, die später durch Insertionen und Deletionen getrennt wurden. Übrig gebliebben sind drei große homologe Subsegmente die als X, Y und Z „Boxen" bezeichnet werden. Die Größe der homologen X, Y und Z Boxen beträgt im Bereich des α1-Globingens 3,7 kb, im Bereich des α2-Globingens 4,2 kb.

Bei einer Rekombination im Sinne eines ungleichen crossing over der 5' Z- oder X-Boxen mit den 3' Z- oder X-Boxen während der Meiose entstehen Chromosomen mit einem einzelnen α-Globingen (-α) oder triplizierte (ααα) α-Globingene. Das crossing over zwischen „falschen" Z-Boxen (Abb. 98 b) geht in der Regel mit einem Austausch von DNA-Sequenzen der α2- und α1-Globingene einher und bewirkt eine *3,7 kb-Deletion*. Dabei bleibt als einziges α-Globingen ein α2/α1-Hybridgen übrig (-$\alpha^{3.7}$/αα), dessen Syntheseaktivität etwa 50 % des intakten α-Globingenkomplexes beträgt (Tab. 75). Eine Rekombination zwischen zwei „falschen" X-Boxen führt zu einer *4,2 kb Deletion* mit dem vollständigen Verlust des α2-Globingens (-$\alpha^{4.2}$/αα). Auch bei der selteneren 4,2 kb-Deletion verfügt das bleibende α1-Globingen über etwa 50 % Aktivität und erfährt somit wie bei der 3,7 kb-Deletion eine Funktionssteigerung um das 1,8 fache. Beide Deletionen verursachen somit identische klinische Symptome (siehe Seite 220). Die Aufhebung der physiologischen Asymmetrie der α2 und α1 Genexpression kommt bei den α^+-Thalassämiedeletionen wahrscheinlich dadurch zustande, daß die regulatorische HS-40-Region (Abb. 96) mit den einzelnen Genen gleich gut kooperiert, im physiologischen αα Arrangement jedoch das weiter 5' liegende α2-Gen bevorzugt.

Eine ungleiche Rekombination in homologen Abschnitten von α-Globingenen führt komplementär zur Deletion auch zur *Triplikation der α-Globingene* (ααα=$\alpha\alpha\alpha^{anti3,7}$ und $\alpha\alpha\alpha^{anti4,2}$ (Abb. 98 b und c)), die auch in vivo nachgewiesen werden kann. Dabei sind alle drei Globingene aktiv, was auch klinische Bedeutung hat, wenn die Triplikation der α-Globingene mit einer heterozygoten β-Thalassämie kombiniert ist. Durch den zusätzlich vermehrten Anfall von freien α-Globinketten können sich in dieser Situation die klinischen Symptome in Richtung auf eine β-Thalassaemia intermedia ändern (siehe Seite 304).

Deletionsvarianten der α^0-Thalassämie

Die Deletion beider α-Globingene (--/αα), d. h. die α^0-Thalassämie, ist vorwiegend das Ergebnis einer Rekombination nichthomologer Sequenzen. Die Größe der Deletionen variiert zwischen 5,2 und 25 und mehr Kilobasen (Abb. 99, Seite 218). Häufig sind die --^{SEA} und die --^{MED} sowie die -(α) ^{20,5}-Deletionen in Südostasien bzw. im Mittelmeerraum. Bei diesen Deletionen bleiben die ζ-Globingene intakt, so daß eine gewisse intrauterine Kompensation über die Synthese der embryonalen Hämoglobine erfolgen kann (siehe Seite 227). Je nach Größe und Position der Deletion kann aber auch das ζ-Globingen mit betroffen sein. In einer solchen Situation würde

Tabelle 74: Exemplarische Darstellung der Syntheseaktivitäten der α-Globingene bei einer Interaktion verschiedener Deletionstypen der α-Thalassämie mit einem α-anomalem Hämoglobin ($Hb\alpha^x$). Beispiel HbG ($Hb\alpha^G$), Seite 234.

Genotyp	**Kombinationsform**	**Hämoglobinmuster**	
		$Hb\alpha^x$	**HbA**
$\alpha\alpha/\alpha\alpha^x$	Heterozygotie für $Hb\alpha^x$	20 %	80 %
$-\alpha^x/\alpha\alpha$	Heterozygot α^+-Thal/$Hb\alpha^x$	30 %	70 %
$-\alpha^x/-\alpha$	Homozygot α^+-Thal/$Hb\alpha^x$	40 %	60 %
$--/\alpha\alpha^x$	Heterozygot α^0-Thal/$Hb\alpha^x$	40 %	60 %
$\alpha\alpha^x/\alpha\alpha^x$	Homozygotie für $Hb\alpha^x$	50 %	50 %
$-\alpha^x/-\alpha^x$	Homozygot α^+-Thal/$Hb\alpha^x$	100 %	0 %
$--/-\alpha^x$	HbH-Krankheit/$Hb\alpha^x$	≈ 80 % (Rest ist HbH)	0 %

Tabelle 75: Restaktivitäten des α-Globingenkomplexes bei den verschiedenen Deletions- und Nicht-Deletionsformen. Bei den Deletionsformen erfährt das verbleibende α1-Globingen eine Aktivitätssteigerung um das 1,8fache. Die Gesamtaktivität beträgt dann 50 % anstatt 30 %.

Deletion (-)/Nicht-Deletion (T)	**Interpretation**	**Restaktivität**	
$-\alpha^{2.7}$	vollständige α1-Gendeletion	α2-Gen aktiv	~50 %
$-\alpha^{3.5}$	vollständige α1-Gendeletion	α2-Gen aktiv	~50 %
$-\alpha^{3.7}$	teilweise α2/α1-Gendeletion	α2/α1-Hybridgen aktiv	~50 %
$-\alpha^{4.2}$	vollständige α2-Gendeletion	α1-Gen aktiv	~50 %
--	vollständige α2/α1-Gendeletion	keine Aktivität	0
$\alpha^T\alpha$	vollständige α2-Geninaktivität	α1-Gen aktiv	~30 %
$\alpha\alpha^T$	vollständige α1-Geninaktivität	α2-Gen aktiv	~70 %
		Normale Aktivität	
αα	normal	α2- und α1-Gen 70 % + 30 %	100 %

bei einer homozygoten α^0-Thalassämie keine Bildung von Hb Portland I ($\zeta_2\gamma_2$) erfolgen, dem einzigen Tetramer mit ordentlicher 0_2-Transportfunktion, das dem Feten mit Hb-Bart's-Hydrops-fetalis-Syndrom ein längeres intrauterines Leben ermöglicht (siehe Seite 212 und 227).

Weiterhin gibt es seltene Formen einer α^0-Thalassämie, bei der das α2-Gen vollständig und das α1-Gen partiell deletiert ist, z. B. – $(\alpha)^{5,2}$ und – $(\alpha)^{2,0}$. Schließlich sind Deletionen (z. B. $\alpha\alpha^{RA}/$) beschrieben worden, die die Strukturgene intakt lassen, aber das regulatorische HS-40-Element 20 kb 5' vom ζ-Gen zerstören (siehe Seite 213) und so zur Inaktivierung des gesamten Genkomplexes führen. Diese seltenen Deletionen sind deswegen interessant, weil sie sehr eindrücklich die wichtige Funktion der regulatorischen Sequenzen in vivo belegen.

Die Heterogenität, die sich aus den Kombinationen der verschiedenen molekularen Defekte ergibt, ist in Abbildung 99 und den Tabellen 73 und 75 dargestellt.

Nicht-Deletionsformen

Neben den Deletionen gibt es sogenannte Nicht-Deletionsformen, bei denen die Globingene *strukturell* intakt, *funktionell* aber inaktiv sind. Ursachen der veränderten Expression sind in der Mehrzahl Einzelbasensubstitutionen oder Rasterverschiebungen in der Ablesung bedingt durch Insertionen oder Deletionen von Nukleotidbasen. Für die nicht auf einer Deletion beruhenden Mutationen wird das Symbol T verwendet. Die Schreibweise für eine α2-Mutation ist $\alpha^T\alpha/$, für eine α1-Mutation $\alpha\alpha^T/$. Die α2-Mutation *Hb Constant Spring* (HbCS) wird durch die Buchstaben CS = $\alpha^{CS}\alpha/$ gekennzeichnet.

Auf die Existenz dieser Nicht-Deletionsformen wurde man aufmerksam durch molekulargenetische Analysen bei Patienten mit HbH-Krankheit, bei denen man im Gegensatz zu der Deletionsform zwei oder sogar vier in ihrer groben Struktur intakte α-Globingene fand, d. h. mehr, als nach dem Ausmaß der Synthesestörung zu erwarten war.

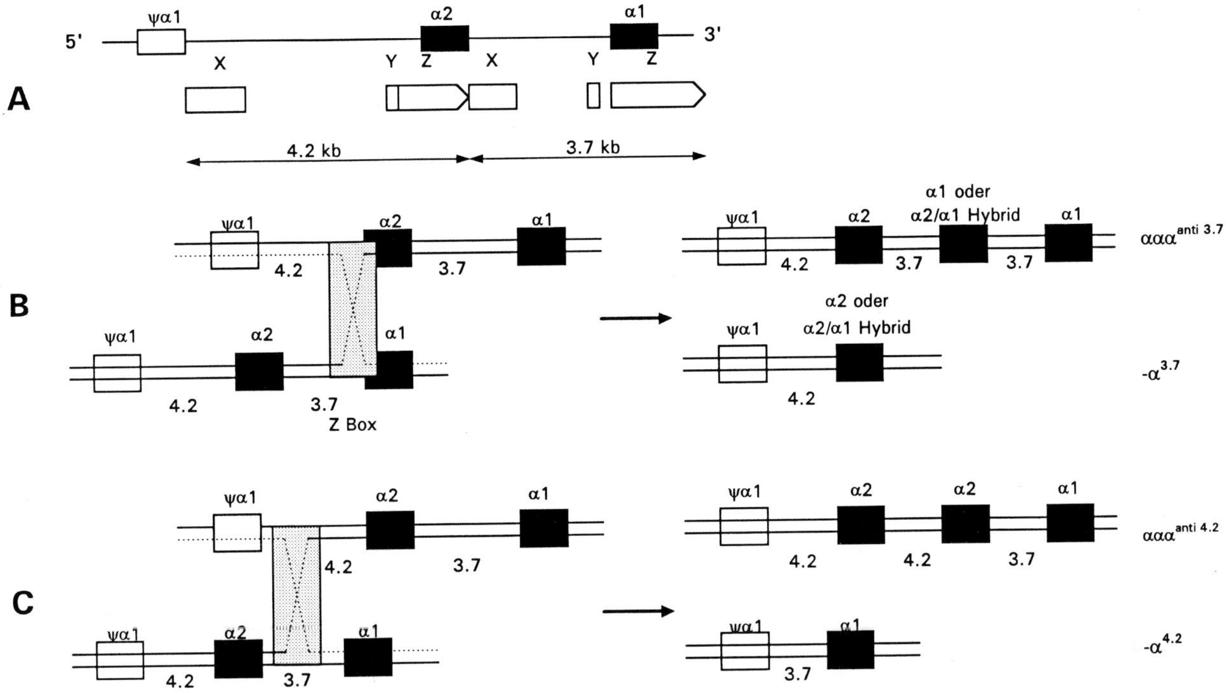

Abb. 98: Ungleiches crossing over zwischen duplizierten α-Globingenen verändert die Zahl der α-Globingene. In Bildteil A sind die den α2- und α1-Globingenen zugeordneten homologen X-, Y- und Z-Boxen dargestellt. Der untere Bildteil veranschaulicht das Ergebnis der Rekombination von „falschen" Z-Boxen (Bildteil B) und „falschen" X-Boxen (Bildteil C). Das Resultat ist in beiden Fällen die Deletion eines α-Globingens (-α/αα) auf einem Chromosom und die Triplikation der α-Globingene (ααα) auf dem anderen Chromosom. Einzelheiten siehe Text. (Mit freundlicher Genehmigung aus WHO Report: WHO/HDP/WG/HA/87.5, pp. 38 und 39).

Die Nicht-Deletionsformen haben interessante Einblicke in die Kontrolle der α-Globinsynthese gegeben, weil bei Ihnen regulatorische Sequenzen von den Defekten betroffen sind. Bei den Nicht-Deletionsformen der α^+-Thalassämie ($\alpha^T\alpha$/ oder $\alpha\alpha^T$/) kommt im Gegensatz zu den α^+-Thalassämiedeletionen (-α/) die unterschiedliche Expression der α2- und α1-Globingene phänotypisch zum Tragen, da die Promotor/HS-40 Interaktion nicht gestört ist. Mutationen des α2-Globingens führen zu einem Aktivitätsverlust des α-Globingenkomplexes von 70 % und die des α1-Globingens nur von ca. 30 % (Tab. 75). Dies hat unterschiedliche Schweregrade der HbH-Krankheit zur Folge, bei der die Genotypen --/$\alpha^T\alpha$ schwerer verlaufen, als die --/-α oder --/$\alpha\alpha^T$ Formen (siehe Seite 223). Ebenso fallen Personen mit einer heterozygoten $\alpha^T\alpha$ Mutation durch eine mikrozytäre hypochrome Anämie auf, während $\alpha\alpha^T$-Heterozygote klinisch und hämatologisch meist unauffällig sind (siehe Seite 220).

Strukturvarianten mit der klinischen Expression einer α-Thalassämie

Neben den autosomal rezessiv vererbten Deletions- und Nicht-Deletionsmutanten können auch anomale Strukturvarianten phänotypisch mit autosomal dominantem Erbgang das Bild einer α-Thalassämie verursachen (Tab. 76). Das Defizit an α-Globinketten resultiert bei diesen *thalassämischen α-anomalen Hämoglobinen* entweder aus einer verminderten Syntheserate oder aus einer Instabilität der primär in normaler Menge gebildeten Strukturvariante. Beide Variantentypen unterscheiden sich grundsätzlich von jenen α-anomalen Hämoglobinen, wie z. B. HbQ oder HbG, die als *Kopplungsgruppe* mit der α-Thalassämie die Krankheitsbilder der HbQ- oder HbG-α-Thalassämie verursachen (Tab. 76 und Tab. 84, Seite 233). Unter Kopplung versteht man in diesem Zusammenhang, daß die Mutation der anomalen α-Globinkettenvariante das eine und die α^+-Thalass-

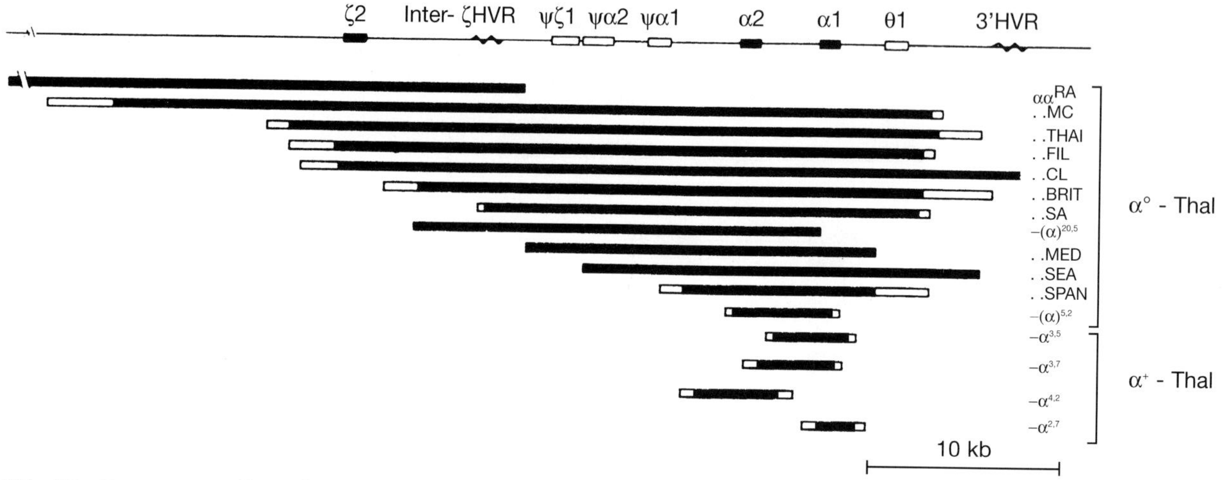

Abb. 99: Zusammenstellung der wichtigsten Deletionen, die eine α^0-Thalassämie (--/αα) verursachen. Im Vergleich dazu sind die unteren vier Varianten als Beispiele für eine α^+-Thalassämie-Deletion (-α/αα) dargestellt. Das Ausmaß der Deletion ist durch die schwarzen Blöcke gekennzeichnet, die jeweiligen weißen Blöcke bedeuten, daß die Bruckpunkte nicht exakt bekannt sind. (Modifiziert nach Higgs, D.R., et al: Blood 73, 1081 (1989)).

ämiemutation das andere α-Globingen auf demselben Chromosom (z. B. -α^G/αα) betrifft.

Eine Übersicht über thalassämische Hämoglobinopathien findet sich auf Seite 171, 229, 324, 327.

Thalassämische α-Anomalien mit verminderter Syntheserate

Diese Gruppe von α-anomalen Hämoglobinen mit α-thalassämieähnlicher Expression ist durch eine verminderte Produktion von α-Globinketten gekennzeichnet. Es gibt vier verschiedene Varianten, deren gemeinsames Kriterium eine verlängerte α-Globinkette ist. Die molekulare Basis dafür sind *Mutationen des Terminatorkodons* (Tab. 76 und Abb. 104, Seite230). Die entsprechenden Vertreter, *Hb Constant Spring, Hb Icaria, Hb Koya Dora* und *Hb Seal Rock* werden auf Seite 229 beschrieben.

Thalassämische instabile α-Anomalien

Die instabilen α-Globinkettenvarianten (Tab. 76) sind dadurch charakterisiert, daß die in normaler Menge synthetisierten Globinketten sofort nach ihrer Fertigstellung intrazellulär denaturieren und dann auch gleich der *Proteolyse* anheimfallen. Dadurch ist eine Tetramerbildung mit β-Globinketten nur in sehr begrenztem Umfang möglich. Verständli-

Tabelle 76: Strukturvarianten der α-Globinkette, die den Phänotyp einer α-Thalassämie verursachen oder mit einer α-Thalassämie assoziiert sind.

Hämoglobinvarianten	Aminosäurensubstitution	
Varianten mit Mutationen des Terminatorkodons		
Hb Constant Spring	α142 (H20)	Term → Gln
Hb Icaria	α142 (H20)	Term → Lys
Hb Koya Dora	α142 (H20)	Term → Ser
Hb Seal Rock	α142 (H20)	Term → Glu
Instabile Varianten		
Hb Fort Worth	α 27 (B 8)	Glu → Gly
Hb Ann Arbor	α 80 (F 1)	Leu → Arg
Hb Suan Dok	α109 (G16)	Leu → Arg
Hb Petah Tikva	α110 (G17)	Ala → Asp
Hb Sun Prairie	α130 (H13)	Ala → Pro
Hb Quong Sze	α125 (H 8)	Leu → Pro
Kopplungsgruppe: α-Strukturvarianten und α-Thalassämie		
Hb Hasharon	α 47 (CE5)	Asp → His
HbG Philadelphia	α 68 (E17)	Asn → Lys
HbQ Mahidol	α 74 (EF3)	Asp → His
Hb Duan	α 75 (EF4)	Asp → Ala
Hb Nigeria	α 81 (F 2)	Ser → Cys
Hb Capetown	α 92 (FG4)	Arg → Gln
HbJ Tongarika	α115 (GH3)	Ala → Asp
Kopplungsgruppe: Instabile α-Varianten und α-Thalassämie		
Hb Evanston	α 14 (A12)	Trp → Arg

cherweise kommt es bei diesen instabilen α-Anomalien mit ganz wenigen Ausnahmen (siehe Seite 231) nicht zur Bildung von Innenkörpern und damit auch nicht zusätzlich zu einer Heinzkörper-induzierten hämolytischen Anämie, wie z. B. bei den klassischen instabilen Hämoglobinen (siehe Seite 163) und den dominanten β-Thalassämien (siehe Seite 327).

Die Kasuistik der α-instabilen Varianten findet sich auf Seite 231.

14.5 Klinik

14.5.1 Klinische Varianten

Erst mit der seit wenigen Jahren möglich gewordenen direkten Identifizierung der genetischen Defekte konnte die Vielzahl der Phänotypen eine Erklärung auf molekularer Ebene finden (siehe unten). Nach klinischen Gesichtspunkten werden die α-Thalassämien dem Schweregrad entsprechend in vier Gruppen eingeteilt: Asymptomatische Form, α-Thalassaemia minor, HbH-Krankheit und Hb Bart's hydrops fetalis Syndrom. Dabei bestimmen die beiden Grundformen, die α^+- und α^0-Thalassämie auf der Basis der unterschiedlich ausgeprägten Synthesestörungen das klinische Bild (Abb. 94, Seite 210), unabhängig davon, ob eine Deletion, eine Regulationsstörung oder eine Strukturvariante mit der phänotypischen Expression einer α-Thalassämie vorliegt.

14.5.2 Genetische Varianten

Die Ergebnisse von molekularbiologischen Analysen der α-Thalassämiesyndrome zeigen im einzelnen für die sehr unterschiedliche Ausprägung der Krankheitsbilder eine verwirrende Vielzahl von Kombinations- und Interaktionsformen. Diese werden nachfolgend, bezogen auf die einfache Heterozygotie, die gemischte Heterozygotie und die Homozygotie, dargestellt.

Einfache heterozygote α-Thalassämien

Sie sind das Ergebnis der Interaktion eines normalen Haplotyps (αα/) mit den Haplotypen der α^+-Thalassämie (-α/αα); ($-\alpha^T/\alpha\alpha$), der α^0-Thalassämie (--/αα), den Nicht-Deletionsformen ($\alpha^T\alpha/\alpha\alpha$); ($\alpha\alpha^T/\alpha\alpha$), sowie jenen Mutanten, bei denen ein Gen vollständig und das andere *partiell deletiert* ist (-[α]/αα) und dem Hb Constant Spring Syndrom ($\alpha^{CS}\alpha/\alpha\alpha$). *Klinisch* entspricht das Bild immer einer asymptomatischen Form (α^+-Thalassämie) oder der Thalassaemia minor (α^0-Thalassämie) mit variabler Symptomatik.

Gemischte heterozygote α-Thalassämien

Es sind von den möglichen Kombinationen zwischen den bekannten Haplotypen (--/), (-α/), (-[α]/), ($\alpha^T\alpha/$), ($\alpha\alpha^T/$) und ($\alpha^{CS}\alpha/$) folgende Genotypen identifiziert worden: (--/-α), ($--/\alpha^T\alpha$), ($--/\alpha\alpha^T$), (--/-[α]), ($--/\alpha^{CS}\alpha$), (-α/-[α]), ($-\alpha/\alpha^T\alpha$), ($-\alpha^T/\alpha^T\alpha$), ($-\alpha/\alpha^{CS}\alpha$) und ($-[\alpha]/\alpha^T\alpha$). Alle verursachen eine ausgeprägte Hypochromie und mit großer Regelmäßigkeit auch eine *Anämie.* Zudem läßt sich bei allen Kombinationen HbH (β_4) in sehr unterschiedlichen Mengen nachweisen.

Homozygote α-Thalassämien

Die *Klinik* dieser heterogenen Gruppe ist sehr variabel und abhängig vom jeweiligen Synthesedefizit an α-Globinketten. Die Phänotypen reichen von der einfachen hypochromen Anämie bei der homozygoten α^+-Thalassämie (-α/-α) über die HbH-Krankheit z. B. bei Homozygotie der Nicht-Deletionsform ($\alpha^T\alpha/\alpha^T\alpha$) bis zum schwersten, nicht mit dem Leben vereinbaren *Hydrops-fetalis-Syndrom* bei homozygoter α^0-Thalassämie (--/--). Homozygotie für Hb Constant Spring ($\alpha^{CS}\alpha/\alpha^{CS}\alpha$) verursacht lediglich eine leichte hämolytische Anämie ohne sonstige Symptome einer α-Thalassämie (siehe Seite 229).

14.5.3 Klinische Systematik der α-Thalassämien

Einteilung

Dem Wunsch nach einer für den klinischen Gebrauch auf molekularen Defekten basierenden Systematik steht in erster Linie die variable phänotypische Expression der zahlreichen genetischen Varianten entgegen. Zudem ist die molekulare Diagnostik recht aufwendig und nicht überall verfügbar. Die *klinische* Symptomatik der α-Thalassämien beinhaltet vier *Schweregrade* (Abb. 94, Seite 210), denen sich entsprechende genetische Varianten der α-Thalassämien zuordnen lassen. Die Sonderformen der α-Thalassämie und die Kombinations- und Interaktionsformen, sowie die eine α-Thalassämie kopierenden α-anomalen Strukturvarianten passen zwanglos in dieses Schema.

- Die *asymptomatische Form* kann nur mit molekulargenetischen Methoden identifiziert werden. Sie entspricht der heterozygoten α^+-Thalassämie (-α/αα; $\alpha\alpha^T$/αα).
- Die *α-Thalassaemia minor* hat nachweisbare, aber geringe hämatologische Veränderungen in Form einer Hypochromie und Mikrozytose. Der Prototyp ist die heterozygote α^0-Thalassämie (--/αα) oder häufiger die homozygote α^+-Thalassämie (-α/-α).
- Die *HbH-Krankheit* ist eine mittelschwere, variable hämolytische Anämie meist auf der Basis von drei inaktiven α-Globingenen (--/-α). Die speziellen molekularen Defekte sind sehr heterogen (siehe Seite 223).
- Das *Hb-Bart's-Hydrops-fetalis-Syndrom* ist mit völligem Fehlen der α-Globinkettensynthese (--/--) eine schon intrauterin ablaufende schwere hämolytische Anämie mit in der Regel perinataler Todesfolge. Dieser schwersten Form der α-Thalassämie liegt eine Homozygotie der α^0-Thalassämie zugrunde.

α-Thalassaemia minor

Definition

Die Minorformen der α-Thalassämie sind klinisch-hämatologisch nicht mit absoluter Sicherheit und nicht in jedem Einzelfall zu diagnostizieren. Genetisch entsprechen beide Krankheitsbilder den heterozygoten Formen der asymptomatischen α^+- und der leichten α^0-Thalassämie sowie der homozygoten leichten α^+-Thalassämie (-α/-α). Bei der Kombination von α^+-Thalassämie mit den Nicht-Deletionsformen verläuft die -α/$\alpha\alpha^T$-Variante asymptomatisch, während die -α/$\alpha^T\alpha$-Variante klinisch einer heterozygoten α^0-Thalassämie entspricht. Die Ursache für die Differenz ist die unterschiedliche Expression der beiden α-Globingene (α2:α1=2.6:1).

Krankheitsbilder

Die Minorformen der α-Thalassämie werden in der Regel zufällig oder im Zusammenhang mit Familienuntersuchungen entdeckt.

Bei der *asymptomatischen Form* sind alle hämatologischen Parameter normal. Sie kann nur mit Hilfe *molekulargenetischer Methoden* diagnostiziert werden. Am häufigsten ist die Heterozygotie für die $-\alpha^{3,7}$-Deletion der α^+-Thalassämie. Trotz der mangelnden Symptomatik ist diese Form relevant, da betroffene Personen Überträger für die HbH-Krankheit (--/-α) sein können. Die Diagnostik erfolgt durch die *DNA-Analyse*. Die Bestimmung der Syntheseraten ist nicht geeignet, weil im Einzelfall aufgrund der großen Streuung keine eindeutige Aussage gemacht werden kann.

Die *α-Thalassaemia minor* weist dagegen in unterschiedlicher Ausprägung eine Hypochromie und Mikrozytose sowie morphologische Veränderungen der Erythrozyten, wie Hypochromasie, Anisozytose, geringe Poikilozytose und basophile Punktierungen auf. Das Serumeisen ist bei ausreichender Eisenversorgung normal bis erhöht. Je nach Ausprägung des Synthesedefizits der α-Globinketten lassen sich in frischen Brillantkresylblau-Präparationen einige *HbH-Innenkörper* nachweisen, jedoch kein HbH mit elektrophoretischen Methoden. Der klassische molekulare Defekt für diese klinische Form ist die *heterozygote α^0-Thalassämie* (--/αα), häufiger ist allerdings die *homozygote α^+-Thalassämie* in Form der $-\alpha^{3,7}$ Deletion ($-\alpha^{3,7}/-\alpha^{3,7}$). Die Heterozygotie für α^0-Thalassämie (--/αα) und Homozygotie der $-\alpha^{3,7}$ und $-\alpha^{4,2}$ Deletionen der α^+-Thalassämie stimmen klinisch überein. Die Kombination -α/$\alpha^T\alpha$, d. h. einer α^+-Thalassämiedeletion (-α/) mit der Nicht-Deletionsform des α1-Globingens ($\alpha^T\alpha$/) zeigt deutlichere hämatologische Veränderungen, als die heterozygote α^0-Thalassämie (--/αα) und die homozygote α^+-Thalassämie (-α/-α).

Die sehr variable Klinik der asymptomatischen Formen und der α-Thalassaemia minor zeigen, daß im Einzelfall die Diagnose der einen oder der anderen Variante aus dem Blutbild und der Hämoglobinana-

Tabelle 77: Schema zur Differenzierung von Hypochromien bezogen auf die Minorformen der Thalassämien.

Basisdaten: Labor		**Untersuchungsgang**		**Krankheitsbilder**
MCV >79 fl MCH >27 pg		fehlende Hypochromie schließt Eisenmangel oder Thalassämie aus. Ausnahme: het.α^+-Thal. und silente β-Thal.		Normal
MCV <79 fl MCH <27 pg	→	Eisenhaushalt prüfen ↓ Eisen erniedrigt	→	Eisenmangel
Wichtig: Eisenmangel schließt eine Thalassämie nicht aus.				
MCV <79 fl MCH <27 pg Eisen normal bis erhöht	→	Hb-Analyse		
		HbA_2 erhöht*	→	β-Thalassämie
		HbA_2 normal bis erniedrigt	→	Verdacht auf silente β-Thal., δβ-Thal., α-Thal. minor oder sideroachrestische Anämie
		Anomale Varianten (Beispiele), Nicht alle lassen sich mit der alkalischen Elektrophorese nachweisen	→	Hb Lepore, HbE, HbK Woolwich, Hb Indianapolis, Hb Constant Spring, Hb Knossos, Hb Quong Sze, Hb Suan Dok, Hb Petah Tikvah
MCV <79 fl MCH <27 pg HbA_2 normal Eisen normal bis erhöht	→	HbF Werte beachten		
		HbF <1 % HbF <1 %		Verdacht auf silente β-Thal., α-Thal.minor oder sideroachrestische Anämie
		HbF >2 % HbF >2 %		Verdacht auf δβ-Thal.

Hinweis: Die Differenzierung aller Thalassämieformen erfordert Familienuntersuchungen. Weitere Daten zur Differentialdiagnose siehe Seite 254.

* Die silenten Formen der β-Thalassämie gehen bei Heterozygoten mit normalem HbA_2 und normalem Blutbild einher.

lyse oft unmöglich ist und durch die *DNA-Analyse* erfolgen muß.

Therapie und Prognose

Die hier besprochenen Minorformen der α-Thalassämien bedürfen keiner Behandlung. Die Gabe von *Eisen*, die oft allein wegen der Hypochromie durchgeführt wird, ist kontraindiziert. Sie ist allerdings bei gleichzeitig bestehendem Eisenmangel notwendig. Die Lebenserwartung der Patienten ist nicht eingeschränkt.

Diagnostik und Differentialdiagnose

Auf die Schwierigkeit des sicheren Nachweis einer der Minorformen der α-Thalassämie über die klinisch-hämatologischen Symptome wurde bereits hingewiesen. *HbH-Innenkörper* lassen sich, wenn überhaupt, nur in frisch abgenommenem Blut nachweisen. Die Anfertigung der Präparate muß beherrscht werden, ihre Beurteilung setzt Erfahrung und Geduld voraus. HbH-ähnliche Innenkörper kann man auch bei der Eisenmangelanämie sehen.

Die Aussagekraft der Bestimmung der Syntheseraten von α- und β-Ketten mit *Radioisotopen-Techniken* ist begrenzt (Tab. 78). Bei der α^0-Thalassämie (--/αα) ist die α:β Globinkettenratio auf ca. 0,6 reduziert, während bei der α^+-Thalassämie sehr häufige Überlappungen mit Normalwerten vorkommen. Die Bedeutung des Nachweises von *Hb Bart's* im Nabelschnurblut für die Diagnostik wird an anderer Stelle diskutiert (siehe Seite 229). Allein mit der aufwendigen *DNA-Analyse* (siehe Seite 67) kann der molekulare Defekt sicher erkannt und exakt differenziert werden.

Die Abgrenzung gegenüber der heterozygoten β-Thalassämie (siehe Seite 253) mit erhöhten HbA_2 ist einfach. Die Unterscheidung von der sehr seltenen heterozygoten β-Thalassämie mit normalen HbA_2 (siehe Seite 252) und von der γδβ-Thalassämie ist nur über die DNA-Analyse möglich, da beide normale HbA_2-Werte haben. Die heterozygote δβ-Thalassämie (siehe Seite 309) hat zwar ein normales bis erniedrigtes HbA_2, weist aber in der Regel eine deutliche HbF-Erhöhung auf. Die *Serumeisenbestimmung* dient dem Ausschluß eines Eisenmangels.

Zur Differenzierung der großen Gruppe von Hypochromien wird ein Vorgehen nach dem Schema in Tab. 77 empfohlen, wobei die im anschließenden Kommentar gegebenen *Einschränkungen* beachtet werden müssen.

Erythrozytenindizes: MCV und MCH sind als Basis für die Diagnostik der heterozygoten α-Thalassämie wegen der geringen Minderung der Hämoglobinsynthese kaum brauchbar. Zudem setzen die Bestimmungsmethoden große Präzision voraus.

Eisenmangel: Alle heterozygoten Thalassämieformen können zusätzlich einen Eisenmangel haben. Ein schwerer Eisenmangel kann mit einer reversiblen Erniedrigung der HbA_2-Konzentration einhergehen. Deshalb muß die HbA_2-Bestimmung wiederholt werden, wenn der Eisenhaushalt nach ausreichender Therapie (vier Monate) normalisiert ist, aber Mikrozytose und/oder Hypochromie weiter bestehen bleiben.

HbA_2-Werte: Die HbA_2-Konzentration (Normalwerte sind abhängig von der Methode) darf immer nur im Zusammenhang mit anderen Labordaten bewertet werden: Werte über 3,5 % sind beweisend für eine heterozygote β-Thalassämie (Ausnahmen siehe Seite 252), Werte unter 1,2 % sprechen mehr für eine α-Thalassämie oder einen Eisenmangel. Erhöhte HbA_2 gibt es außer bei der heterozygoten β-Thalassämie u. a. bei instabilen Varianten, Sichelzellanämie, sowie bei megaloblastischen Anämien und hereditärer Sphärozytose (siehe Seite 37).

Tabelle 78: Verhältnis der α:β-Globinsyntheseraten bei den Deletionsformen der α-Thalassämie. Der in Klammern angegebene Bereich der Syntheseraten zeigt deutliche Überschneidungen zwischen den Genotypen und belegt die Schwierigkeiten bei der individuellen Diagnose (siehe Text).

Phänotyp	α:β-Globinsynthese Verhältnis	Genotyp
normal	~ 1,0 (1,2–0,8)	αα/αα
Heterozygote α^+ Thal	~ 0,8 (0,9 – 0,7)	-α/αα
Heterozygote α^0 Thal	~ 0,6 (0,7 – 0,5)	--/αα
HbH-Krankheit	~ 0,3 (0,1–0,4)	--/-α
Hydrops-fetalis-Syndrom	0,0 (0,0–0,0)	--/--

HbH-Nachweis (Innenkörper, Elektrophorese): Diagnostische Bedeutung siehe Seite 225.

Hb-Bart's-Nachweis (Elektrophorese): Diagnostische Bedeutung der Bestimmung im Nabelschnurblut siehe Seite 229.

Indikation zur DNA-Analyse siehe Seite 67.

Blutbildwerte: Das rote Blutbild kann hinweisenden Wert haben; das gilt auch für das Neugeborenenalter (Tab. 79).

Morphologie der Erythrozyten: Die morphologischen Veränderungen der Erythrozyten in einwandfrei angefertigten Blutausstrichen besitzen beachtlichen hinweisenden Wert.

HbH-Krankheit

Definition

Der Nachweis von *HbH* (β_4) als Ausdruck einer beträchtlichen Störung der α-Globinkettensynthese und eine ausgeprägte hypochrome mikrozytäre und hämolytische, selten transfusionsbedürftige *Anämie* sind wesentliche Kennzeichen dieses genetisch heterogenen Krankheitsbildes. Die Erkrankung ist sehr häufig in der Bevölkerung Südostasiens, oft auch im Mittelmeerraum, seltener im Mittleren Osten und extrem selten bei Personen afrikanischer Herkunft anzutreffen.

Tabelle 79: Anhaltswerte für das rote Blutbild sowie die prozentualen Anteile von Hb Bart's und HbH bei Neugeborenen mit verschiedenen Formen einer α-Thalassämie im Vergleich zu Erwachsenen mit HbH-Krankheit (s. Text).

Patienten Genotyp	**Hb g/dl***	**Ery 10^{12}/l***	**MCV (fl)***	**MCH (pg)***	**HbBart's*, HbH***
Neugeborene					
Normale Kinder (αα/αα)	16,2	4,40	108	36,8	Hb Bart's: < 0,5 %
α^+-Thalassämie (-α/αα)	16,2	4,40	100	36,9	Hb Bart's: 1 – 3 %
α^0-Thalassämie (--/αα)	14,8	5,40	85	27,5	Hb Bart's: 5 – 6 %
HbH-Krankheit (--/-α)	12,8	5,60	71	22,8	Hb Bart's: 20 – 30 % HbH: < 5 %
Erwachsene					
HbH-Krankheit (--/-α)	9,5	4,80	62,5	19,8	Hb Bart's: < 1 % HbH: 10 – 20 %

* Bei den angegebenen Daten handelt es sich um Orientierungswerte

Genetik

Folgende Kombinationen von Haplotypen sind bislang als Ursache für eine HbH-Krankheit beschrieben worden:

- α^0-Thalassämie und α^+-Thalassämie (--/-α). Dies ist die klassische und häufigste Variante der HbH-Krankheit.
- α^0-Thalassämie und Nicht-Deletionsform der α^+-Thalassämie (--/$\alpha^T\alpha$). Sie verläuft sehr schwer.
- α^0-Thalassämie und Nicht-Deletionsform der α^+-Thalassämie (--/$\alpha\alpha^T$).
- Nicht-Deletionsform der α^+-Thalassämie und α^+-Thalassämie (-α^T/-α).
- Partielle Deletionsform der α^0-Thalassämie und Nicht-Deletionsform der α^+-Thalassämie (-[α]/$\alpha^T\alpha$).
- α^+-Thalassämie mit partieller Deletionsform der α^0-Thalassämie (-α/-[α]).
- α^0-Thalassämie mit Hb Constant Spring Anomalie (--/$\alpha^{CS}\alpha$).
- Homozygotie für die nicht deletierte α^+-Thalassämie ($\alpha^T\alpha/\alpha^T\alpha$).
- Homozygotie der Nicht-Deletionsform der α^0-Thalassämie (-α^T/-α^T).

Krankheitsbild

Die *Anämie* bei der HbH-Krankheit ist in Abhängigkeit vom Ausmaß der Beeinträchtigung der α-Globinkettensynthese und der Menge an überschüssigen β-Globinketten unterschiedlich stark ausgeprägt. Die Hämoglobinkonzentrationen liegen meist zwischen 7 und 12 g/dl, die Retikulozytenzahl kann auf 50 – 100 ‰ erhöht sein. Bereits bei *Neugeborenen* bewirkt die HbH-Krankheit eine deutliche Normabweichung der *Blutbildwerte* (Tab. 79). Hypochromie

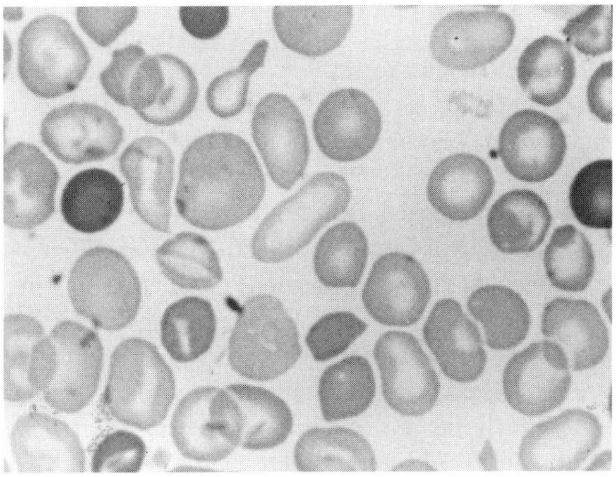

Abb. 100: Peripheres Blutbild bei HbH-Krankheit. Beachte die ausgeprägte Hypochromie sowie die starke Aniso- und Poikilozytose.

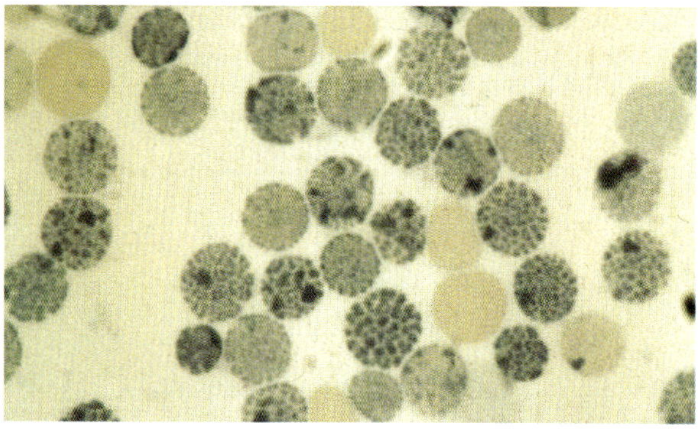

Abb. 101: Typische HbH-Zellen bei HbH-Krankheit. Erythrozyten wurden 30 Minuten in der feuchten Kammer mit Brillantkresylblau inkubiert. Neben den feineren regelmäßig angeordneten Präzipitaten (HbH = β_4) sieht man auch plumpe Präzipitate in den Erythrozyten. Letztere treten gehäuft nach Splenektomie auf.

mit Mikrozytose, Anisozytose und Poikilozytose sowie Targetzellen, Tränentropfenformen und basophil punktierte Erythrozyten (Abb. 100) sind charakteristische Veränderungen im peripheren Blutausstrich. Die Erythropoese im *Knochenmark* ist hyperplastisch bei geringer Ineffektivität. Letzteres liegt daran, daß HbH in roten Vorstufen noch nicht präzipitiert, im Gegensatz zu peripheren Erythrozyten, die mit fein präzipiertem HbH (HbH-Innenkörper) bevorzugt in der Milz abgefangen werden. Folglich erhöht sich nach *Splenektomie* die Zahl von HbH-Zellen und der Erythrozyten mit gröberen intrazellulären Präzipitaten (Abb. 101). Der Nachweis von *HbH-Zellen* gelingt durch Inkubation von möglichst frischen Erythrozyten mit Brillantkresylblau (siehe Seite 66).

Die Patienten selber sind in ihrer Aktivität und der Lebenserwartung in der Regel nicht eingeschränkt. Leber und Milz sind in 70 – 80 % der Fälle vergrößert. *Hämolytische Krisen* gibt es bei Infektionen, Schwangerschaften und Exposition gegenüber oxidierenden Substanzen. *Aplastische Krisen* kommen im Zusammenhang mit Virusinfektionen vor. Weiterhin gibt es als Komplikationen u. a. Gallensteine, Unterschenkelgeschwüre und Folsäuremangel. Eine Eisenüberladung ist selten bei älteren Patienten und bei häufigen Transfusionen beobachtet worden.

Bezüglich der Korrelation zwischen *klinischem Schweregrad* und dem *genetischen Defekt* gibt es zahlreiche Beobachtungen. Die klassische Form (--/-α) verläuft in der Regel mild. Das gilt auch für die Kombination der α^0-Thalassämie (--/) mit der Nichtdeletionsform, wenn das α1-Globingen betroffen ist (--/$\alpha\alpha^T$). Wenn allerdings das α2-Globingen involviert ist (--/$\alpha^T\alpha$), dann kann die HbH-Krankheit transfusionsbedürftig werden. In Übereinstimmung mit der unterschiedlichen Inaktivierung der Synthese von α-Globinketten (Tab. 75, Seite 216) steht die Beobachtung, daß die *Homozygotie* $\alpha^T\alpha/\alpha^T\alpha$ eine HbH-Krankheit in gleicher Ausprägung hervorruft, wie die -α/-α^T Kombination. Selten erkranken schon Neugeborene mit Kombinationen von α^+- und α^0-Nichtdeletionsformen mit schwerer *Anämie* und *Hydrops*. Die Kombination von HbH und β-Thalassämie (--/-α; $\beta\beta^{Thal}$) wird auf Seite 235 besprochen.

Häufigkeit und Vorkommen

Häufigkeit und Schwere der HbH-Krankheit werden in den verschiedenen ethnischen Gruppen durch die jeweiligen Genotypen bestimmt (siehe Seite 236). Extrem selten ist das Vorkommen der HbH-Krankheit in Bevölkerungsgruppen afrikanischer Herkunft entsprechend der äußerst geringen Frequenz der α^0-Deletionsthalassämie (--/). In Griechenland ist der Genotyp $--^{MED}/-\alpha^{3.7}$ am häufigsten, doch gibt es auch Kombinationen von Nichtdeletionsvarianten (--/$\alpha^T\alpha$) und homozygote Nichtdeletionsformen ($\alpha^T\alpha/\alpha^T\alpha$). Letztere sind fast ausschließlich die Ursache für die HbH-Krankheit in der arabischen Bevölkerung. In Nordafrika wird häufiger die -α^T/-α^T Kombination gefunden. In Südostasien beträgt der Anteil der Hb-Constant-Spring-Mutation an der HbH-Krankheit ($--^{SEA}/\alpha^{CS}\alpha$) bis zu 40 %, während in Sardinien die klassische Deletionsform (--/-α) mit fast 80 % vorherrscht. Der Rest verteilt sich auf Kombinationen von Deletionsformen mit den verschiedenen Nicht-Deletionsformen.

Therapie und Prognose

Transfusionen sind selten indiziert. Sie können allerdings notwendig werden bei krisenhafter Anämisierung, z. B. während Schwangerschaften. Die chronische hämolytische Anämie erfordert eine regelmäßige Substitution mit Folsäure (1 mg/Tag), insbesondere während einer Schwangerschaft. Eine Eisenmedikation ist kontraindiziert mit Ausnahme eines gleichzeitig bestehenden Eisenmangels.

Eine Splenektomie ist sorgfältig zu erwägen, da die Patienten danach im Kleinkindalter durch schwere

Infektionen, im Erwachsenenalter auch durch thromboembolische Komplikationen, z. B. durch rezidivierende Lungenembolien, ernsthaft gefährdet sein können. Eine der seltenen Indikationen zur Splenektomie bei der HbH-Krankheit ist ein ausgeprägtes Hyperspleniesyndrom und eine Zunahme der Transfusionsfrequenz.

Die Entwicklung einer *Hämosiderose* ist selten. Diagnostik und Therapie entsprechen dem Vorgehen, wie es ausführlich bei der homozygoten β-Thalassämie dargestellt wird (siehe Seite 264 und 282).

Die Lebenserwartung der Patienten ist grundsätzlich nicht eingeschränkt.

Diagnostik

Die Diagnostik der HbH-Krankheit ist relativ einfach. Hinweisendes Symptom ist die stark hypochrome, unterschiedlich schwere *hämolytische Anämie*. Die *Hämoglobinanalyse* ergibt bei Neugeborenen 20 – 30 % Hb Bart's (γ_4), das im Verlauf des 1. Lebenshalbjahres durch HbH (β_4) entsprechend der Umschaltung von der γ- zur β-Globinkettensynthese ersetzt wird. Jenseits des Säuglingsalters schwankt der Anteil an HbH zwischen 2 und 40 %. In der Regel lassen sich Werte zwischen 10 – 15 % nachweisen. Bei der seltenen HbH Krankheit unter nordamerikanischen Schwarzen liegen sie unter 10 %. Die enormen Unterschiede im HbH-Anteil sind einerseits abhängig von der Schwere der Beeinträchtigung der α-Globinkettensynthese. Zum anderen ist HbH sehr instabil, wodurch schon bei der Aufarbeitung und der Lagerung des Hämolysats (z. B. Präzipitation bei Kühlschranktemperatur) ein Teil verlorengeht. Schließlich sollte daran gedacht werden, daß bei gleichzeitigem Eisenmangel der HbH-Anteil stark erniedrigt sein kann.

Die Messung der *Syntheserate* der α-Globinketten, die bei der klassischen HbH-Krankheit (--/-α) auf 25 % der Norm reduziert ist (Tab. 78, Seite 222), gehört heute nicht mehr zum diagnostischen Repertoire. Der exakte Nachweis der Defekte erfolgt am einfachsten über die *DNA-Analyse*. Das HbA_2 ($\alpha_2\delta_2$) ist erniedrigt. Neben einer geringen Menge an HbF kann auch noch jenseits des Säuglingsalters Hb Bart's vorkommen. *Elektrophoretisch* wandern HbH und Hb Bart's bei pH 8,6 schneller anodisch als HbA (Abb. 102a). Bei pH 7,0 wandern HbA und schnell wandernde Varianten (z. B. HbI, HbJ) kathodisch, HbH und Hb Bart's dagegen anodisch (Abb. 102b). HbH und Hb Bart's haben ein ähnlich verändertes Methämoglobinspektrum wie instabile Varianten (siehe Seite 173). Hb Bart's zeichnet sich

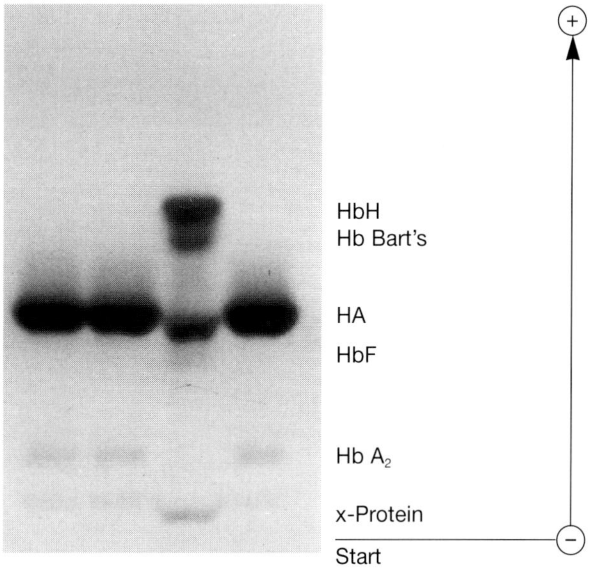

Abb. 102a

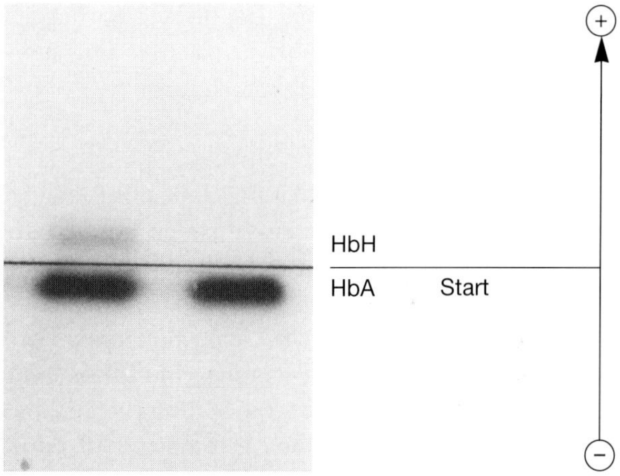

Abb. 102b

Abb. 102a und b: Elektrophoretische Darstellung von HbH und Hb Bart's. Abb. 102a: Alkalische Elektrophorese, Azetatfolie, pH 8,6. Von links nach rechts: 2 x HbA und HbA_2. Hämolysat eines vierjährigen Kindes mit HbH Krankheit. Neben HbA sieht man die anodisch schnell wandernden Banden von Hb Bart's und HbH, sowie eine Spur HbF. Ganz rechts HbA und HbA_2. Abb. 102b: Stärkegelelektrophorese pH 7,0. Links HbA und HbH, rechts HbA. Bei pH 7,0 wandert HbH anodisch, HbA dagegen kathodisch.

durch eine intermediäre Alkalistabilität (siehe Seite 64) und ein charakteristisches Spektrum im UV-Bereich aus (siehe Seite 43).

Die genetische Heterogenität der HbH-Krankheit läßt bei den *Eltern* die entsprechenden Genotypen (siehe Seite 223) und Phänotypen erwarten. Die Kenntnis der ethnischen Besonderheiten erleichtert das Suchen nach molekularen Defekten.

Sonderformen der HbH-Krankheit

α-Thalassämie und mentale Retardierung

Bei dem ersten 1967 in Deutschland beschriebenen Patienten mit einer HbH-Krankheit handelte es sich um ein Mädchen, das gleichzeitig eine psychomotorische Retardierung aufwies. Während in der beschriebenen Familie der Vater hämatologisch gesund war, fanden sich bei der Mutter neben einer Hypochromie vereinzelt HbH-Innenkörper. Die bislang vorliegenden Genanalysen ergaben bei der Mutter und dem Bruder der Mutter eine Totaldeletion des α-Globinkomplexes (--/αα). Die Ergebnisse von der Patientin und dem Vater liegen noch nicht vor.

Die Kombination von α-Thalassämie mit geistiger Retardierung scheint nach eingehenden Studien an weiteren Kindern eine klinisch und molekular heterogene Krankheitsgruppe zu sein. Es gibt sowohl *autosomal dominante* als auch *X-chromosomale* Formen. In den beschriebenen Familien mit autosomal dominantem Erbgang waren die Mütter jeweils klinisch und molekulargenetisch heterozygot für eine α^+-Thalassämie (Deletions- und Nicht-Deletionsform), während die Väter hämatologisch und molekulargenetisch unauffällig waren. Die molekulare Analyse bei den Kindern ergab in einigen Fällen auf dem vom Vater geerbten Chromosom De-novo-Deletionen des gesamten α-Globingenkomplexes. In anderen Fällen waren keine strukturellen Veränderungen im α-Genkomplex nachweisbar, sondern Defekte regulatorischer Faktoren, die die α-Globinsynthese stimulieren. Auf dem anderen Chromosom fand sich der mütterliche Typ der α^+-Thalassämie. Bei einem Teil der Kinder mit Deletionsformen ließen sich zytogenetische Veränderungen am distalen Ende des kurzen Arms von Chromosom 16 nachweisen.

Aus der ungewöhnlichen Konstellation der Haplotypen der Eltern bezogen auf die HbH-Krankheit der Kinder wurde die Vorstellung entwickelt, daß eine erworbene Mutation in den Keimzellen der Väter bzw. in frühen Embryonalstadien der Nachkommen einen komplexen Defekt in Chromosom Nr. 16 verursacht. Dieser ist einerseits für die psychomotorische Retardierung verantwortlich, andererseits hat er den strukturellen (Deletion) bzw. funktionellen (Nicht-Deletion) Defekt des α-Globingenkomplexes im Sinne einer α^0-Thalassämie zur Folge. Die Bedeutung derartiger Beobachtungen liegt einmal darin, daß der Nachweis einer defizienten α-Globinkettensynthese als subtiler Marker für einen sonst nicht erkennbaren Defekt auf Chromosom 16 benutzt werden kann.

Zum anderen bieten sich damit Modelle für die Erforschung von Genen für die geistige Entwicklung in der Nachbarschaft des α-Globingenkomplexes an. Das erste in diesem Zusammenhang identifizierte Gen 5' vom ζ-Globingen ist ein Gen für ein *DNA-Reparaturenzym*. Bei anderen bereits identifizierten Genen ist die Funktion noch nicht bekannt.

In der heterogenen Gruppe der Kombination von α-Thalassämie mit mentaler Retardierung (ATR) läßt sich ein *X-chromosomal* vererbtes Syndrom erkennen (*ATR-X-Syndrom*), das recht einheitliche Veränderungen aufweist. Die geistige Retardierung ist im Vergleich zu den Patienten mit autosomalem Erbgang in der Regel schwerer und findet sich bei allen Patienten. *Zerebrale Krampfanfälle* wurden bei 50 % der Fälle beobachtet. Eindruckvoll ist die *Gesichtsdysmorphie*. Epikanthus, flache Nasenwurzel, hypoplastisches Mittelgesicht, große Zunge, Karpfenmaul und Gebißanomalien sind regelmäßig anzutreffende Veränderungen. *Kleinwuchs* und *Mikrozephalie* finden sich bei ca. 80 % der Patienten. *Skelettanomalien* sind vielfältig. Fast regelmäßig werden *Genitalanomalien* (kleine Testes, Kryptorchismus, Dysgenesien, Mikropenis, Mikroskrotum) gefunden. Die motorische Entwicklung ist deutlich verzögert. Neben einer Reihe von Verhaltensstörungen regurgitieren die meisten Patienten in typischer Weise.

Erworbene HbH-Krankheit und myeloproliferative Erkrankungen

Es gibt zahlreiche Berichte über das Vorkommen von HbH bei älteren, vorwiegend männlichen Patienten mit verschiedenen *klonalen Knochenmarkserkrankungen*, wie Erythroleukämie, chronische myeloische Leukämie und andere Leukämien, sowie myeloproliferative und myelodysplastische Syndrome. Die Einschränkung der α-Globinkettensynthese kann dabei 10 – 70 % betragen. Das Blutbild zeigt eine *dimorphe Anämie*, d. h. die Erythrozytenpopulation besteht aus normochromen und hypochromen Erythrozyten. Mit Besserung der klonalen Erkrankung geht auch der Anteil an HbH deutlich zurück.

Bei den untersuchten Patienten waren molekulargenetisch keine Deletionen im α-Globingenkomplex nachweisbar. Diskutiert wird, wie bei der HbH-Krankheit mit mentaler Retardierung, ein Defekt der Faktoren, die die α-Globinkettensynthese regulieren. Bezogen auf die Frequenz der myeloproliferativen Erkrankungen ist das Vorkommen der erworbenen HbH-Krankheit selten. Die Klärung der molekularen Defekte könnte wesentlich zum weiteren Verständnis der Expression von Globingenen beitragen.

Hb-Bart's-Hydrops-fetalis-Syndrom

Definition

Das Hb-Bart's-Hydrops-fetalis-Syndrom ist die klinische Erscheinungsform der *homozygoten α^0-Thalassämie*. Der genetische Defekt beinhaltet die Deletion aller vier Strukturgene für die α-Globinkette (--/--). Auch die Genotypen --/-[α] und --/$\alpha^T\alpha$ können ein Hb-Bart's-hydrops-fetalis-Syndrom verursachen. Das in der Regel nicht mit dem Leben vereinbare Krankheitsbild ist gekennzeichnet durch eine schwere *Anämie* mit zusätzlicher funktioneller *Insuffizienz* der Hämoglobinvarianten (siehe unten) mit Ausnahme von Hb Portland I ($\zeta_2\gamma_2$). Das äußere Merkmal ist ein *Hydrops congenitus.*

Molekularpathologie der Hämoglobine

Durch die Deletion aller vier α-Globingene (--/--) können keine Hämoglobine gebildet werden, die α-Globinketten enthalten. Anstelle von Hb Gower 2 ($\alpha_2\varepsilon_2$), HbF ($\alpha_2\gamma_2$), HbA_2 ($\alpha_2\delta_2$) und HbA ($\alpha_2\beta_2$) werden die Homotetramere Hb Bart's (γ_4) und HbH (β_4), sowie die embryonalen Varianten Hb Portland I ($\zeta_2\gamma_2$) und Hb Portland II ($\zeta_2\beta_2$) gebildet.

Die embryonale ζ-Globinkette ist die einzige Polypeptidkette, die die α-Globinkette für eine Heterotetramerbildung strukturell und insbesondere funktionell ersetzen kann (siehe Seite 212 und 216). Somit wäre eine persistierende und quantitativ ausreichende Synthese von ε- und ζ-Globinketten die einzige Möglichkeit, das letale Krankheitsbild des Hydrops-fetalis-Syndroms zu bewältigen. Offenbar gibt es auch eine kompensatorische Steigerung der ζ-Globinkettensynthese bei Deletionen, von denen dieses Gen nicht betroffen ist. Dies ist eine Erklärung dafür, warum Feten überhaupt bis in die Nähe des Geburtstermins überleben können. Hb Gower 1 ($\zeta_2\varepsilon_2$) und Hb Portland I ($\zeta_2\gamma_2$) sind im Gegensatz zu Hb Bart's (γ_4), HbH (β_4) und Hb Portland II ($\zeta_2\beta_2$) zur Sauerstofftransportfunktion befähigt (siehe Seite 212). Da jedoch bei homozygoter α^0-Thalassämie die Synthese von funktionstüchtigem Hb Portland I quantitativ nicht ausreicht, ist auf Dauer keine ausreichende 0_2-Transportfunktion gewährleistet. Die unzureichende Produktion von ζ-Globinketten hängt u. a. damit zusammen, daß ihre Synthese auf kernhaltige rote Vorstufen beschränkt ist und nicht mehr in Retikulozyten des peripheren Blutes stattfindet.

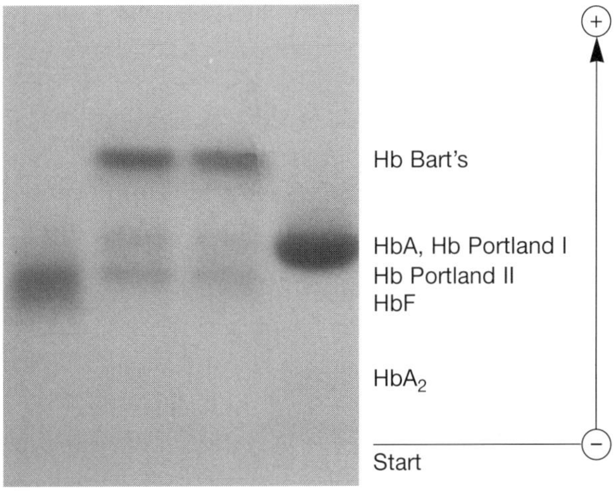

Abb. 103: Hämoglobinmuster von zwei Feten (Zwillinge) mit Hb-Bart's-hydrops-fetalis-Syndrom im Vergleich zu einem gesunden Feten der 28. Schwangerschaftswoche. Von links nach rechts: gesunder Fet mit überwiegend HbF und einer Spur HbA. Mitte Zwillingsfeten (27. Schwangerschaftswoche) mit Hb Portland II ($\zeta_2\beta_2$), Hb Portland I ($\zeta_2\gamma_2$) und Hb Bart's (γ_4). Ganz rechts normales Erwachsenenhämolysat mit HbA_2 und HbA. Alkalische Elektrophorese, Zellulose-Azetatfolie, pH 8,6.

Krankheitsbild

Die betroffenen Feten sind schwer krank. Hydrops, Aszites, enorme Hepatosplenomegalie, schwere Anämie (Hb ≈ 6g/dl), Hypochromie, Makrozytose,

Poikilozytose, Targetzellen, sichelförmige Erythrozyten, ausgeprägte Erythroblastose und Retikulozytose sowie HbH-Innenkörper kennzeichnen das klinische und hämatologische Bild. Skelett- und Herzfehlbildungen sind nicht selten. Das *Hämoglobinmuster* (Abb. 103) zeigt ca. 80 – 90 % Hb Bart's, Spuren von HbH, 6 – 16 % Hb Portland I und 3 – 5 % Hb Portland II. Die Anämie wird funktionell noch durch die hohe 0_2-Affinität von Hb Bart's, HbH und Hb Portland II verstärkt. Die Kinder sterben entweder intrauterin oder in wenigen Stunden postpartal an der Hypoxie. Die intrauterinen Lebenschancen der erkrankten Kinder korrelieren mit der Menge an synthetisiertem Hb Portland I.

Therapie und Prognose

Ein Behandlungsversuch mit intrauterinen Transfusionen bzw. postpartaler *Austauschtransfusion* und dauernder *Erythrozytensubstitution* ist nicht aussichtslos. Es liegen Berichte von nur drei Kindern vor, die vorzeitig entbunden und mit regelmäßigen Transfusionen entsprechend dem Vorgehen bei der Thalassaemia major am Leben gehalten werden konnten. Eines dieser Kinder zeigte im Alter von 27 Monaten eine schwere psychomotorische Retardierung. Diese Erfahrungen haben nicht dazu geführt, die bisherige Verfahrensweise bei Feten mit homozygoter α^0-Thalassämie und Hydrops fetalis zu ändern. Da die Kinder häufig schwer geschädigt sind, wird die *pränatale Diagnose* und bei Vorliegen eines Hydrops fetalis der *selektive Abort* empfohlen. Dabei ist besonders berücksichtigt, daß die Erkrankung des Feten mit zahlreichen maternalen Komplikationen prä- und postnatal belastet ist (Tab. 80). Hat dagegen bei einem Hydrops fetalis eine prä- oder postnatal eingeleitete Therapie einen günstigen Verlauf, dann sollte diese zumindest bis zur Klärung der Ursache des Hydrops fetalis beibehalten werden.

Häufigkeit und Vorkommen

Am häufigsten ist das durch eine α-Thalassämie verursachte Hb-Bart's-hydrops-fetalis-Syndrom in Südostasien, seltener im Mittelmeerraum (siehe Seite 236). In Hongkong wird die Frequenz mit 1:1 500 Geburten angegeben. In der schwarzen Bevölkerung gibt es keine Erkrankungen mit Hb-Bart's-hydrops-fetalis, da die α^0-Thalassämie praktisch nicht vorkommt. Was sich bei Schwarzen phänotypisch als α-Thalassaemia minor darstellt, ist genotypisch eine Homozygotie für die α^+-Thalassämie (-α/-α). Auch in den Saudi-Arabischen Bevölkerungsgruppen kommt das Hb-Bart's-hydrops-fetalis-Syndrom nicht vor, weil sich die molekularen Defekte auf die $-\alpha^{3,7}$-Deletions- und die Nicht-Deletionsformen des α1- und α2-Globingens ($\alpha\alpha^T$/) und ($\alpha^T\alpha$/) beschränken.

In ethnischen Gruppen ohne α-Thalassämie beträgt die Häufigkeit des *nicht-immunologisch bedingten Hydrops fetalis* ca. 1:4 000 Geburten. Ursachen und relative Häufigkeit sind in der Tabelle 81 zusammengestellt.

Tabelle 80: Mütterliche Komplikationen bei Hydrops fetalis.

Pränatal	
Polyhydramnion	75 %
Anämie (Hb < 11 g/dl)	39 %
Präeklampsie	34 %
Serumalbumin (< 3 g/dl)	7 %
Harnwegsinfektion	10 %
Diabetes	5 %
Postnatal	
Primäre postpartale Blutung	30 %
Sekundäre postpartale Blutung	9 %
Plazentaretention	36 %
Plazentakomplikationen und Blutungen gesamt	64 %

Tabelle 81: Ursachen und Häufigkeit des nicht-immunologisch bedingten Hydrops fetalis.

Idiopathisch	44 %
Kongenitale Anomalien	41 %
• Herz-Kreislauf,	
• Chromosomale Defekte,	
• Magen-Darm-Kanal,	
• Urogenitaltrakt,	
• ZNS, Lunge, Skelett	
Hereditäre Anämien*	
• α-Thalassämie,	
• Enzymdefekte	
Erworbene Anämien	15 %
• Chronischer Blutverlust,	
• Zwilling-zu-Zwilling-Transfusion,	
• Infektionen	

* Die Häufigkeit wird bestimmt durch die Frequenz der Defekte in den jeweiligen ethnischen Gruppen

Tabelle 82: Hb-Bart's-Konzentrationen im Nabelschnurblut bei verschiedenen Genotypen der α-Thalassämie und bei der Kombination von α-Thalassämie mit Hb-Constant-Spring-Heterozygotie. Bei normalen Neugeborenen schwankt der prozentuale Anteil an Hb Bart's zwischen 0 und 0,2 %, bei Hb-Constant-Spring-Heterozygotie beträgt er < 3 %.

	Ursprungsland, Bevölkerungsgruppe	Genotyp	Hb Bart's
α-Thalassämie	Thailand, Malaysia, China, Jamaika, Afro-Amerikaner, Italien, Griechenland, Afrika	(--/--) (--/-α) (--/αα) (-α/-α) (-α/αα)* ($\alpha^T\alpha$/αα)	80–90 % 20–30 % 4–9 % 2–10 % 0,1–2 % 0,5–4 %
Hb Constant Spring (α^{CS})	Thailand, Malaysia	(αα/$\alpha^{CS}\alpha$) (-α/$\alpha^{CS}\alpha$) (--/$\alpha^{CS}\alpha$)	< 3 % ≈ 10 % ≈ 30 %

* Nicht bei allen Neugeborenen mit dem Genotyp (-α/αα) konnte eine Hb-Bart's-Erhöhung nachgewiesen werden.

Diagnostik

Führende und hinweisende Symptome bei dieser Krankheit sind *Hydrops* und extreme *Anämie.* Die *Hämoglobinanalyse* ermöglicht die Abgrenzung gegenüber anderen Hydropsformen im Neugeborenenalter. Außerdem ist bei beiden Eltern eine heterozygote α^0-Thalassämie zu erwarten. Die Differentialdiagnose des Symptoms Hydrops fetalis congenitus ergibt sich aus Tabelle 81. Für die Pränataldiagnostik (siehe Seite 237) gibt es mütterliche und kindliche Indikationen.

Diagnostische Bedeutung von Hb Bart's

Das Auftreten des γ-Kettentetramers Hb Bart's (γ_4) ist Ausdruck einer verminderten α-Kettensynthese. Überlegungen über die diagnostische Bedeutung der quantitativen Bestimmung von Hb Bart's im *Nabelschnurblut* lag die Beobachtung zugrunde, daß bei der heterozygoten α^+-Thalassämie (-α/αα), die im späteren Alter schwer zu diagnostizieren ist, gegenüber der Norm erhöhte Hb-Bart's-Werte nachgewiesen wurden. Weiterhin schien eine Korrelation zwischen der Zahl der inaktiven α-Globingene und der Höhe der Hb-Bart's-Konzentration im Nabelschnurblut vorhanden zu sein (Tab. 82).

Die Ergebnisse derartiger Untersuchungen wurden auch für epidemiologische Studien verwendet. Zahlreiche Nachuntersuchungen konnten die Daten nicht bestätigen, so daß die Hb-Bart's-Bestimmung im Nabelschnurblut ausschließlich historische Bedeutung hat. Die einzige verläßliche Methode ist die *DNA-Analyse*, die immer dann durchgeführt werden sollte, wenn eine wichtige klinische oder wissenschaftliche Fragestellung beantwortet werden muß.

14.6 α-thalassämische Hämoglobinopathien

Diese Gruppe von anomalen Hämoglobinen ist molekularpathologisch sehr heterogen (siehe Seite unten). Die Gemeinsamkeit besteht darin, daß sie als Strukturvarianten phänotypisch das Bild einer α-Thalassämie verursachen (Tab. 76, Seite 218) oder mit einer α-Thalassämie gekoppelt sind (Tab. 84).

14.6.1 Varianten mit reduzierter Syntheseleistung

Hb-Constant-Spring-Syndrom

Definition

Die zu dieser Gruppe gehörenden vier α-anomalen Varianten (*Hb Constant Spring, Hb Koya Dora, Hb Seal Rock, Hb Icaria*), die unter dem Begriff des *Hb-Constant-Spring-Syndroms* zusammengefaßt werden, haben als gemeinsames Kriterium eine *stark reduzierte Synthese* der betroffenen α-Globinkette. Damit entspricht der Gendefekt funktionell einem α-Thalass-

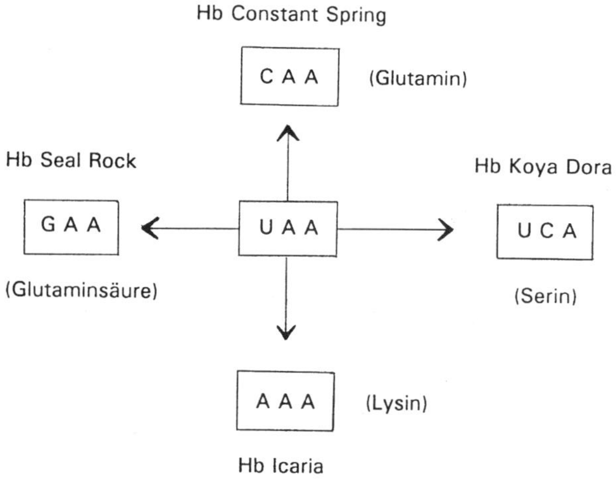

Abb. 104: Als Folge von vier unterschiedlichen Punktmutationen von Stopkodon α142 UAA entstehen vier verschiedene Varianten des Hb-Constant-Spring-Syndroms.

ämiegen. Dies manifestiert sich phänotypisch aber nur in der Kombination mit einer anderen α-Thalassämiemutation. Molekulargenetisch liegt den Anomalien eine *Mutation des Stop-Kodons α 142* (Abb. 104) zugrunde. Dadurch wird die α-Globinkette am C-Terminus um zusätzliche 31 Aminosäuren verlängert.

Molekularpathologie

Bei Hb Constant Spring (HbCS) betrifft der molekulare Defekt (α142 Term → Gln) das α2-Globingen ($\alpha^{CS}\alpha/$) (Tab. 22, Seite 74). Die daraus resultierende Verlängerung der α-Globinkette von 141 auf insgesamt 172 Aminosäuren kommt folgendermaßen zustande: Die α-Globin-mRNA enthält normalerweise jenseits des Terminatorkodon noch weitere 109 nicht exprimierte Nukleotide. Wenn das Terminatorkodon α142 durch einen Nukleotidaustausch für eine Aminosäure statt für den Translationsstop kodiert, dann wird die Synthese der Globinketten so lange fortgesetzt, bis ein *neues Terminatorkodon* auftaucht, und das ist die Position α173. Dieses Prinzip gilt für drei weitere Anomalien: Hb Koya Dora ($\alpha^{KD}\alpha/$), Hb Seal Rock ($\alpha^{SR}\alpha/$) und Hb Icaria ($\alpha^{IC}\alpha/$). Sie differieren nur in der Art der Mutationen an Position 142.

Neben der verminderten Synthese der mutierten α-Globinkette besteht gleichzeitig auch ein relativer Überschuß der β-Globinketten, der jedoch rasch durch Proteolyse beseitigt wird.

Auch Hb Constant Spring unterliegt im Erythrozyten der *Proteolyse.* Dabei wird der ursprünglich um 31 Aminosäuren verlängerte Anteil der α-Globinkette ($HbCS_1$) an drei verschiedenen Stellen gespalten. Die entsprechenden Produkte $HbCS_2$, $HbCS_3$ und $HbCS_4$ haben andere Ladungen als das eigentliche $HbCS_1$, so daß sie sich *elektrophoretisch* trennen lassen. In der Regel sieht man im Pherogramm nur die Fraktionen $HbCS_1$ und $HbCS_2$ (Abb. 105). Bei Lagerung im Kühlschrank nimmt $HbCS_3$ quantitativ zu.

Der geringe Anteil von Hb Constant Spring am Gesamthämoglobin ist vor allem durch die verringerte Synthese bedingt, die ähnlich wie beim HbA_2 bereits in frühen Vorstufen der Erythropoese im Knochenmark beendet wird. Die molekulare Basis dafür ist eine Instabilität der α^{CS}mRNA.

Krankheitsbilder, Vorkommen

Das Hb-Constant-Spring-Syndrom kann sich in folgenden Krankheitsbildern manifestieren:

- *Hb Constant Spring:* Bei *Heterozygotie* sind die Anomalieträger ($\alpha^{CS}\alpha/\alpha\alpha$) klinisch und hämatologisch unauffällig. Ausnahmsweise kann das Erythrozyteneinzelvolumen reduziert sein. Der

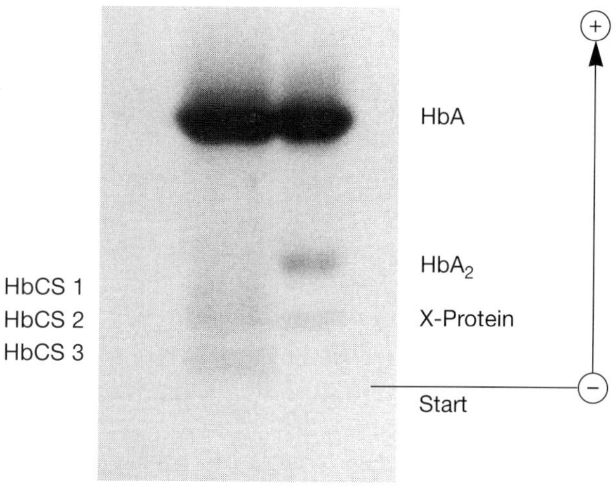

Abb. 105: Elektrophoretische Darstellung von Hb Constant Spring auf Zellulose-Azetatfolie, pH 8,6. Bei der Normalkontrolle rechts sieht man kathodenwärts von HbA_2 die Bande des sogn. X-Proteins (Karboanhydrase). Beim Patienten kommt jeweils eine feine Bande anoden- bzw. kathodenwärts vom X-Protein zur Darstellung. Dabei handelt es sich um HbCS 1, HbCS 2 und HbCS 3.

Tabelle 83: Hb-Constant-Spring-Syndrom: Klinik, Hämoglobinmuster und molekularer Defekt.

Variante Vorkommen	Klinik und Hb-Muster Heterozygotie	 Homozygotie	Mutation des Basen-Triplet α142 (Terminatorkodon UAA)
Hb Constant Spring (HbCS) Südostasien	symptomlos, 0,2–1,7 % HbCS, 1–2 % Hb Bart's bei Geburt	hämolytische Anämie, 3–7 % HbCS, ≈10 % Hb Bart's bei Geburt	α142 Gln (UAA→CAA)
Hb Icaria (HbIC) Griechenland	entspricht α^+-Thalassämie 0,5–1 % HbIC	nicht bekannt	α142 Lys (UAA→AAA)
Hb Koya Dora (HbDK) Indien	entspricht α^+-Thalassämie 0,5–1 % HbKD	nicht bekannt	α142 Ser (UAA→UCA)
Hb Seal Rock (HbSR) Afro-Amerikaner	entspricht α^+-Thalassämie 0,5–1 % HbSR	nicht bekannt	α142 Glu (UAA→GAA)

Anteil an Hb Constant Spring liegt unter 2 % (0,2-1,7 %), das HbA_2 ist normal. Im Nabelschnurblut findet man neben Hb Constant Spring einen Anteil von weniger als 3 % Hb Bart's (Tab. 83).

Der *homozygote* Status ($\alpha^{CS}\alpha/\alpha^{CS}\alpha$) verursacht deutliche hämatologische Symptome in Form einer leichten hämolytischen Anämie mit Hämoglobinkonzentrationen zwischen 9 – 12 g/dl. Retikulozytose, Hyperbilirubinämie, Anisozytose, geringe Poikilozytose, sowie eine variable Splenomegalie, jedoch ohne ausgeprägte Mikrozytose und Hypochromie sind typische Symptome. Der Anteil an Hb Constant Spring schwankt zwischen 3 und 7 % vom Gesamthämoglobin, die HbA_2-Werte liegen um 2 %. Bei Neugeborenen ist Hb Bart's auf über 10 % vom Gesamthämoglobin erhöht (Tab. 83).

Auf die *Interaktion* der Haplotypen von Hb Constant Spring und α^0-Thalassämie (--/$\alpha^{CS}\alpha$) wurde bei der Beschreibung der HbH-Krankheit hingewiesen. Sehr selten sind Mitteilungen über Kombinationen mit HbE und HbD Punjab.

Wichtig für die Diagnostik der Homozygotie ist die hämolytische Anämie und der Nachweis der anomalen Komponenten in der Hämoglobinelektrophorese. Die langsamer als HbA_2 wandernden Minorbanden sind nur bei sehr sorgfältiger Betrachtung der Pherogramme zu erkennen (Abb. 105). Auf Azetatfolien ist bei der üblichen Proteinfärbung eine Verwechslung mit der Karboanhydrase möglich. Im Zweifel wird man eine spezifische Hämoglobinfärbung (o-Dianisidin) und zur eindeutigen Identifikation eine DNA-Analyse durchführen.

Bezüglich *Häufigkeit* und *Vorkommen* wird Hb Constant Spring mit einer durchschnittlichen Frequenz von 3 – 5 % in der Bevölkerung Südostasiens, besonders in Thailand gefunden. Der Anteil am molekularen Defekt der HbH-Krankheit wird mit 40 % angegeben. Sporadisch kommt Hb Constant Spring auch in der Bevölkerung des Mittelmerraumes vor.

- *Hb Icaria:* Diese Anomalie (α142 Term → Lys), entdeckt bei einer Frau von der ägäischen Insel Icaria, wandert elektrophoretisch langsamer als Hb Constant Spring. Als Folge der Proteolyse können zwei Banden zur Darstellung kommen. Hb Icaria verursacht das klinische Bild einer heterozygoten α^+-Thalassämie mit veränderter peripherer Erythrozytenmorphologie. Bislang ist nur der heterozygote Status beschrieben worden.
- *Hb Koya Dora:* Diese Anomalie (α142 Term → Ser) hat ähnliche elektrophoretische Eigenschaften wie Hb Constant Spring, d. h. zwei Banden, die langsamer als HbA_2 wandern. Der Anteil am Gesamthämoglobin beträgt bei Heterozygoten 0,5 – 2 %, allerdings wurden selten auch Werte bis zu 10 % nachgewiesen. Am höchsten ist die Frequenz der Anomalie beim Stamm der Koya Dora im indischen Staat Andrah Pradesh. Das klinische Bild entspricht dem einer α^+-Thalassämie.

- *Hb Seal Rock:* Diese Anomalie (α142 Term → Glu) fand sich in einer schwarzen Familie in Kombination mit dem α-anomalen HbG Philadelphia. Wie bei Hb Icaria und Hb Koya Dora ist bisher nur der heterozygote Status bekannt geworden. Hb Seal Rock verursacht klinisch das Bild einer heterozygoten α^+-Thalassämie.

14.6.2 Instabile α-Anomalien

Charakteristikum dieser Gruppen ist die Instabilität und rasche Proteolyse der defekt gebildeten α-Globinketten. Dadurch entsteht ein Defizit mit der klinischen Ausprägung einer α-Thalassämie (siehe Seite 217).

Die nachfolgende kasuistische Darstellung der Pathophysiologie und der phänotypischen Expression macht die Heterogenität dieser Varianten deutlich.

Kasuistik

Von den α-instabilen Varianten (Tab. 76, Seite 218) gehen z. B. *Hb Suan Dok* (α109 (G 16) Leu → Arg) und *Hb Petah Tikvah* (α110 (G 17) Ala → Asp) in der Kombination mit der α^0-Thalassämie (--/) klinisch mit dem Bild einer HbH-Krankheit (siehe Seite 223) einher, d. h. beide entsprechen in der krankmachenden Eigenschaft einer α^+-Thalassämie (-α/). *Hb Suan Dok* ist als Monomer sehr instabil und zudem wahrscheinlich bei der Dimerbildung (αβ) behindert. Die Stabilität erhöht sich dagegen in der tetrameren Struktur. Dies wird z. B. bei dem Vergleich der quantitativen Anteile deutlich. Bei Heterozygotie für Hb Suan Dok findet man 0 – 2 % anomale Variante. In der Kombination mit der α^0-Thalassämie sind aber 10 % Hb Suan Dok nachweisbar. Dies wird so interpretiert, daß der erhöhte Pool an freien β-Ketten bei der α^0-Thalassämie die Di- und Tetramerbildung begünstigt. Für Hb Suan Dok wird neben der Instabilität und der beeinträchtigten Dimerbildung auch noch eine verminderte Synthese angenommen.

Bei *Hb Ann Arbor* (α80 (F1) Leu → Arg) werden ähnliche Mechanismen vermutet. Bei Heterozygotie lassen sich nur etwa 2 % der anomalen Varianten nachweisen, in der Kombination mit der α-Thalassämie sind es 15 %. Da bei Hb Ann Arbor zusätzlich die Synthese der β-Globinketten reduziert ist, ist die klinische Ausprägung der Kombination mit der α-Thalassämie weniger schwer.

Hb Sun Prairie (α130 (H 13) Ala → Pro) manifestiert sich als mittelschwere hypochrome und mikrozytäre *hämolytische Anämie* (Hb 8,1 g/dl, MCV 71,0 fl, MCH 20,6 pg, MCHC 28,9 g/dl). Der Anteil an anomaler Variante wurde in ganz frisch präpariertem Hämolysat mit 10 – 11 % bestimmt. In den Erythrozyten waren *Innenkörper* nachweisbar.

Bei *Hb Quong Sze* (α125 (H8) Leu → Pro) sind die α-anomalen Globinketten aufgrund der enormen Instabilität auch nicht in Gegenwart eines Überschusses an β-Globinketten zur Dimerbildung befähigt. Hb Quong Sze gehört zu den hyperinstabilen Varianten. Aus der Kombination mit der α^0-Thalassämie resultiert eine *HbH-Krankheit*.

Hb Evanston (α14 (A 12) Trp → Arg) ist ein Beispiel für die Kopplung einer instabilen Variante mit der Deletionsform der α-Thalassämie. Die anomale α-Globinkette unterliegt posttranslational einem raschen Abbau und ist daher nur in einer sehr geringer Menge vorhanden. Aus der Kombination von Hb Evanston mit der α^0-Thalassämie resultiert klinisch eine *HbH-Krankheit*. Erst in dieser Kombination, d. h., unter Verfügbarkeit eines Überschusses an freien β-Globinketten gelingt der Nachweis von Hb Evanston in Analogie zu der instabilen Variante Hb Suan Dok.

14.7 Interaktionsformen der α-Thalassämie

14.7.1 Allgemeines

Bei der Kombination einer Thalassämie mit anderen Thalassämieformen oder anomalen Hämoglobinen sind einige *Grundsätze* zu beachten.

Zunächst werden derartige Kombinationen immer dort gehäuft anzutreffen sein, wo diese Anomalien in den jeweiligen Bevölkerungsgruppen in relativ hoher Frequenz vorkommen. Zum anderen kann die Kombination von zwei Mutationen zu ganz unterschiedlichen klinischen Manifestationen führen. Wenn die Mutationen für beide Anomalien die Gene für die *gleiche* Globinkette auf dem jeweils anderen Chromosom betreffen, z. B. bei der Koexistenz von β-Thalassämie und β-anomalem Hämoglobin, dann wird nicht nur der Anteil an anomaler Variante im Ver-

Tabelle 84: Zusammenstellung der α-Globinvarianten, die mit einer Deletionsform der α^+-Thalassämie assoziiert sind.

Variante	Mutation	Deletionstyp	Vorkommen/Region
Hb Evanston	α 14 (A12) Trp → Arg	$-\alpha^{3.7}/$	Afro-Amerikaner, Saudi Arabien
Hb Hasharon	α 47 (CE5) Asp → His	$-\alpha^{3.7}/$und αα/	Mittelmeerraum, Ashkenazy Juden
HbG Philadelphia	α 68 (E17) Asn → Lys	$-\alpha^{3.7}/$und αα/	Mittelmeerraum, Algerien, Afro-Amerikaner, Melanesien
HbQ (Mahidol)	α 74 (EF 3) Asp → His	$-\alpha^{4.2}/$	Südostasien
Hb Duan	α 75 (EF 4) Asp → Ala	$-\alpha^{4.2}/$	China
Hb Nigeria	α 81 (F2) Ser → Cys	?	Schwarzafrika
HbJ Capetown	α 92 (FG4) Arg → Gln	$-\alpha^{3.7}/$	Südafrika
HbJ Tongarika	α115 (GH3) Ala → Asp	$-\alpha^{3.7}/$	Melanesien

gleich zur einfachen Heterozygotie stark vermehrt synthetisiert, sondern auch das klinische Krankheitsbild erfährt eine Verschlechterung im Sinne der Homozygotie für die anomale Hämoglobinvariante. Die in dieser Weise einen verstärkenden Effekt verursachende Thalassämie wird als *„interacting thalassemia"* bezeichnet.

Im Gegensatz dazu verändern sich die Verhältnisse nicht so ausgeprägt, wenn die Kombination von Thalassämiegen und anomalem Strukturgen *unterschiedliche* Polypeptidketten betrifft, wie z. B. bei der Koexistenz von β-Thalassämie und α-anomalem Hämoglobin oder umgekehrt. Die entsprechende Thalassämie ist dann eine *„non-interacting thalassemia"*. Jede dieser Konstellationen geht jedoch mit einer gewissen Reduktion des Anteils an der jeweiligen anomalen Hämoglobinvariante einher. Ursache dafür ist die Beeinträchtigung der Heterotetramerbildung aufgrund der quantitativ veränderten Relationen und der gestörten Affinität von α- zu nicht α-Globinketten (siehe Seite 70). Weiterhin ist die Hämoglobinanomalie je nach Ausmaß der durch die Thalassämiemutation beeinträchtigten Hämoglobinsynthese mit einer *Hypochromie* bzw. *hypochromen Anämie* vergesellschaftet.

14.7.2 Interaktion von α-Thalassämie und α-anomalen Hämoglobinen

Allgemeines

Der Anteil an anomalem Hämoglobin wird sowohl durch die Zahl der *vorhandenen*, als auch durch die Zahl der *mutierten* Strukturgene bestimmt. Bei Anomalien der *α-Globinketten*, die unter der Kontrolle von vier Strukturgenen ($\alpha^A\alpha^A/\alpha^A\alpha^A$) mit Dominanz der α2-Globingene gegenüber den α1-Globingenen stehen (2,6:1), findet man beim Heterozygoten ($\alpha^x\alpha^A/\alpha^A\alpha^A$) 20 – 30 % anomales Hämoglobin, während Homozygote ($\alpha^x\alpha^A/\alpha^x\alpha^A$) 40 – 60 % anomales und 60-40 % normales Hämoglobin produzieren.

Bei einer α-Anomalie ist in Kombination mit der α-Thalassämie entsprechend der Zahl der inaktiven α-Thalassämiegene die Synthese normaler α-Globinketten eingeschränkt, während sich der Anteil an α-anomaler Variante entsprechend erhöht. Schließlich muß berücksichtigt werden, daß bei den Deletionsmutationen die Syntheseleistung des verbleibenden α-Globingens unter Umständen aktiviert werden kann (Tab. 75, Seite 216). Die Hämoglobinmuster, die sich aus den Kombinationen von einer α-Thalassämie vom Deletionstyp der α^+-Thalassämie (-α/) und α^0-Thalassämie (--/) mit einem α-anomalen Hämoglobin (α^x) ergeben, sind exemplarisch in Tabelle 74 auf Seite 216 dargestellt. Die theoretisch zu erwartenden Werte wurden in der Regel auch gefunden. Abweichungen davon finden ihre Erklärung einerseits darin, daß es vor Verfügbarkeit der DNA-Techniken schwierig war, den Genotyp der α-Thalassämie genau zu identifizieren. Andererseits können Abweichungen durch eine veränderte Stabilität von mRNA oder Protein bedingt sein.

Ein anderer Aspekt der Interaktion mit α-Anomalien ist der, daß die α^+-Determinante (-α/) mit vielen α-anomalen Hämoglobinen gekoppelt ist (*Kopplungsvarianten*), d. h. die Mutation für die α-Strukturvariante und die α^+-Thalassämie liegen auf dem gleichen Chromosom (Tab. 84).

Klinik

Die Interaktionsformen von α-Thalassämie und α-anomalen Varianten haben für die Klinik folgende Bedeutung: Wenn eine α-Anomalie mit einer Hypochromie einhergeht, ist nach Ausschluß eines Eisenmangels an eine gleichzeitig bestehende α-Thalassämie oder an eine Variante mit der phänotypischen Expression einer α-Thalassämie (siehe Seite 229) zu denken. Eine koexistierende *α-Thalassämie* kann immer dann vermutet werden, wenn der Anteil an α-anomalem Hämoglobin größer ist als nach dem heterozygoten (bis 25 % α-anomales Hämoglobin) bzw. homozygoten Status (bis 50 % α-anomales Hämoglobin) der Anomalie zu erwarten wäre (Tab. 74, Seite 216). Generell hat die Kombination einer α-Thalassämie mit den Anomalien der α-Globinkette keinen verstärkenden Einfluß auf die Ausprägung des klinisch-hämatologischen Krankheitsbildes.

Besondere Kombinationsformen sind die Assoziationen von α-Thalassämie und α-anomalen Hämoglobinen (*Kopplungsvarianten*). Die bisher bekannten Kombinationen sind in den Tabellen 76 (siehe Seite 218) und 84 zusammengestellt. Die Interaktion der α-Thalassämie mit dem Hb Constant Spring Syndrom wurde auf Seite 223 besprochen.

Einige interessante Aspekte bietet z. B. die HbQ/α^0-Thalassämie hinsichtlich der klinischen und elektrophoretischen Befunde. Das *Krankheitsbild* manifestiert sich als HbH-Krankheit (--/-α^Q). In der *Elektrophorese* findet sich kein HbA, sondern nur HbQ und HbH. Dieses Phänomen erklärt sich damit, daß das einzige vorhandene und exprimierbare α-Globingen die Hb^Q-Mutation trägt (-α^Q/). Ähnlich sind auch die Verhältnisse bei der Kombination von HbG Philadelphia und α-Thalassämie (Tab. 74, Seite 216), bei der ebenfalls eine α^+-Thalassämiedeletion in cis zum missense mutierten α-Globingen besteht (-α^G/). Wenn diese bei Schwarzen häufige HbG-Variante in der Kombination mit der homozygten α^+-Thalassämie (-α/-α) auftritt, beträgt bei dem daraus resultierenden Genotyp (-α^G/-α^A) der HbG Anteil ca. 40 %. Bei der Kombination mit der heterozygoten α^+-Thalassämie (-α^G/$\alpha^A\alpha^A$) werden ca. 30 % HbG synthetisiert. Extrem selten ist die Kombination mit der α^0-Thalassämie (--/), weil diese Deletionsform unter Schwarzen kaum vorkommt. In solchen Fällen (--/-α^G) werden keine normalen α-Globinketten synthetisiert. Das Hämoglobin besteht ausschließlich aus HbG und HbH. Bei der einfachen Heterozygotie für HbG ($\alpha^A\alpha^G$/$\alpha^A\alpha^A$) beträgt der Anteil an HbG ca. 20 %.

14.7.3 Interaktionen von α-Thalassämie und β-anomalen Hämoglobinen

Allgemeines

Wenn bei β-Anomalien der nachweisbare Anteil an β-anomalem Hämoglobin niedriger als aus der Zahl der betroffenen Strukturgene zu erwarten ist, gibt es dafür verschiedene Ursachen. Neben einem Eisenmangel ist an eine verminderte Syntheserate oder auch an eine reduzierte Stabilität der anomalen Variante zu denken. In anderen Fällen kann das quantitative Verhältnis durch eine erhöhte HbF-Synthese verändert sein. Schließlich ist auch die *Kombination mit* einer *α-Thalassämie* in Erwägung zu ziehen. In diesem Fall findet man erwartungsgemäß je nach Zahl der inaktiven α-Globingene eine mehr oder weniger ausgeprägte *Hypochromie* und *Mikrozytose* (MCH und MCV erniedrigt). Da außerdem die Affinität der α-Globinketten zu den normalen β-Globinketten meist höher ist, als zu denen einer β-Globinkettenvariante, ist auch die Synthese des anomalen Hämoglobins ($\alpha_2{}^A\beta_2{}^x$) meist stärker beeinträchtigt als die des normalen HbA. Dadurch sinkt der prozentuale Anteil an anomalem Hämoglobin (Tab. 56, Seite 158). Weiterhin ist in Analogie zum HbH ($\beta^A{}_4$) die Bildung eines Überschußhämoglobins in Form eines anomalen β-Globinkettenhomotetramers ($\beta^x{}_4$) möglich.

Durch die Aufarbeitung solcher Kombinationsformen konnte deutlich gemacht werden, daß die α-Thalassämie in verschiedenen ethnischen Gruppen einen wesentlichen Anteil an der phänotypischen Heterogenität von krankmachenden β-anomalen Varianten hat. Dies ist besonders in Bevölkerungsgruppen mit hohem Anteil an beiden Gendefekten, d. h. α-Thalassämien und β-anomalen Hämoglobinen zu beachten. Zu nennen sind z. B. die Kombinationen von heterozygoten und homozygoten Deletionsformen der α^+-Thalassämie (-α/) mit HbS (β^S) in der arabischen Bevölkerung, bei Indern und unter den Schwarzen Nordamerikas oder die Kombination von α^+-Thalassämie (-α/) bzw. α^0-Thalassämie (--/) mit der HbE Anomalie in Südostasien.

Klinik

Aus der *Interaktion mit HbS* (siehe Seite 114, 118 und 173) ergibt sich neben der Hypochromie und einem niedrigen Anteil von HbS am Gesamthämoglobin auch eine entsprechende Erniedrigung von HbS pro Einzelerythrozyt (Tab. 40, Seite 119). Der bei heterozygoten HbS-Trägern im Durchschnitt mit 35 % nachweisbare Anteil an HbS reduziert sich auf ca. 30, 25, bzw. 17 %, wenn ein, zwei bzw. drei α-Globingene inaktiv sind (Tab. 42, Seite 123). Das analog zum HbH ($\beta_4{}^A$) als Überschußhämoglobin zu erwartende HbS Tetramer $\beta_4{}^S$ (*Hb Augusta I*) wird wahrscheinlich so rasch durch Proteolyse zerstört, daß es nur in Ausnahmefällen in ganz kleinen Mengen nachweisbar ist.

Die phänotypische Expression der Sichelzellkrankheit wird durch die Kombinationen mit den verschiedenen Genotypen der α-Thalassämie unterschiedlich beeinflußt. Dabei spielen zahlreiche andere genetische, aber auch nicht genetische Faktoren in Abhängigkeit von der ethnischen Zugehörigkeit eine Rolle (siehe Seite 110). Als konstanter günstiger Effekt scheint z. B. die *Anämie* weniger stark ausgeprägt zu sein, als bei der Homozygotie für HbS ohne α-Thalassämie. Auch ist die Zahl der irreversiblen Sichelzellen geringer bei insgesamt größerer Flexibilität der Erythrozyten.

Von den variablen klinischen Symptomen ist bemerkenswert, daß z. B. Patienten aus Jamaika bei der Kombination von homozygoter α^+-Thalassämie (-α/-α) mit Sichelzellkrankheit eine persistierende Splenomegalie haben und weniger häufig unter Thoraxkrisen und Beinulzera leiden. Das scheint auch für die HbS/α^0-Thalassämie zu gelten. Ursache für den günstigen Effekt einer verminderten α-Globinkettensynthese, vor allem auf die geringeren Frequenzen von chronischen Beinulzera und Brustschmerzen scheint die geringere Neigung von HbS zur Polymerisierung bei einer niedrigeren mittleren erythrozytären Hämoglobinkonzentration (MCHC) zu sein. Einen ähnlichen Effekt hat auch der Eisenmangel bei der Sichelzellanämie. Die übrigen Auswirkungen der α-Thalassämie auf den Krankheitsverlauf und den Überlebensvorteil von Patienten mit Sichelzellkrankheit werden auf Seite 114 und 118 besprochen.

Die Kombination von *α-Thalassämie und HbC* bewirkt ebenfalls eine Reduktion des quantitativen Anteils an anomaler Variante. Ein Effekt auf die klinische Symptomatik ist nicht beschrieben und wird bei der relativen Symptomarmut der HbC-Krankheit (siehe Seite 154) auch schwer nachzuweisen sein.

Die Kombination von *α-Thalassämie mit HbE* kommt in Südostasien sehr häufig vor. Es sind Interaktionen sowohl mit der α^+-Thalassämie (-α/), als auch mit der α^0-Thalassämie (--/) beschrieben worden. Wie zu erwarten, ist der HbE-Anteil z. B. bei der Kombination von α^0-Thalassämien (--/) und Heterozygotie für HbE ($\beta^A\beta^E$) = --/αα; $\beta^A\beta^E$ deutlich verringert. Er beträgt 15 – 22 % HbE gegenüber 25 – 30 % HbE bei einfacher Heterozygotie für HbE. Erniedrigte Werte für das anomale HbE gibt es auch im Zusammenhang mit einem Eisenmangel. Beides ist bei der Diagnostik zu berücksichtigen.

Es ist aber auch zu beachten, daß das anomale HbE primär schon reduziert synthetisiert wird und somit im heterozygoten Status eine hypochrome Anämie verursacht, die in der Kombination mit der α-Thalassämie eine deutliche Zunahme erfährt.

Häufig ist in Südostasien die Kombination von HbH-Krankheit mit HbE (--/-α; $\beta^A\beta^E$), die klinisch dem Bild einer HbH-Krankheit entspricht. Die wichtigsten Kombinationen sind in Tabelle 56 auf Seite 158 zusammengestellt.

14.7.4 Interaktion von α- und β-Thalassämien

Bei der Kombination beider Thalassämieformen wird der für die β-Thalassämie (β^{Th}) typische Überschuß an α-Globinketten (siehe Seite 239) reduziert. Damit hat die α-Thalassämie grundsätzlich einen mildernden Effekt auf die Schwere des Krankheitsbildes der β-Thalassämie. In den verschiedenen Kombinationen mit der *heterozygoten β-Thalassämie* ist der klinische Effekt naturgemäß weniger evident. Mit Ausnahme der $\beta\beta^{Thal}$/--/-α Kombination gehen alle anderen Variantenkombinationen im Vergleich zur einfachen heterozygoten β-Thalassämie mit einer Verbesserung der peripheren Blutbildwerte einher (Tab. 94, Seite 275).

Aus der Aufstellung in Tabelle 106, Seite 304 geht u. a. hervor, daß die durch die ineffektive Erythropoese verursachte schwere *Anämie* bei der *homozygoten β-Thalassämie* zur Thalassaemia intermedia gemildert werden kann, wenn gleichzeitig eine α-Thalassämie vorliegt. Allerdings müssen für einen kli-

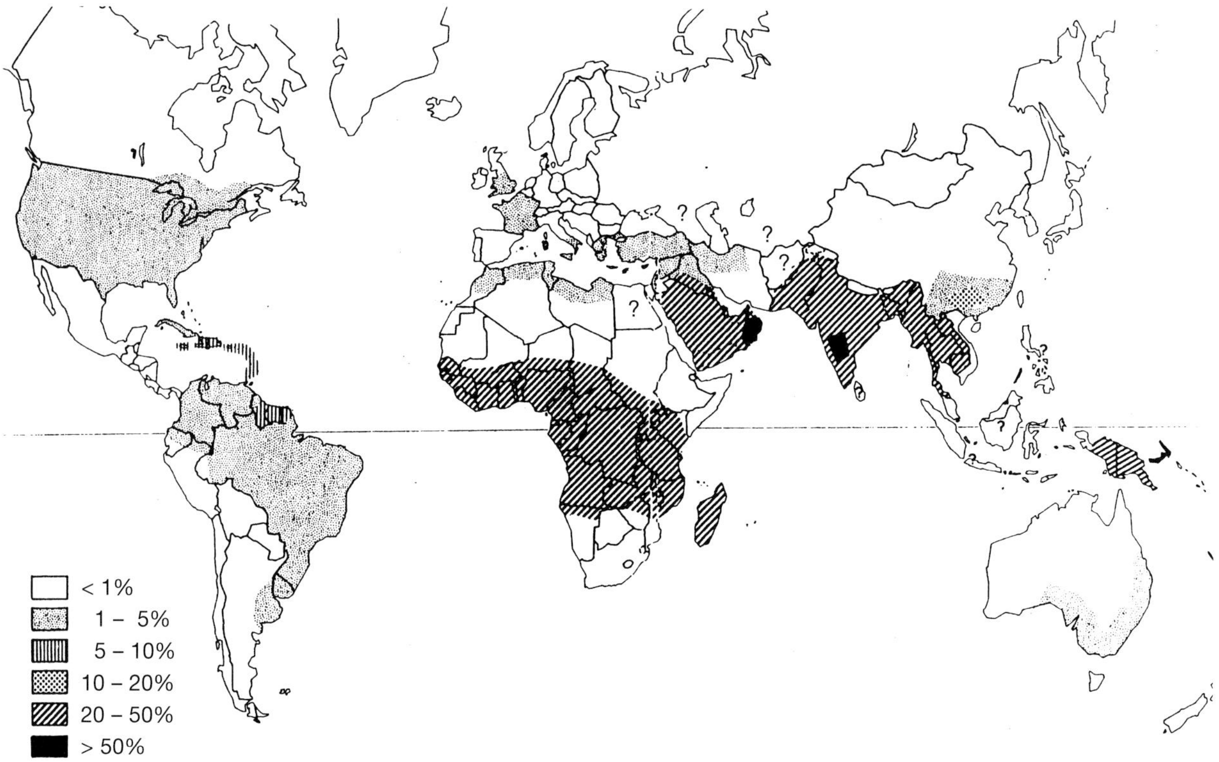

Abb. 106: Verteilung der α^+-Thalassämie in der Weltbevölkerung. Die Fragezeichen geben jene Regionen an, in denen die α^+-Thalassämie wahrscheinlich häufig vorkommt, es gibt darüber jedoch keine exakten Daten. Die α^0-Thalassämie findet sich in einer hohen Frequenz von 1 – 15 % in Südgriechenland, Südtürkei und Zypern, vor allem aber in Südostasien z. B. Thailand, Laos, Malaiische Halbinsel und China. (Mit freundlicher Genehigung aus WHO Report: WHO/HDP/WG/HA/ 87.5).

nisch merklichen Effekt hierbei zwei α-Globingene deletiert sein (-α/-α; --/αα). Bemerkenswert ist, daß z. B. bei der Kombination von *HbH* (--/-α) mit homozygoter β-Thalassämie die MCH- und MCV-Werte extrem erniedrigt sein können (MCH bis 8 – 9 pg; MCV bis 41 – 48 fl). Der Anteil an HbH ist in dieser Kombination erwartungsgemäß so niedrig, daß er sich nicht elektrophoretisch, sondern nur in Form von *HbH-Zellen* nachweisen läßt.

Die Interaktion der *HbH-Krankheit mit heterozygoter β-Thalassämie* (--/-α; $\beta\beta^{Th}$) bewirkt eine sehr ausgeprägte *Hypochromie* bei Hämoglobinkonzentrationen um 11 g/dl. Die Patienten sind aber klinisch im Vergleich zur HbH-Krankheit kaum beeinträchtigt. Auch ist HbH in dieser Kombination nur in Form von *Innenkörpern* in Brillantkresylblaupräparaten nachweisbar. Grundsätzlich ist die Schwere der klinischen Symptomatik bei den Kombinationsformen eng korreliert mit dem Ausmaß der gestörten Balance zwischen α- und β-Globinsynthese.

14.7.5 Vervielfachung der α-Globingene

Es gibt in verschiedenen ethnischen Gruppen phänotypisch unauffällige Menschen, die Chromosomen mit 3, 4, 5 und 6 α- oder ζ-Globingenen besitzen. Eine *Triplikation* des α-Globingens (ααα/) (siehe Seite 215 und Abbildung 98, Seite 217) findet sich in relativ hoher Frequenz in Nordeuropa, Japan, West- und Südafrika sowie im mittleren Osten, im Südwest Pazifik, in Südost Asien, in Indien, Burma und Sri Lanca. Der Überschuß an freien α-Globinketten ist selbst bei Homozygotie von ααα/ααα nicht sehr hoch, so daß die Träger dieses Arrangements hämatologisch unauffällig sind. Auch die Vervielfachung der ζ-Globingene hat keine klinische Relevanz.

Der Effekt einer Triplikation des α-Globingens (ααα/) auf das Krankheitsbild der β-Thalassämie wird in Tabelle 94, Seite 275 und auf Seite 304 dargestellt.

14.8 Populationsgenetik der α-Thalassämien

α-Thalassämien kommen in großer Frequenz in der Bevölkerung Asiens, Arabiens, West- und Mittelafrikas sowie unter den Afro-Amerikanern vor, weniger häufig sind sie im Mittelmeerraum (Abb. 106). Patienten mit α^+-Thalassämie haben in entsprechenden Endemiegebieten aufgrund einer größeren *Malariaresistenz* einen Überlebensvorteil gegenüber gesunden Personen der gleichen Region. Daraus ergibt sich ein Selektionsvorteil für das α-Thalssämiegen (siehe unten). Das Phänomen des *balanzierten Polymorphismus* ist im Zusammenhang mit der Sichelzellkrankheit diskutiert worden (siehe Seite 80). In Mittel- und Nordeuropa kommt die α-Thalassämie in der einheimischen Bevölkerung sporadisch vor, in der zugewanderten Bevölkerung entspricht die Genfrequenz der in den Herkunftsländern unter Berücksichtigung der ethnischen Zugehörigkeit.

In der *schwarzen Bevölkerung* einschließlich der Nordamerikas sind etwa 20 – 30 % heterozygot für die α^+-Thalassämie (-α/) mit Prävalenz der $-\alpha^{3,7}$ Mutation. Daraus ergibt sich eine Frequenz für die homozygote α^+-Thalassämie (-α/-α) von 1,9 %. Sehr selten ist die $-\alpha^{4,2}$ Mutation, während die α^0-Thalassämie (--/) eine Rarität ist. Dies gilt auch für die Nicht-Deletionsformen. Mit den extrem niedrigen Frequenzen der α^0-Thalassämie erklärt sich die Seltenheit der HbH-Krankheit (--/-α) und das völlige Fehlen des Hb-Bart's-Hydrops-fetalis-Syndroms (--/--) in der schwarzen Bevölkerung. Die in dieser ethnischen Gruppe klinisch vorkommende α-Thalassaemia minor konnte mit Hilfe der neuen Technologien genotypisch als homozygote α^+-Thalassämie (-α/-α) identifiziert werden.

In *Südostasien* werden alle genetischen Varianten der α-Thalassämie in den verschiedenen ethnischen Gruppen in sehr unterschiedlichen Frequenzen angetroffen. Hier überwiegen die klassischen Deletionsformen der α^+- und α^0-Thalassämie. Die Häufigkeit beträgt im Mittel 5 %. In Thailand sind im Durchschnitt 10 % der Bevölkerung heterozygot für die α^+-Thalassämie (-α/) und weitere 10 % heterozygot für die α^0-Thalassämie ($--^{SEA}/$). Daraus ergibt sich, daß etwa 1 % der Bevölkerung von der HbH-Krankheit (--/-α) betroffen ist. Unter den Patienten mit HbH-Krankheit finden sich ca. 40 % mit der *Hb-Constant-Spring-Mutation* ($--/\alpha^{CS}\alpha$). In Thailand sind etwa 4 % der Bevölkerung Anlageträger von Hb Constant Spring. Das Hb-Bart's-Hydrops-fetalis-Syndrom hat dort eine Frequenz von 1:2 000 Neugeborene. Bei der heterozygoten α^+-Thalassämie ist die $-\alpha^{3,7}$ Mutation häufiger, als die $-\alpha^{4,2}$ Mutation.

Epidemiologische Untersuchungen im *Südwest-Pazifik* (Papua Neu Guinea, Indonesien) ergaben eine positive Korrelation zur Häufigkeit der *Malaria*. In Gebieten mit hoher Malariainzidenz sind 27 – 68 % der Bevölkerung Träger des α^+-Thalassämiegens. Im Gegensatz dazu beträgt die Frequenz des α^+-Thalassämiegens in malariafreien Gebieten der gleichen Region 6 – 8 %. Die Ursachen des selektiven Vorteils der α^+-Thalassämie gegenüber der Malariainfektion ist nicht bekannt.

In *Deutschland* sind die Thalassämiesyndrome in der einheimischen Bevölkerung mit etwa 12 % an der Gruppe primär nicht klärbarer hypochromer Anämien beteiligt. Der Anteil der α-Thalassämien macht dabei ca. 3 % aus. Absolut gesehen sind etwa 100 deutsche Patienten mit einer α-Thalassämie bekannt geworden, darunter etwa 15 Patienten mit einer HbH-Krankheit. Soweit molekulargenetische Analysen durchgeführt wurden, handelt es sich überwiegend um Deletionsmutationen. Die Frequenz der α-Thalassämien bei in Deutschland lebenden ausländischen Bevölkerungsgruppen entspricht der in den Heimatländern.

Grundsätzlich ist die Diagnostik der klinisch leicht verlaufenden Formen der α-Thalassämien mit den bekannten Schwierigkeiten einer einwandfreien Erkennung mittels einfacher hämatologischer Methoden belastet, so daß exakte Aussagen über die Häufigkeit nicht möglich sind.

Im *Mittelmerraum* sind die Frequenzen regional sehr unterschiedlich. Sie betragen 5 % für Griechenland und Sardinien und 10 % für Zypern. Für die Türkei liegen folgende Schätzungen vor: In den verschiedenen ethnischen Gruppen des Mittelmeerraumes gibt es sowohl Deletions-, als auch Nicht-Deletionsformen, wobei letztere häufiger vorkommen. Auch die vollständige Deletion des α2-Globingens kombiniert mit der partiellen Deletion des α1-Globingens ist in Form der $-[\alpha]^{20}$ (Griechenland) und der $-[\alpha]^{5,2}$ (Türkei) Mutation beschrieben worden.

In der *saudiarabischen Bevölkerung* finden sich neben der häufigen $-\alpha^{3,7}$ Deletion auch Nicht-Deletionsformen vor ($\alpha\alpha^T/$). Bei letzteren kann sowohl das α1-, als auch das α2-Globingen betroffen sein. Die

HbH-Krankheit ist in dieser Situation genotypisch eine Homozygotie für die Nicht-Deletionsvarianten ($\alpha\alpha^T/\alpha\alpha^T$ oder $\alpha^T\alpha/\alpha^T\alpha$).

14.9 Pränatale Diagnostik

Am häufigsten ergibt sich bei Verdacht auf ein Hb-Bart's-Hydrops-fetalis-Syndrom aus *mütterlicher Indikation* die Notwendigkeit zur Durchführung einer pränatalen Diagnostik, um die Schwangerschaft zur Abwendung von zu erwartenden Komplikationen vorzeitig zu unterbrechen (siehe Tab. 80, Seite 228). Schließlich ist die pränatale Diagnose auch als eine notwendige Basis für die Vorbereitung der Mutter auf die Komplikationen und psychischen Belastungen im Zusammenhang mit der Geburt oder der vorzeitigen Beendigung der Schwangerschaft eines hydropischen Kindes zu sehen.

Dagegen hat die pränatale Diagnostik (siehe Seite 128 und 301) der *α-Thalassämien* aus *kindlicher Indikation* weniger Bedeutung erlangt. Dies ergibt sich aus dem klinischen Verlauf der verschiedenen Formen der α-Thalassämien. Das schwere Krankheitsbild des Hb-Bart's-Hydrops-fetalis-Syndrom endet vorwiegend aufgrund der schweren komplexen Schädigungen der Kinder mit wenigen Ausnahmen bereits in der Perinatalzeit tödlich, während die zweitschwerste Form, die HbH-Krankheit, ohne wesentliche Beeinträchtigung der Lebensqualität einhergeht.

15 β-Thalassämien

15.1 Definition und Beschreibung

Den β-Thalassämien liegt eine *quantitative* Störung der Synthese von normalen β-Globinketten zugrunde. Das Ausmaß des nicht kompensierbaren Defizits an β-Globinketten und der entsprechende Überschuß an α-Globinketten bestimmen die Schwere des Krankheitsbildes. Dieses variiert je nach genotypischer Expression zwischen einer einfachen, eisenrefraktären *Hypochromie* bis hin zu einer ganz ausgeprägten *hypochromen Anämie* mit schweren Störungen der Erythropoese. Die Kombination einer ineffektiven Erythropoese mit Dyserythropoese sowie mit peripherer Hämolyse und Hypochromie verbunden mit einer Ausweitung der blutbildenden Markräume, Hypervolämie und Hypersiderinämie charakterisieren die *Majorformen* der β-Thalassämie. Organsiderose und ihre Folgen sind wesentliche Faktoren für die reduzierte Lebensqualität und Lebenserwartung dieser Patienten. Die symptomatische Therapie besteht in der regelmäßigen *Erythrozytentransfusion* und der Elimination von Eisen mit Hilfe von *Chelatbildnern*. Heilung kann mit der *Knochenmarktransplantation* erreicht werden.

Synthesestörungen des β-Globinkomplexes sind in ihrer pathogenetischen Bedeutung grundsätzlich vergleichbar mit denen der α-Thalassämien. Ein wesentlicher Unterschied besteht jedoch darin, daß bei den β-Thalassämien das schwere Krankheitsbild der *Thalassaemia major* auch wegen der eng mit der Therapie korrelierten Prognose eine ständige Herausforderung an Klinik und Forschung sowie an eine intensive psychosoziale Betreuung darstellt. Die Compliance des Patienten ist ein bei der Therapie ernst zu nehmender prognostischer Faktor für seine Lebenserwartung und Lebensqualität. Häufigkeit und Therapierbarkeit der schweren Verlaufsformen sind die wichtigsten Gründe dafür, daß die β-Thalassämien mehr im Mittelpunkt des klinischen Interesses stehen.

Die aus der Heterogenität der genetischen Defekte des β-Globingenkomplexes resultierenden Hämoglobinmuster ermöglichen im Zusammenhang mit der phänotypischen Expression in der Regel eine zuverlässige Diagnostik und Zuordnung mit Hilfe der üblichen Methoden der Hämoglobinanalyse. Zusätzlich haben in den letzten Jahren molekularbiologische Methoden mit großem Gewinn Anwendungen auch für klinische Fragestellungen gefunden. Für die genetische Beratung sind sie unverzichtbar.

Der häufigste molekulare Defekt dieses *autosomal rezessiven* Erbleidens besteht in *Punktmutationen im β-Globingen*. Deletionen sind die Ausnahme. Weiterhin gibt es *β-anomale Strukturvarianten*, die entweder aufgrund der verminderten Synthese oder einer erhöhten Instabilität das klinische Bild einer β-Thalassämie verursachen. Der Erbgang dieser Varianten ist jedoch *autosomal kodominant*.

Spontanmutationen einer heterozygoten β-Thalassämie sind ebenso selten wie erworbene heterozygote β-Thalassämien im Zusammenhang mit dem Myelodysplasiesyndrom und der akuten myeloischen Leukämie.

15.2 Allgemeine Pathophysiologie

15.2.1 Folgen der Imbalance der Globinkettensynthese

Überschuß an freien α-Globinketten

Wie bei der α-Thalassämie (siehe Seite 210) bildet die *Imbalance der Globinkettensynthese* auch bei der β-Thalassämie die Grundlage für die Pathophysiologie der homozygoten Form der Erkrankung (Abb. 107).

Am Beginn einer Sequenz von Ereignissen steht die quantitative Störung der Synthese der β-Globinketten, woraus ein Überschuß an α-Globinketten resultiert. Da die γ-Globinkettensynthese postpartal abgeschaltet wird und die δ-Globinketten in praktisch irrelevanten Mengen gebildet werden, kann dieser Überschuß bei den meisten Patienten nicht in anderen Hämoglobinen aufgefangen werden. Typisch ist allerdings der durch *zelluläre Selektionsprozesse* erhöhte Anteil von *HbF* in der insgesamt stark erniedrigten Gesamthämoglobinkonzentration. Da sich *freie α-Globinketten* nicht zu strukturierten α_4-Homotetrameren zusammenlagern können, denaturieren sie aufgrund ihrer Instabilität rasch zu Innenkörpern. Dies geschieht bevorzugt in den roten Vorstufen des Knochenmarkes, aber auch in peripheren Erythrozyten. Eine Folge davon ist eine Zellschädigung (siehe unten) mit vorzeitigem Untergang von kernhaltigen Erythrozyten im Mark (*ineffektive* Erythropoese) und eine verkürzte Lebenszeit der ohnehin schon wenigen Erythrozyten (*Hämolyse*), die in das periphere Blut gelangen. Insofern wird die Pathophysiologie der homozygoten β-Thalassämie in erster Linie durch die ineffektive Erythropoese geprägt. Die periphere Hämolyse spielt eine untergeordnete Rolle.

Ein weiteres Charakteristikum der schweren Formen der β-Thalassämie sind *dyserythropoetische*

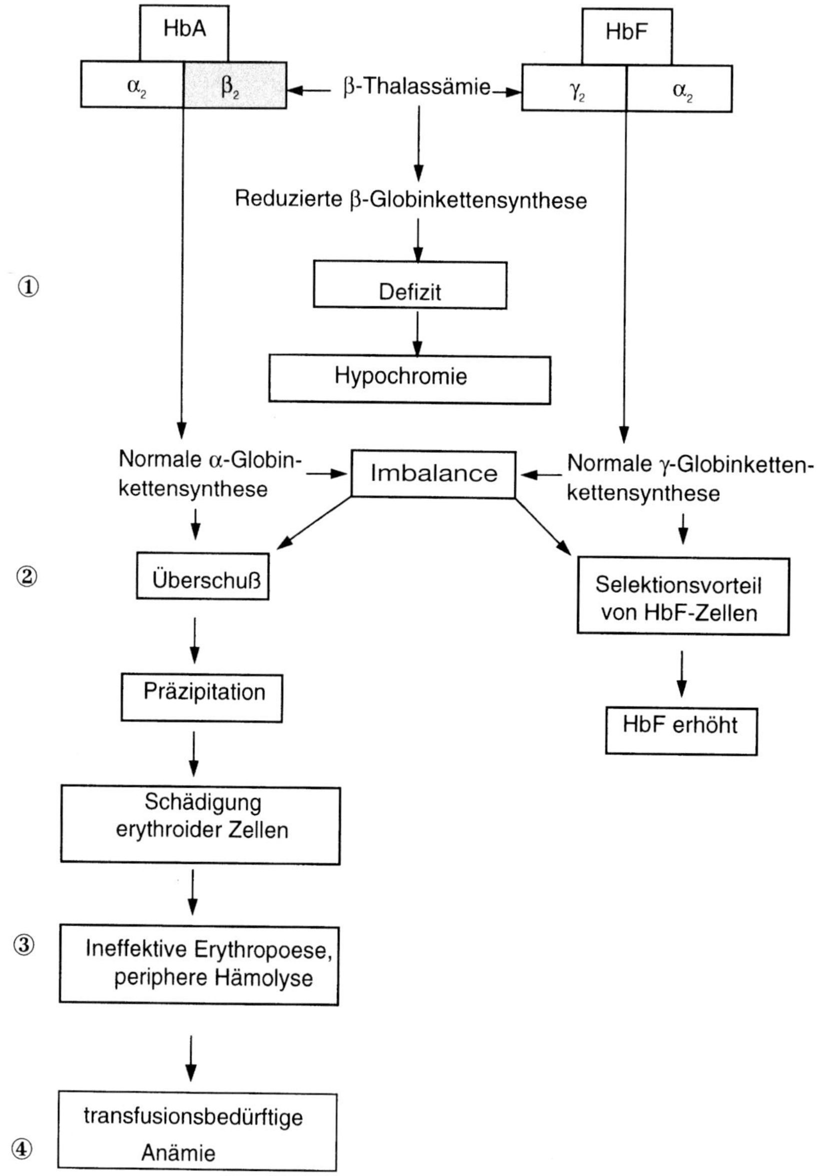

Abb. 107: Pathophysiologie der β-Thalassämie (1). Auswirkungen von Defizit und Überschuß der Globinketten auf das erythrozytäre System. Die Folgen der Störungen der Erythropoese sind in Abb. 109 dargestellt.

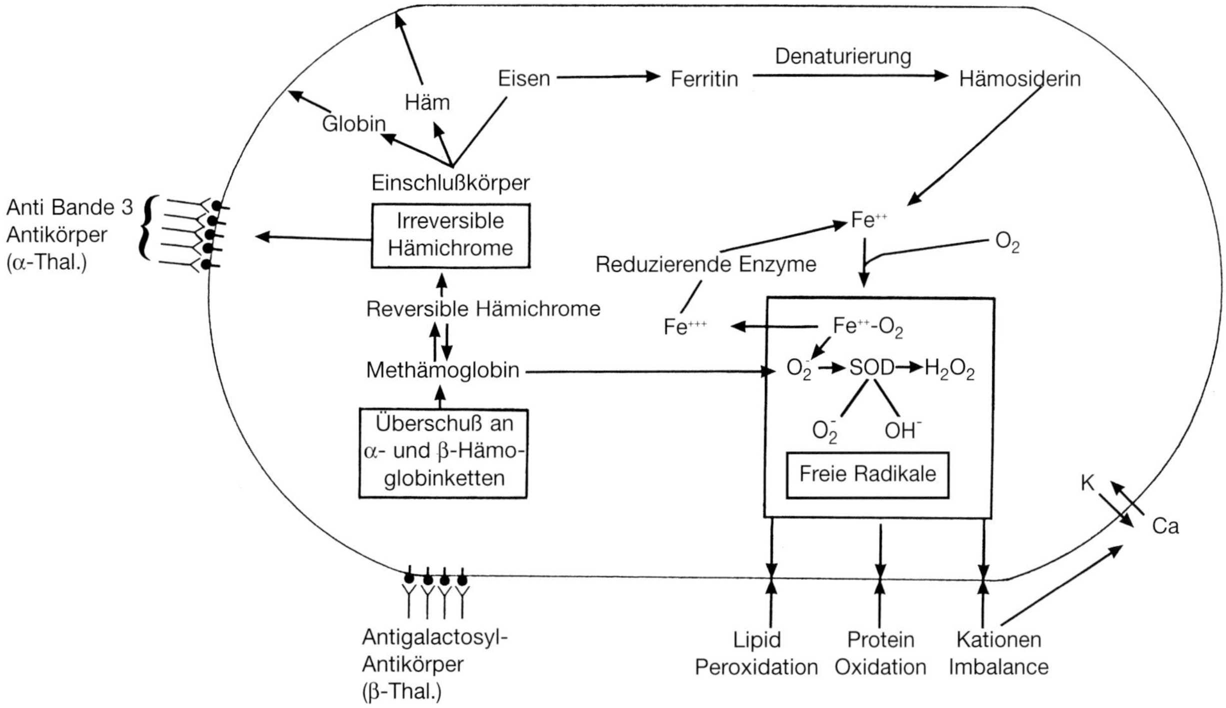

Abb. 108: Schematische Darstellung der oxidativen Schäden der verschiedenen Membranbestandteile des Erythrozyten als Folge des Überschusses von Globinketten und ihrer Denaturierungsprodukte. Die speziellen Veränderungen bei der α- und β-Thalassämie betreffen differente Strukturen der Proteine des Zytoskeletons. Einzelheiten siehe Text (Modifiziert nach Shinar, E., and A.E. Rachmilewitz: Semin. Hematol. 27, 78 (1990)).

Veränderungen im Rahmen der enormen Steigerung und der Ineffektivität der Erythropoese.

Bei der *heterozygoten* β-Thalassämie kann der Überschuß an α-Globinketten, vermutlich durch Proteolyse, abgebaut werden und das hämatologische Bild ist allein durch das Hämoglobindefizit bzw. die daraus resultierende *Hypochromie* gekennzeichnet. Zur ineffektiven Hämatopoese kommt es hier nicht.

Der Anteil an freien α-Globinketten bestimmt somit bei der β-Thalassämie das Ausmaß der Schädigung der roten Vorstufen im Knochenmark und die Lebenszeit der peripheren Erythrozyten. Der Überschuß an α-Globinketten bei der β-Thalassämie kann durch verschiedene Mechanismen wie z. B. HbF-Bildung oder Proteolyse reduziert werden.

Im Zusammenhang mit der *HbF-Bildung* ($\alpha_2\gamma_2$) werden bei der homozygoten β-Thalassämie nach überschlägigen Berechnungen etwa 30 % der freien α-Globinketten „unschädlich" gemacht. Als Folge davon haben Erythrozyten mit viel HbF einen deutlichen Überlebensvorteil. Weiterhin werden freie α-Globinketten durch *proteolytische Vorgänge* reduziert. Dieser Mechanismus ist im Gegensatz zur Proteolyse von freien β-Globinketten bei der α-Thalassämie (siehe Seite 212) nicht sehr effektiv und nur mit ca. 5 % an der Minderung freier α-Globinketten beteiligt. Proteolytische Aktivitäten sind vorwiegend in kernhaltigen Vorstufen und Retikulozyten wirksam, nicht dagegen mehr in reiferen Erythrozyten. Schließlich muß die Entfernung von Innenkörpern aus peripheren Erythrozyten während der Passage durch die Milz erwähnt werden, die bei der β-Thalassämie auch deshalb wenig effektiv sein kann, weil der überwiegende Anteil der innenkörperhaltigen erythroiden Zellen bereits im Knochenmark der Zerstörung anheim fällt (*ineffektive Erythropoese*).

An dem günstigen Effekt einer Reduktion freier α-Globinketten auf die Ausprägung des klinischen Krankheitsbildes der *homozygoten* β-Thalassämie besteht kein Zweifel. Dies wird deutlich bei der Koexistenz einer heterozygoten α-Thalassämie (siehe Seite 274), bei der postnatal persistierenden Synthese von HbF (nicht zu verwechseln mit den oben beschriebenen Selektionsvorteilen von HbF-Zellen)

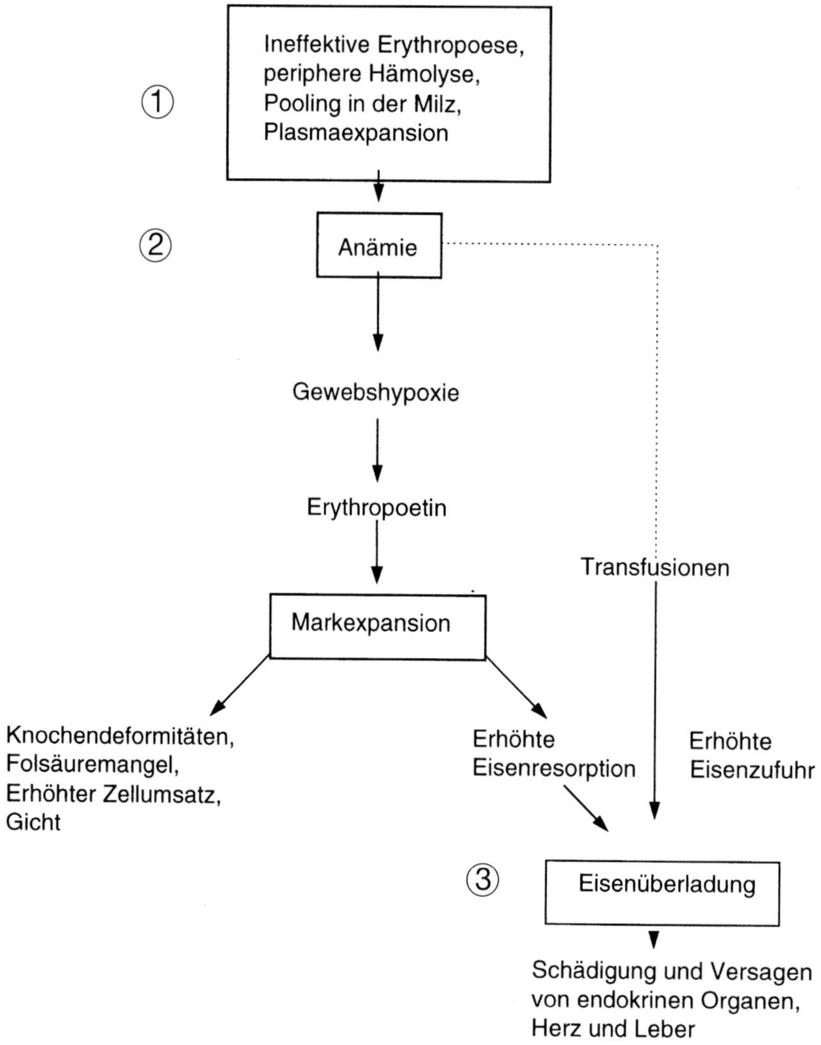

Abb. 109: Pathophysiologie der β-Thalassämie (2). Folgen von Anämie und Eisenüberladung. Einzelheiten siehe Text.

und bei β-Thalassämiemutanten mit einer hohen Restaktivität der β-Globinkettensynthese.

Membranschädigung erythropoetischer Zellen

Der pathogene Effekt der überschüssigen α-Globinketten auf die Membran erythropoetischer Zellen ist ganz wesentlich durch ihre Instabilität bedingt. Die dabei ablaufenden Mechanismen entsprechen im Prinzip denen bei der Sichelzellanämie (Instabilität von HbS; siehe Seite 84) und bei den instabilen Hämoglobinen (siehe Seite 165).

Bei der *Thalassaemia major* ist das Ergebnis in erster Linie eine Schädigung der roten Vorstufen im Knochenmark mit der Folge einer *ineffektiven Erythropoese* und *Dyserythropoese* (siehe oben). Erst in zweiter Linie sind die peripheren Erythrozyten betroffen. Im Ablauf der Schädigung der Membranen reifer und unreifer erythrozytärer Zellen lösen die instabilen überschüssigen α-Globinketten zunächst eine Reihe von oxidativen Prozessen aus. Dabei wirken Hämichrome, sowie denaturiertes Globin, Hämfreies Eisen, Ferritinkomplexe und Hämosiderin in unterschiedlichem Maße auf die Lipide und Proteine der Zellmembran ein (Abb. 108).

In den gesamten Prozeß der *oxidativen Traumatisierungen* sind auch jene Systeme einbezogen, die dem oxidativen Streß entgegen wirken können, wie

u. a. Vitamin E und die dem Hexosemonophosphat-Shunt und dem Glutathionstoffwechsel angeschlossenen intraerythrozytären Enzyme. Welche Bedeutung die Erniedrigung der Pyrimidin-5'-Nukleotidase für die verkürzte Lebensdauer thalassämischer Erythrozyten hat, ist ebenso wenig bekannt, wie die durch ATP-Verarmung bedingte erhöhte Kalziumaufnahme der Erythrozyten im Zusammenhang mit dem Vorgang der Hämolyse. Außerdem werden wahrscheinlich vorher verborgene antigene Membranstrukturen freigelegt, an die sich spezifische Antikörper (*Anti-Galaktosyl Antikörper*) binden und so zur vorzeitigen Elimination der roten Blutzellen aus der Zirkulation durch Phagozytose im RES beitragen (Abb. 109).

Über die Mechanismen der *Elimination von Erythrozyten* auf diesem Weg existieren folgende Vorstellungen. Die bei der Denaturierung von Hämoglobin entstehenden Hämichrome bewirken aufgrund der hohen Affinität eine Klusterbildung der Bande 3 der Membranproteine. Diese Kluster werden an der Oberfläche der Membran mit autologem IgG und Komplement opsoniert und so für die Phagozytose durch Makrophagen vorbereitet. Wie groß der Anteil an Erythrozyten ist, der auf diesem Weg eliminiert wird, ist nicht bekannt.

Die Imbalance der Synthese von α- und β-Globinketten scheint auch für die Ausprägung der *Hypochromie* (erniedrigtes MCH) und der *Mikrozytose* (erniedrigtes MCV) bei der *heterozygoten* β-Thalassämie eine Bedeutung zu haben. Während der MCH-Wert durch das Ausmaß der verminderten β-Globinsynthese bestimmt wird, kommt dem Überschuß an präzipitierten α-Globinketten eine große Rolle für die Ausprägung der Mikrozytose über entsprechende Schädigungen des erythrozytären Zytoskeletons zu.

Hypervolämie und Hämosiderose

Ein weiterer wichtiger Aspekt in der Pathophysiologie der schweren Formen der β-Thalassämie ist die durch die chronische Anämie verursachte Hypervolämie sowie die erhöhte Knochenmarksmasse und die Hämosiderose (Abb. 109). Regulatorisch führt die Steigerung der Erythropoese zur Ausdehnung der Blutbildung auf praktisch alle Markräume sowie auf Leber und Milz. Diese Veränderungen, einschließlich Anämie und „Poolen" von Erythrozyten in der Milz begünstigen die Entwicklung einer vor allem durch Erhöhung des *Plasmavolumens* bedingten Hypervolämie.

Die *Hämosiderose* ist Folge einer Eisenüberladung bedingt durch die bei Anämie verstärkte *enterale Eisenresorption* und die Eisenzufuhr mit den regelmäßigen *Transfusionen* (siehe Seite 278). Die Eisenüberladung hat eine zentrale Bedeutung im gesamten Krankheitsgeschehen. Über viele Jahre resultiert aus der *Organsiderose* eine zunehmende funktionelle Insuffizienz. Vorwiegend betroffen sind *Leber*, *Herz* und *endokrine Organe*. Insbesondere die fortschreitenden kardialen Veränderungen am Reizleitungssystem und am Herzmuskel, die allerdings nicht allein durch die Herzsiderose bedingt sind (siehe Seite 267), schränken die Lebenserwartung der Patienten zunehmend ein. Durch eine konsequent durchgeführte Therapie können die genannten Organveränderungen und deren Folgen zwar zunächst günstig, aber nicht dauerhaft effektiv beeinflußt werden.

15.2.2 Zusammenfassung

Die Pathophysiologie der β-Thalassämien ist charakterisiert durch die Folgen der Imbalance der Synthese von α- und β-Globinketten. Das Ausmaß der durch die Schädigung der Zellen beeinträchtigten Erythropoese und folglich auch die Schwere der klinischen Manifestation ist immer abhängig vom Überschuß an α-Globinketten. Auf der Basis sehr heterogener molekularer Defekte (siehe unten) ist die Synthese der β-Globinketten unterschiedlich stark reduziert. Dementsprechend gibt es auch bezüglich der phänotypischen Expression gleitende Übergänge von klinisch leicht bis zu sehr schwer verlaufenden Formen der β-Thalassämie. Genetisch determinierte Veränderungen der α- und γ-Globinkettensynthese, aber auch nicht genetische Faktoren haben einen modifizierenden Einfluß auf die Krankheitsmanifestation und den Verlauf.

15.3 Molekulare Pathophysiologie

15.3.1 Anatomie des β-Globinkomplexes

Wir sind über die Anatomie des β-Globingenkomplexes genau orientiert (Abb. 110). Er liegt in einem ca.

65 kb umfassenden Bereich auf Chromosom 11 und enthält in folgender Reihung alle Nicht-α-Globingene: 5'-ε-^{G}γ-^{A}γ-ψβ-δ-β-3'. Diese Anordnung entspricht auch der Expression während der ontogenetischen Entwicklung (siehe Seite 46). Das ε-Globingen synthetisiert die entsprechenden Globinketten für die embryonalen Hämoglobine Hb Gower 1 ($\zeta_2\varepsilon_2$) und Hb Gower 2 ($\alpha_2\varepsilon_2$). Das γ-Globingen ist doppelt vertreten in Form der ^{G}γ- und ^{A}γ-Globingene (siehe Seite 21 und 41). Das Pseudo-β-Gen (ψβ) enthält im Vergleich zum aktiven β-Globingen eine Vielzahl von Mutationen, die eine vollständige Inaktivierung zur Folge haben. Die sich zum 3' Ende anschließenden δ- und β-Globingene machen den β-Globingenkomplex komplett.

Am 5' Ende befinden sich fünf (5' HS 1 – 5) DNase-I-sensitive DNA-Sequenzen, von denen die HS 1 – 4 die sogenannte *Locus-Kontrol-Region* (LCR) darstellen. Die LCR spielt nicht nur eine zentrale Rolle bei der Regulation der Umschaltvorgänge während der ontogenetischen Entwicklung der Hämoglobine (siehe Seite 47), sondern auch bei der Kontrolle der normalen Funktion des β-Globingen-Komplexes. Letzteres kann aus einer Vielzahl experimenteller Daten und aus dem molekularen Defekt einer besonderen Form einer γδβ-Thalassämie (siehe Seite 323) gefolgert werden, bei der eine 30 kb-Deletion auch den 5' HS 2 – 5 Bereich der Locus-Kontrol-Region umfaßt, während der gesamte übrige β-Globingenkomplex strukturell intakt ist, aber kein Globin produziert wird (Abb. 110).

Wie beim α-Globingenkomplex (siehe Seite 213) sind die kodierenden Anteile (Exons) durch zwei nicht-kodierende DNA-Sequenzen (Introns) unterbrochen. Auch die Funktionsbereiche am 5' und 3' Ende mit aktivierenden, kontrollierenden und terminierenden Sequenzen sowie die Spleißsignalsequenzen in den Grenzbereichen zwischen Intron und Exon entsprechen prinzipiell denen der α-Globingene. Die zahlreichen bisher bekannt gewordenen Mutationen betreffen alle Schritte der Genexpression (siehe unten).

15.3.2 Molekulare Defekte

Im Gegensatz zu den α-Thalassämien sind Deletionen als Ursache für eine gestörte β-Globinsynthese die Ausnahme, während *Punktmutationen* die Regel sind. An den bis Mitte 1995 ca. 170 beschriebenen Mutationen sind die Deletionen mit etwa 7 % beteiligt. Die häufigsten Formen der Mutationen mit den dazugehörigen Phänotypen sind in Tabelle 85 aufgeführt. Die bisher bekannten und jeweils neu identifizierten Mutanten der Thalassämien werden in jährlichen Abständen im „Thalassemia Repository" in der Zeitschrift Hemoglobin publiziert.

Die molekulare Pathologie der β-Thalassämien bemüht sich um eine plausible Erklärung der Beziehungen zwischen der phänotypischen Expression und dem dazugehörigen molekularen Defekt im Gesamtgefüge des β-Globingenkomplexes. Der Phänotyp wird durch das Ausmaß der Synthesestörung der betroffenen β-Globingene und den Anteil an Überschußhämoglobin bestimmt und modifiziert durch die in der Syntheseleistung nicht betroffenen Globingene. Bei völlig fehlender Genaktivität spricht man von einer *β^{o}-Thalassämie*, während die *β^{+}-Thalassämien* durch Restaktivitäten charakterisiert sind, die je nach Mutation zwischen 1 und 40 % (β^{+}- bzw. β^{++}-Thalassämie) schwanken können.

Die Expression des β-Globingens kann an jedem Schritt ihres Weges von der DNA zum Protein (siehe auch Seite 72) durch etwa 170 bekann-

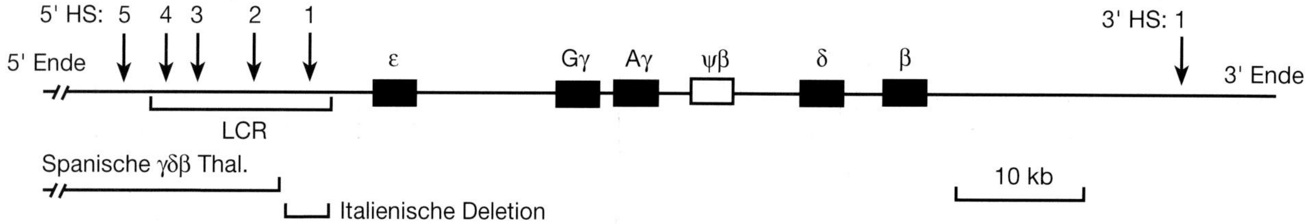

Abb. 110: Strukturelle Organisation des β-Globinkomplexes. Gefüllte Rechtecke symbolisieren aktive Globingene, leere Rechtecke sind Pseudoglobingene (Psi = ψ). Die γ-Globingene sind dupliziert. Am 5'Ende befindet sich die sogn. Lokus Kontrol Region (LCR) mit vier Dnase I sensitiven DNA-Sequenzen (hypersensitive sites = HS: 1, 2, 3, 4). Am 3'Ende befindet sich eine 3' HS: 1 DNA Sequenz. Der Maßstab ist in 10 kb angegeben. Weitere Einzelheiten siehe Text.

Tabelle 85: Phänotypische Expression verschiedener β-Thalassämiemutationen.

	β^0	β^+	β^{++}
Genotyp	β-Globingenexpression vollständig inaktiviert	β-Globingenrestaktivität bis etwa 20 %	β-Globingenrestaktivität über etwa 20 %
Phänotyp	homozygote Thalassaemia major	homozygote Thalassaemia major	homozygote Thalassaemia intermedia
Mutationen	• Frameshift-Mutationen • Nonsense-Mutationen • Mutationen der Spleiß-Donor- und Akzeptorsequenzen (GT – AG) • Deletionen	• Spleiß-Konsensussequenzen • Aktivierung kryptischer Spleißsignale	• Promotor-Mutationen • Spleiß-Konsensussequenzen • Poly-A-Signal-Mutationen

te Mutationen inaktiviert werden und so eine β-Thalassämie hervorrufen.

DNA-Ebene

Wenn das β-Globingen ganz oder teilweise deletiert ist, fehlt dem betroffenen Chromosom natürlich die genetische Information für die Synthese von β-Globin (β^o-Thalassämie). Im Gegensatz zu den α-Thalassämien sind Deletionen des β-Globingens allerdings selten. Das klinische Bild hängt von der Aktivität der benachbarten γ-Globingene und somit der HbF-Synthese ab. Kleine Deletionen erhöhen die HbF-Produktion meist nur unwesentlich oder gar nicht und verursachen im homozygoten Zustand ein klinisch schwer verlaufendes Krankheitsbild. Dagegen verursachen größere Deletionen oft eine hereditäre Persistenz fetaler Hämoglobinsynthese (HPFH) und somit einen milden Phänotyp (siehe Seite 309).

Transkriptionsebene

Die effiziente Bindung von Transkriptionsfaktoren erfordert einen intakten Promotor. Punktmutationen der ATAAA oder CACCC-Boxen führen zu einer verminderten Effizienz der Transkription. Die Restaktivität des betroffenen Gens ist meist allerdings recht hoch (20 – 50 %) und der Phänotyp relativ mild.

Ebene der mRNA-Reifung

RNA-Processing-Mutationen der Capstelle oder des Poly-A-Signals vermindern die RNA-Stabilität und die Effizienz der Proteinsynthese. Die Restaktivität von derart betroffenen β-Globingenen ist allerdings erheblich, so daß sich bei homozygot oder gemischt heterozygoten Patienten ein zwar variables, aber insgesamt doch relativ mildes klinisches Bild ausprägt. Ein weiterer Mutationstyp betrifft die mRNA-Reifung auf der Ebene des Spleißens (Abb. 97, Seite 214). Hier können entweder die physiologischen Spleißkonsensussequenzen verändert sein, oder es können neue Spleißkonsensussequenzen an falscher Stelle entstehen. Abhängig davon inwieweit diese pathologischen Sequenzen die exakte Verbindung der proteinkodierenden Exons behindert, kann das betroffene Gen entweder vollständig inaktiviert sein oder noch eine klinisch relevante Restaktivität besitzen.

Translationsebene

Die genetische Information der β-Globin-mRNA wird entsprechend dem genetischen Kode in Aminosäuresequenz translatiert, d. h. drei Nukleotide kodieren für eine Aminosäure. Die Kodons UAA, UAG und UGA signalisieren dabei das Ende der Proteinsynthese (*Stopkodons*). Pathologische Stopkodons können durch Basensubstitutionen (*Nonsensemutationen*) oder durch Deletionen und Insertionen einzelner Nukleotide entstehen, die das normale Leseraster verschieben (*Frameshiftmutationen*). Nonsense- und Frameshiftmutationen inaktivieren das β-Globingen immer vollständig (β^o-Thalassämie) und homozygot betroffene Patienten leiden gewöhnlich an einer schweren transfusionsbedürftigen *Thalassaemia major.*

Posttranslationale Ebene

Einige der Mutationen, die die Aminosäurensequenz verändern (*Missensemutationen*), führen zu einer ausgeprägten Instabilität der β-Globinkette, die schon im Knochenmark abgebaut wird, bevor sie sich mit α-Globinketten zu einem funktionellen HbA-Molekül verbinden kann. Wegen der bei dieser Form der Thalassämie erhöhten proteolytischen Last der erythroiden Vorläuferzelle zeigt sich eine symptomatische Thalassämie schon bei heterozygoten Personen (*dominante β-Thalassämie*). Andere Mutationen führen zur Synthese instabiler β-Globinketten, die allerdings noch nicht in den erythroiden Vorläuferzellen, sondern erst in den Erythrozyten präzipitieren und so eine *hämolytische Innenkörper-Anämie* hervorrufen (siehe Seite 327).

Die bei der homozygoten β-Thalassämie beobachtete klinische Variabilität kann somit zum Teil durch das quasi fließende Spektrum der Restaktivitäten unterschiedlich mutierter β-Globingene erklärt werden. Eine klinisch merkliche Abmilderung des Krankheitsbildes sieht man in der Regel aber erst ab einer Restaktivität des β-Globingens von etwa 20 %.

15.3.3 Wechselwirkungen mit anderen genetischen Defekten

Der bei der homozygoten β-Thalassämie pathogenetisch entscheidende relative Überschuß ungebundener und unlöslicher α-Globinketten kann weiterhin durch Veränderungen der γ- oder der α-Globingenexpression beeinflußt werden. Wenn zwei der insgesamt vier *α-Globingene* inaktiviert sind, kann sich bei homozygoten β-Thalassämiepatienten ein intermediärer Phänotyp ausprägen (siehe Seite 235 und 274). Andererseits kann bei Personen mit einer asymptomatischen heterozygoten β-Thalassämie eine symptomatische ineffektive Erythropoese entstehen, wenn ein oder zwei überschüssige α-Globingene vererbt werden (siehe Seite 304).

Einen wiederum günstigen Effekt auf den klinischen Verlauf einer homozygoten β-Thalassämie hat eine zusätzliche genetisch bedingte erhöhte Synthese der *γ-Globinketten*. Das ist der Fall bei den Koexistenzen der hereditären Persistenz fetalen Hämoglobins (HPFH), bei der sich die überschüssigen α-Globinketten mit den vermehrt gebildeten γ-Globinketten zu HbF verbinden. Abhängig von dem Typ der HPFH-Mutation findet sich bei manchen Patienten mit dieser genetischen Konstellation ein fast normales hämatologisches Bild oder aber auch ein milder thalassämischer Phänotyp (siehe Seite 321).

Die *Interaktionen* mit anderen Thalassämieformen sowie mit α-anomalen und β-anomalen Hämoglobinen hat nicht nur Einfluß auf die Ausprägung des klinischen Bildes, sondern auch auf das Hämoglobinmuster mit entsprechenden Anforderungen an die klinische und hämatologische Diagnostik. Die Effekte in Form der „interacting thalassemia" und „non-interacting thalassemia" wurden im Prinzip auf Seite 232 besprochen.

Die beobachtete klinische Variabilität der β-Thalassämie erklärt sich somit einerseits durch die Heterogenität der pathologischen Veränderungen des β-Globingens selbst, zum anderen zeigt sich aber auch, daß die klinische Ausprägung dieses „monogenen" Erbganges nicht nur von der β-Thalassämiemutation, sondern auch von genetischen Einflüssen abhängt, die von den α-, β- und den γ-Globingenen ausgehen. Als praktische Konsequenz ergibt sich aus dem verbesserten Verständnis der molekularen Pathologie der β-Thalassämie die Möglichkeit einer sehr spezifischen Diagnostik, aber auch eines selektiven genetischen Screenings einschließlich einer pränatalen Krankheitserkennung.

15.4 Populationsgenetik

Obwohl heute etwa 170 β-Thalassämiemutationen bekannt sind, findet sich bei den meisten Patienten einer jeweils betroffenen ethnischen Gruppe eine sehr viel geringere Zahl (Tab. 86). So macht z. B. die Kodon 39 C → T Nonsensemutation in Sardinien etwa 95 % aller β-Thalassämiegene aus. Die Genetik anderer Bevölkerungsgruppen ist nicht ganz so homogen, aber zehn Mutationen oder weniger finden sich bei mehr als 90 % aller Thalassämiegene der meisten ethnischen Gruppen. Diese relativ einfache Populationsgenetik erleichtert das genetische Screening und die Pränataldiagnose. Die Mutationsspektren der verschiedenen Gruppen unterscheiden sich untereinander allerdings erheblich, was auch manche der klinischen Unterschiede erklärt. So finden sich bei westafrikanischen Patienten häufiger Promotormutatio-

Tabelle 86: Geographische Heterogenität der molekularen Anatomie der β-Thalassämie.

Land Region	**Anzahl der Mutationen von > 90 % aller β-Thalassämie Allele**	**Häufigste Allele**
Italien		
Sardinien	1	NS 39
Sizilien	3	NS 39
		IVS1-6 T→C
		IVS1-110 G→A
Griechenland	7	IVS1-110 G→A
		NS 39
		IVS1-1 G→A
Jugoslawien	10	IVS1-110 G→A
		IVS1-6 T→C
		IVS1-1 G→A
Bulgarien	10	IVS1-110 G→A
		NS 39
		IVS2-745 C→G
		IVS1-6 T→C
Türkei	10	IVS1-110 G→A
		IVS1-6 T→C
		IVS2-1 G→A
Zypern	4	IVS1-110 G→A
		IVS1-1 G→A
Libanon	6	IVS1-110 G→A
Amerik. Schwarze	6	-29 A→G
		-88 C→T
Indien	6	IVS1-5 G→C
		619 bp Deletion
		FS 8/9
		IVS1-1 G→T
		FS 41/42
Malaysien	8	IVS1-5 G→C
		Hb-Malay
		FS 41/42
Indonesien	8	IVS1-5 G→C
		HbE
		IVS2-654 C→T
Süd-China	5	FS 41/42
		IVS2-654 C→T
		-28 A→G
		NS 17
Spanien	3	NS 39
		IVS1-6 T→C
Portugal	4	NS 39
		IVS1-1 G→A
		IVS1-110 G→A

nen mit einer Restaktivität zwischen 30 und 50 % und somit relativ milde klinische Verläufe. Die in manchen Gegenden des Mittelmeerraumes nicht seltene homozygote β-Thalassaemia intermedia kann meist auf die Vererbung einer milden Spleißmutante (IVS 1 – 6 T C) zurückgeführt werden.

15.5 Geographische Verteilung

Die Verteilung der Thalassämien in der Weltbevölkerung stimmt mit der Verteilung der anomalen Hämoglobine, des G-6PD-Mangels und der Malaria überein (Abb. 111). Auf die Bedeutung der Malariainfektion für den Selektionsvorteil der entsprechenden Erkrankungen wurde auf Seiten 80 und 236 hingewiesen.

In den letzten Jahren sind zunehmend detaillierte Daten über die Häufigkeit der β-Thalassämien in verschiedenen Ländern und ethnischen Gruppen gesammelt worden. Das gilt sowohl für die β-Thalassämien allgemein, als auch für die Frequenzen der verschiedenen genetischen Varianten (siehe oben).

In der in *Deutschland* lebenden Bevölkerung stellen die *Ausländer* den größten Anteil an β-Thalassämien. Die Häufigkeit entspricht der ihrer Herkunftsländer. Die Zahl der an einer schweren β-Thalassämie erkrankten und 1995 noch lebenden Patienten wird auf 400, die der Anlageträger auf ca. 100 000 geschätzt. Die Zahlen unterliegen wegen der großen Fluktuation und der wechselnden Zahlen der Einwanderer aus Risikoländern deutlichen Schwankungen. Unter den schweren β-Thalassämieformen ist nach einer Auswertung von 190 Patienten der deutschen Thalassämiestudie aus dem Jahre 1995 die *Thalassaemia major* mit 92 % vertreten, die *β-Thalassaemia intermedia* macht 5 % aus. Homozygotie für Hb Lepore und die doppelte Heterozygotie für Hb Lepore/β-Thalassämien sind mit je 1 % vertreten. Die Anteile der einzelnen ethnischen Gruppen an den schweren β-Thalassämieformen sind in Tab. 87 zusammengestellt. In der *deutschstämmigen Bevölkerung* wird die Frequenz des β-Thalassämiegens auf 0,01 % geschätzt, d. h. es gibt ca. 8 – 10 000 Anomalieträger. Dies bedeutet in der Praxis, daß etwa 10 % vorher ungeklärter Anämien auf die *heterozygote β-Thalassämie* entfallen.

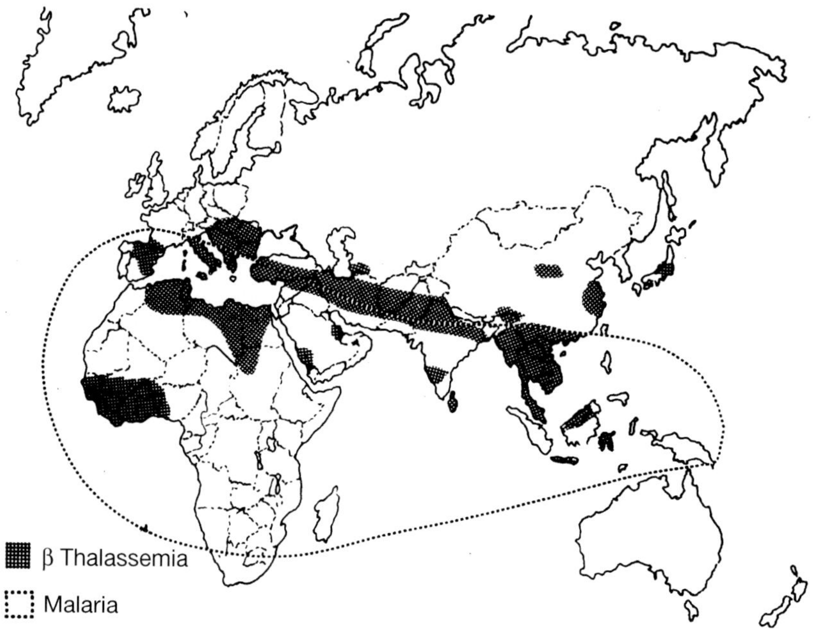

Abb. 111: Geographische Verteilung des β-Globingens in der Weltbevölkerung. Die punktierte Linie umreißt die Region, in der die Malaria vor etwa 150 Jahren endemisch war. (Aus Honig, G.R., and J.G. Adams III.: Human Hemoglobin Genetics, p. 238, Fig. 108, Springer-Verlag, Wien New York 1986 mit freundlicher Genehmigung).

In den übrigen Staaten Europas finden sich die höchsten Frequenzen in den Mittelmeer- und den Balkanländern mit ganz erheblichen, vor allem regional begrenzten Schwankungen. So liegt z. B. die Frequenz in Italien generell zwischen 0,5 und 2 %, in der Poregion, auf Sardinien und Sizilien werden dagegen Häufigkeiten bis zu 15 % erreicht. Das gilt im Prinzip auch für Griechenland und die Türkei (Tab. 88). Unter den europäischen Einwanderungsländern mit noch engem Bezug zu den früheren Kolonien finden sich hohe Frequenzen an anomalen Hämoglobinen und Thalassämien besonders in England und Frankreich.

Unvollkommen sind die Daten aus den arabischen Ländern, z. B. Iran, Irak und Syrien. Die Erfahrungen aus einzelnen Zentren in diesen Ländern deuten darauf hin, daß die Thalassaemia major mit der Verbesserung der Diagnostik und der Therapiemöglichkeiten zu einem großen Problem der Krankenversorgung in diesen Ländern werden wird.

In Indien und Südostasien sowie in China gibt es enorm große Schwankungen in den Frequenzen. Zudem kommt es hier aufgrund der häufigen anderen Anomalien, wie z. B. α-Thalassämien und HbE sowie HbS in bestimmten Regionen des indischen Subkontinents zu einem bunten Gemisch von Interaktionsformen.

Tabelle 87: Anteile der verschiedenen ethnischen Gruppen an der Gesamtzahl von 190 ausgewerteten Patienten mit Thalassaemia major (92 %) bzw. Thalassaemia intermedia (8 %) aus der deutschen BMFT-Studie.
Daten Hb-Labor, Abteilung Kinderheilkunde II, Univ.-Kinderklinik, Ulm. Stand Mitte 1994)

Ethnische Herkunft	Anzahl	Prozent
italienisch	66	34,9 %
türkisch	54	28,6 %
griechisch	31	16,4 %
arabisch	27	14,3 %
asiatisch	7	3,2 %
deutsch-griechisch	2	1,1 %
deutsch-italienisch	1	0,5 %
ohne Angabe	2	1,1 %
Summe	190	100,0 %

Tabelle 88: Häufigkeit des β-Thalassämiegens in Ländern und Regionen Europas bezogen auf die Gesamtbevölkerung. Im Vergleich dazu ist die Häufigkeit des HbS-Gens in den gleichen Bevölkerungsgruppen angegeben.

Land/Region	**β-Thalassämie**	**HbS**
Griechenland		
gesamt	5–20 %	2–3 %
Italien		
gesamt	2–3 %	< 1 %
Sizilien	6 %	1–13 %
Sardinien	15 %	< 1 %
Türkei		
gesamt	2–3 %	2–3 %
Südtürkei	2–3 %	15–20 %
Zypern	19 %	< 1 %

15.6 Klinik der β-Thalassämiesyndrome

15.6.1 Allgemeiner Überblick

Wie bei den α-Thalassämien lassen sich auch die heterogenen Störungen der Synthese des β-Globingenkomplexes allein nach molekulargenetischen Gesichtspunkten klassifizieren (siehe Seite 244). Da für eine solche Einteilung weder ein dringendes klinisches Bedürfnis besteht, noch gegenwärtig eine entsprechende Leistung von der Laboratoriumsmedizin routinemäßig erbracht werden kann, wird sie weiterhin nach klinischen Gesichtspunkten erfolgen (Tab. 89).

An eine solche einfache Klassifizierung werden zudem auch keine überaus großen diagnostischen Anforderungen gestellt. Die Methoden umfassen die Ermittlung des *vollständigen roten Bultbildes* einschließlich Erythrozytenmorphologie, MCH, MCV, MCHC, Retikulozyten sowie des *Eisenhaushaltes*. Die *Hämoglobinanalyse* mit der quantitativen Bestimmung der HbF- und HbA_2-Konzentration und entsprechende Familienuntersuchungen gehören zum diagnostischen Rüstzeug. Die Schwere des Krankheitsbildes und die Notwendigkeit einer Transfusionstherapie erlauben eine Zuordnung zu den drei klinischen Grundtypen, der *β-Thalassaemia minor*, der *β-Thalassaemia major* und der *β-Thalassaemia intermedia*.

Tabelle 89: Klassifikation der Thalassämien des β-Globingenkomplexes.

Heterozygote β-Thalassämien (Thalassaemia minor)
mit erhöhtem HbA_2 und nicht obligat erhöhtem HbF
- Heterozygote $β^+$-Thalassämie
- Heterozygote $β^0$-Thalassämie

mit normalem HbA_2 und obligat erhöhtem HbF
- δβ-Thalassämie (F-Thalassämie)
- $^G γ ^A γ(δβ)^0$-Thalassämie
- $^G γ(^A γδβ)^0$-Thalassämie
- Hb-Lepore-Varianten

mit normalem HbA_2 und normalem HbF
- Asymptomatische Form ($β^{++}$-Thalassämie)
- Koexistierende δ- und β-Thalassämie
- γδβ-Thalassämie

Homozygote β-Thalassämien (Thalassaemia major)
- Homozygote $β^+$-Thalassämie
- Homozygote $β^0$-Thalassämie
- Gemischt heterozygote $β^+$-/$β^0$-Thalassämie

Interaktionsformen
- β-Thalassämie und β-anomale Varianten
- HbS/β-Thalassämie
- HbC/β-Thalassämie
- HbE/β-Thalassämie

Thalassaemia intermedia (Tab. 106)

Seltene Thalassämieformen
- δ-Thalassämie
- γ-Thalassämie
- γδβ-Thalassämie

Strukturvarianten mit der phänotypischen Expression einer β-Thalassämie mit unterschiedlichem Schweregrad
- δβ-Fusionsprodukte
- Kopplungsvarianten
- Varianten mit Splicing Defekt
- Dominante β-Thalassämien
  - Instabile und hyperinstabile Varianten
  - Nonsense Mutationen im Exon 3

Hereditäre Persistenz von fetalem Hämoglobin (Tab. 109)

15.6.2 Nomenklatur und Klassifizierung klinischer Varianten

Das Ausmaß der Störung der β-Globinkettensynthese wird bei der klassischen β-Thalassämie durch zwei Grundtypen bestimmt. Bei der *$β^0$-Thalassämie* (β°-Thal) werden überhaupt keine β-Globinketten gebildet, während bei der *β^+-Thalassämie* (β^+-Thal) die quantitative Globinkettensynthese partiell gestört ist.

Je nach Schweregrad der klinischen Erscheinungen, und so sind die Begriffe auch zu verwenden, erfolgt eine Einteilung in Thalassaemia minor, Thalassaemia intermedia und Thalassaemia major.

- *Thalassaemia minor.* Hierbei handelt es sich um die asymptomatische Form mit Hypochromie ohne Anämie (Minimaform) oder um eine leichte hypochrome mikrozytäre Anämie (Minorform).
- *Thalassaemia intermedia.* Der Begriff beinhaltet eine mittelschwere, jedoch nur selten oder nie transfusionsbedürftige hypochrome Anämie mit ausgeprägter ineffektiver Erythropoese.
- *Thalassaemia major* (Cooley-Anämie). Diese klinisch schwerste Manifestationsform repräsentiert den homozygoten Status einer β-Thalassämie und ist charakterisiert durch eine schwere, dauernd transfusionsbedürftige Anämie. Die hämatologischen und somatischen Veränderungen sind Folge einer ausgeprägten *Dyserythropoese* und *ineffektiven Erythropoese.* Zudem ist die Lebenszeit reifer Erythrozyten verkürzt. Die Expansion des hämatopoetischen Markraumes kann zu entstellenden Knochendeformierungen führen. Weitere Kriterien sind eine in der Regel gestörte körperliche und sexuelle Entwicklung der Patienten. Die *Hämosiderose* mit den deletären Folgen der Insuffizienz verschiedener Organe ist das zentrale Problem der an einer Thalassaemia major erkrankten Patienten.

16 Thalassaemia minor

16.1 Allgemeines

Die Thalassaemia minor ist die klinisch am leichtesten, in der Regel asymptomatisch verlaufende Form des sehr heterogenen β-Thalassämiesyndroms. Die genetische Grundlage ist eine Inaktivierung eines der beiden β-Globingene, die sehr unterschiedlich stark ausgeprägt sein kann (siehe Seite 244). Entsprechend heterogen und fließend sind auch die hämatologischen Veränderungen (Anämie, Hypochromie, Mikrozytose) und das Hämoglobinmuster bezogen auf die Expression der Synthese von HbF und HbA_2 (Tab. 90). Im Hinblick auf die diagnostische Wertigkeit der Hämoglobinanalyse wird zwischen Varianten mit erhöhtem und normalem HbA_2 unterschieden.

16.2 Varianten mit erhöhtem HbA_2

Definition

Die klassische Form der β-Thalassaemia minor ist die *heterozygote β-Thalassämie* mit erhöhtem HbA_2. Die genetische Grundlage ist eine unterschiedlich starke Inaktivierung eines der beiden β-Globingene, ohne daß die klinische Expression dadurch wesentlich beeinflußt wird. Die HbA_2-Erhöhung ist obligat (Ausnahmen siehe Seite 252), nicht obligat dagegen die HbF-Erhöhung.

Pathophysiologie

Das Synthesedefizit bewirkt in erster Linie eine verminderte Hämoglobinbildung, die sich am einzelnen Erythrozyten in Form einer *Hypochromie* und in einer meist leichten *Anämie* äußert. Nur selten ist das MCH allerdings auf Werte unter 20 pg erniedrigt (Tab. 90). Eine ineffektive Erythropoese, verursacht durch toxische Effekte präzipitierender α-Globinketten auf die Zellmembran, wird durch intrazelluläre Proteolysemechanismen weitgehend verhindert. Zusätzlich kommt es über die vermehrte $\alpha_2\delta_2$-Tetramerbildung (HbA_2) zu einer Reduktion des an sich nur gering erhöhten Überschusses an freien α-Globinketten.

Für die erhöhten *HbA_2-Werte* gibt es folgende Erklärung: An sich besitzen die δ-Globinketten im Vergleich zu den β-Globinketten eine geringere Affinität zu den α-Globinketten (siehe Seite 70). Unter den Bedingungen einer reduzierten Verfügbarkeit von β-Globinketten und eines größeren Angebots an freien α-Globinketten kommt es aber zu einer relativen Verschiebung zugunsten des HbA_2. Dagegen scheint die *Mikrozytose* der peripheren Erythrozyten ursächlich in einem Zusammenhang mit einer oxidativen Schädigung des erythrozytären Zytoskeletons zu stehen (siehe Seite 243).

Hämatologische und klinische Veränderungen

Die heterozygote β-Thalassämie ist der Prototyp einer *eisenrefraktären Hypochromie* bzw. leichten *hypochromen Anämie* ohne relevante Krankheitssymptome. Wenn die Kriterien der Hypochromie (MCH erniedrigt) und Mikrozytose (MCV erniedrigt) bei variabel ausgeprägter Anämie und normalem Serumeisen nicht erfüllt sind, ist eine heterozygote β-Thalassämie ausgeschlossen. Ausnahmen bezüglich der Serumeisenkonzentration bestehen darin, daß die β-Thalassaemia minor durchaus mit einem Eisenmangel einhergehen kann, was besonders bei Frauen und Kleinkindern vorkommt. In dieser Situation ist die Anämie stärker ausgeprägt als bei der unkomplizierten heterozygoten β-Thalassämie. Außerdem kann der HbA_2-Wert bei Eisenmangel normal sein, der dann nach Ausgleich des Eisendefizits auf den zu erwartenden erhöhten Wert ansteigt (siehe unten). Ausnahmen bezüglich der Hypochromie und Mikrozytose und auch der erhöhten HbA_2-Werte sind die sogenannten *stummen β-Thalassämien* (siehe unten).

Typisches und hinweisendes hämatologisches Kriterium ist im Vergleich zur Eisenmangelanämie die *Erythrozytose* bei nur gering erniedrigter Hämoglobinkonzentration. Die Konstellation: Hb 12,0 g/dl, Ery 6,0 x 10^9/l und MCH 20,0 pg ist typischer für die heterozygote β-Thalassämie (Tab. 90) als die für eine Eisenmangelanämie charakteristische Konstellation: Hb 9,0 g/dl, Ery 4,5 x 10^9/l und MCH 20,0 pg. Eine Anisozytose und eine ganz geringe Poikilozytose sowie eine Hypochromasie und eine basophile Tüpfelung sind wichtige morphologische Hinweise auf das Vorliegen einer heterozygoten β-Thalassämie. Targetzellen sind nicht pathognomonisch.

Bei stärkerer Anämie ist neben dem Eisenmangel auch an andere Ursachen zu denken, u. a. an einen *Folatmangel.* Die roten Vorstufen im Knochenmark weisen alle Zeichen einer Hämoglobinbildungsstörung auf. Zudem besteht eine leichte Hyperplasie der Erythropoese. Speichereisen kann vermehrt gefunden werden.

Selten sind Hepatomegalie oder Splenomegalie sowie Zeichen einer chronischen Hämolyse mit Bilirubinerhöhung, Retikulozytose, stärkerer Anämie und Haptoglobinerniedrigung. In diesen Fällen ist die Erythropoese im Knochenmark deutlich gesteigert. Eine stärkere Ausprägung des Krankheitsbildes rechtfertigt die klinische Zuordnung zur *Thalassaemia intermedia* (siehe Seite 303).

Der *Eisenstatus* bei Patienten mit heterozygoter β-Thalassämie variiert zwischen Eisenmangel und erhöhten Eisenwerten. Man kann davon ausgehen, daß etwa 10 % der Patienten einen zusätzlichen Eisenmangel haben, während ein geringerer Teil Kriterien einer Eisenüberladung aufweist. Die Ursachen der Eisenüberladung sind sorgfältig zu erarbeiten. Einerseits kann gleichzeitig eine idiopathische Hämochromatose vorliegen, andererseits ist an eine nicht indizierte und über lange Zeit durchgeführte Eisentherapie denken. Diese Möglichkeiten sollen auf die Notwendigkeit hinweisen, den Eisenhaushalt auch bei Patienten mit heterozygoter β-Thalassämie in das Untersuchungsprogramm einzubeziehen.

16.3 Varianten mit normalem HbA_2 (stumme Anlageträger)

Definition

Bei den sogenannten *stummen β-Thalassämien* („silent carrier") ist die Synthesestörung im heterozygoten Status so minimal ausgeprägt (β^{++}-Thalassämie), daß, abhängig vom Typ (siehe unten), die typischen klinischen Merkmale eines Anlageträgers einer β-Thalassämie kaum zum Ausdruck kommen. Es besteht nur eine geringe Imbalance der Syntheseraten von α- und nicht-α-Globinketten. Die HbA_2- und HbF-Werte liegen im Normbereich.

Hämatologische Veränderungen

Unter den seltenen Formen der β-Thalassämie mit normalem HbA_2 sind zwei Typen differenziert worden, die sich in der klinischen Manifestation nur sehr geringgradig unterscheiden. Erst in der Kombination mit der klassischen β-Thalassämie mit erhöhtem HbA_2 werden die Unterschiede deutlicher (siehe Seite 306), indem die daraus resultierenden Krankheitsbilder zwischen leichter Thalassaemia intermedia und schwerer Thalassaemia major schwanken. Diese Verhältnisse machen wiederum deutlich, wie fließend die Übergänge zwischen der stummen Form und der klassischen β-Thalassämie mit erhöhtem HbA_2 sein können. Die Gliederung der stummen Form der β-Thalassämie in die beiden Varianten Typ 1 und Typ 2 erscheint zwar gezwungen, sie zeigt aber, daß allein eine sorgfältige Analyse von Patientendaten solche Differenzierungen möglich macht.

Heterozygotie der *Typ-1-Variante* ist durch minimale hämatologische Veränderungen in Form einer diskreten Erniedrigung von MCH und MCV charakterisiert, die sich aber von normalen Blutbildwerten unterscheiden lassen. Entdeckt wurde diese Variante bei Familienuntersuchungen. Aus der gemischten Heterozygotie mit der klassischen β^+- oder β^0-Thalassämie (erhöhtes HbA_2) resultiert das klinische Bild einer leichten Thalassaemia intermedia mit variabler Anämie, sowie mit 10 – 20 % HbF und normalem bis erhöhtem HbA_2. Diese Symptomatik ist auch bei Homozygotie der stummen Formen der β-Thalassämie zu erwarten.

Die klinische Symptomatik der *Typ-2-Variante* entspricht bei Anlageträgern der einer klassischen heterozygoten β-Thalassämie mit Ausnahme des normalen HbA_2-Wertes. Das Verhältnis der Syntheseraten von α-Globinketten : β-Globinketten beträgt 2:1 wie bei der heterozygoten β-Thalassämie mit erhöhtem HbA_2. Erwartungsgemäß führt die gemischte Heterozygotie mit der klassischen heterozygoten β-Thalassämie zum klinischen Bild einer Thalassaemia major.

Die Differentialdiagnose der heterozygoten β-Thalassämie mit normalem HbA_2 und anderer heterozygoter Thalassämien wird unten besprochen.

16.4 Therapie

Eine Behandlung der heterozygoten β-Thalassämien ist grundsätzlich nicht möglich und auch nicht notwendig. Die Eisengabe ist kontraindiziert, mit Ausnahme eines gleichzeitig bestehenden Eisenmangels, der am häufigsten im Kleinkindalter und bei Schwangeren zu erwarten ist.

Bei Vorliegen einer nicht durch Eisenmangel bedingten stärkeren Anämie kann die Gabe von *Folsäure* (0,5 mg/Tag oral) und *Pyridoxalphosphat* (100 – 200 mg Vitamin B_6/Tag oral) über einen Zeitraum von drei Monaten erwogen werden. Der Effekt dieser nicht gesicherten Therapie entscheidet über die Fortführung oder eventuelle Wiederholung der Medikation.

16.5 Prognose

Die mittlere Lebenserwartung von Patienten mit heterozygoter β-Thalassämie ist identisch mit nicht an Thalassämie erkrankten Vergleichsgruppen aus der gleichen Region.

16.6 Diagnostik

Es gilt folgender *Grundsatz*: Fehlende Hypochromie bzw. hypochrome Anämie spricht mit Ausnahme der sehr seltenen stummen Formen gegen das Vorliegen einer heterozygoten β-Thalassämie. Zudem besteht bei Anlageträgern der β-Thalassämie eine enge Korrelation zwischen der Schwere der Beeinträchtigung der β-Globinsynthese und dem MCV bzw. MCH. Bei der β^0-Thalassämie sind MCV und MCH niedriger als bei der β^+-Thalassämie.

Frühestens im Alter von drei Monaten, jedoch mit Sicherheit ab dem 6. Lebensmonat kann die klassische heterozygote β-Thalassämie anhand des erhöhten *HbA_2-Wertes* erkannt werden. Versuche, die Diagnostik in das Neugeborenenalter vorzuverlegen, bringen keinerlei Vorteile. Hinweise zum diagnostischen Vorgehen finden sich im Text und in Tabelle 77 auf Seite 221. Auf *Familienuntersuchungen* kann nicht verzichtet werden. Da β-anomale Strukturvarianten (siehe Seite 324) phänotypisch das Bild einer heterozygoten β-Thalassämie kopieren können, ist auch daran bei der Diagnostik zu denken. Das gilt in besonderem Maße für das HbE (siehe Seite 157), das in der Bevölkerung Südostasiens mit hoher Frequenz vorkommt.

Neben der *Hämoglobinanalyse* stehen zunehmend mehr *molekulargenetische Analysen* zur Verfügung, die in allen ungeklärten Fällen mit entsprechender klinischer oder wissenschaftlicher Begründung eingesetzt werden müssen. Das gilt als selbstverständlich für die Pränataldiagnostik (siehe Seite 128 und 301).

Tabelle 90: Charakteristika der heterozygoten β^+- und β^0-Thalassämie.

Labortests	**Ergebnisse (Anhaltsdaten)**	
Hb-Konzentration	9–15 g/dl Männer 8–13 g/dl Frauen	
Erythrozytenzahlen	deutlich erhöht in Relation zur Hb-Konzentration	
MCH	(16) – 20 – 25 pg	
MCV	55–70 fl	
MCHC	normal bis gering erniedrigt	
Erythrozytenmorphologie	variabel, normal bis verändert: Mikrozytose, Anisozytose, Hypochromie, Targetzellen, geringe Poikilozytose, basophile Tüpfelung	
Quotient MCV/Eryzahl	< 13	
HbA_2*	3,5–7,5 %** = obligat erhöht*** (Ausnahmen: Eisenmangel)	
HbF****	nicht obligat erhöht. Nur bei ca. 50 % der Patienten auf 2-5 % erhöht. Höhere Werte kommen vor.	
Serumeisen	normal bis erhöht	Ausnahme ist ein gleichzeitig bestehender Eisenmangel
EBK	normal	
Ferritin	normal	
Eisensättigung	normal	
Transferrin	normal	

* Methode: Stärkeblock, Säulenchromatographie.
** Selten kommen Werte über 10 % HbA_2 vor.
*** Ausnahme: sogenannte normale HbA_2 β-Thalassämie.
**** Methode: Alkalidenaturierung.

16.7 Differentialdiagnose

Die Differentialdiagnose umfaßt grundsätzlich alle Hypochromien bzw. leichten hypochromen Anämien, die einerseits die anderen Thalassämieformen, andererseits aber auch den Eisenmangel und die sideroachrestischen Anämien beinhalten.

Andere heterozygote Thalassämieformen. Die Abgrenzung erfolgt mit Hilfe der DNA- und Hämoglobin-Analyse (HbA_2- und HbF-Werte, Hämoglobinmuster) unter Einschluß von Familienuntersuchungen (Tab. 77, Seite 221). Für die heterozygoten β-Thalassämien mit normalem HbA_2 kann die differentialdiagnostische Klärung zur heterozygoten α-Thalassämie über die DNA-Analyse, zur δβ-Thalassämie über die Höhe der HbF-Werte und zur γδβ-Thalassämie über die DNA-Analyse erfolgen. Schließlich ist an die strukturellen Varianten *Hb Knossos* (β27 (B 9) Ala → Ser) und *Hb Malay* (β19 (B1) Asn → Ser) zu denken, die beide nicht mit der normalen Elektrophorese, sondern nur mit Hilfe der isoelektrischen Fokussierung, der HPL-Chromatographie und der DNA-Analyse erkannt werden können (siehe Seite 326).

Selten ist eine erworbene heterozygote β-Thalassämie mit normalem HbA_2 und uneinheitlichen HbF-Erhöhungen beim Myelodysplasiesyndrom und bei der akuten myeloischen Leukämie beschrieben worden.

Eisenmangelanämie. Sie ist charakterisiert durch den Eisenmangel, das normale HbA_2 und das Fehlen einer β-Thalassämie bei den Eltern. Da bei hoher HbA_2-β-Thalassämie der HbA_2-Wert durch Eisenmangel erniedrigt sein kann, muß bei persistierender Hypochromie nach Ausgleich des Eisenmangels der HbA_2-Wert kontrolliert werden.

Sideroblastische Anämien. Diese heterogene Gruppe von Anämien gehört wie die Thalassämie zu den Erkrankungen mit Eisenverwertungsstörungen im weitesten Sinne. Die charakteristischen Veränderungen im Knochenmark sowie die typische Erythrozytenmorphologie erlauben aus der Sicht einfacher hämatologischer Kriterien eine Abgrenzung zu allen heterozygoten Thalassämien. Weiterhin müssen die Hämoglobinanalyse mit HbA_2- und HbF-Bestimmung sowie die DNA-Analyse und Familienuntersuchungen zur differentialdiagnostischen Klärung eingesetzt werden.

17 Thalassaemia major

17.1 Definition

Der Thalassaemia major (*Cooley-Anämie*) liegt eine schwer gestörte bis fehlende Synthese der β-Globinketten zugrunde. Klinisch handelt es sich um eine *schwerste Anämie*, charakterisiert durch eine ausgeprägte ineffektive Erythropoese kombiniert mit peripherer Hämolyse, Hypochromie, Dyserythropoese, Hypersiderinämie, erhöhter Knochenmarksmasse und Hypervolämie. Die genetische Grundlage (siehe oben) ist eine Inaktivierung *beider* β-Globingene (*homozygote β-Thalassämie*). Ein entscheidendes klinisches Kriterium für die Definition einer Thalassaemia major ist die *dauernde Transfusionsabhängigkeit*. Die Eisenüberladung bewirkt vielfältige Organdefekte, die zusammen mit den therapiebedingten Komplikationen die Lebensdauer und Lebensqualität der Patienten bestimmen. Die Prognose quoad vitam ist unter der konventionellen Therapie infaust.

17.2 Allgemeine klinische Aspekte

Die klinische Expression der durch die verschiedenen Varianten der β^+- bzw. β^0-Thalassämiegene verursachten Thalassaemia major zeigt im Rahmen der durch die Definition gegebenen Grenzen fließende Übergänge zwischen mehr oder weniger schweren Formen.

Bezogen auf eine genetisch orientierte klinische Einteilung läßt sich feststellen, daß der *Phänotyp* der homozygoten β-Thalassämie grundsätzlich durch den *Genotyp* bestimmt wird. Modifiziert wird der Phänotyp durch andere genetische und nicht genetische Faktoren, die das Spektrum der klinischen Vielfalt noch reicher machen. Der Einfluß koexistierender genetischer Faktoren wird z. B. deutlich in Bevölkerungsgruppen mit hoher Inzidenz für die β-, δ- und α-Thalassämien. Hier ist durch die vielen Kombinationsmöglichkeiten der Genotypen eine entsprechende Heterogenität der Phänotypen zu erwarten. Das ist u. a. gut dokumentiert an der Kombination der homozygoten β-Thalassämie mit der α-Thalassämie. Das gewöhnlich schwere Krankheitsbild der homozygoten β-Thalassämie kann dadurch über eine Reduktion der überschüssigen freien α-Globinketten zu einer leichteren Verlaufsform, der Thalassaemia intermedia, modifiziert werden (siehe Seite 235 und 274).

17.3 Verlauf der unbehandelten Krankheit

Der Verlauf der Thalassaemia major hat sich durch die heute allgemein früh einsetzende Therapie so gewandelt, daß das Vollbild der Erkrankung auch bezogen auf die verschiedenen Lebensalter nur noch selten gesehen wird. Ausnahmen bilden einmal Kinder aus Ländern, in denen die notwendigen Therapieverfahren nicht verfügbar sind, zum anderen sind mangelnde Compliance und unzureichende ärztliche Überwachung für unbefriedigende Verlaufsformen verantwortlich zu machen.

Nachfolgend soll der natürliche Verlauf des Krankheitsbildes der unbehandelten Thalassaemia major kurz dargestellt werden, nicht zuletzt um deutlich zu machen, wie sinnvoll die derzeitige Therapie für den Patienten ist.

17.3.1 Allgemeine Symptome

Die Kinder sind bei Geburt völlig unauffällig. Erst im Alter von drei bis fünf Monaten wird der hereditäre Defekt manifest. Zu dieser Zeit imponieren als Hauptsymptome die *Blässe* (*Anämie*) und *graue Verfärbung der Haut* sowie der *dicke Bauch* (*Hepato-Splenomegalie*). Im weiteren Verlauf bleiben die Kinder in der *körperlichen Entwicklung* zurück. Das gilt vor allem für die Größe, aber auch für die Ausprägung der Muskulatur, die besonders an den Extremitäten sehr spärlich ist. Die Symptome der dürftigen somatischen Entwicklung treten ab dem Kleinkindesalter immer deutlicher in Erscheinung. Die Knochenveränderungen (siehe unten) nehmen später aufgrund der durch die Ausweitung der Markräume bedingten Verdickungen groteske Ausmaße an mit der Folge besonders belastender Entstellungen des *Gesichtsschädels* (Abb. 112). Leber und Milz füllen den ganzen Bauchraum aus. Nicht selten entwickelt sich ein *Hyperspleniesyndrom.* Die zunehmende *Siderose* und die schwere chronische *Anämie* führen in wenigen Jahren zu schweren Schäden in verschiedenen Organen.

Die Entwicklung der klinischen Symptome ist eng korreliert mit der Dauer der unbehandelten Krankheit und der Schwere der Störung der β-Globinkettensynthese. In der Regel wird die Diagnose noch vor Beginn des 2. Lebensjahres gestellt.

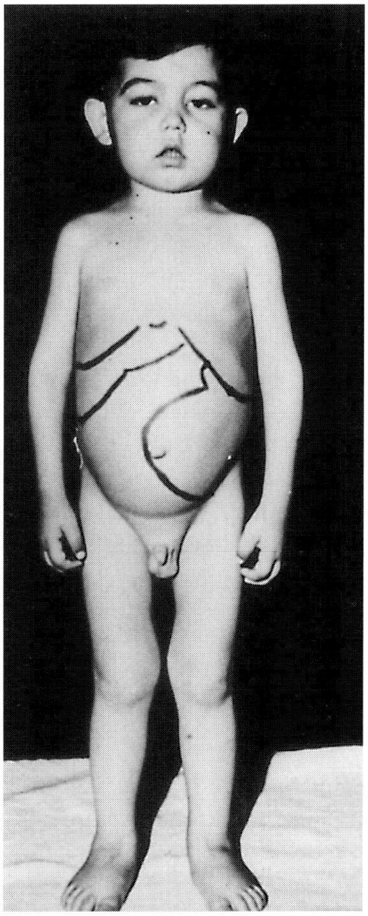

Abb. 112: Statur und typische facies thalassaemica bei einem sechsjährigen Knaben mit Thalassaemia major, der nur sporadisch mit Erythrozytentransfusion behandelt wurde. Beachte auch das Ausmaß der Hepatosplenomegalie. (Mit freundlicher Genehmigung der Eltern). (Aus Kleihauer, E.: Hämoglobine. Normale und anormale Varianten. In: Humangenetik, Bd. III/3 Hämatologie, Becker; P. E. (ed.) p. 529, Abb. 56, Georg Thieme Verlag Stuttgart 1976 mit freundlicher Genehmigung).

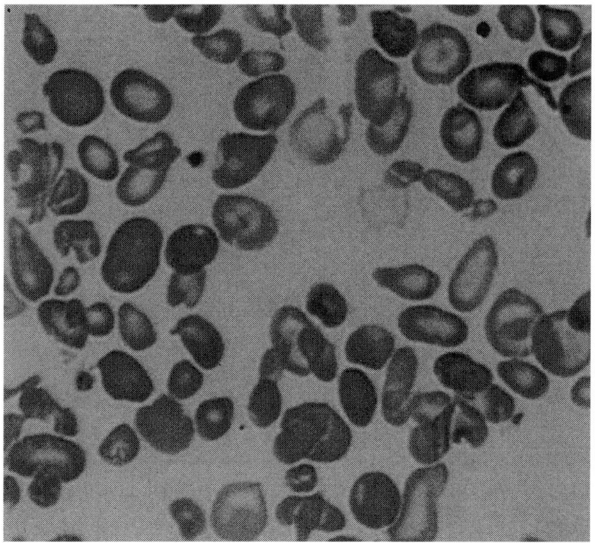

Abb. 113: Peripherer Blutausstrich von einem vierjährigen Patienten mit unzureichend behandelter Thalassaemia major. Typisch sind Anisozytose, starke Poikilozytose, Hypochromie und Targetzellen. Normoblasten sind in dem Bildausschnitt nicht zu sehen.

Die Prognose ist ungünstig. Die Kinder sterben vor dem 6. Lebensjahr an den Folgen von Anämie, Eisenüberladung und Infektionen. Diese schlechte Prognose hat sich mit der modernen Behandlung wesentlich gebessert (siehe Seite 302).

17.3.2 Hämatologische Befunde

Anämie

Die Schwere der Anämie ist bei der ersten Untersuchung variabel. Sie ist immer *hypochrom* mit einem MCH, das bis auf 15 pg absinken kann. Das mittlere Erythrozytenvolumen (MCV) liegt in einem Bereich zwischen 50 und 60 fl. Die Retikulozytenzahlen sind bezogen auf die Anämie mit etwa 5 – 20 ‰ nur gering erhöht. Dies ist einmal Ausdruck der *ineffektiven Erythropoese*, zum anderen werden junge Erythrozyten vorzeitig in der Milz zerstört.

Morphologie peripherer Blutzellen

Im peripheren Blutausstrich (Abb. 113) zeigen die Erythrozyten so charakteristische Veränderungen,

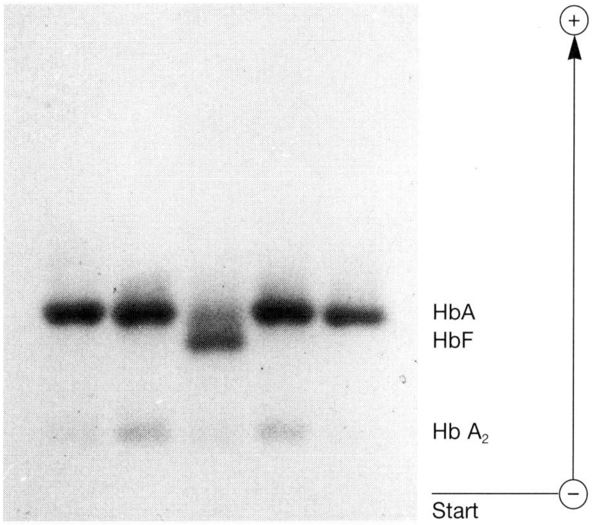

Abb. 114: Hämoglobinmuster bei einer Familie mit β-Thalassämie. Elektrophorese auf Zellulose-Azetatfolie, pH 8,6. Von links nach rechts Kontrolle: HbA_2 normal; Vater (heterozygot): HbA_2 erhöht; Kind (homozygot): stark erhöhtes HbF; Mutter (heterozygot): HbA_2 erhöht; Kontrolle: HbA_2 normal.

wie sie bei keiner anderen hämatologischen Erkrankung gefunden werden. Sie bestehen in ausgeprägter Anisozytose, Poikilozytose und Hypochromasie. Ferner sieht man groteske Fragmente, Mikrozytose sowie Targetzellen, Tränentropfen, Polychromasie, basophile Tüpfelung und kernhaltige Erythrozyten mit schmalem Plasmasaum.

Die überschüssigen α-Globinketten lassen sich im peripheren Blut nach Inkubation mit Methylviolett nur bei splenektomierten Patienten nachweisen. Bei nicht splenektomierten Patienten werden die *Innenkörper* bei der Passage der Erythrozyten durch die Sinusoide der Milz aus den roten Blutzellen „herausgemolken". Als Folge dieses Vorganges entstehen *Fragmentozyten.*

Thrombozyten und Granulozyten können peripher vermehrt sein als Ausdruck einer allgemein gesteigerten Hämatopoese. Vermindert sind sie beim Hyperspleniesyndrom. Schließlich ist zu bedenken, daß die Gesamtzahl der maschinell gezählten Leukozyten um die Zahl der kernhaltigen Normoblasten korrigiert werden muß.

Knochenmark

Das Knochenmark *expandiert* in alle verfügbaren Markräume mit erheblichen Auswirkungen auf Form und Struktur der Knochen (siehe Seite 273). Zytologisch ist das Mark *hyperzellulär* mit einer um das 10- bis 20fache der Norm gesteigerten und linksverschobenen Erythropoese. Typisch ist der schmale, ausgefranste Plasmasaum der roten Vorstufen. Die starke Steigerung der Erythropoese steht im Gegensatz zu der nur mäßig erhöhten Retikulozytenzahl in der Peripherie (*ineffektive Erythropoese*). *Dyserythropoetische Veränderungen* sind häufig sehr ausgeprägt, megaloblastäre Formen zeigen einen *Folsäuremangel* an. Weiterhin läßt sich eine erhebliche Speicherung von Eisen im RES und in Normoblasten (*Ringsideroblasten*) nachweisen. Nach Inkubation von Knochenmark mit Methylviolett kommen die präzipitierten überschüssigen α-Globinketten als *Innenkörper* in den roten Vorstufen gut zur Darstellung. Myelopoese und Thrombopoese sind relativ verringert, absolut jedoch gesteigert. Im übrigen finden sich reichlich *Zelltrümmermakrophagen.* Ferner können *Speicherzellen* vorhanden sein, die den Gaucher-Zellen ähneln.

Hämoglobinmuster

Die Hämoglobinanalyse (Abb. 114) zeigt je nach Genotyp sehr variable Anteile an HbA, HbF und HbA_2. Ganz generell kann man davon ausgehen, daß bei einer HbF-Erhöhung zwischen 20 – 98 % und der klinischen und hämatologischen Symptomatik einer Thalassaemia major oder Thalassaemia intermedia genetisch eine *homozygote* oder *gemischt heterozygote* β-Thalassämie vorliegt. In die Interpretation der Befunde der Hämoglobinanalyse müssen auf jeden Fall die Blutbildwerte, die klinische Symptomatik, die Ergebnisse hämatologischer Untersuchungen der Familienangehörigen sowie der Transfusionsstatus des Patienten einbezogen werden.

Eisenüberladung

Anämie und die enorm gesteigerte erythropoetische Aktivität des Knochenmarkes bewirken eine tägliche enterale Eisenresorption von 3 – 4 mg, sogar bis 10 mg/Tag im Vergleich zu 1 mg/Tag bei gesunden Menschen. Dies führt zusammen mit der notwendigen Transfusionsbehandlung bzw. auch ohne die notwendige Transfusionsbehandlung über einige Jahre zur Entwicklung einer Eisenüberladung mit entsprechenden Folgen für die Funktion der besonders betroffenen Organe (siehe Seite 263).

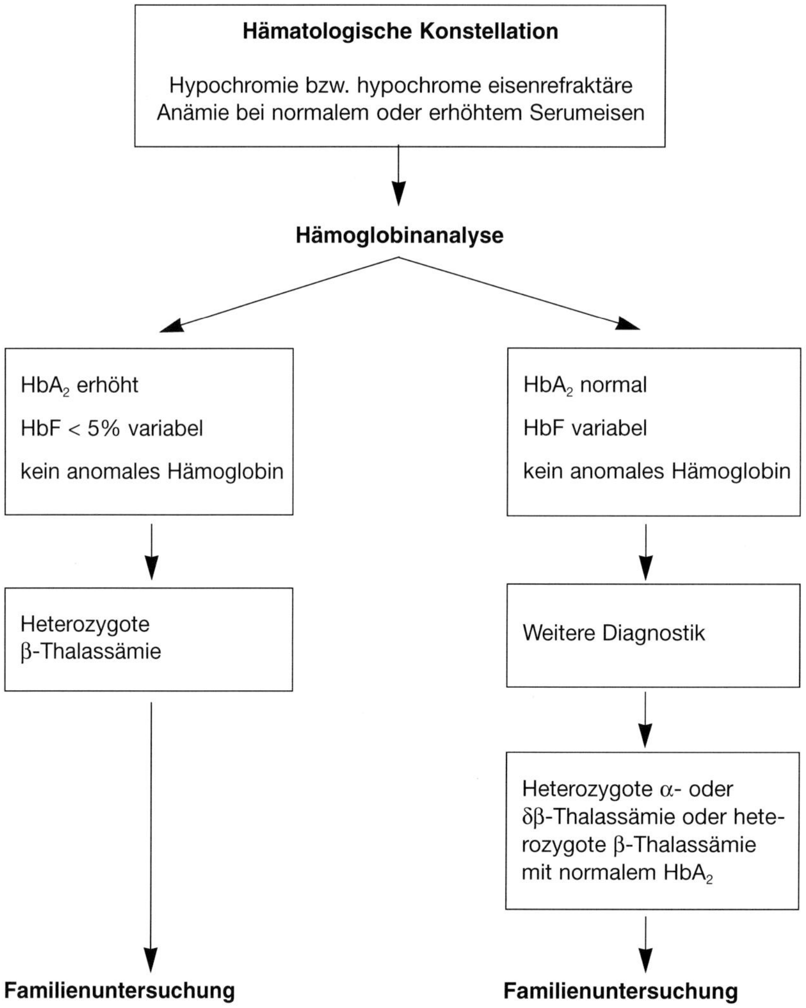

Abb. 115: Stellenwert der Hämoglobinanalyse bei der Diagnostik bei β-Thalassämien (siehe Text)

17.4 Verlauf der behandelten Krankheit

17.4.1 Allgemeines

Die Therapie der Thalassaemia major beinhaltet die regelmäßige *Erythrozytensubstitution* in Abständen von drei Wochen sowie die tägliche Applikation von *Chelatbildnern* zur Reduktion der Eisenüberladung. Beide Therapien haben eine erhebliche Veränderung von Symptomatik und Verlauf zur Folge, deren Kenntnis aus verschiedenen Gründen wichtig ist. Als überzeugendsten *Effekt der Therapie* auf den Verlauf muß die enorme Verlängerung der Lebenszeit und die erhebliche Verbesserung der *Lebensqualität* genannt werden.

Dagegen steht die Erfahrung, daß eine mangelhafte *Compliance* ein ganz wesentlicher Faktor dafür ist, daß auch heute noch ein beachtlicher Teil der Patienten jenseits des 10. Lebensjahres bis zur Adoleszenz von zunehmend schweren Organkomplikationen durch die Eisenüberladung betroffen ist. Die *Therapieverweigerungen* betreffen vorwiegend die Verabfolgung der Chelatbildner bei noch regelmäßiger Transfusionsfrequenz. Dies führt erwartungsgemäß zu einer starken Akkumulation von Eisen in verschiedenen Organen (Herz, Leber, Endokrinium) mit entsprechenden funktionellen und strukturellen Störungen.

In den folgenden Abschnitten sollen die möglichen Blutbildveränderungen und die chronischen Organstörungen diskutiert werden, wie sie sich unter einer adäquaten, aber auch unter einer unzureichenden Therapie entwickeln können.

17.4.2 Hämatologische Befunde

Blutbild und Hämoglobinmuster

Mit der *Transfusionstherapie* wird in der Regel schon im Säuglingsalter begonnen. Sie hat direkte und rasche Auswirkungen auf das Blutbild und die Erythropoese (siehe unten). Es kommt dabei als wünschenswertes Therapieziel zur dauerhaften Normalisierung der peripheren Blutbildwerte und damit auch der Erythrozytenmorphologie. Normoblasten lassen sich nicht mehr nachweisen. Außerdem erfährt das Hämoglobinmuster, bedingt durch Transfusion und Suppression der Erythropoese, eine erhebliche Reduktion der HbF-Werte, die deutlich unter 5 % liegen. Aus so veränderten roten Blutbildwerten kann die Thalassaemia major nicht mehr diagnostiziert werden. Nur bei einer unzureichend durchgeführten Transfusionstherapie kommt es wieder zu Blutbildveränderungen und zu deutlich erhöhten HbF-Werten.

Knochenmark

Aus ferrokinetischen Studien wissen wir, daß die *Erythrozytenproduktion* bei der Thalassaemia major auf das 10- bis 20fache der Norm gesteigert ist. Durch die transfusionsbedingte permanente Normalisierung der Hämoglobinkonzentration auf Werte über 10,5 g/dl wird die Erythropoese erheblich supprimiert, allerdings bleibt sie noch auf das zwei- bis vierfache der Norm erhöht. Der Grund, daß eine weitere Reduktion nicht möglich ist, liegt wahrscheinlich an einer unangemessen niedrigen *2,3-DPG-Konzentration* und einem entsprechend niedrigen P_{50}-Wert bei chronisch transfundierten Patienten mit Thalassaemia major. Auch die restliche und gesteigerte Erythropoese scheint überwiegend ineffektiv zu sein, da bei Patienten mit homozygoter β^{o}-Thalassämie der Anteil an HbF bzw. die Zahl der HbF-Zellen im peripheren Blut bei einer ausreichenden Transfusionstherapie nur gering erhöht ist.

Hämostase

Thromboembolische Ereignisse mit rezidivierenden transitorischen oder bleibenden zerebralen ischämischen und apoplektischen Insulten sind bei der Thalassaemia major gerade im Zusammenhang mit der Splenektomie beschrieben worden (siehe Seite 273). Sie machen etwa 2 % der Todesursachen nach dem 10. Lebensjahr aus. Neben venösen Thrombosen wurden autoptisch mit hoher Frequenz thrombotische Läsionen in den Pulmonalarterien gefunden. Welche Bedeutung dabei eine Arteriosklerose hat, die sich schon frühzeitig entwickeln soll, ist nicht bekannt (siehe Seite 268).

Daneben besteht eine Tendenz zu *Hämorrhagien.* Es sind aber auch schwere zerebrale Blutungen insbesondere im Zusammenhang mit multiplen Transfusionen beschrieben worden. Die den Störungen der Blutgerinnung zugrunde liegenden Mechanismen sind nicht völlig geklärt. Erniedrigte Plasmaspiegel betreffen die Gerinnungsfaktoren I, II, V, VII, IX und X. Zur Erniedrigung der Gerinnungsfaktoren tragen auch Leberschäden bei.

Die *Thrombozytenüberlebenszeit* ist bei der Thalassaemia major und Thalassaemia intermedia signifikant verkürzt. Sie läßt sich durch eine Splenektomie nicht verbessern. Nach Milzentfernung kommt es jedoch zur *Thrombozytose* sowie zur Vermehrung zirkulierender Thrombozytenaggregate. Ursache für die thrombozytären Störungen ist u. a. eine Aktivierung der Blutplättchen durch hypoxische vaskuläre Endothelschäden sowie durch Freisetzung von ADP und thromboplastischem Material aus hämolysierten Erythrozyten. Daraus ergibt sich die Notwendigkeit, den Patienten besonders nach Splenektomie (siehe Seite 294) *Aggregationshemmer* zu geben.

17.4.3 Eisenhaushalt

Normaler Eisenhaushalt

Normale Eisenbalance

Der gesamte Eisenhaushalt eines normalen erwachsenen Menschen verfügt über ca. 4 g Eisen (Abb. 115). Davon entfallen etwa 2 – 3 g auf das *Funktionseisen*, das vorwiegend im Hämoglobin und im Myoglobin zu finden ist. Das *Speichereisen* (siehe un-

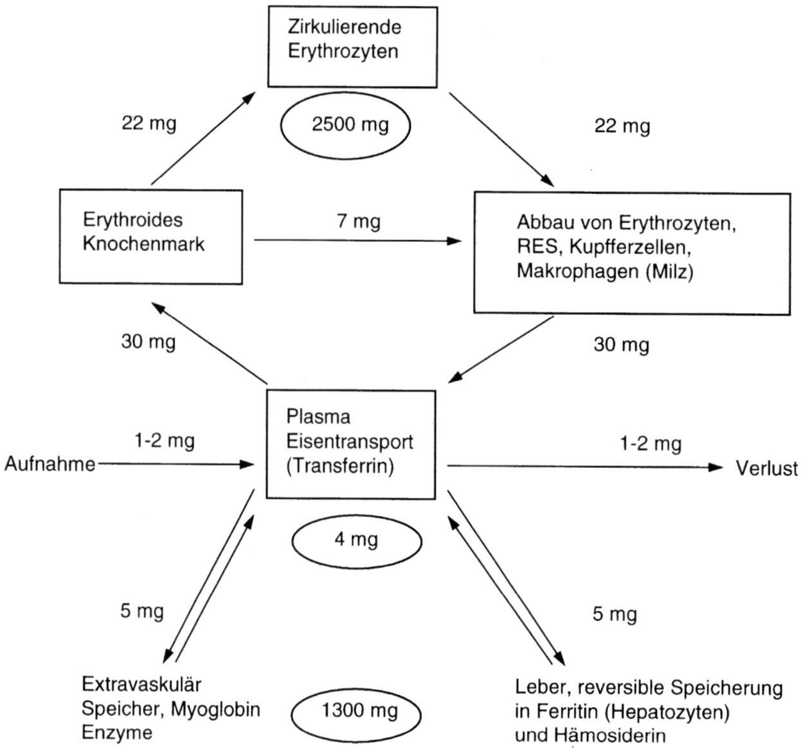

Abb. 116: Normaler Eisenstoffwechsel. Der quantitative Eisenumsatz pro Tag zwischen den verschiedenen Kompartimenten ist in mg bei den jeweiligen Pfeilen angegeben. Die in Ovalen dargestellten Mengen veranschaulichen die ungefähre Verteilung des gesamten Körpereisens. Das Recycling-System sorgt für die Wiederverwertung des Eisens. Der Verlust beträgt nur 1 – 2 mg/Tag.

ten) macht etwa 1 g aus. Durch den sehr geringen physiologischen Eisenverlust von ca. 1,5 mg/Tag reguliert der Körper seinen Eisenhaushalt im wesentlichen über die Eisenresorption. Diese ist positiv korreliert mit dem Ausmaß der Erythropoese und negativ korreliert mit der Masse des Speichereisen. Eisenresorption und Speichereisen sind somit die Eckpfeiler der Eisenbalance.

Im Mittelpunkt der internen Verteilung des Eisens steht das *Transferrin*, das als Transportform alle Gewebe mit Eisen versorgt. Etwa vier Fünftel des Eisenaustausches sind der Erythropoese gewidmet. Das Transferrin übernimmt das Eisen von Makrophagen des retikuloendothelialen Systems, von den Mukosazellen des Darms und den Parenchymzellen der Leber und liefert es an die roten Vorstufen im Knochenmark bzw. an andere Gewebszellen ab. Die Abgabe wird bestimmt durch die Zahl der *Transferrinrezeptoren* an der Oberfläche dieser Zellen. Die intrazelluläre Speicherung ist abhängig von der Menge vorhandener *Ferritinmoleküle*. Die Vorgänge, die mit der Aufnahme und Speicherung des Eisens auf zellulärer Ebene verbunden sind, werden vom Eisenangebot gesteuert. Bei einem Überangebot wird viel *Ferritin* synthetisiert, was eine erhöhte zelluläre Speicherung und eine verminderte Verfügbarkeit von Eisen zur Folge hat. Regulatorisch wird in dieser Situation die Zahl der Transferrinrezeptoren erniedrigt, wodurch gleichzeitig die intrazelluläre Eisenaufnahme reduziert wird. Bei geringem Eisenangebot, z. B. beim Eisenmangel sind die Verhältnisse umgekehrt. Die Erhöhung der Zahl der Transferrinrezeptoren erlaubt eine gesteigerte Aufnahme und die verringerte Synthese von Ferritin macht mehr Eisen verfügbar.

Der molekulare Mechanismus (Abb. 117), der dieser Regulation zugrunde liegt, wirkt sehr elegant und ist zugleich beispielhaft für die posttranskriptionelle Regulation von Stoffwechselvorgängen. Die mRNA für den Transferrinrezeptor (TfR), das Ferritin und die erythroide Form der Aminolaevulinatsynthetase (eALAS) enthalten eine spezifische Signalsequenz,

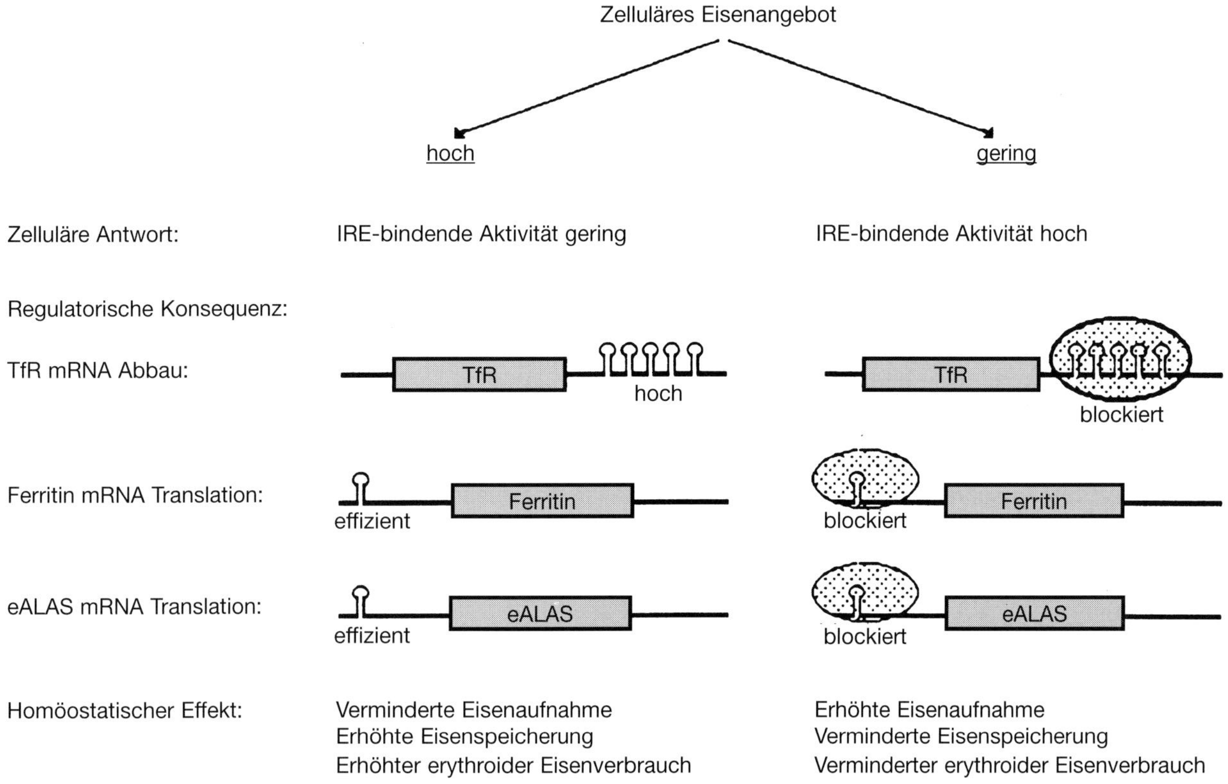

Abb. 117: Regulation des zellulären Eisenstoffwechsels über die Stabilität der Transferrinrezeptor (TfR) mRNA in Abhängigkeit vom zellulären Eisenangebot. Einzelheiten sind im Text erklärt. (Das Bild wurde freundlicherweise von Herrn Dr. med. habil. M.W. Hentze, Europäisches Laboratorium für Molekularbiologie, Heidelberg zur Verfügung gestellt).

das sogenannte „iron responsive element" (IRE), an das sich ein zelluläres Protein, der „iron regulatory factor" (IRF) eisenabhängig binden kann. In der Ferritin- und der eALAS mRNA befindet sich das IRE in der 5' nicht translatierten Sequenz, während die Transferrinrezeptor-mRNA eine Gruppe von IREs in ihrer 3' nicht translatierten Sequenz enthält. Befindet sich die Zelle im Eisenmangel, so kann sich das IRF an die IREs in diesen drei mRNA binden. Die Transferrinrezeptor RNA wird dadurch stabilisiert und somit effizienter translatiert, wogegen die Translation der Ferritin und der eALAS mRNA behindert wird. Umgekehrt verliert das IRF bei reichlichem Eisenangebot seine Fähigkeit, sich an das IRE zu binden. In diesem Zustand kann die Ferritin und eALAS RNA ungehindert translatiert werden, wohingegen die Transferrinrezeptor mRNA destabilisiert wird. Somit ist die Eisenaufnahme, die Eisenspeicherung und die Eisenutilisation durch einen einzigen Regulationsmechanismus in physiologisch sinnvoller Weise reguliert.

Speichereisen

Unter den nicht-erythropoetischen Geweben wird Eisen vorwiegend im *RHS* und im *Leberparenchym* gespeichert (Abb. 121, Seite 266). Zellen des RHS erhalten ihr Eisen ausschließlich und direkt aus dem Hämoglobin abgebauter Erythrozyten ohne Vermittlung durch Transferrin. Das in den Zellen des *RHS* aufgenommene Eisen wird dort in verschiedener Form (Ferritin, Hämosiderin, labiler Eisenpool) vorübergehend gespeichert, dann an das Plasmatransferrin abgegeben und an die Stellen des Bedarfs transportiert (Abb. 118). *Hepatozyten* erhalten dagegen das aus der enteralen Resorption stammende Eisen mittels Plasmatransferrin. Dabei wird die quantitative Eisenaufnahme über die Transferrinsättigung gesteuert.

In Hepatozyten gibt es, wie in Makrophagen, verschiedene *Depotformen des Eisens.* Einerseits ist es als leicht mobilisierbare Reserve in Form von *Ferri-*

tin, einem wasserlöslichen Komplex aus dreiwertigem Eisen und Apoferritin, verfügbar. Das Ferritin steht mit dem zum Speicher gehörigen labilen Eisenpool (siehe unten) in einem dynamischen Gleichgewicht. Als weitere Depotform gibt es das wasserunlösliche *Hämosiderin*, aus dem das Eisen weniger gut mobilisiert werden kann. Hämosiderin ist mit größter Wahrscheinlichkeit ein proteolytisches Degradierungsprodukt von Ferritin.

Labiler Eisenpool

Die Einverleibung von Eisen in die Zellen erfolgt über eine durch Transferrinrezeptoren vermittelte *Endozytose*. Intrazellulär wird die feste Bindung zwischen Eisen und Protein in einem Vesikel durch Säuerung gelöst. Das jetzt eisenfreie Protein wird aus der Zelle geschleust und findet sich extrazellulär als *Apotransferrin* wieder. Das nicht mehr an Protein gebundene intrazelluläre Eisen stellt den sogenannten *labilen Eisenpool* oder *Transit-Pool* dar (Abb. 118 und 119). Das Eisen dieses Pools, das mit dem Speicherpool (Ferritin) der Zelle im Gleichgewicht steht, wird wahrscheinlich an verschiedene kleine Trägermoleküle gekoppelt, wie z. B. an Zitrat, ATP, GTP, andere Phosphatester, organische Säuren und eventuell auch an polare Gruppen der Membranlipide oder an DNA. Bezüglich der Größe und der exakten chemischen Struktur dieses Pools von nicht an Protein gebundenen Eisen ist jedoch wenig bekannt. Das Eisen ist in allen vorliegenden Zustandsformen in der Lage, Wasserstoffperoxid in Hydroxylradikale zu zerlegen.

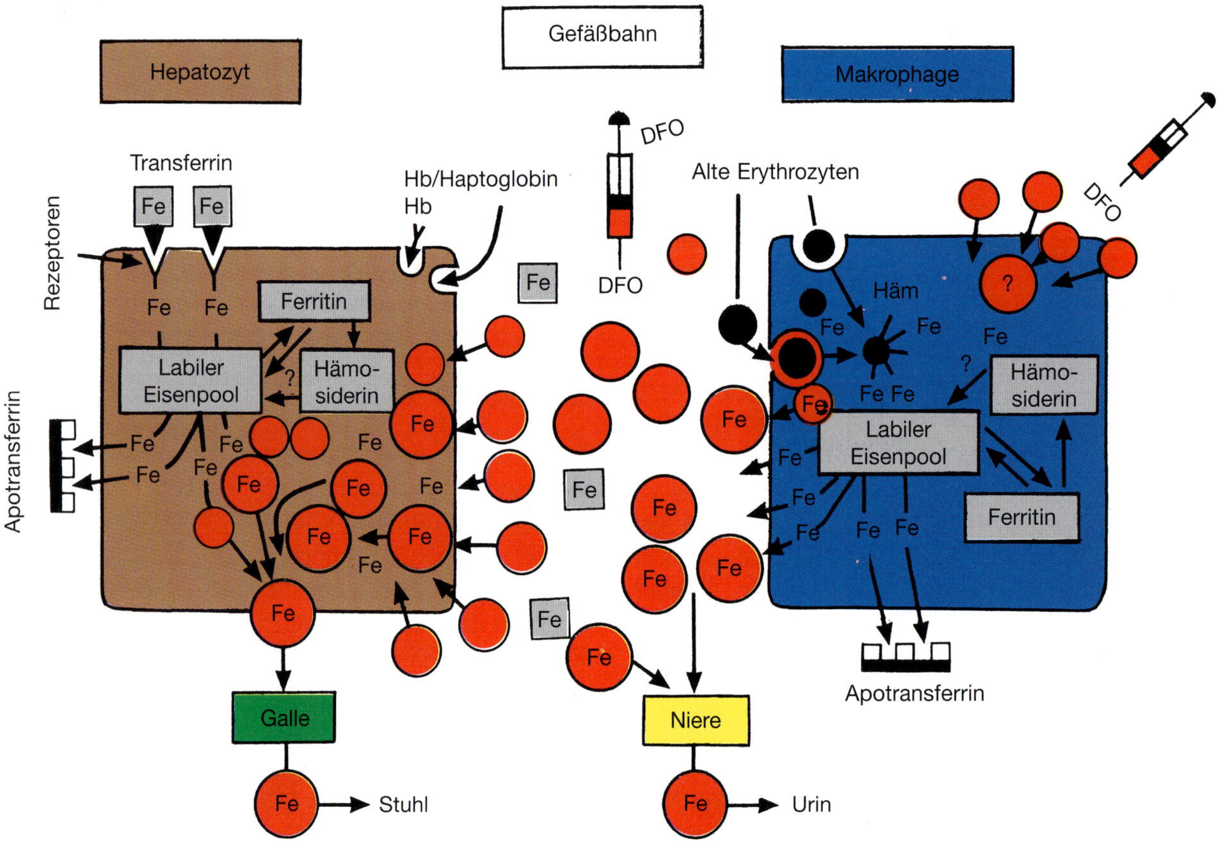

Abb. 118: Schematische Darstellung von Aufnahme und transzellulärem Transport von Eisen in Hepatozyten und Makrophagen. Zusätzlich ist die Ausscheidung von Eisen unter der DFO-Therapie dargestellt (siehe Seite 283). In der Leberzelle findet die Chelatbildung intrazellulär statt. Der DFO-Eisenkomplex Fe wird über die Galle ausgeschieden. Für den Makrophagen ist nicht sicher, ob DFO in die Zelle eindringt oder ob die Chelatbildung erst dann stattfindet, wenn das Eisen die Zelle verlassen hat. Das im Plasma vorhandene nicht an Protein gebundene Eisen ist durch das Symbol FE dargestellt. Einzelheiten siehe Text.

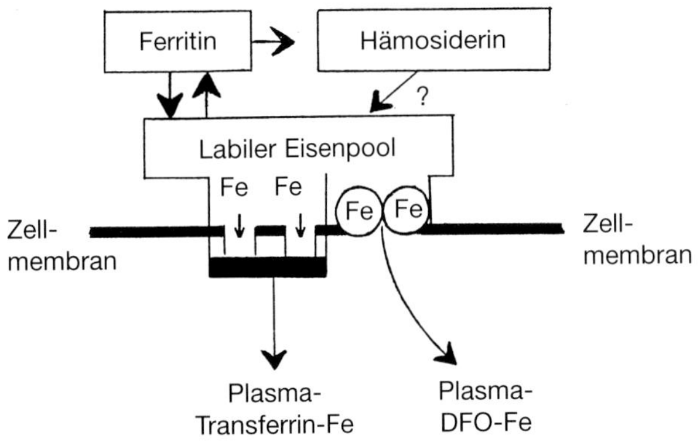

Abb. 119: Der labile Eisenpool ist als Transitpool die zentrale Verteilerstelle für intrazelluläre Eisenbewegungen sowie für die Ausschleusung aus der Zelle unter normalen Bedingungen und im Zusammenhang mit der Chelattherapie (DFO) bei Eisenüberladung. Einzelheiten siehe Text und Abb. 118).

Neben dem intrazellulären labilen Eisenpool gibt es auch im Plasma eine geringe Menge von nicht an Transferrin gebundenem freien Eisen (Abb. 118), das bei Eisenüberladung, d. h. bei kompletter Transferrinsättigung deutlich erhöht ist. Derartige Situationen treffen wir an z. B. bei der Thalassaemia major, der HbE/β-Thalassämie und der primären Hämochromatose. Diese niedrig molekulare *Plasmaeisenfraktion* hat für *oxidative Zellschädigungen* durchaus eine Bedeutung.

Es besteht außerdem Grund zur Annahme, daß unter der Eiseneliminationstherapie mit Deferoxamin (DFO) mehr Eisen mobilisiert wird (siehe Seite 284), als von DFO gebunden werden kann, so daß dadurch zusätzlich eine ungebundene Eisenfraktion im Blut zirkuliert. Es wird diskutiert, daß dieses Eisen auf dem Weg zur Inkorporation in den Reserve- oder Transitpool erneut zu Schädigungen von Parenchymzellen beiträgt. Diese Überlegungen lassen es sinnvoll erscheinen, die DFO-Infusion nicht zehn bis zwölf Stunden täglich (siehe Seite 283), sondern über 24 Stunden durchzuführen.

Gestörter Eisenhaushalt

Eisenüberladung

Die Eisenüberladung führt besonders bei der Thalassaemia major und in begrenztem Umfang auch bei der Thalassaemia intermedia zu kritischen Komplikationen. Diese sind Folge *toxischer Eisenschäden* (siehe unten) und manifestieren sich in Form schwerer struktureller (Zelluntergang, Fibrosierung) und funktioneller Störungen von Herz, Leber, Pankreas, Schilddrüse, Nebenschilddrüse, Hypophyse, Nebennierenrinde, Milz und Knochenmark. Nicht davon betroffen sind das Zentralnervensystem, die Gonaden und die Haut. Die für die Thalassaemia major typische dunkle Pigmentierung der Haut, wie sie auch bei anderen Formen einer Hämosiderose gesehen wird, ist Folge einer vermehrten *Melaninablagerung*, wahrscheinlich bedingt durch die Mitwirkung freier Radikale, deren Freisetzung über einen gering erhöhten Eisengehalt in der Haut katalysiert wird. Die Organschäden bedeuten für den Patienten mit zunehmendem Alter und abhängig von der Qualität der Chelattherapie eine progrediente Invalidisierung mit Verringerung der *Lebenserwartung*. Ohne Chelattherapie beträgt die mittlere Lebenserwartung 15 Jahre. Der Tod tritt in der Regel durch *Herzversagen* ein.

Ursache für die *Eisenüberladung* ist zunächst die enorm gesteigerte *enterale Eisenresorption*, die vom Grad der Anämie und von der Aktivität der Erythropoese abhängig ist. Die Erythropoese ist bei der unbehandelten Thalassaemia major um das 10- bis 20fache der Norm erhöht und äußerst ineffektiv. Eine entsprechende Steigerung erfährt auch der Eisenumsatz. Wichtigster Faktor für die Entstehung der Eisenüberladung ist die Zufuhr von Eisen mit den therapeutisch notwendigen regelmäßigen *Erythrozytentransfusionen* (siehe unten). Dabei werden pro Beutel Erythrozytenkonzentrat etwa 200 – 225 mg Eisen zugeführt. Da der Körper täglich nicht mehr als 1,0 – 1,5 mg Eisen pro Tag verliert, kommt es bei den üblichen dreiwöchigen Transfusionsintervallen (siehe Seite 278) bald zu einer beträchtlichen Eisenakkumulation (siehe unten). Die durch den transfusionsbedingten Ausgleich von Anämie und Suppression der Erythropoese deutlich reduzierte, aber im Vergleich zur Norm noch erhöhte enterale Eisenresorption spielt in der Gesamtbilanz des Eisenhaushaltes eines Patienten mit Thalassaemia major eine ebenso geringe Rolle wie der tägliche Verlust.

Über die Beziehungen zwischen *Milz* und Eisenhaushalt im Zusammenhang mit der Eisenüberladung ist wenig bekannt. Ein Aspekt liegt darin, daß die Milz viel Eisen in Form eines *nicht-toxischen Pools* im Rahmen der Abräumfunktion für alte

Erythrozyten speichert. Dieser „Entgiftungsfunktion" steht entgegen, daß dabei möglicherweise doch ein gewisser Anteil an unerwünschtem „toxischen" Eisen gebildet wird. Auch ist nicht geklärt, ob die Milz ein wichtiges Zielorgan der Chelattherapie ist und ob eine *Splenektomie* sich nicht eher ungünstig auf die Eisenelimination auswirkt. Allerdings läßt sich bei hohem Transfusionsbedarf die Transfusionsmenge nach Splenektomie um ca. 20 % senken. Hinweise, daß splenektomierte Patienten mit Thalassaemia major eine stärkere Beladung der Leber mit Eisen aufweisen, sind nicht bestätigt. Auch finden sich bei erhöhter Transferrinsättigung erhöhte Werte für Plasmaferritin und nicht an Transferrin gebundenes Plasmaeisen.

Eisentoxizität

Eisen spielt eine entscheidende Rolle im Zusammenhang mit der *Sauerstofftoxizität*, indem es den Prozeß der Umwandlung von Superoxid und Wasserstoffperoxid in hochtoxische *Hydroxylradikale* unterhält (siehe Seite 262). Dabei ist allein ein chemisch noch nicht exakt definierter Eisenkomplex mit niedrigem Molekulargewicht wirksam. Das an Hämoglobin, Laktoferrin oder an Transferrin gebundene Eisen nimmt dagegen nicht oder nur in geringem Umfang an dem Prozeß der Regeneration von Hydroxylradikalen teil. Die toxischen Effekte der entsprechenden Radikale bestehen überwiegend in der *Peroxidation* von Lipiden und Proteinen, die über verschiedene Reaktionsschritte zu einer Degradierung der *Membranen* von Zellen (Abb. 108, Seite 241) und Organellen (u. a. von Mitochondrien, Lysosomen, Sarkolemm) führt und so Schädigung und Untergang von erythroiden Zellen, Parenchymzellen und Herzmuskelzellen bewirkt.

Zum *Schutz* vor oxidativen Schäden werden in sehr spezifischer Weise verschiedene antioxidative Mechanismen wirksam. Dazu gehören intrazellulär vorwiegend die *Dismutasen* (Superoxiddismutase, Katalase, Glutathionperoxidase). Die Membranen selber werden geschützt durch *Vitamin E* und *β-Karotin.* Extrazellulär übernehmen diese Funktion vor allem jene Proteine, die Eisen bzw. Hämoglobin binden, z. B. das *Transferrin* und *Laktoferrin* bzw. das *Haptoglobin.* Weiterhin scheint ein Mangel an *Askorbinsäure* die chronische Toxizität von Eisen zu mindern, während die Zufuhr von Askorbinsäure bei Eisenüberladung und unter der Deferoxamin-Therapie die Toxizität, z. B. für das Myokard erhöht (siehe Seite 286).

Bestimmung der Eisenüberladung

Die exakte Bestimmung der Eisenüberladung des Körpers wird immer weniger zuverlässig, je höher der Überschuß an gespeichertem Eisen ist. Folgende Möglichkeiten einer Berechnung der Eisenüberladung gibt es.

Einfache Kalkulation

Eine sehr einfache Kalkulation der Eisenzufuhr ist bei Patienten mit einer regelmäßigen Transfusionstherapie möglich. Die Angabe erfolgt in *mg Eisen/kg KG/Jahr.* Da unter einer regelmäßigen Erythrozytensubstitution und konstanter Hämoglobinkonzentration über 10,5 g/dl Blut die erythropoetische Aktivität des Knochenmarks nur noch etwa auf das doppelte bis vierfache der Norm gesteigert ist, werden täglich etwa 2 mg Eisen enteral resorbiert. Mit einer Transfusion wird pro ml Erythrozytenkonzentrat (EK) 1 mg Eisen parenteral zugeführt. Daraus errechnet sich bei einem Bedarf von 180 ml EK/kg KG/Jahr eine Zufuhr von 180 mg Eisen/kg KG/Jahr. Das sind bei einem 25 kg schweren Patienten 4 500 mg Eisen/Jahr. Dieser Betrag erhöht sich jährlich um ca. 700 mg resorbiertes Eisen. Der Gesamtzuwachs an Eisen beträgt innerhalb von zwei bis drei Jahren rund 500 mg/kg KG, d. h. 12 500 mg Eisen bei einem Patientengewicht von 25 kg. Damit ist die Grenze erreicht, ab der mit der Chelattherapie begonnen werden muß (siehe Seite 285).

Transferrinsättigung

Eine Transferrinsättigung (Eisenbindungskapazität) von über 80 % gilt als Kriterium für eine Eisenüberladung. Wenn die totale Transferrinsättigung erreicht ist, gibt es darüber hinaus keine Möglichkeit mehr, mit dieser Methode das Ausmaß der Eisenüberladung abzuschätzen. Methodisch ist zu bedenken, daß bei der Bestimmung der Eisenbindungskapazität unter der Deferoxamin (DFO)-Therapie die DFO-Eisenbindungskapazität mit erfaßt wird. Deshalb muß vor dieser Untersuchung die DFO-Therapie mindestens 24 Stunden abgesetzt sein.

Serumferritinwerte

Die Serumferritinwerte sind über einen weiten Bereich gut mit dem Ausmaß der Eisenüberladung, insbesondere der Leber korreliert. Unter normalen Bedingungen (siehe unten) entspricht ein Serumferritinwert von 200 mg/l etwa 1 mg Eisen pro Gramm Lebertrockengewicht. Serumferritinwerte über 800 mg/l zeigen eine *behandlungsbedürftige Eisenüberladung* an. Bei Werten über 4 000 mg Ferritin/l bzw. bei Patienten, die mehr als 100 Einheiten Erythrozytenkonzentrat erhalten haben, sind die Ferritinwerte nicht mehr mit dem Ausmaß der Eisenüberladung korreliert. Zudem muß berücksichtigt werden, daß bei einer *Leberzellschädigung*, (z. B. durch Eisenüberladung oder Hepatitis), aber auch unter einer Vitamin-C-Zufuhr viel Ferritin in das Plasma abgegeben wird. Dadurch wird eine starke Siderose vorgetäuscht. Ein normaler Serumferritinwert spricht in der Regel gegen eine Eisenüberladung. Ausnahme ist z. B. ein Vitamin-C-Mangel, bei dem der Serumferritinwert niedrig sein kann, selbst bei einer Eisenüberladung.

DFO-Eisen-Exkretionstest

Der *DFO-Urineisen-Exkretionstest* gibt einen groben Hinweis auf das Vorliegen von Speichereisen. Die Testergebnisse werden beeinflußt von der Askorbinsäure, indem eine höhere Vitamin-C-Zufuhr die Eisenausscheidung steigert, während Transfusionen sich negativ auf die Eisenausscheidung auswirken. Weiterhin ist das Alter der Patienten zu berücksichtigen.

Bei dem *Desferal-Test* wird die Eisenausscheidung nach 0,5 g DFO i.m. im 24-Stunden-Sammelurin bestimmt. Vorher muß die individuelle Urineisenausscheidung über 24 Stunden ohne DFO ermittelt werden. In der Regel liegt die Eisenausscheidung bei normalen Erwachsenen unter 2 mg Fe/24 Std., bei Patienten mit Thalassaemia major unter 1,2 mg Fe/24 Std. Steigen die Werte nach 0,5 g DFO auf über 4 mg Fe/24 Std. an, spricht das für das Vorliegen einer Eisenspeicherung in Parenchymzellen.

Bei Kindern wird aus technischen und methodischen Gründen der *i.v. DFO-Test* bevorzugt (siehe unten).

i.v. DFO-Test (DFO-Eisenbindungskapazität)

Bei diesem Test werden über sechs Stunden kontinuierlich 25 mg DFO/kg KG i. v. infundiert. Steigt der Plasmaeisenspiegel innerhalb von sechs Stunden (Meßwerte 0,1 und sechs Std.) nach Beginn der DFO-Infusion um 30 mg/100 ml über den Ausgangswert an, dann liegt ein chelierbarer und therapiebedürftiger Eisenpool vor.

Bildgebende Verfahren

Die *Computertomographie* vermittelt nur Anhaltswerte über die Eisenspeicherung in der Leber. Sie ist nicht zuverlässig bei sehr hohen Speichereisenwerten.

Die *SQUID-Meßtechnik* ist als nicht-invasive Methode noch in der technischen Entwicklung. Von der Konzeption her handelt es sich um ein Verfahren, mit dem unter Ausnutzung der paramagnetischen Eigenschaften das Lebereisen sehr exakt bestimmt werden kann (Abb. 120). Der technische Aufwand ist erheblich.

Die *Kernspintomographie* entwickelt sich zunehmend mehr als brauchbare nicht-invasive Methode zur quantitativen Lebereisenbestimmung.

Leberbiopsie

Die verläßlichste Methode ist nach wie vor die *Leberbiopsie*, mit der das Eisen quantitativ exakt bestimmt werden kann. Der weitere Vorteil besteht darin, daß

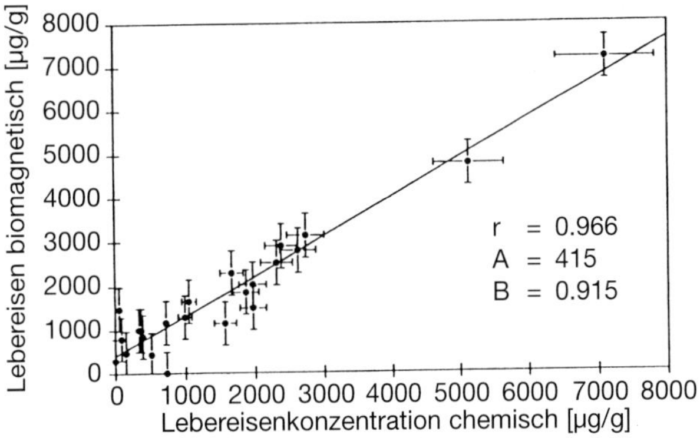

Abb. 120: Vergleich der quantitativen Messungen von Eisen (µg/g) mit der SQUID-Meßtechnik und der biochemischen Analyse aus Leberbiopsaten. (Die Abbildung wurde freundlicherweise von Herrn Dr. Dr. W. Hartmann, Univ.-Kinderklinik Ulm zur Verfügung gestellt).

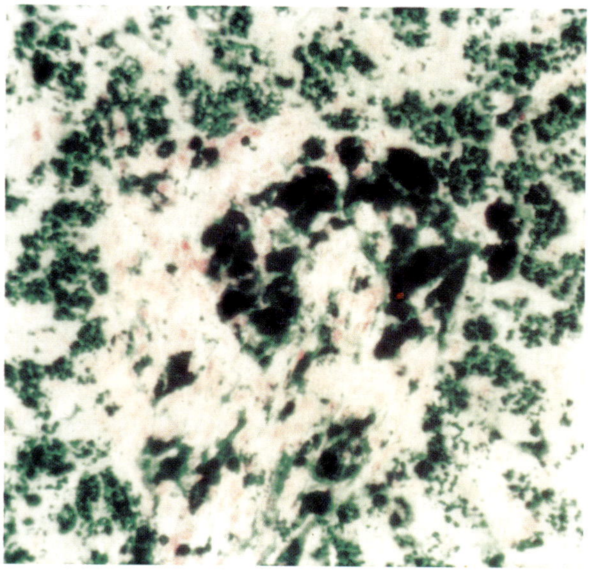

Abb. 121: Extreme Eisenüberladung der Leber bei Thalassaemia major (Berliner-Blau-Reaktion). Der Patient wurde nur sporadisch transfundiert und erhielt keine Chelattherapie.

neben der histologischen Verteilung des Eisens (Abb. 121) auch das Ausmaß von Fibrose, Zirrhose, Hepatitis und toxischen Leberzellschädigungen beurteilt werden kann. Nachteile ergeben sich aus den durch Narkose und Punktion bedingten Komplikationen.

17.4.4 Organmanifestation

Milz

Die Milzvergrößerung hat verschiedene Ursachen. Zunächst ist daran die *extramedulläre Blutbildung* beteiligt, die im Säuglingsalter überwiegend für die zunehmende Splenomegalie, aber auch für die Lebervergrößerung verantwortlich zu machen ist. Mit der regelmäßigen und ausreichenden Transfusionstherapie wird dagegen die extramedulläre Blutbildung so stark supprimiert, daß es aus diesen Gründen nicht mehr zu einer Splenomegalie kommt. Eine unzureichend durchgeführte Transfusionsbehandlung hat dagegen eine Zunahme der Milzvergrößerung zur Folge.

Eine weitere Ursache für die Entwicklung einer Splenomegalie ist die *Aktivierung des RES* mit Hyperplasie und Volumenzunahme. Sowohl der Stimulus durch die *chronische Hämolyse*, als auch die dauernde *Phagozytose* präzipitierter überschüssiger α-Globinketten und rezidivierende *Infektionen* sind daran beteiligt. Ein wesentlicher Faktor für die Splenomegalie ist die *Speicherung* größerer Mengen von *Erythrozyten*, die aus dem Kreislauf herausgenommen werden. Folge davon ist eine Zunahme des Plasmavolumens (Hypervolämie), die eine zusätzliche Anämisierung durch Hämodilution bewirkt. Dies ist die Erklärung für den steigenden Transfusionsbedarf bei zunehmender Milzvergrößerung. Dabei kann sich auch ein *Hyperspleniesyndrom* entwickeln, zudem wächst die Gefahr einer traumatischen Schädigung des Organs. Die positive Seite der Milzvergrößerung besteht in der besseren Bewältigung von Infektionen bedingt durch den Massenzuwachs an sehr aktivem RES.

Über den Einfluß der Milz bzw. der Splenektomie auf die Eisenakkumulation in der Leber existieren keine sicheren Daten.

Leber

Die Hepatomegalie ist ein frühes und führendes Organsymptom einer unbehandelten Thalassaemia major und vorwiegend Folge einer *extramedullären Hämatopoese.* Damit wird verständlich, daß unter einer regelmäßigen Transfusionstherapie durch Suppression der Hämatopoese eine Lebervergrößerung in der Regel nicht vor dem 10. Lebensjahr auftritt. Für die spätere Entwicklung einer Hepatomegalie sind *chronische Leberschäden* u. a. durch *Transfusionshepatitis* (siehe Seite 282) oder Eisenüberladung verantwortlich zu machen.

Da das Ausmaß der *Lebersiderose* (Abb. 121) direkt mit der Eisenüberladung des Körpers korelliert, hat die quantitative Bestimmung des Lebereisens in *Biopsaten* eine große Bedeutung sowohl für die Diagnostik als auch für die Therapiekontrolle. Sie kann nur mit Einschränkungen durch die Serumferritinbestimmung ersetzt werden (siehe Seite 265). Ein weiterer Vorteil der Leberbiopsie besteht darin, daß über die *Histologie* das Ausmaß von Fibrose, Zirrhose und chronischer Hepatitis festgestellt werden kann. Die Bedeutung der Leberhistologie wird auch dadurch dokumentiert, daß 30 % der Patienten mit Thalassaemia major bei chronischer Hepatitis normale Transaminasen aufweisen bzw. bei 57 % der Patienten nur auf das doppelte der Norm erhöht

Tabelle 91: Entwicklung einer mittelgradigen bis schweren portalen Fibrose in Abhängigkeit vom Alter der Patienten unter der Behandlung mit Bluttransfusionen und Chelatbildnern.

Alter Jahre	Anteil mit portaler Fibrose
< 4	10 %
4–7	25 %
8–11	50 %
12–16	60 %
> 16	85 %

sind. Notwendig ist die Leberhistologie weiterhin als *Prognosefaktor* für die *Knochenmarktransplantation* sowie für die Entwicklung hepatischer Veränderungen nach der Transplantation (siehe Seite 294).

Weiterhin hat die Leberhistologie darüber informiert, daß mit der Chelattherapie zwar die toxischen Leberschäden durch Eisen reduziert werden, daß sich aber trotzdem in Abhängigkeit vom Alter der Patienten bzw. von der Dauer der konventionellen Behandlung eine portale Fibrose entwickelt (Tab. 91). Diese Veränderungen bilden sich nach erfolgreicher Knochenmarktransplantation nicht bei allen Patienten zurück (siehe Seite 295).

Die Komplikationsrate bei *Leberblindpunktion* wird mit 0,5 % angegeben. Auswirkungen chronischer Leberschäden auf das Gerinnungssystem werden auf Seite 259 besprochen.

Herz

Kardiale Komplikationen sind bei Patienten mit Thalassaemia major mit großer Regelmäßigkeit zu erwarten. Wenn keine Transfusionstherapie durchgeführt wird, findet man bereits im früheren *Kindesalter* eine vom Grad der Anämie abhängige *Linksherzvergrößerung* mit Störungen der Kontraktilität. In dieser Patientengruppe lassen sich bei 58 % echokardiographische Veränderungen und bei 15 % elektrokardiographische Veränderungen nachweisen. Im *späteren Alter* können kardiale Komplikationen unterschiedliche Ursachen haben. Die Bedeutung der Eisenüberladung (Tab. 92) wird dabei möglicherweise überschätzt. Wahrscheinlich spielen auch viral und autoimmunologisch bedingte *Myokarditiden* eine nicht unbedeutende Rolle. Über 90 % aller Patienten sterben an einer durch unterschiedliche Ursachen bedingten *Herzinsuffizienz*. Die klinischen Folgen der Schäden am Myokard und am Reizleitungssystem manifestieren sich in Form von Störungen der Erregungsleitung mit ventrikulärer und supraventrikulärer Tachykardie und Dysrhythmie verbunden mit der Gefahr des Kammerflimmerns.

Eine meist rezidivierende akute *Perikarditis* mit den typischen Symptomen wie Schmerz, Fieber und Perikardreiben kann Frühsymptom einer myokardialen Schädigung sein. Oft bleibt die eigentliche Ursache der Perikarditis, die meistens nach dem 10. Lebensjahr auftritt, unbekannt. In der Regel nimmt sie einen benignen Verlauf und die Symptome verschwinden auch innerhalb einer Woche von selbst. Die Besserung läßt sich therapeutisch durch Bettruhe, Schmerzmittel und nicht-steroidale Antirheumatika unterstützen. Störungen der Reizleitung finden sich am häufigsten in Form eines AV-Blocks I. und II. Grades sowie als Extrasystolen, Tachykardien und Vorhofflattern.

Eine *Kardiomyopathie* äußert sich entweder in Form einer Myokardhypertrophie oder einer Ventrikeldilatation. Der früheste Hinweis für eine gestörte Myokardfunktion läßt sich durch Belastungsechokardiographie und Radionukleotidventrikulographie erarbeiten. Aber auch dann ist die Myokardfunktion bereits stark vermindert. Eine Diagnostik in den Frühstadien ist nicht möglich. Für die kardiologische Überwachung der Patienten muß gerade für die Früherfassung von Schäden das ganze Arsenal der modernen Technik eingesetzt werden.

Die Eisenablagerung im Herzen läßt histologisch eine gewisse Sequenz in Abhängigkeit von der Schwere der *Hämosiderose* erkennen (Abb. 122). Die ersten Ablagerungen finden sich im ventrikulären Myokard mit Bevorzugung der subendokardial gelegenen Muskelzellen. Dann folgen die Ablagerungen im Myokard des Vorhofs und schließlich im Reizleitungssystem. Im Laufe der Zeit sind die Muskelfasern voll mit Eisen gefüllt, ohne daß sich eine wesentliche Fibrose entwickelt. Das Herz vergrößert sich, das Myokard nimmt an Masse zu und das Gewicht liegt dann bald über dem zwei bis dreifachen der Norm.

Eine zusätzliche Belastung des rechten Herzens mit der Folge einer *Rechtsherzinsuffizienz* und *Cor pulmonale* ergibt sich aus der Mikroembolisation im Bereich der Pulmonalarterien (siehe unten).

Unter einer konsequent durchgeführten Therapie mit regelmäßigen *Transfusionen* kommt es vor allem nicht zu den anämiebedingten frühen kardialen Ver-

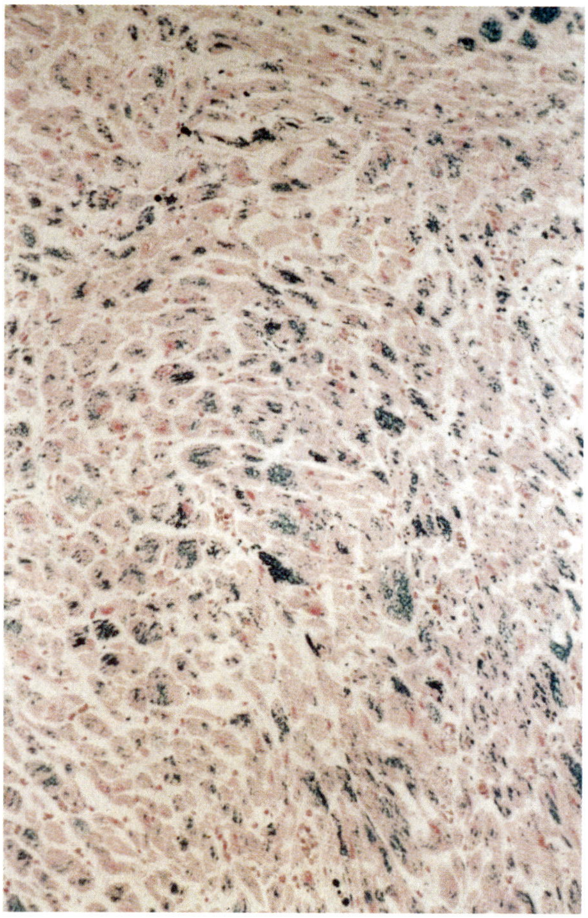

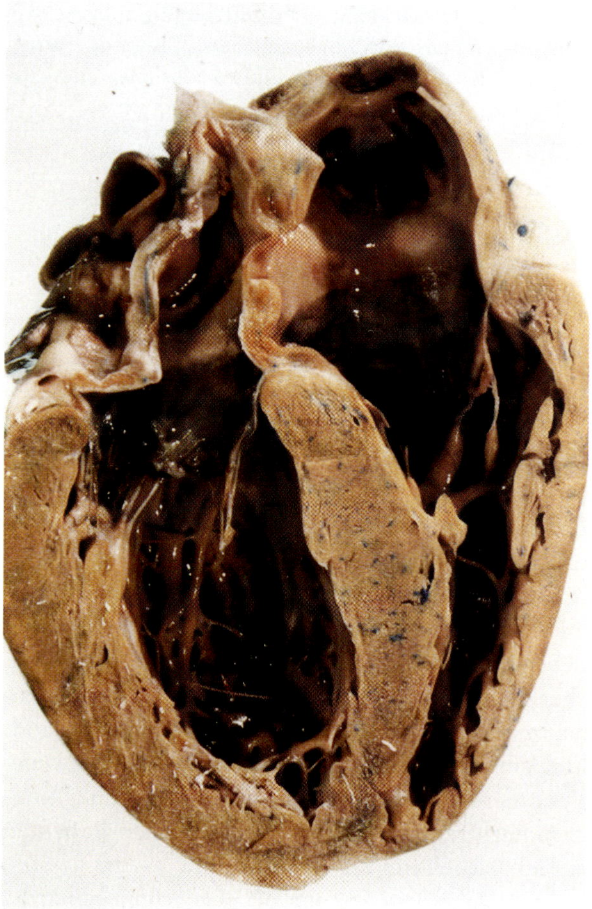

Abb. 122a **Abb. 122b**

Abb. 122: Siderose des Herzens bei Thalassaemia major, sichtbar gemacht mit der Berliner-Blau-Reaktion. Der Patient erhielt keine regelmäßige Chelattherapie. Abb. 122a: Makroskopische Übersicht über die Verteilung der Eisenablagerungen im Myokard. Abb. 122b: Histologie der Myokardsiderose. (Die Bilder wurden freundlicherweise von Herrn Dr. Tuchschmied, Univ.-Kinderklinik Zürich und Herrn Prof. Dr. J. Briner, Pädopathologie, Institut für Klinische Pathologie der Universität Zürich zur Verfügung gestellt).

änderungen, wie z. B. Linksherzvergrößerung mit Störungen der Kontraktilität. Dies ist auch Ausdruck dafür, daß sich keine Hypervolämie entwickelt. Eine rechtzeitig begonnene und regelmäßig durchgeführte *Chelattherapie* hat einen günstigen und deutlich verzögernden Effekt auf die Entwicklung und Ausprägung kardialer Schäden (Abb. 123). Die *Lebenserwartung* der Patienten ist dadurch deutlich verbessert worden. Allerdings können damit bei den meisten Patienten kardiale Schäden auf Dauer nicht vermieden werden, womit die Bedeutung der Herzsiderose eine Relativierung erfährt.

Unbehandelt sterben die meisten Patienten innerhalb eines Jahres nach Beginn der kardialen Symptome.

Lunge

Auf chronische pulmonale Schäden ist man bei der Thalassaemia major, sowie bei den Interaktionsformen mit β-anomalen Hämoglobinen, aber auch bei der HbH-Krankheit erst seit dem letzten Jahrzehnt aufmerksam geworden. So fand man z. B. bei 44 % der Autopsien obstruktive Veränderungen in den *Pulmonalarterien* wahrscheinlich als Folge von thromboembolischen Ereignissen (siehe Seite 259). Diese Phänomene sind sicher nicht allein einer erhöhten Aggregationsneigung von Thrombozyten anzulasten. *Lungenfunktionsprüfungen* ergaben bei gut 60 % der Fälle pathologische Ergebnisse, davon bei 46 % obstruktive Veränderungen. Restriktive bzw.

Tabelle 92: Entwicklung kardiologischer Schäden in Abhängigkeit von der Transfusionsfrequenz bzw. der Eisenüberladung.

Stadium I	• weniger als 100 Transfusionseinheiten • Klinik: Keine Symptome. • Technik:	ECHO: RNVG*: 24 Std. EKG:	fakultativ leichte Linksherzhypertrophie normal normal
Stadium II	• 100-400 Transfusionseinheiten • Klinik: Keine Symptome oder leichte Müdigkeit. • Technik:	ECHO: RNVG: 24 Std. EKG:	Linksherzhypertrophie mit Ventrikeldilatation bei normaler Auswurffraktion Normal in Ruhe; bei Belastung kein Abfall oder Anstieg der Auswurffraktion Atriale und ventrikuläre Extrasystolen
Stadium III	• mehr als 400 Transfusionseinheiten • Klinik: Herzklopfen, Kardiomyopathie, Herzversagen • Technik:	ECHO: RNVG: 24 Std. EKG:	Verminderte Auswurffraktion In Ruhe normale bis verminderte Auswurffraktion, die bei Belastung deutlich abfällt Verstärkte atriale und ventrikuläre Extrasystolen

Abkürzung. *RNVG = Radionukleotidventrikulographie

kombinierte Veränderungen wurden bei 21 % bzw. 32 % nachgewiesen. Bei Kindern überwiegen im Gegensatz zu Erwachsenen die obstruktiven Funktionseinschränkungen. Für die restriktiven Defekte werden verschiedene Faktoren verantwortlich gemacht, wie u. a. abnormer Thoraxraum, Hepatomegalie, Kardiomegalie und ein vermindertes Wachstum von Lungengewebe im Vergleich zum Bronchial- und Gefäßsystem.

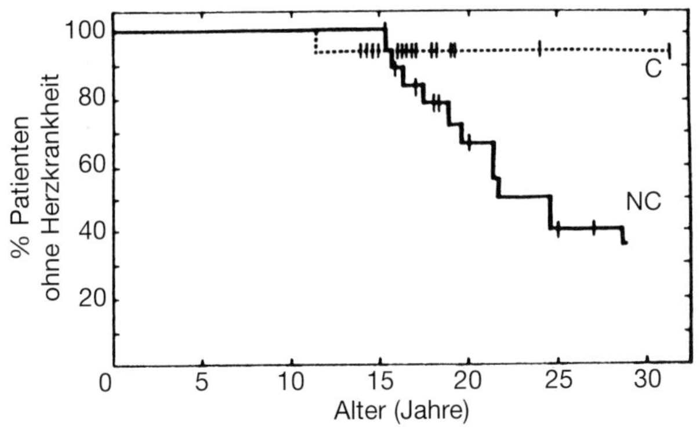

Abb. 123: Überlebenschancen von Patienten mit Thalassaemia major in Abhängigkeit vom Alter und der Entwicklung kardialer Komplikationen. Vergleichsgruppen: C = Patienten mit regelmäßiger Chelattherapie ohne kardiale Störungen. NC = Patienten mit kardialen Komplikationen als Folge einer nicht bzw. unzureichend durchgeführten Chelattherapie. Die senkrechten Markierungen auf den Linien kennzeichnen das Alter jener Patienten, die frei von einer Herzkrankheit sind (Nach Wolfe, L., et al.: N. Engl. J. Med. 308, 1603 (1985)).

Schließlich ist auf den hohen Anteil (40-70 %) einer *arteriellen Hypoxämie* ($Pa0_2 \leq 80$ mm Hg) als Folge von Ventilations- und Perfusionsstörungen bei Patienten mit Thalassaemia major und den Kombinationsformen mit β-anomalen Hämoglobinen hinzuweisen.

Die pulmonalen Veränderungen stehen nicht im Zusammenhang mit der Eisenüberladung. Sie werden begünstigt durch rezidivierende pulmonale Infektionen. Bei den bisher untersuchten Patienten handelt es sich vorwiegend um solche mit schwerer bis mäßig schwerer Anämie ohne eine regelmäßige Transfusionstherapie. Vergleichsgruppen unter optimalen Therapiebedingungen existieren nicht. Regelmäßige Transfusionen verursachen *keine Lungenhämosiderose.*

Infektionen

Ganz im Gegensatz zur Sichelzellkrankheit (siehe Seite 91) wird die Bedeutung von Infektionen für die Morbidität und Mortalität der Thalassaemia major kontrovers diskutiert. Das gilt auch für splenektomierte Patienten. Schließlich ist die grundsätzliche Frage keineswegs geklärt, ob und in welchem Ausmaß die Abwehrfunktionen beeinträchtigt sind.

Ursache für die nicht übereinstimmenden Angaben zu den einzelnen Fragen ist die große Heterogenität der Patientengruppen bezüglich Alter, Qualität der Therapie (Transfusion, Eisenlimination), Ausmaß der Siderose, Leberschädigungen (Siderose, Hepatitis), endokriner Störungen und Zeitpunkt der Splenektomie. Schließlich muß auch die soziale Situation und die Qualität der allgemein ärztlichen Versorgung mit in Betracht gezogen werden.

Bezüglich der Intaktheit der Abwehrfunktionen gibt es sehr widersprüchliche Daten über die quantitativen Verhältnisse der *Immunglobuline* und des *Komplementsystems*, die von deutlicher Beeinträchtigung bis hin zu normalen oder sogar erhöhten Werten bzw. Aktivitäten reichen. Die *zellgebundene Immunität* scheint dagegen übereinstimmend nicht beeinträchtigt zu sein. Die Funktionen der Granulozyten werden, auch nach Splenektomie, wiederum sehr unterschiedlich beurteilt. Die Milz selber, einschließlich des gesamten RES, scheint in der Regel, bedingt durch viele stimulierende Einflüsse, die Abwehrfunktionen günstig zu beeinflussen (siehe Seite 266).

Im Rahmen möglicher Störungen der Abwehr kommt der *Eisenüberladung* in mehrfacher Hinsicht eine Bedeutung zu. Die reichliche Verfügbarkeit von Eisen begünstigt das Wachstum von bestimmten Bakterien. Weiterhin ist der bakteriostatische Effekt von *Transferrin* und *Lactoferrin* durch eine hohe Eisensättigung reduziert. Letztlich wird vermutet, daß die Funktion der Granulozyten, insbesondere die Phagozytose, durch Eisen negativ beeinflußt wird. Diese Funktionsbeeinträchtigung ist durch *Deferoxamin* reversibel. Die schädigende Wirkung von Eisen an Zellsystemen erfolgt ganz allgemein über die fortlaufende Bereitstellung reaktiver Sauerstoffradikale.

Von den Infektionsursachen sind die Verhältnisse bei den *transfusionsbedingten Infektionen* am besten bekannt (siehe Seite 282). Hepatitis, Zytomegalie, HIV und Malaria sind entsprechende durch Transfusionen übertragbare Erkrankungen. Die Gefährdung für Infektionen mit Yersinien und Mucor-Mykosen wird im Zusammenhang mit den Komplikationen bei der Chelattherapie besprochen.

Präventive Maßnahmen ergeben sich aus den Ursachen einer erhöhten Infektionsgefährdung. Eine gute ärztliche Betreuung beinhaltet auch die sorgfältige Beachtung und Überwachung von Infektionen. Die ist besonders im Zusammenhang mit der Chelattherapie zu berücksichtigen (siehe Seite 291). Die Splenektomie erfordert entsprechende spezifische prä- und postoperative Maßnahmen (siehe Seite 293). Die Sicherheit der Transfusionen ist in den letzten Jahren zunehmend verbessert worden (siehe Seite 281). Auf die Vollständigkeit von *Schutzimpfungen*, einschließlich Hepatitis B ist zu achten. Manifeste Infektionen erfordern eine intensive Erregersuche und Behandlung.

Endokrine Organe

Während sich die Langzeitprognose von Patienten mit Thalassaemia major unter einer konsequent durchgeführten Transfusions- und Chelattherapie enorm verbessert hat, sind *endokrine Störungen* nach wie vor mit *ernsthaften Problemen* behaftet. Im Vordergrund stehen Wachstumsstörungen und eine verzögerte Pubertätsentwicklung sowie ein Hypogonadismus, während Hypothyreose, Hypoparathyreoidsmus und Diabetes mellitus seltener sind. Angaben über Häufigkeit und Schwere der Funktionsstörungen endokriner Organe variieren erheblich. Dies wird mit der Inhomogenität der Patientengruppen bedingt u. a. durch Unterschiede in der Intensität der Therapie und durch ethnische und individuelle Faktoren erklärt.

Als *Ursache* der gestörten Funktionen wird in erster Linie die *Hämosiderose* diskutiert. Auch eine *chronische Hypoxie* alleine oder kombiniert mit einer Eisenüberladung oder aber negative Effekte der *Chelattherapie* werden für Zell- und Gewebeschäden und anschließende Funktionsstörungen verantwortlich gemacht.

Die *Therapie* endokriner Störungen wird auf Seite 297 bis Seite 298 besprochen.

Schilddrüse

Die Angaben über Funktionsstörungen der Schilddrüse schwanken zwischen 13 und 60 %, wobei der Schweregrad erheblich variiert. Das gilt auch für die Häufigkeit einer manifesten Hypothyreose, deren Inzidenzen mit 0 bis 18 % angegeben werden. Die einzige praktische Konsequenz, die aus diesen widersprüchlichen Daten gezogen werden kann, ist die regelmäßige Kontrolle der Funktion der Schilddrüse, damit eine behandlungsbedürftige Hypothyreose rechtzeitig erkannt wird.

Nebenschilddrüse

Manifeste Funktionsstörungen mit der Folge einer *Osteoporose* oder einer *Tetanie* bzw. *Hypokalzämie*, Hyperphosphatämie und niedrigem Parathormonspiegel sind extrem selten. Trotzdem wird empfohlen, gerade im Zusammenhang mit Wachstumsstörungen und Kardiomyopathie bzw. Arrhythmien den Kalzium-, Magnesium-, Phosphat- und Vitamin D-Haushalt sorgfältig zu kontrollieren.

Inselzellapparat

Beeinträchtigungen der Funktion des Inselzellapparates sowie das Manifestationsalter eines *Diabetes mellitus* zeigen eine eindeutige Abhängigkeit vom Ausmaß der Eisenüberladung. Ohne Chelattherapie entwickeln 6 – 8 % der Kinder ab dem 10. Lebensjahr einen insulinpflichtigen Diabetes mellitus und über 50 % weisen in diesem Alter einen pathologischen Glukosetoleranztest auf. Unter einer konsequent durchgeführten Transfusions- und Chelattherapie bekommen 2,3 % bis 6,5 % der Kinder und Jugendlichen jenseits des 13. Lebensjahres eine behandlungsbedürftige Zuckerkrankheit. Für die Entstehung des Diabetes werden verschiedene Faktoren verantwortlich gemacht. Auslösender Faktor ist sicher die *Eisenüberladung*, die zu einer zunehmenden Insulinresistenz, aber auch zum Insulinmangel durch Zerstörung der Inselzellen im Pankreas führt. Als weitere mögliche Faktoren werden die Therapie mit *Deferoxamin* sowie *virale Hepatitiden* diskutiert.

Wachstumsverzögerung

Wachstum und puberale Entwicklung sind für Kinder und Jugendliche von entscheidender Bedeutung für das Selbstwertgefühl und die Integration in Gesellschaft und Familie. Völlig unbehandelte Patienten mit Thalassaemia major bleiben enorm im *Längenwachstum* und in der *Gewichtsentwicklung* zurück. Unter einer adäquaten Transfusions- und Chelattherapie ist das Wachstum bis zum Alter von zehn bis zwölf Jahren normal (Abb. 124). Danach kommt es, eventuell auch abhängig von der Compliance zu Wachstums- und Entwicklungsverzögerungen. Die Variationen sind unter den Patienten auch in gleichen ethnischen Gruppen erheblich (siehe Seite 272).

Den verschiedenen Wachstumsphasen entsprechend stimmen anfangs chronologisches und Knochenalter überein, danach bleibt das Knochenalter zurück. Interessanterweise äußert sich der Kleinwuchs vorwiegend durch einen kurzen Rumpf bei normaler Länge der Arme und Beine. Die Ursachen für die späte Retardierung sind nicht sicher bekannt. Störungen der Sekretion von Wachstumshormon durch Stimulationsteste sowie im 24-Stunden-Profil konnten mit ganz wenigen Ausnahmen nicht nachgewiesen werden. Vielmehr wird ein durch Eiseneinlagerung induzierter selektiver *zentraler Hypogonadismus* und/ oder ein *hepatischer Defekt* in der Synthese von IGF-I dafür verantwortlich gemacht. Als Ursache für eine frühe Wachstumsretardierung wird neuerdings ein Zusammenhang mit der Chelattherapie und der dadurch bedingten sehr drastischen Reduktion der *Eisenspeicher* und der Depletion der *Zinkreserven* diskutiert. Aus entsprechenden vergleichenden Studien wird gefolgert, mit der Chelattherapie erst nach dem

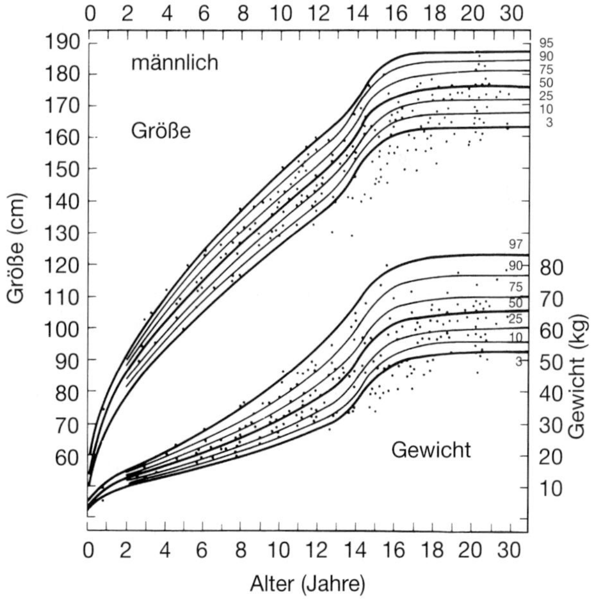

Abb. 124: Wachstums- und Gewichtsentwicklung bei Patienten mit Thalassaemia major. Dargestellt sind die Daten von männlichen Patienten aus einer Studie von Kattamis et al.: Acta Paediat. Scand. (Suppl.) 366, 114 (1990) mit freundlicher Genehmigung des Autors, sowie der Scandinavian University Press, Stockholm. Die Verhältnisse sind bei weiblichen Patienten grundsätzlich gleich. In die große Variabilität der Daten in den einzelnen Altersgruppen gehen verschiedene Faktoren ein. (Einzelheiten siehe Text).

5. Lebensjahr zu beginnen und die minimale wirksame Dosis zu verwenden. Defizite an Zink müssen ausgeglichen werden.

Hypogonadismus

Die sexuelle Entwicklung ist allgemein verzögert. Gut behandelte Kinder durchlaufen im Vergleich zu unzureichend behandelten Kindern und Jugendlichen in einem höheren Prozentsatz eine normale Pubertätsentwicklung bis hin zur Fertilität. Die Angaben in der Literatur sind dazu sehr widersprüchlich. Unter den Frauen zeigen 38 % und unter den Männern 67 % im Alter zwischen 12 und 18 Jahren überhaupt keine Pubertätsentwicklung. Nur bei 19 % der Frauen tritt eine Menarche ein, der Rest leidet an einer sekundären Amenorrhoe. Auch die Spermatogenese ist auffallend gestört. Samenanalysen ergaben bei 20 % eine gestörte Motilität und bei 35 % eine Hypozoospermie.

Im Zusammenhang mit der Beurteilung der körperlichen und sexuellen Reifung von Patienten mit Thalassaemia major müssen einige zusätzliche Faktoren berücksichtigt werden. Zunächst sind die *ethnischen* und *familiaren Merkmale* von Wachstum und Pubertätsentwicklung bezogen auf Alter und Geschlecht zu berücksichtigen. Für die Verlaufsbeurteilung sind entsprechende Perzentilenkurven zu verwenden. Weiterhin muß die Schwere der Thalassämie zum Ausmaß der *Wachstumsstörung* ins Verhältnis gesetzt werden. Dies gilt vor allem für Bevölkerungsgruppen aus dem Mittelmeerraum, bei denen die β^0- und schweren β^+-Thalassämien vorherrschen.

Ein entscheidender Faktor für *Wachstum und Entwicklung* scheint unter einer regelmäßigen *Transfusionstherapie* der Zeitpunkt des Beginns und die Intensität sowie eine dem therapeutischen Effekt angepaßte *Eisendepletion* zu sein. Die Einhaltung der Bedingungen ist u. a. abhängig von der Compliance der Patienten, besonders hinsichtlich der täglichen s. c. Deferoxamininfusionen. Aus den zahlreichen widersprüchlichen Untersuchungsergebnissen – größere kontrollierte Studien gibt es nicht – kann der vorsichtige Schluß gezogen werden, daß eine normale sexuelle Reifung und eine normale Entwicklung von Größe, Gewicht und Muskulatur unter einer individuell gut eingestellten Transfusions- und Chelattherapie grundsätzlich möglich ist. Die Realisierung erweist sich in der Praxis als schwierig, weil die Zielsetzung der Therapie durchaus gegensätzliche Ergebnisse erwarten läßt. Es ist möglich, daß eine optimale Eisendepletion zum Erhalt von Organfunktionen mit einer Verzögerung von Wachstum und Entwicklung erkauft werden muß (siehe oben).

Hormonelle Regulationsstörungen

Zu dieser Frage sind zahlreiche Untersuchungen mit nicht immer übereinstimmenden Ergebnissen durchgeführt worden. Der Grund dafür ist die Inhomogenität der Patientengruppen. Es scheint eine gewisse Übereinstimmung darin zu bestehen, daß bei präpuberalen Patienten die Gonadotropinspiegel (LH und FSH) signifikant unter denen normaler Kontrollen liegen. Eine LHR-Stimulation ist zwar möglich, aber sie ist signifikant niedriger im Vergleich zu normalen Altersgruppen. Auch für die Sexualhormone Testosteron und 17-OH-Progesteron (17-OH-P) liegen die Basalwerte unter der Altersnorm bei normaler HCG-Stimulation der Testosteronproduktion.

Bei den puberalen Patienten fanden sich im Prinzip gleiche Werte. Auch hier war die Testosteronsekretion durch HCG stimulierbar. Bezüglich der Frage der Eisentoxizität scheint somit für die Hypophyse und die Gonaden eine unterschiedliche Empfindlichkeit zu bestehen. Da in den Gonaden auch bei multipel transfundierten Patienten keine Eisenakkumulation stattfindet, wird als Ursache für die Funktionsbeeinträchtigung ein chronischer Sauerstoffmangel vermutet. Das niedrige zirkulierende Testosteron ist verantwortlich für die verzögerte Maskulinisierung.

Da bei den Patienten die spontane schlafabhängige pulsatile FSH- und LH-Stimulation erhalten ist und die unter Testbedingungen reduzierte LHRH-Stimulation durch hohe Dosen gesteigert werden kann, ergeben sich daraus Ansätze für eine therapeutische Induktion der Pubertät (siehe Seite 297).

Nebennieren

Bezüglich der Basiswerte des *Plasmakortisols* und der *ACTH-Stimulierbarkeit* finden sich bei nicht oder unzureichend behandelten Patienten mit Thalassaemia major signifikant niedrigere Werte. Dagegen lassen sich bei gut behandelten Patienten keine Unterschiede im Vergleich zu Normalkontrollen nachweisen. Im Vergleich dazu waren die Basiswerte und die ACTH-Stimulierbarkeit der adrenalen Androgene *Dehydroepiandosteron* (*DHEA*) und *Dehydroepiandosteronsulfat* (*DHEA-S*) deutlich niedriger als bei entsprechenden Kontrollpersonen. Nach diesen Daten scheint die kombinierte Transfusions- und Chelattherapie zumindest günstige Effekte auf die ACTH-Kortisolachse der Patienten zu haben.

Neurologische Komplikationen

Im Gegensatz zur Sichelzellkrankheit gehören neurologische Komplikationen zu den seltenen Ereignissen bei der Thalassaemia major. Im Rahmen der extramedullären Blutbildung kann es wie bei der Thalassaemia intermedia zur Ausbildung von *paraspinalen Tumoren* mit entsprechenden *spinalen Kompressionssymptomen* kommen (Abb. 131, Seite 306). Auch sind neurologische und klinische Veränderungen beschrieben worden, die denen eines *Hirntumors* entsprechen. Schwerhörigkeit und Sehstörungen, unabhängig von der Chelattherapie, sind äußerst selten (siehe unten). Weiterhin wurde über neuromuskuläre Komplikationen und myopathische Syndrome berichtet.

Schließlich gibt es zerebrale Komplikationen als Folge von Blutungen oder Gefäßverschlüssen mit fokalen und generalisierten Anfällen, sowie mit Hemiplegien und Hemiparesen (siehe Seite 259).

Sinnesorgane

Augen

Okuläre Veränderungen gibt es bei Patienten mit Thalassaemia major auch unabhängig von der Chelattherapie mit Deferoxamin (DFO) (siehe Seite 289). Diese Veränderungen bestehen in *Hämorrhagien* in Glaskörper und Retina, sowie in *angoiden Netzhautstreifen*, *Neovaskularisationen* und *Siccasymptomatik* (Tab. 93). Die Ursachen sind unbekannt. Möglicherweise spielen die veränderten rheologischen Eigenschaften der Erythrozyten dabei eine Rolle. Im Zusammenhang mit einer diabetischen Stoffwechsellage wird auch eine erhöhte Durchgängigkeit der Blut-Netzhautschranke diskutiert. Bei den angoiden Streifen handelt es sich um Brüche in der Lamia elastica der Bruch'schen Membran, die ein Gefäßmuster vortäuschen. Die Kombination mit dem Pseudoxanthoma elasticum, aber auch jede Veränderung allein, ist sowohl bei der Thalassaemia major als auch bei der Thalassaemia intermedia beschrieben worden.

Tabelle 93: Augenveränderungen allein bedingt durch die Thalassaemia major (siehe Tab. 102, Seite 288).

- Glaskörperhämorrhagie
- Retinale Hämorrhagie
- Angoide Netzhautstreifen
- Neovakularisation
- Siccasymptomatik

Weiterhin finden sich okuläre Veränderungen, die sowohl unabhängig, als auch abhängig von der *DFO-Therapie* auftreten können. Dazu gehören vor allem der hintere Schalenkatarakt, eine vermehrte Schlängelung der Netzhautgefäße (Abb. 128, Seite 289), Pigmentepithelveränderungen und ein abnormes Elektrookulogramm bzw. Elektroretinogramm sowie pathologische visuell evozierte Potentiale.

Knochen

Exzessive Knochenveränderungen als Ausdruck einer ernormen *Expansion blutbildender Markräume* sieht man heute nur noch bei Patienten, die keine oder keine ausreichende Transfusionstherapie erhalten haben. Die grundsätzlichen *radiologischen Veränderungen* bestehen in Osteoporose, dünner Kortikalis, defekter Trabekulierung, Verdickung der Schädelknochen und Erweiterung der Markräume auch der Knochen von Händen und Füßen. Zusätzlich ist die Skelettreifung verzögert.

An den Knochen der Schädelkalotte findet man den typischen *Bürstenschädel.* Weiterhin kommt es zur verzögerten Pneumatisation der Kieferhöhlen und zu einem übermäßigen Wachstum des Maxillarbereiches im Vergleich zum Unterkiefer, wodurch der typische Überbiß mit entsprechenden *kieferorthopädischen* Problemen (Zahnfehlstellungen, Störungen der Funktion der Kiefergelenke) entsteht. Einbezogen in das vermehrte Wachstum der Knochen im Gesichtsbereich sind die Jochbögen, die zusammen mit der eingesunkenen breiten Nasenwurzel dem Gesicht den typischen Ausdruck der *Facies thalassaemica* verleihen (Abb. 113 und Abb. 130, siehe Seite 256 und 305). Die langen Knochen der Extremitäten haben eine verdünnte Kortikalis mit Erweiterung der Markräume. Das gilt auch für die Rippen. An den kleinen Knochen von Händen und Füßen sowie an den Wirbelkörpern sieht man eine grobe Trabekelbildung und eine zystische poröse Rarefizierung. Alle Knochen sind in dieser Situation anfällig für Frakturen.

Histologisch lassen sich in den kortikalen Bereichen deutliche fokale Mineralisationsstörungen sowie Fissuren nachweisen. Eisenablagerungen konzentrieren sich regelmäßig an den Grenzflächen zwischen Mark und Knochen entlang der Zementlinien und der Mineralisationszonen. Generell ergeben sich für die Knochenveränderungen keine Hinweise auf Zusammenhänge mit einem Vitamin-D-Mangel oder der Eisenüberladung. Die Bedeutung eines leichten Hypoparathyreoidismus für die Knochenveränderungen ist ebenso wenig geklärt, wie die der Hyperaktivität und Expansion des Knochenmarkes. Eine Beteiligung von Osteoklasten bei der Ausweitung der Markräume und den röntgenologisch sichtbaren fokalen Veränderungen wird diskutiert.

Mit der durch regelmäßige *Transfusionen* bedingten Suppression der Hämatopoese reduziert sich die enorme Markexpansion, so daß die dadurch verursachten Knochenveränderungen nicht in Erscheinung treten. Der Bürstenschädel und vor allem die grotesken Veränderungen im Bereich des Gesichtsschädels (facies thalassaemica) bleiben aus. Das gilt mit Einschränkung auch für die Entwicklung der *Osteoporose*, die allerdings in der 2. oder 3. Lebensdekade ohne bekannte Ursachen auftreten kann.

17.5 Diagnostik

Die exakte Diagnose der *homozygoten β-Thalassämie* bereitet nur in der *Neugeborenenperiode* mit den üblichen hämatologischen Methoden und der Hämoglobinanalyse einige Schwierigkeiten. Das liegt daran, daß beim normalen Neugeborenen aufgrund der erst anlaufenden Syntheseumschaltung von γ-Globinketten (HbF) auf β-Globinketten (HbA) noch HbF-Werte zwischen 60 bis 80 % vorhanden sind. Damit entsteht auch kein Überschuß an freien α-Globinketten und keine entsprechende hämatologische und klinische Symptomatik. Die *Hämoglobinanalyse* kann allerdings bei völligem Fehlen von HbA schon beim Neugeborenen einen Hinweis auf das Vorliegen einer homozygoten β^0-Thalassämie geben. Bei der diagnostischen Verwendung der *HbF-Werte* in der Neugeborenenperiode muß das Gestationsalter berücksichtigt werden (siehe Seite 43). Falsch hohe HbA-Werte können selten einmal durch eine maternofetale Transfusion verursacht werden.

In den ersten Lebensmonaten manifestieren sich dann die klinischen (Hepatosplenomegalie) und hämatologischen Veränderungen. Die Zunahme der *Anämisierung* über die Trimenonreduktion hinaus und die bald auftretende *Hypochromie* sowie die typischen *morphologischen Veränderungen* der Erythrozyten sind charakteristische hämatologische Frühsymptome (siehe Seite 255 und 256). Der fehlende bzw. sehr stark verzögerte Abfall der *HbF-Werte* bei zunehmender Anämie und der Nachweis der Heterozygotie bei den Eltern sind letztlich beweisend für das Vorliegen einer homozygoten β-Thalassämie.

Die führenden *klinischen Symptome*, wie Blässe, Hepatosplenomegalie und körperliche Entwicklungsverzögerung manifestieren sich ab dem 6. Lebensmonat, so daß die Diagnose der Thalassaemia major in der Regel im 1. Lebensjahr gestellt wird. Da es so frühe und typische erythropoetische Veränderungen zusammen mit der Hepatosplenomegalie eigentlich nur bei der Thalassaemia major gibt, beschränken sich *differentialdiagnostische Überlegungen* im wesentlichen auf Kombinations- und Interaktionsformen der β-Thalassämie mit anomalen Hämoglobinen und anderen Thalassämieformen (siehe unten). Die Abgrenzung gegenüber der Leukämie ist einfach.

17.6 Kombinations- und Interaktionsformen

Das Prinzip der „interacting" und „non-interacting thalassemia" wurde im Zusammenhang mit der α-Thalassämie auf Seite 232 besprochen.

Die wichtigsten und häufigsten Interaktionsformen der *β-Thalassämie* mit *β-anomalen Hämoglobinen* betreffen die Mutanten *HbS* (siehe Seite 117), *HbC* (siehe Seite 155) und *HbE* (siehe Seite 160). Seltener auch HbO (siehe Seite 161) sowie einige sehr seltene β-Anomalien. Die jeweiligen Konstellationen und die dazugehörigen Krankheitsbilder wurden dort besprochen.

Die Kombination von *β-Thalassämie* und *α-Thalassämie* führt je nach Zahl der inaktiven α-Globingene bei der *β-Thalassaemia major* zu einer mehr oder weniger ausgeprägten Reduktion der freien α-

Tabelle 94: Beispiele mit Orientierungswerten für den Einfluß von α-Thalassämie und Triplikation der α-Globingene auf die Klinik und Hämatologie der heterozygoten β-Thalassämie ($\beta^{Th}\beta$).

α-Globingene	Hämatologie MCH (pg)	MCV (fl)	Klinik
α-Thalassämie			
$\beta^{Th}\beta/\alpha\alpha/\alpha\alpha$	≈ 21	≈ 65	Thalassaemia minor
$\beta^{Th}\beta/-\alpha/\alpha\alpha$	≈ 22	≈ 67	Thalassaemia minor
$\beta^{Th}\beta/-\alpha/-\alpha$	≈ 25	≈ 77	$HbA_2 > 3$ % HbF > 1 %
$\beta^{Th}\beta/--/-\alpha$	≈ 18	≈ 55	$HbA_2 > 3$ % HbF > 1 %
α-Triplikation			
$\beta^{Th}/\beta/\alpha\alpha/\alpha\alpha\alpha$	≈ 21	≈ 65	Thalassaemia minor bis Thalassaemia intermedia $HbA_2 > 3$%, HbF > 1%
$\beta^{Th}\beta/\alpha\alpha\alpha/\alpha\alpha\alpha$	≈ 21	≈ 65	Thalassaemia intermedia $HbA_2 > 3$%, HbF > 1 %

Globinketten und damit zu einem leichteren klinischen Verlauf (siehe Seite 235). Die sehr variable phänotypische Expression spiegelt sich u. a. wider in den entsprechenden Formen der Thalassaemia intermedia.

Der Einfluß der *α-Thalassämie* und der *Triplikation* der α-Globingene (siehe Seite 304) auf die klinische Manifestation der heterozygoten β-Thalassämie ist in Tabelle 94 exemplarisch dargestellt.

Die Interaktion der β-Thalassämie mit der hereditären Pesistenz von fetalem Hämoglobin wird auf Seite 320 besprochen.

17.7 Therapie

17.7.1 Allgemeines

Die Fortschritte in der Therapie der Thalassaemia major haben über einen Zeitraum von gut 30 Jahren zu einer wesentlichen Verbesserung der Lebenserwartung (Abb. 125) und der Lebensqualität der Patienten geführt (Tab. 95). In den 60er Jahren wurden mit der Einführung der regelmäßigen *Transfusionstherapie* die Bedingungen für Wachstum und Entwicklung günstiger und es konnten damit auch die frühen kardialen Komplikationen (siehe Seite 267) vermieden werden. Zehn Jahre später fanden die *Chelatbildner* als ganz entscheidenden Fortschritt Eingang in die Therapie. Damit wurde es möglich, die deletären Folgen der Eisenüberladung im Prinzip zu beherrschen. Seit Beginn der 80er Jahre findet die *Knochenmarktransplantation* als kuratives Verfahren mit respektablen Ergebnissen zunehmend mehr Anwendung. Es ist zu hoffen, daß die *Gentherapie* den endgültigen Durchbruch bringen wird.

Die Therapie der Thalassaemia major hat folgende Inhalte:

- Das *Transfusionsprogramm* muß so gestaltet werden, daß die Korrektur der Anämie eine weitgehende Suppression der Erythropoese und eine Reduktion der Markmasse bewirkt. Dabei wird gleichzeitig die starke enterale Eisenresorption deutlich reduziert. Außerdem kann sich keine Kardiomegalie mehr als Folge der erhöhten Leistungsanforderung an das Herz durch Anämie und Hypervolämie entwickeln. Andererseits muß die Transfusionstherapie aber so begrenzt werden, daß nicht die Nachteile einer *Transfusionshämosiderose* überwiegen.
- Mit der *Chelattherapie* kann die Entstehung einer Eisenüberladung und damit die toxische Eisenschädigung verschiedener Organe verhindert bzw. erheblich verlangsamt werden. Zudem hat sie eine regelmäßige Transfusionstherapie über-

Tabelle 95: Entwicklung der Thalassämietherapie.

Jahr	Therapieform	Ergebnisse
1960	Transfusionen	Korrektur von Hypoxiefolgen
1970	Chelatbildner	Eisenüberladung kann kontrolliert werden
1980	Knochenmarktransplantation	Thalassämie kann geheilt werden
1985	Pharmakologische HbF-Induktion	Erste Versuche mit fraglichem Erfolg
2000 (?)	Gentherapie	Heilung der Thalassämie

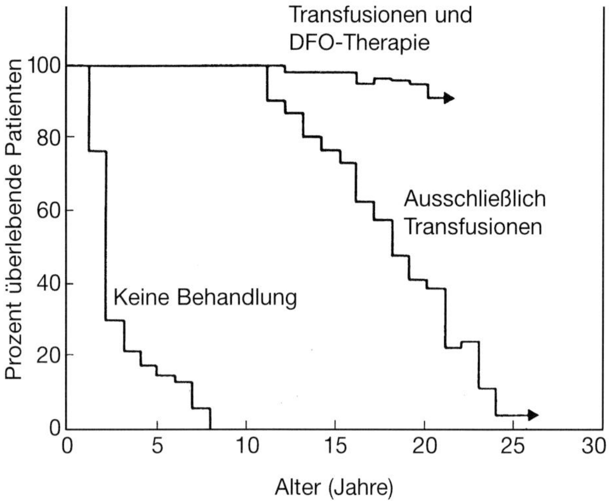

Abb. 125: Überlebenschancen von Patienten mit Thalassaemia major in Abhängigkeit von der Intensität der Therapie. (Mit freundlicher Genehmigung aus WHO-Report: WHO/HDP/WG/87.5).

haupt erst möglich gemacht. Die Lebenserwartung der Patienten hat sich mit beiden Therapien erheblich verbessert (siehe Seite 302).

- Die *Knochenmarktransplantation* ist die einzige *kurative* Therapieform. Sie findet ihre Grenzen in der Verfügbarkeit kompatibler Spender, in der Ausprägung bereits bestehender Hämosideroseschäden beim Empfänger und in der Abwägung des Verhältnisses von Risiken und Nutzen.
- Die *psychosoziale Betreuung* ist ein essentieller Bestandteil der Therapie. Sie soll den Patienten und der Familie dabei helfen, die Krankheit mit allen Belastungen, die auch den Ablauf des täglichen Lebens erheblich beeinträchtigen, zu akzeptieren und zu bewältigen.

Die überzeugenden Erfolge der Transfusions- und Chelattherapie bei der homozygoten β-Thalassämie sollten nicht darüber hinwegtäuschen, daß das gesamte Behandlungsprogramm mit sehr viel Problemen für den Patienten und seine Familie sowie für die betreuenden Ärzte und das Pflegepersonal belastet ist. Das beinhaltet nicht nur die Sorge um die Compliance und die körperliche und sexuelle Entwicklung, sondern auch Fragen der Integration der chronisch Kranken und dauernd behandlungsbedürftigen Patienten in das natürliche Umfeld, wie u. a. Schule, Berufsausbildung, Jugendgruppen, Arbeitswelt und Familie. Auch müssen dem behandelnden Arzt und dem Patienten die enormen Kosten bewußt werden, die durch die Betreuung entstehen. Schließlich dürfen bei der Therapieplanung die Nebenwirkungen nicht vergessen werden, die nicht nur die konsequente Durchführung der Therapie gefährden, sondern dem Patienten auch beträchtliche Schäden zufügen können.

Für die *Standardtherapie* (Abb. 126) einer Thalassämie wird ein für den Patienten akzeptables Protokoll verwendet, das in einer täglichen Gabe von Che-

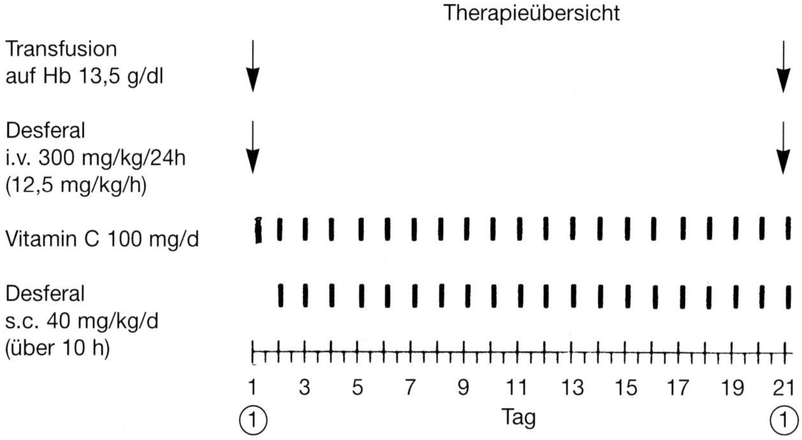

Abb. 126: Standardtherapie: Schema der Transfusions- und Chelattherapie der Thalassaemia mojor. Die i.v. Hochdosis-Desferalgabe in dreiwöchigen Abständen jeweils zum Transfusionstermin ist fakultativ (Therapieschema: Deutsche BMFT-Thalassämie-Studie).

Tabelle 96: Überwachungsdiagnostik im Rahmen der Transfusions- und Chelattherapie.

	Zeitpunkt	ab Lebensalter
Diagnose		
• Hb-Analyse		
• DNA-Analyse	Diagnosestellung/Ersterhebung	
• Familienuntersuchung		
Transfusion		
• Blutgruppe mit Untergruppen	Diagnosestellung/Ersterhebung	ab 1. Jahr
• Antikörpersuchtest	bei Transfusionen zweimonatlich	ab 1. Jahr
• Serologie Hep B/C, HIV, CMV	jährliche Statuserhebung	ab 1. Jahr
• GPT	bei jeder Transfusion	ab 1. Jahr
• Hb, Ery, Hkt	vor und nach jeder Transfusion	ab 1. Jahr
• Thrombozyten und Leukozyten	bei jeder Transfusion	ab 1. Jahr
Eisenstoffwechsel		
• Eisen, Ferritin, Transferrin i. S.	bei jeder Transfusion	ab 1. Jahr
Leberfunktion		
• GOT, GPT, γGT, Bilirub.,ges.,dir.,	jährliche Statuserhebung	ab 1. Jahr
• Albumin, Cholinesterase, Quick		
• Leberbiopsie	zweijährlich bei Statuserhebung	ab 10 Jahre
Kardiologie		
• EKG, Langzeit-EKG	jährliche Statuserhebung	ab 1. Jahr
• Echokardiographie, Doppler-Echo	jährliche Statuserhebung	ab 10 Jahre
• Thoraxübersicht	einmalig	mit 10 Jahren
• Radionuklidventrikulographie	zweijährlich bei Statuserhebung	ab 10 Jahre
(EKG, Echo, Langzeit-EKG)	halbjährlich	ab 12 Jahre
Endokrinologie		
• Perzentilkurve	bei jeder Transfusion	ab 1. Jahr
• Knochenalter/-mineralisation	jährliche Statuserhebung	ab 10 Jahre
• T3, T4, TSH	jährliche Statuserhebung	
• Kalzium, alkalische Phosphatase	bei jeder Transfusion	ab 10 Jahre
• Parathormon, Cortisol	jährliche Statuserhebung	ab 10 Jahre
• Oraler Glukosetoleranztest	jährliche Statuserhebung	ab 10 Jahre
• Hypophysenkombinationstest	jährliche Statuserhebung	ab 10 Jahre
DFO Toxizität		
• Fundusskopie	jährliche Statuserhebung	ab 3 Jahre
• Spaltlampenuntersuchung	jährliche Statuserhebung (soweit ohne Narkose möglich)	ab 3 Jahre
• Visusprüfung/Farbsehprüfung	jährliche Statuserhebung	ab 4 Jahre
• Audiometrie	vierteljährlich	ab 4 Jahre
• Kreatinin i. S.	halbjährlich	ab 1. Jahr
• Kreatinin-Clearance	halbjährlich	ab 1. Jahr
Sonstiges		
• Ultraschall des Abdomens	jährliche Statuserhebung	ab 1. Jahr

latbildnern und einer in regelmäßigen Abständen festgelegten Erythrozytensubstitution besteht. Weiterhin beinhaltet es eine umfassende *Überwachungsdiagnostik* (Tab. 96) zur Kontrolle der positiven und negativen Effekte der Therapie.

17.7.2 Transfusionstherapie

Allgemeines

Die Folgen von gesteigerter und ineffektiver Erythropoese und Anämie (Tab. 97) können durch regelmäßige Transfusionen wesentlich reduziert werden, wenn die Hämoglobinkonzentration permanent über 10,5 g/dl und wahrscheinlich auch über 9 g/dl gehalten wird. Bezogen auf die *Aktivität der Erythropoese*, die über die Bestimmung der *Serumtransferrinrezeptoren* erfolgen kann, zeigt sich eine klare Korrelation zur Hämoglobinkonzentration vor der Transfusion. Bei Hb-Werten unter 9 g/dl ist die Erythropoese um das vielfache der Norm gesteigert, bei Hb-Werten zwischen 10 und 11 g/dl beträgt die Steigerung höchstens das Doppelte der Norm. Noch höhere Basis-Hb-Werte steigern den Transfusionsbedarf und damit die *Eisenzufuhr* erheblich.

Weiterhin müssen die *Abstände* zwischen den Transfusionen u. a. bezüglich der Akkummulation von Eisen berücksichtigt werden. Je größer die Intervalle, um so ausgeprägter ist die Eisenbelastung (Tab. 98). Um die Hämoglobinkonzentration vor der Transfusion z. B. auf einen Wert von 10,5 g/dl zu halten, werden für ein 14tägiges Transfusionsintervall 115 ml Erythrozytenkonzentrat pro kg KG/Jahr benötigt. Bei einem Intervall von drei bis sechs Wochen erhöht sich der Transfusionsbedarf schon auf 160 bis 250 ml Erythrozytenkonzentrat pro kg KG/Jahr. Das bedeutet eine um 20 – 30 % höhere Eisenbelastung pro Jahr. Da Transfusionen in kürzeren Abständen, z. B. von einer Woche für den Patienten nicht zumutbar sind, liegt der *Kompromiß* bei einem Intervall von drei Wochen.

Über die anzustrebende Höhe der *Hämoglobinkonzentration* nach der Transfusion hat es im Zusammenhang mit dem Hypertransfusionsprogramm uneinheitliche Vorstellungen gegeben. Für Werte über 16 g Hb/dl werden *negative Effekte* bezüglich der Volumenbelastung, der Blutviskosität und der Sauerstoffversorgung diskutiert. Schließlich scheint dabei auch das Thromboserisiko erhöht zu sein, insbesondere wenn begünstigende Faktoren, wie u. a. Infektionen oder ein Diabetes mellitus vorliegen. Auch muß dabei die *Transfusionsgeschwindigkeit* (ml/kg KG/Stunde) berücksichtigt werden. Bei dem derzeitigen Transfusionsverfahren sind diese Fragen gegenstandslos geworden.

Tabelle 97: Mögliche Folgen einer gesteigerten und ineffektiven Erythropoese und Anämie bei der Thalassaemia major.

- Extramedulläre, heterotope Hämatopoese
- Hepatosplenomegalie
- Ausdehnung der medullären Hämatopoese
- Knochenveränderungen
  - Deformierungen
  - Pathologische Frakturen
- Erhöhte enterale Eisenresorption
- Kardiomegalie
- Katabole Stoffwechsellage
  - Erhöhter Sauerstoffbedarf
  - Erhöhter Kalorienbedarf
- Störung von Wachstum und Entwicklung

Praktisches Vorgehen

Aus den vielen publizierten Daten hat sich für die Therapie von *Patienten mit Thalassaemia major ohne kardiale Probleme* folgendes Vorgehen als durchführbar erwiesen.

Indikation

Die Indikation zur regelmäßigen Transfusionstherapie ist dann gegeben, wenn die Hämoglobinkonzentration nach Einzeltransfusionen wiederholt unter 8g/dl abfällt. Damit ist auch der *Zeitpunkt* definiert, wann nach Diagnosestellung mit der Transfusionstherapie begonnen werden soll.

Transfusionsintervalle

Die Einhaltung der Transfusionsintervalle von *drei Wochen* ist erforderlich.

Anzustrebende Hämoglobinkonzentrationen

Nach der jeweiligen Transfusion soll die Hämoglobinkonzentration bei 13 – 14 g/dl liegen. Dies ist zu-

Tabelle 98: Blutbedarf und Eisenzufuhr in Abhängigkeit vom Transfusionsintervall (nach Piomelli et al. Ann. N. Y. Acad. Sci. 445, 256-267 (1985).

Intervalle der Transfusionen (Wochen)	Notwendige Hb-Konzentration nach Transfusion (g/dl)*	Bedarf an Ery-Konzentrat (ml/kg KG/Transf.)	Verbrauch an Ery-Konzentrat (ml/kg KG/Jahr)	Eisenzufuhr (mg/kg KG/Jahr)
1	12,3	2,5	130	100
2	13,2	5,8	150	115
3	14,2	9,2	160	120
4	15,4	13,3	170	130
5	16,8	18,2	190	145
6	18,5	23,8	210	160

* Notwendige Hb-Konzentration, die bis zur nächsten Transfusion einen Abfall nicht unter 11g/dl garantiert

nächst ein orientierender Wert, der erwarten läßt, daß die Hämoglobinkonzentration bis zur nächsten Transfusion nach drei Wochen nicht unter 10,5 g/dl absinkt. Viele Behandlungszentren streben heute einen Basis Hb-Wert von 9 – 10 g/dl mit einem Post-Transfusions-Wert von 12 – 13 g/dl an. Damit wird die Eisenbelastung um ca. 10 % reduziert. Die Werte der nachfolgenden Transfusionen zeigen dann individuell, welche posttransfusionelle Hämoglobinkonzentration den Vorstellungen eines dreiwöchigen Transfusionsprogramms am besten entspricht (siehe unten). Die Erfahrung lehrt, daß bei Patienten mit normaler Milzfunktion und normalem Blutvolumen die Hämoglobinkonzentration täglich um ca. 1 % vom posttransfusionellen Ausgangswert, d. h. pro Woche um ca. 1 g/dl abnimmt.

Berechnung der Transfusionsmenge

Ein wichtiger Faktor für die Berechnung der zu transfundierenden Menge an *Erythrozytenkonzentrat* (EK), um die Hämoglobinkonzentration beim Empfänger auf den gewünschten Wert anzuheben, ist der *Hämatokritwert* (*Hkt*) des Erythrozytenkonzentrates. Bei einem Hämatokritwert von 100 % erreicht man mit der Transfusion von 2,50 ml EK/kg KG einen Hämoglobinanstieg von 1 g/dl, vorausgesetzt der Patient hat ein normales Blutvolumen. Da der Hämatokritwert im EK aber weniger als 100 % beträgt, muß eine Korrektur bei der Berechnung dieser Transfusionsmenge vorgenommen werden und zwar nach der Formel:

Formel 1: $\text{EK (ml)} = \dfrac{2{,}50 \times 100}{\text{Hkt des EK}}$

Beispiel: $\dfrac{2{,}50 \times 100}{80} = 3{,}12$ ml EK

Aus dem angegebenen Beispiel geht hervor, daß bei einem Hämatokritwert des EK von 80 % 3,1 ml EK/kg KG benötigt werden, um die Hämoglobinkonzentration um 1 g/dl anzuheben.

Für die tägliche Praxis wird der Gesamtbedarf an EK pro Transfusion nach folgender Formel errechnet:

Formel 2:EK (ml) = (Hb Soll-Hb Ist) x kg KG x 3

Der Multiplikationsfaktor 3 in Formel 2 gibt die Menge an EK (ml/kg KG) an, die bei einem Hämatokritwert des EK von 80 bis 85 % erforderlich ist, die

Tabelle 99: Menge (ml/kg KG) an Erythrozytenkonzentrat (EK), die bei einem Blutvolumen von 85 ml/kg KG in Abhängigkeit vom Hämatokrit (Hkt) des EK notwendig ist, um die Hämoglobinkonzentration um 1 g/dl zu erhöhen. Erklärung zum Faktor für Formel (2) siehe Text.

Hkt % EK	ml EK/kg KG (= Multiplikationsfaktor für Formel 2)
100	2,50
90	2,80
85	3,00
80	3,10
75	3,30
70	3,60
65	3,80
Vollblut	7,00

Hb-Konzentration um 1 g/dl anzuheben (Beispiel Formel 1). In Tabelle 99 sind die Multiplikationsfaktoren für verschiedene Hämatokritwerte des EK angegeben. Die Hämatokritwerte können bei der Blutbank erfragt oder selbst bestimmt werden. Bei Verwendung gefrorener Erythrozytenkonzentrate gehen bei der Präparation ca. 11 % der Erythrozyten verloren.

In die Berechnungen der Transfusionsmenge gehen das tatsächliche Blutvolumen des Patienten sowie die *Volumina* von *Milz* und *Knochenmark* nicht ein, die bei der Thalassaemia major am Beginn der Transfusionstherapie erhöht sein können. Dies erklärt auch die Erfahrung, daß die theoretisch vorausgesagte Erhöhung der Hämoglobinkonzentration in der Praxis zunächst oft nicht erreicht wird. Im Verlaufe des Transfusionsprogramms reduzieren sich aber als therapeutischer Effekt alle erhöhten Volumina, so daß nach Stabilisierung der gewünschte Wert erreicht wird.

Die Menge an Erythrozytenkonzentrat pro Transfusion soll *15 ml/kg KG* nicht überschreiten. Die Transfusionsgeschwindigkeit beträgt 5 – 7,5 ml/kg KG/Stunde. Für Patienten mit kardialen Störungen gelten wegen der Gefahr der Volumenbelastung andere Richtlinien (siehe Seite 281).

Berechnung des nächsten Transfusionstermines

Dieses Vorgehen hat zwei Vorteile. Einerseits kann man dem Patienten bereits einen festen Termin zur nächsten Transfusion geben, zum anderen erkennt man schnell, ob sich die *Transfusionsintervalle* und damit der Bedarf ändern.

Folgende Überlegungen sind notwendig. Der *tägliche Hämoglobinabfall* durch Untergang von transfundierten Erythrozyten beträgt 1,2 %. Da noch in begrenztem Umfang eine eigene Produktion funktionstüchtiger Erythrozyten stattfindet, ist eine tatsächliche Minderung um 1 % pro Tag realistisch. Werte über 1 % zeigen einen erhöhten Erythrozytenuntergang an, der in der Regel durch *Alloimmunisierung*, durch ein *Hyperspleniesyndrom* oder durch eine *mindere Qualität* der Erythrozytenpräparation verursacht wird. Werte unter 1 % Hb-Abfall pro Tag sind ein Indiz für eine effektivere *eigene Erythropoese.*

Die Berechnung des nächsten Transfusionstermines in Tagen nach der gerade erfolgten Transfusion geschieht nach Formel:

Formel 3: Tage Intervall =

$$\frac{\text{Post-Transfusions-Hb} - \text{gewünschtes Prä-Transfusions-Hb}}{\text{Post-Transfusions-Hb}} \times 100$$

Beispiel: $\frac{13{,}2 - 10{,}5}{13{,}2} \times 100 = 20$ Tage Intervall

Das errechnete Transfusionsintervall muß noch mit dem prozentualen Abfall der Hb-Konzentration/Tag korrigiert werden. Dazu verwendet man folgende Formel:

Formel 4: % Hb-Abfall pro Tag =

$$\frac{\text{Post-Transfusions-Hb} - \text{aktuelles Prä-Transfusions-Hb}}{\text{Post-Transfusions-Hb x Transfusionsintervall (Tage)}} \times 100$$

Beispiel (1): $\frac{13{,}2 - 10{,}5}{13{,}2 \times 20} = \frac{2{,}7}{264} \times 100 = 1{,}00\ \%$

In diesem Beispiel ist die tägliche Reduktion der Hämoglobinkonzentration um 1,00 % normal. Eine Korrektur ist nicht erforderlich.

Beispiel (2) zeigt ein anderes Ergebnis:

$$\frac{13{,}2 - 9{,}5}{13{,}2 \times 20} = \frac{3{,}7}{264} \times 100 = 1{,}4\ \%$$

In dem zweiten Beispiel ist der Hb-Abfall mit 1,4 % pro Tag zu rasch, so daß das Transfusionsintervall auf ca. 14 Tage reduziert werden muß. Eine Klärung der Ursachen für die beschleunigte Hämolyse ist unerläßlich.

Wichtiger Hinweis: Für die Berechnung des Transfusionsintervalls ist zu berücksichtigen, daß die Bestimmung der posttransfusionellen Hb-Konzentration bei normalen Blutvolumina 30 Minuten nach Beendigung der Transfusion erfolgen muß, bei Hypervolämie (siehe oben) dagegen erst 24 Stunden später.

Erythrozytenpräparationen

Gefordert werden gefilterte *leukozytenfreie* und *voll kompatible*, d. h. auch in den Untergruppen übereinstimmende Erythrozytenkonzentrate, um Sensibilisierungen im HLA- und Blutgruppensystem sowie gegen Lymphozyten zu vermeiden (siehe unten). Für die Leukozytendepletion können bei Bedarf auch Filter zur bedside-Filtration verwendet werden. Das Konzentrat darf nicht älter als zwei Wochen sein.

Das Blut muß auf *Hepatitis B* und *C* sowie auf *HIV* untersucht sein. Bei Patienten, die für eine Knochenmarktransplantation infrage kommen und die noch nicht CMV-seropositiv sind, ist die Verwendung von *CMV-freiem* Blut vorteilhaft.

Es ist verschiedentlich versucht worden, die Transfusionsfrequenz und damit die Eisenbelastung durch die Transfusion einer vorwiegend jungen Erythrozytenpopulation („*Neoerythrozyten*") zu reduzieren. Die Ergebnisse solcher Studien sind uneinheitlich. Ganz allgemein hat sich die Transfusion von Neoerythrozyten allein schon wegen des enormen Aufwandes der Präparation und der damit verbundenen hohen Kosten nicht durchgesetzt.

Dokumentation des Transfusionsbedarfs

Die transfundierte Menge an Erythrozytenkonzentrat muß in der Krankengeschichte dokumentiert werden, um daraus den jährlichen Transfusionsbedarf errechnen und einen eventuellen Anstieg rechtzeitig erkennen zu können. Dabei spielen die Abräum- und Poolfunktionen der Milz eine große Rolle (siehe unten). Der Transfusionsbedarf wird nach ml Erythrozytenkonzentrat mit einem Hämatokritwert von 100 %/kg KG/Jahr berechnet.

Zunahme des Transfusionsbedarfs

Überschreitet der Bedarf 200 ml Erythrozytenkonzentrat/kg KG/Jahr, muß nach der Ursache gesucht werden. Hyperspleniesyndrom, Alloimmunisierung und Blutprodukte von minderer Qualität kommen am häufigsten infrage.

Transfusionen bei kardialen Störungen und bei Hämoglobinkonzentrationen unter 5 g/dl

In beiden Situationen muß das *Transfusionsintervall* wegen der Volumenbelastung auf ein bis zwei Wochen reduziert und die *Transfusionsgeschwindigkeit* auf weniger als 2 ml/kg KG/Stunde verringert werden. Zudem darf die Gesamtmenge an Erythrozytenkonzentrat pro Transfusion 5 ml/kg KG nicht überschreiten. Die anzustrebende Hämoglobinkonzentration nach der Transfusion beträgt für das Intervall von zwei Wochen *12,5 g/dl*, für das Intervall von einer Woche *11,5 g/dl*. Zusätzlich ist die Gabe eines *Diuretikums* (z. B. Furosemid 1 mg/kg KG) vor der Transfusion erforderlich. Die sorgfältige kardiologische Betreuung ist selbstverständlich.

Untersuchungen zur Transfusionstherapie

Um eventuelle Alloimmunisierung (siehe unten) früh zu erkennen, ist ein *Antikörpersuchtest* in zweimonatlichen Abständen erforderlich. Übertragene *Virusinfektionen* (siehe unten), die für den Patienten eine vitale Gefährdung bedeuten können, sind durch *Antikörper-* und *Antigenbestimmungen* in jährlichen Abständen zu überprüfen. Das gleiche gilt für den Nachweis von Leberschäden über die Bestimmung der *Transaminasen.*

Die regelmäßige Bestimmung von *Leukozyten-* und *Thrombozytenzahlen* dient u. a. der Erkennung eines Hyperspleniesyndroms.

Nebenwirkungen der Transfusionstherapie

Akute hämolytische Transfusionsreaktionen

Diese schwere Komplikation tritt in der Regel nur bei der Transfusion von *ABO-inkompatiblem Blut* auf. Dies läßt sich bei sorgfältiger Beachtung der klinischen Transfusionsvorschriften vermeiden. Die entsprechenden Symptome (Schüttelfrost, Erbrechen, Schocksymptomatik) können mit febrilen nicht hämolytischen Transfusionsreaktionen (siehe unten) verwechselt werden. Es ist aber auch durchaus möglich, daß sich eine akute disseminierte intravaskuläre Koagulopathie oder ein Nierenversagen als Folge einer massiven Hämoglobinurie entwickelt.

Therapeutisch muß die Transfusion sofort unterbrochen und durch die Infusion einer Glukose-Elektrolytinfusion ersetzt werden. Weitere Maßnahmen richten sich nach der Symptomatik und den eventuellen Folgekrankheiten.

Zur Klärung der Transfusionsreaktion sind die entsprechenden Untersuchungen zusammen mit der Blutspendezentrale durchzuführen.

Alloimmunisierung

Infektionen, Allomunisierung und Eisenüberladung sind die wesentlichen unerwünschten Folgen der Transfusionstherapie, die sich mit entsprechenden *Vorsichtsmaßnahmen* in der Häufigkeit deutlich reduzieren lassen. Das konnte für die Transfusionsreaktionen durch Allomunisierung eindrucksvoll bewiesen werden, nachdem in den Untergruppen kompatible und leukozytenfreie Erythrozytenkonzentrate verwendet wurden. Während früher Anti-Rh- und Anti-Kell-Antikörper 75 % aller Erythrozytenalloantikörper ausmachten, gehören diese heute zu den Seltenheiten. Dagegen finden sich jetzt bei etwa 10 % der Patienten Antikörper gegen die *seltenen Erythrozytenantigene*, wie z. B. *C*^{w} oder *Kp*^{a}.

Ein Vergleich von zwei Patientengruppen unter identischen Bedingungen zeigte, wie wirkungsvoll die kompatible Bluttransfusion bezüglich der Alloimmunisierung sein kann. Bei der ersten Gruppe, die von Transfusionsbeginn an im ABO, Rh- und Kell-System verträgliches Blut erhielt, betrug der Anteil an Immunisierungen 3,7 %, während er in der Gruppe, die nur im ABO- und Rh-D-System kompatibel war, bei 15,7 % lag. Interessanterweise erfolgt die Alloimmunisierung seltener, wenn der Transfusionsbeginn vor dem 3. Lebensjahr liegt als danach.

Febrile Transfusionsreaktionen

Für die meisten febrilen und urtikariellen Transfusionsreaktionen sind Alloimmunisierungen gegen *Leukozytenantigene* verantwortlich, die sich durch Verwendung gefilterter oder gefrorener Erythrozytenkonzentrate weitgehend vermeiden lassen. Wenn beide Verfahren nicht verfügbar sind, gibt es brauchbare Filtersysteme, die während der Transfusion auf der Station eingesetzt werden können.

Therapeutisch muß man bei febrilen Transfusionsreaktionen die Transfusion unterbrechen. Gaben von *Antipyretika*, *Antihistaminika* und *Kortikosteroiden*, letztere auch vor der Transfusion bei zu erwartenden Reaktionen, können erforderlich werden.

Virusübertragung

Von den durch Transfusionen übertragenen Infektionen stellen *EBV* und *CMV* für immunkompetente Patienten keine besondere Gefährdung dar. Dagegen hat eine CMV-Infektion bei Immundefekten, bei HIV-positiven Patienten und im Zusammenhang mit der Knochenmarktransplantation eine beachtliche Bedeutung. Die Übertragungshäufigkeit ist regional sehr unterschiedlich, und u. a. abhängig von der Sozialstruktur der Blutspender. Bei *HIV 1* liegt die Übertragungshäufigkeit derzeit zwischen 1:150 000 und 1:2,5 Millionen Transfusionseinheiten, bei *HIV 2* bei ca. 1:30 Millionen. Vor der regelmäßigen serologischen Testung der Blutspender auf *Hepatitis C* betrug die Übertragungsfrequenz 1:500, heute liegt sie bei 1:40 000 Transfusionseinheiten. Für die *Hepatitis B* wird die Häufigkeit mit 1:50 000 angegeben. Die Übertragung von CMV kann durch Verwendung leukozytenarmer Blutprodukte, hergestellt mittels Filteration, vermieden werden.

Von den betroffenen Hepatitis-C-Empfängern entwickeln 50 % eine chronische Hepatitis, davon gehen 25 % in eine Leberzirrhose über. Dies bedeutet für den Patienten neben der Eisenüberladung eine zusätzliche Belastung für die Leberfunktion. Es ist zu hoffen, daß sich diese Situation mit einer besseren Auswahl der Spender und der Entwicklung von Impfstoffen in den kommenden Jahren deutlich verbessern wird. Für die Hepatitis B ist der Erfolg präventiver Maßnahmen bereits nachgewiesen worden. Alle Patienten, die in ein Transfusionsprogramm aufgenommen werden, erhalten eine *Hepatitis-B-Schutzimpfung.*

Über die Bedeutung der Übertragung von *Parvoviren* (B19 Virus) bezüglich der Auslösung aplastischer Krisen ist wenig bekannt und dürfte bei der Pathophysiologie dieser Erkrankung, im Gegensatz etwa zur Sichelzellerkrankung, keine Rolle spielen. Infektionen mit *Herpes-simplex-Virus*, *Rotavirus* und *Influenzavirus* sind bei polytransfundierten Thalassämiepatienten signifikant häufiger als bei gesunden Kontrollpersonen.

17.7.3 Chelattherapie mit Deferoxamin

Allgemeines

Das Ziel der Chelattherapie besteht primär in der Vermeidung von Folgeschäden einer Eisenüberladung vor allem an *Herz*, *Leber* und *endokrinen Organen.* Nach weltweiter langjähriger Erfahrung mit der parenteralen Anwendung des Chelatbildners Deferoxamin (DFO) besteht kein Zweifel daran, daß diese Substanz wirksam ist. DFO wird aus Streptomyces pilosus gewonnen. *In vitro* bindet 1 g DFO etwa 85 mg Eisen. *In vivo* wird Eisen von DFO in einem molaren Verhältnis von 1:1 gebunden, wobei die DFO-Eisenbindungskapazität von verschiedenen Faktoren beeinflußt wird (Tab. 100).

Tabelle 100: Faktoren, die die DFO-induzierte Eisenausscheidung beeinflussen.

Faktoren	Eisenausscheidung Urin	Stuhl (Galle)
DFO-Dosis	Begrenzt mit steigender DFO-Dosis	linearer Anstieg mit steigender DFO-Dosis
Hohe Eisenlast	erhöht	erhöht
Erythropoese		
• gesteigert	erhöht	erniedrigt
• reduziert	erniedrigt	erhöht
Vitamin C	erhöht	kein Effekt
Gestörter Gallefluß	erhöht	erniedrigt

Je größer die Eisenüberladung ist, um so effektiver ist die Ausscheidung nach DFO-Gabe. Enteral kann DFO nicht resorbiert werden. Die langsame *subkutane* oder *intravenöse* Applikation ist weit wirksamer als die intramuskuläre Gabe. Die DFO-induzierte Eisenlimitation wird durch *Vitamin C begünstigt.*

Unter der DFO-Therapie werden mit deutlichen individuellen Unterschieden etwa 70 % des Eisens mit dem Urin und 30 % mit dem Stuhl ausgeschieden. Die Variation dieser Ausscheidungswerte ist abhängig von der Beladung und Mobilisierbarkeit der verschiedenen Eisenspeicher, von der applizierten DFO-Dosis, von der Aktivität der Erythropoese, von der Therapiedauer und vom Funktionszustand der Leber und der Nieren. Diese Faktoren machen eine quantitative Bilanzierung äußerst schwierig.

Eine andere, parenteral zu applizierende Substanz ist das *Kalzium-DTPA*. Der Nachteil besteht darin, daß damit neben dem Eisen auch Zink eliminiert wird. Weiterhin ist die langfristige Anwendung bezüglich Effektivität und Nebenwirkungen nicht kontrolliert geprüft worden. *Orale Chelatbildner* sind in der klinischen Erprobung (siehe Seite 293).

Prinzip der Chelatbildung

Im Mittelpunkt der normalen Eisenelimination aus den Zellen parenchymatöser Organe und des RHS steht der *labile Eisenpool* (Transitpool), der fortlaufend aus dem Ferritinspeicher aufgefüllt wird. Nach Verlassen des labilen Pools wird Eisen an Apotransferrin gekoppelt und in das Plasma zur weiteren Verwendung abgegeben. Es erfolgt aber auch ein Rückfluß von Eisen aus dem labilen Pool in den Ferritinspeicher (Abb. 118 und 119, Seite 262 und 263).

Der labile Eisenpool scheint auch im Zustand der Eisenüberladung die direkte Verfügungsmasse für die DFO-Chelierung zu sein. Das gilt sowohl für die *Parenchymzellen*, als auch für die Makrophagen des RHS. Es bestehen aber Unterschiede in den Mechanismen der Chelatbildung und der *Ausscheidung.* DFO kann sehr rasch in Hepatozyten penetrieren und dort das Eisen aus dem labilen Pool bzw. dem lysosomalen Ferritin oder dem Hämosiderin binden. Die Ausscheidung des aus den *Hepatozyten* stammenden DFO-Eisenkomplexes erfolgt über die Galle in den Darm (Abb. 118, Seite 262). Im Gegensatz dazu wird das chelierte *Makrophageneisen* über die Nieren mit dem Urin ausgeschieden. Ob das DFO in die Makrophagen eindringen kann oder ob die Chelatbildung direkt nach Elimination des Eisens aus der Zelle erfolgt, ist nicht bekannt. Der freie Eisenpool im Plasma wird direkt an DFO gebunden und über die Nieren ausgeschieden. Die dauerhafte Senkung des freien Eisenplasmapools, der auch durch das aus den Makrophagen freigesetzte Eisen gespeist wird, würde eine Dauerinfusion von DFO über 24 Stunden pro Tag erfordern.

Effektivität der DFO-Chelattherapie

Bei der Thalassaemia major kann nach den bisherigen Kenntnissen eine rechtzeitig begonnene und konsequent durchgeführte DFO-Chelattherapie die Entwicklung insbesondere letaler kardialer Komplikationen über mehr als zwei Jahrzehnte verhindern bzw. hinauszögern. Diese Therapie hat ohne Zweifel wesentlich zu der eindrucksvollen *Lebensverlängerung* im Vergleich zu Patienten ohne Chelattherapie beigetragen (Abb. 125, Seite 276). Dagegen wird ein günstiger Effekt auf die Entwicklung der Funktionen endokriner Organe und des Längenwachstums sowie der sexuellen Reifung nicht einhellig günstig beurteilt. Dabei ist die Compliance ein oft nicht wägbarer Unsicherheitsfaktor.

Andererseits gibt es ermutigende Berichte über nicht kontrollierte Untersuchungen an Einzelpatienten, die darauf hinweisen, daß durch eine *Intensivierung* der *Eiseneliminationstherapie* bereits bestehende, durch Eisen induzierte Organschäden günstig beeinflußt werden können. Das gilt für die Entwicklung sowohl eines insulinpflichtigen *Diabetes mellitus*, als auch *kardialer Störungen*.

Grenzen der Chelattherapie

Die Grenzen der Chelattherapie werden durch die zahlreichen toxischen Nebenwirkungen bestimmt. Diese sind nicht nur von der Dosis des DFO, sondern auch vom Ausmaß der vorhandenen Eisenlast abhängig (siehe Seite 287).

Die Zielsetzung der Chelattherapie ist das Erreichen einer *negativen Eisenbilanz*. Die Eisenbilanz kann mit Hilfe des Chelierungsindex errechnet werden. Dabei bedient man sich folgender Formel:

$$\text{Chelierungsindex} = \frac{\text{Jährliche Eisenzufuhr in mg}}{\text{Jährliche Eisenausscheidung in mg}}$$

Die *jährliche Eisenzufuhr* in mg ergibt sich aus der Menge an transfundiertem Erythrozytenkonzentrat in ml multipliziert mit dem Faktor 1,16. Der Faktor 1,16 ist die Menge an Eisen in mg, die mit 1 ml Erythrozytenkonzentrat dem Patienten zugeführt wird. Die *jährliche Ausscheidung* von Eisen in mg errechnet sich aus der täglichen Ausscheidung von Eisen in mg mit dem Urin multipliziert mit der Anzahl der DFO-Behandlungstage und dem Faktor 1,6. Dieser Faktor repräsentiert ein Maß für die Ausscheidung von Eisen im Stuhl unter der Deferoxamintherapie.

Ein wichtiger Aspekt ist die Bewältigung jener *toxischen Nebenwirkungen des Eisens*, die sich aus dem permanent vorhandenen Überschuß an mobilem intrazellulären und freiem extrazellulären Eisen ergeben (siehe Seite 263). Zur Reduzierung der toxischen Effekte des freien Eisens wäre es sinnvoll, den Chelatbildner täglich über 24 Stunden mit ausreichendem Plasma- und Gewebespiegel für die „Inaktivierung“ dieses Eisenpools zur Verfügung zu haben. Eine 24 Stunden s.c. Dauerinfusion ist jedoch für den Patienten unzumutbar, so daß das in der Praxis übliche DFO-Infusionsverfahren mit einem zwölfstündigen freien Intervall einen Kompromiß zwischen optimalen Therapieerfordernissen und zumutbaren Belastungen darstellt. Tragbare Pumpen und die einfachen Techniken der subkutanen Applikation ermöglichen zudem eine *Heimbehandlung*.

Die Entwicklung von *oral* wirksamen Chelatbildnern hat in den letzten Jahren erfreuliche Fortschritte gezeigt (siehe Seite 293). Es ist zu hoffen, daß sich die Chelattherapie dadurch in absehbarer Zeit bei gleicher Effektivität zumindest vereinfachen läßt. Das Problem der mangelnden Compliance wird allerdings bleiben.

Standardtherapie

Die Standardtherapie (Abb. 125, Seite 276) besteht in einer täglichen subkutanen Dauerinfusion von *40 mg Desferal®/kg KG* über zehn bis zwölf Stunden mittels tragbarer Pumpe vorwiegend während der Nachtzeit an allen Tagen der Woche. Die Gabe von *50 – 100 mg Vitamin C/Tag* verbessert die Eisenausscheidung (siehe Seite 286).

Zusätzlich kann während der jeweiligen Transfusionstermine eine i.v. DFO-Dosis von 300 mg/kg KG über 24 Stunden als Dauerinfusion verabreicht werden (siehe Seite 285).

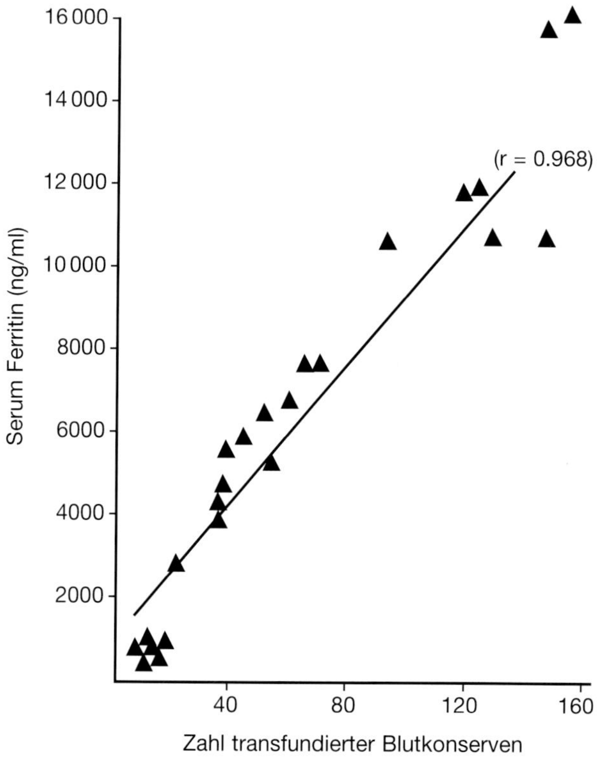

Abb. 127: Korrelation zwischen Serumferritinwerten und Anzahl der Transfusionen bei Patienten mit Thalassaemia major, die keine Chelattherapie erhalten haben. (Nach Kattamis, C.: Iron Overload and Chelation in Thalassemia, p. 15, Verlag Hans Huber AG, Bern 1989 mit freundlicher Genehmigung).

Beginn der Therapie

Es ist sinnvoll mit der Therapie zu beginnen, wenn ein chelierbarer Eisenpool vorhanden ist, der den Patienten auch vor der DFO-Toxizität schützt, bzw. wenn der Grenzwert der Eisenbelastung bezüglich einer Organtoxizität erreicht ist (Beispiel Ototoxizität Seite 288). Dies kann als wahrscheinlich angenommen werden, wenn die *Transferrinsättigung* 80 % oder das *Serumferritin* den Wert von 800 mg/l überschreitet oder wenn die *Eisenbelastung* über dem Grenzwert von 500 mg Fe/kg KG liegt. Diese Kriterien sind in der Regel nach 15 bis 20 Transfusionen (Abb. 127) und einem Alter von etwa zwei bis drei Jahren erreicht. Der Nachweis eines chelierbaren Eisenpools wird am besten mit dem *DFO-i.v.-Test* erbracht (siehe Seite 265).

Altersabhängige Nebenwirkungen sind bei der Festlegung von Altersgrenzen zu berücksichtigen (siehe unten).

Bezogen auf das *Alter* der Patienten ist der Zeitpunkt des Beginns der Chelattherapie vor allem wegen der zahlreichen toxischen DFO-Nebenwirkungen (siehe Seite 287) umstritten. In einer retrospektiven Studie wurden altersabhängige Schäden in Form von Wachstumsverzögerungen und Knochenveränderungen bei Kindern vor dem 3. Lebensjahr beobachtet (siehe Seite 290), wenn sie mit hohen Dosen DFO, d. h. mit 50 – 80 mg/kg KG täglich s. c. behandelt wurden. Diese Veränderungen waren in einer Vergleichsgruppe bei gleicher oder höherer Dosierung und bei Therapiebeginn nach dem 3. Lebensjahr nicht nachweisbar. Aus anderen Studien wird wiederum die Empfehlung gegeben, erst *nach dem 5. Lebensjahr* mit der Chelattherapie zu beginnen, um eine normale Größenentwicklung zu gewährleisten. Bezüglich der Entwicklung einer normalen *Gonadenfunktion* (siehe Seite 272) muß die Chelattherapie spätestens *vor Beginn der Pubertät*, d. h. um das 10. Lebensjahr begonnen werden. Es gibt aber auch Argumente für den sehr frühen Beginn der Therapie bald nach dem 1. Lebensjahr, da sich in diesem Alter schon nach wenigen Transfusionen eine bedrohliche Eisenüberladung mit entsprechenden Folgen entwikkeln kann. Die Entscheidung zum Beginn einer regelmäßigen DFO-Therapie wird immer individuell getroffen werden müssen. Wichtig ist das Vorhandensein von genügend Eisen, das den Patienten vor der DFO-Toxizität schützt. Die Kriterien für die Eisenüberladung und damit für die Verfügbarkeit eines chelierbaren Eisenpools sind auf Seite 264 dargestellt.

Korrektur der Therapie

Für die Korrektur einer einmal festgelegten DFO-Dosis in mg/kgKG/12 Stunden gibt es zwei Gründe. Der eine ist durch die Gefahr *toxischer Nebenwirkungen* gegeben, der andere wird durch die nicht ausreichende Wirksamkeit bezüglich der Minderung der Eisenbelastung bestimmt. Deshalb ist es notwendig, Kriterien für die *frühe Erkennung* von toxischen Organschäden zu erarbeiten. Ein in die Praxis der DFO-Therapie einfach umsetzbares Prinzip besteht darin, daß die DFO-Toxizität negativ mit der Eisenlast korreliert ist. Als wichtigster Parameter gilt dabei die *Serumferritinkonzentration*. Daraus läßt sich über eine einfache Formel die „sichere DFO-Dosis“ errechnen (siehe Seite 288). Die so errechnete Dosis ist unter den gegebenen Bedingungen zum einen sicher in der Wirksamkeit, zum andern sicher in der Verhütung der DFO-Toxizität.

Eine weitere Möglichkeit, die Toxizität einer verordneten DFO-Dosis abzuschätzen, scheint die damit erzielte *ungesättigte Eisenbindungskapazität* zu sein. Wenn die DFO-Dosis so gewählt wird, daß sie weniger als 150 mg/100 ml ungesättigte Eisenbindungskapazität erzeugt, bestimmt durch zwei Meßpunkte während der DFO-Applikation, dann sollen toxische Nebenwirkungen unwahrscheinlich sein.

Die gegensätzliche Korrektur bei mangelnder Effektivität der Chelattherapie besteht darin, die DFO-Dosis zu erhöhen (siehe unten).

DFO-i.v. während der Bluttransfusion

Für Patienten mit einer schlechten Compliance bietet es sich an, während der Transfusionstermine jeweils eine einzelne intravenöse Dosis von DFO zu verabreichen. Dies kann während der Transfusion über einen Extrazugang oder über ein Y-Ansatz erfolgen. Das DFO darf *nicht* in das Erythrozytenkonzentrat gegeben werden.

Für die i.v. Therapie wird eine DFO-Dosis von *300 mg/kg KG/24 Stunden* empfohlen. Die Infusionsgeschwindigkeit beträgt *12,5 mg DFO/kg KG/Stunde*. Bei einer rascheren Infusion ist mit Nebenwirkungen zu rechnen, außerdem ist der Therapieeffekt geringer. Der Patient muß sorgfältig überwacht werden.

Der günstige Effekt dieser DFO-Therapie auf die Eisenausscheidung rechtfertigt die zusätzliche zeitliche Belastung für den Patienten im Zusammenhang mit der Transfusion.

Die Bedeutung von Vitamin C

Vitamin C spielt im Eisenstoffwechsel von Patienten mit Thalassaemia major eine beachtliche Rolle, sowohl bei der internen Umverteilung des Speichereisens zwischen Parenchymzellen und retikuloendothelialem System, als auch im Ferritinmetabolismus und bei der Chelierbarkeit von Eisen durch DFO. Dies hat verschiedene praktische Konsequenzen. Zunächst gibt es Hinweise dafür, daß sich bei etwa 80 % der Thalassämiepatienten mit Eisenüberladung ein *Vitamin-C-Mangel* entwickelt, wenn kein Vitamin C substituiert wird. Bei oraler Zufuhr von 125 mg Vitamin C täglich reduziert sich der Anteil von Mangelzuständen auf ca. 40 %. Die Ursache des Vitamin-C-Mangels liegt einerseits im enormen Umsatz von Vitamin C, andererseits soll die Askorbinsäure durch die vielen Transfusionen rasch in Oxalat umgewandelt werden.

Im Zusammenhang mit einem Vitamin-C-Mangel ergibt sich das interessante Phänomen, daß im RES gespeichertes Eisen infolge eines gestörten Ferritinmetabolismus nicht in das Plasma abgegeben werden kann. Dadurch sind Parenchymzellen vor der Eisenüberladung und damit vor toxischen Schäden geschützt. Dies geht u. a. aus Beobachtungen an Patienten mit Thalassaemia major und gleichzeitig bestehendem Skorbut hervor. Dieser mögliche Vorteil eines Vitamin-C-Mangels wird aber durch negative Effekte aufgehoben. Es scheint dabei nicht nur die Bildung und Freisetzung von Ferritin beeinträchtigt zu sein, sondern auch die *Wirksamkeit der Chelattherapie*, weil der chelierbare Eisenpool deutlich reduziert ist. Daraus ergibt sich die Notwendigkeit, Vitamin C in entsprechenden Mengen (50 – 100 mg/Tag) zu supplementieren. Aber auch das ist mit Gefahren verbunden. Aus zahlreichen klinischen Beobachtungen weiß man, daß mit der Erhöhung des intrazellulären labilen Eisenpools sowie mit der internen Verteilung des Eisens in Richtung auf die Parenchymzellen, diese besonderen toxischen Schädigungen ausgesetzt sind. Die *negativen Auswirkungen* höherer Vitamin-C-Gaben sind besonders bei Patienten mit eiseninduzierten toxischen *Herzschäden* gerade unter der DFO-Therapie zu befürchten.

Der Nachweis eines *Vitamin-C-Mangels* erfolgt methodisch am besten über die Bestimmung der Askorbinsäure in Leukozyten oder Thrombozyten. Werte unter 25 mg/10^8 Leukozyten zeigen einen Mangel an. Ein manifester Mangel muß in jedem Fall korrigiert werden.

Für die prophylaktische Gabe und zur Unterstützung der Chelattherapie empfehlen wir die tägliche Gabe von *50 mg/Tag* Vitamin C bei Kindern unter fünf Jahren und *100 mg/Tag* bei älteren Kindern und Adoleszenten. Die Vitamin-C-Medikation ist nicht erforderlich bei Patienten, die regelmäßig Orangen essen oder frischen Orangensaft trinken. Eine große Apfelsine enthält 75 mg Vitamin C, mit 100 ml frischem Orangensaft werden ca. 50 mg Vitamin C zugeführt.

Hochdosierte DFO-i.v.-Therapie

Es gibt vorwiegend adoleszente Patienten, bei denen aufgrund einer unzureichenden Behandlung eine ausgeprägte *Siderose mit erheblichen Organschäden* (Herzinsuffizienz, Diabetes mellitus, andere endokrine Störungen) vorliegt. Diese Patienten erhalten in der Regel bereits eine spezifische Therapie (Insulin, Herzglykoside). Eine zusätzliche hochdosierte DFO-i.v.-Therapie kann als *lebensverlängernde Maßnahme* sinnvoll sein. Diese Therapie ist auch nach eigenen Erfahrungen effektiv mit deutlicher Verbesserung der Herzfunktion und Verschwinden der Rhythmusstörungen. Ein frischer insulinpflichtiger Diabetes kann soweit gebessert werden, daß die Patienten allein mit einer Diät und oralen Antidiabetika auskommen.

Bei der höher dosierten DFO-Therapie werden täglich *80 – 120 mg DFO/kg KG* i.v. als Dauerinfusion über 24 Stunden appliziert. Die Zufuhr erfolgt am besten über einen zentralen Venenkatheter. Die Dauer dieser Therapie richtet sich nach dem Effekt. Sie kann über einen Zeitraum von ein bis zwei Jahren durchgeführt werden. *Einschlußkriterien* für eine solche Therapie sind Patienten mit fortgeschrittener Hämosiderose, d. h. mit regelmäßigem Transfusionsbedarf seit mehr als fünf Jahren und Serumferritinwerten über 2 000 mg/l. Weitere Einschlußkriterien sind Organinsuffizienzen in Form von manifester Herzinsuffizienz, Herzrhythmusstörungen, Diabetes mellitus, Hypothyreose und/oder andere endokrine Funktionsstörungen. Ein entsprechendes The-

Tabelle 101: Nebenwirkungen (toxische Effekte) der Deferoxamintherapie.

Subkutane Applikation	Intravenöse Applikation
• Lokale Irritation der Haut • Muskel- und Knochenschmerzen • Krämpfe, Koma • Wachstumsstörungen • Knochenschäden • Augenschäden – Katarakt – Sehstörungen (akuter Visusverlust, Verlust des zentralen Sehens, Gesichtsfeldeinengung, verschwommenes Sehen, Sehminderung, gestörte Dunkeladaptation) – Retinitis pigmentosa – Verdünnung retinaler Gefäße – Angoide Netzhautstreifen – Optikusneuropathie • Hörschäden – Hochtonschwerhörigkeit – Tinnitus	• Allergie – Hautjucken, Urtikaria – Exantheme • Anaphylaktoide Reaktionen – Hypotonie – Bradykardie – Schock • Knochenmarksschäden • Thrombozytopenie • Akute Niereninsuffizienz • Pulmonales Syndrom • EEG-Veränderungen • Augenschäden • Infektanfälligkeit

rapieprotokoll ist im Zusammenhang mit der Deutschen kooperativen BMFT-Studie: „Krankheitserkennung und Versorgung von Patienten mit angeborenen Hämoglobinopathien" 1992 erstellt worden.

Die direkten Gefahren der höher dosierten DFO-Therapie für den Patienten liegen in der relativ hohen Rate an schweren *Komplikationen*, von denen vor allem die *Infektionsgefährdung*, die *pulmonalen Schäden* und die *Ototoxizität* gefürchtet sind (siehe unten). Zudem sind mit der Therapie enorme Kosten (ca. 100 000 DM/Jahr) verbunden. Diese Fakten müssen zum zu erwartenden Erfolg ins Verhältnis gesetzt und mit den Patienten und/oder Eltern diskutiert werden.

Nebenwirkungen der subkutanen DFO-Chelattherapie

Bis vor wenigen Jahren herrschte die Meinung, es handele sich bei DFO um eine relativ harmlose Substanz mit wenig Nebenwirkungen. Ab 1983 wurden zunehmend mehr Beobachtungen über Komplikationen mit erheblichen Beeinträchtigungen der Patienten publiziert (Tab. 101). Heute weiß man, daß das Auftreten von Nebenwirkungen abhängig ist von der Höhe der *DFO-Dosis* bezogen auf die *vorhandene Eisenbelastung* des Körpers. Bei Beachtung daraus abgeleiteter Kriterien kann für jeden Patienten individuell mit einiger Verläßlichkeit eine therapeutische noch wirksame, aber nebenwirkungsfreie DFO-Dosis ermittelt werden (siehe unten).

Lokale und allgemeine Reaktionen

Nach subkutaner Applikation kann es zu unangenehmen Hautirritationen kommen, die sich entweder durch eine geringere DFO-Konzentration in der Infusionslösung oder durch Zugabe von 1 – 2 mg *Hydrocortison* zu der Infusionslösung vermeiden lassen. Subkutane Hautverdickungen an Stellen der Injektion entstehen nicht, wenn tief subkutan und an wechselnden Stellen injiziert wird.

Weitere allgemeine Nebenwirkungen sind Muskel- und Knochenschmerzen, Muskelkrämpfe, Leberschäden und Nierenfunktionsstörungen.

Hörschäden

Die Angaben über die Häufigkeit von Hörstörungen sind sehr unterschiedlich. Die Frequenz *symptomati-*

scher Störungen liegt in den verschiedenen Behandlungszentren zwischen 2 und 15 % der behandelten Patienten, während die *asymptomatische* Hochtonschwerhörigkeit mit 2 bis 38 % angegeben wird. Der Anteil an Schalleitungsstörungen, wahrscheinlich nicht DFO bedingt, liegt bei etwa 15 %. Ein Tinnitus ist eher selten. Als *Ursache* für die *Ototoxizität* sind verschiedene Möglichkeiten diskutiert worden. Es scheint heute sicher zu sein, daß eine Korrelation zu niedrigen *Serumferritinwerten* besteht, womit sich auch die höhere Inzidenz der Hörschäden bei jüngeren Kindern erklärt, da diese in der Regel einer Chelattherapie bei geringerer Eisenüberladung (Ferritinwerte < 1 850 mg/l) unterzogen werden. Weiterhin wurde festgestellt, daß alle Patienten mit Hörschäden höhere DFO-Dosen (45 – 150 mg/kg KG/24 Std) erhalten hatten. Das bedeutet allerdings nicht, daß alle mit dieser Dosis behandelten Patienten eine Hörminderung erfahren. Weiterhin konnte gezeigt werden, daß Patienten mit Serumferritinwerten über 2 000 mg/l auch unter hohen Dosen DFO vor einem Hörschaden geschützt sind. Aus den beiden Risikofaktoren, der täglichen DFO-Dosis in mg/kg KG und dem Serumferritinwert, wurde eine Formel zur Ermittlung eines therapeutischen Index (TI) entwickelt, der als Richtlinie für eine *sichere DFO-Therapie* gelten kann:

$$TI = \frac{\text{mittlere tägliche DFO-Dosis (mg/kg/KG)}}{\text{Serumferritin (mg/l)}}$$

Bei einem TI kleiner als 0,025 wurde keine Ototoxizität beobachtet, so daß sich eine *„sichere" DFO-Dosis* aus folgender Formel errechnen läßt:

Sichere DFO-Dosis (mg/kg KG/Tag) =
0,025 x Serumferritinkonzentration (mg/l).

Die nach dieser Formel konsequent durchgeführte DFO-Therapie hat bei Patienten mit bereits erfolgter Hörschädigung zu keiner Verschlechterung der Hörfähigkeit geführt, in wenigen Fällen sogar zu einer Verbesserung. Diese Daten scheinen dafür zu sprechen, daß trotz Hörschädigung die Therapie mit DFO fortgesetzt werden kann und nicht auf DTPA (Diethylene-triamine-pentaacetic acid) umgesetzt werden muß. DTPA hat zudem den Nachteil, daß es neben Eisen auch andere Metallionen, wie Zink, Kupfer und Mangan bindet und ausscheidet. Eigene Erfahrungen mit DTPA ergaben zudem keine ausreichende Eisenelimination.

Zur *Ätiologie der Ototoxizität* durch DFO gibt es keine überzeugenden Daten. Die Spekulationen reichen von einer direkten toxischen DFO- oder Eisenschädigung der Cochlea bis hin zur Verarmung an Spurenelementen mit Folge der Inhibition von wichtigen Metalloenzymen, wie der Tyrosinase oder Lipoxygenase.

Hörstörungen sind durch vierteljährliche Prüfungen der Hörfähigkeit rechtzeitig zu erkennen. Erste Anzeichen findet man im *Hochtonbereich.*

Therapeutische Maßnahmen beinhalten ein sofortiges Absetzen der DFO-Therapie, sobald ein Hörverlust von mehr als 40 dB nachweisbar ist. Danach muß eine Hörprüfung in wöchentlichen Abständen durchgeführt werden. Wenn sich der pathologische Befund normalisiert hat, spätestens jedoch nach vier Wochen, wird die Desferalmedikation fortgesetzt. Vorher muß die „nebenwirkungsfreie" Dosis nach oben genannter Formel in Abhängigkeit von der Serumferritinkonzentration ermittelt werden.

Tabelle 102: Vergleich krankheitsbedingter und durch die DFO-Therapie verursachter Augenveränderungen.

Veränderungen allein bedingt durch die Grundkrankheit
• Glaskörperhämorrhagien • Retinale Hämorrhagien • Angoide Netzhautstreifen • Neovaskularisation • Siccasymptomatik
Veränderungen allein bedingt durch die DFO-Therapie
• Visusabfall • Farbsehstörungen • Störungen der Dunkeladaption • Optikusatrophie, Optikusneuritis • Zentralskotom • Verengung retinaler Gefäße • Retinales Ödem
Veränderungen bedingt bzw. begünstigt durch Grundkrankheit und DFO-Therapie
• Hinterer Schalenkatarakt • Vermehrte Schlängelung der Retinagefäße • Veränderungen des Pigmentepithels • Abnorme visuell evozierte Potientiale • Abnormes Elektrookulogramm • Abnormes Elektroretinogramm

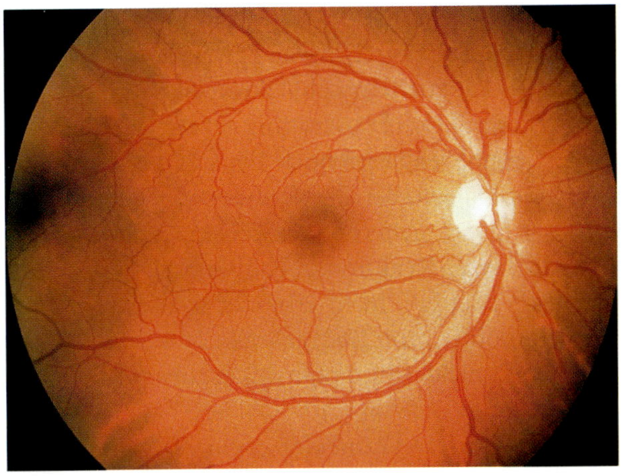

Abb. 128a

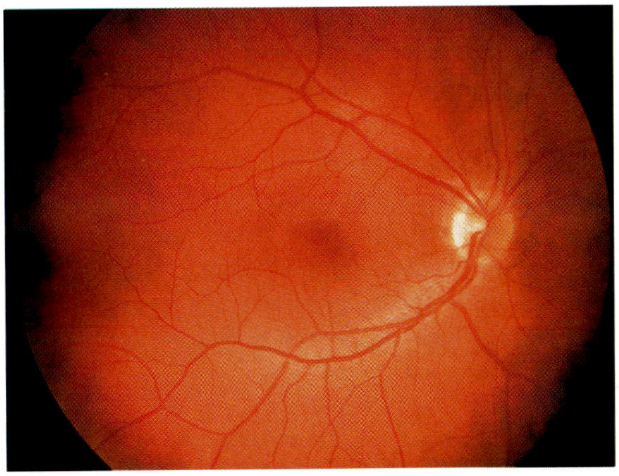

Abb. 128b

Abb. 128: Tortuositas vasorum bei einem 24jährigen Patienten mit Thalassaemia major (Abb. 128a) unter Transfusions- und Chelattherapie. Beachte die deutlich vermehrte Schlängelung der Venolen in beiden oberen Quadranten. Im Vergleich dazu ein Normalfundus (Abb. 128b). (Die Abbildungen wurden freundlicherweise von Frau PD Dr. G.E. Lang, Univ.-Augenklinik Ulm zur Verfügung gestellt).

Augenschäden

Es muß zwischen okulären Veränderungen unterschieden werden, die für die *Thalassaemia major* krankheitsspezifisch sind (siehe Seite 273), und solchen, die eindeutig im Zusammenhang mit der *DFO-Therapie* auftreten. Dazwischen steht eine weitere Gruppe von okulären Veränderungen, die sowohl durch die Grundkrankheit, als auch durch die DFO-Therapie bedingt sein können bzw. begünstigt werden (Tab. 102).

Die Häufigkeit DFO-verursachter *symptomatischer* Visusstörungen wird mit 2 – 4 %, die der *asymptomatischen* Defekte mit 2 – 6 % angegeben. Die Augenstörungen umfassen u. a. hintere Schalenkatarakte, verminderte Sehfähigkeit, periphere Gesichtsfeldausfälle, Nachtblindheit, Störungen des Farbsehens, Verengung retinaler Gefäße, Tortuositas vasorum (Abb. 128), retinales Ödem und Retinitis pigmentosa. Weiterhin wurden abnorme visuell evozierte Potentiale gefunden. Angoide Netzhautstreifen kommen allein und in Kombination mit Pseudoxanthoma elasticum vor.

Toxische Schäden an den Augen sind einerseits direkt mit der Höhe der *DFO-Dosis* korreliert, andererseits kann ein Visusverlust aber auch unter konventionellen DFO-Dosen bei normalem Eisenhaushalt, z. B. im Rahmen der DFO-Therapie von Patienten mit *rheumatoider Arthritis* auftreten. Schließlich ist über Augenstörungen auch unter der Behandlung mit normalen bis hohen DFO-Dosen bei hohen *Serumferritinwerten* berichtet worden (siehe Seite 291). Diese Beobachtungen legen die Vermutung nahe, daß andere Faktoren außer DFO, wie u. a. ein durch DFO induzierter *Mangel an Spurenelementen* oder toxische retinale *Schädigungen durch Eisen*, eine zusätzliche Rolle spielen müssen. Über die Bedeutung der Veränderungen der Blut-Netzhautschranke, wie sie z. B. bei einer diabetischen Stoffwechsellage auftreten kann, ist nichts bekannt.

Visusprüfung, Farbsehvermögen, Perimetrie und Funduskopie sowie Spaltlampenuntersuchung müssen in jährlichen Abständen durchgeführt werden. Eine sehr empfindliche Methode zur *Früherkennung* einer okulären Toxizität ist die Prüfung *visuell evozierter Potentiale* (siehe Seite 291).

Bei nachweisbaren Störungen muß die DFO-Therapie abgesetzt und die Entwicklung der Störung kontrolliert werden. Nach Besserung bzw. spätestens nach vier Wochen wird die Therapie mit der „nebenwirkungsfreien" DFO-Dosis fortgesetzt. Die Schäden sind bei diesem Vorgehen mit ganz wenigen Ausnahmen reversibel.

Wachstumsstörungen

Bei Kindern mit einem Alter von weniger als drei bzw. fünf Jahren wurde unter der DFO-Therapie ein verzögertes Längenwachstum vorwiegend des Rumpfes festgestellt, in einzelnen Fällen kombiniert mit Skelettanomalien wie Hühnerbrust und X-Beinen. Röntgenologisch fanden sich bei fast allen dieser Kinder an den langen Röhrenknochen schwere fortschreitende, der *Rachitis* ähnliche Veränderungen. Ätiologisch wird für diese Schäden einerseits ein *Zinkmangel*, andererseits eine direkte toxische Schädigung durch *DFO* verantwortlich gemacht. Ein Zinkmangel muß ausgeglichen werden (siehe Seite 298).

Nebenwirkungen der intravenösen DFO-Chelattherapie

Akute Unverträglichkeitsreaktionen

Bei zu rascher i.v. Infusion (mehr als 25 mg/kg KG in 30 Minuten) werden z. B. Hypotonie, Bradykardie, Hautjucken, Erythem und Übelkeit beobachtet. Die Infusion muß sofort unterbrochen werden. Die Behandlung bedrohlicher Symptome entspricht der der *Schockbehandlung* (Volumensubstitution, Adrenalin, Steroide). Unter der Vorstellung, daß bei dem Geschehen auch Histamin freigesetzt wird (siehe unten), ist die zusätzliche Gabe von *Antihistaminika* indiziert. Die Nebenwirkungen können durch Verlangsamung der Infusionsgeschwindigkeit vermieden werden.

Anaphylaktoide Reaktionen

Insgesamt sind schwerwiegende anaphylaktischen Reaktionen auf die Gabe von Deferoxamin *selten*. Von den oben genannten Unverträglichkeitserscheinungen muß wahrscheinlich auch ein Teil dazu gerechnet werden. Am häufigsten werden anphylaktoide Reaktionen durch Beimengungen von *Fremdproteinen* verursacht, die bei dem Herstellungsprozeß des Medikamentes aus Streptomyces pilosus nicht immer vollständig entfernt werden können. Diese Begleitsubstanzen sind wahrscheinlich auch für lokale Hautreaktionen bei der subkutanen Applikation verantwortlich (siehe oben). Patienten mit lokalen Unverträglichkeitserscheinungen sind wiederum mit einem erhöhten Risiko eines anaphylaktischen Schocks bei der i.v. Applikation behaftet. Ein geringer Teil der anaphylaktoiden Reaktionen ist möglicherweise auch direkt gegen das *Deferoxamin* gerichtet. Dies geht aus Untersuchungen über die Anwendung von hochgereinigten Präparaten bei Patienten hervor, die zuvor anaphylaktoide Reaktionen auf die herkömmliche Präparation gezeigt hatten. Aus dieser Gruppe reagieren noch 1 % auf die hochgereinigte Präparation. Bei allen bisher beobachteten Fällen konnte der sichere Nachweis einer immunologisch bedingten Reaktion, z. B. über ein DFO-spezifisches IgE oder IgG nicht erbracht werden. Deshalb wird empfohlen, von Idiosynkrasie bzw. anaphylaktoiden und nicht von anaphylaktischen Reaktionen zu sprechen.

Bezüglich der *Vermeidung* von Unverträglichkeitsreaktionen gibt es drei Optionen. Die eine besteht darin, ausschließlich *hochgereinigte Präparationen* zu verwenden. Die andere beinhaltet die Weiterführung der Therapie mit hochgereinigten Präparaten, wenn es zuvor zu einer Reaktion auf die üblichen Präparationen gekommen ist. Schließlich steht die *Desensibilisierung* zur Verfügung (siehe Seite 292), die immer mit der Charge vorgenommen werden sollte, unter der es zu Unverträglichkeitserscheinungen gekommen ist.

Blut- und Knochenmarkschäden

Selten sind Thrombozytopenien und Knochenmarkschäden nach intravenöser Applikation von DFO beschrieben worden. Die Knochenmarkstoxizität betraf in einem Fall vorwiegend die *Thrombopoese*, im anderen Fall alle drei Systeme mit deutlicher Reduktion der jeweiligen Vorstufen. Die Schäden waren nach Absetzen von DFO *reversibel*.

Pulmonale Komplikationen

Eine sehr bedrohliche Komplikation ist ein *pulmonales Syndrom*, charakterisiert durch Husten, Tachypnoe, Hypoxie und restriktive Dysfunktion. Die Symtome treten etwa fünf bis neun Tage nach Beginn einer intensiven i.v. DFO-Dauertherapie (10 – 22 mg/kg KG/Stunde) auf. Röntgenologisch findet sich eine *diffuse interstitielle Pneumonie*. Histologisch ist das Bild durch Alveolarzerstörung, interstitielle Fibrose und Entzündungsreaktionen mit Lymphozyten, Eosinophilen und Mastzellen gekennzeichnet. Erreger wurden nicht gefunden. Als Ursache dieses Syndroms wird aufgrund des Nachweises von an der Oberfläche der Mastzellen fixiertem IgE eine *allergi-*

sche Entzündungsreaktion vermutet. Die Lungenfunktionsstörung benötigt Monate bis zur vollständigen Rückbildung. Zur *frühzeitigen Erkennung* wird daher eine intensive Überwachung der Lungenfunktion besonders dann empfohlen, wenn die i.v. DFO-Dosis 10 mg/kg KG/Stunde überschreitet.

Es gibt weitere Berichte über pulmonale Komplikationen verursacht durch Dauerinfusionen von DFO (15 mg/kg KG/Stunde länger als 24 Stunden) zur Therapie einer *akuten Eisenvergiftung*. Symptomatik und Histologie entsprechen einem Adulten Respiratory Distress Syndrom (*ARDS*). Die Symptome entwickeln sich 32 – 72 Stunden nach Beendigung der Dauerinfusion. Wird DFO in gleicher Dosierung nicht länger als 24 Stunden infundiert, treten diese Komplikationen nicht auf.

Augenschäden

Besondere Beachtung verdient die durch hohe DFO-Dosen verursachte Okulotoxizität, die gehäuft auch nach subkutaner (siehe Seite 289), sowie nach intravenöser und intramuskulärer Applikation auftritt. Betroffen sind nicht nur Patienten mit Thalassaemia major und anderen polytransfundierten Anämien, sondern u. a. auch mit DFO-behandelte Patienten mit rheumatoider Arthritis.

In einer Gruppe von zehn thalassämischen Patienten mit sehr hohen Serumferritinwerten (4 230 – 7 820 mg/l) und kardialen Schäden fanden sich bei vier von ihnen neben zahlreichen manifesten Symptome bereits unter der üblichen subkutanen DFO-Therapie mit 50 mg/kg KG/Tag subklinische Veränderungen der *visuell evozierten Potentiale* (Tab. 102). Die pathologischen Muster traten häufiger (sechs von zehn Patienten) und verstärkt auf unter einer kontinuierlichen Hochdosis-DFO-Infusion (200 mg/kg KG/Tag). Bis auf einen Patienten normalisierten sich die Störungen nach Absetzen der Therapie. Im computerisierten *EEG* ließen sich zudem signifikante Veränderungen in Form von langsamen Aktivitäten nachweisen, die aber nicht als toxische DFO-Schädigung, sondern als Folge einer chronischen Hypoxie im Zusammenhang mit der Anämie interpretiert wurden.

Alle übrigen ophthalmologischen Veränderungen unterscheiden sich nicht von denen, wie sie unter der subkutanen DFO-Therapie gesehen werden (siehe Seite 289).

Nierenschäden

Über Nierenfunktionsstörungen unter hochdosierter DFO-Therapie gibt es nur wenige Fallberichte. Die Schäden manifestieren sich in Form einer Abnahme der glomerulären Filtrationsrate bei Anstieg von Serumkreatinin und Harnstoff-N, sowie Abnahme der Kreatinin-Clearence. Weitere Symptome sind Ödemneigung, Gewichtszunahme und Proteinurie. Alle Funktionsstörungen normalisieren sich nach Absetzen der Therapie. Eine ausreichende *Flüssigkeitszufuhr* während der DFO-Medikation muß gewährleistet sein.

Infektanfälligkeit

Wenn auch die Beziehungen zwischen Infektanfälligkeit und hochdosierter DFO-Therapie einerseits und Eisenüberladung andererseits nicht völlig geklärt sind, wird empfohlen, bei allen hochfieberhaften Infektionen, insbesondere bei *Yersinien-Infektionen* mit entsprechender abdomineller Symptomatik die DFO-Therapie zu unterbrechen und eine *antibiotische Therapie* einzuleiten.

Neben Yersinien sind an zweiter Stelle *Mucor-Mykosen* gefürchtet. Diese Pilze sind in der Lage, Eisen aus dem DFO-Komplex herauszulösen und für den eigenen Stoffwechsel zu nutzen. Prädilektionsorte für die Infektionen sind obere Luftwege und Lungen.

Vermeidung der DFO-Toxizität

Grundsätzlich ist die *Gefahr der DFO-Toxizität* bei konventioneller Therapie mit der subkutanen Applikation von 40 mg DFO/kg KG/Tag und unter strenger Berücksichtigung der Kriterien einer Eisenüberladung, die eine derartige Therapie und Dosis rechtfertigen, *gering*. Wenn zudem die DFO-Dosis während der langjährigen Therapie anhand der Serumferritinkonzentration fortlaufend nach der Formel für die „sichere DFO-Dosis" korrigiert wird (siehe Seite 299), ist ein weiterer Sicherheitsfaktor beachtet.

Andere Möglichkeiten der Vermeidung der DFO-Toxizität bestehen darin, von Zeit zu Zeit den chelierbaren Eisenpool mit dem *i.v.-DFO-Provokationstest* (siehe Seite 265) zu prüfen oder die nicht-gebundene Eisenbindungskapazität zu ermitteln, um anhand dieser Werte die DFO-Dosis jeweils dem Bedarf anpassen zu können. Die Wertigkeit dieses Verfahrens ist nicht durch kontrollierte Studien belegt.

Problematischer ist die Situation, wenn zur Verbesserung von schwerwiegenden Organschäden (Herz, Leber, Endokrinium) eine *Hochdosis-DFO-Therapie* vorgesehen ist, da die Nebenwirkungen unter der kontinuierlichen i.v. Behandlung mit hohen Dosen ganz beträchtlich sein können (siehe oben). Hierbei muß der Arzt unter Einbeziehung von Patient und Eltern zunächst die Therapieziele definieren. Weiterhin müssen Nebenwirkungen und Vorteile der Eisenelimination bezogen auf bereits bestehende Schäden und die Möglichkeit der Verbesserung der Lebensqualität und der Verlängerung der Lebenszeit sorgfältig gegeneinander abgewogen werden.

Die präventiven Maßnahmen zur frühzeitigen Erkennung der DFO-Toxizität und die therapeutischen Maßnahmen zur Beseitigung von bereits eingetretenen Organschäden wurden bei den jeweiligen Störungen besprochen.

Desensibilisierung bei anaphylaktoiden Reaktionen

Anaphylaktoide Reaktionen auf DFO sind selten (siehe Seite 290). Sie können jedoch lebensbedrohliche Situationen für den Patienten verursachen und zudem die Fortführung der Eiseneliminationstherapie unmöglich machen. Eine Desensibilisierung ist relativ einfach und erfolgreich durchführbar. Sie muß unter *intensivmedizinischer Überwachung* erfolgen.

Für das praktische Vorgehen bei der raschen Desensibilisierung werden elf Flaschen mit verschiedenen DFO-Verdünnungen bereit gestellt. Die Mengen an DFO (die Angabe in mg bezieht sich auf 50 ml Verdünnungsflüssigkeit) in den Flaschen **1 – 11** betragen jeweils:
1. 0,015 mg; **2.** 0,15 mg; **3.** 1,5 mg; **4.** 15 mg; **5.** 50 mg; **6.** 100 mg; **7.** 200 mg; **8.** 400 mg; **9.** 600 mg; **10.** 1 000 mg; **11.** 1 500 mg.

Der Inhalt der Flaschen wird nacheinander jeweils über einen Zeitraum von 30 Minuten i.v. infundiert. Dabei kann es zu Reaktionen kommen (Tachykardie, Urtikaria, Hypotension), die entsprechend behandelt werden (Kortikosteroide, Antihistaminika, Adrenalin). Das gesamte Infusionsprogramm kann auch unter dem Schutz von Kortikosteroiden und Antihistaminika erfolgen. Direkt an diese Infusionsserie schließt sich die s.c. DFO-Infusion mit 25 mg/kg KG an. Die Infusionsdauer wird dabei schrittweise reduziert. Man beginnt mit einer 24stündigen Infusion und reduziert dann auf 18, 16 und 12 Stunden. Diese Reduktion der Infusionsdauer kann jeweils in Schritten von 1 – 14 Tagen erfolgen. Danach erhält der Patient seine übliche s.c. DFO-Therapie über zehn Stunden. Patient, Eltern und Hausarzt müssen über die möglichen Komplikationen sowie über deren Therapie genaustens informiert werden. Ein *Notfallbesteck* ist zu verordnen.

Andere Wirkungen von Deferoxamin

Mit der Anwendung von Deferoxamin wurde aus zahlreichen Studien deutlich, daß diese Substanz neben der Eisenbindung eine Reihe anderer biologischer Wirkungen hat, aus denen sich Ansätze für eine breitere therapeutische Anwendung ergeben.

Die Inhibition der *DNA-Synthese* in menschlichen B- und T-Zellen in vitro durch DFO ist Folge der Hemmung der eisenabhängigen Ribonukleotidreduktase. Dadurch werden die Zellen an der Vollendung der S-Phase im Proliferationszyklus behindert. Die inhibierende Wirkung kann durch Auswaschen von DFO und Zugabe von Fe^{3+} in vitro aufgehoben werden.

Weiterhin hemmt DFO das Wachstum von *normalen* und *malignen Zellen* in Zellkulturen. Dieser Effekt wird wahrscheinlich nicht über andere Zellen, z. B. über T-Lymphozyten vermittelt. In vitro kann die Wachstumshemmung auf maligne Zellen durch die Kombination mit Zytostatika oder α_2-Interferon verstärkt werden. Die Wirkungen auf die Proliferation und Differenzierung von Leukämiezellen ist in vivo bestätigt worden.

Die Wachstumshemmung von *Malariaparasiten* durch DFO, die wahrscheinlich auf einer Hemmung der DNA-Synthese beruht, kann vielleicht eine therapeutische Bedeutung erlangen. DFO dringt dabei direkt in die intraerythrozytär gelegenen Parasiten ein.

Im Zusammenhang mit der Bedeutung von Infektionen für Morbidität und Mortalität von Patienten mit Thalassaemia major ist die Frage diskutiert worden, ob DFO einen günstigen Effekt auf die eiseninduzierten Funktionsstörungen der *Granulozyten* (siehe Seite 270) haben kann. In der Tat sind die in vitro gemessenen Funktionsstörungen der Phagozytose unter einer intensiven Chelattherapie mit DFO korrigierbar.

Ein begünstigender Einfluß von DFO auf die Ergebnisse der *Transfusionstherapie* bei hämolytischen Krisen bei dem *G-6-PD-Mangel* wird widersprüchlich diskutiert. Beim *Myelodysplasiesyndrom* soll die regelmäßige DFO-Therapie die Transfusionsfrequenz reduzieren. Weiterhin gibt es Hinweise auf eine Reduktion der Adriamycin bedingten *Kardiotoxizität.*

17.7.4 Andere Therapiemaßnahmen

Oral wirksame Chelatbildner

Deferoxamin (DFO) steht derzeit als einzige zugelassene und in der Wirksamkeit weltweit erprobte Substanz für die Therapie der Eisenelimination zur Verfügung. Trotzdem ist die Suche nach neuen, vor allem oral wirksamen Chelatbildnern gerechtfertigt. Dabei darf nicht vergessen werden, daß die Anwendung von DFO nicht nur die Durchführug der regelmäßigen Transfusionstherapie ermöglicht hat, sondern daß damit auch die Lebenserwartung und Lebensqualität der Patienten wesentlich verbessert werden konnte.

Die Entwicklung neuer Chelatbildner hat folgende *Zielsetzung.* Einerseits sind Toxizität, Unverträglichkeiten und Kompliziertheit der i.v. DFO-Anwendung sowie die hohen Behandlungskosten nachteilig. Andererseits wird von oral anzuwendenden Substanzen eine bessere Compliance erwartet.

Unter den in Erprobung befindlichen Substanzen ist die Entwicklung von L_1 = *Deferipone* (1-2-Dimethyl-3-Hydoxypyridin-4-eins) am weitesten fortgeschritten. In weltweiten Studien konnte die Wirksamkeit eindeutig bewiesen werden. Weiter hat die Pharmakokinetik gezeigt, daß die renale Ausscheidung der Substanz von der Nierenfunktion beeinflußt wird. Schwerwiegende *Nebenwirkungen* ergeben sich aus einer reversiblen *Neutrozytopenie* bzw. *Agranulozytose.* Ferner sind *Thrombozytopenie* und *Lupus erythematodes* beschrieben worden. Die Ergebnisse der Studien sind insgesamt erfolgversprechend. Der Umfang der Nebenwirkungen wird über die zukünftige Anwendung von Deferoxamin oder Deferiprone entscheiden.

Diätetische Reduktion der Eisenresorption

Zur Reduktion der enteralen Eisenresorption wird eine *eisenarme Nahrung* empfohlen. Zu meiden sind vor allem Fleisch und Leber, sowie Nahrungen, die mit Eisen angereichert sind. Dazu gehören neben Säuglingsnahrungen auch Kornprodukte, die gerne zum Frühstück genommen werden. Trinken von Schwarztee zur Mahlzeit soll die Resorption von Eisen aus Gemüse reduzieren. Ketchup, saure Getränke, Vitamin C u. a. m. erhöhen die enterale Eisenresorption.

Kontrollierte Studien über die Wirksamkeit einer eisenarmen Diät gibt es nicht.

Splenektomie

Eine Milzvergrößerung bei der Thalassaemia major hat verschiedene Ursachen (siehe Seite 266). Sie entwickelt sich unter der regelmäßigen Transfusionstherapie nur verzögert, weil die Erythropoese supprimiert wird. Andererseits kann sich eine bereits bestehende Milzvergrößerung wieder zurückbilden, wenn sie überwiegend durch extramedulläre Blutbildungsherde verursacht wurde.

Die Splenektomie ist indiziert bei Hypersplenie-syndrom mit *Thrombozytopenie* und *Granulozytopenie*, bei großem Organ mit der Gefahr einer *Traumatisierung* und bei *traumatischer Milzruptur.* Ferner ist die Entfernung notwendig, wenn eine Milz ein großes Blutvolumen bzw. eine große Erythrozytenmasse „poolt". Ein Maß dafür ist die *Zunahme der Transfusionsfrequenz* mit einer Bedarfsüberschreitung von 200 ml Erythrozyten/kg KG pro Jahr.

Der *Langzeiteffekt* einer Milzentfernung auf den Transfusionsbedarf wird unterschiedlich, jedoch insgesamt positiv beurteilt. Der Transfusionsbedarf wird im Mittel um 35 % reduziert. Dieser Effekt ist langfristig zu halten, wenn die Hämoglobinkonzentration vor jeder nächsten Transfusion Werte von 8,5 – 10 g/dl nicht unterschreitet. Ob die Langzeitergebnisse bei höheren Hämoglobinkonzentrationen, z. B. bei 11 g/dl noch günstiger sind, ist nicht bekannt. Wenn der Transfusionsbedarf nach der Splenektomie wieder ansteigt, muß nach *Nebenmilzen* oder nach *Alloantikörpern* gesucht werden.

Die Ergebnisse der partiellen Splenektomie werden nicht günstig beurteilt, dagegen scheint die *partielle Milzembolisierung* der totalen Milzextirpation gegenüber vorteilhaft zu sein. Das gilt vor allem für die Infektionsgefährdung und die operationsbedingten Komplikationen. Auch soll es nicht zur postoperativen Thrombozytose kommen.

Neben den Vorteilen entstehen dem Patienten auch Nachteile. Im Hinblick auf die *Infektanfälligkeit* wird mit der Splenektomie die Gesamtkapazität des RES erheblich reduziert, die durch das übrige RES auch funktionell nicht kompensiert werden kann. Obwohl bei splenektomierten Patienten mit Thalassaemia major die gesamte Phagozytosekapazität immer noch derjenigen gesunder Personen entspricht, ist die Fähigkeit zur Beseitigung exogener Antigene deutlich beeinträchtigt. Dieser Funktionsverlust ist bedingt durch eine Blockade des übrigen RES im Zusammenhang mit der permanenten Hämolyse.

Weiterhin ergeben sich Funktionsstörungen der *Granulozyten* durch das Fehlen des Tuftsin-Peptids, das in der Milz synthetisiert wird. Zudem geht die Eisenüberladung mit Störungen der Phagozytose und Chemotaxis neutrophiler Granulozyten einher, die allerdings mit einer intensiven DFO-Therapie beseitigt werden können.

Bei Splenektomie sind alle *präventiven Maßnahmen* zur Reduktion der bekannten schweren Infektionen sehr konsequent zu beachten. Die Altersbegrenzung der Splenektomie kann umgangen werden, wenn der Hypersplenismus es erfordert. *Impfungen* mit *Haemophilus-B-* und *Pneumokokken-Vakzinen* vor der Splenektomie sind ebenso selbstverständlich, wie die *prophylaktische Penizillinbehandlung* (400 000 E Penizillin/Tag über mindestens vier Jahre).

Über begünstigende Effekte einer Splenektomie auf die Entwicklung der *Organsiderose* gibt es sehr unterschiedliche Meinungen und Eindrücke, die alle nicht durch kontrollierte Studien belegt sind.

Die Splenektomie selber ist mit einer *Mortalität* von etwa 0,5 % belastet. Im Anschluß an die operative Milzentfernung kommt es zur Thrombozytose und Leukozytose. Beide normalisieren sich innerhalb von Wochen bzw. Monaten. Es ist aber notwendig bei Thrombozytenzahlen über 800 x 10^9/l besonders aufgrund der mit der Splenektomie verbundenen Zunahme der an sich schon erhöhten Neigung von Thalassämiepatienten zu thromboembolischen Komplikationen (siehe Seite 259) prophylaktisch *Acetylsalicylsäure* in einer Dosis von 100 mg/Tag so lange zu geben, bis die Thrombozytenzahlen unter 500 x 10^9/l abgesunken sind.

Eltern, Patienten und Hausarzt müssen sehr genau über alle Komplikationen der Splenektomie sowie über die präventiven und therapeutischen Maßnahmen unterrichtet werden.

Knochenmarktransplantation

Die allogene Knochenmarktransplantation ist heute die einzige Therapieform, mit der *Heilung* erzielt werden kann. Der erste Bericht über eine erfolgreiche Transplantation stammt aus dem Jahre 1982. In der Zwischenzeit liegen weltweit Erfahrungen mit einigen hundert Patienten vor. Die *Therapieergebnisse* differieren von Zentrum zu Zentrum erheblich, was nicht zuletzt auf die sehr unterschiedlichen Bedingungen zurückzuführen ist, unter denen die Patienten transplantiert wurden.

In der größten 1990 publizierten Studie, die den Zeitraum von 1983 – 1988 umfaßt, überlebten von 222 transplantierten Patienten 82 %. Davon waren 7 % durch *Komplikationen* der Transplantation, insbesondere durch die *Graft-versus-host-disease* (*GVHD*) erheblich beeinträchtigt. Bei einer retrospektiven Auswertung von 116 Patienten aus dieser Gruppe konnten folgende *Risikofaktoren* mit einer signifikant geringeren Überlebenschance nach Knochenmarktransplantation ermittelt werden: Hepatomegalie, eine portale Fibrose und eine unregelmäßig durchgeführte Chelattherapie. Ein großes Transplantationsrisiko hatten zudem Patienten mit einem Alter über 15 Jahre. Unter Zugrundelegung dieser Risikofaktoren wurden die Behandlungsergebnisse näher analysiert. In der ersten Gruppe, charakterisiert durch das Fehlen aller drei Risikofaktoren, überlebten 98 % von 50 Patienten, davon 94 % krankheitsfrei, 2 % starben an einer GVHD. In der zweiten Gruppe mit Nachweis von ein bis zwei Risikofaktoren überlebten von 153 Patienten 86 % und 83 % blieben krankheitsfrei. Die *Todesursachen* waren in dieser Gruppe GVHD, Infektionen und Abstoßung. In der dritten Gruppe mit drei belastenden Faktoren überlebten nur 54 % und 49 % blieben krankheitsfrei. Die Haupttodesursachen waren Leber- und Herzversagen in der frühen Posttransplantationsphase. Aufgrund dieser schlechten Ergebnisse mit 46 % Mortalität wurde für die Gruppe 3 ein neues Konditionierungsprotokoll entwickelt. Die bisher darüber vorliegenden Daten von 34 Patienten sind ermutigend. Die Überlebenswahrscheinlichkeit konnte auf 91 % verbessert, die Mortalität auf 9 % reduziert werden. Bei 37 % der Patienten kam es zu einer Transplantatabstoßung mit Regeneration des eigenen Knochenmarks. Aber 60 % überlebten krankheitsfrei und zudem konnte mit dem neuen Konditionierungsprotokoll auch die Altersbegrenzung von 15 Jahren aufgehoben werden.

Die Splenektomie scheint keinen Einfluß auf das Ergebnis der Knochenmarktransplantation zu haben.

Aus diesen Daten geht eindeutig hervor, daß die Transplantationsergebnisse um so besser sind, je weniger Risikofaktoren der Patient aufweist. Wenn das Ziel der Transplantation ein krankheitsfreies Überleben ist, dann muß der *Zeitpunkt der Transplantation* kurz vor Manifestwerden eines der Risikofaktoren, d. h. empirisch meist vor dem 5. Lebensjahr festgelegt werden. Weiterhin belegen die Untersuchungen ganz eindeutig, wie eng die Entwicklung der Risikofaktoren mit der Qualität der Chelattherapie korreliert ist. Schließlich muß erwähnt werden, daß auch technische Verbesserungen am Transplantationsverfahren ganz wesentlich zur Erfolgsbilanz beitragen können.

Ein wichtiger Punkt ist die Entwicklung von *Hämosiderose* und *portaler Fibrose* in der Leber *nach der Transplantation.* In einer Serie von 108 Patienten wurden vier Jahre nach der Knochenmarktransplantation überraschende histologische Daten erhoben. Die Leberhämosiderose war bei 43 % unverändert, gebessert bei 43 % und normal bei 13 %. Für die portale Fibrose stellen sich die Ergebnisse folgendermaßen dar: Unverändert 69 %, gebessert 10 %, normal 11 % und fortschreitend 10 %. Die Häufigkeit der *chronischen Hepatitis* wird mit 30 % angegeben. Aus diesen Daten ergeben sich einige Konsequenzen. Zunächst ist es notwendig, auch nach der Transplantation der Situation angepaßt regelmäßige *Leberpunktionen* zur histologischen Kontrolle der Befunde durchzuführen. Weiterhin muß bei entsprechenden Patienten die Eisendepletion fortgeführt werden. Neben der *Chelattherapie* kann die *Phlebotomie* eingesetzt werden, wenn die Blutbildwerte das erlauben. Schließlich ist die Entwicklung der Leberfibrose zu kontrollieren. Das gilt auch für die chronische Hepatitis C bzw. B, die evtl. therapeutisch mit *α-Interferon* angegangen werden muß.

Voraussetzung für die Durchführung einer Knochenmarktransplantation ist neben dem Fehlen von Risikofaktoren die Verfügbarkeit eines kompatiblen Spenders. Die *Fremdspendertransplantation* ist derzeit noch mit großen Risiken behaftet und hat weiterhin experimentellen Charakter. Verbesserungen auf diesem Gebiet sind zu erwarten. Bei Verwendung von *kompatiblen Geschwistern* haben allerdings zwei Drittel der Patienten mit Thalassaemia major keine Chance auf eine idente Transplantation. Die große Zahl nicht transplantierbarer Patienten macht weiterhin das intensive Bemühen um eine Verbesserung der konventionellen Therapie einschließlich der breiteren Anwendung der etablierten Methoden der Prävention (siehe Seite 300) erforderlich. Weiterhin müssen neue Strategien entwickelt werden, wie z. B. die pharmakologische Induktion der HbF-Synthese (siehe unten).

In die Diskussion um die Durchführung der Knochenmarktransplantation bei der β-Thalassaemia major wird immer wieder das Argument des langen Überlebens der Patienten unter einer ordentlich durchgeführten konventionellen Therapie mit *Transfusionen* und *Chelatbildnern* ins Feld geführt. Die Entscheidung für eine der Therapieformen wäre dann einfach, wenn die eine der anderen weit überlegen wäre. Die Knochenmarktransplantation hat den Vorteil, daß sie unter günstigen Bedingungen für 94 % der Patienten Heilung mit krankheitsfreiem Überleben bringt. Sie hat den Nachteil, daß 6 % der Patienten in direktem Zusammenhang mit der Transplantation versterben. Bezüglich *Spätschäden* ist auf die *höhere Malignomrate* als Folge der für die Knochenmarktransplantation notwendigen Konditionierungsmaßnahmen hinzuweisen. Die konventionelle Therapie verspricht zwar keine endgültige Heilung, dafür aber ein Überleben bis in die dritte Dekade, allerdings mit zunehmender Invalidisierung. Weiterhin besteht für die Patienten die Hoffnung auf die Entwicklung weniger belastender (orale Chelatbildner) oder anderer effektiverer Therapieformen (Gentherapie, pharmakologische Induktion der HbF-Synthese).

Pharmakologische Induktion der HbF-Synthese

Bei der β-Thalassämie sind die beiden γ-Globingene auf beiden Chromosomen strukturell und funktionell intakt. Wenn es gelingen würde, sie wie in der Fetalzeit mit einer deutlichen Steigerung der *HbF-Synthese* zu *reaktivieren*, könnte die pathologische Situation der thalassämischen Erythrozyten in entscheidender Weise verbessert werden. Durch eine vermehrte Synthese von γ-Globinketten und mit der Bildung von HbF ließe sich der Überschuß an freien α-Globinketten reduzieren. Damit wäre das pathophysiologische Prinzip der β-Thalassämie durchbrochen. Mit der Beseitigung der vom Überschuß der α-Globinketten abhängigen ineffektiven Erythropoese würde auch eine Normalisierung der Indices (MCH und MCV) sowie der strukturellen Formabweichungen und damit auch der Lebenszeit der Erythrozyten einhergehen.

Für die pharmakologische Induktion der HbF-Synthese sind in kleinen Pilotprojekten verschiedene *Zytostatika* eingesetzt worden, deren geringe Wirksamkeit und potentiellen längerfristigen Nebenwirkungen nie zu einem Einsatz in größerem Rahmen geführt hat. Eine Ausnahme ist das *Hydroxyurea* (HU) bei der Sichelzellkrankheit (siehe Seite 148). Zudem scheint HU bei der β-Thalassaemia intermedia (siehe unten) einen stimulierenden Effekt auf die Synthese der β-Globinketten zu haben. In den letzten Jahren aufkommende Hoffnungen auf eine Behandlungsstrategie mit kurzkettigen Fettsäuren wie Butyrat haben sich zunächst zerschlagen.

Vitaminzufuhr

Auf die Vor- und Nachteile von *Vitamin C* im Zusammenhang mit der Speicherung und der Chelierung von Eisen wurde bereits hingewiesen. Eine tägliche Gabe von 100 – 200 mg Vitamin C kann ohne Nachteile empfohlen werden. Die Zufuhr von Vitamin C mit der Nahrung muß dabei allerdings quantitativ berücksichtigt werden (siehe Seite 286).

Die Schutzfunktion von *Vitamin E* gegenüber Peroxiden wurde im Zusammenhang mit der Hämolyse und Eisenüberladung bei Thalassämien diskutiert (siehe Seite 242). Ein negativer Einfluß von Vitamin E auf die Eisenausscheidung unter der Chelattherapie ist nicht bestätigt worden. Ein Mangel an Vitamin E muß auf jeden Fall korrigiert werden.

Gaben von *Folsäure* und *Vitamin B 12* sind in der Regel nicht erforderlich, da die Erythropoese durch die Transfusionstherapie weitgehend supprimiert ist. Nur bei nachgewiesenen Mangelzuständen und bei noch stark gesteigerter Erythropoese ist die Gabe von Folsäure 1mg/kg KG/Tag indiziert.

17.7.5 Therapie Hämosiderose-bedingter Organstörungen

Allgemeines

Trotz der Chelattherapie sind Komplikationen verursacht durch eine Eisenüberladung keine Seltenheit. Die Organsiderose entwickelt sich langsam jenseits des 10. Lebensjahres. Abhängig von der Schwere der Eisenüberladung kommt es ab der Mitte der 2. Lebensdekade zu mehr oder weniger ausgeprägten Störungen der Organfunktion (siehe Seite 266). Ursachen für eisenbedingte Organschäden sind u. a. mangelnde Compliance, nicht ausreichende Chelattherapie und stark vermehrter Transfusionsbedarf, für den die Chelattherapie nicht entsprechend korrigiert wurde.

Kardiale Komplikationen

Herzversagen bedingt durch *Kardiomyopathie* und *Herzrhythmusstörungen* sind die häufigsten Todesursachen bei Thalassämiepatienten. Die Entwicklung dieser Komplikationen hat gewisse Beziehungen zur Qualität der Chelattherapie (Abb. 123, Seite 269).

Bei entsprechenden Symptomen einer Kardiomyopathie muß die *Digitalistherapie* begonnen werden. Bei Herzrhythmusstörungen kann die zusätzliche Gabe eines *Antiarrhythmikums* notwendig werden. Alle Maßnahmen sollten mit dem Kardiologen abgestimmt werden. Zudem müssen bei Transfusionen die entsprechenden Richtlinien beachtet werden (siehe Seite 281). Weiterhin erfordern erste Anzeichen einer kardialen Funktionsstörung die Diskussion über die Durchführung einer Hochdosis-DFO-Therapie (siehe Seite 286). Therapie der *Perikarditis* siehe Seite 267.

Diabetes mellitus

Der Typ-II-Diabetes (siehe Seite 271) wird der Schwere der Funktionsstörung entsprechend in einem stufenweisen Vorgehen behandelt. Im Beginn ist bei hohem Nüchternblutzucker und pathologischem oralen Glucosetoleranztest allein eine *diätetische Therapie* ausreichend. Dann schließt sich die Gabe *oraler Antidiabetika* an, gefolgt von der *Insulinbehandlung* evtl. in Kombination mit oralen Antidiabetika.

Während der Entwicklung des Diabetes mellitus ist zudem der Zeitpunkt des Beginns der DFO-Hochdosistherapie (siehe Seite 286) festzulegen.

Hypothyreose

Die Schilddrüsenfunktion (T_3, T_4, TSH) muß ab dem 10. Lebensjahr in jährlichen Abständen kontrolliert werden. Eine behandlungsbedürftige Hypothyreose liegt vor bei Erhöhung des basalen TSH sowie erhöhter TSH und TRH-Stimulation. Eine Jodmangelstruma ist charakterisiert durch erhöhtes TSH und erhöhten T_3 bei erniedrigtem T_4.

Die Substitutionsbehandlung bei der Hypothyreose besteht in der täglichen Gabe von 25 – 50 µg *L-Thyroxin*. Die Dosis wird bis zur Normalisierung des basalen TSH-Wertes gesteigert. Die Jodmangelstruma erfordert je nach Ausprägung eine tägliche Gabe von 150 – 300 mg *Kaliumjodid*.

Hypoparathyreoidismus

Diese Komplikation erfordert zunächst eine einwandfreie Diagnostik (Vitamin D Metaboliten, Kalzium, Magnesium, Phosphat, alkalische Phosphatase, Parathormon im Serum). Therapeutisch wird 1-Hydroxycolecalciferol (Vitamin-D_3) in einer Anfangsdosierung von 400 000 – 800 000 IE (10 – 20 mg) oral über drei Tage gegeben. Die Erhaltungsdosis orientiert sich an den Serumkalziumwerten und liegt zwischen 50 000 – 200 000 IE (1,25 – 5 mg).

Sowohl Kalziummangel, als auch i. v. Kalziumgaben sind bei einer eventuellen *Digitalistherapie* zu beachten.

Nebenniereninsuffizienz

Diese auch bei schwerkranken Patienten extrem seltene Störung (siehe Seite 272) wird entsprechend substituiert.

Hypogonadismus

Entscheidend für die Entwicklung einer normalen Gonadenfunktion ist der Beginn der Chelattherapie spätestens vor dem 10. Lebensjahr.

Ein Hypogonadismus (siehe Seite 272) liegt vor bei präpubertären Tannerstadien, präpubertären Hodenvolumina (< 3 ml) bzw. Amenorrhoe, bei präpubertärem Hormonspiegel sowie inadäquatem Gonadotropinanstieg auf Gonadotropin Releasing Hormon bei einem Knochenalter von elf Jahren für Mädchen und 13 Jahren für Jungen. Für die Entscheidung zur Behandlung ist grundsätzlich die Beurteilung des Knochenalters notwendig. Bei der Orientierung am chronologischen Alter kann bei einer konstitutionellen Entwicklungsverzögerung die Einleitung der Pubertät zu einer erheblichen *Minderung der Endgröße* führen. Ferner sind anamnestische Daten über die Pubertätsentwicklung der Eltern notwendig, um eine Pubertas tarda abzugrenzen.

Prinzipiell kann das spontane Eintreten der Pubertät abgewartet werden. Für die Therapieentscheidung zur Induktion der Pubertät ist vor allem die psychische Situation der Patienten zu berücksichtigen.

Behandlungsvorschlag für männliche Thalassämiepatienten: 50 mg Testoviron Depot i.m. einmal im Monat über drei Monate. Damit wird eine Virilisierung und ein pubertärer Wachstumsschub induziert. Kommt es nach der Behandlung nicht zu einer spontanen Pubertätsentwicklung, so ist eine Dauertherapie einzuleiten mit monatlich 1 x 50 mg Testoviron, die später auf 100 mg pro Monat unter Beachtung der Entwicklung des Skelettalters gesteigert werden kann.

Alternativ kann nach Ausschluß eines primären Hypogonadismus mittels *HCG-Test* (5 000 E HCG pro m^2 i. m. führt zu einem Testosteronanstieg nach zwei Tagen, Blutentnahme Tag 0 und Tag 2) eine Behandlung mit täglich 1 x 500 E HCG für sechs Tage in der Woche und 1 x 75 E gereinigtes FSH alle drei Tage über 12 Monate durchgeführt werden. Letztere Therapie wird von den meisten Patienten trotz größerer Belastung bevorzugt, da sie eine Größenzunahme des Hodens und eine Reifung des Hodengewebes bewirkt, somit eine ständige Testosterongabe entfällt.

Behandlungsvorschlag für weibliche Thalassämiepatienten: Ethinylöstradiol 2,5 mg täglich, nach drei bis sechs Monaten Steigerung der Dosis bis 5,0 mg, dann auf 10 – 20 mg täglich kombiniert mit Gestagen. Diese niedrige Dosierung beeinträchtigt nicht die Somatomedin-C-Produktion und beendet daher nicht vorzeitig das Längenwachstum.

Wachstumsstörungen

Die zur Verzögerung des Wachstums (siehe Seite 271 und 272) führenden Mechanismen sind nicht sicher bekannt. Als mögliche Ursachen werden komplexe funktionelle Störungen der Hypothalamus-Hypophysen-Gonaden-Achse, fehlerhafte Umwandlung der Steroidhormone in die aktiven Metaboliten auf der Basis einer Dysfunktion der Leber sowie ein hepatischer Defekt der IGF-I Biosynthese und ein Zinkmangel diskutiert. Welche Bedeutung der Toxizität von Eisen und/oder Deferoxamin zukommt, ist nicht entschieden. Ein Wachstumshormonmangel wird nicht häufiger gefunden als in der Normalbevölkerung. Erwartungsgemäß waren Behandlungsversuche mit *Wachstumshormon* bisher enttäuschend.

Eine *adäquate Transfusions- und Chelattherapie* sowie der *Ausgleich* eines *Zinkmangels* sind im Augenblick die einzigen Maßnahmen, die Wachstumsretardierung im Vergleich zu unbehandelten Kindern günstig zu beeinflussen. Über die Verschiebung des Zeitpunktes der DFO-Therapie jenseits des 5. Lebensjahres ist nicht entschieden (siehe Seite 285).

17.8 Psychosoziale Aspekte

Mit der therapiebedingten Verbesserung der *Lebenserwartung* und der *Lebensqualität* von Patienten mit Thalassaemia major sowie mit der Aussicht auf immer effektivere Therapieformen (orale Chelatbildner, Knochenmarktransplantationen, Induktion der HbF Synthese, Gentherapie) haben psychosoziale und ökonomische Aspekte zunehmend mehr Bedeutung erlangt und Beachtung gefunden. Im Prinzip ist die Problematik identisch mit allen chronischen Krankheiten, die einer dauernden ärztlichen Behandlung und Betreuung bedürfen.

Die *Inhalte psychosozialer Aspekte* betreffen Fragen der *Bewältigung* einer unheilbaren Krankheit durch den Patienten und seine Familie, aber auch die Interaktion mit der *Gesellschaft*, in der Patient und Familie leben. Gesellschaft und *Umwelt* beinhalten Freunde, Schule, Nachbarn, Freizeitgestaltung, Berufsausbildung und Berufsausübung. Die andere Ebene ist gegeben durch das behandelnde Team von Ärzten, Schwestern, Psychologen und Sozialhelfern.

Besondere Schwierigkeiten ergeben sich für Patienten und Familie aus dem Wissen um die Unheilbarkeit, selbst bei optimaler Therapiebefolgung. Bewältigt werden müssen auch Fragen nach einer verpaßten Möglichkeit der Vermeidung der Krankheit durch eine Pränataldiagnostik oder der Entwicklung irreparabler Organschäden aufgrund einer mangelnden Compliance. Weiterhin sind die frühe Manifestation, die Möglichkeit von entstellenden Skelettveränderungen und die permanente Therapiebereitschaft belastende Ereignisse. Da die *Eltern* für die praktische Durchführung der konsequenten Einhaltung der Therapie in Form nächtlicher s.c. DFO-Infusionen und dreiwöchiger Transfusionstermine sowie dazwischen liegender Kontrollen zur Überwachungsdiagnostik (Tab. 96, Seite 277) zuständig sind, bleiben *emotionale Reaktionen* und *Verweigerung* nicht aus. Störungen von Wachstum und sexueller Entwicklung stellen gerade während der normalen pubertären Entwicklungszeit ein großes Problem dar und gefährden die Akzeptanz in der Gruppe der gleichaltrigen Jugendlichen.

Die häusliche s.c. Chelattherapie und die regelmäßigen Klinikaufenthalte beeinträchtigen zudem die *Schul- und Berufsausbildung* sowie die Berufsausübung. Auch die Integration in die verschiedenen Aktivitäten von Jugend- und Erwachsenengruppen bereiten Schwierigkeiten. Dadurch nehmen die Patienten innerhalb ihrer sozialen Gruppe eine Sonderstellung ein. Erschwerend kommt das Wissen um die *reduzierte Lebenserwartung* und um eine spätere Phase einer sich verstärkenden Organmorbidität und Invalidität hinzu. Spätestens zu diesem Zeitpunkt wird manchem Patienten und den Familien der eigene Anteil an der Minderung der Lebensqualität und Lebenserwartung bewußt. Dies ist besonders dann belastend, wenn damit z. B. die Chance für eine Knochenmarktransplantation oder eine der noch experimentellen Therapien vertan wurde. Andererseits darf aber eine mangelhafte Compliance nicht eine Alibifunktion für ein unzureichendes ärztliches Engagement und Wissen haben.

Die *psychologische Betreuung* der Patienten ist ein integraler Bestandteil der Therapie von Patienten mit Hämoglobinkrankheiten, wie sie bereits im Zusammenhang mit der Sichelzellkrankheit dargestellt wurde (siehe Seite 150). Einen ganz hohen Stellenwert bei der Betreuung der Patienten und Familien hat die wiederholte sehr *eingehende Information*, die dem Alter der Patienten und den verschiedenen Phasen der Krankheit angepaßt sein muß. Dabei sind auch Bildungsgrad und Sprachschwierigkeiten zu berücksichtigen. Es ist zudem darauf zu achten, daß die

Familien nicht zusätzlich Sorgen und Ängste ihrer möglichen Anfeindung als *Ausländer* entwickeln und keine *soziale Minderwertigkeit* oder Schuldgefühle als Krankheitsüberträger empfinden. Es stehen brauchbare *Informationensbroschüren* auch in deutscher Sprache zur Verfügung (z. B. Modell, B., R. Villo, E. Kleihauer: Mit Thalassämie leben. Ein Ratgeber für Thalassämiepatienten und ihre Angehörige. Ciba – Geigy Verlag 1994). Tabelle 103 enthält die wichtigsten Punkte, die bei der Patienteninformation berücksichtigt werden müssen.

In der *Klinik* müssen Patienten, Ärzte, Psychologen und Pflegepersonal zu einem betreuenden Team werden. Die Transfusionstermine müssen zu Gesprächen mit Eltern und Patienten genutzt werden. Deshalb sind die sogn. Wochenend-Transfusionen zwar sinnvoll, um Fehlzeiten in der Schule oder im Beruf zu mindern, für die psychosoziale Betreuung sind sie ungünstig, es sei denn, das Klinikteam stellt sich darauf ein.

Die *Familie* befindet sich in einer permanenten Krise, da sich das Leben mit einem chronisch kranken Kind radikal ändert. Eltern brauchen viel Information und viele Hilfen, um mit dieser Situation fertig zu werden. Das gilt auch für die gesunden Geschwisterkinder. Entsprechende soziale Programme müssen entwickelt werden, in denen Eltern und Patienten aktiv mitwirken können. Selbsthilfegruppen sind sehr sinnvoll und Schule und Berufswelt müssen als wichtiges soziales Umfeld mithelfen, die Belastungen zu meistern. Einfach ist die Bewältigung durch Mithilfe der *Gesellschaft* nicht, da die Patienten allein als Angehörige ethnischer Minderheiten bereits benachteiligt sind.

Den *Kindern* selber wird die Sondersituation bald bewußt. Sehr belastend sind später die verzögerte Wachstums- und Sexualentwicklung, was oft zum Ausschluß aus den entsprechenden Altersgruppen führt. Gerade in diesem Zeitabschnitt brauchen die *Adoleszenten* besondere Hilfe, zumal gravierende Therapieunterbrechungen als Ausdruck emotionaler Krisen und einer fatalistischen Einstellung gehäuft vorkommen. Die Patienten müssen in dieser Zeit zur konsequenten Behandlung motiviert werden, auch mit dem Hinweis, daß damit bessere Voraussetzungen für eine Gesamtentwicklung geschaffen werden. Eine verzögerte Pubertätsentwicklung kann dann zur entsprechenden Zeit medikamentös korrigiert werden (siehe Seite 297).

Tabelle 103: Inhalte der Patienten/Eltern-Aufklärung über die β-Thalassämie.

Patient und Eltern müssen wissen:

1. Die Thalassämie ist eine Erkrankung der roten Blutzellen in Form einer Störung der Blutfarbstoffbildung.
2. Die Erkrankung ist erblich, d. h. ein weiteres Kind kann von der gleichen Krankheit betroffen sein. Beide Eltern sind Anlageträger (Thalassaemia minor), ohne selbst krank zu sein.
3. Für den Fall eines Kinderwunsches ist eine vorgeburtliche Diagnose der Erkrankung möglich.
4. Zur Behandlung sind regelmäßige Bluttransfusionen in dreiwöchentlichen Abständen erforderlich, um dem Kind ein normales Wachstum zu ermöglichen und Knochenveränderungen zu verhindern.
5. Ab dem 3. Lebensjahr ist täglich und regelmäßig eine Eisenausscheidungsbehandlung mit Desferal erforderlich, um die Einlagerung von Eisen in innere Organe zu verhindern.
6. Die Eisenüberladung verursacht gefährliche Organkrankheiten, die das Hormonsystem (Diabetes, Schilddrüsenunterfunktion), die Leber und besonders das Herz betreffen.
7. Die Lebenserwartung eines Thalassämiepatienten kann bei konsequent durchgeführter Behandlung (Transfusionen, Eisenelimination) 30 Jahre und mehr betragen. Fortschritte in der Behandlung werden zu weiteren Verbesserungen der Lebenserwartung führen.
8. Betroffene Kinder entwickeln sich bis zum Erwachsenenalter unter der konsequent durchgeführten Behandlung normal, allerdings können die Pubertätsentwicklung und Wachstum verzögert sein.
9. Orale Chelatbildner („Desferal als Tablette“) sind in der Erprobung. Derzeit verfügbare Substanzen haben jedoch erhebliche und gefährliche Nebenwirkungen.
10. Eine Knochenmarktransplantation ist mit guten Erfolgsaussichten auf Heilung möglich, wenn ein Geschwisterkind als Spender vorhanden ist.
11. Für die erfolgreiche Anwendung möglicher neuer Methoden ist es unabdingbar, daß die empfohlene Behandlung konsequent durchgeführt wird.

Tabelle 104: Grundbedingungen für die Optimierung einer Betreuung chronisch kranker Patienten.

- Kontinuität des Behandlungsteams
- Integration von Psychologen und Sozialarbeitern in das Team
- Wiederholte und intensive Beratung von Patient und Eltern in verschiedenen Phasen der Erkrankung
- Berücksichtigung von Alter und entwicklungspsychologischen Besonderheiten bei der Hilfe zur Krankheitsbewältigung
- Rechtzeitige Intervention im Sinne einer Prävention anstatt Krisenintervention
- Versuch der Anpassung der therapeutischen Maßnahmen an individuelle Bedürfnisse und Besonderheiten
- Ausgewogenheit von Kontrolle und relativer Autonomie
- Stärkung der Selbstverantwortung
- Einbeziehung des sozialen Umfeldes, u. a. Kindergarten, Schule, Institutionen der Ausbildung und des Berufes
- Zusammenarbeit mit professionellen Helfern und Selbsthilfegruppen

Die *Schule* hat für die soziale Integration eine besondere Bedeutung. Die Lehrer müssen über die Krankheit und die damit verbundenen Umstände informiert werden. Sie müssen helfen, die Stellung des Kindes in der Klasse zu festigen, ohne das damit besondere Privilegien verbunden sind, wenn sie nicht ärztlich indiziert sind.

Das gemeinsame Ziel muß es sein, einem chronisch kranken Patienten mit einer begrenzten Lebenserwartung zur Entwicklung einer unabhängigen Persönlichkeit zu verhelfen, die ihm die Integration in die Gesellschaft erlaubt. Die konsequente Durchführung der Therapie spielt dabei eine wichtige Rolle. Sie sollte nicht als Belastung, sondern als Notwendigkeit betrachtet werden, um die Chancen für eine bessere Lebensqualität zu haben. Einige Grundbedingungen, mit denen die Betreuung chronisch kranker Kinder optimiert werden kann, sind in Tabelle 104 aufgeführt. Versorgungsstrukturen, die sowohl den speziellen medizinischen Erfordernissen der Thalassämie-Patienten als auch ihren psychosozialen Belangen angemessen Rechnung tragen, haben in der deutschen Medizin noch keine lange Tradition. Der Aufbau umfassender *Betreuungsangebote* ist eine selbstverständliche Aufgabe, deren Realisierung jedoch vielerorts schon wegen des finanziellen Aufwandes an Kapazitätsgrenzen stößt.

17.9 Präventive Maßnahmen

Die *Zielsetzung* präventiver Maßnahmen besteht leider in erster Linie darin, die Zahl der Kinder, die mit einer Thalassaemia major geboren werden, auf ein Minimum zu reduzieren. Dafür gibt es folgende *Grundlagen.* Eine Thalassaemia major hat selbst bei konsequent durchgeführter Transfusions- und Chelattherapie immer noch eine *reduzierte Lebenserwartung* mit zunehmender Beeinträchtigung der Lebensqualität und einer oft Jahrzehnte dauernden erheblichen Belastung für Patienten, Familie und Gesellschaft. Die Ergebnisse der derzeit durchgeführten Behandlungsstrategien (Transfusionen, Chelattherapie) erlauben die Vorhersage, daß abhängig von der Compliance die Invalidisierung ab der Mitte der zweiten Lebensdekade fortlaufend zunimmt, und daß nur wenige die vierte Lebensdekade erreichen. Dagegen sind die Ergebnisse der *Knochenmarktransplantation* ermutigend, jedoch hat im Augenblick derjenige Patient eine bessere Chance auf Heilung zu werden, der über einen kompatiblen Geschwisterspender verfügt. Eine andere Begrenzung ist durch die nicht ausreichende Transplantationskapazität gegeben. Die Frage nach der Rechtfertigung der Durchführung präventiver Maßnahmen im Sinne einer *Geburtenkontrolle* erkrankter Kinder wird dann gegenstandslos sein, wenn es mit Hilfe der Gentherapie gelingen sollte, die Krankheit zu heilen.

Präventive Maßnahmen beinhalten Untersuchungen an Einzelpersonen und Familienmitgliedern zur *Erfassung von Anlageträgern* und homozygot erkrankten Patienten. Das *Screening* größerer Bevölkerungsgruppen hat sich überall da bewährt, wo hohe Genfrequenzen vorkommen. Dabei wird man am besten ältere Schulkinder untersuchen und ihnen sowie den Eltern das Ergebnis mitteilen und interpretieren. Bei Anlageträgern wird die Beratung darin bestehen, auf die Möglichkeit der Geburt eines homozygot kranken Kindes mit den entsprechenden Folgen für den Patienten und die Familie aufmerksam zu machen, wenn der Partner ebenfalls Träger der Anlage der β-Thalassämie ist.

Tabelle 105: Ergebnisse der pränatalen Diagnostik der β-Thalassämie mit den Methoden der fetalen Blutanalyse (Synthese der Globinketten) und der DNA-Analyse (nicht amplifizierter DNA). Die Ergebnisse mit amplifizierter DNA sind identisch (Daten von Cao, A. et al; Ann. N. Y. Acad. Sci. 612, 215 (1990)).

	DNA-Analyse		
	Chorionzotten	**Amniozyten**	**Fetale Blutanalyse**
Zahl der Schwangerschaften	953	203	1130
Homozygote Feten	261 (27,3 %)	56 (27,6 %)	282 (25,0%)
Versager	1 (0,1 %)	6 (3 %)	10 (0,9 %)
Fehldiagnose	0	0	2 (0,2 %)
Fetale Mortalität	26 (2,7 %)	4 (2 %)	68 (6 %)

Auch muß auf die Möglichkeit der *pränatalen Diagnostik* und der *Schwangerschaftsunterbrechung* hingewiesen werden. Derartige Beratungen sind als wichtige Information für junge Menschen aus ethnischen Gruppen mit hohem Erkrankungsrisiko sehr wichtig. Dabei können, wie Erfahrungen aus einigen Ländern gezeigt haben, Schule, Radio, Fernsehen und Presse eine sehr wichtige Rolle übernehmen. Bei bereits Verheirateten ohne vorherige Kenntnis der genetischen Konstellation der Partner erfolgt die *Erfassung der Anlageträger* am besten mit der Untersuchung der Schwangeren im zweiten Schwangerschaftsmonat. Grundlage des Screenings ist das Blutbild mit Ermittlung der Indices, insbesondere von MCH und MCV, sowie die HbA_2-Bestimmung. Bei entsprechender Konstellation und Wunsch der Eltern kann die Pränataldiagnostik angeschlossen werden. Für die Verhältnisse in der *Bundesrepublik Deutschland* sollte als Screeningmethode bei allen Schwangeren aus Risikoländern im Rahmen der gesetzlichen *Schwangerenvorsorge* eine *Hämoglobinanalyse* durchgeführt werden.

Die Methode der pränatalen Diagnostik mittels *Genomanalyse* wurde auf Seite 128 besprochen und kann an der DNA einer in der Frühschwangerschaft entnommenen Chorionzotte durchgeführt werden. Das Ergebnis liegt dann in der Regel vor der 12. Schwangerschaftswoche vor.

Die *Ergebnisse von Pränataldiagnosen* auf Sardinien über einen Zeitraum von 1975 bis 1989 (Tab. 105) zeigen, daß bei gut einem Viertel der untersuchten Feten aus betroffenen Ehen unabhängig von den Methoden eine Homozygotie für die β-Thalassämie gefunden wurde. Die transabdominelle oder transzervikale Gewinnung von Chorionzotten ist mit einer Rate von 2 % Spontanaborten belastet. In dem genannten Zeitraum wurden beim Screening der Bevölkerung 167 000 Personen erfaßt. Der Anteil der entdeckten Anlageträger betrug 18,3 %. Der Prozentsatz der bei diesem Screening erfaßten verheirateten Paare mit heterozygoter β-Thalassämie wird mit 1,4 % angegeben. Dieser Anteil entspricht 87 % der aus der Heterozygotenrate zu erwartenden Frequenz betroffener Ehepaare.

Mit der Anwendung des kombinierten *Screening-* und *Pränatalprogrammes* wurde auf Sardinien die Häufigkeit der Geburten von Kindern mit Thalassaemia major von 1:250 auf 1:1 000 gesenkt. Die Tatsache, daß bei einem so umfassenden Programm einschließlich einer breiten Information der Bevölkerung durch Medien, Informationsveranstaltungen und Schule 10 % der erwarteten Geburten kranker Kinder nicht vermieden werden konnten, findet folgende Erklärungen: Angeblich mangelnde Information (67 %), Schwangerschaftsunterbrechung nicht gewünscht (20 %) und unsichere Vaterschaft (13 %).

Die Erfolge der Reduktion von krank geborenen Kindern auf unter 10 % im Vergleich zu früher treffen auch für andere Regionen zu, z. B. für Zypern und Griechenland (Abb. 129). Diese Zielsetzung sollte auch für Hochrisikogruppen in allen Ländern der westlichen Welt gelten.

Voraussetzung für effektive präventive Maßnahmen ist die Etablierung von *Studiengruppen auf nationaler Ebenen*, deren Aufgabe zunächst darin besteht, bei Ärzten, Patienten, sozialen Einrichtungen und Krankenkassen Aufmerksamkeit und Bereitschaft zur Bewältigung der vielfältigen mit der Krankheit in Zusammenhang stehenden Probleme zu wecken. Weiterhin ist es notwendig, Ärzte und Patienten jeweils über den neuesten Stand diagnostischer und therapeutischer Möglichkeiten zu informieren. Schließlich ist es erforderlich, alle Patienten in einem Register zu erfassen und für alle betroffenen

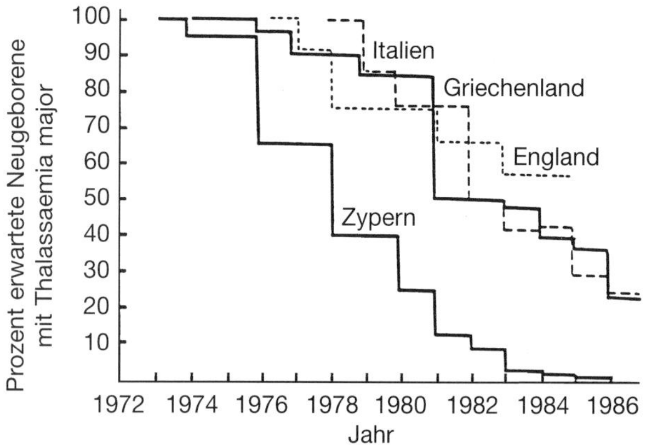

Abb. 129: Effekt präventiver Maßnahmen auf den Rückgang der Geburtenrate von Kindern mit Thalassaemia major in verschiedenen Ländern und Regionen. Untersuchungszeitraum von 1973-1987. (Mit freundlicher Genehmigung aus WHO-Report: WHO/HDP/WG/87.5).

Familien in einem Screeningprogramm auch die pränatale Diagnostik zur Verfügung zu stellen. Die Realisierung derartiger Programme liegt in der Verantwortung der für die Gesundheitsfürsorge zuständigen Einrichtungen.

17.10 Prognose

Die Prognose der Thalassaemia major hat sich seit Einführung der kombinierten Transfusions- und Chelattherapie dramatisch verbessert. Das gilt nicht nur für die *Lebenserwartung* (Abb. 125, Seite 276), sondern auch für die *Lebensqualität.* Patienten, die mit einem Niedrig-Transfusionsprogramm (Hb-Konzentration vor Transfusion 7 – 8 g/dl) ohne Chelattherapie behandelt worden sind, haben eine mittlere Lebenserwartung von 17,4 Jahren. Dagegen beträgt die mittlere Lebenserwartung von Patienten, die mit einem Hoch-Transfusionsprogramm (Hb-Konzentration vor Transfusion 10,5 – 11,5 g/dl) und einer regelmäßigen Chelattherapie behandelt wurden, inzwischen 31,0 Jahre.

Die ständig steigende Lebenserwartung ist das Ergebnis zahlreicher Verbesserungen in der Versorgung der Patienten. *Infektionen* als Todesursache gehören zu den Seltenheiten dank der Infektionsprophylaxe durch Schutzimpfungen und dem großzügigen Einsatz von Antibiotika. Das gilt auch für die Patientengruppe nach Splenektomie. Weiterhin hat sich die *Qualität der Blutprodukte* verbessert. Nicht zuletzt sind auch die intensivierten therapeutischen Maßnahmen u. a. bei *kardialen Komplikationen* und den frühen Phasen einer *diabetischen Stoffwechsellage* zu erwähnen.

Die Erwartungen an die Therapie wurden aber nur teilweise erfüllt. Das gilt vor allem für das Wachstum und die Sexualentwicklung der mit der Kombination von Transfusionen und Chelatbildnern behandelten Patienten. Die bekannten Zahlen dokumentieren sehr deutlich, in welchem Dilemma sich die Jugendlichen und Erwachsenen befinden. Diese Situation erfordert nicht nur eine spezielle psychologische Betreuung der Patienten, sondern auch eine zum richtigen Zeitpunkt einsetzende hormonelle Substitutionstherapie.

18 Thalassaemia intermedia

18.1 Definition

Die Thalassaemia intermedia ist eine *klinische Diagnose*, die sich auf der Basis sehr variabler genetischer Defekte als mittelschwere, nicht regelmäßig transfusionsbedürftige β-Thalassämie darstellt. Symptomatik sowie Verlauf und Prognose werden bestimmt vom Ausmaß der *chronischen Anämie* und der *Hyperplasie der Erythropoese* sowie der davon abhängigen Ausweitung der Markräume einschließlich der Knochendeformierungen und der *Eisenüberladung*.

18.2 Allgemeine Pathophysiologie

Das Spektrum der Thalassaemia intermedia (siehe unten) reicht, gemessen an der klinischen und hämatologischen Symptomatik und den sekundären Organstörungen, von einer schweren Thalassaemia minor bis zur leichten Verlaufsform einer homozygoten β-Thalassämie. Die klinische Breite des intermediären Phänotyps ist die Resultante aus dem jeweils vorgegebenen molekularen Defekt und der dadurch bedingten Synthesestörung bzw. der Menge an Überschußhämoglobin (α-Globinketten) und zahlreichen modifizierenden genetischen und nicht genetischen Faktoren. Zu den wichtigsten modifizierenden genetischen Faktoren (Tab. 106) gehören die α-Thalassämie und die Varianten der hereditären Persitenz von HbF (HPFH). Beide können in der Kombination mit der homozygoten β-Thalassämie dieses im Regelfall schwere Krankheitsbild in eine nicht transfusionsbedürftige Anämie verändern. Die pathophysiologische Basis dafür liegt in der Reduktion der überschüssigen freien α-Globinketten, d. h. in der Minderung der Imbalance von α- und β-Globinketten. Dies geschieht im Falle der α-Thalassämie durch den dadurch reduzierten Anteil an α-Globinketten. Bei der Koexistenz einer hereditären Persitenz von HbF kommt es über die vermehrte Synthese von γ-Globinketten und der Bildung von HbF ebenfalls zu einer Verringerung der freien α-Globinketten.

Besondere Formen sind die durch eine extreme Instabilität charakterisierten β-anomalen Strukturvarianten, die mit der phänotypischen Expression einer β-Thalassaemia intermedia einhergehen. Sie sind unter den Begriffen der „dominanten Thalassämien" bzw. „thalassämischen Hämoglobinopathien" bekannt (siehe Seite 324).

Schließlich ist bei Überlegungen zur Ätiopathogenese der Thalassämia intermedia an die Assoziation eines β-Thalassämiegens mit einem Enzym- oder Membrandefekt der Erythrozyten zu denken. Das Krankheitsbild kann dadurch in Richtung einer schweren Verlaufsform verändert werden.

Im übrigen sind die pathophysiologischen Mechanismen, die zur Zellschädigung mit ineffektiver Erythropoese und den daraus resultierenden Folgen in Form chronischer Organstörungen führen, identisch mit denen der β-Thalassaemia major (siehe Seite 239).

18.3 Molekulare Pathophysiologie und Klassifizierung

Grundsätzlich entsprechen die molekularen Defekte denen der β-Thalassämien (siehe Seite 244). Der im Vergleich zur Thalassaemia minor bzw. Thalassaemia major modifizierte klinische Verlauf hat seine Ursachen in besonderen molekulargenetischen Konstellationen (Tab. 106). Den genetisch homozygoten Formen liegt häufig die Kombination von zwei milden β-Thalassämiegenen mit spezifischen Mutationen zugrunde, wie sie z. B. gehäuft in der schwarzen Bevölkerung, aber auch im Mittelmeerraum vorkommen. Gemischt heterozygote Formen sind als Kombinationen eines üblichen β-Thalassämiegens mit einem der milden β-Thalassämiegene, wie z. B. Hb Knossos, den stummen β-Thalassämiegenen oder den δβ-Thalassämiegenen beschrieben worden. Einzelheiten zu den Phänotypen der doppelten Heterozygotie von α- und β-Thalassämien wurden auf Seite 235 beschrieben.

Interessant aus der Sicht der molekularen Pathologie ist die Kombination einer β-Thalssämie mit der

Tabelle 106: Übersicht über die wichtigsten Ätiologien der Thalassaemia intermedia. Details siehe Text.

- Homozygote β-Thalassämie mit hoher Restaktivität eines oder beider β-Globingene
- Homozygote β-Thalassämie mit hoher HbF-Produktion (HPFH-Mutationen)
- Homozygote β-Thalassämie mit koexistierender α-Thalassämie
- Kombination von heterozygoter β-Thalassämie mit bestimmten β-Globinvarianten (z. B. HbE, Hb Knossos, instabile Varianten)
- Kombinationen von heterozygoter β-Thalassämie mit triplizierten α-Globingenen
- Thalassämische Hämoglobinopathien (dominante β-Thalassämien)
- Kombination von heterozygoter β-Thalassämie mit hereditären Enzym- oder Membranstörungen
- α-Thalassämie: HbH-Krankheit

Triplikation (ααα/) der *α-Globingene*. Die hämatologischen Veränderungen bei einer Koexistenz von heterozygoter β-Thalassämie und α-Globingen-Triplikation (ααα/αα oder ααα/ααα) sind uneinheitlich. Aus der Analyse der bisher beschriebenen 25 Patienten geht hervor, daß die hämatologische Symptomatik bei der doppelten Heterozygotie ($\beta\beta^{Thal}$ + αα/ααα) in mehr als der Hälfte der Fälle der einer Thalassaemia intermedia entspricht. Der Rest unterscheidet sich klinisch nicht von der heterozygoten β-Thalassämie. Dagegen verursacht die Kombination von heterozygoter β-Thalassämie mit der Homozygotie der α-Globingen-Triplikation ($\beta\beta^{Thal}$ + ααα/ααα) bei den wenigen bekannten Fällen ausschließlich eine Thalassaemia intermedia (Tab. 94, siehe Seite 275).

Auch die Kombination von homozygoter β-Thalassämie mit dem α-Globinrearrangement zeigt klinisch und hämatologisch ein variables Krankheitsbild. Es gibt einerseits die aus dem zusätzlichen Überschuß an α-Globinketten zu erwartende schwere Krankheitsmanifestation. Im Gegensatz dazu sind aber auch leichtere Krankheitsverläufe in Form einer Thalassaemia intermedia beschrieben worden. Die Bedingungen, die zu diesen gegenteiligen Effekten einer Triplikation von α-Globingenen führen, sind nicht bekannt. Es könnten dafür Punktmutationen der zusätzlichen α-Globingene verantwortlich gemacht werden.

18.4 Klinik der Thalassaemia intermedia

18.4.1 Allgemeines

Die Thalassaemia intermedia beinhaltet ein Krankheitsbild, das durch eine *Anämie* und eine *Splenomegalie* gekennzeichnet ist, ohne daß es den Schweregrad einer Thalassaemia major erreicht. Insgesamt ist die *klinische Symptomatik* sehr *variabel* und es ist durchaus gerechtfertigt, von leichten und schweren Formen der Thalassaemia intermedia zu sprechen. Dabei ist zu berücksichtigen, daß es auf beiden Seiten des Spektrums fließende Übergänge zur Thalassaemia minor bzw. Thalassaemia major gibt.

Die klinische und hämatologische Symptomatik entwickelt sich bezogen auf das *Lebensalter* der Patienten wesentlich später als bei Thalassaemia major. Bei den *schweren Formen* manifestieren sich die ersten Symptome meist in Form einer ausgeprägten *nicht transfusionsbedürftigen Anämie* zwischen dem 2. und 6. Lebensjahr. Wenn hin und wider doch Transfusionen erforderlich werden, z. B. im Zusammenhang mit Infektionen, dann erfolgt die spontane posttransfusionelle Reduktion der Hämoglobinkonzentration langsamer als bei der Thalassaemia major. Der spätere Krankheitsverlauf gleicht mit einer zeitlichen Verzögerung aber durchaus der einer unbehandelten Thalassaemia major einschließlich der Komplikationen.

Die *leicht verlaufenden Formen* der Thalassaemia intermedia werden in der Regel erst in der Adoleszenz oder im Erwachsenenalter manifest. Die Hämoglobinkonzentrationen liegen ziemlich konstant bei 8 – 10 g/dl. Die körperliche und sexuelle Entwicklung ist bei den meisten Patienten normal. Eine *Hepatosplenomegalie* ist nicht ungewöhnlich.

18.4.2 Hämatologische Befunde

Grundsätzlich sind die hämatologischen Veränderungen sehr variabel. Die Hämoglobinkonzentration kann individuell z. B. in Abhängigkeit von Infektionen zwischen 6 und 10 g/dl schwanken. MCH und MCV sind in typischer Weise erniedrigt. Die periphere Erythrozytenmorphologie weist beträchtliche

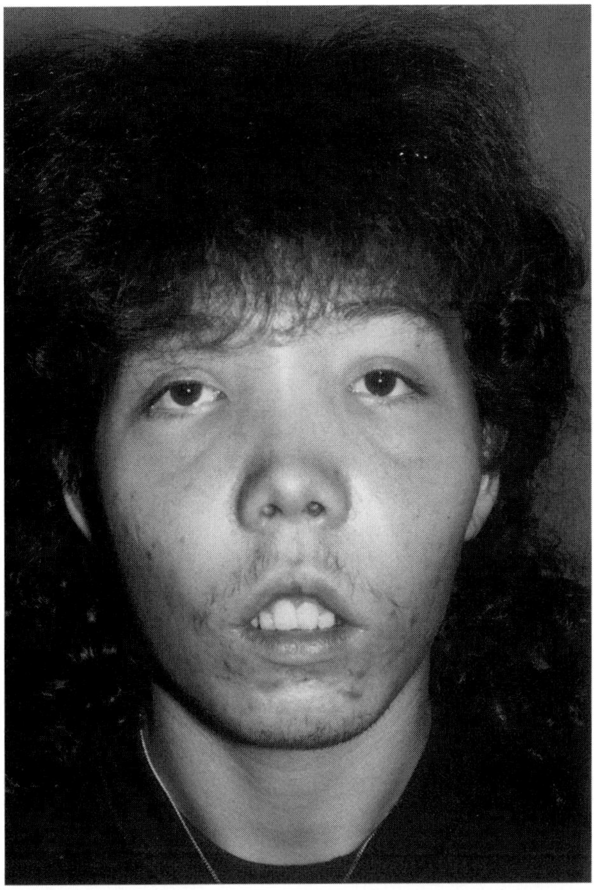

Abb. 130: Gesicht eines 22jährigen Mannes mit Thalassaemia intermedia. Der Patient ist Sohn einer deutschen Mutter und eines italienischen Vaters. Er erhielt vom 7. bis zum 17. Lebensjahr etwa zweimal jährlich eine Transfusion im Rahmen von stärkeren Anämisierungen im Zusammenhang mit Virusinfekten. Eine ab dem 18. Lebensjahr empfohlene regelmäßige Transfusions- und Chelattherapie wurde sehr inkonsequent befolgt. Beachte die ausgeprägten Gesichtsveränderungen. (Mit freundlicher Genehmigung des Patienten).

Veränderungen auf, die meistens denen der Thalassaemia major entsprechen.

Die *Hämoglobinanalyse* ergibt sehr variable HbF-Werte, die zwischen 10 und 100 % schwanken können. Das HbA_2 ist bei etwa 50 % der Patienten auf Werte über 3,0 % erhöht. Konzentrationen bis zu 7,0 % sind beschrieben worden. Das Verhältnis der Synthese von Nicht-α-:α-Globinketten liegt bei 0,25 bis 0,50. Die unterschiedlichen Hämoglobinmuster sind das Spiegelbild der genetischen Heterogenität dieses uneinheitlichen klinischen Krankheitsbildes.

18.4.3 Organmanifestationen

Im Verlauf der Erkrankung entwickeln sich bei 30 – 40 % der Patienten, vor allem im Bereich des Gesichtsschädels sehr ausgeprägte *Skelettdeformierungen*, die durchaus an die früheren Bilder einer nicht behandelten homozygoten β-Thalassämie erinnern. Die Veränderungen betreffen die Gesichts- und Schädelknochen (Abb. 130) sowie die langen Röhrenknochen und Rippen in der typischen Ausprägung (siehe Seite 273). Die schweren Skelettveränderungen korrelieren mit der Expansion der medullären Hämatopoese, sie sind aber nur ausnahmsweise mit einer Wachstumsverzögerung vergesellschaftet. Für die immer wieder beschriebenen Symptome einer *Arthritis*, die vorwiegend die Fuß-, Metatarsal- und Kniegelenke, selten auch die Hüftgelenke betreffen, gibt es kaum entsprechende röntgenologische Korrelate. Bei dem großen Zellumsatz ist an eine harnsäureinduzierte Arthopathie zu denken.

Verzögerungen der *Pubertätsentwicklung* gehören zu den Ausnahmen bei den Patienten mit konstanten Hämoglobinkonzentrationen zwischen 8 und 10 g/dl. Patienten mit niedrigeren Hämoglobinkonzentrationen zeigen Entwicklungsverzögerungen auch dann, wenn sie einer Transfusionstherapie unterzogen werden.

Praktisch alle Patienten entwickeln aufgrund der extramedullären Hämatopoese eine Hepatosplenomegalie. Etwa die Hälfte bedarf einer *Splenektomie* vorwiegend aufgrund einer zunehmenden Anämisierung und der Entwicklung eines Hyperspleniesyndroms. *Gallensteine* kommen mit großer Regelmäßigkeit vor.

Eine extramedulläre Blutbildung kann, wie selten auch bei der behandelten Thalassaemia major, zur Entwicklung von *paraspinalen tumorösen Massen* mit Kompressionssymptomen führen oder auch im *Pleuraraum* auftreten (Abb. 131).

Kardiale Veränderungen, die sich bei etwa der Hälfte der älteren Patienten entwickeln, sind mit dem Grad der Anämie korreliert. Anstrengungsdyspnoe und Herzklopfen, Phasen von Bradykardie und Tachykardie und supraventrikuläre Extrasystolen sowie durch die Anämie bedingte Ventrikelerweiterungen sind in unterschiedlicher Frequenz beschrieben. Selten sind ventrikuläre Hypertrophien. Gravierende und progrediente kardiale Funktionsstörungen bzw. lebensbedrohende eiseninduzierte toxische

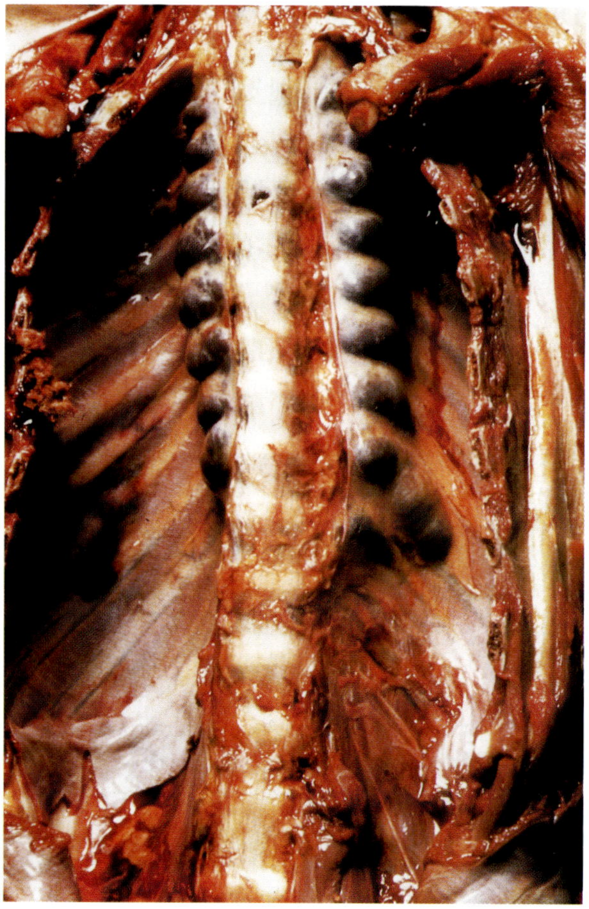

Abb. 131: Extramedulläre Blutbildung in Form paraspinaler Tumormassen bei einem Patienten mit Thalassaemia major. (Das Bild wurde freundlicherweise von Dr. Tuchschmied, Univ.-Kinderklinik Zürich zur Verfügung gestellt).

Schäden wie der Thalassaemia major kommen nicht vor.

Trophische *Beinulzera* zeigen sich häufig im Bereich der Knöchel.

Die *endokrinen Funktionen*, soweit sie getestet wurden, zeigen erst in der 3. oder 4. Lebensdekade begrenzte Funktionsausfälle. Ein *Priapismus* ist sehr selten beobachtet worden.

18.4.4 Eisenhaushalt

Eine *Eisenüberladung* entwickelt sich bei allen Patienten mit zunehmendem Alter. Im Vergleich zu transfusionsabhängigen Patienten mit Thalassaemia major erfolgt dies aber mit einer zeitlichen Verzögerung von mehr als zehn Jahren. *Serumeisen* und *Serumferritin* sind regelmäßig erhöht, was den Beobachtungen entspricht, daß die enterale Eisenresorption gegenüber der Norm um etwa das vierfache erhöht ist, abhängig vom Ausmaß der Anämie bzw. der gesteigerten und ineffektiven Erythropoese. Berechnungen über den Eisenhaushalt bei Patienten mit Thalassaemia intermedia ergaben, daß sich innerhalb von 30 Jahren allein über die enterale Resorption eine Menge von ca. 50 g ansammeln kann.

Die Folgen der Eisenüberladung sind bei weitem nicht so gravierend, wie bei der Thalassaemia major und in der Regel nicht vor der 3. bzw. 4. Lebensdekade zu erwarten. In der *Leber* findet man neben der obligatorischen Siderose in unterschiedlichem Ausmaß fibrotische Veränderungen. *Endokrine Störungen* sind selten. *Kardiale Störungen* sind im wesentlichen bedingt durch die chronische Anämie.

Patienten, deren Krankheitssymptome sich später zu einer Thalassaemia major entwickeln, benötigen regelmäßige *Transfusionen*. Der weitere Verlauf ist dann in allen Entwicklungen und Komplikationen identisch mit dem einer Thalassaemia major.

18.5 Diagnostik

Das diagnostische Vorgehen entspricht dem der anderen Thalassämieformen. Für die genetische Zuordnung sind *Familienuntersuchungen* erforderlich einschließlich molekulargenetischer Analysen. Diese sind u. a. wichtig für Fragen der genetischen Beratung und der *Pränataldiagnostik*.

Die Notwendigkeit so umfassender Untersuchungen wird am Beispiel der Homozygotie für die stumme β-Thalassaemie Form 1 deutlich (siehe Seite 252). Die klinische und hämatologische Symptomatik entspricht der einer Thalassaemia intermedia mit HbF-Werten von 10 – 15 % und in der Regel erhöhtem HbA_2. Die Eltern sind jedoch klinisch unauffällig bei völlig normalen Werten der Hämoglobinanalyse.

18.6 Prognose

Bei konstanten Hämoglobinkonzentrationen über 8 g/dl, die vom kompensatorischen Ausgleich der Imbalance der Polypeptidketten durch hohe HbF-

19.2 Hb-Lepore-Syndrome

19.2.1 Definition

Hb-Lepore-Varianten sind als anomale Hämoglobine das Produkt eines *δβ-Fusionsgens* und gehören daher zu den sogenannten *Fusionshämoglobinen.* Die phänotypische Expression besteht in einer Thalassämie mit *autosomal rezessivem* Erbgang. Die Bezeichnung Hb Lepore erfolgte nach dem Namen der Familie, in der die Anomalie zuerst gefunden wurde. Es gibt verschiedene Varianten, die sich nicht nur in der Komposition der δβ-Globinkette unterscheiden, sondern auch klinisch im homozygoten Status ein heterogenes Krankheitsbild verursachen, das von der Thalassaemia major bis zur Thalassaemia intermedia reicht. Daneben gibt es bezüglich der Schwere der Erkrankung selbst bei identischen Hb-Lepore-Varianten erhebliche Unterschiede in verschiedenen ethnischen Gruppen.

19.2.2 Molekulare Genetik

Eine während der Meiose nicht homologe Paarung bzw. ein crossing over zwischen zwei verschiedenen Genloci auf komplementären Chromosomen führt zu einem *Fusions- bzw. Hybridgen.* Im Falle der Hb-Lepore-Anomalie besteht ein solches Hybridgen aus Teilen des normalen δ- und β-Globingens (Abb. 132).

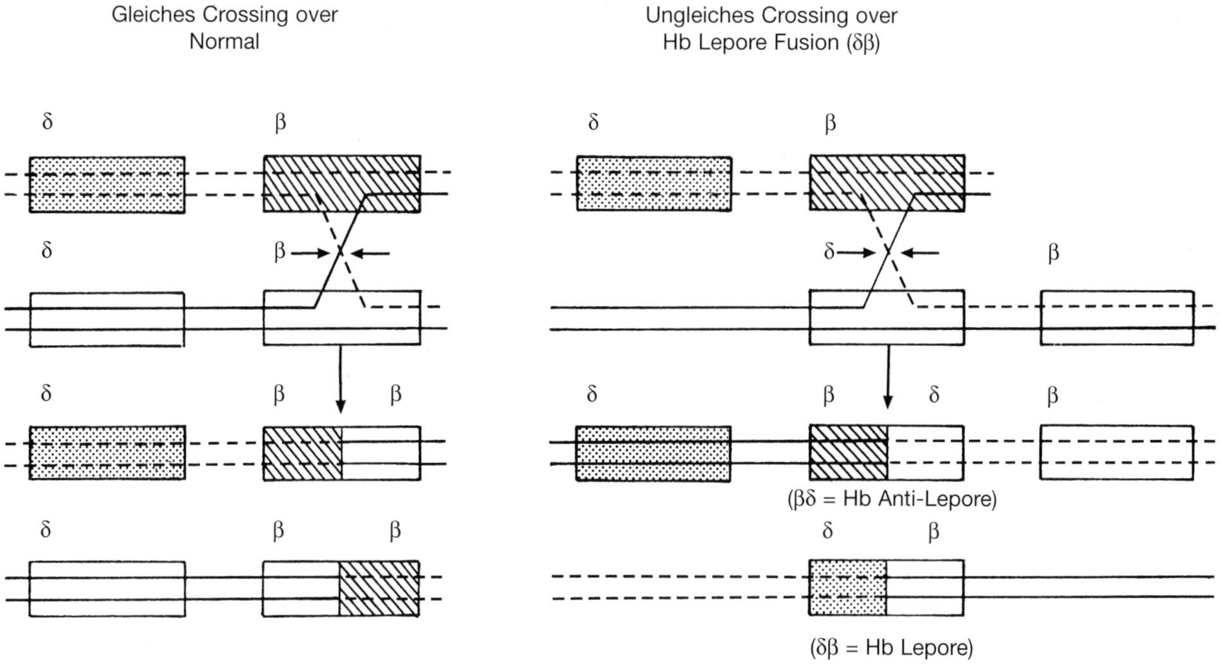

Abb. 131: Darstellung der vermutlichen Bildung der Lepore (δβ)- und Anti-Lepore (βδ)-Fusionsgene. Linkes Bild: Normalerweise entstehen durch crossing over zwischen gleichen maternalen und paternalen Globingenen auf Chromosom 11 entsprechende neue chromosomale Abschnitte. Dabei kommt es weder zum Verlust, noch zum Gewinn an genetischem Material auf beiden Chromosomen. Rechtes Bild: Durch einen Fehler in der chromosomalen Anordung liegen sich nicht identische paternale (β-Globingen) und maternale (δ-Globingen) Globingene gegenüber. Durch ein ungleiches crossing over entstehen neue Kombinationen aus paternalen und maternalen Chromosomen. Das obere Chromosom besteht danach aus den beiden normalen δ- und β-Globingenen und hat zusätzlich das βδ-Fusionsprodukt gewonnen = Hb Anti-Lepore. Das untere Chromosom hat die normale δ- und β-Globingene verloren und besteht nur aus dem δβ-Fusionsprodukt = Hb Lepore.
Zeichenerklärung: paternal
maternal
(Mit freundlicher Genehmigung aus WHO Report: WHO/HDP/WG/HA 87.5).

Tabelle 108: Fusionshämoglobine.

Helikale Position		A6	A9	B4	D1	F2	F3	G18	G19	H2	H4	
Position Primärstruktur	1	9	12	22	50	86	87	116	117	124	126	146
δ-Globinketten	Val	Thr	Asn	Ala	Ser	Ser	Gln	Arg	Asn	Gln	Met	His
β-Globinketten	Val	Ser	Thr	Glu	Thr	Ala	Thr	His	His	Pro	Val	His
Lepore Hollandia	———	———	———	δ -------	β ———	———	———	———	———	———	———	———
Lepore Baltimore	———	———	———	———	δ ---------	β ———	———	———	———	———	———	———
Lepore Boston (Washington)	———	———	———	———	———	———	δ --------	β ———	———	———	———	———
Parchman	———	———	δ ---------	β ———	β ----------------	----------------	δ ———	———	———	———	———	———
Miyada	———	———	β -------	δ ———	———	———	———	———	———	———	———	———
P Congo	———	———	———	β ----------	----------	----------	----------	δ ———	———	———	———	———
P Nilotic	———	———	———	β -------	δ ———	———	———	———	———	———	———	———
Lincoln Park	———	———	———	β -------	δ ———	———	———	———	———	δ137 Val → 0	———	———

Bei dem Vorgang der Fusion kommt es zur Deletion von insgesamt 7,5 kb, die die Reste der beiden Globingene sowie dazwischen liegende DNA-Abschnitte beinhaltet. Damit sind in dem betroffenen Komplex keine Gene mehr für die Synthese von normalen δ- und β-Globinketten vorhanden. Diese Deletion kann mittels einfacher molekulargenetischer Untersuchungen identifiziert und die Diagnose damit eindeutig gesichert werden. Entsprechend den Vorgaben durch das Hybridgen besteht die daraus resultierende δβ-Fusions-Globinkette im N-terminalen Abschnitt aus Strukturen der δ-Globinkette und im C-terminalen Abschnitt aus Anteilen der β-Globinkette (NH_2-δβ-COOH). Die Polypeptidkette enthält wie jede nicht α-Globinkette 146 Aminosäuren.

Es gibt drei verschiedene Hb-Lepore-Varianten mit jeweils unterschiedlichen Fusionspunkten (Tab. 108). Diese als *Hb Lepore-Hollandia* (δ22 Ala/β50 Thr), *Hb Lepore-Baltimore* (δ50 Ser/β86 Ala) und *Lepore-Boston* (δ87 Glu/β116 His) bezeichneten Varianten unterscheiden sich nur durch die Länge der jeweiligen Anteile der δ- bzw. β-Globinketten.

Synonym mit Hb Lepore-Boston ist *Hb Lepore-Washington.* Ferner sind die als *Hb Pylos*, *Hb Cyprus*, *Hb The Bronx* und *Hb Augusta* beschriebenen Anomalien identisch mit Hb Lepore Varianten.

19.2.3 Pathophysiologie

Der genetische Defekt der Lepore Hämoglobine führt wie bei den Thalassämien über drei Mechanismen zu einem der β-Thalassämie ähnlichen Krankheitsbild:

- Die Synthese der *anomalen δβ-Globinkette* ist im Vergleich zur normalen β-Globinkette deutlich *vermindert*, im Vergleich zur normalen δ-Globinkette allerdings deutlich erhöht. Die Syntheseleistung beträgt insgesamt nur etwa 5 – 15 % der Norm. Im Vergleich zum HbA_2 ($\alpha_2\delta_2$), wird das Hb Lepore mit einem Anteil von 10 – 15 % in einer zwei- bis dreifach höheren Menge synthetisiert. Dies spricht dafür, daß neben den regulatorischen Sequenzen, die für die niedrige Produktion der δ-Globinketten verantwortlich sind, weitere Regulationssysteme daran beteiligt sein müssen. Die im Vergleich zur β-Globingenexpression reduzierte Funktion des Leporegens liegt an der Deletion des starken β-Globingenpromotors. Die relativ zum δ-Globingen gesteigerte Expression des Leporegens wird dagegen von den im 3' Bereich des β-Globingens lokalisierten „enhancer"-Sequenzen beeinflußt. Es gibt zudem Hinweise darauf, daß die Lepore δβmRNA eine gewisse Instabilität aufweist. Dies könnte eine Erklärungsmöglichkeit dafür sein, daß Hb Lepore in zunehmend geringerem Maße in den reiferen roten Vorstufen des Knochenmarkes und nicht mehr in Retikulozyten synthetisiert wird. Dies entspricht wiederum den Verhältnissen bei der Synthese der δ-Globinkette des HbA_2.
- Die Synthese des *normalen Hämoglobins*, d. h. die von HbA ($\alpha_2\beta_2$) und HbA_2 ($\alpha_2\delta_2$) ist *reduziert*, weil auf dem betroffenen Gen die Loci für die normale β- und δ-Globinkette fehlen.
- *α-Globinketten* sind wie bei der β-Thalassämie im *Überschuß* vorhanden. Die Folge ist bei Homozy-

gotie die für eine Thalassämie typische ineffektive Erythropoese.

19.2.4 Häufigkeit und Vorkommen

Hb Lepore kommt vor allem in den Bevölkerungsgruppen des Mittelmeerraumes und Südosteuropas vor: Griechenland, Jugoslawien, Italien, Bulgarien, Rumänien, Türkei und Algerien. Aus der geographischen Verteilung kann gefolgert werden, daß die Genausbreitung wahrscheinlich von Mazedonien aus erfolgt ist. So finden sich z. B. in Italien Genhäufungen vor allem in jenen Gebieten, die zu den früheren griechischen Siedlungsbereichen gehört haben. Dagegen gibt es auf Sardinien, das nicht unter griechischem Einfluß gestanden hat, bei hoher Frequenz der β-Thalassämie nur sehr selten Hb-Lepore-Varianten. Weitere Häufungen von Hb-Lepore-Varianten sind aus Indonesien und unter den Afro-Amerikanern beschrieben worden. Vereinzelte Mitteilungen über das Vorkommen von Hb Lepore in Mitteleuropa stammen aus Deutschland, England, Frankreich, Holland und der Schweiz.

Unter den drei Varianten ist Hb Lepore-Boston die vorherrschende Form, während Hb Lepore-Hollandia und Hb Lepore-Baltimore zu den Seltenheiten gehören.

19.2.5 Krankheitsbild

Heterozygotie

Heterozygote Hb-Lepore-Träger erkranken mit den Symptomen einer heterozygoten β^+-Thalassämie. Ganz allgemein sind die hämatologischen Veränderungen, insbesondere die Hypochromie, geringer ausgeprägt als bei der β-Thalassämie. Der *elektrophoretische Nachweis* von 5 – 15 % Hb Lepore und der normale oder erniedrigte HbA_2-Wert (2,0 – 2,5 %) sichern die Diagnose und ermöglichen eine Abgrenzung gegen die heterozygote β-Thalassämie. Die großen Unterschiede in den quantitativen Anteilen von Hb Lepore bei den Teilträgern ist u. a. auch ethnisch bedingt. Das HbF ist mit 1,0 – 18 % zwar sehr variabel, aber im Gegensatz zur heterozygoten β-Thalassämie regelmäßig erhöht.

Homozygotie

Homozygotie für Hb Lepore verursacht ein sehr wechselhaftes klinisch-hämatologisches Krankheitsbild, das von einer Thalassaemia major bis zur Thalassaemia intermedia reicht (Tab. 107, Seite 310). Das Hämoglobin besteht zu 10 – 30 % aus Hb Lepore, der Rest ist HbF. HbA und HbA_2 werden wegen des Fehlens der β- und δ-Globinkettenloci nicht synthetisiert.

Bezüglich der Beziehungen zwischen der klinischen Ausprägung des Krankheitsbildes und der ethnischen Zugehörigkeit wurden für Hb Lepore-Boston besonders schwere Verlaufsformen aus Jugoslawien beschrieben. Bei früher Manifestation fanden sich transfusionsabhängige Anämien, eine Hepatosplenomegalie und ausgeprägte Skelettveränderungen. Die Blutbildveränderungen waren mit denen einer homozygoten β^0-Thalassämie identisch. Das gilt auch für die Veränderungen im Knochenmark bezüglich der Ausdehnung des aktiven Marks und der Steigerung bzw. Ineffektivität der Erythropoese. Dagegen entsprachen die Krankheitsbilder von Patienten aus Griechenland und Italien mehr denen einer Thalassaemia intermedia.

19.2.6 Diagnostik

Das Krankheitsbild entspricht klinisch und hämatologisch dem einer β-Thalassämie mit variabler Expression. Bei der *Hämoglobinelektrophorese* stellt sich in Abhängigkeit von der genetischen Konstellation eine anomale Variante (Hb Lepore) in relativ geringer Konzentration dar (< 30 %, meist 10 – 20 %), die elektrophoretisch gleich schnell wandert wie HbS (Abb. 58, siehe Seite 123). Allein unter Berücksichtigung der quantitativen Verhältnisse kann auch bei einer Heterozygotie für HbS ein starker Eisenmangel den Anteil an HbS auf Werte unter 25 % reduzieren. Die Situation läßt sich jedoch mit weiteren Labortests (siehe Seite 63) und Familienuntersuchungen leicht klären. Auf die Möglichkeit der Diagnostik mittels einfacher *DNA-Analysen* wurde oben hingewiesen.

Elektrophoretisch nachweisbar ist ein δβ-Fusionsprodukt übrigens erst dann, wenn die Fusion jenseits der Aminosäurenposition δ21 stattgefunden hat. Bei einer davor liegenden Fusion hat die δβ-Globinkette die gleiche elektrische Ladung wie die β-Globinkette, so daß sie nicht von HbA unterschieden werden kann.

19.2.7 Kombinationsformen

Hb Lepore und anomale Strukturvarianten

Die Kombination von HbS mit Hb Lepore ist verschiedentlich beschrieben worden. Die Krankheitsbilder sind sehr variabel, in der Regel überwiegen aber schwere Verlaufsformen. Die Variabilität der klinischen Symptomatik ist nicht streng korreliert mit der Höhe der HbF-Werte. Die *Hämoglobinanalyse* ergibt 65 – 90 % HbS, 10 % Hb Lepore und 10 – 25 % HbF.

Bei Koexistenz von Hb Lepore und HbC ist der klinische Verlauf sehr leicht, ähnlich wie die HbC/β^+-Thalassämie. Der Anteil von HbC liegt bei ca. 80 %, Hb Lepore macht 10 – 14 % aus, der Rest (6 – 10 %) ist HbF.

Hb Lepore und β- bzw. δβ-Thalassämie

Die Kombinationen von Hb Lepore mit der β^+- und β^0-Thalassämie verursachen in der Regel das klinische und hämatologische Bild einer transfusionsabhängigen *Thalassaemia major.* Die HbF-Werte schwanken je nach Typ der β-Thalassämie zwischen 40 und 90 %, der Hb Lepore Anteil liegt bei 10 %, das HbA_2 ist normal bis erniedrigt, der Rest ist HbA.

Es gibt nur ganz wenige gut dokumentierte Patienten mit der doppelten Heterozygotie von Hb Lepore und δβ-Thalassämie. Übereinstimmend entspricht das klinisch-hämatologische Krankheitsbild der *Thalassaemia intermedia.* Das Hämoglobinmuster besteht allein aus HbF (> 90 %) und Hb Lepore (< 10 %).

19.2.8 Therapie und Prognose

Die Behandlung der Homozygotie für Hb Lepore und der Kombinationsformen richtet sich nach der Schwere des Krankheitsbildes. Für die *Transfusions-* und *Chelattherapie* gelten die gleichen Richtlinien wie bei der Thalassaemia major bzw. Thalassaemia intermedia.

Die Prognose wird im wesentlichen von den durch die Eisenüberladung abhängigen Komplikationen bestimmt.

19.3 Anti-Lepore-Hämoglobine

19.3.1 Definition

Anti-Lepore-Hämoglobine (NH_2-βδ-COOH) sind als anomale Hämoglobine strukturell das Gegenstück zu den Hb-Lepore-Varianten (NH_2-δβ-COOH). Das Produkt des Hybridglobingens ist eine βδ-Globinkette. Die Anomalie verursacht *keine Krankheit.*

19.3.2 Molekulare Genetik

Auch die Anti-Lepore-Varianten entstehen als Folge eines nicht homologen crossing over. Im Gegensatz zu den Hb-Lepore-Varianten kommt es nicht zu Deletionen der „Reste" der δ- und β-Globingene, sondern die δ- und β-Globingene bleiben strukturell und funktionell voll intakt (Abb. 132, Seite 311). Damit können β- und δ-Globinketten in normaler Menge synthetisiert werden, so daß weder ein Defizit noch ein Überschuß an freien α-Ketten und somit auch keine Krankheit zu erwarten ist. Die *anomale Globinkette* besteht im N-terminalen Bereich aus Teilen einer normalen β-Globinkette und im C-terminalen Bereich aus Teilen einer normalen δ-Globinkette (*βδ-Fusionsprodukt*). Im Bereich dieses modifizierten Globingenkomplexes ergibt sich folgende Anordnung von aktiven Strukturgenen: δ-(βδ)-β. Die Syntheseleistung des βδ-Hybridgens ist wie bei den Lepore-Mutationen deutlich reduziert. Der Anteil am Gesamthämoglobin schwankt bei den verschiedenen Varianten zwischen 15 und 28 %. Es sind bisher vier Anti-Lepore-Hämoglobine beschrieben worden und zwar *Hb Miyada, HbP Congo, HbP Nilotic* und *Hb Lincoln Park* (Tab. 108, Seite 312). Elektrophoretisch wandert Hb Miyada identisch mit HbC bzw. E, während die andern drei Varianten sich wie HbS verhalten.

Die Kombination mit der β-Thalassämie ist extrem selten. Sie führte im Fall von HbP Nilotic zu einer mittelgradigen hypochromen mikrozytären Anämie,

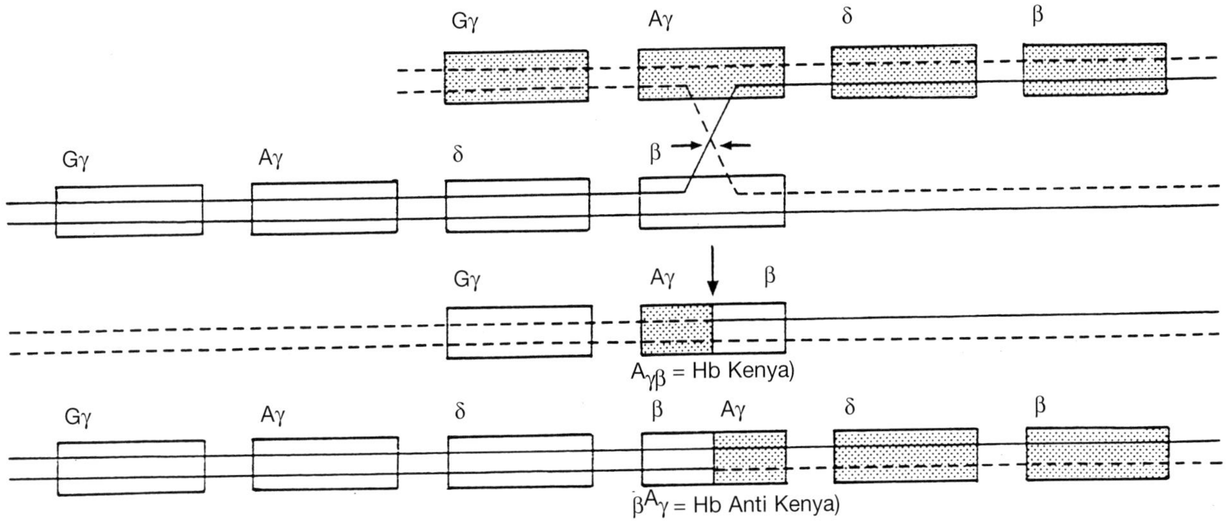

Abb. 133: Schematische Darstellung der Bildung des Fusionshämoglobins $^{A}\gamma\beta$ = Hb Kenya. Einzelheiten siehe Text. Vergleiche auch Abb. 131. (Mit freundlicher Genehmigung aus WHO Report: WHO/HDP/WG/HA 87.5).

die stärker ausgeprägt war als die heterozygote β^0-Thalassämie in der gleichen Familie. Der Anteil von HbP Nilotic erhöht sich in dieser Kombination auf ca. 55 % im Vergleich zu 28 % bei der Heterozygotie für HbP Nilotic.

19.4 Andere Fusionshämoglobine

Hb Kenya

Hb Kenya ($\alpha_2\gamma\beta_2$) ist das Produkt eines *Hybridgens* (Abb. 133), das aus einem nicht-homologen crossing over der γ- und β-Globingene entstanden ist (*γβ-Fusionsprodukt*). Der N-terminale Bereich der anomalen γβ-Globinkette (Position 1 – 18) besteht aus Teilen einer normalen $^{A}\gamma$-Globinkette, der C-terminale Bereich (Position 86 – 146) wird von Teilen einer normalen β-Globinkette gebildet (NH_2-$^{A}\gamma\beta$-COOH). Bei der intragenischen Fusion zwischen dem $^{A}\gamma$- und β-Globingen kommt es neben der Bildung des Hybridgens ($^{A}\gamma\beta$) zu einer 22-kb-Deletion des gesamten DNA-Bereiches zwischen dem Bruchpunkt im $^{A}\gamma$- und im β-Globingen. Dies entspricht im Prinzip dem molekularen Defekt der Hb-Lepore-Anomalie. Bezüglich der quantitativen Verhältnisse der Hämoglobinsynthese und der Auswirkung auf die klinische Symptomatik ergeben sich große Ähnlichkeiten mit der $^{G}\gamma^{A}\gamma(\delta\beta)^0$-HPFH-Variante (siehe Seite 317). Hb Kenya ($\alpha_2\gamma\beta_2$) wird als Produkt des $^{A}\gamma\beta$-Fusionsgens in etwas größerer Menge synthetisiert (ca. 7 – 23 %) als das nur aus $^{G}\gamma$-Globinketten bestehende HbF (ca. 5 – 10 %). Es ergibt sich kein Überschuß an freien α-Globinketten und somit *keine Krankheit.*

Bei *heterozygoten Trägern* findet man 7 – 12 % Hb Kenya, selten kommen Werte von 20 – 30 % vor. Das HbF ist auf 5 – 10 % erhöht, das HbA_2 macht ca. 2 % aus, der Rest ist HbA. Das fetale Hämoglobin ($^{G}\gamma$-Globinketten) ist ziemlich gleichförmig über die Erythrozytenpopulation verteilt. Diese Situation entspricht der panzellulären Form der hereditären Persistenz von HbF (siehe Seite 317). *Homozygotie* für Hb Kenya ist nicht beschrieben worden.

In der *Kombination mit HbS* liegt der Anteil von Hb Kenya bei 19 %, HbF variiert zwischen 7 und 11 % und das HbS schwankt zwischen 62 und 69 %; HbA wird nicht synthetisiert.

Das theoretisch zu erwartende *Hb Anti-Kenya* (NH_2-$\beta^{A}\gamma$-COOH) als Gegenstück zum Hb Anti-Lepore wurde bislang nicht entdeckt.

Hb Parchman

Hb Parchman (Tab. 108, Seite 312) ist eine besondere, wahrscheinlich durch ein doppeltes crossing over oder durch Genkonversion entstandene *Fusionsvariante.* Die anomale Globinkette enthält sowohl am N-, wie am C-terminalen Ende Sequenzen der δ-Globinkette und in der Mitte Sequenzen der β-Globinkette (*NH_2-δβ-βδ-COOH*). Mit dem Fusionsereignis und dem zentralen Einbau von β-Globin DNA-Sequenzen sind keine weiteren strukturellen Veränderungen (Deletionen, Additionen) des β-Globinkomplexes verbunden. Die anomale Variante wird ähnlich wie das HbA_2 in einer Menge von nur 1,6 % synthetisiert. Träger der Anomalie sind *klinisch und hämatologisch gesund*, was für eine normale Funktion der β-Globingene spricht.

Hb Lincoln Park

Hb Lincoln Park ist ein Beispiel für eine *komplexe Globingenmutation* (Tab. 108, Seite 312). Einerseits liegt eine Anti-Lepore-Fusion vor (NH_2-βδ-COOH) und zusätzlich ist das Valin an Position 137 der δ-Globinkette deletiert (δ137 Val → 0). Die anomale Variante wird in einer Menge von 14 % synthetisiert. Klinische oder hämatologische Symptome fehlen.

19.5 Hereditäre Persistenz von fetalem Hämoglobin (HPFH)

19.5.1 Allgemeines

Während der postnatalen Entwicklung wird das fetale Hämoglobin (HbF $\alpha_2\gamma_2$) im Laufe des ersten Lebensjahres bis auf einen bleibenden Rest von weniger als 1 % vom Gesamthämoglobin durch das *adulte Hämoglobin* (*HbA $\alpha_2\beta_2$*) ersetzt (siehe Seite 43 und 47). Dieser geringe Anteil an HbF wird nicht von allen erythroiden Zellen in gleicher Menge, sondern nur von wenigen Zellen in größerer Menge, den sogenannten *HbF-Zellen*, gebildet.

Eine *Reaktivierung* der *HbF-Synthese* wird nicht nur bei zahlreichen erworbenen und hereditären, meist hämatologischen Erkrankungen sowie in der Schwangerschaft beobachtet (siehe Seite 45), sondern sie ist auch durch den Einfluß bestimmter chemischer Substanzen möglich (siehe Seite 148). Es gelingt zunehmend mehr Einblicke in die Mechanismen der Syntheseumschaltung während der *Ontogenese* und im Zusammenhang mit der Reaktivierung der HbF Synthese zu gewinnen (siehe Seite 47). Bei Neugeborenen und Erwachsenen sowie bei allen Formen der Reaktivierung ist das fetale Hämoglobin ungleichmäßig über die Erythrozytenpopulation verteilt.

19.5.2 Pathophysiologie

Im Zusammenhang mit den molekularen Defekten des β-Globingenkomplexes sind Erhöhungen des fetalen Hämoglobins bekannte Phänomene. Bei den β-Thalassämien binden sich die wenigen γ-Globinketten an die überschüssigen α-Globinketten und mindern so als HbF-haltige Zellen etwas die negativen Effekte freier α-Globinketten (siehe Seite 239) auf die roten Vorstufen dieser Zellen im Knochenmark (ineffektive Erythropoese). Damit wird das Überleben der HbF-haltigen Erythrozyten selektiv begünstigt, ohne daß allerdings die HbF-Synthese gesteigert wird. Die Erhöhung des fetalen Hämoglobins ist in diesen Situationen also überwiegend die Folge eines Selektionsvorgangs und nicht Ausdruck einer vermehrten Produktion.

Daneben gibt es molekulare Defekte des β-Globingenkomplexes, bei denen die reduzierte oder fehlende Synthese von β-Globinketten entweder teilweise oder aber vollständig durch die *vermehrte Synthese von γ-Globinketten* kompensiert werden kann. Diese quantitativen Unterschiede in der Persistenz der HbF Synthese haben entsprechende Auswirkungen auf die phänotypische Expression der Defekte. Auf der einen Seite steht die *δβ-Thalassämie* (F-Thalassämie), die heterozygot zu einer Hyperchromie und Mikrozytose und homozygot zu einer Thalassaemia intermedia führt. Auf der anderen Seite findet man bei der heterozygoten *HPFH* normale Erythrozytenindices und selbst beim Homozygoten fehlen in der Regel jegliche hämatologische oder klinische Auffälligkeiten (Tab. 107, Seite 310).

19.5.3 Definition

Bei der hereditären Persistenz von fetalem Hämoglobin (HPFH) handelt es sich um eine Störung der Synthese von Nicht-α-Globinketten auf der Basis heterogener *molekularer Defekte des $^G\gamma$-$^A\gamma$-δ-β-Genkomplexes*. Charakteristikum ist die persistierende Synthese von γ-Globinketten. Im Gegensatz zu den Thalassämiesyndromen ist die Hämoglobinsynthese quantitativ ausgeglichen, so daß klinische und häma-

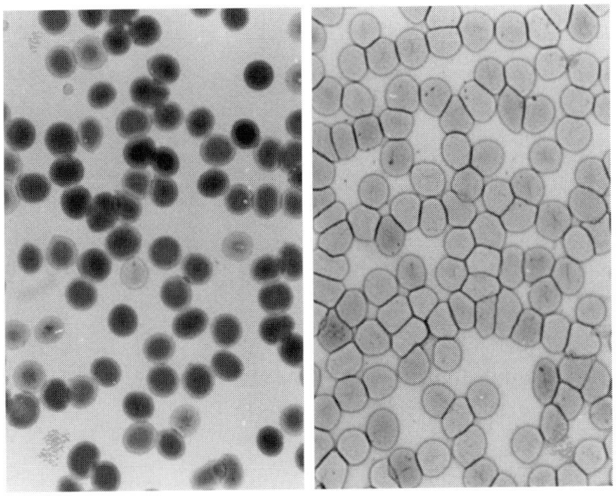

Abb. 134: Intrazelluläre Verteilung von HbF bei einem Patienten mit panzellulärer hereditärer Persistenz des fetalen Hämoglobins (20 % HbF). Mit der Säureelutionsmethode pH 3,4 (linkes Bild) findet man eine annähernd gleichförmige Verteilung des fetalen Hämoglobins. Es sind allerdings einige reine HbA-Zellen (leere Schatten) zu erkennen. Im normalen Erwachsenenblut (rechtes Bild) findet man bei pH 3,4 keine oder selten einmal einzelne HbF-Zellen.

tologische Veränderungen fehlen bzw. ganz minimal ausgeprägt sein können. Die einzelnen Erythrozyten sind von dem Defekt unterschiedlich betroffen. Neben der *panzellulären HPFH* (Abb. 134), bei der alle Erythrozyten annähernd gleich viel fetales Hämoglobin enthalten, gibt es die *heterozelluläre* Form, bei der nur eine bestimmte Population von Erythrozyten eine HbF-Erhöhung aufweist.

19.5.4 Klassifizierung und molekulare Basis

Die früher gebräuchliche phänotypische Klassifikation der HPFH-Gruppe ist in den letzten Jahren zunehmend von einer Einteilung abgelöst worden, die sich am vorliegenden molekularen Strukturdefekt orientiert. Molekulargenetisch gibt es zwei Gruppen von HPFH-Mutationen. Bei der einen handelt es sich um *Punktmutationen* der *γ-Globingenpromotoren* (Tab. 109 und Abb. 135), die deren Affinität für die Bindung von aktivierenden und inhibierenden Transkriptionsfaktoren erhöht bzw. vermindert. Je nachdem ob der Promoter des $^{A}\gamma$- oder des $^{G}\gamma$-Globingens von solchen Mutationen betroffen ist, findet sich phänotypisch eine erhöhte Synthese der entsprechenden γ-Globinkette. Außerdem ist der phänotypische Effekt von der genauen Lokalisation der Mutation abhängig (Tab. 109).

Tabelle 109: Molekulare Klassifizierung der HPFH-Typen und $\delta\beta^0$-Thalassämien.

- Punktmutationen der γ-Globingenpromotoren
- Deletionen des β-Globingenkomplexes
- X-chromosomale Veränderungen
- Autosomale Veränderungen ohne Kopplung an den β-Globingenkomplex

Beim anderen HPFH-Typ kommt die *Aktivierung der γ-Globingene* durch eine Deletion der β- und δ-Globingene zustande. Dem Mechanismus für die Aktivierung der γ-Globingene auf dem deletierten Chromosom liegt das auf Seite 48 beschriebene Konkurrenzverhältnis zwischen der fetalen und der adulten Genfunktionseinheit zugrunde. Dabei bewirkt eine Zerstörung der adulten Gene durch die HPFH-Deletionen eine „konkurrenzlose" postnatal persistierende Aktivität der fetalen Gene. Die Höhe der postnatal persistierenden γ-Globingenaktivität wird dabei von der genauen Lokalisation und auch vom Ausmaß der Deletion bestimmt. Hier gibt es fließende Übergänge in der Höhe des HbF bzw. in der davon abhängigen Ausprägung des *Krankheitsbildes.* Auf der einen Seite dieses Spektrums befinden sich die δβ-Thalassämiedeletionen, bei denen trotz der gesteigerten γ-Globinkettensynthese noch ein relevanter α-Globinkettenüberschuß bestehen bleibt. Auf der anderen Seite führt die enorm gesteigerte γ-Kettenproduktion bei den HPFH-Deletionen im strengen Sinne zu einer balancierten Globinsynthese und somit zu keiner Anämie (Tab. 107, Seite 310).

19.5.5 Panzelluläre Deletionsformen der HPFH

Afrikanischer (Negro) $^{G}\gamma^{A}\gamma(\delta\beta^0)$-HPFH-Typ

In der schwarzen Bevölkerung wird die hereditäre Persistenz von HbF durch sehr unterschiedliche molekulare Defekte verursacht. Dies äußert sich bei Erwachsenen im heterozygoten Status in variablen Mengen an HbF (5 – 40 %) bei annähernd gleichförmiger intrazellulärer Verteilung. Weitere Unterschiede finden sich im Typ und den Mengen an γ-

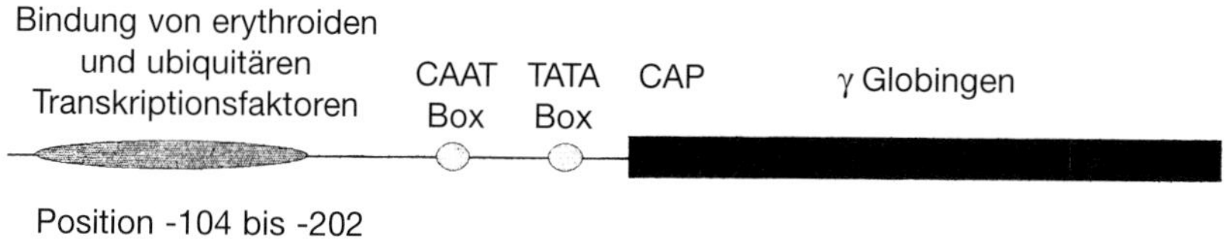

Abb. 135: Punktmutationen im Bereich der γ-Globingenpromotoren, die zu einer erhöhten Expression der γ-Globingene bzw. zur hereditären Persistenz von HbF führen. Die Zahlen geben die Position der Mutationen relativ zum Startpunkt der RNA-Transkription (CAP) an (vgl. Tabelle 110). (Modifiziert nach Hentze M.W., Kulozik A.E., C.R. Bartram, Einführung in die Medizinische Molekularbiologie, Grundlagen · Klinik · Perspektiven, p. 138, Abb. 4.6, Springer-Verlag Berlin Heidelberg 1990).

Globinketten ($^G\gamma$-, $^A\gamma$-Ketten) sowie in dem Vorhandensein oder dem Fehlen einer δ- und β-Globinsynthese in cis zu der HPFH-Determinante.

Die häufigsten Formen sind die $^G\gamma^A\gamma(\delta\beta)^0$-HPFH-Typen, die durch *Deletionen* großer DNA-Abschnitte einschließlich der δ- und β-Globingene charakterisiert sind (Tab. 112, Seite 323). Das Defizit in der Synthese von δ- und β-Globinketten wird durch die Syntheseleistung der $^G\gamma$- und $^A\gamma$-Globingene auf dem gleichen Chromosom annähernd voll ausgeglichen ($^G\gamma^A\gamma(\delta\beta)^0$-HPFH)). Bei *Heterozygoten* findet man etwa 20 – 25 % HbF, es besteht aber keine Imbalance in der Globinkettensynthese, so daß hämatologische Veränderungen im Gegensatz zur heterozygoten $^A\gamma^G\gamma(\delta\beta^0)$-Thalassämie fehlen. *Homozygote* HPFH-Anomalieträger haben 100 % HbF. Eine leichte bis mäßige Imbalance der Globinkettensynthese hat eine leichte *Hypochromie* und *Mikrozytose* wie bei heterozygoter β^+-Thalassämie ohne klinische Erscheinungen zur Folge. Die Hämoglobinkonzentration liegt in der Regel über 15 g/dl, möglicherweise als Ausdruck einer Kompensation der erhöhten 0_2-Affinität des fetalen Hämoglobins. Das Verhältnis der $^A\gamma$:$^G\gamma$-Globinketten entspricht dem der Erwachsenen (2:3) und nicht dem der Neugeborenen (3:2).

In der afrikanischen $^G\gamma^A\gamma$-HPFH-Gruppe gibt es drei verschiedene *Subtypen*, sowie einen in Indien vorherrschenden Typ. Sie unterscheiden sich durch unterschiedliche prozentuale Anteile der $^G\gamma$-Globinketten (30 – 70 %) am gesamten fetalen Hämoglobin und in der phänotypischen Expression bei den Interaktionen mit der heterozygoten β-Thalassämie. In der *Kombination* mit der *heterozygoten β-Thalassämie* äußert sich der indische Typ phänotypisch als Thalassaemia intermedia, ähnlich wie die $\delta\beta^0/\beta^0$-Thalassämie Kombination. Dagegen manifestiert sich die gemischte Heterozygotie aus afrikanischem HPFH-Typ und heterozygoter β-Thalassämie klinisch als Thalassaemia minor.

Die Kombination von *HPFH und HbS* entspricht im Hämoglobinmuster dem der HbS/β^0-Thalassämie, mit allerdings stärker erhöhtem HbF. Klinisch ist der Verlauf im Gegensatz zur HbS/β^0-Thalassämie völlig gutartig, ohne Anämie und krisenhafte Verschlechterungen (siehe Seite 111 und 118).

19.5.6 Panzelluläre Nicht-Deletionsformen der HPFH

Allgemeines

Es gibt einige Kombinationen von heterozygoter β-Thalassämie und HPFH, bei denen im Gegensatz zu den $(\delta\beta)^0$ HPFH-Deletionsformen noch ein gewisser Anteil an HbA synthetisiert wird ($\gamma\beta^+$-HPFH). Bei diesen Varianten ist das β-Globingen auf jenem Chromosom aktiv, das auch für die erhöhte γ-Globinkettenproduktion verantwortlich ist. Bei den verschiedenen Mutanten aus dieser Gruppe wurden keine Deletionen, sondern Einzelbasensubstitutionen in jenen Promotorregionen der γ-Globingene gefunden (Abb. 135), die Einfluß auf die Funktion des nachfolgenden β-Globingens ausüben können.

Afrikanischer $^{G}\gamma\beta^{+}$-HPFH-Typ

Bei der weniger häufigen afrikanischen panzellulären $^{G}\gamma\beta^{+}$-HPFH-Variante ist die *β-Kettensynthese* nur *partiell unterdrückt.* Dies läßt sich einfach aus dem Hämoglobinmuster bei der doppelten Heterozygotie dieser HPFH Variante mit den β-anomalen Hämoglobinen S und C ableiten. In dieser Kombination wird neben HbS bzw. HbC auch noch ein Anteil an normalem HbA synthetisiert (HbS bzw. HbC 45 %, HbA 35 %, HbF 20 %).

Bei der einfachen Heterozygotie für die afrikanischen $^{G}\gamma\beta^{+}$-HPFH-Variante werden 15 – 30 % HbF synthetisiert. Klinische oder hämatologische Symptome fehlen. Es existieren drei verschiedene Substitutionsvarianten (Tab. 110). Homozygotie wurde bisher nicht beschrieben.

Griechischer $^{A}\gamma\beta^{+}$-HPFH-Typ

Heterozygote Träger dieser Anomalie haben im Vergleich zum Afrikanischen Typ mit Ausnahmen relativ niedrige HbF Werte, die zwischen 10 – 20 % vom Gesamthämoglobin variieren (Tab. 110). Homozygotie ist bisher nicht beschrieben. Die γ-Ketten des fetalen Hämoglobins bestehen zu ca. 90 % aus $^{A}\gamma$-Globinketten und zu ca. 10 % aus $^{G}\gamma$-Ketten. Die intrazelluläre Verteilung von HbF ist ziemlich homogen. Die Synthese der nicht α-Globinketten kann quantitativ gering reduziert sein, so daß die Erythrozyten eine leichte Erniedrigung des MCH aufweisen können.

Tabelle 110: Zusammenstellung der bisher bekannten Punktmutationen des γ-Globinpromotors.

	Mutation	HbF bei Heterozygoten	Ethnische Gruppe
$^{G}\gamma\beta^{+}$-HPFH	-202 C→G	15 – 25 %	Schwarze
	-175 T→C	17 – 30 %	Schwarze/ Sardinier
	-114 C→T	11 – 14 %	Japaner
$^{A}\gamma\beta^{+}$-HPFH	-202 C→T	2 – 4 %	Schwarze
	-198 T→C	3 – 10 %	Briten
	-196 C→T	12 – 21 %	Italiener/ Chinesen
	-195 C→G	5 – 7 %	Brasilianer
	-175 T→C	36 %	Schwarze
	-117 G→A	10 – 20 %	Griechen/ Schwarze
	Δ-102- -114	30 – 32 %	Schwarze
	-114 C→T	3 – 5 %	Schwarze

Bei der *Kombination mit der β-Thalassämie* beträgt der HbF-Anteil 25 – 45 %, das HbA_2 ist auf 4 – 5 % erhöht, der Rest ist HbA. Diese Patienten haben eine leichte *Anämie* (Hb 9 – 11 g/dl) mit *Hypochromie* und *Mikrozytose*, d. h., die Symptomatik ist etwas stärker ausgeprägt als bei der heterozygoten β-Thalassämie. Scheinbar kann das HPFH-Gen das Defizit an β-Globinketten nicht voll kompensieren.

Varianten mit ähnlichem Phänotyp, aber differenten Mutationsformen sind in verschiedenen ethnischen Gruppen beschrieben worden (Tab. 110).

19.5.7 HPFH-Typen mit heterozellulärer HbF-Verteilung

Bei den dieser Gruppe zugeordneten Varianten mit *hereditärer familiärer HbF-Erhöhung* erfolgt die Unterteilung in Subgruppen nach der Höhe der HbF-Werte. Diese sind in der Regel niedriger als bei den panzellulären Formen. Auch gibt es größere Schwankungen innerhalb der beschriebenen Familien, so daß es manchmal schwierig sein kann, sie gegenüber Variationen der Norm abzugrenzen.

Schweizer HPFH-Typ

HbF-Werte von 0,8 – 6,0 %, die den Schweizer HPFH-Typ charakterisieren, sind in verschiedenen ethnischen Gruppen beobachtet worden. Ob diese familiären HbF-Erhöhungen in den niedrigen Bereichen extreme Normvarianten darstellen oder ob sie eine definierte HPFH-Variante repräsentieren, kann für den Einzelfall nicht immer entschieden werden. In allen Fällen wurde eine begleitende hämatologische Erkrankung ausgeschlossen. Molekulargenetische Analysen ergaben bei einigen Fällen eine $^{G}\gamma$-158 C → T Mutation. Diese Mutationsform ist in Indien und im Mittleren Osten häufig und dort mit einer milden Verlaufsform der homozygoten β-Thalassämie assoziiert.

Britischer $^{A}\gamma\beta^{+}$-HPFH-Typ

In zahlreichen Familien mit HbF-Werten über 3 % vom Gesamthämoglobin ließ sich ein autosomal dominanter Erbgang wahrscheinlich machen. Typischer Vertreter dieser Gruppe ist der Britische HPFH-Typ. Bei Heterozygoten findet man 3,5 – 10 % HbF, bei Homozygoten 18 – 21 % HbF. Das HbA_2 ist auf Werte unter 2 % erniedrigt. Die Träger dieser Anomalie sind klinisch und hämatologisch gesund. Ungefähr 90 % der γ-Globinkette sind vom $^{A}\gamma$-Typ, 10 % vom $^{G}\gamma$-Typ. Der Verlauf der postnatalen Hämoglobinsynthese konnte bei zwei Patienten mit Heterozygotie für den britischen HPFH-Typ untersucht werden. HbF und $^{G}\gamma$:$^{A}\gamma$ Verhältnis waren zum Zeitpunkt der Geburt normal. Danach kam es zu einem verzögerten Abfall der HbF-Werte und zu einer entsprechenden Reduktion der $^{G}\gamma$-Globinketten. Der molekulare Defekt betrifft eine $^{A}\gamma$196-Mutation.

Atlanta HPFH-Typ

Die Besonderheit dieser Variante liegt darin, daß das vorhandene HbF (2,3 – 3,8 %) ausschließlich $^{G}\gamma$-Globinketten enthält. Diese Form ist wahrscheinlich identisch mit dem Georgia HPFH-Typ. Molekulargenetisch findet sich auf einem Chromosom ein -$^{G}\gamma$-$^{G}\gamma$-Globinarrangement anstelle eines normalen -$^{A}\gamma$-$^{G}\gamma$-Globinarrangements mit einer C → T Basensubstitution in Position 158 5' zu beiden $^{G}\gamma$-Globingenen.

Georgia HPFH-Typ

Der Anteil an fetalem Hämoglobin liegt bei den betroffenen Probanden zwischen 2,6 und 6 % vom Gesamthämoglobin. Es werden überwiegend $^{G}\gamma$-Globinketten, aber auch ein geringer Anteil an $^{A}\gamma$-Globinketten gebildet.

Seattle HPFH-Typ

Dieser Typ wurde bei einigen Mitgliedern einer afroamerikanischen Familie entdeckt. Das HbF war auf 3,6 – 7,8 % erhöht. Das Verhältnis der $^{G}\gamma$-$^{A}\gamma$-Globinketten war annähernd gleich. Die Besonderheit des Seattle Typs liegt darin, daß der klinische Verlauf einer *Sichelzellanämie* ähnlich wie bei den panzellulären HPFH-Varianten günstig beeinflußt wird.

19.9.9 Interaktionsformen der hereditären Persistenz des fetalen Hämoglobins

In ethnischen Gruppen mit hoher Frequenz der HPFH und anomalen Hämoglobinen bzw. Thalassämien gibt es auch häufiger entsprechende Kombinationsformen. Einerseits kann die HPFH dabei einen modifizierenden Effekt auf den Krankheitsverlauf ausüben, andererseits verändert der hohe HbF-Anteil das Hämoglobinmuster derart, daß die Diagnostik erschwert sein kann.

HPFH ($^{G}\gamma^{A}\gamma(\delta\beta^{0})$) und HbS

Bei der gemischten Heterozygotie für HbS und HPFH besteht das Hämoglobinmuster aus *HbF* (ca. 25 – 30 %), *HbS* (ca. 70 %) und *HbA_2* (ca. 2 %). HbA fehlt völlig. Das fetale Hämoglobin ist ziemlich gleichmäßig über die Erythrozytenpopulation verteilt. Trotz des hohen Anteils an HbS, ähnlich wie bei der Homozygotie für HbS, sind die Patienten überwiegend gesund (siehe Seite 118), insbesondere sind sie frei von Krisen. *Aseptische Hüftkopfnekrosen* kommen vor. Der Schutzeffekt des fetalen Hämoglobins für die Sichelzellbildung wurde auf Seite 111 besprochen.

Die Diagnose ist aufgrund des milden Krankheitsverlaufes und der Hämoglobinanalyse der Eltern leicht zu stellen. Ein Elternteil ist heterozygot für die HbS-Anomalie, der andere heterozygot für die HPFH-Anomalie.

HPFH und HbC

In dieser Kombination werden nur *HbF* (30 – 37 %), *HbC* (60 – 70 %) und *HbA_2* (ca. 2 %) synthesiert. Das klinische Bild entspricht dem einer leichten kompensierten hämolytischen Anämie (siehe Seite 154). Die Diagnosestellung ist durch Familienuntersuchungen einfach.

HPFH und HbE

Die Hämoglobinanteile sind in dieser Kombination sehr unterschiedlich. Die Werte schwanken zwischen 40 – 70 % HbE und 30 – 60 % HbF. Die normalerweise bei der HbE-Anomalie (siehe Seite 160) vorhandene Hypochromie und Mikrozytose wird nicht verstärkt.

HPFH und β-Thalassämie

Es sind gemischte Heterozygotien sowohl mit der β^0- als auch mit der β^+-Thalassämie beschrieben worden. Das klinische Bild ist identisch mit der heterozygoten β- bzw. δβ-Thalassämie. Die HbF-Werte liegen bei den Patienten in der Regel zwischen 60 – 70 %, die HbA_2-Werte können normal oder erhöht sein, der Rest ist HbA.

Unter alleiniger Berücksichtigung der HbF-Werte könnte eine Verwechslung mit der Thalassaemia major vorkommen. Klarheit bringt wiederum die Familienuntersuchung, bei der ein Elternteil heterozygot für die β-Thalassämie, der andere heterozygot für die HPFH-Mutation ist.

HPFH (($^A\gamma$)(griechischer Typ)) und β-Thalassämie

Die gemischte Heterozygotie beider Mutanten geht mit HbF-Erhöhungen von 25 – 45 % einher, das HbA_2 ist erhöht, der Rest ist HbA. Bei der Negro-Variante (siehe oben) sind die HbF-Werte höher als bei der griechischen Variante. Dies hängt mit dem Ausmaß der Kompensationsmöglichkeit der Synthese von γ-Globinketten zusammen. Außer einer Splenomegalie fehlen klinische Symptome. Das Blutbild zeigt eine deutliche *Hypochromie* und *Mikrozytose* bei leichter *Anämie*.

19.6 δ-Thalassämie

19.6.1 Definition

Die δ-Thalassämie ist durch eine quantitativ beeinträchtigte Synthese von δ-Globinketten charakterisiert. Selbst bei der homozygoten δ^0-Thalassämie sind aufgrund des geringen Anteils von HbA_2 ($\alpha_2\delta_2$) keine klinischen oder hämatologischen Veränderungen zu erwarten.

19.6.2 Molekularpathologie und genetische Varianten

Auf molekularer Ebene entsprechen die Mutationsvarianten der δ-Thalassämie im Prinzip denen der β-Thalassämie. Lokalisation und Art des molekularen Defektes entscheiden darüber, ob die Synthese von δ-Globinketten vollständig (*δ^0-Thalassämie*) oder nur partiell (*δ^+-Thalassämie*) beeinträchtigt ist. So konnte z. B. bei sardischen Patienten mit *δ^+-Thalassämie* eine G → T Substitution des ersten Nukleotids in Kodon 27 nachgewiesen werden. Diese Mutation führt über eine Aktivierung verborgener Spleißsignale zu einer verminderten Produktion der δ-Globinketten. Die Mutation ist identisch mit der von *Hb Knossos* (β27 (B9) Ala → Ser), das bezüglich der quantitativen Synthese von β-Globinketten die Wertigkeit einer β^+-Thalassämie hat (siehe Seite 326). Dagegen besteht die *δ^0-Mutation* bei Patienten aus Süditalien in einer T → C Substitution an Position 2 innerhalb des ersten Introns (IVS 1 Pos.2 T → C), die wie bei der β^0-Thalassämie über die Mutation normaler Spleißsignale zu einem kompletten Fehlen von normaler δ-Globin-mRNA führt.

Wenn auch die molekulare Charakterisierung der Mutanten des δ-Globingens für die Klinik der δ-Thalassämie keine große Bedeutung hat, so ist sie zur

Tabelle 111: Zusammenstellung der bisher bekannten Punktmutationen der δ-Thalassämie.

Mutation	Ethnische Gruppe
Transkription	
- 77 T → C	Japaner
Instabile Hämoglobine	
Kodon 98 G → T	Schwarze Amerikaner
Kodon 91 + T	Belgier
RNA-Verarbeitung	
Kodon 30 A → C	Süditaliener
IVS I-2 T → C	Italiener
IVS II-849 A → G	Griechische Zyprioten
Cryptische Spleißstellen	
Kodon 27 G → T (HbA_2 Yialousa)	Griechische Zyprioten, Sardinier
Kodon 116 C → T (HbA_2 Troodos)	Griechische Zyprioten
Kodon 141 T → C (HbA_2 Pelendri)	Griechische Zyprioten
Frameshift	
Kodon 59 ΔA	Ägypter
Poly-A-Signal	
Poly A + 69 G → A	keine Angaben

Klärung grundsätzlicher Fragen und für die Identifizierung atypischer heterozygoter β-Thalassämien, z. B. für die doppelte Heterozygotie von δ- und β-Thalassämie auch im Zusammenhang mit der genetischen Beratung wichtig. Tabelle 111 enthält die bisher bekannten Punktmutationsvarianten der δ-Thalassämie.

19.6.3 Vorkommen

Die δ-Thalassämie ist relativ *selten*. Am häufigsten findet sie sich in der Bevölkerung Japans und des Mittelmeerraums. In Japan herrscht die δ^0-Thalassämie vor, in Italien sind beide Formen, die δ^+- und δ^0-Thalassämie, beschrieben worden. Die Frequenz in der Bevölkerung Sardiniens wird mit 0,7 % angegeben; vorherrschend ist hier die δ^+-Thalassämie.

19.6.4 Hämatologische Veränderungen

Die δ-Thalassämie kann allein aufgrund quantitativer Überlegungen – das HbA_2 macht weniger als 3 % vom Gesamthämoglobin aus – weder ein relevantes Defizit an Hämoglobin, noch einen merkbaren Überschuß an freien α-Globinketten verursachen. Die heterozygote δ^+-Thalassämie zeigt nur eine geringe Verminderung der *HbA_2-Werte*, bei Homozygotie ist der Anteil an HbA_2 auf weniger als die Hälfte reduziert. Dagegen ist bei der heterozygoten δ^0-Thalassämie das HbA_2 auf etwa die Hälfte erniedrigt, bei Homozygotie fehlt das HbA_2 völlig.

Für die *Diagnose* einer homozygoten δ^0-Thalassämie gelten folgende Kriterien:

- Völliges Fehlen des HbA_2 bei sicherem Ausschluß einer hereditären Persistenz von HbF, eines Hb-Lepore-Syndroms oder einer δβ-Thalassämie,
- Völliges Fehlen klinisch-hämatologischer Symptome,
- Beide Eltern müssen heterozygot sein.

Kombinationen der δ-Thalassämie *mit anderen Thalassämien* oder mit anomalen Hämoglobinen führen zu keiner stärkeren Ausprägung der Krankheitsbilder. Im Zusammenhang mit der Bewertung der HbA_2-Bestimmung bei der Diagnostik der heterozygoten β-Thalassämie ist daran zu denken, daß bei der doppelten Heterozygotie von δ- und β-Thalassämie der HbA_2-Wert normal ist (siehe Seite 252). Klinisch manifestiert sich diese Kombination als heterozygote β-Thalassämie. Weiterhin kann der HbA_2-Wert erniedrigt sein oder völlig fehlen, wie bei der α-Thalassämie und den vielfältigen Defekten des γδβ-Globinkomplexes (siehe unten).

Bei erniedrigten HbA_2-Werten sind ebenfalls die *entwicklungsbedingten* Veränderungen in der frühen Säuglingszeit sowie das Vorkommen bei *erworbenen* hämatologischen Störungen zu berücksichtigen (siehe Seite 37 und 175).

19.7 γ-Thalassämien

19.7.1 Definition

Die γ-Thalassämie ist charakterisiert durch eine Synthesestörung von γ-Globinketten. Abhängig vom Ausmaß der beeinträchtigten Synthese der γ-Globinketten unterscheidet man analog zu den anderen Thalassämieformen zwischen *γ^+- und γ^0-Thalassämie*. Bislang ist nur die γ^+-Thalassämie (γ-thal 2) beschrieben worden, die klinisch asymptomatisch verläuft. Wenn gleichzeitig die Synthese der δ- und β-Globinketten auch betroffen ist, sprechen wir von der *γδβ-Thalassämie*. Diese verursacht in der Fetal- und frühen Säuglingszeit passagere klinische und hämatologische Symptome einer Thalassämie.

19.7.2 Molekularpathologie genetischer und klinischer Varianten

Asymptomatische γ-Thalassämie (reine γ-Thalassämie)

Der „klassischen" γ-Thalassämie liegt eine Deletion eines DNA-Segments zwischen den $^G\gamma$- und $^A\gamma$-Globingenen auf der Basis eines $^G\gamma$- und $^A\gamma$-crossing over zugrunde. Dabei wird das Hybridgen-$^{GA}\gamma$ gebildet, dessen Proteinprodukt identisch ist mit der $^A\gamma$-Globinkette. Der klinische Verlauf dieser Varianten ist auch bei Homozygotie asymptomatisch, weil das verbleibende aktiv γ-Globingen (γ^+-Thal. bzw. γ-thal 2) in der Lage ist, genügend γ-Globinketten zu synthetisieren. Die $^{A}\gamma$-Globinkettensynthese durch das $^{GA}\gamma$-Hybridgen entspricht nämlich mengenmäßig der $^{G}\gamma$-Kettensynthese wie bei einem normalen Neugeborenen ($^{G}\gamma$:$^{A}\gamma$ Verhältnis 70:30). Durch die gut doppelt so hohe Synthese von $^{A}\gamma$-Ketten bei der Homozygotie für die γ^{+}-Thalassämie werden 50 – 60 % HbF gebildet, so daß es nicht zu einer defizitären Situation kommt.

Die γ^{+}-Thalassämie wird in der Regel erst bei der Bestimmung der quantitativen Anteile der $^{G}\gamma$- und $^{A}\gamma$-Globinketten entdeckt, d. h., wenn extrem niedrige Werte für die $^{G}\gamma$-Ketten gefunden werden. Dabei ist zu berücksichtigen, daß auch eine Vervielfachung der γ-Globingene (siehe Seite 178) zu einer Veränderung des $^{G}\gamma^{A}\gamma$-Verhältnisses führen kann.

Symptomatische γ-Thalassämie (γδβ-Thalassämien)

Es gibt auch klinisch schwer verlaufende Formen einer γ-Thalassämie, die *εγδβ-Thalassämie*, bei der der komplette β-Globingenkomplex unter Einschluß des ε-Globingens von der Deletion betroffen ist. Bezüglich der Größe der deletierten DNA-Abschnitte sind in verschiedenen ethnischen Gruppen unterschiedliche Varianten beschrieben worden (Tab. 112).

Eine interessante molekulare Variante ist die Deletion von 30 kb am 5' Ende im Bereich der Lokus Kontrol Region (LCR) unter Einschluß von HS 2-5 (Abb. 110, Seite 244) bei völlig intakten Strukturgenen des β-Globingenkomplexes. Dieser Defekt verursacht eine manifeste *γδβ-Thalassämie* (*spanischer Typ*). Dagegen ist die 3-kb-Deletion von HS 1 in cis gekoppelt an ein strukturell und funktionell normales β-Globingen (*italienische Deletion*). Beide Beobachtungen bestätigen die Existenz von funktionellen Steuerelementen, die in der LCR lokalisiert sind. Funktionell aktive Elemente sind die HS-2-5-Sequenzen, während das HS-1-Element in vivo eine derartige Funktion nicht aufweist.

Die *klinische Symptomatik* ist dadurch charakterisiert, daß heterozygot kranke Neugeborene bei Geburt erniedrigte Hb-, MCH- und MCV-Werte haben. Im peripheren Blutausstrich finden sich reichlich *Normoblasten* und *Targetzellen*. Ferner besteht eine *Hyperbilirubinämie* und *Hepatosplenomegalie*. Die Symptomatik verstärkt sich in den ersten Lebensmonaten nach der Geburt. *Austauschtransfusionen* bzw. *Transfusionen* können erforderlich werden. Mit zunehmender HbA-Produktion entwickelt sich

Tabelle 112: Deletionsvarianten des β-Globingenkomplexes und die Auswirkung auf die Hämoglobinisierung des Erythrozyten und das HbF beim Heterozygoten.

Deletionsgröße (kb)	Ethnische Gruppe	% HbF	MCH (pg)
Normal		0,7	30
β-Thalassämie-punktmutationen		1,5	20
3'Deletions β-Thalassämie			
0,6	Inder	1,5	21
5'Deletions β-Thalassämie			
4,2	Tschechen	4,7	22
1,4	Schwarze	4,1	23
12,6	Holländer	8	22
0,3	Türken	3,0	22
3,5	Thailänder	4,5	22
0,5	Schwarze	0,2	?
12,0	Australier	4,4	23
10,3	Inder	3,8	21
Hb Lepore			
7,5	Italiener	3	22
Deletions δ-Thalassämie			
7,5	Korfu	1,1	29
$^{G}\gamma^{A}\gamma$ $(\delta\beta)^{0}$ Thalassämie			
13,4	Mittelmeer	9	23
114	Spanier	10	23
12,5	Thailänder	10	23
> 130	Japaner	8	21
12,5	Laoten	12	23
11,5; 1,6	Türken	10	22
Hb Kenya			
23,0	Kenyaner	7	28
$^{G}\gamma^{A}\gamma$ HPFH			
106	Schwarze	25	27
105	Ghanaer	24	27
48,5	Inder	23	27
40	Italiener	25	27
33	Inder	17	26
12,9	Italiener	18	26
12,0	Schwarze	25	29
$^{G}\gamma$ $(^{A}\gamma\delta\beta)^{0}$-Thalassämie			
36,1	Türken	12	?
~ 100	Chinesen	10	22
0,8; 7,5	Inder	13	25
> 27	Malayen	25	26
> 43	Kantonesen	19	26
52	Deutsche	11	22
35,7	Schwarze	11	23
50	Belgier	15	?

ab dem 6. Lebensmonat die klinische Symptomatik einer heterozygoten β-Thalassämie mit normalem HbA_2 und niedrigen HbF-Werten, die in der Regel unter 2 % liegen. Der erniedrigte HbF-Wert erlaubt eine Abgrenzung gegenüber der δβ-Thalassämie (Seite 310 und Tab. 107).

Die Homozygotie der εγδβ-Thalassämie ist nicht mit dem Leben vereinbar.

19.8 Strukturvarianten mit der phänotypischen Expression einer Thalassämie

19.8.1 Allgemeines

Thalassämiemutationen im engeren Sinne werden *autosomal rezessiv* vererbt. Die entsprechenden Krankheitsbilder sind durch eine reduzierte oder eine völlig fehlende Synthese von strukturell normalen Globinketten charakterisiert. Anomale Hämoglobine werden dagegen *autosomal kodominant* vererbt und zeichnen sich durch strukturelle Normabweichungen aus.

Unter den pathologischen Hämoglobinen kann eine besondere Gruppe von instabilen und hyperinstabilen Varianten gewisse Schwierigkeiten bezüglich der klinischen Zuordnung machen. Klinisch ähneln sie einerseits den Varianten, die das Krankheitsbild der kongenitalen hämolytischen *Innenkörperanämie* mit *Mesobilifuszinurie* verursachen (siehe Seite 163). Andererseits manifestieren sie sich als mittelschwere Thalassämie, die die Zuordnung zur *Thalassaemia intermedia* zuläßt. Wegen der recht einheitlichen Charakteristika sowie des dominanten Erbganges und der klinischen Manifestation im heterozygoten Status werden diese instabilen Varianten als *dominante Thalassämien* bezeichnet oder als *thalassämische Hämoglobinopathien* (siehe unten und Seite 171 und 231).

19.8.2 Molekulare Pathophysiologie

Die Schwere des klinischen und hämatologischen Krankheitsbildes ist im wesentlichen abhängig von den pathophysiologischen Mechanismen, die durch die sehr unterschiedlichen molekularen Defekte vorgegeben sind (Tab. 113 und 114 und Abb. 136, Seite 329). Für die entsprechenden α-anomalen Varianten wurden die molekularen Defekte bei den α-Thalassämien besprochen (siehe Seite 217 und 229). Grundsätzlich gelten die Veränderungen auch für die β-anomalen Varianten, jedoch weisen diese einige Besonderheiten auf.

Die *Punktmutation* ist das gemeinsame Prinzip der Störung auf molekularer Ebene für thalassämische Hämoglobinopathien und die überwiegende Mehrzahl der β-Thalassämiemutanten. Sie kann auf der DNA-Ebene beginnend bis hin zur mRNA-Translation eine verminderte Synthese des β-Globins und damit eine klassische β-Thalassämie verursachen. Das Produkt der Punktmutation kann auch eine *anomale Strukturvariante* sein, bei der die entsprechenden β-Globinketten entweder in ungenügender Menge synthetisiert werden oder instabil sind. Die Instabilität kann so ausgeprägt (hyperinstabil) sein, daß keine Dimer- bzw. Tetramerbildung möglich ist. Schließlich können sie als Monomere, Dimere oder Tetramere auch sehr rasch der *Proteolyse* anheim fallen. In allen Fällen resultiert daraus die klinische Manifestation einer meist mittelschweren β-Thalassämie.

Die Unterteilung dieser besonderen Gruppe von *dominanten Thalassämien* in *instabile* und *hyperinstabile* Varianten (Tab. 114, Seite 327) ist aus zwei Gründen gerechtfertigt. Einmal lassen sich die hyperinstabilen im Gegensatz zu den instabilen Varianten bedingt durch die extreme Instabilität und die *Unfähigkeit zur Tetramerbildung* nicht mit den üblichen Methoden der Hämoglobinanalyse praktisch nachweisen. Dies gelingt nur mit der *DNA-Analyse*, deren Verwendung, wie diese Beispiele zeigen, für die klinische Diagnostik unverzichtbar ist. Zum anderen gehören die hyperinstabilen Hämoglobine molekulargenetisch zur Gruppe jener Mutationen, die häufig im 2. und 3. Exon lokalisiert sind (Abb. 136, Seite 329).

Schließlich gibt es einige anomale Varianten, die sich erst in der Koexistenz mit einer β^0-Thalassämie als Thalassaemia intermedia manifestieren.

β-anomale Hämoglobine mit der phänotypischen Expression einer β-Thalassämie

In den folgenden Abschnitten sollen zu den in Tab. 113 nach molekularpathologischen Gesichtspunkten geordneten thalassämischen Hämoglobinopathien einige Hinweise und Ergänzungen gegeben werden:

δβ-Genfusionsvarianten

Die Hb-Lepore-Varianten wurden im Zusammenhang mit den δβ-Thalassämien besprochen (siehe Seite 311). Sie sind als δβ-Genfusionsprodukte dadurch charakterisiert, daß δβ-Hybridgene unter dem Einfluß hemmender und fördernder regulatorischer DNA-Sequenzen des δ- und β-Globingenkomplexes insgesamt in reduzierter Menge synthetisiert werden.

β-Anomalien mit Koppelung an das β-Thalassämiegen

Kopplungsvarianten sind dadurch charakterisiert, daß sich die Mutationen für die anomale Variante und die Thalassämie auf dem gleichen Chromosom befinden (cis-Mutation). Ein Beispiel dafür ist *Hb Vicksburg* (β75 (E 19) Leu → 0), das in der gemischten Heterozygotie mit der β^0-Thalassämie das klinische Bild einer *Thalassaemia intermedia* verursacht. Der Anteil an Hb Vicksburg in dieser Konstellation beträgt nur 8 %. Die anomale Variante ist nicht instabil. Die Ursache der Synthesestörung ist unbekannt.

Auch das Auftreten von *HbS in cis zur β^+-Thalassämiemutation* ist beschrieben worden. Dabei wird die anomale Variante in nur sehr geringer Menge synthetisiert. Der beschriebene Patient wies klinisch die Zeichen einer heterozygoten β-Thalassämie auf. Das HbA_2 war mit 6,2 % deutlich erhöht, der HbS-Anteil betrug nur 11,4 %. Die für die niedrige Produktion von HbS verantwortliche Mutation konnte in der Promotorregion des β^S-Gens lokalisiert werden.

Mutationen mit anomalem mRNA-Splicing

HbE (β26 (B 8) Glu → Lys), *Hb Knossos* (β27 (B 9) Ala → Ser), *Hb Monoroe* (β30 (B 12) Arg → Thr) und *Hb Maly* (β19 (B 1) Asn → Ser) sind Varianten, deren Einzelbasensubstitutionen sowohl einen Aminosäurenaustausch, als auch einen Defekt des Splicings der Vorläufer-β-mRNA verursachen.

HbE (β26 (B8) Glu → Lys) hat insofern eine große Bedeutung, weil es besonders in Südost-Asien mit sehr hoher Frequenz vorkommt. Klinik und Molekularpathologie wurden auf Seite 157 besprochen. Die gemischte Heterozygotie von HbE und β-Thalass-

Tabelle 113: Pathophysiologie und Molekularpathologie der β-thalassämischen Strukturvarianten. Die Liste erhebt keinen Anspruch auf Vollständigkeit. Die Gruppe der dominanten β-Thalassämien ist gesondert in Tabelle 114 aufgelistet.

Hämoglobinvariante	Aminosäurensubstitution	
δβ-Fusionsvarianten		
Hb Lepore Hollandia	δ 22, β 50 Hybrid	
Hb Lepore Baltimore	δ 50, β 86 Hybrid	
Hb Lepore Boston	δ 87, β 116 Hybrid	
Strukturanomalien der β-Globinkette		
• Varianten mit Kopplung an eine β-Thalassämie		
HbS	β 6 (A3)	Glu → Val
Hb Vicksburg	β 75 (E19)	Leu → 0
• Varianten mit mRNA Splicing Defekt		
Hb Malay	β 19 (B1)	Asn → Ser
HbE	β 26 (B8)	Glu → Lys
Hb Knossos	β 27 (B9)	Ala → Ser
Hb Monroe	β 30 (B12)	Arg → Thr
• Varianten empfindlich gegenüber intrazellulärer Proteolyse		
Hb Mississippi	β 44 (CD3)	Ser → Lys
• Varianten mit unbekannter Ursache für die Entstehung der Thalassämiesymptomatik		
Hb Napolis	β 126 (H4)	Val → Gly
HbK Woolwich	β 132 (H10)	Lys → Glu
Hb North Shore	β 134 (H12)	Val → Glu
• Varianten, die sich in der Koexistenz mit einer β^0-Thalassämie als Thalassaemia intermedia manifestieren		
Hb Leiden	β 6/7 (A3/A4)	Glu → 0
Hb Saki	β 14 (A11)	Leu → Pro
Hb J Calabria	β 64 (E8)	Gly → Asp
Hb Petersborough	β 111 (G13)	Val → Phe
Hb Beograd	β 121 (GH4)	Glu → Val
Hb Dhonburi	β 126 (H4)	Val → Gly
Hb Shelby	β 131 (H9)	Glu → Lys
Hb Tak	β 146 (HC3)	Frameshift → 157

ämie geht mit einer schweren β-Thalassämie einher. Das HbE-Gen allein bewirkt eine dem β^+-Thalassämiegen entsprechende Reduktion der Hämoglobinsynthese und eine vergleichbare klinische Symptomatik. Zusätzlich ist HbE instabil.

Hb Maly (β19 (B 1) Asn → Ser) wird mit hoher Frequenz besonders in der Bevölkerung von Südthailand gefunden. Die gemischte Heterozygotie mit einer β^0-Thalassämie führt zu einer schweren transfusionsbedürftigen Thalassämie. Auch Kombinationen mit HbE und einer der HbE/β-Thalassaemia major ähnlichen klinischen Manifestation sind beschrieben worden. Hb Malay hat eine mit HbA identische elektrophoretische Wanderungsgeschwindigkeit, so daß diese Anomalie bei einer routinemäßigen Hämoglobinanalyse dem Nachweis entgeht, wenn diese nicht durch eine *DNA-Analyse* ergänzt wird.

Hb Knossos (β27 (B9) Ala → Ser) ist eine β-Anomalie, die sich nicht mit der normalen alkalischen Elektrophorese nachweisen läßt. Dies gelingt mit der *isoelektrischen Fokusierung* oder mit der *DNA-Analyse*. Heterozygote haben normale HbA_2- und HbF-Werte bei ca. 30 % anomaler Varianten und sind hämatologisch bis auf eine gelegentliche leichte Hypochromie unauffällig. Diese Situation entspricht somit der silenten β-Thalassämie mit normalem HbA_2. Aus der Kombination mit der β^0- oder β^+-Thalassämie oder der Hb Lepore Anomalie resultiert klinisch eine Thalassaemia intermedia. Auch die Homozygotie von Hb Knossos geht mit einer Thalassaemia intermedia einher.

Bei *Hb Monoroe* (β30 (B 12) Arg → Thr) führt die entsprechende Mutation über eine schwere Splicingstörung zu einer ganz erheblich reduzierten Synthese dieser anomalen Variante (1 % vom Gesamthämoglobin). Heterozygotie geht mit einer deutlichen Anämie und ausgeprägter Mikrozytose und Hypochromie einher. Die Kombination mit der β^+-Thalassämie führt zum Krankheitsbild einer schweren Thalassaemia major.

Varianten, die einer raschen Proteolyse unterliegen

Zu den Varianten, die sehr rasch von den ATP-abhängigen Proteasen der Erythrozyten zerstört werden, gehört *Hb Mississippi* (β44 (CD 3) Ser → Cys). Die einfache Heterozygotie verursacht keine klinischen oder hämatologischen Symptome, während sich die Kombination mit der β^+-Thalassämie als Thalassaemia intermedia manifestiert. Hb Mississippi neigt zur Polymerisation und ist etwas instabil. Zudem hat es eine hohe 0_2-Affinität und läßt sich leicht durch oxidative Noxen denaturieren. Der intrazelluläre proteolytische Prozeß wird begünstigt durch die Anwesenheit von freien α-Globinketten, wie sie in Erythrozyten von Patienten mit β-Thalassämien vorkommen. Diese kombinierte intrazelluläre Zerstörung von Hb Mississippi und freien α-Globinketten dürften für die Ausprägung der Zellschädigung bei der doppelten Heterozygotie und die Manifestation des klinischen Krankheitsbildes verantwortlich sein.

Varianten mit unbekannter Ursache der reduzierten Synthese

Bei den drei Varianten *Hb Napolis* (β126 (H 4) Val → Gly), *Hb North Shore-Caracas* (β134 (H 12) Val → Glu) und *HbK Woolwich* (132 (H 10) Lys → Gln) sind die Mechanismen der reduzierten Synthese unbekannt.

Hb North-Shore-Caracas geht mit den klinischen Symptomen einer heterozygoten β^+-Thalassämie einher. Der Anteil an anomaler Variante beträgt 34 – 38 %, das HbA_2 ist erhöht. Die 0_2-Affinität ist normal. Es läßt sich in vitro eine leichte Instabilität mit der Hitzedenaturierung nachweisen. Aus der Kombination mit HbS resultiert das klinische Bild einer HbS/β^+-Thalassämie.

HbK Woolwich verursacht Symptome einer heterozygoten β^+-Thalassämie. Das HbA_2 ist erhöht.

Hb Napolis ist hämatologisch durch eine mäßige Hypochromie und Mikrozytose charakterisiert, ähnlich wie HbE, Hb Knossos und Hb Malay. Die anomale Variante wandert elektrophoretisch identisch mit HbA. Mit der HPL-Chromatographie wurde ein Anteil von 30 % am Gesamthämoglobin ermittelt. Das anomale Hämoglobin besitzt nur bei In-vitro-Tests eine gewisse Instabilität. Die Syntheserate, untersucht an Retikulozyten in vitro, entspricht der einer heterozygoten β-Thalassämie.

Varianten, die sich in der Koexistenz mit einer β^0-Thalassämie als Thalassaemia intermedia manifestieren

Es sind zahlreiche Patienten mit einer durch die Koexistenz von heterozygoter β-Thalassämie und anomaler Variante verursachten Thalassaemia intermedia beschrieben worden. Bei der Mehrzahl dieser Strukturanomalien handelte es sich um *instabile Hämoglobine*, von denen ein deutlicher Einfluß auf den Vorgang der Anämisierung vermutet wurde (siehe unten). Unter den in Tabelle 113 auf Seite 325 aufgeführten Varianten aus dieser Gruppe wurde *Hb Dhonburi* (β126 (H 4) Val → Gly) in einer thailändischen Familie zusammen mit der HbE-Anomalie und der β^0-Thalassämie beschrieben. Die Kombination von Hb Dhonburi und β^0-Thalassämie manifestiert sich klinisch als Thalassaemia intermedia (Hb 7,9 – 8,3 g/dl, MCV 77 – 79, HbF 2,6 – 3,0 %, HbA_2 6,4 – 7 %, Hb Dhonburi ≈ 90 %). Aus der Kombination mit HbE resultiert dagegen eine Thalassaemia minor mit einem relativ hohen Anteil an HbE (37 %) und normalem HbF (< 1 %).

Hb Dhonburi ist bei normaler 0_2-Affinität instabil. Elektrophoretisch läßt es sich nur mit der isoelektrischen Fokusierung nachweisen. Als Ursache der Anämie in der Kombination mit der β^0-Thalassämie wird eine überwiegende *periphere Hämolyse* angenommen und nicht eine ineffektive Erythropoese, wie sie für die Thalassaemia intermedia typisch ist.

19.9 Dominante β-Thalassämien

19.9.1 Allgemeines

Mutanten mit den Charakteristika *hyperinstabiler Globine* repräsentieren eine Gruppe der dominanten β-Thalassämien (Tab. 114 und Abb. 135, Seite 329).

Anfang der 70er Jahre wurde eine irische Familie mit einer ganz *ungewöhnlichen Thalassämieform* beschrieben. Der Erbgang erwies sich als *autosomal dominant*. Das Krankheitsbild war durch eine Hepatosplenomegalie sowie eine mittelschwere Anämie mit ausgeprägten morphologischen Veränderungen der peripheren Erythrozyten und der roten Vorstufen im Knochenmark (Dyserythropoese) charakterisiert. Weiterhin fanden sich bei den splenektomierten Patienten *große plumpe Innenkörper* vorwiegend in Normoblasten, aber auch in peripheren Erythrozyten. Später wurden weitere Fälle beschrieben.

Die diese *dominanten Thalassämieformen* verursachenden anomalen Hämoglobine bzw. Globine zeichneten sich durch eine extreme *Instabilität* aus. Die Existenz von intrazellulären Innenkörpern führte zur Bezeichnung der *Innenkörper-β-Thalassämie.*

Die Charakterisierung von immer neuen anomalen Varianten mit der phänotypischen Expression

Tabelle 114: Dominante β-Thalassämien. Instabile und hyperinstabile Varianten. Die Frameshift-Mutationen dieser Varianten gehen mit einer Verlängerung der β-Globinkette einher (siehe Abb. 135).

Hb Chesterfield	β 28 (B10)	Leu → Arg
Hb Korea	β 33/34 (B15/B16)	Val → 0
Hb Cagliari	β 60 (E4)	Val → Glu
Hb Agnana	β 94 (FG1)	Frameshift → 156
Hb Terre Haute	β 106 (G8)	Leu → Arg
Hb Manhattan	β 109-110 (G11/G12)	Frameshift → 156
Hb Showa-Yakushiji	β 110 (G12)	Leu → Pro
Hb Indianapolis	β 112 (G14)	Cys → Arg
Hb Geneva	β 114 (G16)	Frameshift → 156
β^0 121	β 121 (GH4)	Glu → Term
Hb Makabe	β 123 (H1)	Frameshift → 156
Hb Vercelli	β 126 (H4)	Frameshift → 156
Hb Houston	β 127 (H5)	Gln → Pro
β^0 127	β 127 (H5)	Gln → Term
β 128	β 128 (H6)	Frameshift → 153
Hb Gunma	β 127/128 (H5/H6)	Gln-Ala → Pro
β 134-137	β 134-137(H12-15)	Val-Ala-Gly-Val → Gly-Arg

einer Thalassämie hat deutlich gemacht, daß die frühere strenge Grenzziehung zwischen *Hämoglobinopathien* und *Thalassämiesyndromen* nicht mehr aufrecht erhalten werden kann. Weiterhin haben uns die extrem instabilen Varianten gezeigt, daß wir mit der alleinigen Anwendung von klassischen Methoden der Hämoglobinanalyse den Anforderungen von Klinik und Forschung nicht mehr voll gerecht werden können. Es ist daher erforderlich, molekularbiologische Methoden sowohl für die Diagnostik, als auch für die Aufdeckung der molekularpathologischen Zusammenhänge einzusetzen. Zudem hat die klinische Klassifizierung der Thalassämievarianten eine erhebliche Ausweitung erfahren.

Mit dem *klinischen Syndrom* der Innenkörper-β-Thalassämie bedingt durch hyperinstabile Varianten ist eine neue Krankheitsgruppe charakterisiert worden. Die Grenzen zu den klassischen *instabilen Hämoglobinen* (siehe Seite 163) sind allerdings fließend. Der pathophysiologische Unterschied zwischen beiden klinischen Manifestationsformen besteht darin, daß bei den instabilen Varianten die intraerythrozytären Innenkörper eine *periphere Hämolyse* bewirken, während bei den *Innenkörper-β-Thalassämien* die erythroiden Zellen bereits im *Knochenmark* zerstört werden (ineffektive Erythropoese).

Darüber hinaus gibt es eine besondere Form der dominanten β-Thalassämie, die durch *Nonsense-Mutationen im Exon 3* des β-Globingens verursacht wird. Im Gegensatz zu Mutationen im Exon 1 und Exon 2 wird die pathologische mRNA nicht bereits im Zellkern abgebaut, sondern in das *Zytoplasma* transportiert. Somit gelangt die pathologische mRNA zur Proteinsynthese, bei der C-terminal verkürzte *β-Globinkettenfragmente* gebildet werden. Diese müssen ebenso wie die und zusätzlich zu den in relativem *Überschuß* gebildeten *α-Globinketten* proteolytisch abgebaut werden. Damit ist die erythroide Vorläuferzelle überlastet und es entwickelt sich bereits beim *Heterozygoten* eine klinisch relevante und damit dominant vererbte Thalassämie.

19.9.2 Definition und Nomenklatur

Die Gruppe der β-anomalen Mutanten mit autosomal dominantem Erbgang verursacht eine in der Regel mittelschwere *β-Thalassämie* vom *Intermediatyp*. Charakteristisch für diese Mutanten ist die extreme Instabilität der pathologischen β-Globinketten, die so rasch nach der Synthese in den roten Vorstufen des Knochenmarks denaturieren, daß eine Tetramerbildung nicht möglich oder stark behindert ist. Dadurch entsteht der für die β-Thalassämie typische *Überschuß an freien α-Globinketten*. Wenn sich in den Normoblasten große plumpe Innenkörper nachweisen lassen, spricht man von einer *Innenkörper-β-Thalassämie*. Ist das nicht der Fall, wird die Bezeichnung *dominante β-Thalassämie* bevorzugt.

19.9.3 Hämatologische Daten

In der Regel findet man eine mittelschwere *Anämie* mit *Ikterus* und *Hepatosplenomegalie*. Die Erythrozyten zeigen in Blutausstrichen eine ausgeprägte Aniso- und Poikilozytose mit Hypochromie. Die Zahl der Retikulozyten ist erhöht. Das *Knochenmark* imponiert durch eine deutliche Hyperplasie und Dyserythropoese. Mit der Methylviolettfärbung lassen sich große *Innenkörper* in den Normoblasten nachweisen. Letzteres ist ein wichtiges diagnostisches Kriterium für diese Gruppe von thalassämischen Globinen. Nach Splenektomie sind Innenkörper auch in peripheren Erythrozyten nachweisbar. Die Veränderungen im Eisenhaushalt entsprechen denen einer Thalassämie mit ineffektiver Erythropoese.

19.9.4 Hämoglobinanalyse

Das HbA_2 und HbF sind in der Regel erhöht. Die Erhöhung des HbA_2-Wertes ist durch die reduzierte β-Globinsynthese bedingt, bei der die vorhandenen δ-Globinketten eine größere Chance zur $\alpha_2\delta_2$-Tetramerbildung haben. Eine anomale Variante läßt sich in Abhängigkeit von der Instabilität der anomalen β-Globinkette nicht oder in sehr unterschiedlichen Mengen nachweisen.

19.9.5 Kasuistiken

Einige Kasuistiken sollen auf die Variabilität der Krankheitserscheinungen, sowie auf Schwierigkeiten bei der Diagnostik und auf die Widersprüche bei manchen Befunden aufmerksam machen. Tabelle

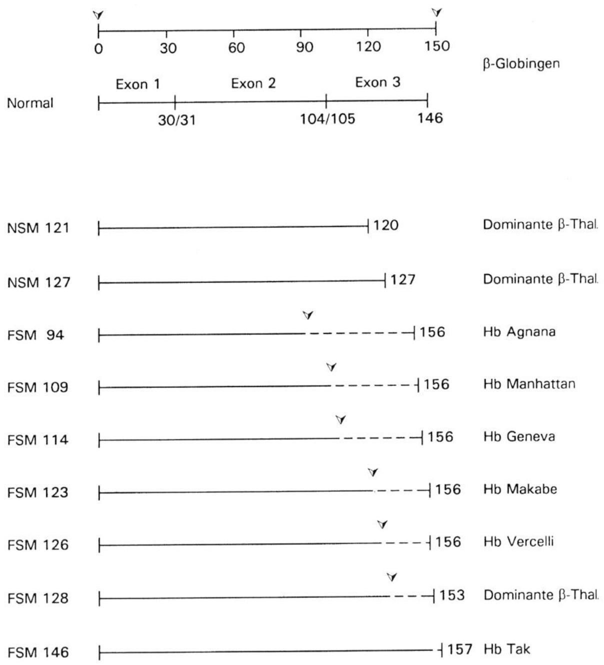

Abb. 136: Darstellung der verschiedenen Nonsense- und Frameshiftmutationen, die abhängig vom Ort der Mutation (Exon 1-Exon 3) entweder zu einer β^0-Thalassämie oder einem strukturell anomalen Hämoglobin mit der phänotypischen Expression einer β-Thalassämie führen. NSM = Nonsensemutation, FSM = Frameshiftmutation. Erklärung siehe Text. (Nach Thein, S.L.: Brit. J. Haematol. 80, 273 (1992) mit freundlicher Genehmigung des Autors sowie des Verlages Blackwell Science Ldt., Oxford).

114, Seite 327 und Abbildung 136 leisten für die Orientierung eine Hilfe.

Hb Chesterfield (β28 (B 10) Leu → Arg) verursacht eine schwere, teilweise transfusionsabhängige Innenkörper-β-Thalassämie. Ein anomales Tetramer war nicht nachweisbar, weder mittels Elektrophorese noch mit Denaturierungsmethoden. Allerdings gelang es durch In-vitro-Markierung der Globinketten die Existenz einer anomalen β-Globinkette zu sichern. Hb Chesterfield ist in zweierlei Hinsicht interessant. Einmal handelt es sich um eine *Exon-1-Mutation*. Dies ist ein wichtiger Hinweis darauf, daß nicht alle hyperinstabilen Varianten durch Mutationen im Exon 3 verursacht werden. Zum anderen wird aus dem Vergleich mit zwei weiteren Mutationen in Position β28 deutlich, daß sich nicht alle an gleicher Position mutierten instabilen Varianten als Thalassaemia intermedia manifestieren. Die anomale Variante *Hb Genova* (β28 (B 10) Leu → Pro) verursacht aufgrund einer nicht so ausgeprägten Instabilität eine kongenitale hämolytische Innenkörperanämie, während *Hb St. Louis* (β28 (B 10) Leu → Gln) zusätzlich mit einer Methämoglobinämie einhergeht. Beide Varianten weisen keine Charakteristika einer Thalassämie auf.

Hb Korea (β33/34 (B 15) Val → 0) ist eine *Exon-2-Mutation*, die mit der klinischen Symptomatik einer Thalassaemia intermedia bei einem achtjährigen koreanischen Kind beschrieben wurde. Die anomale Variante war mit üblichen Methoden nicht nachweisbar. Die Identifizierung erfolgte über die DNA-Analyse. Das HbA_2 war auf 5,3 %, das HbF auf 3,6 % erhöht. Beide Eltern waren klinisch und hämatologisch unauffällig bei normaler DNA-Sequenz der entsprechenden Region der β-Globingene.

Hb Cagliari (β60 (E4) Val → Glu) ist eine extrem instabile Variante, die das klinische und hämatologische Bild einer Thalassaemia intermedia hervorruft mit ausgeprägter ineffektiver Erythropoese, thalassämieähnlichen Knochenveränderung, Eisenüberladung, HbF-Erhöhung (13 – 22 %), normalem HbA_2 und fehlenden Innenkörpern vor Splenektomie. Eine anomale Hämoglobinvariante war nicht nachweisbar. Nach der *Splenektomie* stieg die Hämoglobinkonzentration auf 12 g/dl an, das HbF fiel auf 9 %

ab, das HbA_2 erhöhte sich auf 4,6 % und die Zahl der Retikulozyten stieg von 15 – 30 % auf 50 % an. Im peripheren Blut waren dann reichlich *Normoblasten* (9 000/mm^3) und in einzelnen Erythrozyten plumpe *Innenkörper* nachweisbar. Unter diesen Bedingungen kam in der *isoelektrischen Fokussierung* auch das anomale Hämoglobin in einer Menge von 9 % zur Darstellung.

Die Veränderungen nach der *Splenektomie* sind erklärbar. Das Auftreten von Innenkörpern und der Nachweis einer instabilen Variante stimmen mit anderen Beobachtungen bei instabilen Hämoglobinen überein (siehe Seite 169). Die Abnahme von HbF und der Zuwachs an HbA_2 sind Folge der günstigen Beeinflussung der ineffektiven Erythropoese und des Wegfalls des Selektionsvorteils für Erythrozyten mit hohem HbF und niedrigem HbA_2. Hb Cagliari ist eine neue Mutation mit einer T → A Substitution in Kodon 60, das im 2. Exon des β-Globingens lokalisiert ist. Die Substitution der polaren Glutaminsäure durch das nicht polare Valin im Funktionsbereich der Hämtasche bewirkt eine deutlich reduzierte Häm-Globinbildung und damit die Instabilität.

Hb Showa-Yakushiji (β110 (G 12) Leu → Pro) geht im heterozygoten Status mit der Symptomatik einer moderaten β-Thalassämie ohne Zeichen einer signifikanten Hämolyse einher. Die Instabilität der β-Globinkette verhindert wahrscheinlich die Tetramerbildung, so daß sich in den Erythrozyten der Patienten kein anomales Hämoglobin nachweisen läßt. Die instabilen β-Globinketten werden durch *Proteolyse* beseitigt. Nicht erklärt ist bei dieser enormen Instabilität die relativ gering ausgeprägte klinische Symptomatik (Hb 7,6 g/dl; MCV 56,0 fl; MCH 17,8 pg; HbA_2 5,3 %; HbF 1,3 %).

Über *Hb Indianapolis* (β112 (G 14) Cys → Arg) existieren *widersprüchliche Daten* aus drei untersuchten Familien. In der einen Familie war die Anomalie mit dem Phänotyp einer schweren, transfusionsabhängigen β-Thalassämie bei ausgeprägter Instabilität der Variante mit Heinzkörpernachweis vergesellschaftet. In den anderen beiden Familien fehlten klinische Symptome und der Anteil an anomaler Variante konnte mit 40 % vom Gesamthämoglobin bestimmt werden. Auch hier waren in Brillantkresylblaupräparaten *Heinzkörper* nachweisbar. Die Ursache für die differenten Hämoglobineigenschaften und die unterschiedliche phänotypische Expression konnten nicht geklärt werden, weil die Patienten aus der ersten Familie mit schwerer Anämie verstarben.

Hb Geneva (β114 (G 16) frameshift) verursacht eine mittelschwere β-Thalassämie mit großen *Innenkörpern* in peripheren Erythrozyten sowie in roten Vorstufen des Knochenmarkes, die erst nach der *Splenektomie* in Erscheinung treten. Die Anämie ist mittelschwer, die Milz ist vergrößert und das HbA_2 und HbF sind erhöht. Aus der Mutation Kodon 114 resultiert eine Verschiebung des Ableserasters und eine auf 156 Aminosäuren verlängerte Globinkette. Da keine Dimerbildung mit α-Globinketten möglich ist, läßt sich die anomale Variante nicht nachweisen.

Hb Makabe (β123 (H 1) Thr → Pro) ist eine weitere Frameshift-Mutation durch eine Adenindeletion in Kodon 123. Die β-Globinkette ist um zehn Aminosäuren verlängert. Die klinische Symptomatik entspricht einer mittelschweren *Innenkörper-β-Thalassämie.* Die instabilen β-Globinketten werden rasch durch Proteolyse beseitigt.

Hb Vercelli ist eine Anomalie mit einer auf 156 Aminosäuren verlängerten β-Globinkette, die eine dominante β-Thalassämie verursacht. Die molekulare Basis ist eine Nukleotiddeletion (-T) in Kodon 126, die zur Frameshift Mutation führt. Innenkörper sind sowohl in einzelnen peripheren Erythrozyten, als auch in Normoblasten des Knochenmarkes nachweisbar.

Bei *Hb Manhatten* (β109-110 (G 11-G 12) frameshift) ist die anomale β-Globinkette extrem instabil, so daß keine Tetramerbildung möglich ist.

Hb Houston (β127 (H5) Glu → Pro) manifestiert sich als Thalassaemia intermedia. Die anomale β-Globinkette degradiert intrazellulär sehr rasch und wird schnell katabolisiert. Das Tetramer von Hb Houston scheint sehr instabil zu sein.

Schließlich gibt es anomale Varianten mit *verkürzter β-Globinkette.* Am bekanntesten und wiederholt beschrieben ist die *β121 Mutation* (β121 (GH 4) Glu → Term), bei der die G → T Mutation (GAA) an dieser Position einen Terminatorkodon (TAA) entstehen läßt mit entsprechender Verkürzung der β-Globinkette. Die klinische und hämatologische Symptomatik entspricht der „klassischen" *Innenkörper-β-Thalassämie vom Intermediatyp.*

Ein weniger schweres Krankheitsbild wurde in einer portugisischen Familie beschrieben. Auch hier war kein anomales Hämoglobin nachweisbar. Innenkörper fanden sich in peripheren Erythrozyten, dagegen nicht in Normoblasten des Knochenmarkes. Die molekularen Veränderungen bestanden in *Deletionen* und *Insertionen* in *Kodon 134 bis 137* des β-Globingens mit der Folge einer um zwei Aminosäuren verkürzten β-Globinkette.

Literaturauswahl

1 Das normale Hämoglobin des Menschen

Molekulare Genetik, Struktur und Funktion

Monographien/Übersichtsarbeiten

Bunn, H.F., and B.G. Forget: Hemoglobin: Molecular, Genetic and Clinical Aspects. W.B. Saunders, Philadelphia London Toronto Mexico City Rio de Janeiro Sydney Tokyo Hong Kong 1986

Fermi, G., and M. Perutz: Hemoglobin and myoglobin. In Philipps, D.C., and F.M. Richards (eds): Atlas of Molecular Structures in Biology. Clarendon Press, Oxford 1981

Honig, G.R., and J.G. Adams III: Human Hemoglobin Gentics. Springer Verlag, Wien New York 1986

Huisman, T.H.J., and W.A. Schroeder: New Aspects of the Structure, Function, and Synthesis of Hemoglobins. CRC Press, Boca Raton, Florida 1971

Huisman, T.H.J., and J.H.P. Jonxis: The Hemoglobinopathies. Techniques and Identification. Clinical and Biochemical Analysis, Vol. 6. Marcel Dekker Inc. New York and Basel 1977

Kleihauer, E.: Hämoglobine. Normale und anomale Varianten. In P.E. Becker (ed): Humangenetik Bd. III, 3, p. 457 Georg Thieme Verlag, Stuttgart 1976

Lehmann, H., and R.G. Huntsman: Man's Haemoglobins. North Holland Publ. Co., Amsterdam. Oxford 1974

Originalarbeiten

Albitas, M., C. Peschle, and S.A. Liebhaber: Theta, zeta, and epsilon globin messenger RNAs are expressed in adults. Blood 74, 629 (1989)

Baldwin, J., and C. Chothia: Hemoglobin: The structural changes related to ligand binding and its allosteric mechanism. J.Mol.Biol. 129, 175 (1979)

Bauer, C., I. Ludwig, and M. Ludwig: Different effects of 2,3 diphosphoglycerate and adenosin triphosphate on the oxygen affinity of adult and foetal human haemoglobin. Life 7, 1339 (1968)

Benesch, R.E., and R. Benesch: The effect of organic phosphates from the human erythrocyte on the allosteric properties of hemoglobin. Biochem. Biophys. Res. Commun. 26, 162 (1967)

Clegg, J.B.: Can the product of the theta gene be a real globin? Nature 329, 465 (1987)

Fermi, G., M.F. Perutz, B. Shaanan, and B. Fourme: The cristal structure of human deoxy hemoglobin at 1,7 A resolution. J. Mol. Biol. 175, 159 (1984)

Fritsch, E.F., R.M. Lawn, and T. Maniatis: Molecular cloning and characterization of human β-like globin gene cluster. Cell 19, 959 (1980)

Heinze, E., A. Thon, V. Maier und E. Kohne: Fruktosamine und Hämoglobin A 1c bei diabetischen Kindern und Jugendlichen. Pädiat. Prax. 36, 623 (1987/88)

Hsu, S.-L., J. Marks, J.P. Shaw, M.Tam, D.R. Higgs, C.C. Shen, and C.V.J. Shen: Structure and expression of θ 1 Globin gene. Nature 331, 94 (1988)

Lauer, J., C.-K. Shen, and T. Maniatis: The chromosomal arrangement of human α-like globin genes. Sequence homology and α-globin gene deletions. Cell 20, 119 (1980)

Marks, J., J.-P. Shaw, and C-K.J. Shen: Sequence organization and genomic complexity of primate theta $_1$ globin gene, a novel alpha-globin-like gene. Nature 321, 785 (1986)

Perutz, M.F.: Stereochemistry of cooperative effects in haemoglobin. Nature 228, 726 (1970)

Perutz, M.F.: Structure and mechanism of haemoglobin. Brit. Med. Bull. 32, 195 (1976)

Perutz, M.F., M.G. Rossmann, A.F. Cullis, H. Muirhaed, G.Will, and A.C.T. North: Structure of haemoglobin: A three-dimensional Fourier synthesis at 5.5 A resolution, obtained by x-ray analysis. Nature 185, 416 (1960)

Proudfoot, N.J., A.Gil, and T. Maniatis: The structure of human zeta-globin gene and a closely linked, nearly identical pseudogene. Cell 35, 553 (1982)

Shaanan, B.: The structure of human oxyhaemoglobin at 2.1 A resolution. J. Mol. Biol. 171, 31 (1983)

2 Die normalen Varianten des menschlichen Hämoglobins

Monographien/Übersichtsarbeiten

Abraham, E.C.: Glycosylated hemoglobins: Methods of analysis and clinical application. Marcel Dekker, New York 1985

Huisman, T.H.J.: The human fetal hemoglobins. Tex. Rep. Biol. Med. 40, 29 (1981)

Huisman, T.H.J., F. Kutlar, and L-H. Gu: g chain abnormalities and g-globins gene rearrangements in newborn babies of various populations. Invited Review. Hemoglobin 15, 349 (1991)

Kleihauer, E.: Fetales Hämoglobin und fetale Erythrozyten. Beiheft Arch. Kinderheilk. 53. Heft. Ferdinand Enke Verlag, Stuttgart 1966

Kleihauer, E.: Developmental Hemoglobins. In Perinatal Physiology, 2nd. (U. Stave, edit), p.215, Plenum Medical Book Comp., New York and London 1978

Ley, T.J.: The pharmacology of hemoglobin switching: Of mice and man. Blood 77, 1146 (1991)

Stamatoyannopoulos, G.: Human hemoglobin switching. Science 252, 383 (1991)

Stamatoyannopoulos, G., and A.W. Nienhuis (eds.): Globin Gene Expression and Hematopoietic Differentation. Grune and Stratton, New York 1983

Stamatoyannopoulos, J.H., and A.W. Nienhuis: Therapeutic approaches to hemoglobin switching in treatment of hemoglobinopathies. Ann. Rev. Med. 43, 497 (1992)

Steinberg, M., and J.G. Adams: Hemoglobin A_2: Origin, evolution and aftermath. Review article. Blood 78, 2165 (1991)

Weatherall, D.J., and J.B. Clegg: The Thalassaemia Syndroms 3rd. ed. Blackwell Scientific Publications, Oxford 1981

Weitere Monographien und Übersichtsarbeiten s. Kapitel 2.

Originalarbeiten

Alter, B.P.: The ^{G}g:^{A}g composition of fetal hemoglobin in fetuses and newborn. Blood 54, 1158 (1979)

Aschauer, H., T., Sanquansermsri und G. Braunitzer: Embryonale Hämoglobine des Menschen. Die Primärstruktur der z-Ketten. Z. Physiol. Chem. 362, 1159 (1981)

Aufenanger, J. und R. Schmeidel: HbA1- bzw. HbA_{1c}- und Fructosaminbestimmung. Klinikarzt 20, 16 (1991)

Baralle, F.E., C.C. Shoulders, and N.J. Proudfoot: The primary structure of the human e-Globingene. Cell 21, 621 (1980)

Bernstein, R.E.: Glycosylated hemoglobins: Hematologic considerations determine which assay for glycohemoglobin is advisable. Clin. Chem. 26, 174 (1980)

Braunitzer, G.: Die Primärstruktur der Eiweißstoffe. Naturwissenschaften 54, 407 (1967)

Braunitzer, G., R. Gehring-Müller, R. Hilschmann, K. Hilse, G. Hobom, V. Rudloff und B. Wittmann-Liebold: Konstitution des normalen adulten Humanhämoglobins. Z. Physiol. Chem. 325, 283 (1961)

Braunitzer, G., B. Schrank, A. Stangl und M. Grillemeier: Notiz zur Sequenz der d-Ketten der menschlichen Hämoglobine (HbA_2 = a_2d_2). Z. Physiol. Chem. 359, 777 (1978)

Bunn, H.F.: Evaluation of glycosylated hemoglobin in diabetic patients. Diabetes 30, 613 (1981)

Clegg, J.B.: Can the product of the theta gene be a real globine? Nature 329, 465 (1987)

Clegg, J.B., and J. Gagnon: Structure of the z chain of human embryonic hemoglobin. Proc. Natl. Acad. Sci. USA 78, 6076 (1981)

Chui, D.H.K., W.C. Mentzer, M. Patterson, T.A. Iarocci, S.H. Embury, S.P. Perrine, R.S. Mibashan, and D.R. Higgs: Human embryonic z-globin chains in fetal and newborn blood. Blood 74, 1409 (1989)

Chui, D.H.K., S.C. Wong, S-W. Chung, M. Patterson, S. Bhargava, and M-C. Poon: Embryonic z-globin chains in adults: a marker for a-thalassemia-1 haplotype due to a > 17,5 kb deletion. New Engl. J. Med. 314, 76 (1986)

Eberentz-Lhomme, C., R. Ducrocq, S.Intrator, J. Elion, E. Nunez, and R. Assan: Hemoglobinopathies: a pitfall in the assessment of glycolysated hemoglobin by ion-exchange chromato-graphy. Diabetologia 27, 596 (1984)

Elseweidy, M.M., H.E. Fadel, and E.C. Abraham: Glycosylated and acetylated hemoglobins in relation to gestational age and red cell age. Hemoglobin 8, 363 (1984)

Elseweidy, M.M., M. Stallings, and E.C. Abraham: Changes in glycolysated hemoglobins with red cell aging in normal and diabetic subjects and in newborn infants of normal and diabetic mothers. J. Lab. Clin. Invest. 102, 628 (1983)

Fadel, H.E., and E.C. Abraham: Minor fetal hemoglobins in relation to gestational age. Am. J. Obstet. Gynecol. 141, 704 (1981)

Fadel, H.E., A. Reynolds, M. Stallings, and E.C. Abraham: Minor (glycosylated) hemoglobins in cord blood of infants of normal and diabetic mothers. Am. J. Obstet. Gynecol. 139, 397 (1981)

Feldman, F., H. Rubin, I. Nawabi, A.M. Abbondante, N.A. Posner, and N.I. Stefangshyn: Glycosylated fetal hemoglobin. Correlation with hyperglycemia and birth weight in infants of diabetic mothers. Diabetes 33, 31 (1984)

Gabbianelli, M., E. Pelosi, E. Bassano, S. Labbaye, S. Petti, E. Rocca, E. Tritarelli, B.A. Miller, M. Valtieri, U. Testa, and C. Peschle: Granulocyte-macrophage-colony-stimulating factor reactivates fetal hemoglobin synthesis in erythroblast clones from normal adults. Blood 74, 2657 (1989)

Gale, R.E., J.B. Clegg, and E.R. Huehns: Human embryonic haemoglobins Gower 1 and Gower 2. Nature 280, 162 (1979)

Hanscombe, O., D. Whyatt, P. Fraser, N. Yannoutsos, D. Greaves, N. Dillon, and F. Grosveld: Importance of globin gene order for correct developmental expression. Genes Dev. 5, 1387 (1991)

Hecht, F., A.G. Motulsky, R.J. Lemire, and T.E. Shepard: Predominance hemoglobin Gower 1 in early human embryonic development. Science 152, 91 (1966)

Hecht, F., R.T. Jones, and R.D. Koler: Newborn infants with Hb Portland I, and indicator of a-chain deficiency. Ann. hum. Genet. 31, 215 (1967)

Hofmann, O., R. Mould, and T. Brittain: Allosteric modulation of oxygen binding to the three human embryonic haemoglobins. Biochem. J. 306, 367 (1995)

Holmquist, W.R., and W.A. Schroeder: A new N-terminal blocking group involving a Shiff base in hemoglobin A_{1c}. Biochemistry 5, 2489 (1966)

Hsu, S.-L., J. Marks, J.-P. Shaw, M. Tam, D.R. Higgs, C.C. Shen, and C.-K.J. Shen: Structure and expression of the human theta globin gene. Nature 331, 94 (1988)

Huehns, E.R., N. Dance, G.H. Beaven, J.V. Keil, F. Hecht, and A.G. Motulsky: Human embryonic haemoglobins. Nature 201, 1095 (1964)

Kaltsoya, A., P. Fessas, and A. Stavropulas: Hemoglobins of early human embryonic development. Science 153, 1417 (1966)

Kleihauer, E., K. Betke und P. A. König: Embryonale Hämoglobine. Klin. Wschr. 43, 435 (1965)

Kleihauer, E., D. Tang und K. Betke: Die intrazelluläre Verteilung von embryonalem Hämoglobin in roten Blutzellen menschlicher Embryonen. Acta. haematol. (Basel) 38, 264 (1967)

Konigsberg, W., and R.J. Hill: The structure of human hemoglobin. III. The sequence of the amino acids of the tryptic peptides of the a-chain. J. Biol. Chem. 237, 2547 (1962)

Kulozik, A.E., S. Bail, A. Bellan-Koch, C.R. Bartram, E. Kohne and E. Kleihauer: The proximal element of the b globin locus control region is not functionally required in vivo. J. Clin. Invest. 87, 2542 (1991)

Kunkel, H.G., R. Ceppellini, U. Müller-Eberhard, and J. Wolf: Observations on the minor basic hemoglobin components in the blood of normal individuals and patients with thalassemia. J. Clin. Invest. 36, 1615 (1957)

Little, P.F.R., R.A. Flavell, J.M. Kooter, G. Annison, and R. Williamson: Structure of the human fetal globine gene locus. Nature 278, 227 (1979)

Mears, J.G., F. Ramirez, D. Leibowitz, and A. Bank: Organization of human d- und b-globin genes in cellular DNA and the presence of intragenic inserts. Cell 15, 15 (1978)

Orkin, S.H.: Globin gene regulation and switching: circa 1990. Cell 63, 665 (1990)

Rahbar, S.: An abnormal hemoglobin in red cells of diabetics. Clin. Chim. Acta 22, 296 (1968)

Randhawa, Z.I., R.T. Jones, and L.E. Lie-Ingo: Human hemoglobin Portland II (z_2b_2): Isolation and characterization of Portland hemoglobin components and their constituent globin chains. J. Biol. Chem. 259, 7325 (1984)

Roberts, A.V., D.J. Weatherall, and J.B. Clegg: The synthesis of human hemoglobin A_2 during erythoid maturation. Biochem. Biophys. Res. Commun. 47, 81 (1975)

Robitaille, G.A., R.L. Piscatelli, E.J. Majeski, and T.D. Gelehrter: Hemolytic anemia in Wilson's disease: A report of three cases with transient increase in hemoglobin A_2. JAMA 237, 2402 (1977)

Schnek, A.G., and W.A. Schroeder: The relation between the minor components of whole normal human adult hemoglobin as isolated by chromatography and starch block electrophoresis. J. Am. Chem. Soc. 83, 1472 (1961)

Schroeder, W.A.: The synthesis and chemical heterogeneity of human fetal hemoglobin. Hemoglobin 4, 431 (1980)

Schroeder, W.A., T.H.J. Huisman, G.D. Efremov, J.R. Shelton, J.B. Shelton, R. Phillips, A. Reese, M. Gravely, J.M. Harrison, and H. Lam: Further studies on the frequency and significance of the ^{T}g-chain of human fetal hemoglobin. J. Clin. Invest. 63, 268 (1979)

Schroeder, W.A., T.H.J. Huisman, J.R. Shelton, J.B. Shelton, E.F. Kleihauer, A.M. Dozy, and B. Robberson: Evidence for multiple structural genes for the g-chain of human fetal hemoglobin. Proc. Natl. Acad. Sci. USA 60, 537 (1968)

Schroeder, W.A., J.R. Shelton, J.B. Shelton, J. Cormick, and R.T. Jones: The amino acid sequence of the g chain of human fetal hemoglobin. Biochemistry 2, 992 (1963)

Stenman, K.-H., K. Pesonen, K. Ylinen, M.-L. Huhtala, and K. Teramo: Rapid chromatographic quantitation of glycosylated haemoglobins. J. Chromatogr. 297, 327 (1984)

Terrenato, L., C. Bertilaccio, P. Spinelli, and B. Colombo: The switch from haemoglobin F to A: the time course of qualitative and quantitative variations of haemoglobins after birth. Brit. J. Haemat. 47, 31 (1981)

Literatur über Nachweismethoden s. Literauswahl Kapitel 4.

3 Anomale Hämoglobine

Klassifizierung, Vorkommen und Nachweismethoden

Monographien/Übersichtsarbeiten

Antonarakis, S.E., H.H. Kazazian, jr., and S.H. Orkin: DNA polymorphism and molecular pathology of the human globin gene clusters. Hum. Genet. 69, 1 (1985)

Bowman, J.E. (ed.): Distribution and Evolution of Hemoglobin and Globin Loci. Elsevier, New York 1983

Falick, A.M., H.E. Witkowska, B.H. Lubin, R.L. Nagel, and C.H.L. Shackleton: Identification of variant hemoglobins by tandem mass spectrometry. In: Villafranca, J.J. (ed.): Techniques in protein chemistry II, p. 557. Academic Press, San Diego 1991

Flatz, G.: Populationsgenetik der Hämoglobinanomalien. In P.E. Becker (ed.): Humangenetik, Bd III/3, p. 557 Georg Thieme Verlag, Stuttgart 1976

Huisman, T.H.J., and J.H.P. Jonxis: The Haemoglobinopathies: Techniques of Identification. Marcel Dekker Inc., New York and Basel 1977

Huisman, T.H.J. (ed.): The Hemoglobinopathies. Methods in Hematology Series. Vol. 15. Churchill Linvingstone, Edinburgh 1986

Kleihauer, E.: Anomale menschliche Hämoglobine. In P.E. Becker (ed.): Humangenetik, Bd. III 3, p. 479 Georg Thieme Verlag, Stuttgart 1976

Livingstone, F.B.: The malaria hypothesis. In: J.E. Bowman (ed): Distribution and Evolution of Hemoglobin and Globin Loci, p. 15. Elsevier, New York 1983

Livingstone, F.B.: Frequencies of Hemoglobin Variants. University Press, New York Oxford 1985

Schmidt, R.M., and V.F. Fairbanks: Hemoglobin A_2-quantitation by minicolumns. In Fairbanks V.F. (ed.) Hemoglobinopathies and Thalassemias. Laboratory Methods and Clinical Cases, p. 93. Brian Decker, New York, 1980

Schroeder, W.A., and T.H.J. Huisman: The Chromatography of Hemoglobin. Clinical and Biochemical Analysis, Vol 9. Marcel Dekker, Inc., New York 1980

Weatherall, D.J.: The New Genetics and Clinical Practice, 2nd ed. Oxford University Press, Oxford New York Tokyo 1985

Wilson, J.B.: Separation of human hemoglobin variants by high performance liquid chromatographie. In: Gooding K.M., and F.E. Regnier (eds.): HPLC of Biological Macromolecules: Methods and Application, p. 457. Marcel Dekker, Inc., York 1990

Winter, P.E. (ed.): Hemoglobin Variants in Human Populations. CRC Press, Boca Raton, Fla. 1985

Weitere Monographien und Übersichtsarbeiten s. Literaturauswahl in den vorangegangenen Kapiteln

Originalarbeiten

Basset, P., Y. Beuzard, M.C. Garel, and J. Rosa: Isoelectric focusing of human hemoglobin; Its aplication to screening to the characterization of 70 variants, and to the study of modified fractions of normal hemoglobins. Blood 51, 971 (1978)

Betke, K., H.R. Marti, and I. Schlicht: Estimation of small percentages of foetal haemoglobin. Nature 184, 1877 (1959)

Boyer, S.H., T.K. Belding, L. Margolet, and A.N. Noyes: Fetal hemoglobin restriction to a few erythrocytes (F cells) in normal human adults. Science 188, 361 (1965)

Carrell, R.W., and R.Kay: A simple method for the detection of unstable haemoglobins. Brit. J. Haemat. 23, 615 (1972)

Dacie, J.W., A.J. Grimes, A. Meisler, L. Steingold, E.H. Hemstedt, G.H. Beaven and J.C. White: Hereditary Heinz-body anemia. A report of studies on 5 patients with mild anemia. Brit. J. Haemat. 10, 388 (1964)

Dozy, A.M., E.F. Kleihauer, and T.H.J. Huisman: Studies on the heterogeneity of hemoglobin. XIII. Chromatography of various human and animal hemoglobin types on DEAE-Sephadex. J. Chromatog. 32, 723 (1968)

Flatz, G.: Hemoglobin E: Distribution and population dynamics. Humangenetik 3, 189 (1967)

Flint, J., A.V.S. Hill, D.K. Bowden, S.J. Oppenheimer, P.R. Sill, S.W. Serjeantson, J. Bana-Koiri, K. Bhatia, M.P. Alpers, A.J. Boyce, D.J. Weatherall, and J.B. Clegg: High frequences of α-thalassaemia are the result of natural selection by malaria. Nature 232, 744 (1986)

Galacteros, F., K. Kleman, J. Caburi-Martin, Y. Beuzard, J. Rosa, and B. Lubin: Cord blood screening for hemoglobin abnormalities by thin layer isoelectric focusing. Blood 56, 1068 (1980)

Garver, F.A., M.M. Baker, and H.E. Grenett: Immunological identification and quantitation of variant hemoglobins. Tex. Rep. Biol. Med. 40, 167 (1980 – 1981)

Garver, F.A., M.B. Baker, C.S. Jones, M. Gravely, G. Altay, and T.H.J. Huisman: Radioimmunassay for abnormal hemoglobins. Science 196, 1334 (1977)

Garver, F.A., H. Moscoso, S. Swamy, and C.R. Kiefer: Generation of a monoclonal antibody specific for HbG-Philadelphia [α_2 68 (E17) Asn $\rightarrow$ Lys β_2] and development of an immunoassay. Hemoglobin 12, 125 (1988)

Garver, F.A., H. Singh, H. Moscoso, D.P. Kestler, and B.S. McGuire, jr.: Identification and quantification of hemoglobins A_2 and Barts with an enzymelabeled immunosorbent assay. Clin. Chem. 30, 1205 (1984)

Grenett, H.E., and F.A. Garver: Identification and quantitation of sickle cell hemoglobin with an enzyme-linked immunosorbent assay (ELISA). J. Lab. Clin. Med. 96, 597 (1980)

Itano, H.A.: Solubilities of naturally occurring mixtures of human hemoglobins. Arch. Biochem. 47, 148 (1953)

Kazazian, H.H., P.G. Waber, C.D. Boehm, J.I. Lee, S.E. Antonarakis, and S.E. Fairbanks: Hemoglobin E in Europeans: Further evidence for multiple origins of β^E-globin gene. Am. J. Hum. Genet. 36, 212 (1984)

Kiefer, C.R. H. Moscoso, M. Shyamala, and F.A. Garver: Characterization and application of a monoclonal antibody with dual specifity for hemoglobins S and C. J. Lab. Clin. Med. 112, 760 (1988)

Kiefer, C.R., M. Shyamala, H. Moscoso, and F.A. Garver: Negativ screening for sickle cell disease with a monoclonal immunoassay on newborn blood eluted from filter paper. J. Lab. Clin. Med. 116, 826 (1980)

Kleihauer, E., H. Braun und K. Betke: Demonstration von fetalem Hämoglobin in den Erythrozyten eines Blutausstrichs. Klin. Wschr. 35, 635 (1957)

Kulozik, A.E., J. Lyons, E. Kohne, C.R. Bartram, E. Kleihauer: Rapid and non-radioactive prenatal diagnosis of β-thalassaemia and sickle cell disease: application of the polymerase chain reaction (PCR). Brit. J. Haematol. 70, 455 (1988)

Kulozik, A.E., J.S. Wainscoat, G.R. Serjeant, B.C. Kar, B. Al-Avamy, G.J.F. Essaw, A.G. Falusi, S.K. Hayne, A.M. Hically, S. Kate, W.A.P. Ranasinghe, and D.J. Weatherall: Geographical survey of βs globine haplotypes: Evidence for an independent Asian origin of sickle-cell mutation. Am. J. Hum. Gent. 39, 239 (1986)

Lacombe, C., D. Prome, Y. Blouquit, J. Bardakdjian, N. Arous, A. Mrad, J.-C. Promé, and J. Rosa: New results of hemoglobin variant strukture determinations by fast atom bombardment mass. Hemoglobin 14, 529 (1990)

Lubin, B.H., H.E. Witkowska, and K. Kleman: Laboratory diagnosis of hemoglobinopathies. Clin. Biochem. 24, 363 (1991)

Luzzato L., and U. Bienzle: The malaria/G.-6-P.D. hypothesis. Lancet i, 1183 (1979)

Moscoso, H., M. Shyamala, C.R. Kiefer, and F.A. Garver: Monoclonal antibody to the γ chain of human fetal hemoglobin used to develop an enzyme immunoassay. Clin. Chem. 35, 2066 (1989)

Nagel, R.L.: The origin of the hemoglobin S gene: Clinical, genetic and anthropological consequences. Einstein Quart. J. Biol. Med. 2, 53 (1984)

Perutz, M.F., and H. Lehmann: Molecular pathology of human haemoglobin. Nature 219, 902 (1968)

Schedlbauer, L.M., and K.A. Pass: Cellulose acetate/citrate agar electrophoresis of filterpaper hemolysates from heel stick. Pediatrics 83, (suppl.) 839 (1989)

Schneider, R.G.: Differentiation of electrophoretically similar hemoglobins-such as S, D, G, and P; or A_2, C, E, and 0-by electrophoresis of the globin chains. Clin. Chem. 20, 1111 (1974)

Schneider R.G., J.B. Alperin, and H. Lehmann: Sickling tests: pitfalls in performance and interpretation. J. Am. Med. Assoc. 202, 419 (1967)

Schneider, R.G., and R.C. Barwick: Hemoglobin mobility in citrate agar electrophoresis its relationship to anion binding. Hemoglobin 6, 199 (1982)

Schroeder, W.A., and T.H.J. Huisman: The Chromatography of Hemoglobin. Marcel Dekker, New York, Basel 1980

Shackleton, C.H.L., A.M. Falick, B.N. Green, and H.E. Witkowska: Electrospray MS in the clinical diagnosis of variant hemoglobins. J. Chromatogr. 562, 175 (1991)

Shyamala, M., C.R. Kiefer, H. Moscoso, and I.A. Garver: Simple and rapid enzyme-linked immunosorbent assay for the detection of Hemoglobin C [$\alpha_2\beta_2$ 6 (A3) Glu → Lys] in cord blood using a monoclonal antibody. Am. J. Hemat. 33, 198 (1990)

Shyamala, M., C.R. Kiefer, H. Moscoso, and F.A. Garver: Application of a monoclonal antibody specific for the δ chain of hemoglobin A_2 in the diagnosis of β thalassemia. Amer. J. Hematol. 38, 214 (1991)

Singer, K., I.A. Chernoff, and L. Singer: Studies of abnormal hemoglobins. I. Their demonstration in sickle cell anemia and other hematologic disorders by means of alkali denaturation. Blood 6, 413 (1951)

Wilson, J.B., M.E. Headlee, and T.H. J. Huisman: A new high performance liquid chromatographie procedure for the separation and quantification of various hemoglobin variants in adult and newborn babies. J. Lab. Clin. Med. 102, 174 (1986)

4 Synthese und molekulare Genetik anomaler Hämoglobine

Monographien/Übersichtsarbeiten

Honig, G.R., and J.G. Adams III: Human Hemoglobin Genetics. Springer-Verlag Wien New York 1986

Weitere Monographien/Übersichtsarbeiten s. Literaturauswahl Kapitel 1

Originalarbeiten

Abraham, E.C., and T.H.J. Huisman: Differences in the affinity of variant β chains for a chains – a possible explanation for the variation in the percentages of β-chain variants in heterozygotes. Hemoglobin 1, 861 (1977)

Adams, J.G., III, M.H. Steinberg, M.V. Newman, W.T. Morrison, E.J. Benz, jr., and R. Iyer: β-thalassemia present in cis to a new β-chain structural variant, Hb Vicksburg [β 75 (E 19) Leu → O]. Proc. Natl. Acad. Sci., USA 78, 469 (1981)

Boissel, J.P., T. Kasper, S. Shah, T.Malone, and H.F. Bunn: NH_2-terminal processing of protein: Hb South Florida. Proc. Natl. Acad. Sci. USA 82, 8448 (1985)

Blouquit, Y., N. Arous, D. Lena, J. Delanoe-Garin, C. Lacombe, J. Bardakdjian, L. Vovan, A. Orsini, J. Rosa, and F. Galacteros: Hb Marseille [$\alpha_2\beta_2$ N methionyl-2 (NA2) His → Pro]: a new β chain variant having an extended N-terminus. FEBS Lett. 178, 315 (1984).

Boyer, S.H., A.F. Scott, L.M. Kunkel, and K.D. Smith: The proportion of point mutations which are unacceptable: An estimate based on hemoglobin amino acid and nucleotide sequences. Can. J. Genet. Cytol. 20, 111 (1978)

Bradley, T.B., R.C. Wohl, L.D. Petz, H.A. Perkins, and R.D. Reynolds: Possible gonadal mosaicism in a family with hemoglobin Köln disease. John Hopkins Med. J. 146, 236 (1980)

Bunn, H.F., and M.J. McDonald: Electrostatic interactions in the assembly of human hemoglobin. Nature 306, 488 (1983)

Huisman, T.H.J., J. B. Wilson, M. Gravely, and M. Hubbard: Hemoglobin Grady: The first example of a variant with elongated chains due to an insertion of residues. Proc. Natl. Acad. Sci., USA 71, 3270 (1974)

Kamel, K., A. El-Najjar, B.B. Webber, S.S. Chen, J.B. Wilson, A. Kutlar, and T.H.J. Huisman: Hb Doha or $\alpha_2\beta_2$ [X-N-Met-1 (NA 1) Val $\rightarrow$ Glu]: a new β chain abnormal hemoglobin observed in a Qatari female. Biochim. Biophys. Acta 831, 257 (1985)

Kohne, E., M. Krause, D. Leupold, and E. Kleihauer: Hemoglobin F Koelliker (α_2 minus 141 (HC3) arg γ_2). A modification of fetal hemoglobin. Hemoglobin 1, 257 (1977)

Marti, H.R., D.Beale, and H. Lehmann: Haemoglobin Koelliker: a new acquired haemoglobin appearing after severe haemolysis: α_2 minus 141 Arg β_2. Acta. Haemat. 37, 174 (1967)

Nute, P.E., and. G. Stamatoyannopoulos: Cases of abnormal human hemoglobin produced by de novo mutation. Hemoglobin 12, 429 (1988)

Seid-Akhaven, M., W.P. Winter, R.K. Abramson, and D.L. Rucknagel: Hemoglobin Wayne: A frameshift mutation detected in human hemoglobin alpha chains. Proc. Natl. Acad. Sci., USA 73, 882 (1976)

Stamatoyannopulos, G., P.E. Nute, and M. Miller: De novo mutations producing unstable hemoglobins or hemoglobins M. I. Establishment of a depository and use of data to test for an association of de novo mutations with advanced parental age. Hum. Genet. 58, 396 (1981)

Vasseur, C., C. Guillemin, F. Galacteros, and H. Wajcman: Hemoglobin Thionville: An alpha chain variant with substitution of a glutamic residue for valine NA-1 and having an extended N-terminus. Blood 76, 78a, Suppl.1 (1990)

Vogel, F., and R. Rathenberg: Spontaneous mutations in man. Adv. Hum. Genet. 5, 223 (1975)

Winslow, R.M., M.-L. Swenberg, E. Gross, P.A. Chervenick, R.R. Buchman, and W.F. Anderson: Hemoglobin McKees Rocks ($\alpha_2\beta_2$ 145 Tyr $\rightarrow$ Term): A human „nonsense" mutation leading to a shortened β chain. J. Clin. Invest. 17, 772 (1976)

5 Sichelzellkrankheit

Molekularpathologie und Klinik

Geschichte der Sichelzellkrankheit

Ham, T.H., and W.B. Castle: Relation of increased hypotonic fragility and of erythrostasis to mechanism of hemolysis in certain anemias. Trans. Assoc. Am. Physicians 55, 127 (1940)

Herrick, J. B.: Peculiar elongated and sickle-shaped red blood corpuscles in a case of severe anemia. Arch. Int. Med. 6, 517 (1910)

Ingram, V.M.: Abnormal human haemoglobins. III. The comparison of normal human and sickle-cell haemoglobins. Biochim. Biophys. Acta 36, 402 (1959)

Pauling, L. H.A. Itano, S.K. Singer, and I.C. Wells: Sickle-cell anemia: a molecular disease. Science 110, 543 (1949)

Perutz, M.F., A.M. Liquori, and F. Eirich: X-ray and solubility studies of the haemoglobin of sickle-cell anaemia patients. Nature 167, 929 (1951)

Sherman, I.J.: The sickling phenomenon, with special reference to the differentiation of sickle cell anemia from the sickle cell trait. Bull. Johns Hopkins Hosp. 67, 309 (1940)

Theoharides, T.C.: Historical notes on some early clinical and biochemical investigations of sickle cell disease. Folia. Bioch. et Biol. Graeca XIII, 57 (1976)

Monographien/Übersichtsarbeiten

Alexander-Reindorf, C., M.E. Jenkins, and A.D. Adelike: The lungs in sickle cell disease. In Disorders of the Respiratory Tract in Children, Chernick, V., and E.L. Kendig (edits), 5th. Ed., p. 926, W.B. Saunders, Philadelphia 1990

Charache, S.: Fetal hemoglobin, sickling and sickle cell disease. Adv. Pediatr. 37, 1 (1990)

Embury, S.H., R.P. Hebbel, N. Mohandas, and M.H. Steinberg (eds): Sickle cell disease: basic principles and clinical practice. Raven Press, New York 1994

Francis, R.B., Jr., and C.S. Johnson: Vascular occlusion in sickle cell disease: Current concepts and unanswered questions. Review article. Blood 77, 1405 (1991)

Hebbel, R.P.: The sickle erythrocyte in double jeopardy: Autoxidation iron decompartmentalization. Semin. Hemat. 27, 51 (1990)

Hebbel R.P.: Beyond hemoglobin polymerization: The red blood cell membrane and sickle cell disease pathophysiology. Review article. Blood 77, 214 (1991)

Konotey-Ahulu, F.I.D.: The Sickle Cell Disease Patient. McMillan, Houndmills, Hants 1991

Kulozik, A.E.: Die Sichelzellerkrankung – Klinisches Bild und Behandlungsprinzipien. In Kleihauer, E., u. A.E. Kulozik (edits) Pädiatrische Hämatologie, Beiheft. Klinische Pädiatrie, p. 43, Bd. 100. Enke Stuttgart 1994

Nagel, R.L., (ed.): Pathophysiological Aspects of Sickle Cell Vaso-Occlusion. Alan R. Liss, Inc. New York 1987

Nagel, R.L.: Severity, pathobiology, epistatic effects, and genetic markers in sickle cell anemia. Semin. Hemat. 28, 180 (1991)

Powars, D.R.: Sickle cell anemia and major organ failure. Invited review. Hemoglobin 14, 573 (1990)

Serjeant, G.R.: Sickle Cell Disease, 2nd ed. University Press, Oxford 1992

Originalarbeiten

Acquaye, J.K., A. Omer, K. Ganeshaguru, S.A., Sejeny, and V. Hoffbrand: Non-benign sickle cell anaemia in Western Saudia Arabia. Brit. J. Hemat. 60, 99 (1985)

Adams, R., V. McKie, F. Nichols, E. Carl, D.-A. Zhang, K. McKie, R. Figueroa, M. Litaker, W. Thompson, and D. Hess: The use of transcranial ultrasonography to predict stroke in sickle cell disease. New Engl. J. Med. 326, 605 (1992)

Adekile, A.D., M.N. Kitundu, L.-H. Gu, K.D. Lanclor, O.O. Adeodu, and T.H.J. Huisman: Haplotypes in SS patients from Nigeria; characterization of one atypical β^S haplotype no. 19 (Benin) associated with elevated HBF and high $^G\gamma$ levels. Ann. Hematol. 65, 41 (1992)

Adekile, A.D., K.M. McKie, D.D. Adeodu, A.J. Sulzer, J.-S. Liu, V.C. McKie, F. Kutlar, M. Ramachandran, W. Kaine, G.I. Akenzua, A.A. Okolo, A.A. Asindi, E.A. Obinyan, W.N. Ogala, M. Ibrahim, and T.H.J. Huisman: Spleen in sickle cell anemia: comparative studies of Nigerian and U.S. patients. Am. J. Hematol. 42, 316 (1993)

Admunsen, T.R., M.J. Siegel, and D.A. Siegel: Osteomyelitis and infarction in sickle cell hemoglobinopathies – differentiation by combined technetium and gallium scintigraphy. Radiology 153, 807 (1984)

Allon, M.: Renal abnormalities in sickle cell disease. Arch. Intern. Med. 150, 501 (1990)

Amin, B.R., R.M. Bauersachs, H.J. Meiselman, N. Mokandas, R.P. Hebbel, P.E. Bowen, R.A. Schlegel, P. Williamson, and M.P. Westermann: Monozygotic twins with sickle cell anemia and discordand clinical courses: clinical and laboratory studies. Hemoglobin 15, 247 (1991)

Baily, K., J.S. Morris, P. Thomas and G.R. Serjeant: Fetal haemoglobin and early manifestations of homozygous sickle cell disease. Arch. Dis. Child. 67, 517 (1992)

Ballas, S.K.: Sickle cell anemia with few painful crises is characterized by decreased red cell deformability and increased number of dense cells. Amer. J. Haemat. 36, 122 (1991)

Ballas, S.K., and W. Kocher: Erythrocytes in HbSC disease are microcytic and hyperchromic. Am. J. Haemat. 28, 37 (1988)

Ballas, S.K., C.A. Talacki, V.M. Rao, and R.M. Steiner: The prevalence of avascular necrosis in sickle cell anemia: Correlation with α-thalassaemia. Hämoglobin 13, 649 (1989)

Bhaumik, K.: Fetal hemoglobin synthesis in sickle cell anemia: Some molecular considerations. Am. J. Hemat. 46, 101 (1994)

Blumenfeld, N., A. Zachowski, F. Glacteros, Y. Beuzard, and Ph.F. Devaux: Transmembrane mobility of phospholipids in sickle erythrocytes: Effect of deoxygenation on diffusion and asymmetry. Blood 77, 849 (1991)

Boghossian, S.H., G. Nash, J. Dormandy, and O.H. Beavan: Abnormal neutrophil adhesion in sickle cell anaemia and crises: relationship to blood rheology. Brit. J. Hemat. 78, 437 (1991)

Bowen, E.F., J.G. Crowston, K. De Ceulaer, and G.R. Serjeant: Peak exspiratory flow rate and the acute chest syndrome in homozygous sickle cell disease. Arch. Dis. Child. 66, 330 (1991)

Boyer, S.H., G.J. Dover, G.R. Sergeant, K.D. Smith, S.E. Antonarakis, S.H. Emburg, L. Margolet, A.N. Noyer, M.L. Boyer, and W.B. Bias: Production of F cells in sickle cell anemia: Regulation by a genetic locus or loci separate from the β-globin gene cluster. Blood 64, 1053 (1984)

Briehl, R.B., and P. Nikolopoulou: Kinetics of hemoglobin S polymerization and gelation under shear: I. Shape of the viscosity progress curve and dependence of delay time and reaction rate on shear rate and temperature. Blood 81, 2420 (1993)

Bunn, H.F., C.T. Noguchi, J. Hofrichter, G.P. Schechter, A.V. Schechter, and W.A. Eaton: Molecular and cellular pathogenesis of hemoglobin SC disease. Proc. Natl. Acd. Sci, USA 79, 7527 (1982)

Canessa, M., M.E. Fabry, N. Blumenfeld, and R.L. Nagel: Volume-stimulated Cl dependent K^+ efflux is highly expressed in young human red cells containing normal hemoglobin or HbS. J. Membran Biol. 97, 97 (1987)

Canessa, M., M.E. Fabry, S.M. Suzuka, K. Morgan, and R.L. Nagel: Na^+/H^+ exchange is increased in sickle cell anemia and young normal red cells. J. Membran Biol. 116, 107-115 (1990)

Castro, O., D.J. Brambilla, B. Thorington, C.A. Reindorf, R.B. Scott, P. Gillette, J.C. Vera, P.S. Levy, and The Cooperative Study of Sickle Cell Disease: The acute chest syndrome in sickle cell disease: Incidence and risk factors. Blood 84, 643 (1994)

Cavenagh, J.D., A.E.A. Joseph, S. Dilly, and D.H. Bevan: Splenic sepsis in sickle cell disease. Brit. J. Haematol. 86, 187 (1994)

Dickerhoff, R., E. Pongratz und H.-G. Scheel-Walter: Zerebrale Infarkte und Blutungen bei Patienten mit Sichelzellerkrankungen. Klin. Pädiatr. 206, 381 (1994)

Dickerhoff, R., I. Schwalber, U. Bode, E. Kohne und E. Kleihauer: Sichelzell-Erkrankung in West-Deutschland. Dt. Ärztebl. 87, B-1466 (1990)

Dover, G.J., K.D. Smith, Y.C. Chang, S. Purvis, A. Mays, D.A. Meyers, C. Sheils, and G. Serjeant: Fetal hemoglobin levels in sickle cell disease and normal individuals are partially controlled by an X-linked gene located at Xp22.2 . Blood 80, 816 (1990)

Eaton, W.A., and J. Hofrichter: Hemoglobin S gelation and sickle cell disease. Blood 70, 1245 (1987)

Embury, S.H.: Alpha thalassemia. A modifier of sickle cell disease. Ann. N. Y. Acad. Sci 565, 213 (1989)

Embury, S.H., A.M. Dozy, J. Miller, J.R. Davis, jr., K.M. Kleman, H. Preisler, E. Vichinsky, W.N. Lande, B.H. Lubin, Y.W. Kan, and W.C. Mentzer: Concurrent sickle cell anemia and α-thalassemia. Effect on severity of anemia. New Engl. J. Med. 306, 270 (1982)

Fabry, M.E., E. Fine, V. Rajanayagam, S.Th. Factor, J. Gore, M. Sylla, and R.L. Nagel: Demonstration of endothelial adhaesion of sickle cells in vivo: A distinct role of deformable sickle cell discocytes. Blood 79, 1602 (1992)

Fabry, M.E., D.K. Kaul, C. Raventos-Suarez, H. Chang, and R.L. Nagel: SC erythrocytes have an abnormally high intracellular hemoglobin concentration. Pathophysiological consequences. J. Clin. Invest. 70, 1315 (1982)

Falusi, A.G., and P.O. Olatunje: Effects of alpha thalassaemia and haemolobin F (HbF) level on the clinical severity of sickle-cell anaemia. Eur. J. Haematol. 52, 13 (1994)

Ferrone, F.: Kinetic models and the pathophysiology of sickle cell disease. Ann. N. Y. Acad. Sci 565, 63 (1989)

Fleming, A.F., J. Storey, L. Molineaux, E.A. Iroko, and E.D.E. Attao: Abnormal haemoglobins in the Sudan savanna of Nigeria. I. Prevalence of haemoglobins and relationships between sickle cell trait, malaria and survival. Ann. Trop. Med. Parasitol. 73, 161 (1979)

Friedman, M.V., and W. Trager: The biochemistry of resistance to malaria. Sci. Am. 244, 154 (1981)

Friedman, M.J., E.F. Roth, R.L. Nagel, and W. Trager: Plasmodium falciparum: Physiological interactions with human sickle cell. Exp. Parasitol. 47, 73 (1979)

Gill, F.M., L.A. Sleeper, S.J. Weiner, A.K. Brown, R. Bellevue, R. Grover, C.H. Pegelow, and E. Vichinsky: Clinical events in the first decade in a cohort of infants with sickle cell disease. Blood 86, 776 (1995)

Goldstein, A.R., M.J. Anderson, and G.R. Sergeant: Parvovirus associated aplastic crisis in homozygous sickle cell disease. Arch. Dis. Childh. 62, 585 (1987)

Hebbel, R.P., M.A.B. Boogaerts, J.W. Eaton, and M.H. Steinberg: Erythrocyte adherence to endothelium in sickle-cell anemia. A possible determinant of disease severity. New Engl. J. Med. 302, 992 (1980)

Higgs, D.R., B.E. Aldridge, J. Lamb, J.B. Clegg, D.J. Weatherall, R.J. Hayes, Y. Grandison, Y. Lowry, K.P. Mason, B.E. Serjeant, and G.R. Serjeant: The interaction of alpha-thalassemia and homozygous sickle-cell disease. New Engl. J. Med. 306, 1441 (1982)

Itoh, T., S. Chien, and S. Usami: Effects of hemoglobin concentration on deformability of individual sickle cells. Blood 85, 2245 (1995)

Jain, S.K., and S.B. Shohet: A novel phospholipid in irreversibly sickled cells: evidence for in vivo peroxidative membrane damage in sickle cell disease. Blood 63, 362 (1984)

Kannan, R., R. Labotka, and P.S. Low: Isolation an characterization of the hemichrome-stabilized membrane protein aggregates from sickle erythrocytes. J. Biol. Chem. 263, 1376 (1988)

Koren, A., I. Garty, and E. Katzuni: Bone infarction in children with sickle cell disease. Early diagnosis and differentiation from osteomyelitis. Eur. J. Pediatr. 142, 93 (1984)

Kulozik, A.E., S. Bail, B.C. Kar, B. Serjeant, and G.E. Serjeant: Sickle cell- β^+ thalassämia in Orissa State, India. Brit. J. Haematol. 77, 215 (1991)

Kulozik, A.E., B.C. Kar, G.R. Serjeant, B.E. Serjeant, and D.J. Weatherall: The molecular basis of α-thalassemia in India. Ist interaction with the sickle cell gene. Blood 71, 467 (1988)

Kulozik, A.E., J.S. Wainscoat, G.R. Serjeant, B.C. Kar, B. Al-Awamy, G.J.F. Essan, A.G. Falusi, S.K. Haque, A.M. Hilali, S. Kate, W.A.E.P. Ranasinghe, and D.J. Weatherall: Geographical survey of β^S haplotypes: evidence for an independent Asian origin of the sickle-cell mutation. Am. J. Hum. Genet. 39, 239 (1986)

Lawrence, C., M.E. Fabry, and R.L. Nagel: The unique red cell heterogeneity of SC disease: Crystal formation, dense reticulocytes, and unusual morphology. Blood 78, 2104 (1991)

Leavell, S.R., and C.V. Ford: Psychopathology in patients with sickle cell disease. Psychosom. 24, 23 (1983)

Luzzato, L.: Genetics of red cells and susceptibility to malaria. Blood 54, 961 (1979)

Maier-Redelsperger, M., C.T. Noguchi, M. de Mantalembert, G.P. Rodgers, et al: Variation of fetal hemoglobin parameters and predicted hemoglobin S polymerization in sickle cell children in the first two years of life: Parisian prospective study on sickle cell disease. Blood 84, 3182 (1994)

Miller, B.A., N. Olivieri, M. Salameh, M. Ahmed, G. Antognetti, T.HnJ. Huisman, G.D. Nathan, and S.H. Orkin: Molecular analysis of the high-hemoglobin-F phenotype in Saudi Arabian sickle cell anemia. New Engl. J. Med. 316, 244 (1987)

Miyoski, K., Y. Kaneto, H. Kawai, H. Ohchi, S. Niki, K. Hasegawa, A. Shirakami, and T. Yamano: X-linked dominant control of F cells in normal adult life: Characterization of the swiss type hereditary persistence of fetal hemoglobin regulated dominantly by gene (s) on X chromosome. Blood 72, 1854 (1988)

Nagel, R.L., M.E. Fabry, J. Zohoun, H. Wajcman, V. Baudin, and D. Labie: Hematologically and genetically distinct forms of sickle cell anemia in Africa. The Senegal and the Benin type. New Engl. J. Med. 312, 880 (1985)

Nagel, R.L. and M.E. Fabry: The many pathophysiologies of sickle cell anemia. Amer. J. Hemat. 20, 195 (1985)

Ney, P.A., M.M. Christopher, and R.P. Hebbel: Synergistic effects of oxidation and deformation on erythrocyte monovalent cation leak. Blood 75, 1192 (1990)

Ohene-Frempong, K.: Stroke in sickle cell disease: Demographic, clinical, and therapeutic considerations. Semin. Haematol. 28, 213 (1991)

Oyesiku, N.M., D.L. Barrow, J.R. Eckman, S.C. Tindall, and A.R.T. Colohan: Intracranial aneuryms in sickle-cell anemia: clinical features and pathogenesis. J. Neurosurg. 75, 356 (1991)

Padmos, M.A., G.T. Roberts, K. Sackey, A. Kulozik, S. Bail, J.S. Morris, B.E. Serjeant, and G.R. Serjeant: Two different forms of homozygous sickle cell disease occur in Saudi Arabia. Brit. J. Haemat. 79, 93 (1991)

Platt, O.S., W. Rosenstock, and M.A. Espeland: Influence of sickle hemoglobinopathies on growth and development. New Engl. J. Med. 311, 7 (1984)

Pianosi, P. S.J.A. D'Souza, T. Dic Charge, D.E. Esseltine and A.L. Coates: Pulmonary function abnormalities in childhood sickle cell disease. J. Pediat. 122, 366 (1993)

Poncz, M., E. Kane, and F. Gill: Acute chest syndrome in sickle cell disease: etiology and clinical correlates. J. Pediatr. 107, 861 (1985)

Powars, D.R.: Sickle cell anemia and organ failure. Hemoglobin 14, 573 (1990)

Powars, D.R., L. Chan, and W.A. Schroeder: The influence of fetal hemoglobin on the clinical expression of sickle cell anemia. Ann. N. Y. Acad. Sci 565, 262 (1989)

Powars, D.R., L.S. Chan, and W.A. Schroeder: The variable expression of sickle cell disease is genetically determined. Semin. Hemat. 27, 360 (1990)

Powars, D.R., J.N. Weiss, L.S. Chan, and W.A. Schroeder: Is there a threshold level of fetal hemoglobin that ameliorates morbidity in sickle cell anemia? Blood 63, 921 (1984)

Rao, S.P. S.T. Miller, and B.J. Cohen: Transient aplastic crisis in patients with sickle cell disease. AJDC 146, 1328 (1992)

Rieder, R.F., S. Safaya, P. Gillette, S. Fryd, H. Hsu, J.G. Adams, III, and M.H. Steinberg: Effect of β-globin gene cluster haplotype on the hematological and clinical features of sickle cell anemia. Amer. J. Hemat. 36, 184 (1991)

Reynolds, J.: Roentgenological Features of Sickle Cell Disease and Related Hemoglobinopathies. Charles C. Thomas, Springfield, Illinois 1965

Rodgers, P.G., C.T. Noguchi, and A.N. Schechter: Irreversibly sickled erythrocytes in sickle cell anemia: A quantitative reappraisal. Amer. J. Hemat. 20, 17 (1985)

Schiliro, G., M. Spena, E. Giambellluca, and A. Maggio: Sickle hemoglobinopathies in Sicily. Amer. J. Hemat. 33, 85 (1990)

Serjeant, G.R.: Geography and the clinical picture of sickle cell disease. An overview. Ann. N. Y. Acad. Sci 565, 109 (1989)

Singhal, A., P. Thomas, R. Cook, K. Wierenga, and G. Serjeant: Delayed adolescent growth in homozygous sickle cell disease. Arch. Dis. Childh. 71, 404 (1994)

Steinberg, M.H., M.B. Coleman, J.G. Adams, O. Platica, P. Gillette, and R.F. Rieder: The effects of alpha-thalassaemia in HbSC disease. Brit. J. Haemat. 55, 487 (1983)

Steinberg, M.H., and R.P. Hebbel: Clinical diversity of sickle cell anemia: Genetic and cellular modulation of disease severity. Amer. J. Hemat. 14, 405 (1983)

Stevans, M.C.G., R.J. Hayes, S. Vaidja, and G.R. Serjeant: Fetal hemoglobin and clinical severity of homozygous sickle cell disease in early childhood. J. Pediatr. 98, 37 (1981)

Stevens, M.C.G., G.H. Maude, M. Beckford, Y. Grandison, K. Mason, B.E. Serjeant, B. Taylor, J.M. Topley, and G.R. Serjeant: Hematological changes in sickle cell-hemoglobin C disease and sickle cell-beta thalassemia: a cohort study from birth. Brit. J. Hemat. 60, 279 (1985)

Wethers, D.L.: Delayed growth and sexural maturation in sickle cell disease. Ann. N. Y. Acad. Sci 565, 137 (1989)

6 Sichelzellkrankheit

Prognose und Diagnostik

Monographien/Übersichtsarbeiten
siehe Kapitel 5

Originalarbeiten

Embury, S.H., S.J. Scharf, R.K. Saiki, M.A. Gholson, M. Golsbus, N. Arnheim, an H.A. Erlich: Rapid prenatal diagnosis of sickel cell anemia by a new method of DNA analysis. New Engl. J. Med. 316, 656 (1987)

Grossmann, L.K., N.A. Holtzman, E. Charney, and A.D. Schwartz: Neonatal screening and genetic counseling for sickle cell trait. Amer. J. Dis. Childh. 139, 241 (1985)

Grover, R., S. Shahidi, B. Fisher et al.: Current sickle cell screening program for new borns in New York City, 1979 – 1980. Am. J. Public. Health 73, 249 (1983)

Kattamis, C.: Screening for hemoglobinopathies (thalassemias and other abnormal hemoglobins). In Bickel, H., R. Guthrie, and G. Hammersen (edits.): Neonatal Screening for Inborn Errors of Metabolism. Springer-Verlag, Berlin Heidelberg New York 1980

Kolata, G.: Research news: Panel urges newborn sickle cell screening. Science 236, 259 (1987)

Kulozik, A.E., J. Lyons, E. Kohne, C.R. Bartram, and E. Kleihauer: Rapid and non-radioactive prenatal analysis of β-thalassaemia and sickle cell disease: application of the polymerase chain reaction (PCR). Brit. J. Haematol. 70, 455 (1988)

Leikin, S.L., D. Gallagher, T.R. Kinney, D. Sloane, P. Klug, W. Rida, and the Cooperative Study of Sickle Cell disease: Mortality in children and adolescents with sickle cell disease. Pediatrics 84, 500 (1989)

Lubin, B.H., H.E. Witkowska, and K. Kleman: Laboratory diagnosis of hemoglobinopathies. Clin. Biochem. 24, 363 (1991)

Murray, N., B.E. Serjeant, and G.R. Serjeant: Sickle cell-hereditary persistence of fetal haemoglobin and its differentiation from other sickle cell syndroms. Brit. J. Haemat. 69, 89 (1988)

Pearson, H.: A neonatal program for sickle cell anemia. Adv. Pediatr. 33, 381 (1986)

Platt, O.S., D.J. Brambilla, W.F. Rosse, P.F. Millner, O. Castro, M. Steinberg, and P.P. Klug: Mortality in sickle cell disease. Life expectancy and risk factors for early death. New Engl. J. Med. 330, 1639 (1994)

Powars, D.L., S. Chan, and W.A. Schroeder: The variable expression of sickel cell disease is genetically determined. Semin. Hemat. 27, 369 (1990)

Seeler, R.A.: Deaths in children with sickle cell anemia. Clin. Pediatr. 11, 634 (1972)

Serjeant, G.R., B.E. Serjeant, M. Forbes, R.J. Hayes, D.R. Higgs, and H. Lehmann: Haemoglobin gene frequencies in the Jamaica population: a study in 100.000 newborns. Brit. J. Haemat. 64, 253 (1986)

Thomas, A., C. Pattison, and G. Serjeant: Causes of death in sickle cell disease in Jamaica. Brit. Med. J. 285, 630 (1982)

Vichinsky, E.P.: Comprehensive care in sickle cell disease: Its impact on morbidity and mortality. Semin. Hemat. 28, 220 (1991)

Vichinsky, E., D. Hurst, A. Earles, K. Kleman, and B. Lubin: Newborn screening for sickle cell disease: Effect on mortalitiy. Pediatrics 81, 749 (1988)

Whitten, W.J., and D.L. Rucknagel: The proportion of HbA_2 is higher in sickle cell trait than in normal homozygotes. Hemoglobin 5, 371 (1981)

7 Sichelzellkrankheit

Therapie und Prävention

Übersichten/Richtlinien

Brozovic, M., and A. Stephens (eds). Guidelines for the management of sickle cell disease, WHO Working Group on Haemoglobinopathies, revised from 1991.

Charache, S., B. Lubin, and C.D. Reid (eds): Management and therapy of sickle cell disease. National Institute of Health, Washington D.C. 1992,

Davis, S.C., and M. Brozovic: The presentation, management and prophylaxis of sickle cell disease. Blood Reviews 5, 1 (1989)

Embury, S.H., R.P. Hebbel, N. Mohandas, and M.H. Steinberg (eds): Sickle cell disease: basic principles and clinical practice. Raven Press, New York 1994

Evans, J.P.M.: Practical management of sickle cell disease. Arch. Dis. Child. 64, 174 (1989)

Kulozik, A.E.: Die Sichelzellerkrankung – Klinisches Bild und Behandlungsprinzipien. In Kleihauer, E. u. A.E. Kulozik (edits): Pädiatrische Hämatologie, p. 43, Beiheft Ztschr. Klin. Pädiatr., Bd. 100. Enke Verlag Stuttgart 1994

Ohene-Frempong, K.: Stroke in sickle cell disease: Demographic, clinical, and therapeutic considerations. Semin. Hematol. 28, 213 (1991)

Whitten, C.F., and J. Bertles (edits): Sickle cell disease. Ann. N. Y. Acad. Sci. 565, 1-472 (1989)

Transfusionstherapie

Cohen, A.R., G.R. Buchanan, M. Martin, and K. Ohene-Frempong: Increased blood requirements during long-term transfusion therapy of sickle cell disaese. J. Pediat. 118, 405 (1991)

Philipps, G., C. Slinluff, J. Hartman, P. Thomas, and O. Akwari: Totally implantable intravenous catheters in the management of sickle cell anemia. Amer. J. Hematol. 29, 134 (1988)

Styles, A.L., and E.P. Vichinsky: Effects of long-term transfusion regimen on sickle cell related illness. J. Pediatr. 125, 909 (1994)

Tahhan, H.R., C.T. Holbrock, L.R. Braddy, L.D. Brewer, and J.D. Christie: Antigen-matched donor blood in the transfusion management of patients with sickle cell disease. Transfusion 34, 562 (1994)

Vichinsky, E.P., A. Earles, R.A. Johnson, S. Hoag, A. Williams, and B. Lubin: Alloimmunization in sickle cell anemia and transfusion of racially unmatched blood. New. Engl. J. Med. 322, 1617 (1990)

Vichinsky, E.P., C.M. Haberkern, L. Neumayr, A.N. Earles, D. Black, M. Koshy, C. Pegelow, M. Abboud, K. Ohene-Frempong, R.V. Iyer: A comparison of conservative and aggressive transfusion regimens in the perioperative management of sickle cell disease. New Engl. J. Med. 333, 206 (1995)

Vichinsky, E.P.: Transfusion therapy. In: Embury, S.H., R.P. Hebbel, N. Mohandas, and M.H. Steinberg (eds): Sickle cell disease: basic principles and clinical practice. pp 781-798. Raven Press, New York 1994

Zinkham, W.H., A.J. Seidler, and T.S. Kicker: Variable degrees of suppression of hemoglobin S synthesis in subjects with hemoglobin SS disease on a long-term transfusion regimen. J. Pediatr. 124, 215 (1994)

Schmerztherapie

Ballas, S.K.: Treatment of pain in adults with sickle cell disease. Amer. J. Hemat. 34, 49 (1990)

Brookhoff, D., and R. Polomano: Treating sickle cell pain like cancer pain. Ann. Int. Med. 116, 364 (1992)

Gonzalez, E.R., N. Bahal, L.A. Hansen, D. Ware, D.S. Bull, J.P. Ornato, and M.E. Lehman: Intermittent injection vs patient-controlled analgesia for sickle cell pain crises. Comparison in patients in the emergency department. Arch. Intern. Med. 151, 1373 (1991)

Payne, R.: Pain management in sickle cell disease: rationale and techniques. Am. N. Y. Acad. Sci. 656, 189 (1989)

Robieux, I., J.D. Kellner, M.J. Coppes, D. Shaw, E. Brown, I. Good, H. O'Brodovich, D. Manson, N.F. Olivieri, A. Zipursky, and G. Koren: Analgesia in children with sickle cell crisis: Comparison of intermittent opioids vs. continous intravenous infusion of morphine and placebo-controlled study of oxygen inhalation. Pediatric Hematology and Oncology 9, 317 (1992)

Shapiro, B.S.: The management of pain in sickle cell disease. Pediatr. Clin. North. Am. 36, 1029 (1989)

Therapie der ZNS-Komplikationen

Cohen, A.R., M.B. Martin, J.H. Silber, H.C. Kim, K. Ohene-Frempong, and E. Schwartz: A modified transfusions program for prevention of stroke in sickle cell disaese. Blood 79, 1657 (1992)

Dickerhoff, R., E. Pongratz und H.-G. Scheel-Walter: Zerebrale Infarkte und Blutungen bei Patienten mit Sichelzellerkrankungen. Klin. Pädiatr. 206, 381 (1994)

Gini, E.K., and J. Sommer: Use of piracetam improves sickle cell deformability in vitro and in vivo. J. Clin. Path. 40, 99-102 (1987)

Miller, S.T., D. Jensen, and P.R. Sreedhar: Less intensive long-term transfusion therapy for sickle cell anemia and cerebrovascular accident. J. Pediatr. 120, 54 (1992)

de Montalembert, M., P. Beauvais, D. Bachir, F. Galacteros, R. Girot, on behalf of French Study Group on Sickle Cell Disease: Cerebrovascular accidents in sickle cell disease. Risk factors and blood transfusion influence. Eur. J. Pediatr. 152, 201 (1993)

Pegelow, C.H., R. Adams, V. McKie, M. Abboud, B. Berman, S.T. Miller, N. Olivieri, E. Vichinsky, M. Wang, and D. Brambilla: Risk for recurrent stroke in sickle cell disease patients receiving red blood cell transfusions. J. Pediatr. 125, 896 (1995)

Wang, W.C., E.H. Kovnar, I.L. Tonkin, R.H. Mulhern, J.W. Langston, S.W. Day, M.J. Schell, and J.A. Williams: High risk of recurrent stroke after discontinuance of five to twelve years of transfusion therapy in patients with sickle cell disease. J. Pediatr. 118, 377 (1991)

Wilimas, J., J.R. Goff, H.R. Anderson, J.W. Langston, and E. Thompson: Efficacy of transfusion therapy for one or two years in patients with sickle cell disease and cerebrovascular accidents. J. Pediatr. 96, 205 (1980)

Milz. Splenektomie, Sequestrationskrisen

Badaloo, A., A. Edmond, S. Venugopal, G. Serjeant, and A.A. Jackson: The effect of splenectomy on whole body protein turnover in homozygous sickle cell disease. Acta Paediatr. Scand. 80, 103 (1991)

Kinney, T.R., R.E. Ware, U.H. Schultz, and H.C. Filston: Long-term management of splenic sequestration in children with sickle cell disease. J. Pediatr. 117, 194 (1990)

Knochenmarktransplantation

Beutler, E.: Bone marrow transplantation for sickle cell anemia: Summarizing comments. Semin. Hemat. 28, 263 (1991)

Ferster, A., C. Christophe, B. Dan, C. deValck, and E. Sariban: Neurologic complications after bone marrow transplantation for sickle cell anemia. Blood 86, 408 (1995)

Ferster, A., C. de Valck, N. Azzi, P. Fondu, M. Toppet, and E. Sariban: Bone marrow transplantation for severe sickle cell anemia. Brit. J. Haematol. 80, 102 (1992)

Kirkpatrick, D.W., N.J. Barrios, and J.H. Humbert: Bone marrow transplantation for sickle cell anemia. Semin. Hemat. 28, 240 (1991)

Kodish, E., J. Lantos, C. Stocking, P.A. Singer, M. Siegler, and L. Johnson: Bone marrow transplantation for sickle cell disease. A study of parent's decisions. New Engl. J. Med. 325, 1349 (1991)

Vermylen, Ch., G. Cornu, M. Philippe, J. Ninane, A. Borja, D. Latinne, A. Ferrant, J.L. Michaux, and G. Sokal: Bone marrow transplantation in sickle cell anaemia. Arch. Dis. Childh. 66, 1195 (1991)

Walters, M.C., K.M. Sullvan, F. Bernaudin, G. Souilett, J.P. Vannies, F.L. Johnson, C. Lenarsky, D. Powers, N. Bunin, K. Ohene-Frempong, D. Wall, G. Michel, E. Plouvier, P. Bordigoni, P. Lutz, J.E. Sanders, D.C. Matthews, M. Patience, F.R. Appelbaum, and R. Storb: Neurologic complications after allogenic marrow transplantation for sickle cell anemia. Blood 85, 879 (1995)

Operative Eingriffe

Acurio, M.T., and R.J. Friedman: Hip arthroplasty in patients with sickle-cell haemoglobinopathy. J. Bone Joint Surg. Br. 74, 367 (1992)

Bhattacharyya, N., A.S. Wayne, S.V. Kevy, and R.C. Shamberger: Perioperative management for cholecystectomy. J. Pediatr. Surg. 28, 72 (1993)

Griffin, T.C., and C.R. Buchanan: Elective surgery in children with sickle cell disease without preoperative blood transfusions. J. Pediatr. Surg. 28, 691 (1993)

Scott-Connor, C.E.H., and C.D. Brunson: Surgery and anesthesia. In: Embury, S.H., R.P. Hebbel, N. Mohandas, and M.H. Steinberg (eds). Sickle cell disease: basic principles and clinical practice, pp. 809-827. Raven Press, New York 1994

Tagge, E.P., H.B. Othersen, S.M. Jackson et al.: Impact of laparoscopic cholecystectomy on the management of cholelithiasis in children with sickle cell disease. J. Pediatr. Surg. 29, 209 (1994)

Vichinsky, E.P., C.M. Haberkern, L. Neumayr, A.N. Earles, D. Black, M. Koshy, C. Pegelow, M. Abboud, K. Ohene-Frempong, R.V. Iyer: A comparison of conservative and aggressive transfusion regimens in the perioperative management of sickle cell disease. New Engl. J. Med. 333, 206 (1995)

Schwangerschaft

Koshy, M., L. Burd, D. Wallace, A. Moawad, and J. Baron: Prophylactic red-cell transfusions in pregnant patients with sickle cell disease. New Engl. J. Med. 319, 1447 (1988)

Soziales Umfeld
Burlew., A.K., R. Evans, and C. Older: The impact of a child with sickle cell disease on family dynamics. Ann. N. Y. Acad. Sci. 565, 181 (1989)
Dilworth-Anderson, P.: Family structure and intervention strategies: Beyond empirical research. Ann. N. Y. Acad. Sci. 565, 183 (1989)
Hurtig, A.L., and L.S. White: Psychosocial adjustment in children and adolecents with sickle cell disease. J. Pediatr. Psychol. 11, 411 (1986)
Hurtig, A.L., and K.B. Park: Adjustment and coping in adolescents with sickle cell disease. Ann. N.Y. Acad. Sci. 565, 172 (1989)

Präventive Maßnahmen
Gangarossa, S., and N.R. Lucini: High-dose intravenous immunglobulin therapy, blood rheology, and sickle cell anemia. Pediatric Hematology and Oncology 10, 377 (1993)
Mok, Q.G. Underhill, B. Wonke, M. Aldouri, M. Kelsey, and D. Jefferies: Intradermal hepatitis B vaccine in thalassaemia and sickle cell disease. Arch. Dis. Childh. 64, 535 (1989)
Pegelow, C.H., F.D. Armstrong, S. Light, S.T. Toledano, and J. Davis: Experience with the use of prophylactic penicillin in children with sickle cell anemia. J. Pediatr. 118, 736 (1991)
Rubin, L.G., D. Voulalas, and L. Carmody: Immunization of children with sickle cell disease with haemophilus influenzae type b polysaccharide vaccine. Pediatrics 84, 509 (1989)
Vichinsky, E.P.: Comprehensive care in sickle cell disease: ist impact on morbidity and mortality. Semin. Hematol. 28, 220 (1991)

Experimentelle Therapie
Bank, A., D. Markowitz, and N. Lerner: Gene transfer. A potential approach to gene therapy for sickle cell disease. Ann. N. Y. Acad. Sci. 565, 37 (1989)
Benjamin, L.H.: Membrane modifiers in sickle cell disease. Ann. N. Y. Acad. Sci. 565, 247 (1989)
Charache, S., G.J. Dover, R.D. Moore, S. Eckert, S.K. Ballas, M. Koshy, P.F.A. Milner, E.P. Orringer, G. Phillips, O.S. Platt, and G. H. Thomas: Hydroxyurea: Effect on hemoglobin F production in patients with sickle cell anemia. Blood 79, 2555 (1992)
Dover, G.J., S. Charache, S.H. Boyer, G. Vogelsang, and M. Moyer: 5-Azacytidine increases HbF production and reduces anemia in sickle cell disease: Dose-response analysis of subcutaneous and oral dosage regimens. Blood 66, 527 (1985)
Dover, G.J., R.K. Humphries, J.G. Moore, T.J. Ley, N.S. Young, S. Charache, and A.W. Nienhuis: Hydroxurea induction of hemoglobin F production in sickle cell disease: Relationship between cytotoxicity and F cell production. Blood 67, 735 (1986)
Goldberg, M.A., C. Bringnara, G.J. Dover, L. Schapira, C. Carache, and H.F. Bunn: Treatment of sickle cell anemia with hyroxyurea and erythropoietin. New Engl. J. Med. 323, 366 (1990)
Heller, P., and J. DeSimone: 5-Azazytidine and fetal hemoglobin. Amer. J. Hemat. 17, 439 (1984)
Kaufman, R.E.: Hydroxyurea: Specific therapy for sickle cell anemia. Editorial Blood 79, 2503 (1992)
Keidan, A.J., M.C. Sowter, C.S. Johnson, S.S. Marwah, and J. Stuart: Pharmacological modification of oxygen affinity improves deformability of deoxygenated sickle cell erythrocytes: a possible therapeutic approach to sickle cell disease. Clin., Sci. 76, 357 (1989)
Nash, G.B., S. Boghossian, J. Parmar, J.A. Dormandy, and D. Bevan: Alteration of mechanical properties of sickle cells by repetitive deoxygenation: role of calcium and effects of calcium blokker. Brit. J. Haematol. 72, 260-264 (1989)
Orringer, E., D.S. Blythe, J.A. Whitney, S. Brokenbrough, and D.J.Abraham: Physiologic and rheologic effects of antisickling agent ethacrynic acid and its N-butylated derivative on normal and sickle erythrocytes. Amer. J. Hemat. 39, 39 (1992)
Perrine, S.P., D.G. Ginder, D.V. Faller, G.H. Dover, T. Ikuta, H.E. Witkowska, S.P. Cai, E.P. Vichinsky, and N.F. Olivieri: A short-term trial of butyrate to stimulate fetal-globin-gene expression in the β-globin disorders. New Engl. J. Med. 328, 81 (1993)
Perrine, S.P., B.A. Miller, R.A. Cohen, E.P. Vichinsky, D. Hurst, B.H. Lubin, and T. Papayannopoulou: Sodium butyrate enhances fetal globin gene expression in erythroid progenitors of patients with HbSS and beta thalassemia. Blood 74, 454 (1989)
Poillon, W.N., B.C. Kim, R.J. Labotka, C.U. Hicks, and J.A. Kark: Antisickling effects of 2,3-diphosphoglycerate depletion. Blood 85, 3289 (1995)
Rodgers, G.P., G.J. Dover, S.S. Noguchi, A.N. Schechter, and A.W. Nienhuis: Hematologic response of patients with sickle cell disease to treatment with hydroxyurea. New Engl. J. Med. 322, 1037 (1990)
Rodgers, G.P., G.J. Dover, N. Uyesaka, C.T. Noguchi, A.N. Schechter, and A.W. Nienhues: Augmentation by erythropoietin of the fetal-hemoglobin response to hydroxyurea in sickle cell disease. New Engl. J. Med. 328, 73 (1993)
Stamatoyannopoulos, J.A., and A.W. Nienhuis: Therapeutic approaches to hemoglobin switching in treatment of hemoglobinopathies. Ann. Rev. Med. 43, 497 (1992)
Vichinsky, E.P., and B.H. Lubin: A cautionary note regarding hydroxyurea in sickle cell disease. Blood 83, 1124 (1994)
Voskaridou, E., V. Kalotychou, and D. Loukopoulos: Clinical and laboratory effects of long-term administration of hydroxyurea to patients with sickle-cell/β-thalassaemia. Brit. J. Haematol. 89, 479 (1995)

8 Krankheiten verursacht durch HbC, HbD und HbE

Monographien/Übersichtsarbeiten
s. Kapitel 1

Originalarbeiten zu HbC
Bruguara, C., A. Copin, H.F. Bunn, and D.C. Tosteson: Regulation of cation content and cell volume in erythrocytes from patients with homozygous hemoglobin C disease. J. Clin. Invest. 75, 1608 (1985)
Diggs, L.W., A.O. Kraus, D.B. Morrison, and R.P.T. Rudnicki: Intra-erythrocyte crystals in a white patient with hemoglobin C in the absence of other types of hemoglobin. Blood 9, 1172 (1954)
Fabry, M.E., D.K. Kaul, C. Raventos, S. Baez, R. Rieder, and R.L. Nagel: Some aspects of the pathophysiology of homozygous HbCC erythrocytes. J. Clin. Invest. 67, 1284 (1981)
Hirsch, R.E., C. Raventos-Suarez, J.A. Olson, and R.L. Nagel: Ligand state of intraerythrocyte circulating HbC crystals in homozygote CC patients. Blood 66, 775 (1985)

Lawrence, Ch., M.E. Fabry, and R.L. Nagel: The unique red cell heterogeneity of SC disease: Crystal formation, dense reticulocytes and unusual morphology. Blood 78, 2504 (1991)

Lin, M.J., R.L. Nagel, and R.E. Hirsch: Acceleration of hemoglobin C cristallization by hemoglobin S. Blood 74, 1823 (1988)

Olson, J.F., R.E. Ware, W.H. Schultz, and T. Kinney: Hemoglobin C disease in infancy and childhood. J. Pediatr. 125, 745 (1994)

Reiss, G., H.M. Ranney, and N. Shaklai: The association of hemoglobin C with the red cell ghosts. J. Clin. Invest. 70, 946 (1982)

Originalarbeiten zu HbD und HbG

Garver, F.A., H. Moscoso, S. Swamy, and C.R. Kiefer: Generation of a monoclonal antibody specific for HbG-Philadelphia [α_2 68 (E 17) Asn → Lys β_2] and development of an immunoassay. Hemoglobin 12, 125 (1988)

Rahbar, S.: Haemoglobin D Iran: β 22 glutamic acid → glutamine (B4). Brit. J. Haematol. 24, 35 (1973)

Vella, F, and H. Lehmann: Haemoglobin D Punjab (D Los Angeles). J. Med. Genet. 11, 341 (1974)

Welch, S.G., and C. Bateman: HbD-Neath or β121 (GH4) glu → Ala: A new member of the HbD family. Hemoglobin 17, 255 (1993)

Originalarbeiten zu HbE

Dorléac E., L. Morle, O. Gentilhomme, P. Jaccoud, C. Baudonnet, and J. Delaunay: Thalassemia-like abnormalities of the red cell membrane in hemoglobin E trait and disease. Amer. J. Hemat. 16, 207 (1984)

Flatz, G.: Hemoglobin E: Distribution and population dynamics. Humangenetik 3, 189 (1967)

Keller, P. und E. Kohne: Hypochromie der Erythrozyten bei heterozygotem Hämoglobin E (β26 Glu → Lys). Acta Haematol. 56, 276 (1976)

Lachant, N.A.: Hemoglobin E: An emerging hemoglobinopathie in the United States. Amer. J. Hemat. 25, 449 (1987)

Lachant, N.A., and K.R. Tanaka: Impaired antioxidant defense in hemoglobin E-containing erythrocytes: A mechanism protective against malaria? Amer. J. Hemat. 26, 211 (1987)

Orkin, S.H., H.H. Kazazian, S.E. Antonarakis, H. Ostrer, H. Goff, S.C. Goff, and J.P. Sexton: Abnormal RNA-processing due to the exon mutation of β^E-globin gene. Nature 300, 768 (1982)

Wong, S.C., and M.A.M. Ali: Hemoglobin E disease: Hematological, analytical, and biosynthetic studies in homozygotes and double heterozygotes for α-thalassemia. Am. J. Hematol. 13, 15 (1982)

Originalarbeiten zu HbO Arab

Efremov, G.D., A., Sadikario, A. Stojancov, D. Dojcinov, and T.H.J. Huisman: Homozygous hemoglobin O Arab in a gypsy family in Yugoslavia. Hemoglobin 1, 389 (1977)

Kantchev, K.N., B.N. Tscholakov, R. Casey, H. Lehmann, and M.El Hazmi: Twelve families with HbO Arab in the Burgas district of Bulgaria. Observations on sixteen examples of HbO Arab beta° thalassaemia. Humangenetik 26, 93 (1975)

9 Varianten mit Präzipitationsneigung

Monographien/Übersichtsarbeiten

Milner, P.F., and R.N. Wrightstone: In Wallach, D. (ed.): The Function of Red Blood Cells. Alan R. Liss, Inc. New York 1981

Ohba, Y.: Unstable hemoglobins. Hemoglobin 14, 353 (1990)

Rachmilewitz, E.A.: Denaturation of normal and abnormal hemoglobin molecule. Semin. Hematol. 11, 441 (1974)

Rieder, RF: Human hemoglobin stability and instability: Molecular mechanisms and some clinical correlations. Semin Hematol. 11, 423 (1974)

Steinberg, M.H., and J.G. Adams: Thalassemia hemoglobinopathies. Am. J. Pathol. 113, 396 (1983)

Thein, S.L.: Dominant β thalassaemia: Molecular basis and pathophysiology (Annotation). Brit. J. Haemat. 80, 273 (1992)

Winterbourn, Ch.: Oxidative denaturation in congenital hemolytic anemias: the unstable hemoglobins. Semin. Hematol. 27, 41 (1990)

Originalarbeiten

Beris, P., P.A. Miescher, J.C. Diaz-Chico, I.-S. Hans, A. Kutlar, H. Hu, J.B. Wilson, and T.H.J. Huisman: Inclusion body β-thalassemia trait in a Swiss family is caused by an abnormal hemoglobin (Geneva) with an altered and extended β chain carboxy-terminus due to a modification in codon β 114. Blood 72, 801 (1988)

DeFuria, F.G., and D.R. Miller: Oxygen affinity in hemoglobin Köln disease. Blood 38, 398 (1972)

Fei, Y.J., T.A. Stoming, A. Kutlar, T.H.J. Huisman, and G. Stamatoyannopoulos: One form of inclusion body β-thalassemia is due to a GAA → TAA mutation codon 121 of the β chain. Blood 73, 1075 (1989)

Hitzig, W.H., P.G. Frick, K. Betke und T.H.J. Huisman: Hämoglobin Zürich: eine neue Hämoglobinanomalie mit sulfonamidinduzierter Innenkörperanämie. Helv. paediat. Acta 15, 499 (1960)

Hutchison, H.E., P.H. Pinkerton, P. Waters, A.S. Douglas, H. Lehmann, and D. Beale: Hereditary Heinz-body anaemia, thrombocytopenia, and haemoglobinopathy (Hb Köln) in a Glasgow family. Brit. Med. J. ii, 1099 (1964)

Jacobi, H., E. Kleihauer, E. Sauerbrei, und W. Künzer: Familiäre hämolytische Anämie mit Heinz-Körperbildung nach Splenektomie und Mesobilifuscinurie bei anomalem Hämoglobin. Dtsch. med. Wschr. 92, 98 (1967)

Jones, R.T., B. Brimhall, G.H.J. Huisman, E. Kleihauer, and K. Betke: Hemoglobin Freiburg: Abnormal hemoglobin due to deletion of a single amino acid residue. Science 154, 1024 (1966)

Jones, R.V., A.J. Grimes, R.W. Carrell, and H. Lehmann: Köln haemoglobinopathy. Further data and a comparison with other hereditary Heinz body anaemias. Brit. J. Haemat. 13, 394 (1967)

Kleihauer, E., C.A. Reynolds, A.M. Dozy, J.B. Wilson, R.R. Moores, M.P. Berenson, C. Wright, and T.H.J. Huisman: Hemoglobin Bibba or $\alpha_2^{136\ Pro}\beta_2$, an unstable a chain abnormal hemoglobin. Biochim. Biophys. Acta (Amst.) 154, 220 (1968)

Labotka, R.J., L.N. Vida, and G.R. Honig: Hb Mizuho [β68 (E12) Leu → Pro]. Second occurrence identified in a caucasian child with hemolytic anemia and dense erythrocyte inclusions. Hemoglobin 14, 129 (1990)

Low, P.S., S.M. Waugh, K. Zuike, and D. Dreuckhahn: The role of hemoglobin denaturation and band 3 clustering in red blood cell aging. Science 227, 531 (1985)

Nute, P.E., and G. Stamatoyannapoulos: Cases of abnormal hemoglobin produced by de novo mutations. Short review. Hemoglobin 12, 429 (1988)

Ohba, Y, T. Miyaji, M. Matsuoka, K. Sugiyama, T. Suzuki, and T. Sugiura: Hemoglobin Mizuho or beta 68 (E12) leucine → proline, a new unstable variant associated with severe hemolytic anemia. Hemoglobin 1, 467 (1977)

Platt, O.S., and J.F. Falcone: Membrane protein lesions in erythrocytes with Heinz bodies. J. Clin. Invest. 82, 1051 (1988)

Podda, A., R. Galanello, L. Maccioni, M.A. Melis, C. Rosatelli, L. Persen, and A. Cao: Hemoglobin Cagliari (β60 [E4] Val → Glu): A novel unstable thalassemic hemoglobinopathy. Blood 77, 371 (1991)

Pribilla, W., P. Klesse, K. Betke, H. Lehmann und D. Beale: Hämoglobin-Köln-Krankheit: Familiäre hypochrome und hämolytische Anämie mit Hämoglobinopathie. Klin.Wschr. 43, 1049 (1965)

Stamatoyannopoulos, G., R. Woodson, T. Papayannopoulou, D. Heywood, and M.S. Kurachi: Inclusionbody β-thalassemia trait. A form of β thalassemia producing clinical manifestation in simple heterozygotes. New Engl. J. Med. 290, 939 (1974)

Thein, S.L., S. Best, J. Sharpe, B. Paul, D.J. Clark, and M.J. Brown: Hemoglobin Chesterfield (β28 Leu → Arg) produces the phenotype of inclusion body β thalassemia. Blood 77, 2791 (1991)

Thein, S.L., C. Hesketh, P. Taylor, I.J. Temperley, R.M. Hutchinson, J.M. Old, W.G. Wood, J.B. Clegg, and D.J. Weatherall: Molecular basis for dominantly inherited inclusion body β-thalassemia. Proc. Natl. Acad. Sci USA 87, 3924 (1990)

Villegas, A.: A new case of thalassemia intermedia: Interaction of a triplicated α-globin locus with β-thalassemia trait. Hemoglobin 16, 99 (1992)

Wajcman, H., C. Vasseur, Y. Blouquist, D. Esperito Santo, M.J. Peres, M.C. Martins, C. Poyart, and F. Galacteros: Hemoglobin Redondo [β92 (F8) His → Asn]: An unstable hemoglobin variant associated with heme loss which occurs in two forms. Am. J. Hemat. 38, 184 (1991)

Weatherall, D.J., J.B. Clegg, H.H.M. Knox-Macaulay, C. Bunch, C.R. Hopkins, and I.J. Temperlay: A genetically determined disorder with features both of thalassaemia and congenital dyserythropoietic anemia. Brit. J. Haematol. 24, 681 (1973)

Winterbourn, C.C., and R.W. Carrell: Studies of the hemoglobin denaturation and Heinz body formation in the unstable hemoglobins. J. Clin. Invest. 54, 678 (1974)

Zinkham, W.H., R.A. Houtchens, and W.S. Caughey: Relation between variations in the phenotypic expression of an unstable hemoglobin disorder (hemoglobin Zürich) and carboxyhemoglobin levels. AJM 74, 23 (1983)

Zinkam, W.H., and R.M. Winslow: Unstable hemoglobins: Influence of environment on phenotyp expression of a genetic disorder. Medicine 68, 309 (1989)

10 Varianten von HbA_2 und HbF

Übersichtsarbeiten zu HbA_2- und HbF-Varianten

Huisman, T.H.J., F. Kutlar, and L-H.Gu: γ chain abnormalities and γ-Globin gene rearrangements in newborn babies of various populations. Invited Review. Hemoglobin 15, 349 (1991)

Steinberg, M.H., and J.G. Adams III.: Hemoglobin A_2: Origin, evolution, and aftermath. Review article. Blood 78, 2165 (1991)

Originalarbeiten zu HbA_2

Alberti, R., L. Tentori, M. Marinucci, and V. Borghese: HbA_2-Adria (δ51 Pro → Arg) (D2): A new δ-chain variant found in association with β-thalassemia. Hemoglobin 2, 171 (1978)

Cordrington, J.F., F. Kutlar, H.F. Harris, J.B. Wilson, T.A. Stoming, and T.H.J. Huisman: HbA_2-Wrens or $\alpha_2\delta_2$ 98 (FG5) Val → Met, an unstable δ chain variant identified by sequence analysis of amplified DNA. Biochim. Biophys. Acta 1009, 87 (1989)

Garcia, C.R., J.L. Navarro, H. Lam, B.B. Webber, M.C. Headlee, J.B. Wilson, and H.T.J. Huisman: HbA_2-Manzanares or $\alpha_2\delta_2$121 (GH4) Glu → Val, an unstable δ chain variant observed in a Spanish family. Hemoglobin 7, 435 (1983)

Horton, B., R.A. Payne, M.T. Bridges, and T.H.J. Huisman: Studies on an abnormal minor hemoglobin component (Hb-B2). Clin.-Chim. Acta 6, 246 (1961)

Salkie, M.L., P.A. Gordon, W.M. Rigal, H. Lam, J.B. Wilson, M.E. Headlee, and T.H.J. Huisman: HbA_2-Canada or $\alpha_2\delta_2$99 (G1) Asp → Asn, a newly discovered delta chain variant with increased oxygen affinity occurring in cis to β-thalassemia. Hemoglobin 6, 223 (1982)

Trifillis, P., P. Ioannou, E. Schwartz, and S. Surrey: Identification of four novel δ-globin gene mutations in Greek Cypriots using polymerase chain reaction and automated fluorescence-based DNA sequence analysis. Blood, 78, 3298 (1991)

Originalarbeiten zu HbF-Varianten

Fei, Y., J. Ke, D. Lanclos, F. Kutlar, E.L. Walker, and T.H.J. Huisman: A chromosome with five γ-globin genes. Blood 72, 827 (1988)

Fuyuno, K., T. Torigoe, Y. Ohba, M. Matsuoko, and T. Miyaji: Survey of cord blood hemoglobin in Japan and identification of two new γ chain variants. Hemoglobin 5, 139 (1981)

Glader, B.E.: Hemoglobin FM-Fort Ripley: Another lesson from the neonate. Pediatrics 83, 792 (1989)

Harano, T., K. Harano, K. Doi, S. Ueda, K. Imai, Y. Ohba, F. Kutlar, and T.H.J. Huisman: HbF-Onada or $\alpha_2{}^G\gamma_2$146 (HC3) His → Tyr, a newly discovered fetal hemoglobin variant in a Japanese newborn. Hemoglobin 14, 217 (1990)

Harano, T., K. Harano, M. Ukita, Y. Wada, A. Hayashi, Y. Ohba, T. Miyaji, F. Kutlar, and T.H.J. Huisman: Characterization of abnormalities in the γ-globin gene arrangements of Japanese newborn. Hemoglobin 12, 723 (1988)

Hayashi, A., T. Fujita, M. Fujimura, and K. Titani: A new abnormal fetal hemoglobin, HbFM-Osaka ($\alpha_2\gamma_2$63 His → Tyr). Hemoglobin 4, 447 (1980)

Hu, H., and M. Ma: HbF-Xinjiang or ${}^A\gamma^T$25 (B7) Gly → Arg: a new slow-moving unstable fetal hemoglobin variant. Hemoglobin 11, 465 (1967)

Kutlar, F., A.E. Felice, J.L. Grech, W.H. Bannister, A. Kutlar, J.B. Wilson, B.B. Webber, H. Hu, and T.H.J. Huisman: The linkage of Hb Valetta [$\alpha_2\beta_2$87 (F3) Thr → Pro] and HbF-Malta-I [$\alpha_2{}^G\gamma_2$117 (G19) His → Arg] in the Maltese population. Hum. Genet. 86, 591 (1991)

Lee-Potter, J.P., R.A. Deacon-Smith, M.J. Simpkiss, H. Kamuzora, and H. Lehmann: A new cause of haemolytic anemia in the newborn. A description of an unstable fetal hemoglobin: F Poole

$\alpha_2{}^{G}\gamma_2 130$ Tryptophan → Glycine. J. Clin. Pathol. 28, 317 (1975)
Liu., J.Z., J.G. Gilman, Q. Cao, I. Bakioglu, and T.H.J. Huisman: Four categories of γ-globin gene triplication: DNA sequence comparison of low $^{G}\gamma$ and high $^{G}\gamma$ triplications. Blood 72, 480 (1988)
Manca, L., B. Masala, M. Orzalesi, H.J. Huang, and T.H.J. Huisman: Abnormal γ-globin gene arrangements in Sardinians. Hemoglobin 12, 741 (1988)
Priest, J.R., J. Watterson, R.T. Jones, A.E. Faassen, and B.E. Hedlund: Mutant fetal hemoglobin causing cyanosis in a newborn. Pediatrics 83, 734 (1989)
Ricco, G., U. Mazza, R.M. Turi, P.G. Pich, C. Camaschella, G. Saglio, and L.F. Bernini: Significance of a new type of human fetal hemoglobin carrying a replacement isoleucine → threonine at position 75 (E19) of the γ chain. Hum. Genet. 32, 305 (1967)
Yang, K.G., J.Z. Liu, F. Kutlar, A. Kutlar, C. Altay, A. Gurgey, and T.H.J. Huisman: β^{o}-thalassemia in association with a γ-globin gene quadruplication. Blood 68, 1394 (1986)

11 Varianten mit funktionellen Störungen

Monographien/Übersichtsarbeiten

Adamson, J.W.: Familial polycythemia. Semin. Hemat. 12, 383 (1975)
Bunn, H.F., and F.G. Forget: Hemoglobin: Molecular, Genetic and Clinical Aspects. W.B. Saunders, Comp., Philadelphia London Toronto Mexico City Rio de Janeiro Sydney Tokyo Hong Kong 1986
Charache, S.: Hemoglobins with altered oxygen affinity. Clin. Haemat. 3, 357 (1974)
Kleihauer, E.: Polyglobulie, Polyzythämie – Diagnostische Empfehlungen. In Kleihauer, E., u. A.E. Kulozik (edits): Pädiatrische Hämatologie, Beiheft, Zeitschrift Klinische Pädiatrie, p. 51, Bd. 100. Enke Verlag Stuttgart 1994
Morimoto, H., H. Lehmann, and M.F. Perutz: Molecular pathology of human haemoglobin: Stereochemical interpretation of abnormal oxygen affinities. Nature 232, 408 (1971)
Nagel, R.L., and R.M. Bookchin: Human hemoglobin mutants with abnormal oxygen binding. Semin. Hematol. 11, 385 (1974)
Stamatoyannopoulos, G., A.J. Bellingham, C. Lenfant, C.A. Finch: Abnormal hemoglobins with high and low oxygen affinity. Ann. Rev. Med. 22, 221, (1971)
Eine vollständige Auflistung aller Aomalien findet sich in der IHIC Variant List, Hemoglobin 19, 39-124 (1995)

Originalarbeiten zu Varianten mit erniedrigter 0_2-Affinität

Arous, N., F. Braconnier, J. Thillet, Y. Blouquit, F. Galacteros, M. Chevrier, C. Bordahandy, and J. Rosa: Hemoglobin Saint Mandé β102 (G4) Asn → Tyr: A new low oxygen affinity variant. FEBS Letters 126, 114 (1981)
Bonaventura, J., and A. Riggs: Hemoglobin Kansas, a human hemoglobin with a neutral amino acid substitution and an abnormal oxygen equilibrinum. J. Biol. Chem. 243, 980 (1968)
Charache, S., S. Achuff, R. Winslow, and H. Kazazian: Oxygen transport in a woman with Hemoglobin Hope/β^{+} thalassemia. J. Lab. Clin. Med. 93, 316 (1979)
Imamura, T., S. Fujita, Y. Ohta, M. Hanada, and T. Yanese: Hemoglobin Yoshizuka (G10 (108) β asparagine → aspartic acid): a new variant with a reduced oxygen affinity from a Japanese family. J. Clin. Invest. 48, 2341 (1969)
Nagel, R.L., J. Lynfield, J. Johnson, L. Landau, R. Bookchin, and M.B. Harris: Hemoglobin Beth Israel. A mutant causing clinically apparent cyanosis. New Engl. J. Med. 295, 125 (1976)
Reissmann, K.R., W.E. Ruth, and T. Nomura: A human hemoglobin with lowered oxygen affinity and impaired heme-heme interactions. J. Clin. Invest. 40, 1826 (1961)
Schneider, R.G., R.J. Atkins, T.S. Hosty, G. Tomlin, R. Casey, H. Lehmann, P.A. Lorkin, and K. Nagai: Haemoglobin Titusville: α94 Asp → Asn, a new haemoglobin with a lowered affinity for oxygen. Biochim. Biophys. Acta 400, 365 (1975)
Stamatoyannopulos, G., T.P. Parer, and C.A. Finch: Physiologic implications of a hemoglobin with decreased oxygen affinity (hemoglobin Seattle). New Engl. J. Med. 281, 917 (1969)
Steinberg, M.H., W.J. Lovell, S. Wells, M. Coleman, B.J. Dreiling, and J.G. Adams: Hemoglobin Hope: Studies of oxygen equilibrium in heterozygotes, hemoglobin S-Hope disease, and isolated hemoglobin Hope. J. Lab. Clin. Med. 88, 125 (1976)

Originalarbeiten zu Varianten mit erhöhter O_2-Affinität

Adamson, J.W., J.T. Parer, and G. Stamatoyannopoulos: Erythrocytosis associated with Hemoglobin Rainier: Oxygen equilibria and marrow regulation. J. Clin. Invest. 48, 1376 (1969)
Bare, G.H., J.O. Alben, P.A. Bromberg, R.T. Jones, B. Brimhall, and F. Padilla: Hemoglobin Little Rock (β143 (H21) His → Gln). Affects of an amino acid substitution at the 2,3 diphosphoglycerate binding site. J. Biol. Chem. 249, 773 (1974)
Bare, G.H., P.A. Bromberg, J.O. Alben, B. Brimhall, R.T. Jones, S. Muntz, and I. Rother: Altered C-terminal salt bridges in Haemoglobin York cause high oxygen affinity. Nature 259, 155 (1976)
Bonaventura, J., C. Bonaventura, B. Sullivan, G. Ferruzzi, R.R. McCurdy, J. Fox, and W.F. Moo-Penn: Hemoglobin Providence. Functional consequences of two alterations of the 2,3-diphosphoglycerate binding site at position β82. J. Biol. Chem. 251, 7563 (1976)
Bromberg, P.A., J.O. Alben, G.H. Bare, S.P. Balcerzak, R.T. Jones, B. Brimhall and F. Padilla: Haemoglobin Little Rock (β^{143} His → Gln; H21): A high oxygen affinity haemoglobin with unique properties. Nature New Biology 243, 177 (1973)
Bunn, H.F., T.B. Bradley, W.E. Davis, J.W. Drysdale, J.F. Burke, W.S. Beck, and M.B. Laver: Structural and functional studies of Hb Bethesda ($\alpha_2\beta_2{}^{145\,His}$), a variant associated with compensatory erythrocytosis. J. Clin. Invest. 51, 2299 (1972)
Charache, S., B. Brimhall, and R.T. Jones: Polycythaemia produced by Hemoglobin Osler (β145 (HC2) Tyr → Asp.). Johns Hopkins Med. J. 136, 132 (1975)
Charache, S., P. Catalano, S. Burns, R.T. Jones, D. Koler, R. Rutstein, and R.R. Williams: Pregnancy in carriers of high-affinity hemoglobins. Blood 65, 713 (1985)
Chiarioni, T., E. Nardi, G. Papa, G.F. Sasso, and L. Tentori: A new hemoglobin (Hb Abruzzo, β143 His → Arg) with increased oxygen affinity in two brothers with hemolytic syndrom of the „Mediterranean" type and marked erythrocytosis. Nouv. Rev. fr. Hematol. 14, 543 (1974)
Hamilton, H.B., I. Iuchi, T. Miyaji, S. Shibata: Hemoglobin Hiroshima (β143 histidine → aspartic acid): A newly identified fast mo-

ving beta chain variant associated with increased oxygen affinity and compensatory erythremia. J. Clin. Invest. 48, 525 (1969)

Harano, T., K. Harano, K. Doi, S. Ueda, K. Imai, Y. Ohba, F. Kutlar, and T.H.J. Huisman: HbF-Onada or $\alpha_2{}^G\gamma_2146$ (HC3) His → Tyr, a newly discovered fetal hemoglobin variant in a Japanese newborn. Hemoglobin 14, 217 (1990)

Honig, G.R., L.N. Vida, M. Shamsuddiu, R.G. Mason, H.W. Schlumpf, and R.A. Luke: Hemoglobin Milledgeville (α44 (CD2) Pro → Leu). A new variant with increased oxygen affinity. Biochim. Biophys. Acta 626, 424 (1980)

Ibarra, B., G. Vacca, J.M. Cantu, J.B. Wilson, H. Lam, M. Stallings, M.E. Gravely, and T.H.J. Huisman: Heterozygosity and homozygosity for high oxygen affinity Hemoglobin Tarrant or α126 (H9) Asp → Asn in two Mexican families. Hemoglobin 5, 337 (1981)

Imai, K.: Oxygen-equilibrium characteristics of abnormal Hemoglobin Hiroshima ($\alpha_2\beta$143 Asp). Arch. Biochem. Biophys. 127, 543 (1968)

Jensen, M., F.A. Oski, D.G. Nathan, and H.F. Bunn: Hemoglobin Syracuse ($\alpha_2\beta_2{}^{143}$ (H2) His → Pro). A new high-affinity variant detected by special electrophoretic methods. J. Clin. Invest. 55, 469 (1975)

Lorkin, P.A., A.D. Stephens, M.E.J. Beard, P.F.M. Wrigley, L. Adams, and H. Lehmann: Haemoglobin Rahere (β82 Lys → Tyr). A new high affinity haemoglobin associated with decreased 2,3-diphosphoglycerate binding and relative polycythemia. Brit. Med. J. 4, 200 (1975)

Maniatis, A., T. Bousios, R.L. Nagel, T. Balazs, Y. Ueda, R.M. Bookchin, and G.M. Maniatis: Hemoglobin Crete (β129 Ala → Pro): A new high-affinity variant interacting with β^o- and $\delta\beta^o$-thalassemia. Blood 54, 54 (1979)

Moo-Penn, W.F., K.C. Bechtel, R.M. Schmidt, M.H. Johnson, D.L. Jue, D.E. Schmidt, jr., W.M. Dunlap, S.J. Opella, J. Bonaventura, and C. Bonaventura: Hemoglobin Raleigh (β1 Valine → Acetylalanine). Structural and functional characterization. Biochemistry 16, 4872 (1977)

Moo-Penn, W.F., T.K. Hine, M.H. Johnson, D.L. Jue, and S. Holland: Hb Brancho Mirage [β143 (H21) His → Asp]; A variant in the 2,3 DPG binding site showing normal oxygen affinity at physiological pH. Hemoglobin 16, 35 (1992)

Moo-Penn, W.F., D.L. Jue, M.H. Johnson, S.M. Wilson, B. Therrell, and R.M. Schmidt: Hemoglobin Tarrant: α126 (H9) Asp → Asn. A new hemoglobin variant in the α1 β1 contact region showing high oxygen affinity and reduced cooperativity. Biochim. Biophys. Acta 490, 443 (1977)

Moo-Penn, W.F., R.G. Schneider, T. Shih, R.T. Jones, S. Govindarajan, P.G. Govindaragan, and L.C. Patchen: Hemoglobin Ohio (β142 ala → asp): A new abnormal hemoglobin with high oxygen affinity and erythrocytosis. Blood 56, 246 (1980)

Nagel, R.L., R.H. Gibson, and S. Charache. Relation between structure and function in Hemoglobin Chesapeake. Biochemistry 6, 2395 (1967)

Salki, M.L., P.A. Gordon, W.M. Rigal, H.Lam, J.B. Wilson, M.E. Headlee, and T.H.J. Huisman: HbA_2-Canada or $\alpha_2\delta_2 99$ (G1) Asp → Asn, a newly discovered delta chain variant with increased oxygen affinity occurring in cis to β-thalassemia. Hemoglobin 6, 223 (1982)

Schneider, R.G., J.E. Brenner, B. Brimhall, R.T. Jones, and T.-B. Shih: Hemoglobin Cow-town (β146 HC 3 His → Leu): A mutant with high oxygen affinity and erythrocytosis. Am. J. Clin. Path. 72, 1028 (1979)

Stamatoyannopoulos, G., A. Yoshida, J. Adamson, and S. Heinenberg: Hemoglobin Rainier (β^{145} Tyrosine → Histidine): Alkaliresistant hemoglobin with increased oxygen affinity. Science 159, 741 (1968)

Wajcman, H., J.V. Kilmartin, A. Najman, and D. Labie: Hemoglobin Cochin-Post Royal-consequences of the replacement of the β chain C-terminal by an arginine. Biochim. Biophys. Acta 400, 354 (1975)

Winslow, R.M., M.-L. Swenberg, E. Gross, P.A. Chervensek, R.R. Buchman, and W.F. Anderson: Hemoglobin McKees Rocks ($\alpha_2\beta_2{}^{145\ Tyr®Term}$): A human „nonsense“ mutation leading to a shortended β-chain. J. Clin. Invest. 57, 772 (1976)

12 Methämoglobinämien

Monographien/Übersichtsarbeiten

Betke, K.: Hämoglobin M: Typen und ihre Differenzierung. In Lehmann H., and K. Betke (edits): Haemoglobin Colloquium Wien, Thieme, Stuttgart 1962

Bunn, H.F., and B.G. Forget: Hemoglobin: Molecular, Genetic and Clinical Aspects. W.B.Saunders Comp., Philadelphia London Toronto Mexico City Rio de Janeiro Sydney Tokyo Hongkong 1986

Feig, S.A.: Methemoglobinemia. In Nathan, D.G., and F.A. Oski (edits): Hematology in Infancy and Childhood, 3rd.ed., p. 641. W.B. Saunders Comp., Philadelphia London Toronto Montreal Sydney Tokyo 1987

Hultquist, D.E., L.J. Sannes, and D.A. Schafer: The NADH/NADPH-methemoglobin reduction system of erythrocytes. Prog. Clin. Biol. Res. 55, 291 (1981)

Jaffé, E.R.: Methemoglobinemia. In Mentzer, W.C., (ed): Clinics in Haematology. Vol. 10, p.99. W.B. Saunders, London 1981

Jaffé, E.R.: Enzymopenic hereditary methemoglobinemia: A clinical/biochemical classification. Blood Cells 12, 81 (1986)

Jaffé, E.R., and D.E. Hultquist: Cytochrome b_5 reductase deficiency and enzymopenic hereditary methemoglobinemia. In Scriver, C.R., A.L. Beaudet, W. Sly, and D. Valle (edits): The Metabolic Basis of Inherited Disease, 6 th ed., Vol.II, p. 2267. McGraw-Hill Information Service Comp., New York 1989

Kiese, M.: Methoglobinemia: A Comprehensive Treatise. CRC Press, Cleveland/Ohio 1974

Kleihauer, E.: Fetales Hämoglobin und fetale Erythrozyten. Beih. Arch. Kinderheilk. 53. Heft, Ferdinand Enke Verlag Stuttgart 1966

Kleihauer, E.: Hämatologie. Physiologie Pathologie Klinik. Springer Berlin Heidelberg New York 1978

Kleihauer, E.: Methämoglobinämien. In Kleihauer, E. u. Kulozik, A.E. (edits). Pädiatrische Hämatologie, Beiheft Zeitschrift Klinische Pädiatrie p. 56, Bd. 100 Enke Verlag Stuttgart 1994

Kleihauer, E., und D. Niethammer: Kongenitale Methämoglobinämie. In P.E. Becker (ed.): Humangenetik, Bd. III/3, p. 580. Thieme Verlag, Stuttgart 1976

Winterbourn, C.C.: Free-radical production and oxidative reactions of hemoglobin. Environ Health Perspect 64, 321 (1985)

Originalarbeiten zu Varianten mit erhöhter Spontanoxidation

Carrell, R.W., H. Lehmann, P.A. Lorkin, E. Rank, and E. Hunter: Haemoglobin Sydney: β67 (E11) Valine → Alanine. An emerging pattern of unstable haemoglobins. Nature 215, 626 (1967)

Jones, R.T., B. Brimhall, T.H.J. Huisman, E. Kleihauer, and K. Betke: Hemoglobin Freiburg: Abnormal hemoglobin due to deletion of a single amino acid residue. Science 154, 1024 (1966)

Kleihauer, E., H.D. Waller, H. Chr. Benöhr, E. Kohne und P. Gelinsky: Hb Tübingen. Eine neue β-Kettenvariante (βTp 10-12) mit erhöhter Spontanoxydation. Klin.Wschr. 48, 651 (1971)

Kohne, E., H.P. Kley, E. Kleihauer, H. Versmold, H. Chr. Benöhr, and G. Braunitzer: Structural and functional characteristics of Hb Tübingen: β106 (G8) Leu → Gln. FEBS Lett. 64, 443 (1976)

Steadman, J.H., A. Yates, and E.R. Huehns: Idiopathic Heinz body anaemia: Hb Bristol (β67 (E11) Val → Asp). Brit. J. Haematol. 18, 435 (1970)

Thillet, J., M. Cohen-Solal, M. Seligmann, and J. Rosa: Functional and physiochemical studies of Hemoglobin St. Louis β28 (B10) Leu → Gln. J. Clin. Invest. 58, 1098 (1976)

Wajcman, H., R. Krishnamoorthy, G. Gacon, J. Elion, C. Allard, and D. Labie: A new hemoglobin variant involving the distal histidine: Hb Bicetre (β63 (E7) His → Pro). J. Mol. Med. 1, 187 (1976)

Originalarbeiten zu HbM-Anomalien

Baine, R.M., J.M. Wright, M.H. Johnson, and C.L. Cadena: Biosynthetic evidence for instability of HbM Saskatoon. Hemoglobin 4, 201 (1980)

Glader, B.E.: Hemoglobin FM-Fort Ripley: Another lesson from the neonate. Pediatrics 63, 792 (1989)

Hayashi, A., T. Fujita, M. Fujimura, and K. Titani: A new abnormal fetal hemoglobin, HbFM-Osaka ($\alpha_2\gamma_2$63 His → Tyr). Hemoglobin 4, 447 (1980)

Hayashi, N., Y. Motokawa, G. Kikuchi: Studies on relationsship between structure and function of hemoglobin M Iwate. J. biol. Chem. 241, 79 (1966)

Hayashi, A., A. Shimizu, T. Suzuki, and Y. Yamamura: The properties of hemoglobin M. Reactivity of methemoglobin M to cyanide, azide and fluoride. Biochem. Biophys. Acta 140, 251 (1967)

Hayashi, A., A. Shimizu, Y. Yamamura, and H. Watari: Hemoglobins M: Identification of Iwate, Boston and Saskatoon variants. Science 152, 207 (1966)

Heller, P., R.D. Coleman, and V. Yakulis: Hemoglobin M Hyde Park: A new variant of abnormal methemoglobins. J. clin. Invest. 45, 1021 (1966)

Heller, P., H.G. Weinstein, V.J. Yakulis, and I.M. Rosenthal: Hemoglobin M Kankakee. Blood 20, 287 (1962)

Hörlein, H., und G. Weber: Über chronische familiäre Methämoglobinämie und eine neue Modifikation des Methämoglobins. Dtsch. med. Wschr. 73, 476 (1948)

Kohne, E., H.P. Grosse, H. Versmold, H.P. Kley, und E. Kleihauer: HbM Erlangen: $\alpha_2\beta_2^{63\ (E7)\ Tyr}$. Eine neue Mutation mit Hämolyse und Diaphorasemangel. Z. Kinderheilk. 120, 69 (1975)

Kohne, E., F.-K. Wendt, and E. Kleihauer: HbM Milwaukee in a German family. Hemoglobin 1, 759 (1977)

Nagai, M., T. Yubisui, and Y. Yoneyama: Enzymatic reduction of hemoglobins M Milwaukee-1 and M Saskatoon by NADH-cytochrome b_5 reductase and NADPH-flavin reductase purified from human erythrocytes. J. Biol. Chem. 255, 4599 (1980)

Pulsanelli, P.D., M.F. Perutz, and H.M. Ranney: Structure of Hemoglobin M Boston, a variant with a five coordinated ferric heme. Proc. Natl. Acad. Sci. USA 70, 3870 (1973)

Shibata, S., T. Miyaji, I. Iuchi, Y. Ohba, and K. Yamamoto: Hemoglobins M of the Japanese. Bull. Yamaguchi Med. Sch. 14, 141 (1967)

Stavem, P., J. Strömme, P.A. Lorkin, and H. Lehmann: Haemoglobin M Saskatoon with slight constant haemolysis, markedly increased by sulfonamides. Scand. J. Haematol. 9, 566 (1972)

Originalarbeiten zur enzymopenischen Methämoglobinämie

Abe, K., S. Kimura, R. Kizawa, F.K. Anan, and Y. Sugita: Amino acid sequences of cytochrome b_5 from human, porcine, and bovine erythrocytes and comparison with liver microsomal cytochrome b_5. J. Biochem. (Tokyo) 97, 1659 (1985)

Arnold, H., H.W. Bötcher, D. Hufnagel, and G.W. Löhr: Hereditary methemoglobinemia due to methemoglobin reductase deficiency in erythrocytes and leukocytes without neurological symptoms. Abstracts, p. 752, XVII Congress of the International Society of Hematology, Paris 1978

Bodansky, O: Methemoglobinemia and methemoglobin-producing compounds. Pharmacol. Rev. 3, 144 (1951)

Choury, D., A. Reghis, A.L. Pichard, and J.C. Kaplan: Endogenous proteolysis of membrane-bound red cell cytochrome b_5 reductase in adults and newborns: Its possible relevance to the generation of the soluble „methemoglobin reductase". Blood 61, 894 (1983)

Gacon, G., D. Lonstanlen, D. Labie, and J-C. Kaplan: Interaction between cytochrome b_5 and hemoglobin: Involvement of β66 (E10) and β95 (FG2) lysyl residues of hemoglobin. Proc. Natl. Acad. Sci USA 77, 1917 (1980)

Hegesh, E., J. Hegesh, and A. Kaftory: Congenital methemoglobinemia with a deficiency of cytochrome b_5. New. Engl. J. Med. 314, 757 (1986)

Hultquist, D.E., and P.G. Passon: Catalysis of methaemoglobin reduction by erythrocyte cytochrome b_5 and cytochrome b_5 reductase. Nature 229, 252 (1971)

Jaffé, E.R., G. Neumann, H. Rothberg, F.T. Wilson, R.M. Webster, and J.A. Wolff: Hereditary methemoglobinemia with and without mental retardation: A study of three families. Am. J. Med. 41, 42 (1966)

Junien, C., A. Leroux, D. Lostanlen, A. Reghis, J. Boue, H. Nicolas, A. Boue, and J.C. Kaplan: Prenatal diagnosis of congenital enzymopenic methaemoglobinaemia with mental retardation due to generalized cytochrome b_5 reductase deficiency: First report of two cases. Prenat. Diagn. 1, 17 (1981)

Junien, C., M. Vibert, D. Weil, N. Van-Cong, and J.C. Kaplan: Assignment of NADH-cytochrome b_5 reductase (DIA_1 locus) to human chromosome 22. Hum. Genet. 42, 233 (1978)

Kaplan, J.C., and M. Chirouze: Therapy of recessive congenital methaemoglobinaemia by oral riboflavine. Lancet 2, 1043 (1978)

Kleihauer, E.: Methode und Mechanismus des Nachweises von Methämoglobin in Erythrozyten eines Blutausstriches. Klin. Wschr. 42, 853 (1964)

Kleihauer, E., and K. Betke: Elution procedure for the demonstration of methaemoglobin in red cells of human blood smears. Nature 199, 1196 (1963)

Le Roux A., C. Junien, J.C. Kaplan, and J. Bamberger: Generalised deficiency of cytochrome b_5 reductase in congenital methaemoglobinemia with mental retardation. Nature 258, 619 (1975)

Passon, P.G., and D.E. Hultquist: Soluble cytochrome b_5 reductase from human erythrocytes. Biochim. Biophys. Acta 275, 62 (1972)

Passon, P.G., D.W. Reed, and D.E. Hultquist: Soluble cytochrome b_5 from human erythrocytes. Biochim. Biophys. Acta 275, 51 (1972)

Tanishima, K., K. Tanimoto, A. Tomoda, K. Mawatari, S. Matsukawa, Y. Yoneyama, H. Ohkuwa, and E. Takazakura: Hereditary methemoglobinemia due to cytochrome b_5 reductase deficiency in blood cells without associated neurologic and mental disorders. Blood 66, 1288 (1985)

Versmold, H., E. Kohne, E. Kleihauer und K. Riegel: Die Sauerstofftransportfunktion des Blutes bei hereditärer Methämoglobinämie. Die Rolle des 2,3 Diphosphoglycerats. Mschr. Kinderheilk. 121, 397 (1973)

Worster-Drought, C., J.C. White, and F. Sargent: Familial idiopathic methaemoglobinaemia associated with mental deficiency and neurological abnormalities. Br. Med. J. 2, 114 (1953)

Yubisui, T., T. Miyata, S. Iwanaga, M. Tamura, and M. Takeshita: Complete amino acid sequence of NADH-cytochrome b_5 reductase purified from human erythrocytes. J. Biochem. (Tokyo) 99, 407 (1986)

Yubisui, T., M. Takeshita, and Y. Yoneyama: Reduction of methemoglobin through flavin at the physiological concentration by NADPH-flavin reductase of human erythrocytes. J. Biochem. (Tokyo) 87, 1715 (1980)

Übersichts- und Originalarbeiten zu toxischen Methämoglobinämien

Betke, K.: Methämoglobinämien. In Opitz, H., und F. Schmidt (Hrsg): Handbuch der Kinderheilkunde, Bd. VI, p. 870. Springer, Berlin-Heidelberg-New York 1967

Kleihauer, E.: Hämatologie. Physiologie, Pathologie, Klinik, p. 180. Springer, Berlin-Heidelberg-New York 1978

Originalarbeiten zur Sulfhämoglobinämie

Finch, C.A.: Methemoglobinemia and sulfhemoglobinemia. New Engl. J. Med. 39, 470 (1948)

Miller, A.A.: Congenital sulfhemoglobinemia. J. Pediatr. 51, 223 (1957)

Park, C.M.: Sulfhemoglobinemia: Clinical and molecular aspects. New Engl. J. Med. 310, 1579 (1984)

13 Thalassämiesyndrome – Allgemeine Aspekte

Monographien/Übersichtsarbeiten

Adams, J.G. III., and M.B. Coleman: Structural hemoglobin variants that produce the phenotype of thalassemia. Semin. Hematol. 27, 229 (1990)

Bunn, H.F., and B.G. Forget: Hemoglobin: Molecular, Genetic and Clinical Aspects. W.B. Saunders, Philadelphia 1986

Honig, G.R., and J.G. Adams III: Human Hemoglobin Genetics. Springer-Verlag, Wien New York 1986

Kazazian, H.: The thalassemia syndromes: molecular basis and prenatal diagnosis 1990. Semin. Hematol. 27, 209 (1990)

Kulozik, A.E.: β-thalassaemia: molecular pathogenesis and clinical variability. Review. Eur. J. Pediatr. 151, 78 (1992)

Kulozik, A.E.: β-Thalassämie-Grundlagen, derzeitige Therapieempfehlungen und Perspektiven. In Kleihauer, E. u. A.E. Kulozik (edits) Pädiatrische Hämatologie, Beiheft Zeitschrift Klinische Pädiatrie, P. 30, Bd. 100, Enke Stuttgart 1994

Modell, B., and V. Berdoukas: Clinical Approach to Thalassaemia. Grune & Stratton, New York 1984

Weatherall, D.J., and J.B. Clegg: The Thalassaemia Syndromes. 3rd Edit. Blackwell, Oxford 1981

Thein, P.L.: Dominant β thalassaemia: molecular basis and pathophysiology. Annotation. Brit. J. Hemat. 80, 273 (1992)

14 α-Thalassämien

Monographien/Übersichtsarbeiten

Adams, J.G. III, and M.B. Coleman: Structural hemoglobin variants that produce phenotype of thalassaemia. Semin. Hematol. 27, 229 (1990)

Bunn, H.F., and B.G. Forget: Hemoglobin: Molecular, Genetic and Clinical Aspects. W.B. Saunders, Philadelphia 1986

Fucharoen, S., V. Thonglairuam, and P. Winichagoon: Hematologic changes in α-thalassemia. Amer. J. Clin. Path. 90, 193 (1988)

Higgs, D.R., M.A. Vickers, A.O.M. Wilkie, I.-M. Pretorius, A.P. Jarman, and D.J. Weatherall: A review of the molecular genetics of the human α-globin gene cluster. Blood 73, 1081 (1989)

Kazazian, H.: The thalassemia syndromes: molecular basis and prenatal diagnosis 1990. Semin. Hematol. 27, 209 (1990)

Lehmann, H., and R.W. Carrell: Nomenclature of the α-thalassaemias. Lancet 1, 552 (1984)

Liebhaber, S.A.: α-thalassemia. Hemoglobin 13, 685 (1989)

Wasi, P., S. Na-Nakorn, and S. Pootrakul: The α-thalassaemias. Clin. Haematol. 3, 383 (1974)

WHO: Hereditary Anaemias: alpha thalassaemia. Unpublished WHO document HDP/WG/HA/87.5.
WHO, Geneva 1990

Originalarbeiten

Genetik

Bowden, D.K., A.V.S. Hill, D.R. Higgs, S.J. Oppenheimer, D.J. Weatherall, and J.B. Clegg: Different hematologic phenotypes are associated with leftward ($-\alpha^{4.2}$) and rightward ($-\alpha^{3.7}$) α^+-thalassemia delations. J. Clin. Invest. 79, 39 (1987)

Buckle, V.J., D.R. Higgs, A.0.M. Wilkie, M. Super, and D.J. Weatherall: Localisation of human α-globin to 16 p 13.3-pter. J. Med. Gent. 25, 847 (1988)

Chui, D.H.K., S.C. Wong, S.W. Chung, M. Patterson, S. Bhargava, and M.C. Poon: Embryonic-ζ-globin chains in adults: A marker for α-thalassemia-1 haplotype due to a > 17,5-kb deletion. New Engl. J. Med. 314, 76 (1986)

Embury, S.H., J.A. Miller, A.M. Dozy, Y.W. Kan, V. Chan, and D. Todd: Two different molecular organizations account for the single α-globin gene of the α-thalassemia-2 genotype. J. Clin. Invest. 66, 1319 (1980)

Embury, S.H.: The different types of α-thalassemia-2: Genetic aspects. Hemoglobin 12, 445 (1988)

Higgs, D.R., J.M. Old, J.B. Clegg, L. Pressley, D.M. Hunt, D.J. Weatherall, and G.R. Serjeant: Negro α-thalassaemia is caused by deletion of a single α-globin gene. Lancet 2, 272 (1979)

Lauer, J., C.-K.J. Shen, and T. Maniatis: The chromosomal arrangement of human α-like globin genes: Sequence homology and α-globin gene deletions. Cell 20, 119 (1980)

Liebhaber, S.A., F.E. Cash, and S.K. Ballas: Human α globin gene expression. The dominant role of the α2 locus in mRNA and protein synthesis. J. Biol. Chem. 261, 15 (1986)

Liebhaber, S.A., F.E. Cash, and D.M. Main: Compensatory increase in α1-globin gene expression in individuals heterozygous for the α-thalassaemia-2 deletion. J. Clin. Invest. 76, 1957 (1985)

Orkin, S.H., and A. Michelson: Partial deletion of the α-globin structural gene in human α-thalassaemia. Nature 286, 538 (1980)

Ottolenghi, S., W.G. Lanyon, J. Paul, R. Williamson, D.J. Weatherall, J. B. Clegg, J. Pritchard, and S. Pootrakul: The severe form of α-thalassaemia is caused by a haemoglobin gene deletion. Nature 251, 389 (1974)

Trent, R.J., P.E. Brock, J. Yakas, and H. Kronenberg: The molecular and hematological heterogeneity of alpha thalassemia. Aust. NZ. J. Med. 14, 660 (1984)

Wasi, P.: Is the human globin α-chain locus duplicated? Brit. J. Haemat. 24, 267 (1973)

Winichagoon, P., D.R. Higgs, S.E.Y. Goodbourn, J.B. Clegg, D.J. Weatherall, and P. Wasi: The molecular basis of α-thalassemia in Thailand. EMBOJ 3, 1813 (1984)

Thalassämische α-Anomalien/Kopplungsvarianten

Adams, J.G. III., and M.B. Coleman: Structural hemoglobin variants that produce the phenotype of thalassemia. Semin. Hematol. 27, 229 (1990)

Adams, J.G. III., W.P. Winter, D.L. Rucknagel, and H.H. Spencer: Biosynthesis of hemoglobin Ann Arbor: Evidence for catabolic and feedback regulation. Science 176, 1427 (1972)

Bowden, D.K., L. Pressley, D.R. Higgs, J.B. Clegg, and D.J. Weatherall: α-globin gene deletions associated with HbJ Tongariki. Brit. J. Haematol. 51, 243 (1982)

Giglioni, B., P. Comi, R. Taramelli, S. Ottolenghi, M.A. Ciocca-Vasino, C. Ane, M.D. Capellini, and A.M. Gianni: Organization of α-globin genes in Hb Hasharon (α47 asp → his) carriers. Blood 56, 1145 (1980)

Goossens, M., K.Y. Lee, S.A. Liebhaber, and Y.W. Kan: Globin structural mutant $\alpha^{125\ \mathrm{Leu}\rightarrow\mathrm{Pro}}$: A novel cause of α thalassemia. Nature 296, 537 (1982)

Harkness, M., D.R. Harkness, F. Kutlar, A. Kutlar, J.B. Wilson, B.B. Webber, J.F. Codrington, and T.H.J. Huisman: Hb Sun Prairie or $\alpha_2$130 (H13) Ala → Pro β_2, a new unstable variant occurring in low quantities. Hemoglobin 14, 479 (1990)

Higgs, D.R., D.M. Hunt, H.C. Drysdale, J.B. Clegg, L. Pressley, and D.J. Weatherall: The genetic basis of HbQ-H disease. Brit. J. Haematol. 46, 387 (1980)

Honig, G.R., M. Shamsuddin, R.G. Mason, L.N. Vida, L.M. Tremaine, G.E. Tarr, and N.T. Shahidi: Hemoglobin Nigeria (α-81 Ser → Cys): A new variant associated with α-thalassemia. Blood 55, 131 (1980)

Honig, G.R., M. Shamsuddin, L.N. Vida, M. Mompoint, E. Valcourt, L. Bowie, E.C. Jones, P.A. Powers, R.A. Spritz, M. Guis, S.H. Embury, J. Conboy, Y.W. Kan, W.C. Mentzer, S.C. Weil, R.K. Hirata, J. Waloch, J.F. O'Riordan, and T.K. Goldstick: Hb Evanston (α14 trp → arg): An unstable α-chain variant expressed as α-thalassemia. J. Clin. Invest. 73, 1740 (1984)

Honig, G.R., M. Shamsuddin, R. Zaizov, M. Steinherz, I. Solar, and C. Kirschmann: Hemoglobin Petah Tikva (α110 Ala → Asp): A new unstable variant with α-thalassemia-like expression. Blood 57, 705 (1981)

Liang, S., X-J. Wen, and W-X. Lin: Detection of Hb Quong Sze mutation in a Chinese family by selective amplification of the α2-globin gene and restriction map analysis with Msp I. Hemoglobin 15, 535 (1991)

Liebhaber, S.A., and Y.W. Kan: α-thalassemia caused by an unstable α-globin mutant. J. Clin. Invest. 71, 461 (1983)

Sancar, G.B., B. Tatsis, M.M. Cedeno, and R.F. Rieder: Proportion of hemoglobin G Philadelphia ($\alpha_2^{68\ \mathrm{Asn}\rightarrow\mathrm{Lys}}\beta_2$) in heterozygotes is determined by α-globin deletions. Proc. Natl. Acad. Sci. USA 77, 6874 (1980)

Sanguansermsri, T., S. Matragoon, L. Changloah, and G. Flatz: Hemoglobin Suan-Dog ($\alpha_2$109 (G16) leu → arg β_2): An unstable variant associated with α-thalassemia. Hemoglobin 3, 161 (1979)

Schneider, R.G., B. Brimhall, R.T. Jones, R. Bryant, C.B. Mitchell, and A.I. Goldberg: Hb Fort Worth: α27 Glu → Gly (B8), a variant present in unusually low concentration. Biochim. Biophys. Acta 243, 164 (1975)

HbH-Krankheit

Chan, V., T.K. Chan, and D. Todd: Different forms of HbH disease in Chinese. Hemoglobin 12, 499 (1988)

Galanello, R., M. Pirastu, M.A. Melis, E. Paglietti, P. Moi, and A. Cao: Phenotype-genotype correlation in haemoglobin H disease in childhood. J. Med. Genet. 20, 425 (1983)

Gonzales-Redondo, J.M., J.C. Diaz-Chico, J.J. Malcorra-Azpiazu, M.I. Balda-Aguirre, and T.H.J. Huisman: Characterization of a newly discovered α-thalassaemia-1 in two Spanish patients with HbH disease. Brit. J. Haematol. 70, 459 (1988)

Henni, T., F. Morle, B. Lopez, R. Colanna, and J. Godet: α-thalassemia haplotypes in the Algerien population. Hum. Genet. 75, 272 (1987)

Higgs, D.R., L. Pressley, B. Altridge, J.B. Clegg, D.J. Weatherall, A. Cao, M.G. Hadjiminas, C. Kattamis, A. Metaxatou-Mavromati, E.A. Rachmilewitz, and T. Sophocleous: Genetic and molecular diversity in nondeletion HbH disease. Proc. Natl. Acad. Sci USA 78, 5833 (1981)

Jones, R.T., W.A. Schroeder, J.E. Balog, and J.R. Vinograd: Gross structure of hemoglobin H. (Letter). J. Am. Chem. Soc. 81, 3161 (1959)

Kan, Y.W., A. Dozy, H.E. Varmus, J.M. Taylor, J.P. Holland, L.E. Lie-Inzo, J. Ganesan, and D. Todd: Deletion of α-globin genes in haemoglobin-H disease demonstrates multiple α-globin structural loci. Nature 255, 255 (1975)

Kattamis, C., E. Kanavakis, S. Tzotzos, J. Synodinos, and A. Metaxotou-Maurommati: Correlation of clinical phenotype to genotype in haemoglobin H disease. Lancet 1, 442 (1988)

Lehmann, H., and R.W. Carrell: Difference between α- and β-chain mutants of human haemoglobin and between α- and β-thalassaemia. Possible duplication of the α-chain gene. Brit. Med. J. 4, 750 (1968)

Orkin, S.H., J. Old, H. Lazarus, C. Altay, A. Gurgey, D.J. Weatherall, and D.G. Nathan: The molecular basis of α-thalassemias: Frequent occurence of dysfunctional α-loci among non-Asian with HbH disease. Cell 17, 33 (1979)

Philipps, J.A., T.A. Vik, A.F. Scott, K.E. Young, H.H. Kazazian, K.D. Smith, V.F. Fairbanks, and H.M. Koenig: Unequal crossing-

over: A common basis of single α-globin genes in Asians and American blacks with hemoglobin-H disease. Blood 55, 1066 (1980)
Pressley, L., D.R. Higgs, J.B. Clegg, R.P. Perrine, M.E. Pembrey, and D.J. Weatherall: A new genetic basis for hemoglobin-H disease. New Engl. J. Med. 303, 883 (1980)
Sancar, G.B., M.M. Cedeno, and R.F. Rieder: Rapid destruction of newly synthesized excess β-globin chains in HbH disease. Blood 57, 967 (1981)
Thein, S.L., R.B. Wallace, L. Pressley, J.B. Clegg, D.J. Weatherall, and D.R. Higgs: The polyadenylation site mutation in the α-globin gene cluster. Blood 71, 313 (1988)
Tso, S.C., T.K. Chan, and D. Todd: Venous thrombosis in haemoglobin H disease after splenectomy. Aust. New Zealand J. Med. 12, 635 (1982)
Tso, S.C., T.T. Loh, and D. Todd: Iron overload in patients with haemoglobin H disease. Scand. J. Haematol. 32, 391 (1984)
Wasi, P., S. Na-Nakorn, and A. Suingdumrong: Haemoglobin H disease in Thailand: a genetical study. Nature 204, 907 (1964)
Whitelaw, E., J. Pagnier, G. Verdier, T. Henni, J. Godet, and R. Williamson: Mapping of α-Globingenes in an Algerien HbH patient and his family. Blood 55, 511 (1980)

Erworbene HbH-Krankheit, HbH-Krankheit und mentale Retardierung

Anagnou, N.P., T.J. Ley, B. Chesbro, G. Whright, C. Kitchens, S. Liebhaber, A.W. Nienhuis, and A.B. Deisseroth: Acquired α-thalassemia in preleukemia is due to decreased expression of all four α-globin genes. Proc. Natl. Acad. Sci. USA 80, 6051 (1983)
Bowcock, A.M., S. van Tonder, and T. Jenkins: The haemoglobin H disease mental retardation syndrome: molecular studies on the South African case. Brit. J. Haematol. 56, 69 (1984)
Cole, T.R.P., A. May, and H.E. Hughes: a thalassaemia/mental retardation syndrome (non-deletional type): report of a family supporting X linked inheritance. J. Med. Genet. 28, 734 (1991)
Donnai, D., J. Clayton-Smith, R.J. Gibbons, and D.R. Higgs: The non-deletion α thalassaemia/mental retardation syndrome: further support for X linkage. J. Med. Genet. 28, 742 (1991)
Gibbons, R.J., A.O.M. Wilkie, D.J. Weatherall, and D.R. Higgs: A newly defined X linked mental retardation syndrome associated with α thalassaemia. (Review article). J. Med. Genet. 28, 729 (1991)
Hamilton, R.W., E. Schwartz, J. Atwater, and A.J. Erslev: Acquired hemoglobin H disease. New Engl. J. Med. 285, 1217 (1971)
Higgs, D.R., W.G. Wood, C. Barton, and D.J. Weatherall: Clinical features and molecular analysis of acquired HbH disease. Amer. J. Med. 75, 181 (1983)
Hjelle, B., S. Charache, and J.A. Philipps III: Hemoglobin H disease and multiple congenital anomalies in a child of northern European origin. Amer. J. Hematol. 13, 319 (1982)
Old, J., J. Longley, W.G. Wood, J.B. Clegg, and D.J. Weatherall: Molecular basis for acquired haemoglobin H disease. Nature 269, 524 (1977)
Rönisch, P., und E. Kleihauer: Alpha-Thalassämie mit HbH und Hb Bart's in einer deutschen Familie. Klin. Wschr. 45, 23 (1967)
Weatherall, D.J., D.R. Higgs, C. Bunch, J.B. Old, D.M. Hunt, L. Pressley, J.B. Clegg, N.C. Bethlenfalvay, S. Sjölin, R.D. Koler, E. Magenis, J.L. Francis, and D. Bebbington: Haemoglobin H disease and mental retardation. A new syndrome or a remarkable coincidence? New Engl. J. Med. 305, 607 (1981)
Weatherall, D.J., D.R. Higgs, J.R. Clegg, and W.G. Wood: The significance of haemoglobin H in patients with mental retardation or myeloproliferative disease (Annotation). Brit. J. Haematol. 52, 351 (1982)

Hb Bart's hydrops fetalis

Anand, A., E.S. Gray, T. Brown, J.P. Clewley, and B. J. Cohen: Human parvovirus infection in pregnancy and hydrops fetalis. New Engl. J. Med. 316, 183 (1987)
Beaudry, M.A., D.J. Ferguson, D.J. Pearse, R.A. Yanofsky, E.M. Rubin, and Y.W. Kan: Survival of a hydropic infant with homozygous α thalassaemia-1. J. Pediatr. 108, 713 (1986)
Biandu, D.W., E.C. Beyer, A.R. Stark, D. Saffan, B.P. Sachs, and L. Wolfe: Normal long-term survival with α-thalassemia. J. Pediatr. 108, 716 (1986)
Giacoia, G.P.: Hydrops fetalis (fetal edema). A survey. Clin. Pediatr. 19, 334 (1980)
Gouttas, A., P. Fessas, H. Tsevrenis et E. Xefteri: Description d'une nouvelle variété d'hémolytique congenitale (Etude hématologique, électrophoretique et génétique). Sang 26, 911 (1955)
Hutchinson, A.A., J.H. Drew, V.Y.H. Yu, M.L. Williams, D.W. Fortune, and N.A. Beischer: Nonimmunologic hydrops fetalis: A review of 61 cases. Obstetrics & Gynecology 59, 347 (1982)
Isarangkura, P., P. Siripoonya, S. Fucharoen, and P. Hathirat: Hemoglobin Bart's disease without hydrops manifestation. In Fucharoen, S., P.T. Rowley, and N.W. Paul (eds.): Thalassemia: Pathophysiology and Management, pp. 333-335, Birth Defects. Alan R. Liss, Inc., New York 1988
Kattamis, C., A. Metaxotou-Mavromati, E. Tsiarta, C. Metaxatou, P. Wasi, W.G. Wood, L. Pressley, D.R. Higgs, J.B. Clegg, and D.J. Weatherall: Haemoglobin Bart's hydrops syndrome in Greece. Brit. Med. J. 269, 268 (1980)
Kutlar, F., A.L. Reese, Y.E. Hsia, K.M. Kleman, and T.H.J. Huisman: The types of hemoglobins and globin chains in hydrops fetalis. Hemoglobin 13, 671 (1989)
Lam, T.-K., v. Chan, T.-F. Fok, C.-K. Li, and C.-S. Feng: Long-term survival of a baby with homozygous alpha-thalassemia-1. Acta Haematol. 88, 198 (1992)
Liang, S.T., V.C.W. Wong, W.W.K. So, H.K. Ma, V. Chan, and D. Todd: Homozygous α thalassaemia: clinical presentation, diagnosis and management. A review of 46 cases. Brit. J. Obstet. Gynaecol. 92, 680 (1985)
Lie-Injo, L.E.: Alpha-chain thalassemia and hydrops fetalis in Malaya: report of five cases. Blood 20, 581 (1962)
Lie-Injo, L.E., and J.B. Hie: A fast-moving haemoglobin in hydrops fetalis. Nature 185, 698 (1960)
Machin, G.A.: Differential diagnosis of hydrops fetalis. Amer. J. Med. Genet. 9, 341 (1981)
Minnich, V., S. Na-Nakorn, S. Chongchareonsuk, and S. Kochaseni: Mediterranean anemia: A study of thirty-two cases in Thailand. Blood 9, 1 (1954)
Petrou, M., M. Brugiatelli, J. Old, P. Hurley, R.H.T. Ward, K.P. Wong, C. Rodeck, and B. Modell: Alpha thalassaemia hydrops fetalis in the UK: the importance of screening pregnant women of Chinese, other South East Asian and Mediterranean extraction for alpha thalassaemia trait. Brit. J. Obstet. Gynaecol. 99, 985 (1992)
Pootrakul, S., P. Wasi, and S. Na-Nakorn: Haemoglobin Bart's hydrops fetalis in Thailand. Ann. Hum. Genet. 30, 293 (1967)

Ravindranath, Y., D.E. Paglia, I. Warrier, W. Valentine, M. Nakatani, and R.A. Brockway: Glucose phosphate isomerase deficiency as a cause of hydrops fetalis. New Engl. J. Med. 316, 258 (1987)

Rigas, D.A., R.D. Koler, and E.E. Osgood: New hemoglobin possessing a higher electrophoretic mobility than normal adult hemoglobin. Science 121, 372 (1955)

Taylor, J.M., A. Dozy, Y.W. Kan, H.E. Varmus, L.E. Lie-Injo, J. Ganesan, and D. Todd: Genetic lesion in homozygous α-thalassaemia (hydrops fetalis). Nature 251, 392 (1974)

Turkel, S.B.: Conditions associated with non-immune hydrops fetalis. Clin. Perinatol. 9, 613 (1982)

Weatherall, D.J., J.B. Clegg, and W.H. Boon: The haemoglobin constitution of infants with the haemoglobin Bart's hydrops foetalis syndrome. Brit. J. Haematol. 18, 357 (1970)

Diagnostische Bedeutung von Hb Bart's

Galanello, R., L. Maccioni, R. Ruggeri, L. Perseu, and A. Cao: α-thalassemia in Sardinian newborn. Brit. J. Haematol. 58, 361 (1984)

Henni, T., D. Badur, P. Tabone, P. Jurdic, J. Godet, and P. Colonna: Hemoglobin Bart's in Northern Algeria. Acta haemat. 65, 240 (1981)

Higgs, D.R., L. Pressley, J.B. Clegg, D.J. Weatherall, and G. Serjeant: Detection of α-thalassaemia in Negro infants. Brit. J. Haematol. 46, 39 (1980)

Hunt, J.A., and H. Lehmann: Abnormal human haemoglobins. Haemoglobin „Bart's": A fetal haemoglobin without α-chains. Nature 184, 872 (1959)

Lie-Injo, L.E., A. Solai, A.R. Herrera, L. Nicolaisen, Y.W. Kan, W.P. Wan, and K. Hasan: Hb Bart's level in cord blood and deletions of α-globin genes. Blood 59, 370 (1982)

Maccioni, L., R. Galanello, R. Ruggeri, R. Puddu, D. Rosatelli, A. Marras, S. Chiappe, A. Macciotta, and A. Cao: α-thalassemia in premature newborns. Pediat. Res. 20, 1077 (1986)

Ohene-Frempong, K., E. Rappaport, J. Atwater, E. Schwartz, and S. Surrey: α-gene deletions in black newborn infants with Hb Bart's. Blood 55, 931 (1980)

Pembrey, M.E., D.J. Weatherall, J.B. Clegg, C. Bunch, and R.P. Perrine: Haemoglobin Bart's in Saudia Arabia. Brit. J. Haematol. 29, 221 (1975)

Piliszek, T.S.: Hb Bart's and its significance in the South African negro. Acta Haemat. 61, 33 (1979)

Pootrakul, S., V. Muang-sup, S. Fucharoen, and P. Wasi: Cord blood study on α-thalassemia and haemoglobin E. Amer. J. Med. Genet. 29, 49 (1988)

Pootrakul, S., P. Wasi, and S. Na-Nakorn: Studies on haemoglobin Bart's (Hb γ_4) in Thailand: the incidence and the mechanism of occurrence in cord blood. Am. Hum. Genet. 35, 149 (1967)

Ringelhann, B.: Haemoglobin Bart's and α-thalassaemia in African children. Acta Haemat. 65, 142 (1981)

Hb-Constant-Spring-Syndrom

Clegg, J.B., D.J. Weatherall, I. Contopolou-Griva, K. Caroutsos, P. Poungouras, and H. Tsevrenis: Haemoglobin Icaria, a new chain-termination mutant which causes α thalassaemia. Nature 251, 245 (1974)

Clegg, J.B., D.J. Weatherall, and P.F. Milner: Haemoglobin Constant Spring – α chain-termination mutant? Nature 234, 337 (1971)

DeJong, W.W., P.M. Khand, and L.F. Bernini: Hemoglobin Koya Dora: High Frequency of a chain termination mutant. Amer. J. Hum. Genet. 27, 81 (1975)

Hsia, Y.E., L.J. Shapiro, C.A. Ford, J.A. Hunt, and N.S.P. Ching: Molecular screening for haemoglobin Constant Spring. Lancet 1, 988 (1989)

Hunt, D.M., D.R. Higgs, P. Winichagoon, J.B. Clegg, and D.J. Weatherall: Haemoglobin Constant Spring has an unstable alpha chain messenger RNA. Brit. J. Haematol. 51, 405 (1982)

Kan, Y.W., D. Todd, and A.M. Dozy: Hemoglobin Constant Spring synthesis in red cell precursors. Brit. J. Haematol. 28, 103 (1974)

Laig, M., M. Pape, J. Hundrieser, G. Flatz, T. Sanguansermsri, R. Deka, P. Yongvanit, and N. Mularle: The distribution of the Hb Constant Spring gene in Southeast Asian population. Hum. Genet. 84, 188 (1990)

Lie-Injo, L.E., J. Ganesan, and C.G. Lopez: The clinical, hematological, and biochemical expression of hemoglobin Constant Spring and its distribution. In Diagnostic Aspects. R.M. Schmidt (ed): Abnormal Haemoglobins and Thalassaemias. p.275. Academic Press, New York 1975

Lie-Injo, L.E., J. Ganesan, J.B. Clegg, and D.J. Weatherall: Homozygous state for Hb Constant Spring (slow-moving HbX components). Blood 43, 251 (1974)

Pongsamart, S., S. Pootrakul, P. Wasi, and S. Na-Nakorn: Hemoglobin Constant Spring: Hemoglobin synthesis in heterozygous and homozygous states. Biochem. Biophys. Res. Comm. 64, 681 (1975)

Pootrakul, P., P. Winichagoon, S. Fucharoen, S. Pravatmuang, A. Piankijagum, and P. Wasi: Homozygous haemoglobin Constant Spring: A need for revision of concept. Hum. Genet. 59, 250 (1981)

Quin, W.B., T.L. Ju, X.L. Yue, X.L. Yan, L.Y. Quin, J.B. Zhao, and C.B. Chen: Hemoglobin Constant Spring in China. Hemoglobin 9, 69 (1985)

Thonglairoam, V., P. Winichagoon, S. Fucharoen, V.S. Tanphaichito, P. Pung-amritt, S.H. Emburg, and P. Wasi: Hemoglobin Constant Spring in Bangkok: Molecular screening by selective enzymatic amplification of the α2-globin gene. Amer. J. Hematol. 38, 277 (1991)

Interaktionsformen/Multiplikation der α-Globingene

(siehe auch Kapitel 5, 8, 17 und 18)

Altay, C., B. Say, S. Yetgin, and T.H.J. Huisman: α-thalassemia and β-thalassemia in a Turkish family. Amer. J. Hematol. 2, 1 (1977)

Bate, C.M., and G. Humphries: Alpha-beta thalassaemia. Lancet 1, 1031 (1977)

Beutler, E., E. Turner, and W. Kuhl: The effect of α-thalassemia on the expression of the β-thalassemia/HPFH heterozygote in a black family. Concise Report. Blood 57, 1132 (1981)

Fucharoen, S., P. Winichagoon, and V. Tonglairuam: β-thalassemia associated with α-thalassemia in Thailand. Hemoglobin 12, 581 (1988)

Gu, Y.C., H. Landman, and T.H.J. Huisman: Two different quadruplicated α globin gene arrangements. Brit. J. Haematol. 66, 245 (1987)

Kanavakis, E., J.S. Wainscoat, W.G. Wood, D.J. Weatherall, A.Cao, M. Furbetta, R. Galanello, D. Georgiou, and T. Sophocleous: The interaction of α thalassaemia with heterozygous β thalassaemia. Brit. J. Haematol. 52, 465 (1982)

Kulozik, A.E., B.C. Kar, G.R. Serjeant, B.E. Serjeant, and D.J. Weatherall: The molecular basis of α thalassemia in India. Its interactions with the sickle cell gene. Blood 75, 467 (1988)

Matthay, K.K., W.C. Mentzer, A.M. Dozy, Y.W. Kan, and D.F. Bainton: Modification of hemoglobin H disease by sickle trait. J. Clin. Invest. 64, 1024 (1979)

Melis, M.A., M. Pirastu, R. Galanello, M. Furbetta, T. Tuveri, and A. Cao: Phenotypic effect of heterozygous α and β-zero thalassemia interaction. Blood 62, 226 (1983)

Sancar, G.B., B. Tatsis, M.M. Cedendo, and R.F. Rieder: Proportion of hemoglobin G Philadelphia ($\alpha_2^{68\ Asn \rightarrow Lys}\beta_2$) in heterozygotes is determined by α-globin gene deletions. Proc. Natl. Acad. Sci. USA 77, 6874 (1980)

Trent, R.J., D.R. Higgs, J.B. Clegg, and D.J. Weatherall: A new triplicated α-globin gene arrangement in man. Brit. J. Haematol. 49, 149 (1981)

Weatherall, D.J., L. Pressley, W.G. Wood, D.Higgs, J.B. Clegg, and J. Waiscoat: The molecular genetics and interactions of the α and β thalassaemias. In Weatherall D.J., G. Fiorelli, and S. Gorini (eds.): Advances in Red Cell Biology, pp. 177-189. Raven Press, New York 1982

Wong, S.C., and M.A.M. Ali: Hemoglobin E disease: hematological, analytical, and biosynthetic studies in homozygotes and double heterozygotes for α-thalassemia. Amer. J. Hematol. 13, 15 (1982)

Populationsgenetik

Baysal, E., M. Kleanthous, G. Bozkurt, A. Kyrri, E. Kalogirou, M. Angastiniotis, P. Ioannou, and T.H.J. Huisman: α-thalassaemia in the population of Cyprus. Brit. J. Haematol. 89, 496 (1995)

Flint, J., A.V.S. Hill, D.K. Bowden, S.J. Oppenheimer, P.R. Sill, S.W. Serjeantson, J. Bana-Koiri, K. Bhatia, M.P. Alpers, A.J. Boyce, D.J. Weatherall, and J.B. Clegg: High frequencies of α-thalassaemia are the result of natural selection by malaria. Nature 321, 744 (1986)

Flint, J., A.V.S. Hill, D.J. Weatherall, and D.R. Higgs: α-globin genotypes in two north European populations. Brit. J. Haematol. 63, 796 (1986)

Fucharoen, S., and P. Winichagoon: Hemoglobinopathies in Southeast Asia. Hemoglobin 11, 65 (1987)

Higgs, D.R., H. Ayyub, J.B. Clegg, A.V.S. Hill, R.D. Nicholls, H. Teal, J.S. Wainscoat, and D.J. Weatherall: α-thalassaemia in British people. Brit. Med. J. 290, 1303 (1985)

Hill, A.V.S., B. Gentile, J.M. Bonnardot, A.J. Roux, D.J. Weatherall, and J.B.Clegg: Polynesian origins and affinities: globin gene variants in Eastern Polynesia. Amer. J. Hum. Genet. 621, 99 (1987)

Horst, J., E.U. Griese, E. Kleihauer, and E. Kohne: α-globin gene deletion causes α-thalassemia syndromes in two German families. Hum. Genet. 68, 260 (1984)

Kan, Y.W., A.M. Dozy, G. Stamatoyannopoulos, M.G. Hadjiminas, Z. Zachariades, M. Furbetta, and A. Cao: Molecular basis of Hemoglobin-H disease in the Mediterranean population. Concise report. Blood 54, 1434 (1979)

Kleihauer, E.; H. Heimpel, W. Schröter, W. Tillmann und P. Rönisch: Die Alpha-Thalassämie. Hämatologie und Bluttransfusion 8, 53 (1969)

Livingstone, F.B.: Frequencies of Hemoglobin Variants. Oxford University Press, New York 1985

Mathew, C.G.P., J. Rousseau, J.S. Rees, and E. Harley: The molecular basis of alpha thalassaemia in a South African population. Brit. J. Haematol. 55, 103 (1983)

Na-Nakorn, S., and P. Wasi: Alpha-thalassemia in northern Thailand. Amer. Soc. Hum. Genet. 22, 645 (1970)

Oppenheimer, S.J., D.R. Higgs, D.J. Weatherall, J. Barker, and R.A. Spark: α-thalassaemia in Papua New Guinea. Lancet 1, 424 (1984)

Phillips, J.A., A.F. Scott, K.D. Smith, K.E. Young, K.L. Lightbody, R.M. Jiji, and H.H. Kazazian, jr.: A molecular basis for hemoglobin-H disease in American blacks. Concise report. Blood 54, 1439 (1979)

Sonati, M.F., S.B. Farah, A.S. Ramalho, and F.F. Costa: High prevalance of α-thalassemia in a black population of Brazil. Hemoglobin 15, 309 (1991)

Wasi, P., S. Na-Nakorn, S. Pootrakul, M. Sookanek, P. Disthasongchan, M. Pornpatkul, and V. Panich: Alpha-and beta-thalassemia in Thailand. Ann. N.Y. Acad. Sci. 165, 60 (1969)

15 β-Thalassämien

Monographien/Übersichtsarbeiten

Bunn, H.F., and B.G. Forget: Hemoglobin: Molecular, Genetic and Clinical Aspects. W.B. Saunders, Philadelphia 1986

Fucharoen, S., P.T. Rowley, and N.W. Paul (eds): Thalassemia: Pathophysiology and Management, Part A. In: Birth Defects, Original Article Series, Vol. 23, Number 5 A and 5 B, 1987. Alan R. Liss, Inc., New York 1988

Honig, G.R., and J.G. Adams III: Human Hemoglobin Genetics. Springer-Verlag, Wien New York 1986

Huisman, T.H.J.: The β- and δ-thalassemia repository. Hemoglobin 17, 479 (1993)

Huisman, T.H.J., and J.H.P. Jonxis: The Hemoglobinopathies. Techniques of Identification. In: Clinical and Biochemical Analysis, Vol.6. Marcel Dekker, Inc., New York and Basel 1977

Kazazian, H.: The thalassemia syndromes: Molecular basis and prenatal diagnosis 1990. Semin. Hematol. 27, 209 (1990)

Kulozik, A.E.: β-Thalassämie: Molekulare Pathogenese und klinische Variabilität. Klin. Pädiatr. 203, 276 (1991)

Kulozik A.E.: β-thalassaemia: molecular pathogenesis and clinical variability. Review. Eur. J. Pediatr. 151, 78 (1992)

Kulozik, A.E.: β-Thalassämie-Grundlagen, derzeitige Therapieempfehlungen und Perspektiven. In Kleihauer, E. u. A.E. Kulozik (edits) Pädiatrische Hämatologie, Beiheft Zeitschrift Klinische Pädiatrie, P. 30, Bd. 100, Enke Stuttgart 1994

Modell, B., and V. Berdoukas: Clinical Approach to Thalassaemia. Grune & Stratton, New York 1984

Weatherall, D.J., and J.B. Clegg: The Thalassaemia Syndromes. 3rd. Edit. Blackwell, Oxford 1981

Weatherall, D.J., J.B. Clegg, D.R. Higgs, and W.G. Wood: The hemoglobinopathies, In Scriver, C.R., A.L. Beaudet, W.S. Sly, and D. Valle (eds.): The Metabolic Basis of Inherited Disease. (6th.ed.)., pp. 2281-2339. McGraw-Hill, New York 1989

Geographische Verteilung/Populationsgenetik

Cao, A., M. Gossens, and M. Pirastu: b-thalassaemia mutations in mediterranean populations. Annotation. Brit. J. Haematol. 75, 309 (1989)

Efremov, G.D.: Hemoglobinopathies in Yugoslavia: an update. Hemoglobin 16, 535 (1992)

Eliakim, R., and A.E. Rachmilewitz: Hemoglobinopathies in Israel. Hemoglobin 7, 479 (1983)

Gonzalez-Redondo, J.M., T.A. Stoming, K.D. Lanclos, Y.C. Gu, A. Kutlar, F. Kutlar, T. Nakatsuji, B. Deng, I.S. Han, V.C. McKie, and T.H.J. Huisman: Clinical and genetic heterogeneity in black patients with homozygous β-thalassaemia from the Southern United States. Blood 72, 1007 (1988)

Huisman, T.H.J.: Frequencies of common β-thalassaemia allels among different populations: variability in clinical severity.Annotation. Brit. J. Haematol. 75, 454 (1990)

Kattamis, Ch., H. Hu, G. Cheng, A.L. Reese, J.M. Gonzalez-Redondo, A. Kutlar, F. Kutlar, and T.H.J. Huisman: Molecular characterization of β-thalassaemia in 174 Greek patients with thalassaemia major. Brit. J. Haematol. 74, 342 (1990)

Kohne, E., K. Stahnke, A. E. Kulozik, und E. Kleihauer: Multizentrische deutsche Thalassämie-Studie. Klin. Pädiatr. 204, 258 (1992)

Livingstone, F. B.: Frequencies of Hemoglobin Variants. University Press, New York Oxford 1985

Masala, B.: Hemoglobinopathies in Sardinia. Hemoglobin 16, 331 (1992)

Öner, R., C. Altay, A. Gurgey, M. Aksoy, Y. Kilinc, T.A. Stoming, A.L. Reese, A. Kutlar, F. Kutlar, and T.H.J. Huisman: β-thalassemia in Turkey. Hemoglobin 14, 1 (1990)

Petkov, G.H., G.D. Efremov, D.G. Efremov, A. Dimovski, P. Tchaicarova, R. Tchaicarova, B. Rogina, S. Agarwal, A. Kutlar, F. Kutlar, A.L. Reese, T.A. Stoming, and T.H.J. Huisman: β-thalassemia in Bulgaria. Hemoglobin 14, 25 (1990)

16 Thalassämia minor

Berman, B.W., A.K. Ritchey, J.F. Jekel, A.D. Schwartz, D.K. Guiliotis, and H.A. Pearson: Hematology of β-thalassemia trait-age-related developmental aspects and intrafamilial correlations. J. Pediatr. 97, 901 (1980)

Galanello, R., M.A. Melis, R. Ruggeri, and A. Cao: Prospective study of red blood cell indices, hemoglobin A_2, and hemoglobin F in infants heterozygous for β-thalassemia. J. Pediatr. 99, 105 (1981)

Gallerani, M., I. Cicognani, P. Ballardini, S. Savelli, L. Martinelli, A. Ricci, M. Coletti, M. Faggioli, and G. Stabellini: Average life expectancy of heterozygotus beta thalassemic subjects. Haematologica 75, 224 (1990)

Hoyle, C., J. Kaeda, J. Leslie, and L. Luzzato: Acquired β thalassaemia trait in MDS. Case reports. Brit. J. Haematol. 79, 116 (1991)

Joishy, S.K., J.A. Shafer, and P.T. Rowley: The contribution of red cell morphology to the diagnosis of beta-thalassemia trait. Blood Cells 11, 367 (1986)

Kutlar, A., F. Kutlar, L-G. Gu, S.M. Mayson, and T.H.J. Huisman: Fetal hemoglobin in normal adults and β-thalassemia heterozygotes. Hum. Genet. 85, 106 (1990)

Kugler, W., J. Enssle, M.W. Hentze, and A.E. Kulozik: Nuclear degradation of nonsense mutated β-globin mRNA: a post-transcriptional mechanism to protect heterozygotes from severe clinical manifestations of β-thalassaemia? Nucleic Acids Res. 23, 413 (1995)

Mehta, B.C., and B.G. Pandya: Iron status in beta thalassemia carriers. Amer. J. Hematol. 24, 137 (1987)

Peters, R.E., A. May, and A. Jacobs: Increased a: non a globin chain synthesis ratios in myelodysplastic syndromes and myeloid leukaemia. J. Clin. Path. 39, 1233 (1986)

Rund, D., D. Filon, N. Strauss, A.E. Rachmilewitz, and A. Oppenheim: Mean corpuscular volume of heterozygotes for β-thalassemia correlates with severity of mutations. Blood 79, 238 (1992)

17 Thalassaemia major

Veränderungen an Blutzellen, Pathophysiologie

Anderson, B.B., G.M. Perry, and J.E. Clements: Red cell enzyme activities in thalassaemia. Correspondence. Brit. J. Haematol. 57, 711 (1984)

Anderson, B.B., G.M. Perry, C.B. Modell, J.A. Child, and D.L. Mollin: Abnormal red-cell metabolism of pyridoxine associated with β-thalassaemia. Brit. J. Haematol. 41, 497 (1979)

Bunyaratvey, A., P. Butthep, N. Sae-Ung, S. Fucharoen, and Y. Yuthavong: Reduced deformability of thalassemic erythrocytes and erythrocytes with abnormal hemoglobins and relation with susceptibility to plasmodium falciparum invasion. Blood 79, 2460 (1992)

Eldor, A.: Abnormal platelet functions in β thalassaemia. Scand. J. Haematol. 20, 447 (1978)

Eldor, A., Y. Krausz, H. Atlan, D. Snyder, A. Goldfarb, E. Hy-Am, E.A. Rachmilewitz, H.F. Kotze, and A. du P. Heyns: Platelet survival in patients with beta-thalassaemia. Amer. J. Hematol. 32, 94 (1989)

Fessas, Ph.: Inclusions of hemoglobin in erythroblasts and erythrocytes of thalassaemia. Blood 21, 21 (1963)

Galili, U., A. Korkesh, I. Kahane, and E.A. Rachmilewitz: Demonstration of a natural antigalactosyl IgG antibody on thalassamic red cells. Blood 65, 1258 (1983)

Nathan, D.G., and R.B. Gunn: Thalassemia: The consequence of unbalanced hemoglobin synthesis. Amer. J. Med. 41, 815 (1966)

Rachmilewitz, E.A., E. Shinar, O. Shalet, U. Galli, and S.L. Schrier: Erythrocyte membrane alterations in β-thalassemia. Clin. Hematol. 14, 163 (1985)

Schrier, S.L.: Why does the thalassemic red cell die? Blood Cells 12, 91 (1986)

Schrier, S.L., A.E. Rachmilewitz, and N. Mohandas: Cellular and membrane properties of alpha and beta thalassemic erythrocytes are different: Implications for differences in clinical manifestations. Blood 74, 194 (1989)

Shinar, E., and A.E. Rachmilewitz: Oxidative denaturation and red blood cells in thalassemia. Semin. Hematol. 27, 70 (1990)

Streichman, S., E. Herz, and I. Tatarsky: Spectrin modifications in a heterozygous case of both hereditary elliptocytosis and β-thalassemia. Amer. J. Hematol. 33, 123 (1990)

Stuart, M.J.: Platelet dysfunction in homozygous beta-thalassamia. Pediatr. Res. 13, 1345 (1979)

Wiley, J.S.: Increased erythrocyte cation permeability in thalassemia and conditions of marrow stress. J. Clin. Invest. 67, 917 (1981)

Yuan, J., R. Kannan, E. Shinar, E.A. Rachmilewitz, and P.S. Low: Isolation, characterization, and immunoprecipitation studies of immune complexes from membranes of β-thalassemic erythrocytes. Blood 79, 3007 (1992)

Knochenveränderungen

Baker, D.H.: Roentgen manifestations of Cooley's anemia. Ann. NY. Acad. Sci. 119, 641 (1964)

Caffey, J.: Cooley's anemia: A review of the roentgenographic findings in the skeleton. AJR 78, 381 (1957)

Gratwick, G.M., P.G. Bullogh, W.H.O. Bohne, A.L. Markenson, and C.M. Peterson: Thalassemic arthropathy. Ann. Int. Med. 88, 494 (1978)

Hazell, J.W., and C.B. Modell: E.N.T complications in thalassaemia major. J. Laryngol. Otol. 90, 877 (1976)

Lapatsanis, P., A. Divoli, H. Georgaki, S. Pantalakis, and S. Doxiadis: Bone growth in thalassemic children. Arch. Dis. Childh. 53, 963 (1978)

Logothetis, J., I. Economidou, M. Constantoulakis, O. Augoustaki, R. Loewenson, and M. Bilek: Cephalofacial deformities in thalassemia major (Cooley's anemia). Amer. J. Dis. Child. 121, 300 (1975)

Pootrakul, P., S. Hungsprenges, S. Fucharoen, D. Baylink, E. Thompson, E. English, M. Lee, J. Burnell, and C. Finch: Relation between erythropoiesis and bone metabolism in thalassemia. New Engl. J. Med. 304, 1471 (1981)

Pusaksrikit, S., P. Isarangkura, and P. Hathirat: Occlusion of teeth in thalassemic patients. In Fucharoen, S., P.T. Rowley, and N.W. Paul (eds): Thalassemia: Pathophysiology and Treatment. Birth Defects pp. 429-433. Alan R. Liss, Inc. New York 1988

Rioja, L., R. Girot, M. Garédian, and G. Cournot-Witmer: Bone disease in children with homozygous β-thalassemia. Bone and Mineral 8, 69 (1990)

Leberveränderungen, kardiale Veränderungen/Therapieeffekte

Adams, P., E. Goldblatt, J.P. Savage, J. Nicholes, and M. Leahy: Left ventricular function in thalassaemia. Asean J. Clin. Sci. 4, 99 (1983)

Aldouri, M.J.A., B. Wonke, A.V. Hoffbrand, D.M. Flynn, S.E. Ward, J.E. Agnew, and A.J.W. Hilson: High incidence of cardiomyopathy in beta-thalassaemia patients receiving regular transfusion and iron chelation: Reversal by intensified chelation. Acta Haematol. 84, 113 (1990)

Angelucci, E., D. Baronciani, G. Lucarelli, M. Baldassarri, M. Galimberti, C. Giardini, F. Martinelli, P. Polchi, V. Polizzi, M. Ripalti, and P. Muretto: Needle liver biopsy in thalassaemie:analyses of diagnostic accuracy and safety in 1184 concecutive biopsies. Brit. J. Haematol. 89, 757 (1995)

Crowley, J.P., S. Shet, R.J. Capone, and R.F. Schilling: A paucity of thalassemia trait in Italian men with myocardial infarction. Acta haemat. 78, 249 (1987)

Ehlers, K.H., A.R. Levine, A.L. Markenson, J.E. O'Loughlin, and M.A. Engle: The cardiac manifestation of thalassemia major – natural history, non-invasive cardiac dignostic studies and results of cardiac catheterisation. In M.A. Engle (ed.): Pediatric Cardiovascular Disease, pp. 171-186. I.A. Davis, Philadelphia 1980

Freeman, A., R. Giles, V. Berdoukas, W. Walsh, D. Choy, and P. Murrey: Early left ventricular dysfunction and chelation therapy in thalassemia major. Ann. Intern. Med. 99, 450 (1983)

Giardina, P.J., K.H. Ehlers, M.A. Engle, R.W. Grady, and M.W. Hilgartner: The effect of subcutanous desferrioxamine on cardiac profile of thalassemia major: a five year study. Ann. N.Y. Acad. Sci. 10, 286 (1990)

Lau, K.C., A.M.C. Li, P.W. Hui, and C.Y. Yeung: Left ventricular function in β-thalassaemia major. Arch. Dis. Childh. 64, 1046 (1989)

Link, G., A. Pinson, and C. Hershko: Heart cells in culture: a model of myocardial iron overload and chelation. J. Lab. Clin. Med. 106, 147 (1985)

Olivieri, N.F., A. McGee, P. Liu, G. Koren, M.H. Freedman, and L. Benson: Cardiac disease-free survival in patients with thalassemia major treated with subcutanous desferrioxamine. Ann. N.Y. Acad. Sci. 10, 585 (1990)

Rahko, P.S., R. Salerni, and B. Uretsky: Successful reversal by chelation therapy of congestive cardiomyopathy due to iron overload. JACC 8, 436 (1986)

Spirito, P., G. Lupi, C. Melavendi, and C. Veccio: Restrictive diastolic abnormalities identified by Doppler echocardiography in patients with thalassemia major. Circulation 82, 88 (1990)

Wolfe, L., N.F. Olivieri, D. Sallan, S. Colem, V. Rose, R. Propper, M.H. Fredman, and D.G. Nathan: Prevention of cardic disease by subcutaneous deferoxamine in patients with thalassemia major. New Engl. J. Med. 312, 1600 (1985)

Lungenveränderungen/Therapieeffekte

Freedman, M.H., D. Grisaru, N. Olivieri, I. MacLusky, and P.S. Thornes: Pulmonary syndrome in patients with thalassemia major receiving intraveneous deferoxamine infusions. Amer. J. Dis. Childh. 144, 565 (1990)

Keens, T.G., M.H. O'Neal, J.A. Ortega, C.B. Hyman, and A.C.G. Platzker: Pulmonary function abnormalities in thalassemia patients on a hypertransfusion program. Pediatrics 65, 1013 (1980)

Scanderberg, A.C., G.C. Izzi, A. Butturini, and G. Benaglia: Pulmonary syndrome and intravenous high-dose desferrioxamine (Letter). Lancet 336, 1511 (1992)

Sonakul, D., P. Pacherec, T. Laohapand, S. Fucharoen, and P. Wasi: Pulmonary artery obstruction in thalassemia. Southeast Asian J. Trop. Med. Public Health 11, 516 (1980)

Tenenbein, M., S. Kowalski, A. Sienko, D.H. Bowden, and I.Y.R. Adamson: Pulmonary toxic effects of continuous desferrioxamine administration in acute iron poisoning. Lancet 339, 699 (1992)

Weitman, S.D., G.R. Buchanan, and B.A. Kaman: Pulmonary toxicity of deferoxamine in children with advanced cancer. J. Natl. Cancer Inst. 83, 1834 (1991)

Störungen der Hämostase, Neurologie, extramedulläre Hämatopoese

Constantopoulos, A., and N. Matsaniotis: Hypertension convulsion and cerebral hemorrhage in thalassemic patients after multiple blood transfusions. Helv. Paediatr. Acta 35, 269 (1980)

Eldor, A.: Hemorrhagic tendency in beta-thalassemia major. Isr. N. Med. Sci. 14, 1132 (1978)

Hazell, J.W., and C.B. Modell: E.N.T complications in thalassaemia major. J. Laryngol. Otol. 90, 877 (1976)

Hilgartner, M.W., M.E. Erlandson, and Ch. Smith: The coagulation mechanism in patients with thalassemia major. J. Pediatr. 63, 36 (1963)

Issargarisil, S., A. Piankijagum, and P. Wasi: Spinal cord compression in thalassemia. Arch. Intern. Med. 141, 1033 (1981)

Logothetis, J., M. Constantoulakis, J. Economidou, C. Stefanis, P. Hakas, O. Angoustaki, K. Sofraniadou, R. Loewenson, and M.S. Bilek: Thalassemia major (homozygous beta-thalassemia). A survey of 138 cases with emphasis on neurologic and muscular aspects. Neurology 22, 294 (1972)

Lowman, R.M., C.M. Bloor, and A.W. Newcomb: Roentgen manifestations of thoracic extramedullary hematopoiesis. Dis. Chest. 44, 154 (1963)

Pantong-Brown, L., and N. Suwanwela: Chronic spinal cord compression from extramedullary haematopoiesis in thalassaemia-MRI findings. Clin. Radiol. 46, 281 (1992)

Paolini, E., V.C. Monetti, E. Gronieri, and P. Boldroni: Acute cerebrovascular insults in homozygous beta-thalassemia: a case report. J. Neurol. 230, 37 (1983)

Papavasiliou, C., and P. Sandilos: Effect of radiotherapy on symptoms due to heterotopic marrow in β-thalassaemia. Lancet 1, 13 (1987)

Sinnah, D., V. Vignaendra, and A. Kamaruddin: Neurologic complications of beta-thalassemia major. Arch. Dis. Child. 52, 977 (1977)

Wijburg, F.A., W. van den Berg, A. von Teunenbroek, and R.S. Weening: Thrombo-embolic complications after splenectomy in HbE-β-thalassaemia. Eur. J. Pediatr. 147, 444 (1988)

Endokrine Organe, Wachstum/Therapieeffekte

Arcasoy, A., A.O. Cavdas, S. Cin, J. Esten, E. Babacan, S. Gözdasóglu, and N. Arka: Effects of zinc supplementation on linear growth in beta thalassemia. Amer. J. Hematol. 24, 127 (1987)

Benso, L., S. Gambotto, L. Pastorin, F. Signorile, and J.M. Tanner: Growth velocity monitoring of the efficacy of different therapeutic protocols in a group of thalassaemic children. Eur. J. Pediatr. 154, 205 (1995)

Borgna-Pignatti, C., P. Destefano, A. Zonta, C. Vullo, V. Desanctis, C. Melevenni, A. Naselli, G. Masera, S. Perzoli, and V. Gabutti: Growth and sexual maturation in thalassemia major. J. Pediatr. 106, 150 (1985)

Bronspiegel-Weintrob, N., N.F. Olivieri, B. Tyler, D.F. Andrews, M.H. Freedman, and F.J. Holland: Effect of age at the start of iron chelation therapy on gonodal function in β-thalassemia major. New. Engl. J. Med. 323, 713 (1990)

Canale, V.C., P. Steinherz, M.I. New, and M. Erlandson: Endocrine function in thalassemia major. Ann. N.Y. Acad. Sci. 232, 333 (1974)

Cavdar, A.D., E. Unal, S. Cin, and B. Kologlu: Somatomedin C and zinc in β-thalassemia major. Ann. N.Y. Acad. Sci. 10, 540 (1990)

Chattergee, R., M. Katz, B. Wonke, A.V. Hoffbrand, and D. Politis: Induction of puberty in patients with thalassemia major. In Fucharoen, S., P.T. Rowley, and N.W. Paul (eds): Thalassemia: Pathophysiology and Management, pp. 453-458. Alan R. Liss, Inc. New York 1988

Costin, G., M.D. Kogut, C.B. Hyman, and J.A. Ortega: Endocrine abnormalities in thalassemia major. Amer. J. Dis. Child. 133, 497 (1979)

De Luca, F., R. Melluso, G. Sobbrio, G. Canfora, and F. Trimarchi: Thyroid function in thalassaemia major. Arch. Dis. Child. 55, 389 (1980)

De Sanctis, V., C. Vullo, M. Katz, B. Wonke, V.A. Hoffbrand, A. DiPalma, and B. Bagni: Endocrine complications in thalassemia major. In Buckner, C.D., R.P. Gale, and T. Lucarelli (eds).: Advances and Controversies in Thalassemia Therapy. Bone Marrow Transplantation and other Approaches. pp. 77-84. Alan R. Liss, In., New York 1989

De Sanctis, V., C. Vullo, M. Katz, B. Wonke, R. Tanas, and B. Bagni: Gonadal function in patients with beta thalassemia major. J. Clin. Pathol. 41, 133 (1988)

De Sanctis, V., M.G. Zurlo, E.Senesi, C. Boffa, L. Cavallo, and M. Di Gregorio: Insulin dependent diabetes mellitus in thalassemia. Arch. Dis. Child. 63, 58 (1988)

De Virgilis, S., M. Congia, F. Frau, A. Argiolu, G. Diana, F. Cucca, A. Varsi, G. Sanna, G. Podda, M. Fodde, G. Franco-Piratu, and A. Cao: Deferroxamine-induced growth retardation in patients with thalassemia major. J. Pediatr. 113, 661 (1988)

Economidu, J.: Problems related to treatment of beta-thalassaemia major. Paediatrician 11, 157 (1982)

Faggiano, M., T. Criscuolo, G. Papaleo, G. Pisano, S. Grano, A. Mastrobuoni, G. Zito, and A.A. Sinisi: Thalassemia major: evaluation of the hypothalamic-pituitary-thyroid axis. J. Nuclear Medicine and Allied Sciences 24, 107 (1980)

Kattamis, C., T. Liakopoulou, and A. Kattamis: Growth and development on children with thalassaemia major. Review Article. Acta. Paediatr. Scand (Suppl.) 366, 111 (1990)

Kattamis, C., N. Touliatos, S. Haidas, and N. Matsaniotis: Growth of children with thalassaemia: effect of different transfusion regimens. Arch. Dis. Childh. 45, 502 (1970)

Katz, M., V. De Sanctis, B. Wonke, C. Vullo, B. Bagni, F. Zucchi, and A.V. Hoffbrand: Sexual performance and fertility potental in patients with beta thalassemia major. In Buckner, C.D., R.P. Gale, and G. Lucarelli (eds): Advances and Controversies in Thalassemia Therapy: Bone Marrow Transplantation and other Approaches, pp. 57-66. Alan R. Liss, Inc. New York 1989

Leger, J., R. Girot, H. Crosnier, M.C. Postel-Vinay, and R. Rappaport: Normal growth hormone (GH) response to GH releasing hormone in children with thalassemia major before puberty. A possible age-related effect. J. Clin. Endocrinol. Met. 69, 453 (1989)

Matsaniotis, N., Th. Karpathios, P. Nicolaidou, Ch. Bacopoulos, and Th. Thomaidis: A case of hypoparathyroidism in a child with β-thalassemia successfully treated with 1a-hydroxy-vitamin D3. Helv. paediat. Acta 36, 171 (1981)

McIntosh, N.: Endocrinopathy in thalassemia major. Arch. Dis. Child. 51, 195 (1976)

Merkel, S.A., D.C. Simonson, S.A. Amiel, G. Plewe, R.S. Sherwin, H.A. Pearson, and W.V. Tamborlane: Insulin resistance and hyperinsulinemia in patients with thalassemia treated by hypertransfusion. New Engl. J. Med. 318, 809 (1988)

Pantelakis, S: Growth pattern in patients with thalassaemia major. Review Paper. Acta Paediatr. Suppl. 406, 109 (1994)

Pantelakis, S.: Thyroid disorders and diabetes mellitus as complications of thalassaemia major. Acta Paediatr. Suppl. 406, 111 (1994)

Piga, A., L. Luzzatto, P. Cabalbo, S. Gambotto, F. Tricta, and V. Gabutti: High-dose desferrioxamine as a cause of growth failure in thalassemic patients. Letter to the editor. Eur. J. Haematol. 40, 380 (1988)

Rodda, C.P.: Body proportions in patients with homozygous β-thalassaemia. Acta Paediatr. Suppl. 406, 107 (1994)

Sabato, A.R., V. De Sanctis, G. Atti, L. Capra, B. Bagni, and C. Vullo: Primary hypoparathyreoidism and the low T3 syndrome in thalassaemia major. Arch. Dis. Childh. 58, 120 (1983)

Saenger, P., E. Schwartz, A.L. Markenson, J.H. Graziano, L. Levine, M. New, and M.W. Hilgartner: Depressed serum somatomedin activity in β-thalassemia. J. Pediatr. 96, 214 (1980)

Sklar, C.A., L.Q. Lew, D.J. Yoon, and R. David: Adrenal function in thalassemia major following long-term treatment with multiple transfusions and chelation therapy. Amer. J. Dis. Childh. 141, 327 (1987)

Bajni, T. Torresani, G. Tolis, M. Masiero, A. Di Palma, and L. Bogatti: Endocrine abnormalities in thalassemia. Ann. N.Y. Acad. Sci. 10, 293 (1990)

Wang, C., S.C. Tso, and D. Todd: Hypoganodotropic hypogonadism in severe β-thalassemia: effect of chelation and pulsatile gonadotropin-releasing hormone therapy. J. Clin. Endocrinol. Metab. 68, 511 (1989)

Eisenhaushalt

Aisen, P.: Current concepts in iron metabolism. Clinics in Haematology 11, 241 (1982)

Anuwatanakulchai, M., P. Pootrakul, P. Thuvasethakul, and P. Wasi: Non-transferrin plasma iron in β-thalassaemia / HbE and haemoglobin H diseases. Scand. J. Haematol. 32, 153 (1984)

Cazzola, M., C. Borgna-Pignatti, P. de Stefano, G. Bergamaschi, S.G. Bongo, L. Bezza, and F. Avato: Internal iron distribution of excess iron and scources of serum ferritin in patients with thalassaemia. Scand J. Haematol. 80, 289 (1983)

Cazzola, M., and C.A. Finch: Iron balance in thalassemia. In Buckner, C.D., R.P. Gale, and G. Lucarelli (eds): Advances and Controversies in Thalassemia Therapy: Bone Marrow Transplantation and Other Approaches, pp. 93-100. Alan R. Liss, Inc., New York 1989

Chapman, R.W., M. Hussain, and A. Gorman: Effect of ascorbic acid deficiency on serum-ferritin concentrations in patients with thalassemia major. J. Clin. Path. 35, 487 (1982)

Cohen, A., I.J. Cohen, and E. Schwartz: Scurvy and altered iron stores in thalassemia major. New Engl. J. Med. 304, 158 (1981)

Conrad, M. E., and J. C. Burton: Factors affecting iron balance. Am. J. Hematol. 10, 199 (1981)

De Alarcon, P.A., M.E. Donovan, G.D. Forbes, S.A. Landow, and J. A. Stockman: Iron absorption in the thalassemia syndromes and its inhibition by tea. New Engl. J. Med. 300, 5 (1979)

Finch, C.A., and H. Huebers: Perspectives in iron metabolism. New Engl. J. Med. 306, 1520 (1982)

Gutteridge, J.M.C., and B. Halliwell: Iron toxicity and oxygen radicals. Bailliere's Clin. Haematol. 2, 195 (1989)

Halliday, J.W.: The regulation of iron absorption: One more piece in the puzzle. Editorial. Gastroenterology 102, 1071 (1992)

Heinrich, H.C., E.E. Gabbe, K.H. Oppitz, D.H. Wang, Ch. Bender-Götze, K.H. Schäfer, W. Schröter, and A.A. Pfau: Absorption of inorganic and food iron in children with heterozygous and homozygous β-thalassemia. Z. Kinderheilk. 115, 1 (1973)

Herschko, C., G. Graham, G.W. Bates, and E.R. Rachmilewitz: Non-specific serum iron in thalassaemia: an abnormal serum iron fraction of potential toxicity. Brit. J. Haematol. 40, 255 (1978)

Nienhuis, A.W.: Vitamin C and iron. New Engl. J. Med. 304, 170 (1981)

Van der Weyden, M.B., H. Fong, L.J. Hallam, and C. Harrison: Red cell ferritin and iron overload in heterozygous beta-thalassemia. Amer. J. Hematol. 30, 201 (1989)

Diagnostik der Eisenüberladung

Angelucci, E., D. Baroniciani, G. Lucarelli, M. Baldassarri, M. Galimberti, C. Giardini, F. Martinelli, P. Polchi, V. Polizzi, M. Ripalti, and P. Muretto: Needle liver biopsy in thalassaemia: analysis of diagnostic accuracy and safety in 1184 consecutive biopsies. Brit. J. Haematol. 89, 757 (1995)

Brittenham, G.M., D.E. Farrell, J.W. Harris, E.S. Feldmann, E.H. Danish, W.A. Muir, J.H. Tripp, and E.M. Bellon: Magnetic-susceptibility measurment of human iron stores. New Engl. J. Med. 307, 1671 (1982)

Brittenham, G.M.: Non-invasive methods for the early detection of hereditary hemochromatosis. Ann. N.Y. Acad. Sci. 10, 198 (1988)

Hartmann, W., M. Dördelmann, A. Wirth, H. Elis, W. Languth, W. Ludwig, and E. Kleihauer: Squid-liver susceptometry for follow up of iron overload (Abstract). Europ. J. Pediat. 151, 231 (1992)

Houang, M.T., A. Skalicka, X. Arozena, E.R. Huehns, and D.G. Shaw: Correlation between computed tomography values and liver iron content in thalassemia major with iron overload. Lancet 1, 1322 (1979)

Kaltwasser, J.P., P. Gottschalk, K.P. Schalk, and W. Hartl: Non-invasive quantification of iron-overload by magnetic resonance imaging. Brit. J. Haematol. 74, 360 (1990)

Kaltwasser, J.P., and E. Werner: Diagnosis and clinical evaluation of iron overload. Bailliere's Clin. Haematol. 2, 363 (1989)

Olivieri, N.F., D. Grisaru, A. Daneman, D.J. Martin, V. Rose, and M.H. Freedman: Computed tomography scanning of the liver to determine efficacy of iron chelation therapy in thalassemia major. J. Pediatr. 114, 427 (1989)

Perrimond, H., C. Chagnon, C. Moulanier, G. Michel, H. Guidicelli, and P.J. Bernard: The value of nuclear magnetic resonance in the study of iron overload in thalassemia patients. Ann. de. Pediatr. 38, 175 (1991)

Kombinations- und Interaktionsformen
(siehe auch Kapitel 5, 8, 14 und 18)

Camaschella, C., M.T. Bertero, A. Serra, M. Dall'Aqpua, P. Gasparini, M. Trento, L. Vettore, G. Perona, G. Saglio, and U. Mazza: A benign form of thalassaemia intermedia may be determined by the interaction of triplicated a locus and heterozygous β-thalassaemia. Brit. J. Haematol. 66, 103 (1987)

Falusi, A.G., G.J.F. Esan, H. Ayyub, and D.R. Higgs: Alpha thalassaemia in Nigeria: Its interaction with sickle cell disease. Eur. J. Haematol. 38, 370 (1987)

Kanavakis, E., A. Metaxotou-Mavromati, C. Kattamis, J.S. Vainscoat, and W.G. Wood: Triplicated α-gene locus and β thalassaemia. Brit. J. Haematol. 54, 201 (1983)

Kan, Y.W., and D.G. Nathan: Mild thalassemia: the result of interactions of alpha and beta thalassemia genes. J. Clin. Invest. 49, 635 (1979)

Kulozik, A.E., S. Bail, B.C. Kar, B.E. Serjeant, and G.R. Serjeant: Sickle cell-β^+ thalassaemia in Orissa State, India. Brit. J. Haemat. 77, 215 (1991)

Kulozik, A.E., B.C. Kar, G.R. Serjeant, B.E. Serjeant, and D.J. Weatherall: The molecular basis of α thalassemia in India. Its interaction with the sickle cell gene. Blood 71, 467 (1988)

Melis, M.A., M. Pirastu, R. Galanello, M. Furbetta, T. Tuveri, and A. Cao: Phenotypic effect of heterozygous α- and β^0-thalassemia interaction. Blood 62, 226 (1983)

Wainscoat, J.S., E. Kanavakis, W.G. Wood, E.A. Letsky, E.R. Huehns, G.W. Marsh, D.R. Higgs, J.B. Clegg, and D.J. Weatherall: Thalassaemia intermedia in Cyprus – The interaction of α- and β-thalassaemia. Brit. J. Haematol. 53, 411 (1983)

Weatherall, D.J., L. Pressley, W.G. Wood, D. Higgs, J.B. Clegg, and J. Wainscoat: The molecular genetics and interactions of α and β thalassaemias. In D.J. Weatherall, G. Fiorelli, and S. Gorini (eds): Advances in Red Cell Biology, pp. 177-187. Raven Press, New York 1982

Yang, K.G., J. Z. Liu, F. Kutlar, A. Kutlar, C. Altay, A. Gurgey, and T.H.J. Huisman: β^{o}-thalassemia in association with a γ-globin gene quadruplication. Concise Report. Blood 68, 1394 (1986)

Therapie

Übersichtsarbeiten

Buckner, C.D., R.P. Gale, and G. Lucarelli: Advances and Controversies in Thalassemia Therapy. Bone Marrow Transplantation and Other Approaches. In: Progress in Clinical and Biological Research. Vol. 309. Alan R. Liss, Inc., New York 1989

Davis, S.C., and B. Wonke: The management of haemoglobinopathies. Bailliere's Clin. Haematol. 4, 361 (1991)

Fosburg, M.T., and D.G. Nathan: Treatment of Cooley's anemia. Blood 76, 435 (1990)

Fucharoen, S., P.T. Rowley, and N.W. Paul (eds): Thalassemia: Pathophysiology and Management. Birth Defects: Original Article Series, Vol. 23, Part A and Part B, 1987. Alan R. Liss, Inc., New York 1988

Kohne, E., K. Stahnke, A.E. Kulozik und E. Kleihauer: Multizentrische deutsche Thalassämie-Studie. Klin. Pädiatr. 204, 260 (1992)

Modell, B.: Total management of thalassaemia major. Arch. Dis. Childh. 52, 489 (1977)

Piomelli, S., D. Hart, J. Graziano, G. Grant, M. Karpatkin, and K. McCarthy: Current strategies in the management of Cooley's anemia. Ann. N.Y. Acad. Sci. 445, 256 (1985)

Transfusionstherapie

Bowden, R.A.: Transfusion-transmitted cytomegalovirus infection. Hematology/Oncology Clinics of North America 9, 155 (1995)

Cazzola, M., P. de Stefano, L. Porichio, F. Locatelli, Y. Bequin, C. Dessi, S. Barella, A. Cao, and R. Galanello: Relationship between regimen and suppression of erythropoiesis in β-thalassaemia major. Brit. J. Haematol. 89, 473 (1995)

Cohen, A., R. Gayer, and J. Mizanin: Long-term effect of splenectomy on transfusion requirements in thalassemia major. Amer. J. Hematol. 30, 254 (1989)

Cohen, A., R., J.M. Schmidt, M.B. Martin, W. Barnsley, and E. Schwartz: Clinical trial of young red cell transfusions. J. Pediat. 104, 865 (1984)

Corash, L., H. Klein, A. Deisseroth, B. Shafer, S. Rosen, J.A. Beman, P. Griffith, and A. Nienhuis: Selective isolation of young erythrocytes for transfusion support of thalassemia major patients. Blood 57, 599 (1981)

De Virgilis, S., R. Galanello, and A. Cao: Plasmodium malariae transfusion. Malaria in splenectomized patients with thalassemia major. J. Pediatr. 98, 584 (1981)

Gabutti, V., A. Piga, P. Nicola, C. Vullo, L. Capra, A. Di Palma, G. Masera, S. Perzoli, and R. Mauri: Different haemoglobin levels and blood requirement in Cooley's anaemia. Arch. Dis. Child 2, 156 (1982)

Germenis, A., and C. Politis: Thalassemic patients are at high risk for transfusion-transmitted cytomegalovirus infections. Acta Haematol. 82, 57 (1989)

Marcus, R.E., B. Wonke, H.M. Bantock, M.J.G. Thomas, E.S. Parry, H. Taite, and E.R. Huehns: A prospective trial of young red cells in 48 patients with transfusionsdependent thalassaemia. Brit. J. Haematol. 60, 153 (1985)

Masera, G., S. Terzoli, A. Avanzini, G. Fontanelli, R.A. Mauri, G. Piacentini, and M. Ferrari: Evaluation of the supertransfusion regimen in homozygous beta-thalassaemia children. Brit. J. Haematol. 52, 111 (1982)

Menitove, J.E.: The decreasing risk of transfusion-associated aids. New Engl. J. Med. 321, 966 (1989)

Politis, C.: Complications of blood transfusion in thalassemia. In Buckner, C.C., R. Gale and G. Lucarelli (eds.): Advances and Controversies in Thalassemia Therapy: Bone Marrow Transplantation and other Approaches, pp. 67-76. Alan R. Liss Inc., New York 1989

Propper, R., L. Button, and D. Nathan: New approaches to the transfusion management of thalassemia. Blood 55, 55 (1980)

Rebulla, P., and B. Modell: Transfusion requirements and effects in patients with thalassaemia major. Lancet 337, 277 (1991)

Sirchia, G., P. Rebulla, A. Parravicini, V. Carnelli, G.A. Gianotti, and F. Bertolini: Leukocyte depletion of red cell units at the bedside by transfusion through a new filter. Transfusion 27, 402 (1987)

Sirchia, G., A. Zanella, A. Parravicini, F. Morelati, P. Rebulla, and G. Masera: Red cell alloantibodies in thalassemia major. Results of an Italian cooparative study. Transfusion 25, 110 (1985)

Spanos, Th., M. Karageorga, V. Ladis, J. Peristeri, A. Hatziliami, and Ch. Kattamis: Red cell alloantibodies in patients with thalassemia. Vox Sang 58, 50 (1990)

Tegtmeier, G.E.: Transfusion transmitted cytomegalovirus infections: Significance and control. Vox Sang. 51, 22 (1986)

Chelattherapie: Monographien/Übersichtsarbeiten

Brittenham, G.M.: Development of iron-chelating agents for clinical use. Editorial. Blood 80, 569 (1992)

Cohen, A.: Current status of iron chelation therapy with deferoxamine. Semin. Hematol. 27, 86 (1990)

Giardini, P.J., R.W. Grady, K.H. Ehlers, S. Burstein, J.H. Graziano, A.L. Markenson, and M.W. Hilgartner: Current therapy of Cooley's anemia: a decade of experience with subcutanous desferrioxamine. Ann. N.Y. Acad. Sci. 10, 275 (1990)

Hershko, C., A. Link, and A. Pinson: Principles of iron chelating therapy. Semin. Hematol. 27, 91 (1990)

Hershko, C., A. Pinson, and G. Link: Iron chelation. Blood Reviews 4, 1 (1990)

Hoffbrand, A.V., and B. Wonke: Results of long-term subcutaneous desferrioxamine therapy. Bailliere's Clin. Haematol. 2, 345 (1989)

Kattamis, C.: Optimal use of desferrioxamine in the treatment of thalassemia. In: Kattamis, C. (ed.) Iron Overload and Chelation in Thalassemia. pp. 9-25. Hans Huber, Bern 1989

Pippard, M.J.: Desferrioxamine induced iron excretion in humans. Bailliere's Clin. Haematol. 2, 323 (1989)

Wolfe, L.C.: Desferrithiocin. Semin. Hematol. 27, 117 (1990)

Chelattherapie: Originalarbeiten

Aldouri, M.A., B. Wonke, and V.A. Hoffbrand: Iron state and hepatic disease in patients with thalassemia major treated with longterm subcutanous desferrioxamine. J. Clin. Path. 40, 1353 (1987)

Bianco, I., B. Graziani, M. Lerone, P. Congedo, G.F. Clemente, G. Ingrao, F. Ciccone, G.D. Di Nucci, F. Mandelli, and G. Isacchi: A study of the mechanisms and sites of action of desferrioxamine in thalassaemia major. Acta haemat. 75, 100 (1984)

Cohen, A., M. Martin, and E. Schwartz: Response to long-term deferoxamine therapy in thalassemia. J. Pediatr. 99, 689 (1981)

Cohen, A.R., J. Mizanin, and E. Schwartz: Rapid removal of excessive iron with daily, high-dose intravenous chelation therapy. J. Pediatr. 115, 151 (1989)

Fargion, S., M.T. Taddei, V. Gabutti, A. Piga, A. Di Palma, L. Capra, G. Fontanelli, and A. Avanzini: Early iron overload in beta-thalassaemia major: when to start chelation therapy? Amer. Dis. Child. 57, 929 (1982)

Hyman, C.B., C.L. Agness, and R. Rodriguez-Funes: Continual subcutaneous and high dose intravenous desferrioxamine in patients with thalassemia major. New Engl. J. Med. 312, 1600 (1985)

Llados, E.A., R. Girot, G. Lenoir, M. Payet, P. Houze, and R. Bourdon: Studies of variations of subcutaneously infused desferrioxamine and iron movements in thalassaemia children. Eur. J. Pediatr. 148, 503 (1989)

Maurer, H.S., J.D. Lloyd-Still, C. Ingrisano, F. Gonzalez-Crussi, and G.R. Honig: A prospective evaluation of iron chelation therapy in children with severe b-thalassaemia: a six year study. Am. J. Dis. Child. 142, 287 (1988)

Sabatino, D.: Rapid removal of excessive iron in thalassemia by high-dose intravenous chelation therapy (Letter). J. Pediatr.: 116, 157 (1990)

Pippard, M.J., M.J. Jackson, K. Hoffmann, M. Petrou, and C.B. Modell: Iron chelation using subcutaneous infusions of diethylene triamine penta-acetic acid (DTPA). Scand. J. Haematol. 36, 466 (1986)

Nebenwirkungen der DFO-Chelattherapie

Übersichten

Gutteridge, J.M.C., and B. Helliwell: Iron toxicity and oxygen radicals. Bailliere's Clin. Haematol. 2, 195 (1989)

Porter, J.B., and E.R. Huehns: The toxic effects of desferrioxamine. Bailliere's Clin. Haematol. 2, 459 (1989)

Hörschäden, Augenschäden

Originalarbeiten

Aessopos, A., P. Savvides, G. Stamatelos, I. Rombos, T. Tassiopoulos, M. Karagiorgia, P. Kaklamanis, and P. Fessas: Pseudoxanthoma elasticum – like skin lesions and angoid streaks in b-thalassemia. Amer. J. Hematol. 41, 159 (1992)

Albera, R., F. Pia, M. Morra, M. Lacilla, L. Bianco, V. Gabutti, and A. Piga: Hearing loss and desferrioxamine in homozygous beta-Thalassemia. Audiology 27, 207 (1988)

Arden, G.B., B. Wonke, C. Kennedy, and E.R. Huehns: Ocular changes in patients undergoing long-term desferrioxamine treatment. Brit. J. Ophthalmol. 68, 873 (1984)

Blake, D.R., S. Winyard, J. Lunec, A. Williams, P.A. Good, S.J. Crewes, J.M.C. Gutterbridge, D. Rowley, B. Halliwell, A. Cornish, and R.C. Hider: Cerebral and ocular toxicity induced by desferrioxamine. Quart. J. Med., New Series 56, 345 (1985)

Bloomfield, S.E., A.L. Markenson, D.R. Miller, and C.M. Peterson: Lens opacities in thalassemia. J. Pediatr. Opthalmol. Strabism. 15, 154 (1978)

Borgna-Pignatti, C., V. Cammarcri, P. De Stefano, and U. Magrini: The sicca syndrome in thalassaemia major. Brit. Med. J. 288, 668 (1984)

Borgna-Pignatti, C., P. De Stefano, and A.M. Brogha: Visual loss in patient on high-dose subcutaneous desferrioxamine. Lancet 1, 681 (1984)

Davis, S.C., J.L. Hungerford, G.B. Arden, R.E. Marcus, M.H. Miller, and E.R. Huehns: Ocular toxicity of high-dose intravenous desferrioxamine. Lancet 2, 181 (1983)

Declercq, S.S.: Desferrioxamine in ocular siderosis: a long-term electrophysiological evaluation. Brit. J. Ophthalmol. 64, 626 (1980)

De Doncker, R., I. Casteels, A. Leys, and L. Missotten: Desferroxamine and ocular toxicity, causal or concomitant relationship. Bull. Soc. belge Ophthalmol. 220, 61 (1987)

Dickerhoff, R.: Acute aphasia and loss of vision with desferrioxamine overdose. Am. J. Pediatr. Hemat. Oncol. 9, 287 (1987)

De Virgilis, S., F., Argiolou, G. Sanna, G. Cornacchia, P. Cossu, A. Cao, A. Mallardi, and P. Puxeddu: Auditory involvment in thalassemia major. Acta Haematologica 61, 209 (1979)

De Virgilis, S., M. Congia, M.P. Turco, F. Frau, C. Dessi, F. Argiolu, S. Sorcinelli, A. Sitzia and A. Cao: Depletion of trace elements and acute ocular toxicity induced by desferrioxamine in patients with thalassemia. Arch. Dis. Child. 63, 250 (1988)

Fraunfelder, F.T., and S.M. Meyer (eds): Drug-induced Ocular Side Effects and Drug Interaction, 3rd. ed., pp. 409-411. Lea & Febiger, Philadelpphia London 1989

Freedman, M.H., M. Boyden, M. Taylor, and B. Skarf: Neurotoxicity associated with desferrioxamine therapy. Toxicology 49, 283 (1988)

Gelmi, C., C. Borgna-Pignatti, S. Frandun, M. Tacchini, and F. Trimarchi: Electroretinographic and visual-evoked potential abnormalities in patients with beta thalassemia major. Ophthalmologica 196, 29 (1988)

Gibson, J.M., P.R. Chaudhuri, and A.R. Rosenthal: Angoid streaks in a case of beta thalassaemia major. Brit. J. Ophthalmol. 67, 29 (1983)

Guerin, A., G. London, S. Marchais, F. Metivier, and J.-M. Pelisse: Acute deafness and desferrioxamine. Lancet 2, 39 (1985)

Hazell, J.W.P., and C.B. Modell: ENT involvement in thalassaemia major. J. Laryngol. Otol. 90, 877 (1976)

Lackhanpal, V., S.S. Schocket, and R. Jiji: Desferroxamine (Desferal ®)-induced toxic retinal pigmentary degeneration and presumed optic neuropathy. Ophthalmology 91, 443 (1984)

Marcioni, M.G., P. Cianciulli, N. Stefani, I. Stefanini, L. Peroni, M. Sabbadini, M. Maschio, G. Trua, and G. Papa: Toxic effects of high-dose desferroxamine treatment in patients with iron overload: An electrophysiological study of cerebral and visual function. Haematologica 76, 13 (1991)

Marsh, M.N., I.B. Holbrook, C. Clark, and J.L. Shaffer: Tinnitus in a patient with beta-thalassaemia intermedia on long term treatment with desferrioxamine. Postgr. Med. J. 57, 582 (1981)

Olivieri, N.F., J.R. Bunic, E. Chew, T. Gallant, R.H. Harrison, N. Keenan, W. Logan, D. Mitchell, G. Ricci, B. Skarf, M. Taylor, and M.H. Freedman: Visual and auditory neurotoxicity in patients receiving subcutaneous deferoxamine infusions. New Engl. J. Med. 314, 873 (1986)

Orton, R.B., L.L. de Veber, and H.M.B. Sulk: Ocular and auditory toxicity of long-term high-dose subcutaneous desferrioxamine therapy. Canad. J. Ophthalmol. 20, 153 (1985)

Pall, H., D.R. Blake, P. Winyard, J. Lunec, A. Williams, P.A. Good, E.E. Kritzinger, A. Cornish, and R.C. Rider: Ocular toxicity of desferrioxamine- an example of copper promoted auto-oxidative damage? Brit. J. Ophthal. 73, 42 (1989)

Poster, J.B., M.S. Jawson, E.R. Huehns, C.A. East, and W.P. Jonathan: Deferrioxamine ototoxicity: evaluation of risk factors in thalassaemic patients and guide lines for safe dosage. Brit. J. Haematol. 73, 403 (1989)

Rahi, A.H.S., J.L. Hungerford, and A.I. Ahmed: Ocular toxicity of desferrioxamine: light microscopic histochemical and ultrastructural findings. Brit. J. Ophthalmol. 70, 373 (1986)

Rao, S.S., Satapathy, M., and A. Sitaramayya: Copper metabolism in retinits pigmentosa patients. Brit. J. Ophthal. 85, 127 (1981)

Sorcinelli, R., A. Sitzia, A. Figus, and M.E. Lai: Ocular findings in beta-thalassemia. Metabolic, Pediatric and Systemic Ophthalmology 13, 23 (1990)

Simon, P., K.S. Lang, A. Meyrier, P. Allain, and Y. Mauras: Desferrioxamine ocular toxicity, and trace metals. Lancet 2, 512 (1983)

Wonke, B., M.A. Aldouri, D.M. Flynn, M.P. Stearns, P.Y. Warner, and A.V. Hoffbrand: Auditory neurotoxicity in patients receiving subcutaneous desferrioxamine treatment and the use of calcium diethylene triamine penta acetic acid (DTPA) as an alternative chelator. Arch. Dis. Childh. 64, 77 (1989)

Knochenmarkschäden/Therapieffekte

Sofroniadou, K., M. Drossou, L. Foundoulaki, K. Konstantopoulos, D. Kyriakoy, and J. Zervas: Acute bone marrow aplasia associated with intravenous administration of deferoxamine (desferrioxamine ®). Drug Safety 5, 152 (1990)

Walker, J.A., and R.A. Sherman: Thropmbocytopenia associated with intraveneous desferrioxamine. Amer. J. Kidney Dis. 6, 254 (1985)

Nierenschäden

Batey, R., J. Scott, S. Jain, and S. Sherlock: Acute renal failure during intravenous desferroxamine therapy. Scand. J. Haematol. 22, 277 (1979)

Cianculli, P., F. Sorrentino, L. Forte, M. Palombi, G. Papa, C. Meloni, M.T. Gallucci, and C.U. Casciani: Acute renal failure occuring during intravenous desferrioxamine therapy: recovery after haemodialysis. Haematologica 77, 514 (1992)

Koren, G., Y. Bentur, D. Strong, E. Harvey, J. Klein, R. Baumal, S. Spielberg, and M.H. Freedman: Acute changes in renal function associated with deferoxamine therapy. Amer. J. Dis. Child 143, 1077 (1989)

Infektionen und Chelattherapie/Infektanfälligkeit

Übersichten und Originalarbeiten zu Infektionen

Fucharoen, S., P.T. Rowley, and N.W. Paul (eds.): Thalassemia: Pathophysiology and Management. E. Infection and Immunology, Birth Defects pp. 487-593. Alan R. Liss, Inc., New York 1988

Papanastasiu, D.A., I. Th. Spiliopoulou, O.G. Papageorgiou, and N.G. Beratis: Hepatitis B in household contacts of children with beta-thalassemia. Acta Haematol. 84, 182 (1990)

Originalarbeiten zu Chelattherapie/Infektanfälligkeit

Ammon, A., K.W. Rumpf, C.P. Hommerich, W. Behrens-Baumann und R. Ruchel: Rhinozerebrale Mucor-Mykose unter Deferoxamin-Therapie. Dtsch. med. Wschr. 117, 1434 (1992)

Boelaert, J.R., A.Z. Fenver, and J.W. Coburn: Deferoxamine therapy and mucormycosis in dialysis patients. Report of an international registry. Am. J. Kidney Dis. 18, 660 (1991)

Boelart, J.R., H.W. van Landuyt, Y.J. Valcke, B. Cantinieaux, W.F. Lornoy, J.L. Vanherweghem, P. Moreillon, and J.M. Vanderpitte: The role of iron overload in Yersinia enterocolitica and Yersinia pseudtuberculosis bacteremia in hemodialysis patients. J. Infect. Dis. 156, 384 (1987)

Boelaert, J.R., G.F. van Roost, P.L. Vergauwe, J.J. Verbanck, Ch. de Vroey and M.F. Segaert: The role of desferrioxamine in dialysis-associated mucormycosis: report of three cases and review of the literature. Clinical Nephrology 29, 261 (1988)

Boyce, N., C. Wood, S. Holdsworth, N.M. Thomson, and R.C. Atkins: Life-threatening sepsis complicating heavy metal chelation therapy with desferri-oxamine. Aust. N.Z.J. Med. 15, 654 (1985)

Cantinieaux, B., C. Hariga, A. Ferster, M. Toppet, and P. Fondu: Desferrioxamine improves neutrophil phagocytosis in thalassemia major. Amer. J. Hematol. 35, 13 (1990)

Kelly, D.A., E. Price, B. Jani, V. Wright, M. Rossiter, and J.A. Walker-Smith: Yersinia enterocolitis in iron overload. J. Pediatr. Gastroent. Nutrit. 6, 643 (1987)

Krüger, N., C. Kraus, W. Tillmann und W. Schröter: Gehäuftes Auftreten von Yersiniensepsis bei Hämosiderose. Mschr. Kinderheilk. 133, 876 (1985)

Robins-Browne, R.M., and J.K. Prpic: Effects of iron and desferrioxamine on infections with Yersinia enterocolitis. Infection and Immunity 47, 774 (1985)

Schiliro, G., M.A. Romeo, F. Di Gregorio, A. Sciacca, S. Musumeli, and G. Russo: Infections and Cooley disease. In Fucharoen, S., P.T. Rowley, and N.T. Paul (eds): Thalassemia: Pathophysiology and Management. Birth Defects pp. 487-493. Alan R. Liss, Inc., New York 1988

Seifert, A., D. von Herrath, and K. Schaefer: Iron overload, but not treatment with desferrioxamine favours the development of septicemia in patients on maintenance hemodialysis. Quart. J. Med. New Series 248, 1015 (1987)

Tielemans, C.L., C.M. Lenclud, R. Wens, F.E. Collar, and G. Dratwa: Critical role of iron overload in the increased susceptibility of haemodialysis patients to bacterial infections. Beneficial effects of desferrioxamine. Nephrol. Dial. Transplant. 4, 883 (1989)

Tielemans, S.L., and C.M. Lenclud: Respective role of haemosiderosis and desferrioxamine therapy in the risk from infection of haemodialysed patients. Quart. J. Med., New Series 255, 573 (1988)

Desensibilisierung bei anaphylaktischen Reaktionen

Miller, K.B., L.J. Rosenwasser, J.-O.M. Bessette, D.J. Beer, and R.E. Rocklin: Rapid desensitation for desferrioxamine anaphylactic reaction. Lancet 1, 1059 (1981)

Bousquet, J., M. Navarro, G. Robert, P. Aye, and F.-B. Michel: Rapid desensitation for desferrioxamine anaphylactic reactions. Lancet 1, 859 (1983)

Deferoxamin, andere Effekte

Baynes, R.D., B.M. Friedman, G.T. Bukofzer, T.H. Bothwell, B.J. Macfarlane, and R.D. Lamparelli: Effect of ferrous and ferric chelators in transferrin-iron-macrophage interactions. Amer. J. Haematol. 29, 27 (1988)

Cantinieaux, B., Ch. Hariga, A. Ferster, M. Toppet, and P. Fondu: Desferrioxamine improves neutrophil phagocytosis in thalassemia major. Amer. J. Haematol. 35, 13 (1990)

Gordeuk, V., P. Thuma, G. Brittenham, C. McLaren, D. Parry, A. Backenstose, G. Biemba, R. Msiska, L. Holmes, E. McKinley, L. Vargas, R. Gilkeson, and A.A. Poltera: Effect of iron chelation therapy on recovery from deep coma in children with cerebral malaria. New Engl. J. Med. 327, 1473 (1992)

Hoepelman, I.M., W.A. Bezemar, E. van Doormalen, J. Verhoef, and J.J.M. Marx: Lipid peroxidation of human granulocytes (PMN) and monocytes by iron complexes. Brit. J. Haematol. 72, 584 (1989)

Jensen, P.D., I.M. Jensen, and J. Ellegard: Therapeutic development. Desferrioxamine treatment reduces blood transfusion requirements in patients with myelodysplastic syndrome. Brit. J. Haemat. 80, 121 (1992)

Khalifa, A.S., M.S. El-Alfy, G. Mokhtar, A.A. Fakeir, M.A. Khazbak, F. El-Baz, and M. El-Kholy: Effect of desferrioxamine B on hemolysis in glucose-6-phosphate dehydrogenase deficiency. Acta Haemat. 82, 113 (1989)

Lederman, H.M., A. Cohen, and J. Lee: Desferroxamine: a reversible S-phase inhibitor of human lymphocyte proliferation. Blood 64, 748 (1984)

Meloni, T., G. Fortelone, and G.F. Gaetanie: Desferrioxamine and favism (Letter). Brit. J. Haemat. 63, 394 (1986)

Scott, M.D., A. Ranz, F.A. Kuypers, B.H. Lubin, and S.R. Meshnick: Parasite uptake of desferroxamine: a prerequisite of antimalarial activity. Brit. J. Haematol. 75, 598 (1990)

Orale Chelatbildner/Nebenwirkungen

Originalarbeiten

Al-Refaie, F.N., and A.V. Hoffbrand: Oral iron chelation therapy. Recent Advances in Haematology 7, 185 (1993)

Al-Refaie, F.N., L.N. Sheppard, P. Nortey, B. Wonke, and A.V. Hoffbrand: Pharmakokinetics of the oral iron chelator deferiprone (L_1) in patients with iron overload. Brit. J. Haematol. 89, 403 (1995)

Al-Refaie, B. Wonke, and A.V. Hoffbrand: Long-term assessment of patients with iron overload receiving the oral iron chelator deferiprone (L_1). Brit. J. Haematol. 86, (Suppl. 1), 5 (1994)

Berdoukas, V.A.: Antinuclear antibodies in patients taking L_1. Lancet 337, 672 (1991)

Bartlett, A.N., A.V. Hoffbrand, and G.J. Kontoghiorghes: Long-term trial with the oral iron chelator 1,2-dimethyl-3-hydroxypyrid-4-one (L1). Brit. J. Haematol. 76, 301 (1990)

Brittenham, G.M.: Pyridoxal isonicotinoyl hydrazone: an effective iron-chelator after oral administration. Semin. Hematol. 27, 112 (1990)

Grady, R.W., and C. Hershko: An evaluation of the potential of HBED as an orally effective iron-chelating drug. Semin. Hematol. 27, 105 (1990)

Hoffbrand, A.V., A.N. Bartlett, P.A. Veys, N.T. O'Connor, and G.J. Kontoghiorges: Agranulocytosis and thrombocytopenia in a patient with Diamond-Blackfan anemia during oral chelator trial. Lancet 2, 457 (1989)

Kontoghiorghes, G., M. Alsouri, A. Hoffbrand, J. Barr, B. Wonke, T. Kourouclaris, and L. Sheppard: Effective chelation of iron in beta thalassemia with the oral chelator 1,2 dimethyl-3-hydroxypyrid-4-one. Brit. Med. J. 295, 1509 (1987)

Kontoghiorges, G.J.: Safety of oral iron chelator L1. Lancet 2, 457 (1989)

Mehta, J., S. Singhal, R. Revankar, A. Walvalkar, A. Chablani, and B.C. Metha: Fatal systemic lupus erythematosous in patient taking oral chelator L1. Lancet 337, 298 (1991)

Olivieri, N.F., G.M. Brittenham, D. Matsui, M. Berkovitch, L.M. Blendis, R.G. Cameron, R.A. McClelland, P.P. Liu, D.M. Templeton, and G. Koren: Iron-chelation therapy with oral deferiprone in patients with thalassemia major. New Engl. J. Med. 332, 918 (1995)

Olivieri, N.F., G. Koren, M.H. Freedman, and C. Roifman: Rarity of systemic lupus erythematosus after oral iron chelator L1. Lancet 337, 924 (1991)

Olivieri, N.F., G. Koren, C. Hermann, Y. Bentur, C. Chung, J. Klein, P. Louis, and M.H. Freedman: Comparison of oral chelator L1 and desferrioxamine in iron loaded patients. Lancet 336, 1275 (1990)

Olivieri, N.F., G. Koren, D. Matsui, P.P. Liu, L. Blendis, R. Cameron, R.A. McClelland, and D.M. Templeton: Reduction of tissue iron stores and normalization of serum ferritin during treatment with oral iron chelator L1 in thalassemia intermedia. Blood 79, 2741 (1992)

Porter, J.B., R.C. Hider, and E.R. Huehns: Update on the hydroxypyridinone oral iron-chelating agents. Semin. Hematol. 27, 95 (1990)

Milz/Splenektomie

Borgna-Pignatti, C., P. De Stefano, I.G. Bongo, F. Avato, and M. Cazzola: Spleen iron content is low in thalassemia. Amer. J. Pediatr. Hem. Onc. 10, 340 (1984)

Engelhard, D., G. Cividalli, and E.A. Rachmilewitz: Splenectomy in homozygous beta thalassaemia: a retrospective study of 30 cases. Brit. J. Haematol. 35, 391 (1975)

Germenis, A., P. Dimitriou, H. Vrettou, C. Politi, T.H. Karpathios, and S.E. Antipas: Function of reticuloendothelial system in splenectomised thalassemics. Blut 57, 307 (1988)

Graziano, J.H., S. Piomelli, M.W. Hilgartner, P. Gardina, M. Karpatkin, M. Andrew, N. Lolacono, and C. Seaman: Chelation therapy in β-thalassemia major. III. The role of splenectomy in achieving iron balance. J. Pediatr. 99, 695 (1981)

Karpathios, Th., A. Antypas, P. Dimitriou, P. Nicolaidou, A. Fretzayas, Th. Thomaidis, and N. Matsaniotis: Spleen size changes in children with homozygous β-thalassaemia in relation to blood transfusion. Scand. J. Haematol. 28, 220 (1982)

Pinca, A., A. DiPalma, S. Soriani, M. Sprocati, P. Manella, P. Georgacopulo, S. Bagni, and C. Vullo: Effectiveness of partial splenic embolization as treatment of hypersplenism in thalassaemia major: a 7-year follow up. Europ. J. Haematol. 44, 49 (1992)

Schilirio, G., M. Antonietta, A. Russo, F. Di Gregorio, S. Musumeci, and G. Russo: Susceptibility to infections in β-thalassemia major. Letter to the Editor. Amer. J. Dis. Child. 136, 1099 (1982)

Smith, C.H., and M. Erlandson: Post splenectomy infections in Cooley's anemia. Ann. N.Y. Acad. Sci. 119, 748 (1964)

Therapie Transplantation

Buckner, C.D., R.P. Gale, and G. Lucarelli (eds.): Advances and Controversies in Thalassemia Therapy: Bone Marrow Transplantation and Other Approaches. Alan R. Liss, Inc., New York 1989

Giardini, C., M. Galimerti, G. Lucarelli, P. Polchi, E. Angelucci, D. Baronciani, D. Gaziev, B. Eber, G. la Nasa, I. Barbanti, and P. Muretto: Desferrioxamine therapy accelerates clearance of iron deposits after bone marrow transplantation for thalassaemia. Brit. J. Haematol. 89, 868 (1995)

Lucarelli, G., M. Galimberti, P. Polchi, E. Angelucci, D. Baronciani, C. Giardini, P. Politi, S.M.T. Durazzi, P. Muretto, and F. Albertini: Bone marrow transplantation in patients with thalassemia. New Engl. J. Med. 322, 417 (1990)

Lucarelli, G., and D.J. Weatherall: Clinical Annotation. For debate: Bone marrow transplantation for severe thalassemia. (1) The view from Pesaro, (2) To be or not to be. Brit. J. Haemat. 78, 300 (1991)

Thomas, E.D., C.C. Buckner, J.E. Sanders, T. Papayannopoulou, C. Borgna-Pignatti, P. De Stefano, K.M. Sullivan, R.A. Clift, and R. Storb: Marrow transplantation for thalassaemia. Lancet 2, 227 (1982)

Weatherall, D.J.: Bone marrow transplantation for thalassemia and other inherited disorders of hemoglobin. Editorial. Blood 80, 1379 (1992)

Pharmakologische Induktion der HbF-Synthese

(siehe auch Kapitel 7)

Bunn, H.F.: Reversing ontogeny. New Engl. J. Med. 328, 129 (1993)

Chalevelakis, G., A.G. Yalouris, C. Lyberator, Th. Economopoulos, C. Anastasiou, J. Hatziioannou, and S. Raptis: Effect of isoniazid, a haem inhibitor, on globin chain synthesis in reticulocytes from non-thalassaemic and β thalassemic subjects. J. Clin. Pathol. 42, 977 (1989)

Dover, G.J., S. Brusilov, and D. Samid: Increased fetal hemoglobin in patients receiving sodium 4-phenylbutyrate. New Engl. J. Med. 327, 569 (1992)

Ley, T.J.: The pharmacology of hemoglobin switching: of mice and men. Perspective. Blood 77, 1146 (1991)

Ley, T.J., and A.W. Nienhuis: Induction of hemoglobin F synthesis in patients with β thalassemia. Ann. Rev. Med. 36, 485 (1985)

Nathan, D.G.: Pharmacologic manipulation of fetal hemoglobin in the hemoglobinopathies. Ann. N.Y. Acad. Sci. 612, 179 (1990)

Perrine, S.P., G.D. Ginder, D.v. Faller, G.H. Dover, T. Ikuta, H.E. Witkowska, S-P. Cai, E.P. Vichinsky, and N.F. Olivieri: A short-term trial of butyrate to stimulate fetal-globin-gene expression in the β-globin disorders. New Engl. J. Med. 328, 81 (1993)

Perrine, S.P., B.A. Miller, D.V. Douglas, R.A. Cohen, E.P. Vichinsky, D. Hurst, B.H. Lubin, and T. Papayannopoulou: Sodium butyrate enhances fetal globin gene expression in erythroid progenitors of patients with HbSS and β thalassemia. Blood 74, 454 (1989)

Sher, G.D., G.D. Ginder, J. Little, S. Yang, G.J. Dover, and N.F. Olivieri: Extended therapy with intravenous arginine butyrate in patients with β-hemoglobinopathies. N. Engl. J. Med. 332, 1606 (1995)

Samid, D., A. Yeh, and P. Prasanna: Induction of erythroid differentiation and fetal hemoglobin production in human leukemic cells treated with phenylacetate. Blood 80, 1576 (1992)

Stamatoyannopoulos, G., A. Blau, B. Nakamoto, B. Josephson, Q. Li, E. Liakopoulou, B. Pace, Th. Papayannopoulou, S.W. Brusilow, and G. Dover: Fetal hemoglobin induction by acetate, a product of butyrate catabolism. Blood 84, 3198 (1994)

Yi-Tao Zeng, Shu-Zhen Huang, Zhao-Rui Ren, Zhi-Hong Lu, Fan-Yi Zeng, A.N. Schechter, and G.P. Rodgers: Hydroxyurea therapy in β-thalassaemia intermedia: improvement in haematological parameters due to enhanced β-globin synthesis. Brit. J. Haemat. 90, 557-563 (1995)

Gentherapie

Apperley, J.F., and D.A. Williams: Annonation. Gene therapy: Current status and future directions. Brit. J. Haemat. 75, 148 (1990)

Counoyer, D., and C.T. Caskey: Gene transfer into humans. A first step. New Engl. J. Med. 323, 601 (1990)

Karlsson, S.: Treatment of genetic defects in hematopoietic cell function by gene transfer. Review article. Blood 78, 2481 (1991)

Weatherall, D.J.: Gene therapy in perspective. Nature 349, 275 (1991)

Compliance

Borgna Pignatti, G., P. De Stefano, F. Barone, and E.V. Concia: Penicillin compliance in splenectomized thalassaemics. Eur. J. Pediatr. 142, 83 (1984)

Di Palma, A., G. Buraschi, G. Condini, G. Bucci, and C. Vullo: Compliance with oral penicillin prophylaxis in splenectomized thalassaemic patients. Haematologica 70, 221 (1985)

Vullo, C., and A. Di Palma: Compliance with therapy in Cooley's anemia. In Buckner, C.D., R.P. Gale, and G. Lucarelli (eds.): Advances and Controversies in Thalassemia Therapy. Bone Marrow Transplantation and Other Approaches, pp. 43-49. Alan R. Liss, Inc. New York 1989.

Prognose

Borgna-Pignatti, C., M.G. Zurlo, P. De Stefano, F.Di Gregorio, A. Di Palma, A. Piga, C. Melevendi, M.G. Burattini, T. Terzoli, and G. Masera: Survival in thalassemia with Conventinal treatment. In: Buckner, C.D., R.D. Gale, and G. Lucarelli (eds). Advances and Controversies in Thalassemia Therapy: Bone Marrow Transplantation and Other Approaches, pp. 27-33. A. R. Liss, Inc., New York 1989

Ehlers, K.H., P.J. Giardini, M.L. Lesser, M.A. Engle, and M.W. Hilgartner: Prolonged survival in patients with beta-thalassemia major treated with desferoxamine. J. Pediat. 118, 540 (1991)

Gabutti, V., A. Piga, L. Sacchetti, A. Sandri, M. Biginelli, P. Saracco, and M. Ferri: Quality of life and life expectancy in thalassemic patients with complications. In Buckner, C.D., R.P. Gale, and G. Lucarelli (eds.): Advances and Controversies in Thalassemia Therapy. Bone Marrow Transplantation and Other Approaches, pp. 35-42. Alan R. Liss, Inc., New York 1989.

Modell, B., E.A. Letsky, D.M. Flynn, R. Peto, and D.J. Weatherall: Survival and desferrioxamine in thalassaemia major. Brit. Med. J. 284, 1081 (1982)

Zurlo, M.G., P. De Stefano, C. Borgna-Pignatti, A. Di Palma, A. Piga, C. Melevendi, F. Di Gregorio, M.G. Burattini, and S. Terzoli: Survival and causes of death in thalassaemia major. Lancet 2, 27 (1989)

Präventive Maßnahmen/Pränatale Diagnostik

Alter, B.P.: Prenatal diagnosis: General introduction, methodology, and review. Hemoglobin 12, 763 (1988)

Cao, A.: Results of programmes for antenatal detection of thalassaemia in reducing the incidende of the disorders. Blood Rev. 1, 169 (1987)

Cao, A., M.C. Rosatelli, G. B. Leoni, T. Tuveri, M.T. Scalas, G. Monni, G. Olla, and R. Galanello: Antenatal diagnosis of β-thalassemia in Sardinia. Ann. N.Y. Acad. Sci. 612, 215 (1990)

Kazazian, H.H.: Thalassemia syndromes: Molecular basis and prenatal diagnosis in 1990. Semin. Hematol. 27, 209 (1990)

Kulozik, A.E., J. Lyons, E. Kohne, C.R. Bartram, and E. Kleihauer: Rapid and non-radioactive prenatal diagnosis of β thalassaemia and sickle cell disease: application of the polymerase chain reaction (PCR). Brit. J. Haemat. 70, 455 (1988)

Modell, M., and B. Modell: Genetic screening for ethnic minorities. Brit. Med. J. 300, 1702 (1990)

Old, J.M., N.Y. Varawalla, and D.J. Weatherall: Rapid detection and prenatal diagnosis of β-thalassaemia: studies in Indian and Cypriot population in the U.K. Lancet 336, 834 (1990)

Thein, S.L., C. Hesketh, R.B. Wallace, and D.J. Weatherall: The molecular basis of thalassaemia major and thalassaemia intermedia in Asian Indians: application to prenatal diagnosis. Brit. J. Haematol. 70, 225 (1988)

Varawalla, N.Y., A. Dokrast, J.M. Old, I.L. Sargent, and D.H. Barlow: An approach to preimplantation diagnosis of β-thalassaemia. Prenatal Diagnosis 11, 775 (1991)

Varawalla, N.Y., J.M. Old, R. Sarkar, R. Venkatesan, and D.J. Weatherall: The spectrum of β-thalassaemia mutations in the Indian subcontinent: the basis for prenatal diagnosis.
Brit. J. Haematol. 78, 242 (1991)

18 Thalassaemia intermedia

Übersichtsarbeiten

Bun, H. F., and B. G. Forget: Hemoglobin: Molecular, Genetic and Clinical Aspects. W. B. Saunder, Philadelphia 1986

Kulozik, A. E.: β-Thalassaemia: molecular pathogenesis and clinical variability. Eur. J. Pediatr. 151, 78 (1992)

Modell, B., and V. A. Berdoukas: The Clinical Approach to Thalassaemia. Grune & Stratton, New York 1981

Weatherall, D. J., and J. B. Clegg: The Thalassaemia Syndromes, 3 rd. ed. Blackwell, Oxford 1981

Weatherall, D. J., L. Pressley, W. G. Wood, D. Higgs, J. B. Clegg, and J. Wainscoat: The molecular genetics and interactions of α and β thalassaemias. In D. J. Weatherall, G. Fiorelli, and S. Gorini (eds): Advandes in Red Cell Biology, pp. 177 – 187. Raven Press, New York 1982

Originalarbeiten

Camaschella, C., G. Saglio, P. G. Piel, P. Canavoso, R. Ferraris, G. Bianco, and U. Mazza: Thoracic extramedullary hematopoiesis in thalassemia intermedia during adult life: a report of 9 cases. Haematologica 66, 613 (1981)

Celeda, A.: Iron overload in a non-transfused patient with thalassaemia intermedia. Scand. J. Haematol. 28, 169 (1982)

Chung, S. W., S. C. Wong, B. J. Clarke, M. Patterson, W. H. C. Walker, and D. H. K. Chui: Human embryonic ζ-Globin chains in adult patients with α-thalassemias. Proc. Natl. Acad. Sci. USA. 81, 6188 (1984)

Diaz-Chico, J. C., K. G. Yang, T. A. Stoming, D. G. Efremov, A. Kutlar, M. Aksoy, C. Altay, A. Gurgey, Y. Kilinc, and T. H. J. Huisman: Mild and severe β-thalassemia among homozygotes from Turkey: identification of the types by hybridization of amplified DNA with synthetic probes. Blood 71, 248 (1988)

Fiorelli, G., M. Sampietro, M. Romano, M. Albano, and M. D. Cappellini: Clinical features of thalassemia intermedia in Italy. In Birth Defects: Vol. 23, pp. 287 – 295. Alan R. Riss, Inc., New York 1988

Gonzales-Redondo, J. M., T. A. Stoming, K. D. Lancos, Y. C. Gu, A. Kutlar, T. Nakatsuiji, B. Deng, I. S. Han, V. G. McKie, and T. H. J. Huisman: Clinical and genetic heterogeneity in black patients with homozygous β-thalassemia from southeastern United States. Blood 72, 1007 (1988)

Kan, Y. W., and D. G. Nathan: Mild thalassemia: the result of interactions of alpha and beta thalassemia genes. J. Clin. Invest. 49, 635 (1970)

Kulozik, A. E., A. Bellan-Koch, S. Bail, E. Kohne, and E. Kleihauer: Thalassemia intermedia: moderate reduction of β globin gene transcriptional activity by a novel mutation of the proximal CACCC promoter element. Blood 77, 2054 (1991)

Kulozik, A. E., E. Kohne, and E. Kleihauer: Thalassemia intermedia: compound heterozygous β^0/β^+-thalassemia and co-inherited heterozygous α^+-thalassemia. Ann. Hematol. 66, 51 (1993)

Kulozik, A. E., S. C. Thein, H. S. Wainscoat, R. Gale, L. A. Kay, J. K. Wood, D. J. Weatherall, and E. R. Huehns: Thalassaemia intermedia: interaction of triple α-globin gene arrangement and heterozygous β-thalassaemia. Brit. J. Haematol. 66, 109 (1987)

Lie-Injo, L. E., G. Duraisamy, and S. Vasudevan: Influence of two α-globin gene deletions on homozygous β^0-thalassemia. Hemoglobin 6, 115 (1982)

Loukopoulos, D., A. Loutradi, and P. Fessas: A unique thalassemia syndrome: homozygous α-thalasaemia + homozygous β-thalassaemia. Brit. J. Haematol. 39, 377 (1978)

Najean, Y., F. Deschryver, T. Henni, and R. Girot: Red cell kinetics in thalassaemia intermedia: its use for prospective prognosis. Brit. J. Haematol. 59, 533 (1985)

Olivieri, N. F., M. H. Freedman, S. P. Perrine, G. J. Dover, B. Sheridan, D. L. Essentine, and R. L. Nagel: Trial of recombinant human erythropoietin: Three patients with thalassemia intermedia. Correspondence. Blood 80, 3258 (1992)

Olivieri, N. F., G. Koren, D. Matsui, P. P. Liu, L. Blendis, R. Cameron, R. A. McClelland, and D. M. Templeton: Reduction of tissue iron stores and normalization of serum ferritin during treatment with the oral iron chelator L 1 in thalassemia intermedia. Blood 79, 2741 (1992)

Pippard, M. J., B. Ragojopalan, S. T. Callender, and D. J. Weatherall: Iron loading, chronic anaemia, and erythroid hyperplasia as determinants of the clinical features of β-thalassaemia intermedia. In Weatherall, D. J., G. Fiorelli, and S. Gorini (eds): Advances in Red Cell Biology., p. 103. Ravens Press, New York 1982

Pippard, M. J., G. T. Warner, S. T. Callender, and D. J. Weatherall: Iron absorption and loading in β-thalassemia intermedia. Lancet 2, 819 (1979)

Rachmilewitz, A.E., A. Goldfarb, and G. Dover: Administration of erythropoietin to patients with β-thalassemia intermedia. A preliminary trial. Blood 78, 1145 (1991)

Rosatelli, M. C., L. Oggiano, G. B. Leoni, T. Tuveri, A. Tucci, M. T. Scalas, F. Dore, P. Pistidda, A. Massa, M. Longinotti, and A. Cao: Thalassemia intermedia resulting from mild β-thalassemia mutation. Blood 73, 601 (1989)

Sampietro, M. M. Cazzola, M. D. Cappellini, and G. Fiorelli: The triplicated alpha-gene locus and heterozygous beta thalassemia: A case of thalassaemia intermedia. Brit. J. Haematol. 55, 709 (1983)

Thein, S. L., I. Al-Hakim, and A. V. Hoffbrand: Thalassemia intermedia: A new molecular basis. Brit. J. Haematol. 56, 333 (1984)

Thein, S. L., J. S. Wainscoat, M. Sampietro, J. M. Old, D. Cappellini, G. Fiorelli, B. Modell, and D. J. Weatherall: Association of thalassaemia intermedia with a beta-globin gene haplotype. Brit. J. Haematol. 65, 367 (1987)

Villegas, A., C. Perez-Clausell, J. Sanchez, and E. Sal del Rio: A new case of thalassemia intermedia: interaction of a triplicated α-globin locus and β-thalassemia trait. Hemoglobin 16, 99 (1992)

Wainscoat, J. S., E. Kanavakis, W. G. Wood, E. A. Letsky, E. R. Huehns, G. W. Marsh, D. R. Higgs, and D. J. Weatherall: Thalassaemia intermedia in Cyprus: the interaction of α and β thalassaemia. Brit. J. Haematol. 53, 411 (1983)

19 Seltenere Thalassämieformen

δ-β-Thalassämien

Atweh, G. F., D. Zhu, and B. G. Forget: A novel basis for δβ-thalassemia in a Chinese family. Blood 68, 1108 (1986)

Cao, A., M. A. Melis, R. Galanello, A. Angius, M. Furbetta, P. Giordano, and L. F. Bernini: δβ(F)-thalassaemia in Sardinia. J. Med. Genet. 19, 184 (1982)

Georgiou, I., Seferiadis, K., D. Lobis, O. Tsolar, and Kl. Bourantas: Gamma-chain heterogeneity in Greek $(\alpha\beta)^0$-thalassemia. Eur. J. Haematol. 54, 101 (1994)

Kattamis, Ch., A. Metaxotou-Mavromati, V. Ladis, H. Tsiarta, S. Laskari, and E. Kanavakis: The clinical phenotype of β and δβ thalassemias in Greece. Eur. J. Pediat. 139, 135 (1982)

Kinney, T. R. S. H. Friedman, E. Cifuentes, H. C. Kim, and E. Schwartz: Variations in globin synthesis in delta-beta-thalassaemia. Brit. J. Haematol. 38, 15 (1978)

Loudianos, G., P. Moi, J. Lavinha, R. Galanello, A. Cao, and M. Pirastu: Normal δ-globin gene sequences in Sardinian nondeletional δβ-thalassemia. Hemoglobin 16, 503 (1992)

Ottolenghi, S., B. Giglioni, R. Comi, A. M. Giani, E. Polli, C. T. A. Acquaye, J. H. Oldham, and G. Masera: Globin gene deletion in HPFH, δβ thalassemia and Hp Lepore disease. Nature 278, 654 (1979)

Ottolenghi, S. B. Giglioni, A. Pullazini, P. Comi, C. Camaschella, A. Serra, A. Guerrasio, and G. Saglio: Sardinian $\delta\beta^0$-thalassemia: A further example of a C to T substitution at position -196 of the $^A\gamma$-globine promotor. Blood 69, 1058 (1987)

Ottolenghi, S., B. Giglioni, R. Taramelli, P. Comi, U. Mazza, G. Saglio, C. Camaschella, P. Izzo, A. Cao, R. Galanello, E. Gimferer, M. Baiget, and A. M. Gianni: Molecular comparison of δβ-thalassemia and hereditary persistence of fetal hemoglobin-DNA's: Evidence of regulatory area. Proc. Natl. Acad. Sci. USA 79, 2347 (1982)

Pirastu, M., Y. W. Kan, R. Galenello, and A. Cao: Multiple mutations produce $\delta\beta^0$ thalassemia in Sardina. Science 223, 929 (1984)

Fusionshämoglobine

Adams, J. G., III, W. T. Morrison, and M. H. Steinberg: Hemoglobin Parchman: double crossover within a single human gene. Sciene 218, 291 (1982)

Badr, F. M., P. A. Loskin, and H. Lehmann: Haemoglobin P-Nilotic: containing a β-δ chain. Nature New Biol. 242, 107 (1973)

Dobkin, C. J. Clyne, A. Metzenberg, and A. Bank: Expression of a cloned Lepore globin gene. Blood 67, 168 (1986)

Efremov, G. D.: Hemoglobins Lepore and anti-Lepore. Hemoglobin 2, 197 (1978)

Honig, G. R., M. Shamsuddin, R. G. Mason, and L. N. Vida: Hemoglobin Lincoln Park: A δβ fusion (anti-Lepore) variant with an amino acid deletion in the δ chain-derived segment. Proc. Nat. Acad. Sci., USA, 75, 1475 (1978)

Huisman, T. H. J., R. N. Wrighstone, J. B. Wilson, W. A. Schroeder, and A. G. Kendall: Hemoglobin Kenya, the product of fusion of γ and β polypeptide chains. Arch. Biochem. Biophys. 153, 850 (1972)

Lehmann, H., and D. Charlesworth: Observation on haemoglobin P (Congo type). Biochem. J. 119, 43 (1970)

Ohta, Y., K. Yamaoka, I. Sumida, and T. Yanase: Hemoglobin Miyada, a β-δ fusion peptide (anti-Lepore) type discovered in a Japanese family. Nature New Biol. 234, 218 (1971)

Ojwang, P. J., T. Nakatsuji, M. B. Gardiner, A. L. Reese, J. G. Gillman, and T. H. J. Huisman: Gene deletion is the molecular basis for the Kenya-$^G\gamma$-HPFH condition. Hemoglobin 7, 115 (1983)

Hereditäre Persistenz von HbF

Altay, C., T. H. J. Huisman, and W. A. Schroeder: Another form of hereditary persistence of fetal hemoglobin (the Atlanta type)? Hemoglobin 1, 125 (1977)

Bernards, R., and R. A. Flavell: Physical mapping of the globin gene deletion in hereditary persistence of foetal haemoglobin (HPFH). Nucleic Acid Res. 8, 1521 (1980)

Efremov, G. D., V. Filipce, I. Gjorgovski, D. Juricic, N. Stojanovski, T. Harano, T. Nakatsuji, A. Kutlar, I. Bakioglu, and T. H. J. Huisman: $^G\gamma^A\gamma\ (\delta\beta)^0$-thalassaemia and a new form of γ globin gene triplication identified in the Yogoslavian population. Brit. J. Haematol. 63, 17 (1986)

Gilman, J. G., and T. H. J. Huisman: DNA sequence variation associated with elevated fetal $^G\gamma$ globin production. Blood 66, 783 (1985)

Huang, H. J., T. A. Stoming, H. F. Harris, F. Kutlar, and T. H. J. Huisman: The Greek $^A\gamma\beta^+$-HPFH observed in a large black family. Am. J. Hemat. 25, 401 (1987)

Huisman, T. H. J., S. S. Chen, T. Nakatsuji, and F. Kutlar: A second family with the Atlanta type of HPFH. Hemoglobin 9, 393 (1985)

Huisman, T. H. J., A. Miller, and W. A. Shroeder: A $^G\gamma$ type of hereditary persistence of fetal hemoglobin with β chain production in cis. Am. J. Hum. Genet. 27, 765 (1975)

Kulozik, A. E., E. Kohne und E. Kleihauer: Die molekulare Grundlage der hereditären Persistenz fetalen Hämoglobins (HPFH) und des Hämoglobinschaltmechanismus. Ein Beitrag zur klinischen Bedeutung unter besonderer Berücksichtigung der Corfu-$\delta\beta^0$-Thalassämie. Mschr. Kinderheilk. 136, 751 (1988)

Kutlar, A., M. B. Gardiner, M. G. Headlec, A. L. Reese, M. P. Cleek, S. Nagel, P. K. Sukamaran, and T. H. J. Huisman: Heterogeneity in the molecular basis of three types of hereditary persistance of fetal hemoglobin and the relaltive synthesis of the $^G\gamma$ and $^A\gamma$ types of g chain. Biochem. Genet. 22, 21 (1984)

Miyoshi, K., K. Yoshikado, H. Kawai, H. Ohchi, S. Niki, K. Hasegawa, A. Shirakami, and T. Yamano: X-linkes dominant control of F-cells in normal adult life: characterization of the Swiss type as hereditary persistance of fetal hemoglobin regulated dominantly by gene(s) on X chromosome. Blood 72, 1854 (1988)

Ottolenghi, S., R. Mantovani, S. Nicolis, A. Ronchi, and B. Giglioni: DNA sequences regulation human globin gene transcription in nondeletional hereditary persistance of fetal hemoglobin. Hemoglobin 13, 523 (1989)

Schroeder, W. A., T. H. J. Huisman, and P. K. Sukkamaran: A second type of hereditary persistance of fetal haemoglobin in India. Brit. J. Haemat. 25, 131 (1973)

Tate, V. E., W. G. Wood, and D. J. Weatherall: The British form of hereditary persistence of fetal hemoglobin results from a single base mutation adjacent to an S 1 hypersensitive site 5' to the $^{A}\gamma$-globin gene. Blood 68, 1389 (1986)

Trent, R. J., R. W. Jones, J. B. Clegg, D. J. Weatherall, R. Davidson, and W. G. Wood: $(^{A}\gamma\delta\beta)^0$ thalassaemia: Similarity of phenotype in four different molecular defects, including one newly described. Brit. J. Haematol. 57, 279 (1984)

Wood, W. G., J. B. Clegg, and D. J. Weatherall: Hereditary persistence of fetal haemoglobin (HPFH) and δβ-thalassaemia. Brit. J. Haemat. 43, 509 (1979)

Wood, W. G., I. A. MacRae, P. D. Dabre, J. B. Clegg and D. J. Weatherall: The British type of non-deletion HPFH: Characterization of developmental changes in vivo and erythroid growth in vitro. Brit. J. Haematol. 50, 401 (1982)

Wood, W. G., J. M. Old, P. D. Darbre, J. B. Clegg, D. J. Weatherall, and I. McRae: The British type of HPFH: Cellular and molecular analysis of increased HbF production. In D. J. Weatheralls, G. Fiorelli, and S. Gorini (eds). Advances in Red Cell Biology, p. 249. Ravens Press New York 1982

Wood, W. G., D. J. Weatherall, and J. B. Clegg: Interaction of heterocellular hereditary persistence of foetal haemoglobin with beta thalassaemia and sickle cell anaemia. Nature 264, 247 (1976)

Wood, W. G., D. J. Weatherall, J. B. Clegg, T. J. Hamblin, J. H. Edwards, and A. M. Barlow: Heterocellular heditary persistence of fetal haemoglobin (heterocellular HPFH) and its interaction with β thalassaemia. Brit. J. Haematol. 36, 461 (1977)

Zeng, Y.-T., S. Z. Huang, B. Chen, Y.-C. Liang, Z-M. Chang, T. Harano, and T. H. J. Huisman: Hereditary persitence of fetal hemoglobin or $(\delta\beta)^0$-thalassemia: Three types observed in South-China families. Blood 66, 1430 (1985)

δ-Thalassämien

Fessas, P., and G. Stamatoyannopoulos: Absence of haemoglobin A_2 in an adult. Nature 195, 1215 (1962)

Moi, P., E. Paglietti, A. Sanna, C. Brancati, A. Tagarelli, R. Galanello, A. Cao, and M. Pirastu: Delineation of the molecular basis of δ- and normal HbA_2 β-thalassemia. Blood 72, 530 (1988)

Huismann, T. H. J.: The β- and δ-thalassemia repository. Hemoglobin 16, 257 (1992)

Ohta, Y., M. Yasukawa, S. Saito, S. Fujita, and Y. Kobayashi: Homozygous delta thalassemia in Japan. Hemoglobin 4, 417 (1980)

Pirastu, M., R., Galanello, M.A. Melis, C. Brancati, A. Tagarelli, A. Cao, and Y.W. Kan: δ^+-thalassemia in Sardinia. Blood 62, 342 (1988)

Steinberg, M. H., and J. G. Adams III.: Hemoglobin A_2: Origin, evolution, and aftermath. Review article. Blood 78, 2165 (1991)

Taramelli, G., B. Giglioni, P. Comi, S. Ottolenghi, C. Brancati, A. Tagarelli, E. Polli, and A. M. Gianni: Delta thalassemia: A non-deletion defect. Eur. J. Biochem. 129, 589 (1983)

γ-Thalassämien

Diaz-Chico, J. C., H. J. Huang, D. Juricic, G. D. Efremov, L. D. Wadsworth, and T. H. J. Huisman: Two new large deletions resulting in εγδβ-thalassemia. Acta haemat. 80, 79 (1988)

Driscoll, M.S., C.S. Dobkin, and B.P. Alter: γδβ-thalassemia due to de novo mutation deleting the 5'-β-globin gene activation-region hypersensitive sites. Proc. Natl. Acad. Sci. USA 86, 7470 (1989)

Fearon, E.R., H.H. Kazazian, P.G. Waber, J.I. Lee, S.E. Antonarakis, S.H. Orkin, E.F. Vanin, P.S. Henthorn, F.G. Grosveld, A.F. Scott, and G.R. Buchanan: The entire β-globin gene cluster is deleted in a form of γδβ-thalassemia. Blood 61, 1273 (1983)

Henthorn, P. S., D. Smiethies, T. Nakatsuji, A. E. Felice, M. B. Gardiner, A. L. Reese, and T. H. J. Huisman: $(^{A}\gamma\delta\beta)^0$-thalassaemia in Blacks is due to a deletion of 34 kbp of DNA. Brit. J. Haemat. 59, 343 (1985)

Huisman, T. H.J. F. Kutlar, and L. H. Gu: γ chain abnormalities and γ-globin gene rearrangements in newborn babies of various populations. Hemoglobin 15, 349 (1991)

Kan, Y.W., B.G. Forget, and D.G. Nathan: γβ-Thalassemia: A cause of hemolytic disease of the newborn. New Engl. J. Med. 286, 129 (1972)

Kulozik, A.E., S. Bail, A. Bellan-Koch, C.R. Bartram, E. Kohne, and E. Kleihauer: The proximal element in the β globin locus control region is not functionally required in vivo. J. Clin. Invest. 87, 2142 (1991)

Liang, C. C.: γ-thalassemias and related abnormalities in China. Hemoglobin 12, 717 (1988)

Oort, M., und D. Roos: Hämolytische Erkrankung des Neugeborenen und chronische Anämie in einer Familie infolge γ-δ-β-Thalassämie. Dtsch. Med. Wschr. 107, 116 (1982)

Taramelli, R., D. Kioussis, E. Vanin, K. Bartram, J. Groffen, H. Hurst, and F. G. Grosveld: γδβ-thalassaemias 1 and 2 are the result of a 100 kbp deletion in the human β-globin cluster. Nucl. Acids Res. 14, 7017 (1986)

Van der Ploeg, L.H.T., A. Konigs, M. Oort, D. Roos, L. Bernini, and R.A. Flavell: γβ-Thalassemia: Studies showing that the deletion of the γ- and δ-genes influence β-globin expression in man. Nature 283, 637 (1980)

Strukturvarianten mit der phänotypischen Expression einer Thalassämie

Übersichtsarbeiten

Adams, J. G., III, and M. B. Coleman: Structural hemoglobin variants that produce phenotype of thalassemia. Semin. Hemato. 27, 229 (1990)

Kazazian, H. H., jr.: The thalassemia syndromes: Molecular basis and prenatal diagnosis in 1990. Semin. Hematol. 27, 209 (1990)

Steinberg, M. H., ang J. G. Adams: Thalassemic hemoglobinopathies. Amer. J. Pathol. 113, 396 (1983)

Thein, P. L.: Dominant β thalassaemia: molecular basis and pathophysiology. Annotation. Brit. J. Haemat. 80, 273 (1992)

Originalarbeiten

Adams J. G. III, L. A. Boxer, R. L. Baehner, B. G. Forget, G. A. Tsistrakis, and M. H. Steinberg: Hemoglobin Indianapolis (β112 [G

14] Arginine). An unstabile β-chain variant producing the phenotype of severe β-thalassemia. J. Clin. Invest. 63, 931 (1979)

Adams, J. G., III, M. H. Steinberg, M. V. Newman, W. T. Morrison, E. J. Benz, and R. Iyer: β-thalassemia present in cis to a new β-chain structural variant, Hb Vicksburg [β75 (E 19) Leu → O]. Proc. Natl. Acad. Sci.USA 78, 469 (1981)

Arous, N., F. Galacteros, Ph. Fersas, D. Loukopoulos, Y. Blouquit, G. Komis, M. Sellaye, M. Boussiou, and J. Rosa: Structural study of hemoglobin Knossos [β27 (B 9) Ala → Ser]. A new abnormal hemoglobin present as a silent β-thalassemia. FEBS Lett. 147, 247 (1982)

Baklouti, F., E. Dorléac, L. Morlé, P. Laselve, D. Peyramond, M. Aubry, J. Godet, and J. Delaunay: Homozygous hemoglobin Knossos ($\alpha_2\beta_2$27 (B 9) Ala → Ser): A new variety of β^+-thalassemia intermedia associated with δ^0-thalassemia. Blood 67, 957 (1986)

Bardakdjian-Michau, J., S. Fucharoen, J. Delanoe-Garin, J. Kister, C. Lacombe, P. Winichagoon, Y. Blouquit, J. Riou, P. Wasi, and F. Galcteros: Hemoglobin Dhonburi $\alpha_2\beta_2$126 (H 4) Val → Gly: A new unstable variant producing a β-thalassemia intermedia phenotype in association with β-thalassemia. Am. J. Hematol. 35, 96 (1990)

Benz, E. J., B. W. Berman, B. L. Tonkonow, E. Coupal, T. Coates, L. A. Boxer, A. Altman, and J. G. Adams III: Molecular analysis of the β-thalassemia phenotype associated with inheretance of hemoglobin E ($\alpha_2\beta_2^{26}$ Glu → Ly). J. Clin. Invest. 69, 118 (1981)

Beris, Ph., P A. Miescher, J. C. Diaz-Chico, I.-S. Han, A. Kutlar, H. Hu, J. B. Wilson, and T. H. J. Huisman: Inclusion body β-thalassemia trait in a Swiss family is caused by an abnormal hemoglobin (Geneve) with an altered and extended b chain carboxy-terminus due to a modification in codon β114. Blood 72, 801 (1988)

Fairbanks, V. F., R. Oliveros, J. H. Brandabus, R. R. Willis, and R. F. Fiester: Homozygous hemoglobin E mimics β-thalassemia minor without anemia or hemolysis: Hematologic, functional and biosynthetic studies of first North American cases. Am. J. Hematol 8, 109 (1980)

Fei, Y. J., T. A. Stoming, A. Kutlar, T. H. J. Huisman, and G. Stamatoyanopoulos: One form of inclusion body β-thalassemia is due to GAA-TAA mutation at codon 121 of the β chain. Blood 73, 1075 (1989)

Feldman, R., and R. F. Rieder: The interaction of hemoglobin E with β-thalassemia: A study of hemoglobin synthesis in a family of mixed Burmese and Iranian origin. Blood 42, 783 (1973)

Fessas. P., D. Loukopoulos, S. Kokkinou, Y. Papasotiriou, and A. Karaklis: Hemoglobin Knossos: A clinical, laboratory ans epidemiological study. Am. J. Hematol. 21, 119 (1986)

Fessas, Ph., D. Loukopulos, A. Loutradi-Anagnostou, and G. Komis: 'Silent' β-thalassemia caused by a 'silent' β-chain mutant: The pathogenesis of a syndrome of thalassaemia intermedia. Brit. J. Haemat. 51, 577 (1982)

Fucharoen, S., G. Fucharoen, V. Laosombat, and Y. Fukumaki: Double heterozygosity of the β-Malay and a novel β-thalassemia gene in a Thai patient. Am. J. Hematol. 39, 142 (1991)

Fucharoen, S., Y. Kobayashi, G. Fucharoen, Y. Ohba, K. Miyazono, Y. Fukumaki, and F. Takaku: A single nucleotide deletion in codon 123 of the β-globin gene causes an inclusion body β-thalassaemia trait: A novel elongated globin chain β^{Makabe}. Brit. J. Haematol. 75, 393 (1990)

Kazazian, H. H., jr., C. E. Dowling, R. L. Hurwitz, M. Coleman, and J. G. Adams III: Thalassemia mutations in exon 3 of the β-globin gene often cause a dominant form of thalassemia and show no predilection for malarial-endemic regions of the world. Am. J. Human. Genet. 45, 242 (1989) abstract.

Kugler, W., J. Enssle, M.W. Hentze, and A.E. Kulozik: Nuclear degradation of nonsense mutated β-globin mRNA: a post-transcriptional mechanism to protect heterozygotes from severe clinical manifestations of β-thalassemia. Nucleic Acids Res. 23, 413 (1995)

Kobayashi, Y. Y. Fukumaki, N. Komatsu, Y. Ohba, T. Miyaji, and Y. Miura: A novel globin structural mutant, Showa-Yakushiji (β110 Leu → Pro) causing a β-thalassemia phenotype. Blood 70, 1688 (1987)

Lang, A., H. Lehmann, and P. A. King-Lewis: HbK Woolwich, the cause of a thalassaemia. Nature 249, 467 (1974)

Muru, S., G. Loudianos, M. Deiana, C. Camaschella, G. V. Sciarratta, S. Agosti, M. I. Parodi, P. Cerruti, and M. Pirastu: Molecular characterization of β-thalassemia intermedia in patients of Italian decent and identification of three novel β-thalassemia mutations. Blood 77, 1342 (1991)

Öner, R., C. Öner, J. B. Wilson, G. P. Tamagnini, L. M. L. Ribeiro, and T. H. J. Huisman: Dominant β-thalassaemia trait in a Portuguese family is caused by a deletion of (G) TGGCTGGTGT (G) and an insertion of (G) GCAG (G) in codon 134, 135, 136 und 137 of the β-globin gene. Brit. J. Haemat. 79, 306 (1991)

Orkin, S. H., S. E. Antonarakis, and D. Loukopoulos: Abnormal processing of β Knossos. Blood 64, 311 (1984)

Orkin, S.H., H. H. Kazazian, jr., S. E. Antonarakis, H. Ostrer, S. G. Goff, and J. P. Sexton: Abnormal RNA processing due to the exon mutation of β^E-globin gene. Nature 300, 768 (1982)

Pagano, L., G. Lacerra, M. De Angioletti, G. Fioretti, G. Maglione, C. de Bonis, E. Guarino, A. Viola, R. Cutolo, L. De Rosa, and C. Carestia: Hemoglobin Napolis, β126 (H 4) Val → Gly: A novel β-chain variant associated with a mild β-thalassemia phenotype and displaying anomalous stability features. Blood 78, 3070 (1991)

Park, S. S., R. Barnetson, S. W. Kim, D. J. Weatherall, and S. L. Thein: A sppontaneous deletion of β33/34 val in exon 2 of the β globin gene (Hb Korea) produces the phenotype of dominant β thalassaemia. Brit. J. Haemat. 78, 581 (1991)

Podda, A., R. Galanello, L. Maxxioni, M. A. Melis, C. Rosatelli, L. Perseu, and A. Cao: Hemoglobin Cagliari (β60 [E 4] Val → Glu): A novel unstable thalassemic hemoglobinopathy. Blood 77, 371 (1991)

Ristaldi, M. S., M. Pirastu, S. Murru, L. Casula, G. Loudianos, A. Cao, G. V. Sciaratta, S. Agosti, M. I. Parodi, D. Leone, and I. Melesendi: A spontaneous mutation produced a novel elongated β-globin chain structural variant (Hb Agnana) with a thalassemia-like phenotype. Blood 75, 1378 (1990)

Smith II, C. M., B. Hedlund, J. A. Cich, D. P. Tukey, M. Olson, M. H. Steinberg, and J. G. Adams III: Hemoglobin North Shore: A variant hemoglobin associated with the phenotype of β-thalassemia. Blood 61, 378 (1983)

Thein, S. L., S. Best, J. Sharpe, B. Paul, D. J. Clark, and M. J. Brown: Hemoglobin Chesterfield (β28 Leu → Arg) produces the phenotype of inclusion body β thalassemia. Blood 77, 2791 (1991)

Thein, S. L., C. Hesketh, P. Taylor, I. J. Temperley, R. M. Hutchinson, J. M. Old, W. G. Wood, J. B. Clegg, and D. J. Weatherall: Molecular basis for dominantly inherited inclusion body β-thalassemia. Proc. Natl. Acad. Sci. USA 87, 3924 (1990)

Wasi, P., P. Winichagoon, T. Barame, and S. Fucharoen: Globin chain synthesis in heterozygous and homozygous hemoglobin E. Hemoglobin 6, 75 (1982)

Weatherall, D. J., J. B. Clegg, H. H. M. Knox Macaulay, C. Bunch, C. R. Hopkins, and I. J. Temperley: A genetically determined disorder with features both of thalassaemia and congenital dyserythropoietic anaemia. Brit. J. Haematol. 24, 681 (1973)

Stichworte

E

F

G

H

M

N

S

T

V

W

Z